PARTIE
DES PIECES ET ACTES
QVI CONCERNENT
L'ESTAT PRESENT ET
ANCIEN DE L'VNIVERSITE'
DE PARIS
MONSIEVR LE RECTEVR
QVI EN EST ET A TOVSIOVRS ESTE' LE CHEF

LES TROIS FACVLTEZ
de Theologie, de Droit Canon, & de Medecine.

LES QVATRE NATIONS
de France, de Picardie, de Normandie, & d'Allemagne.

LES TROIS DOYENS DESDITES FACVLTEZ
ET LES QVATRE PROCVREVRS DESDITES NATIONS.

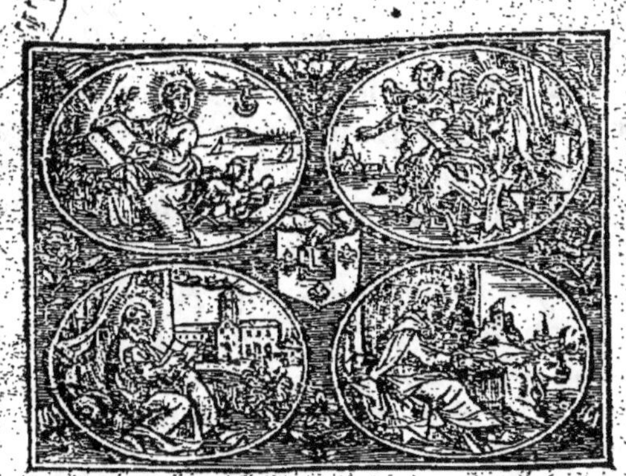

A PARIS,

Imprimé chez IEAN IVLIEN, Imprimeur & Libraire Iuré de l'Vniuersité, ruë
de la Harpe aux quatre Euangelistes, entre les Colleges de Iustice & d'Harcour.

(9) M. DC. LIII.

MEMOIRE TOVCHANT LE DIFFERENT meu entre les trois Facultez, & les quatre Nations de l'Vniuersité de Paris. a

CHacune des quatre Nations a les mesmes marques d'honneur, de pouuoir, de Magistrats & Officiers, que chacune des trois Facultez : car chacune des quatre Nations a sa Chapelle, son Eschole, son Procureur, son Censeur, son Receueur, ses Examinateurs, confere degrez, a son reuenu, ses Archiues, son Seau, deux Bedeaux, deux Masses.

Le Recteur, les trois Doyens & les quatre Procureurs ont tousiours esté tenus pour huit Chefs és Pompes Royalles à l'exclusion de tous Maistres & Docteurs de quelconque Faculté.

Les trois Facultez, & les quatre Nations ont tousiours presenté par tour b és Benefices qui sont en la nomination de l'Vniuersité, lors qu'ils vacquent par mort ou autrement. Et tant en cas de resignation, que generalement de la prouision desdits Benefices qui se fait és Maturins, les Procureurs desdites quatre Nations y ont voix deliberatiue comme les trois Doiens.

Les Requestes que presente l'Vniuersité portent les Recteur, Doiens, Procureurs & Supposts de l'Vniuersité de Paris. Es assemblées le Recteur dit tousiours pour preface, *sapientissimi Decani, Procuratores ornatissimi*; chaque Doien, *Rector amplissime, dignissimi Decani, Procuratores ornatissimi*; chaque Procureur, *Rector amplissime, dignissimi Decani, Procuratores ornatissimi*; & les suppliants, *Rector amplissime, dignissimi Decani, Procuratores ornatissimi*, sans faire mention des autres Maistres & Docteurs de quelcóque Faculté.

a Ce different arriua sur ce que quelques Docteurs en la reddition des comptes, qui se faisoit en Sorbonne chez Me Godefroy Herman Recteur, le 17. d'Octobre 1647. pretendirent que chacun des Doyens deuoit auoir autant que les quatre Procureurs ensemble és distributions qui se font aux assemblées ordinaires le premier Samedy de chaque mois chez Monsieur le Recteur. Pretension contraire à l'vsage, comme il appert par les Actes d'vn Recueil intitulé, Actes concernans les distributions & payemens &c. Et mesmes aux articles approuuez par toute l'Vniuersité, & nomément par la Faculté de Theologie le 1. Iuin 1630. entre lesquels est le suiuant rapporté en la pag. 21. dudit Recueil. En ce qui concerne les assemblées, & distributions qui se doiuent faire en icelles. Que chaque mois se fera assemblée de l'Vniuersité chez Monsieur le Recteur, sçauoir le premier Samedy non empesché de feste, à vne heure apres midy; sinon sera differée au Samedy de la semaine suiuante; & sera distribué à Monsieur le Recteur deux quarts d'escu, à Messieurs les Doiens & Procureurs, & à chacun des trois Officiers vn quart d'escu. Les Autheurs des trois Actes signifiez le 9. du present mois à Monsieur le Recteur, & aux Procureurs des quatre Nations, ne sont pas bien informez de l'ordre de l'Vniuersité, qui a fait ses assemblées aux Bernardins, Maturins, Iacobins, à sainct Eloy proche le Palais, & autres lieux selon l'occasion, & le plus souuent chez Monsieur le Recteur, comme il se pratique encore.

b Voyez le Recueil intitulé, Actes concernans les Benefices ausquels les Facultez de Theo-

A

ogie, Droict Canon, & Medecine; & les Nations de France, Picardie, Normandie & Allemagne, presentent par tour; & le Recteur & Vniuersité conferent. *Comme aussi vn autre Recueil intitulé*, Actes concernans les Roolles enuoyez à nos Saincts Peres les Papes par l'Vniuersité de Paris, pour obtenir des Benefices.

c *L'inspection des Seances aux assemblées en font foy, & vne infinité d'Actes contenus en diuers Recueils.*

d *Tous les Recueils en font foy.*

e *Voyez les* Actes concernans le grand Sceau de l'Vniuersité, *qui commence pag. 14. d'vn Recueil intitulé*, Actes concernans le droict qu'ont les Maistres, Escholiers & Officiers de l'Vniuersité de Paris, de plaider deuant Monsieur le Preuost de Paris; & le serment que fait ledit sieur Preuost de conseruer leurs Priuileges.

f *Voyez le Recueil intitulé*, Actes concernans les distributions & payemens qui se font des deniers de l'Vniuersité à Messieurs les Recteur, Doyens des Facultez de Theologie, Droict Canon & Medecine; Procureurs des Nations de France, Picardie, Normandie & Allemagne, Adjoints desdits Doiens & Procureurs; Procureur Fiscal, Greffier & Receueur d'icelle Vniuersité, & aux quatorze Bedeaux, x des Facultez de Theo...

Comme les trois Facultez ne deliberent c iamais ensemble, semblablement les quatre Nations ne deliberent iamais ensemble.

Quand les affaires d'importance se renuoyent és Facultez & Nations, comme chaque Faculté raporte son aduis par son Doien ou par sa côclusion seellée, ainsi chaque Nation par son Procureur ou par sa conclusion seellée.

Comme les trois Facultez n'ont aucun bien commun que celuy de l'Vniuersité, semblablement les quatre Nations.

Le Recteur est chef d de la Faculté des Arts en la mesme façon qu'il l'est de l'Vniuersité. Mais il n'a non plus de pouuoir dans les quatre Nations que dans les trois Facultez. Il peut entrer és assemblées des Nations comme des Facultez, pour y faire entendre ce qu'il croira estre de l'interest de la Nation ou Faculté, mais il n'y preside iamais & n'y delibere non plus, excepté en sa seule Nation en laquelle il a seulement voix de suffrage.

Le Recteur, les trois Doyens, & les quatre Procureurs ont chacun vne clef e du Sceau de l'Vniuersité; & de l'argent qui prouient de ce Sceau qui est dix sols pour chaque lettre, les Bedeaux en ont la moitié, & l'autre moitié est diuisée en huict parties esgalles pour le Recteur, les trois Doyens & les quatre Procureurs.

Les comptes f de l'Vniuersité de toute memoire ont tousiours esté rendus, en sorte que le Recteur a eu le double des Doyens & Procureurs, ceux-cy le double de leurs Adjoints, & les trois Officiers autant que les Doyens & Procureurs. Et sont tous lesdits comptes signez & approuuez par lesdits Recteur, Doyens, Procureurs & leurs Adjoints; sçauoir pour chaque Doyen & chaque Procureur vn Adjoint.

Au reste les quatre Procureurs de tout temps sont en possession d'auoir esgalles distributions que les Doyens des trois Facultez, & leurs Adjoints que les Adjoints desdites Facultez; ce qui ne leurs a iamais esté contesté iusques au dernier compte g lequel pour ce sujet n'a esté rendu.

sité, pour le reste se partage, sçauoir la moitié pour le Recteur, & l'autre moitié és quatre Procureurs.

Les Lettres des Bacheliers, Licentiez & Docteurs des trois Facultez commencent, *Decanus & Magistri Facultatis*, & les lettres de Maistres és Arts commencent *Rector & Vniuersitas studij Parisiensis*. Ce qui est vne preuue tres-certaine que l'Vniuersité en son premier establissement consistoit sés quatre Nations, & que ce qu'ils appellent aujourd'huy la Faculté des Arts estoit l'Vniuersité. Et ce voit par les Actes & Registres anciens comme les Facultez superieures t en leurs contestations s'obiectent les vnes aux autres la nouueauté de leur establissement, & semblablement comme ladite Faculté des Arts s'appelloit l'Vniuersité de Paris.

Tous les t Colleges de l'Vniuersité generalement sõt pour les Escholiers, & pour la Faculté des Arts, & nul par fondatiõ pour les Docteurs d'aucune Faculté.

La Faculté des Arts a seule le pouuoir d'enseigner non seulement les Langues & les Arts liberaux, mais aussi la Medecine & le Droict Canon, & elle est veritablement obligée par les Satuts d'enseigner la Theologie, puis que tous les Bacheliers & Licentiez de quelque Faculté que ce soit sont de la Faculté des Arts, & que les Bacheliers en Theologie par lesdits Statuts sont obligez chacun de faire le cours en Thologie, & le parfaire en l'espace de cinq ans pour estre receus en Licence.

La Faculté de Medecine a presentement deux Lecteurs *, la Faculté de Decret en doit auoir u quatre, la Faculté de Theologie x en suite de nouuelles fondations depuis peu d'ãnées, dont Messieurs du Val & de Gamache ont esté les premiers, neuf és Colleges de Sorbonne & de Nauarre.

Et la mesme Faculté des Arts a pour le moins vn cent y de Professeurs & Principaux tous en exercice, qui n'ont point de relasche, enseignent six ou sept heures par iour, sont obligez de rendre compte des mœurs & estudes de leurs Escholiers, & de veiller sur eux sans cesse nuict & iour, & au bout peu de recompense.

Deo, quæ circa *Studia grauiora atque maiora* instauranda videbantur, consequens est, vt Artium Facultatem, arduam illam quidé & pernecessariam, in qua superiorum studiorum, quasi moles quædam basisque consistit, super quam maioris ædificij altitudo consurgit, aggrediamur. *Et plus bas* Præcipimus sub pœna periurij & suspensionis à Gradibus superiorum *Facultatum*, à quos non possint promoueri, si per Rectorem aut Procuratores Nationum suarum tei moniti, à talibus non destiterint.

t Les Fondations en font foy.

** Elle en a 4. outre les 4. Royaux.*

u Les Statuts de la Faculté de Decret, la Reformation du Cardinal d'Etouteuille, les Arrests du 13. Iuin 1534. & du 16. Mars 1552. & les articles 10. & 13. de la derniere Reformation de l'Vniuersité, verifiée en Parlement le 4. Septembre 1598. ordonnent à ladite Faculté d'auoir six Docteurs Regens qui enseignent actuellement. Neantmoins depuis le mois d'Avril 1651. il n'y en a qu'vn seul, nonobstant les instances de l'Vniuersité.

x Par les Arrests des 17. Ianuier 1535. & 31. Ianuier 1594. La Cour a ordonné & ordõne que doresnauant outre les Lectures qui ont accoustumé estre faites és Conuents des Mandians (*ils pouuoient en ce temps-là comme encore à present enseigner chez eux leurs Religieux*) & en aucuns Colleges de l'Vniuersité de

C'est pourquoy la Faculté des Arts a tousiours eu ses preferences, comme d'auoir des Nominatiós z sans nombre, les autres facultez estant restraintes à certain nombre, & par la derniere reformation ceux qui ont trauaillé sept ans de suite à ce penible exercice, sont preferez à tous autres, quoy que Docteurs, excepté les seuls Docteurs en Theologie.

La Faculté des Arts est la pepiniere & le seminaire des trois autres, & generalement de toutes les Professions & Compagnies letrées.

Feu Monsieur de Filesac Doyen de la Faculté de Theologie & tres bien informé aa de l'ordre de l'Vniuersité, ayant ouy Monsieur Loisel, de present Docteur & Curé de S. Iean, lors Recteur en sa harangue aux Maturins, lequel auoit coparé l'Vniuersité aux quatre fleuues du Paradis terrestre, luy dit qu'il l'eust mieux comparée aux sept emboucheures du Nil ou à quelqu'autre nombre septenaire, parce que veritablemét elle est composée de sept Corps sept Compagnies.

IE soubs-signé Pierre Padet Prestre, Licentié en Theologie de la maison de Sorbonne, Lecteur & Professeur du Roy en Philosophie, Prouiseur du College de Harcour, ancien Recteur de l'Vniuersité de Paris, & Executeur du testament de feu Maistre Iacques de Cheureul, Bachelier en Theologie, Principal dudit College de Harcour, Lecteur & Professeur du Roy en Philosophie, ancien Recteur & Procureur Syndic de ladite Vniuersité, certifie que tout le contenu en cette fueille, excepté ce qui est dans les marges, est tiré d'vn papier escrit de la main dudit sieur du Cheureul. Fait audit College de Harcour le 13. iour de Ianuier 1653. Signé P. Padet.

MEssieurs les Doyens & Docteurs des Facultez de Theologie, Droict Canon & Medecine, sont tres-humblement suppliez de lire cette fueille & les Actes y mentionnez, deuant que les Autheurs de la Requeste presentée sous leurs noms à Nosseigneurs de Parlement, trauaillent & contribuent dauantage, contre leur propre intention, à la ruine & aneantissement de l'Vniuersité. Attendu mesme que n'y ayant rien pour le present tant à reprédre en l'Vniuersité, que l'omissió des leçons & lectures de la Saincte Escriture, & le desordre de la Faculté de Droict Canon, qui est reduite il y a pres de deux ans à la seule personne de Monsieur de Buine, il n'y a pas d'apparence que contre vn Droict certain, & vne possession euidente, & plus ancienne que esdites Facultez, on obtienne qu'à l'aduenir Messieurs les Recteurs feront toutes les assemblées de l'Vniuersité chez les Mathurins; les quatre Procureurs des quatre Nations parleront de bout teste nue, n'auront qu'vne voix & vn suffrage: voire n'en auront point du tout en l'instruction des nouueaux Recteurs : chacun de Messieurs les trois Doyens és distributions qui se font des deniers de l'Vniuersité receura autant que les quatre Procureurs ensemble; & en suite le reuenu, ou mesme le fond du Pré aux Clercs, sera partagé selon cette proportion entre les trois Facultez & les quatre Nations, qui sont representées par esdits trois Doyens & quatre Procureurs.

Notes marginales :

aris , il y aura quatre Lectures ordinaires du veil & nouueau Testament tous les iours, *deux au College de Sorbonne, & deux en celuy de Nauarre. Voyez vne partie dudit Arrest en la pag. 9. d'vn Recueil intitulé,* Autres Actes concernans aussi l'autorité & la jurisdiction de l'Vniuersité, touchant la doctrine & la discipline.

L'an 1281. il y en auoit 300.

En vne conclusion de la Faculté de Theologie du dernier Decembre 1537. sont ces termes, Fuit pacifice deliberatum à singulis Magistris tunc existentibus vnanimi consensu. visum est propter raiones multas, quod in Facultate Artium numerus Nominandorum nullo pacto limitari debet : quia hoc esset omnino ipsam VNIVERSITATEM eneruare & funditus destruere, in graue praeiudicium FIDEI CATHOLICÆ, maximumque DEDECVS REGNI CHRISTIANISSIMI.

a Il auoit demeuré long-temps dans les charges de l'Vniuersité, & il en auoit esté Recteur.

I

Qvarta Nouembris 1647. Sacra Theologiæ Facultas Parisiensis post Missam de Spiritu Sancto solito more celebratam ordinaria habuit comitia in aula Collegij Sorbonæ, in quibus hon.M.N.Iac. Hennequin retulit, se iuxta Prouinciam sibi à Facultate demandatam, interfuisse auditioni rationum huius anni Vniuersitatis reddendarum, & simul cùm venerandis Decanis duarum aliarum superiorum Facultatum Decretorum & Medicinæ, vbi deuentum est ad articulum expensæ de nouo in comitiis priuatis Vniuersitatis sine expresso consensu dictarum trium Facultatum à solis deputatis particularibus statutæ intercessisse nomine earumdem Facultatum superiorum, quominus ille articulus admitteretur, antequam de illo ad suas Facultates retulissent, & dixisse se non impedire, imò percupere, vt auditio eiusmodi rationum promoueretur, & perficeretur, modo ad marginem illius articuli ipsorum intercessio per Scribam apponeretur; quod cum non potuissent ab amplissimo D. Rectore, à Facultate Artium, Procuratore Fisci, nec à Scriba Vniuersitatis obtinere, non fuisse vlterius progressum, in reliqua auditione prædictarum rationum; *cùm Facultas Artium prætenderet se habere quatuor suffragia, & tres superiores Facultates solum tribus suffragiis gaudere, adeoque se pluralitate suffragiorum vincere.* Quare petiit à Facultate, super sua relatione deliberaret, & quid opus facto esset, decerneret. Qua audita hon. M. N. Hennequin relatione & petitione, hon. M. N. Nicolaus Cornet Syndicus *monuit negotium illud sibi videri maximi momenti, non tantum propter conditionem rei de qua agitur, sed etiam & præsertim quia in tractando & prosequendo isto negotio habenda esset ratio conseruandæ quantum fieri posset, concordiæ in tota Vniuersitate:* Ideoque postulauit, vt vna cum dicto hon. M. N. Hennequin deputentur nonnulli ex sapientissimis MM. nostris qui huic negotio incumbant, siue amice componendo siue aliis modis prosequendo, saluo tamen iure & honore Facultatis. De quibus sic censuit Facultas, approbauit præfatam intercessionem hon. M. N. Hennequin cum venerandis Decanis superiorum Facultatum factam, eidemq; intercessioni adhæsit, *& statuit approbationem prædictæ intercessionis & adhæsionem suam quamprimum significandam esse amplissi. D. Rectori & Scribæ Vniuersitatis per Apparitorem.* Nominauit etiam cum hon. M.N. Hennequin sapientissimos

A

MM. NN. Chastelain, Talon, Pereyret, de Mince , Charton, Bachelier, Morel, Cornet, Cocqueret, Bail , & Potier attrebat. qui de illo negotio , primum inter se , *& postea cum deputatis aliarum Facultatum conferant , & amicè si fieri possit, cum Facultate Artium componant aut via iuris promoueant & persequantur;* Ita tamen, vt priusquam negotium vltimatè à dictis deputatis siue hac siue illa via concludatur , de eo ad totam Facultatem referant.

Ego infra scriptus maior Apparitor præfatæ Facult. Theolog. Parisiensis supra scriptam conclusionem significaui M. Nicelao Quintaine Scribæ Paris. Vniuersitatis , illiusq; exemplum seu copiâ reliqui , alloquendo Robertum le Barbier in Collegio Harcuriano 8. Nouembris. 1647. presentibus & vocatis testibus MM. Memmio Tassin & C. le Feure. Signatum Ph. Bouuot cum syngrapha.

Nona Nouembris 1647. hora post meridiem 2. apud Sorbonam de mādato D. Rectoris conuenerunt Academiæ Proceres D. Mulot Deca. Theologiæ, D. Florens Deca. iuris Cano. D. de Buisine iuris etiam Doctor, DD. Ormancey Professor in Marchiano , du Mets Bacc. Theo. M. Petrus Halley Poëta & Interpres Regius & Eloquentiæ Professor in Harcurio & M. Philbertus Patena Primarius Marchianus quatuor Nationum Franciæ, Picardiæ, Normaniæ & Germaniæ procuratores & M. Iac. du Cheurcul Primarius Harcurianus & Regius philosophiæ professor, Fisci Academiæ Procurator.

M. Godefridus Herman Rector facta suplicandi potestate de Consilij sententia probauit literas Magisterij & quinquennij Ioa. Ioly diæces. Angustodun. eumdemque ad nominationes admisit. Tum idem D. Mulot exposuit, referente D. Hennequin in nouissimis suæ Facultatis Comitiis delectos sapientissimos viros, *qui controuersiam nuper exortam in vltimis Academiæ computis apud Sorbonam affectis eodem anno 17. Octob. Inter Theologiæ, Decretorum & Medicinæ Decanos n. M. N. Iaco. Hennequin, Doctorem Theol. & professorem Sorbonicū, D. Florens Decanum Decretorum, philippum de Buisine in Iure Cano. Doctorem. D. Perreau Decanum Medicinæ. & D. Lienard Doctorem Medicinæ Adiunctum , & Artium Facultatis procuratores , amice si fieri possit , componant; quippe contendunt ijdem Decani Procuratores , tametsi quatuor sint,*

3

cum vnam tantum Facultatem componant , vno tantum debere suf-
fragio gaudere, AC PROINDE SINGVLOS NON DEBERE
PARES ESSE SPORTVLIS SEV DISTRIBVTIONI-
BVS SINGVLIS DECANIS ; alioquin non quatuor tantum
Facultatibus constaret Academia , & Facultas Artiũ suffragiis semper
vinceret. Præterea easdem Theologiæ, Decretorum & Medicinæ ғacultates non probare quod per suos deputatos inconsultis ғacultatibus , auctæ sint comitiorum menstruorum
sportulæ n. à 20. ad 60. s. Tum D. Rector grauiter conquestus est de conclusione nuper facta à Sacra ғacultate
Theol. n. 4. huiusce mensis ; *quòd parum veritati sit consona,*
quodq; temere nulla Rectoriæ dignitatis habita ratione per Appari-
torem Rectori denunciata sit. Tum iussit à me hanc conclusionem,
quæ & mihi denunciata est , perlegi , quâ perlectâ dicit idem
D. Mulot Theologiæ Decanus, *non ita conclusum à Sacra Fa-*
cultate, vt hæc conclusio per Apparitorem eiusdem Facultatis D. Re-
ctori significaretur.

Idem ᴅ. ғlorens dixit D D. Decanos *non quidem expressè in-*
tercessisse , sed declarasse sibi à suis Facultatibus mandatum , vti de-
nunciarent comitiorum sportulas inconsultis Facultatibus auctas sibi
in posterum non probari, quod intercessioni æquiualet, de illa verò
denunciatione nihil dixit. *Verùm D D. Procuratores cum Procu-*
ratore Fisci vllam intercessionem factam fuisse negarũt , imo asseuera-
runt iisdem D D. Decretor. & Medicinæ Decanis prónunciatum
fuisse modicam esse comitiorum menstruorum sportulam præ multis ho-
ris , quæ in ijs consumuntur, cum etiam multa sint alia comitia
in quibus nihil accipitur.

A La Requeste des Doyens & Docteurs ʀegens des trois
ғacultez de Theologie, Droict Canon , & Medecine de
l'Vniuersité de ᴘaris, soit signifié a Maistre Claude de la ᴘlace
ʀecteur de ladite Vniuersité ; qu'il n'ait à *conuoquer aucunes*
assemblées de ladite Vniuersité sinon aux Maturins lieu ordinaire , protestans de nullité de toutes celles qu'il feroit ailleurs au prejudice de la presente signification & des statuts
de ladite Vniuersité, dont ils ont requis le present acte pour
leur seruir & valloir en temps & lieu ce que de raison.
Signifié le 9. ᴉanuier 1655. audit de la ᴘlace ʀecteur de ladite
Vniuersité par moy Huissier en la Cour soubssigné.

A Nosseigneurs de Parlement.

SVpplient humblement les Doyens & Docteurs Regens
des trois facultez de Theologie, Droiƈt Canon & Medecine de l'Vniuersité de Paris, disans que ladite Vniuersité a
de tout temps esté & est encore composée de quatre facultez,
à sçauoir de Theologie, Droiƈt Canon & Medecine & des
Arts, dont les trois premieres sont appellées superieures, &
celle des Arts inferieure, & par consequent toutes les affaires de l'Vniuersité ayant tousiours esté regis par lesdites quatre facultez, chacune d'icelle n'y a iamais eu qu'vne voix &
qu'vn suffrage dans toutes les deliberations faites aux assemblées, tant generales que particulieres conuoquées par l'ordre du sieur Recteur d'icelle Vniuersité, & pendant que cette forme s'est obseruée, l'Vniuersité a fleuri & reüssi glo-
rieusement dans toutes ses affaires, neantmoins au prejudice
de cet ancien ordre, la Faculté des Arts sous pretexte qu'elle
est representée par quatre Procureurs des Nations de France, Picardie, Normandie & Allemagne, s'efforce en la pluf-
part de ses deliberations d'vsuper & s'attribuer quatre voix
& quatre suffrage, encore que lesdites Facultez superieures
soient aussi composées de quatre Nations, & toutefois ne
pretendent pour cela qu'vne voix & qu'vn suffrage. Et que
ladite Faculté des Arts ne soit en possession que d'vne voix
seulement, qu'elle donne par vn de ses quatre Procureurs,
& ce encore teste nuë & de bout aux assemblées generalles
de ladite Vniuersité, desquelles entreprises de ladite faculté
des Arts, quelque resistance qu'ayent apporté, les suppliants
seroient procedez quantité de desordres, & nouuellement
le 18. Decembre dernier les Doyens & Procureurs estans af-
semblés pour la confirmation d'vn Recteur nouueau esleu
par la Faculté des Arts, les trois Doyens ayant trouué à redire en l'eslection faite par ladite faculté des Arts, & ne le
voulant confirmer, les Procureurs representans les Arts auroient pretendu faire quatre suffrages & voix en ladite confirmation, quoy qu'en effet leur faculté estant electrice n'ait
aucun droiƈt de côfirmation, & au plus n'y peut auoir qu'vne
voix, à laquelle pretention lesdits trois Doyens desdites facultez se seroient opposés, & d'autant que lesdits quatre procureurs persistent en leur vsurpation, mesme que le quatrief-

5

me iour du mois de Ianuier en vne espece d'assemblée particuliere, tenuë dans la chambre dudit sieur Recteur, ont ou-
uertement soustenu qu'ils deuoient auoir quatre voix, ce qui
empescha la resolution des affaires proposées en ladite assemblée, & fait que d'oresnauant il ne se peut plus rien conclure
ny resoudre aux assemblées de ladite Vniuersité, ce qui peut
causer vn grand desordre, & empescher desormais toutes lesdites assemblées, s'il n'y estoit promptement pourueu. CE
CONSIDERE' Nosseigneurs il vous plaise ordonner
que deffenses seront faites à ladite Faculté des Arts de s'attribuer quatre suffrages, & de donner son suffrage que par la
voix d'vn de sesdits Procureurs, comme il s'est pratiqué de
toute ancienneté, & qu'en cas qu'ils s'ingerent de parler
tous quatre leur suffrage sera caduc, & sera reputé que pour
vn seul, & vous ferez bien.

Soit monstré au Procureur General du Roy & viennent
les parties. Fait ce 9. Ianuier 1653.

A La Requeste de Maistre   Lemer Procureur en la
Cour, & des Doyens & Docteurs Regens des trois Facultez de Theologie, Droict Canon & Medecine, soit signifié & declaré à M.   Boust Procureur de la Nation de
France   Torment Procureur de la Nation de
Picardie   Sannier Procureur de la Nation
de Normandie, &   Richer Procureur de la Nation d'Allemagne, desquelles est composée la Faculté des
Arts, que *Samedy prochain ils poursuiuront l'audiance de la cause*
d'entre les parties en la Grand'Chambre, suiuant l'ordonnance appo-
sée au bas de la Requeste à eux signifiée ce jourd'huy, à ce qu'ils ayet
à nommer leur Aduocat, pour demain communiquer au Parquet
de Messieurs les Gens du Roy, auec Maistre Claude Pucelle Aduocat desdites trois facultez, dont acte.   Signé de Lamer,
auec paraphe.

L'Huissier Hubais a le 9. Ianuier 1653. Signifié & baillé copie
de la Requeste & Exploit cy-dessus, à chacun des quatre Procureurs des
Nations de France, de Picardie, de Normandie, & d'Allemagne.

Actes concernans les distributions & payemens qui se font des deniers de l'Vniuersité à Messieurs les Recteur, Doyens des Facultez de Theologie, droict Canon & Medecine ; Procureurs des Nations de France, Picardie, Normandie & Allemagne ; Adjoints desdits Doyens & Procureurs ; Procureur Fiscal, Greffier & Receueur d'icelle Vniuersité, Et aux quatorze Bedeaux, six des Facultez de Theologie, droict Canon & Medecine, & huit des Nations de France, Picardie, Normandie & Allemagne.

ANNO DOMINI 1478 die Martis 15. mensis Decembris horâ quartâ post meridiem, vir venerabilis & discretus M. Ioannes de Martigny Rector Vniuersitatis Magistrorum & Scholarium Parisiis studentium , *in præsentia DD. Deputatorum ipsius Vniuersitatis , videlicet DD. Decanorum superiorum Facultatum , & quatuor Procuratorum Facultatis Artium in dicta Vniuersitate*, de bursa super incorporandis , & semibursa super omnibus aliis per ipsam Vniuersitatem impositis & institutis , computum reddidit ; per quòd compertum extitit , quòd recepta ascendebat ad summam 51. lib. & 6. s. p. Dixit insuper idem D. Rector se habuisse & recepisse à viro venerabili & discreto M. Ioa. Moneti sacræ Theologiæ Professore summam 13. lib. p. restante de expensis processus quem habuit dicta Vniuersitas parisiensis in venerabili Curia parlamenti contra DD. Decanum, Thesaurarium & Capitulū Ecclesiæ S. Hilarii picta-

A

uienſis, receptis per M. Petrum Desfriches., ex ordinatione ipſius Vniuerſitatis in manibus prædicti Moneti depoſitis. Sic ergo ſumma totalis ſuæ receptæ aſcendit ad ſummam 64. lib. 6. ſ. p. Deinde D. Rector quandam declarationem quarundam miſiarum per eum factarum ſcripto tradidit, cuius tenor inferiùs inſcribitur: quæ miſiæ aſcendunt ad ſummam 16. lib. 5. ſ. p. Et fuit eidem D. Rectori per prædictos DD. Deputatos defalcata ſumma 51. ſ. & 5. d. p. Sic ergo remanſit ſumma 45. lib. 9. ſ. & 7. d. p. de qua ſumma memoratus D. Rector in præſentia dictorum DD. Deputatorum, & mei Io. Simonis Scribæ prædictæ Vniuerſitatis, *dedit & numerauit realiter DD. & MM. Stephano de Veterauilla, Io. Roſée, Io. Leſtournel, Roberto de Menſengarbe, Arnulpho Allouf & Io. Scriptoris Ambaſſiatoribus illius, per dictam Vniuerſitatem tranſmiſſis* nec-non D. Antiquo Rectori, videlicet M. Petro Douian, hodie per dictam Vniuerſitatem cum dictis Ambaſſiatoribus pro ſolutione ſibi facienda de ſibi debitis aſſociato, cuilibet ſummam 100. ſ. p. de qua ſumma quilibet eorum ſe tenuit pro contento: & retinuit idem D. Rector ſummam 100. ſ. p. pro D. & M. Ioa. Huë altero dictorum Ambaſſiatorum: quam ſummam ipſe D. Rector promiſit eidem M. Ioa. Huë tradere, & ipſam Vniuerſitatem de huiuſmodi ſumma erga dictum Huë indemnem reddere. Quibus ſolutionibus factis remanſit ſumma 5. lib. 9. ſ. & 7. d. p. de quibus memoratus D. Rector infra nominatus Diſtribuit ſummas ſequentes, videlicet cuilibet dictorum DD. Decanorum, & cuilibet dictorum DD. Procuratorum duos aſſes, tres denarios, & ſibi ipſi tres aſſes & ſex denarios: ex ordinatione eorumdem DD. Deputatorum mihi Scribæ duos aſſes, tres d.: cuilibet verò ſex Bidellorum ibidem aſſiſtentium vndecim d. & Clerico qui compoſuit regiſtrum ſemiburſæ prædictæ ſex aſſes: ac M. Ioa. de Ruella vndecim d. quatuor particulares ſummæ aſcendunt ad 35. aſſium p. Sic ergo remanſit in manibus dicti Domini Rectoris ſumma 74. ſ. 7. d. pariſ.

ANno Domini 1505. fuit veneranda Pariſ. Academia apud S. Maturinum ſuper duobus articulis potiſſimum conuocata. Primus erat ſuper apertione rotuli, alter erat tritus. Quantum ad primum, placuit quòd rotulus aperiretur more ſolito.

Ad secundum supplicuit M. Maius de Breus *pro vna Capella è quinque de Sauoisy, cui concessa est.* Supplicuit & Notarius quidam vt admitteretur ad Notariatum qui accepit repulsam, donec D. Episcopus Beluacensis amplius suam mentem declarasset. *Supplicuit M. Ioa. Riuole vt redderet sua compota, & fuit deputatus ad audienda ea M. Ioa. de Campis cum Procuratore.* Acta fuerunt hæc, vbi supra. Signatum LE TAILLEVR cum syngrapha.

ANno Domini 1508. 12. die mensis Decembris conuocata fuit apud S. Maturinum alma paris. Vniuersitas duobus super articulis. Primus concernebat *clausulam quandam testamentalem D. Petri Secourable Archidiaconi quondam Rhotomagensis, Facultatis Theologorum Decani, propter quam orta fuerat dissentio inter superiores Facultates & Facultatem Artium.* Secundus super supplicationibus & iniuriis. *Quantum ad primum articulum, deliberauit veneranda Pitardorum Natio, vt celebrarentur illa eadem die Vigiliæ apud S. Maturinum, sequenti verò die Missa solennis pro ipso defuncto.* De hoc autem controuersia nulla fuit, *sed solùm de distributione centum francorum, quos Vniuersitati dimiserat prædictus defunctus. Circa quorum distributionem, placuit matri meæ, vt singuli Regentes æqualiter perciperent tam Facultatum inferiorum, quàm superiorum.* Et ita conclusi, præsentibus MM. Ioa. de Campis, PETRO de Ruella, Francisco Vauddourg. Signatum I. DVLLAERT cum syngrapha.

ANno Domini 1509. prid. Id. Nouembris fuerunt per nos vocati Regentes venerandæ Nationis Picardiæ apud S. Maturinum, post obitum de Sorbona ad requisitionem D. Rectoris *super dispositione cuiusdam pecuniæ distribuendæ Regentibus Vniuersitatis Parisiensis, relictæ illis per D. Archidiaconum Rhotomagensem defunctum vocatum Secourable; quæ quidem pecunia erat in manu Receptoris Fiscalis ipsius Vniuersitatis; eo quòd superiores Facultates volebant habere duplum ad Facultatem Artium; quod esset in detrimentum & perniciem ipsius Facultatis:* Ideo noluit illud tolerare dicta Facultas. *Quod videntes superiores Facultates, obtulerunt Facultati sexaginta*

A ij

francos, & haberent quadraginta; vel quod Facultas Artium daret aliquos arbitros fideles, non suspectos, & ipsæ superiores Facultates similiter: qui quidem arbitri haberent tractare istam materiam, & eam finaliter terminare. Ad hoc deliberauit veneranda Picardorum Natio, *quòd non caperentur illæ pecuniæ oblatæ à superioribus Facultatibus, propter multas causas & multa inde consequentia, sed magis placuit ei dare Deputatos* MM. Valerandum de Varanis Receptorem suum, & Io. de Campis, qui cum Deputatis aliarum Nationum haberent eligere duos aut tres arbitros non suspectos & fideles, qui cum arbitris superiorum Facultatum haberent tractare istam materiam & eam terminare *ad fugiendas discordias, & ad pacem nutriendam inter Artium Facultatem, & superiores Facultates;* dummodo hoc fieret sine detrimento ipsius Facultatis.

ANno Domini 1524. die Lunæ 28. Nouembris in Collegio de Plessæo, in aula D. Rectoris fuerunt couuocati & congregati Deputati Vniuersitatis, *ad audiendum compota defuncti M. Ioa. Nicolas, dum viueret, Receptoris Vniuersitatis,* quæ fuerunt exhibita per M. Claudium Frolo hæredem & executorem dicti defuncti, pro anno incipienti in festo natiuitatis beati Ioannis Baptistæ 1524. & finienti anno præsenti in dicto festo natiuitatis beati Ioannis Baptistæ, tempore quatuor Rectoriarum, videlicet MM. Iacobi de Mansieres & de Baco. Comparuerūt D. Rector MM. Hugo de Fontaines, Capel, Beda, Thieri, Dugast generalis Decretorum; Deortis & Hubert Medecinæ Doctores; procurator Franciæ, Petrus Boucglier & de Martiguiaco; procurator Picardiæ Antonius le Brun & de Campis; procurator Normaniæ Michaël Bressel & Io. Lothon; procurator Allemaniæ Cornelius Huyuilz & Mandeston. *Et incœperunt visitare compota & calculare missas & receptas, præsente dicto Frolo.*

Anno prædicto die martis sequentis 29. Nouembris, *in eodem loco comparuerunt supra nominati, & continuauerunt calculum incœptum, & fecerunt calculationes prout in capite articuli continetur,* & fecerunt comparationes missarum ad receptas; *& tandem concluserunt prout in Registro compotorum mei Scribæ continetur.*

5

ANno Domini 1526. die 12. Aprilis de sero, fuerunt conuocati Deputati in Collegio Nauarræ, ad audiendam iniunctionē factam per vnum Ostiarium Curiæ Parlamenti. D. Rector retulit imperium illi *factū insequendo mandatum Regis factum Curiæ, de comparendo die crastina in S. Dionysio ad assistendum in repositione corporum Sanctorum*; & quia Regia Maiestas est in dicto loco pro repositione eorumdem, & quia Curia dixit quòd comparebit. DD. Deputati deliberauerunt & concluserunt attenta præcipitatione, adire sine conuocatione Vniuersitatis, & quòd die crastina horâ sextâ mane incedant, & se congregent intrantes cum D. Rectore, & dispensauerunt cum ipso D. Rectore de cappa. Et assistent D. Rector, Decani Facultatum, & Procuratores Nationum, & hospitabuntur simul si fieri possit, & simul facient prandium; *& qui non poterunt, quilibet habeat 12. s. & quilibet Bidellus 6. s.*

DIe 11. mensis Iulij anno 1539. DD. Deputati conuocati in Collegio Thesaurariorum *censuerunt tradendum cuilibet ab Vniuersitate Deputatorum, qui interfuerunt celebrationi vigiliarum & obsequiorum defunctæ D. Imperatricis, s. s. tur. pro vna quaque vice, & D. Rectori decem.* Et ita conclusum extitit.

DIe Iouis Sancta 22. mensis Martij anno Domini 1542. ante Pascha, Conuocati fuerunt DD. Deputati apud Collegium Nauarræ super solutione habenda pro laboribus per DD. Rectorem, Decanos Facultatum, Procuratores, & Reformatores Nationum, & Officiarios Vniuersitatis, *circa reformationē & visitationē Collegiorum ipsius Vniuersitatis susceptis.* Comparuerunt ibidem D. Rector, Decani Theologiæ, Iuris Canonici & Medicinæ: Procuratores Franciæ, Picardiæ & Germaniæ: ac Reformatores Franciæ, Picardiæ, Normaniæ & Germaniæ. D. Rector exposuit causam conuocationis: expositione factâ, comparuit ibidē Quæstor Vniuersitatis, qui remonstrauit in compotis per eum nuper Vniuersitati redditis, per errorem scripsisse in missis per eum circa Supplicationes generales Vniuersitatis factis, solùm summam 7. lib. 5. s. tur. Verùm missæ cuiuslibet Supplica-

tionis afcendunt ad octo libras : adeò quòd pecunia huiufmodi afcendit ad 7. lib. 10. f. *quare fupplicuit per Vniuerfita-*
tem fibi reftitui. Infuper dixit plures pecuniæ fummas pro &
nomine dictæ Vniuerfitatis circa profecutiones, quas fecit
aduerfus debitores eiufdem, exoluiffe vfque ad fummam 30.
lib. *quam etiam fupplicuit per Vniuerfitatem fibi reddi & reftitui.*
Conqueftus eft infuper de regiftris nonnullorum, qui Rectoratus mu-
nere functi funt, qui in pergameno, prout folitum eft, minimè fcripto
redacta funt : nec illa penes D. Rectorem deliberarunt occafione quorum multa incommoda dietim proueniunt. Supplicuit cogi & nominari aliquos inter cæteros DD. Bechot,
Defpence, Sarre.

Procurator Vniuerfitatis recitauit aliquam fignificatio-
nem fibi factam fuiffe per Quaternarium huius Vniuerfitatis, vt ipfe compareret in Domo Vrbis, ad audienda poftu-
lata Regis Chriftianiffimi : recitauit etiam quòd à tempore,
quo functus eft officio Procuratoris, numquam vifum fuit
nifi tempore in Rectoria Magiftri Nicolai Sapientis, Primarij Collegij Preffeo-Bellouaci, quòd ærario publico eos,
qui circa reformationem Collegiorum laboraffent, fatisfie-
ret : propterea fupplicuit, vt folutio, quæ fieri decreta eft ob
hanc caufam ex ærario publico, non trahatur in confequentiam. Matura deliberatione fuper præmiffis per eofdem dominos præhabita, *iidem DD. ftatuerunt D. Rectori, Decanis,*
Procuratoribus & Reformatoribus Nationum, Officiariis & Bi-
dellis Facultatum & Nationum, demptis tamen maiore Nationis Franciæ & minore Facultatis Iuris Pontificij, qui vifi-
tationi huiufmodi non interfuerunt, nec ftatutis obedire
voluerunt, *ex ærario ipfius Vniuerfitatis publico fatisfieri, videli-*
cet D. Rectori decem folidos, cuilibet Decano, Procuratori, Refor-
matori & Officiario quinque folidos, & cuilibet Bidello duos folidos
& fex denarios pro cuiuflibet Collegij vifitatione præftari : Nec id
tamen impofterum in confequentiam trahi. De Quæftore
cenfuerunt eum debere accipere 7. lib. & 10. f. modò præ-
ftet iuramentum errorem fuiffe in fuis compotis de illa fum-
ma propter Supplicationes generales Vniuerfitatis. De reliquis fummis per eum petitis, *remiferunt negotium ad inftru-*
ctionem futuri Rectoris. Et quoad regiftra antiquorum Rectorum,

cenſuerunt Bidellos Nationum eorumdem mittendos eſſe ad eos, vt
conficiant ſua regiſtra in pergameno, illa tradant, prout moris eſt.
De præcepto facto D. Procuratori Generali, placet vt ipſe
adeat Domum Vrbis, ad audiendam lecturam litterarum
miſſiuarum D. noſtri Regis. Exinde comparuit idem quæstor
qui coram eiſdem DD. congregatis medio iuramento iurauit
& affirmauit erraſſe in ſuis compotis: in quibus ſolùm deſ-
cripſit tradidiſſe 7. lib. & 5. ſ. pro miſiis in Supplicationibus
generalibus Vniuerſitatis factis: nihilominus tamen expoſuit pro vnaquaque Supplicatione 8. lib. quodque errore
huiuſmodi pro Vniuerſitatis Supplicationibus aſcendit ad
dictam 7. lib. & 10. ſ.

Die Iouis 15. Octobris anno 1562. apud Collegium Nauarræ horâ octauâ matutinâ congregati fuerunt D D.
Deputati Vniuerſitatis Pariſ. audituri rationes M. Ludouici
Bonneau Quæstoris. Ibidem comparuerunt venerabiles &
circumſpecti viri DD. & MM. Iacobus Naudot Rector, Moreau Doctor Theologus loco ſui Decani: Delariuiere, Delacroix Doctores Iuris Canonici: Triquet, Zolin Doctores Medici: quatuor Procuratores Nationum *cum Adiunctis*: Martinus Meſnart Procurator Fiſcalis Vniuerſitatis, & dictus
Bonneau Quæstor. Maturis deliberationibus inter dictos
DD. Deputatos præhabitis ſuper his quæ in medium adducta
ſunt, audiendo dictas rationes, cenſuerunt impoſterum nihil diminuendum Quæstori de pecunia quam recipiet, *niſi
retulerit coram Vniuerſitate pecunias quas receperit.* D. Fardeau
Bidellus Medicinæ Facultatis, deponet apud arcam origina-
les literas prati Clericorũ quas habet. Et ita per D. Rectorem
concluſum extitit. Deinde auditis & examinatis dictis rationibus, actum eſt de eiſdem terminandis, *de compenſatione larum eorum qui adfuerunt & Quæstoris, & de compenſatione laborum eorum qui operam dederunt in profeſſione Fidei.* De ho-
diernis laboribus rationum Quæstoris duplex ſit prouentus
pro duabus vacationibus rationum, *pro ſingulis more ſolito.* De
profeſſioue Fidei, *pro D. Rectore quatuor aurei ſolati, pro ſingulis Decanis duo aurei ſolati, pro ſingulis Adiunctis Iuris & Medecinæ vnus aureus, pro ſingulis Procuratoribus duo aurei ſolati, pro*

fingulis tribus Officiariis duo aurei folati , pro fingulis Apparitori-
bus triginta affes , pro ratione diftributionis factæ apud S. Diony-
fium in obfequiis defuncti bonæ memoriæ Henrici Francorum Re-
gis : & ita per eumdem D. Rectorem conclufum fuit.

*D*Ie Lunæ 25. Octobris 1568. D. Rector, Decani & Procuratores adierunt ædem diuæ Mariæ pro exequiis defunctæ Re-
ginæ Hifpaniæ filiæ defuncti Henrici Francorum Regis , ordina-
runt diftributiones ficut & in publicis fupplicationibus fieri folet.

*D*Ans le Regiftre des Conclufions de 1569. & 1570.
feüillet 70. fe trouue l'arrefté d'vn compte en ces ter-
mes, Ce prefent compte ainfi qu'il gift, tant en recepte que mife, a efté
veu, oüy & examiné par Meffieurs les Recteur, Doyens des Facul-
tez, Procureurs des Nations, auec leurs Commis Adjoints , & Offi-
ciers de ladite Vniuerfité , pour ce deüement congregez & affemblez
au College de Bourgogne , à deux heures de releuée , clos & afiné le
Mercredy 19. iour de Septembre l'an 1570. Et à la marge dudit
feüillet fe lit ce qui a efté diftribué aux Affiftans en ces
mots, Recteur dix fols. Doyens quinze fols. Adioints quinze fols.
Procureurs vingt fols. Adioints vingt fols. Officiers quinze fols.
Bedeaux trente fols.

*A*Nno Domini 1573. die 18. menfis Septembris, apud
Collegium Sorbonæ folenniter, vt moris eft, horâ
tertiâ à meridie congregati fuerunt DD. Deputati almæ Vniuerfitatis Parifienfis, deliberaturi de conftitutione præmij
eorum, qui interfuerunt pompis Sereniffimi Principis Regis
Poloniæ. Expofitâ per D. Rectorem causâ Congregationis, ibidem præfens difcretus vir M. Nicolaus Vigner, Procurator Fifcalis Vniuerfitatis, *dixit fuperioribus pompis D. Re-*
ctori fingulis diebus inftitutam fuiffe nummum aureum, DD. De-
canis , Procuratoribus , & Officiariis pro rata portione femiau-
reum, Adiunctis quartam partem nummi aurei , Bidellis verò octo
affes: tamen, fi æquum videatur, eorum præmium augendum,
habita ratione temporis lapfi in eis pompis : ea tamen lege,
vt in confequentiam trahi non debeat. Maturis deliberatio-
bus inter ipfos DD. Deputatos fuper adductis in medium pro

more

more præhabitis. *Censuerunt iidem* DD. *Deputati non esse recedendum à consuetudine maiorum in honorario* DD. *Rectoris, Decanorum, Procuratorum, & Officiariorum, quam insequendo ex
ærario publico instituerunt dicto* D. *Rectori singulis diebus nummum
aureum,* DD. *Decanis, Procuratoribus, & Officiariis semiaureum,
Adiunctis quartam partem nummi aurei, Bidellorum verò præmium
augendum, & pro octo assibus decem eisdem numerandos, Dionysio
Ferret Clerico nuntiorum totidem,* ita tamen vt non trahatur in
consequentiam : qui quidem nummi ascenderunt ad summam 88. lib. 15. s. & 3. d. tur. Et ita per eumdem D. Rectorem conclusum extitit. Signatum L A F F I L É'.

Ie Dominica 25. Iunij, 1574. apud S. Maturinum congregati DD. Deputati horâ secundâ à meridie, *super instructione* D. *Laurentij Bourceret Rectoris,* & pompa funebri
D. Principis Francisci Valesij Ducis Andegauensis, filij &
fratris Regis nuper defuncti. Comparuerunt DD. Lauren-
tius Bourceret Rector, du Pont Theologiæ Decanus, de la
Robertiere Doctor & Decanus Iuris Canonici, Granger Doctor Medicus & Decanus eiusdem Facultatis, Franciæ, Picardiæ, Normaniæ Nationum Procuratores, Vigner Procurator Fiscalis, Geruais Quæstor eiusdem Vniuersitatis.
Exponendo causam Congregationis dixit D. Bourceret Rector, optimo apparatu pompam funebrem eiusdem D. Ducis
die crastina honorandam, supplicuit eius electionem ratam
& gratam haberi, dispensari de cappa ; *& de sallario Decanis,
& aliis Procuratoribus Academiæ, pro funere potentissimi & illustrissimi Principis Ducis Andegauensis distribuendo habendam rationem ipsius temporis.* Maturis deliberationibus super adductis
in medium inter ipsos DD. deputatos præhabitis, ipsi DD. Deputati habent gratam electionem D. Bourceret Rectoris, dispensant de cappa, auxilium pollicentur in rebus agendis, *in-
teressendum pompæ funebri potentissimi & illustrissimi Principis
Ducis Andegauensis Francisci Valesij filij & fratris Regis nuper defuncti diebus Lunæ & Martis ad ædem Diuæ Mariæ, &
Mercurij apud sanctum Dionysium, de impensis* D. Rectori
*duos aureos singulis diebus ex ærario publico distribuendos, De-
canis, Procuratoribus, & Officiariis aureum vnum, Bidellis*

B

semi-aureum. Et ita per eumdem Dominum Rectorem conclusum extitit.

Die Veneris 23. Iulij, anno 1574. apud Collegium Sorbonæ in Sacello eiusdem Collegii, solenniter vt moris est, horâ secundâ à meridie, congregati fuerunt D.D. Deputati Vniuersitatis Parif. *super constituenda mercede his, qui*
diebus Dominica 14. Lunæ 12. in hac vrbe Parisiensi, & martis
13. huius præsentis mensis Iulij in vrbe Dionysiana adfuerunt pom-
pæ funebri Christianissimi D. nostri Caroli Valesii Regis nuper de-
functi, & aliis negotiis agendis. Ibidem comparuerunt venerabiles & circumspecti viri M M. Iulianus Berè Rector,
Adrianus Secart Decanus Theologiæ, Dionysius Delacroix
Doctor Iuris Canonici, Michaël Marescot Doctor Medicus,
quatuor Nationum Procuratores, Vigner Procurator Fiscal-
lis. Exposuit idem D. Berè Rector causam congregationis,
vt decernatis mercedem suam his, qui adfuerunt pompa funebri
Regis: deinde vt decernatis de refundenda pecunia pro pran-
dio in Ecclesia diuæ Genouefæ de Ardentibus. Præterea
de quodam mercatore qui affixit, vt si qui haberent literas
& alia deferenda, ille tutò posset deferre. De agendis gratiis D. Duci, qui nos laute excepit apud S. Dionysium. Supplicuerunt Bidelli, vt ea honoraria quæ solita sunt illis concedi à Respondentibus, illis concedantur vt moris est.

Dominus Secart, *de stipendiis, obseruentur ea quæ obseruata*
sunt in obsequiis defuncti Henrici Regis, dentur duo coronati aurei
DD. *Rectori, Decanis vnus, Procuratoribus totidem:* Debemus agere gratias D. Duci. Hactenus, vt obseruatum est, de
Bidellis id obseruetur. Consulendos Patronos vt de hac re
nobis consulant, quâ viâ sit procedendum aduersus illum
mercatorem. D. Delacroix, de persoluenda mercede his,
qui adfuerunt funebri pompæ D. Regis, cuius animæ Deus
parcat, qui sentit onus & commodum. *In obsequiis D. Hen-*
rici accepit D. Rector duos aureos, Decani aureum vnũ. De impensis persoluendis, de conuiuiolo & prandio facto in æde diuæ
Genouefæ, persoluantur impensæ factæ. De salutando D.
Duce, non est ille qui nos excepit, bonum est salutare, vt sit
author, & conseruator nostrorum priuilegiorum, De merca-

tore qui vult subire munus tabellariorū nostrorum, vult deferre onera, sarcinas & literas, habemus Nuntios. Curetur ne id fiat. De Bidellis quod est, ex antiqua consuetudine concessum, illis distribuatur & concedatur quod solet illis concedi. D. Marescot, *de honorario eorum, qui ad fuerunt exequiis D. Regis, assentior D. Decano Theologiæ, cuius iudicium probo.* De conuiuiolo celebrato, persoluantur ea quæ impendit D. Rector. De salutando D. Duce, salutandus libenter, *honos redundat potius ad eum, qui colit, quàm qui colitur.* De supplicatione Apparitorum æqum est vt aliquo munusculo donentur in singulis actibus; si esset aliqua consuetudo quæ inueterasset, æquissima videretur conditio, sed dicunt quòd à singulis Respondentibus solent accipere, pertinet illud caput ad Facultatem Theologiæ. De mercatore, consulendos Patronos.

Procurator Franciæ, *assentitur his quæ dicta sunt à D. Decano Theologo, pluribus pecuniis afficiendos eos, qui equites,* quàm qui pedites comitati sunt Dominum Rectorem.

Procurator Picardiæ, *de honorario persoluendo his qui adfuere pompæ funebri Regis, non esse recedendum à commentariis Academiæ, sed alia sunt tempora,* habendam rationem temporis, & eorum qui equites diuum Dionysium adiere. De refundendis pecuniis quæ insumptæ sunt in prandiolo diuæ Genouefæ, refundantur ab Vniuersitate. In cæteris assentitur cæteris.

Procurator Normanæ, de quatuor propositis. *De mercede veterem consuetudinem sequendam.* De expensis in prandiolo æquissimum vt persoluantur. De eo qui affixit per compita, prudentiores Patronos consulendos. De supplicatione Apparitorum, si positum est in consuetudine, id obseruandum.

Procurator Germaniæ, *de constituendo honorario his qui interfuerunt pompæ funebri Regis, consuetudinem obseruandam, & tantum tribuendum Procuratoribus quantum & DD. Decanis.* Idem de cæteris. Descenditis in sententiam sapientissimi D. Decani Paginæ sacræ, *vt antiqua consuetudo obseruetur, quæ obseruata fuit in obsequiis Regis Henrici. Habendam rationem eorum qui fuerunt equites.* Refundendas pecunias insumptas in prandiolo : nempe duos aureos cum femi, Confulendos Patronos de mercatore, qui vult deferre literas & farcinas. Honorario donentur Bidelli, fed quia res ad Facultatem Theologię pertinet, comparabunt libellum. Salutandum D. Ducem cum honefto comitatu, vt feruet iura noftra. Conclufum pro Bidellis qui equites adfuere.

Taxe faite pour l'affiftance des obfeques & funerailles du defunt Roy Charles de Valois : Et premierement, *à Monfieur le Recteur trois efcus. A chacun de Meffieurs les Doyens, Procureurs des Nations & Officiers vn efcu & demy. A chacun des Adjoints les trois parts d'vn efcu, les quatre faifant le tout. A chacun des Bedeaux, & Maiftre Denis Feret Clerc des Meffagers trois parts d'vn efcu.*

Plus pour le difné fait en l'Eglife fainĉte Geneniefue des Ardens, deux efcus & demy.

Pour la defpenfe faite en la Ville fainĉt Denis en France, quinze liures fept fols fix deniers tournois.

Fait au College de Sorbonne, les Deputez de l'Vniuerfité pour ce affemblez le 23. iour de Iuillet 1574. Signé I. DE BERE' Recteur auec paraphe.

Die 30. Martij 1575. apud S. Maturinum, congregati fuerunt DD. Deputati folenniter vt moris eft, horâ octauâ matutinâ, *fuper decernendis & ftatuendis falariis, & compenfandis laboribus eoru qui obitibus illuftriffimorum Principum de Pedemontano, & à Lotharingia apud templum diuæ Mariæ interfuerunt.* Ibidē comparuerunt venerabiles & circumfpecti viri & DD. Michaël Tiffart Rector, Io. Faber, Doctor Theologus loco fui Decani, Ia. Delacroix Doctor & Decanus Iuris Canonici, Stephanus Gourmelen Doctor & Decanus Facultatis Medicinæ, Normaniæ, & Germaniæ Nationum Procuratores. Expofuit D. Tiffart Rector caufam congregationis, de honorario aliquo exhibendo his qui tot labores infumpferunt, in eifdem obitibus.

D. Faber, aliquid exhibeatur his qui tot labores imfumpferunt, non excedens fines Maiorum noftrorum, *diftribuatur pro fingula functione medius aureus.*

D. Delacroix, mercenarius dignus mercede, *aliquid sala-*
rij & mercedis accipiant singuli , antiquos fines obseruandos, neque
oportere egredi fines.

D. Gourmelen, æquissimum vt qui reliâis priuatis negotiis publico munere funguntur , aliquo munere stipendian-
tur, *nec censet fines à Maioribus nostris constitutos prætereundos.*
Procuratores Normaniæ, & Germaniæ idem.

Ex his deliberationibus, in constituendis præmiis vestrorum laborum, antiquam consuetudinem obseruandam , *di-*
stribuatur singulis medius aureus pro qualibet functione præsentibus
duntaxat. Et ita per D. Rectorem conclusum extitit.

Die Iouis 22. Decembris 1583. apud Collegium Grassi-
neorum in aula eiusdem Collegii congregati DD. Deputati. Comparuerunt DD. Ioannes Duhamel Rector, Io.
Dupont Doctor & Decanus Theologiæ .. Grangier Doctor
& Decanus Medicinæ, Franciæ, Picardiæ, Normaniæ &
Germaniæ Nationũ Procuratores, Vigner Procurator Fiscalis. D. Duhamel Rector exposuit causam congregationis, vt
maturè & solerter de rebus Academiæ deliberetur. Proposita fuerunt nudius tertius apud Maturinenses quædã de negotiis Academiæ. Primo de rationibus Quæstoris. Secundo
de Librariis qui nondum sunt inscripti in Registris Curiæ iuuaminũ.
De Iuratis Scholasticis , quorum nomina non extant scripta in Re-
gistris Rectoris. De quibusdam præceptoribus qui nondum fidem
Academiæ dederunt ; & tamen docent publice. De celebratione
exequiarum D. Cardinalis de Birague Cancellarij, de parentatio-
ne D. Præsidis de Thou. D. Dupont, de rationibus Quæstoris, reddendas esse rationes, D. Delettres, cogendam viduam
&......, eius. *De Librariis qui non dederunt nomina inscriben-*
da in Registris Curiæ iuuaminum. Quantum ad parentalia spectat, laborauimus tota die, *D. Rectori aureum vnum , Decanis*
semi-aureum, Procuratibus totidem. De Scholaribus. D. Granger, cogatur vidua reddere rationes, *Compareant Librarij, &*
Scriba coram D. Rectore. De Scholasticis, quorũ nomina non
reperiuntur in Registris, si testimoniales habeant, inscribantur solutis soluẽdis. *De parentationibus ambabus, altera D. Præ-*
sidis de Thou, altera D. Cancellarij, si honesta summa pecuniæ per-

soluatur, pro parentatione D. *Cancellarij, dimidia persoluatur, pro* D. *Præside, quadraginta pro parentatione* D. *Cancellarij, & viginti pro parentatione* D. *Præsidis de Thou.*

Procurator Galliæ, *Cogendos Librarios vt curent se inscribi Curiæ iuuaminum,* pollicetur auxilium & opem. *De parentationibus idem cum* D. *Decano Theologiæ. Pro parentatione* D. *Cardinalis* D. *Rectori exhibeatur vnus aureus integer, reliquis more solito. Tertia pars pro parentatione* D. *Præsidis de Thou. De Scholasticis adscribenda eorum nomina impensis Rectorum quorum negligentia illud accidit.*

Procurator Picardiæ, cogendos hæredes defuncti Quæstoris, vt rationes reddant. De *Librariis quorum nomina non extant inscripta, cogantur dare sua nomina.* De his qui publicè docent, expellendos sine tumultu. *De parentatione, idem quòd* D. *Decanus Theologiæ, coronatus aureus detur* D. *Rectori pro parentalibus.*

Procurator Normaniæ . . . . D. *Rectori pro parentatione* D. *Cancellarij. Adscribenda nomina Librariorum in Registris Curiæ iuuaminum.* De parentatione D. Præsidis tertia pars.

Procurator Germaniæ accedit sententiæ eorum qui ante se dixerunt, *& D. Decani Theologiæ.*

Ex his deliberationibus, *censetis Librarios vna cum Scriba vocandos & adstringendos sacramento vt extorqueatur veritas, illorum nomina inscribenda in Registris Curiæ.* Computa Quæstoris reddantur. Scholasticos quorum nomina non sunt inscripta in Registris Rectorum monendos vel Rectores vt Academiæ nomina inscribantur. Præceptores qui non decorantur publico pileo solutis soluendis aliàs expellendos. *Pro parentatione* D. *Cancellarij* D. *Rectori erogandos quadraginta asses. Pro parentatione* D. *Præsidis viginti asses, & ita pro cæteris.* Et ita per D. Rectorem conclusum extitit.

D Ie Sabbati 30. & penultima mensis Iulij anno 1588. apud Collegium Sorbonicum congregati DD. Deputati solenniter vt moris est, horâ secundâ à meridie, videlicet D.D. Leonorius de sainct Leu Rector, Dionysius Camus Doctor & Decanus Theologiæ, Ioannes Superius Doctor Iuris Canonici loco sui Decani, Ioannes Riolan Doctor &

Decanus Medicinæ, Lodoicus Lebelliard Procurator Galliæ; &..... Nicolaus Guillot procurator Normaniç super
quibufdam fuis rebus agendis. Expofitâ per eumdem D.
Rectorem causâ congregationis. De Cantico Te Deum
laudamus in Ecclefia Parifienfi, *cenfuerunt obferuandam lau-*
dabilem confuetudinem. D. Rector accipiet à Quæftore viginti affes,
finguli vero Decani, Procuratores & Officiarij, decem; Bidelli,
quinque. Et ita per eumdem D. Rectorem conclufum extitit.

ANno Domini 1623. 14. Ianuarii, MM. Elias du Frefne
de Mincé pro Decano Theologiæ, Petrus le Landays
Doctor Theologiæ, D. le Clerc Decretorum Decanus, Gabriel de Nail, Iac. Vadurel, Iac. Philippe Gymnafiarcha
Lexouienfis pro Normaniæ Procuratore; DD. Galliæ, Picardiæ, & Germaniæ Procuratores in ædibus D. Rectoris
adfuerunt. Tria propofuit ampliffimus D. Rector; primum
ex Academiâ videri, fi frequenti comitatu Rex ab expedi-
tionibus Montifpeffulani rediens falutaretur; fecundum
tempus inftare, quo cereos offerre foleret Academia, tertium denique, in quos vfus conuertendus effet Academiæ
reditus.

Dominus de Mincé, pro Decano Theologiæ cenfuit, *vt*
Academia maximo, qua poffet, comitatu Regem proximè à reditu
fuo Montifpeffulano falutaret, cereofque pro more offerret, nihilque
ex ærario Vniuerfitatis inconfultis tum Facultatibus, tum Natio-
nibus defumeretur, nifi fexdecim affes DD. Decanis, & Procura-
toribus, & octo cæteris qui D. Rectori craftina die Regem ad-
eunti præfto fuiffent. In D. de Mincé fententiam omnes
iuerunt. Et ita per D. Rectorem conclufum fuit.

Decima quarta Ianu. ampliffimo comitatu, Academiæ
nomine, Regi congratulatus eft D. Rector, qui fe ipfius
Vniuerfitatis priuilegiorum acerrimum vindicem pollicitus eft.

ANno Domini 1623. 28. Ianuarii, in Collegio Harcuriano adfuerunt M. Elias du Frefne de Mincé pro Decano Theologiæ, D. le Clerc Decretorum Decanus, D.
Doffier pro Decano Medicinæ, & D. Vadurel, Fouquet,

Galtery , Picardiæ , Normaniæ & Germaniæ procuratores:
Quibus sic conuocatis Exposuit Dominus Rector cereos
iam offerendos , nec dum de honorario eis concedendo , qui
sibi præsto fuissent deliberatum : itaque id nunc agendum.
D. de Mincé pro Decano Theologiæ totam rem de cereis
offerendis prudentiæ D. Rectoris commisit , *censuit que idem
honorarium , quod præcedentibus Comitiis , concedendum , sexdecim
asses scilicet singulis Decanis , Procuratoribus , & Officiariis ; cæteris octo : quam sententiam singuli Ordines comprobarunt.*

ANno Domini 1623. 11. Iulii , Comitia priuata indixit
D. Rector suis in ædibus Caluicis , *quibus cum multi ex
Academiæ Proceribus adessent , retulit sibi ex Academiâ videri , vti
die stato singulis mensibus de rebus Academicis disceptaretur: cuiuslibet mensis primum Sabbatum sibi videri idoneum , quo
totius Academiæ proceres hac de causa apud D. Rectorem
conuenirent , & honorario aliquo afficerentur. Omnibus &
singulis placuit , ijs qui singulorum mensium primo quoque die Sabbati Comitiis à D. Rectore indictis aderunt , sexdecim asses ex ærario Academiæ erogari , Et ita per D. Rectorem conclusum fuit.*

EN l'Assemblée de Messieurs les Recteur, & Deputez de
l'Vniuersité de Paris , il a esté ordonné que Monsieur
d'Acole Receueur de ladite Vniuersité , *fera expedier deux
copies de ses Comptes , pour en presenter l'vne audit Sieur Recteur , & l'autre à Monsieur le Procureur Fiscal de ladite
Vniuersité , & ce dans le Samedy de Quasimodo prochain venant,
& que ledit Sieur Receueur huit iours apres sera tenu rendre ses
Comptes sans delay. Laquelle ordonnance sera signifiée audit sieur Receueur par vn des Bedeaux de ladite Vniuersité,
afin qu'il n'en pretende cause d'ignorance* Fait à Paris en ladite Assemblée tenuë au College de Caluy le 3. Avril 1624.
Signè QVINTAINE auec paraphe.

*L'an 1624. le 4. iour d'Avril la presente Ordonnance cy-dessus
escrite , a esté par moy Mathurin Chedepeau , grand Bedeau de la
Nation de Picardie , fondée en l'Vniuersité de Paris soubs-signé,
monstrée , signifiée & deuëment fait à sçauoir ; mesmes d'icelle baillé
copie & du present exploit à Monsieur d'Acole Procureur en Parlement*

ment & Receueur de ladite Vniuersité y desnommé en parlant à M.
François Firminet son Clerc en son domicile ; A ce que du contenu en
icelle il n'en pretende cause d'ignorance. Fait ès presences de Vin-
cent Amiot & Nicolas Manessiel, & autres tesmoins. Signé M.
CHEDEPEAV auec paraphe.

ANno Domini 1628. 8. Octobris, apud Collegium Præl-
leo-Bellouacum congregati fuerunt DD. Deputati almæ Vniuersitatis Parisiensis super examinandis rationibus
Quæstoris Vniuersitatis. Omnes & singuli censuerunt centum libellas tur. ex ærario Vniuersitatis amplissimo Rectori quoque trimestri tradendas, totidemque quotannis Procuratori Fisci & Quæstori quadraginta. Comitia Vniuersitatis in primum Sabbatum
singulorum mensium definienda: in quibus singuli Decani, Procuratores & Officiarij præsentes accipient viginti asses. Adiuncti verò,
si rerum grauitas eos postulet, sexdecim: aliisque comitiis omnes gratis aderunt. Et ita conclusum fuit per D. Rectorem, & ab omnibus
& singulis subscriptum in codice accepti & expensi eiusdem Vniuersitatis.

ANno Domini 1628. 22. Octobris, apud Prælleo-Bello-
uacum, conclusum fuit habenda esse comitia D. Rectoris, &
Deputatorum primo die Sabbati singulorum mensium; præsentibus
distribuendum 20. asses ex ærario Vniuersitatis: scilicet D. Rectori,
Decanis, Procuratoribus, & Officiaris præsentibus; si per mensem
alia habeantur Comitia, nulla distributio fiet.

ANno Domini 1628. 8. Nouembris solennis supplicatio
habita est ab Vniuersitate ad ædem maiorem Augustinensium, vbi Canticum Te Deum cantatum fuit. M. Nicolaus
le Maistre Rector in Maturinensi elegantissimam habuit orationem
seu panegyrim in honorem Regis nostri iustissimi. M. Stephanus
Dupuis Doctor Theologus sacris operatus est, & D. Dreux
Doctor Theol. concionem habuit Eucharisticam Gallico
sermone, in eadem æde Augustinensium. Quindecim asses ex
ærario Vniuersitatis distributi sunt DD. Decanis, Procuratoribus,
& Officiariis in reditu processionis huius extraordinariæ, mihi verò
Scribæ traditi sunt præterea 15. s. pro expeditione conclusionis.

C

ANno Domini 1629. die 2. Ianuarij, Sacræ Theologiæ Facultas Parif. poſt Miſſam de ſancto Spiritu ſolito more celebratam, ordinaria habuit Comitia in aula Collegij Sorbonę, in quibus auditâ nonnullorum eiuſdem Facultatis Magiſtrorum querimoniâ, qui in ſuperiori Congregatione retulerant, inconſultis ſuperioribus Facultatibus factam fuiſſe Concluſionem in priuatis ædibus Domini Rectoris die 8. Octobris anni præteriti poſt examen rationum Quæſtoris Vniuerſitatis: qua quidē decernebatur centum libræ, ex ærario Vniuerſitatis eidem ampliſſimo Rectori quóque trimeſtri tradendas, totidémque quotannis Procuratori Fiſci, & Quæſtori quinquaginta : *Comitia Vniuerſitatis in primum Sabbatum ſingulorum menſium definienda, in quibus ſinguli Decani, Procuratores & Officiarij præſentes accipient 20. aſſes, Adiuncti verò, ſi rerum grauitas eos poſtulet, ſexdecim.* Collectis ſingulorum Magiſtrorum ſuffragiis, *eadem Facultas cenſuit prædictæ Concluſioni intercedendum, prout de facto intercedit, ne, quod in ea decernitur circa pecuniarum ærarij Vniuerſitatis diſtributionem, executioni demandetur;* eamque ſuam oppoſitionem & interceſſionem DD. Procuratori à Fiſco, Quæſtori & Scribæ eiuſdem Vniuerſitatis per Notarium Apoſtolicum ſignificandam eſſe decreuit anno Domini quo ſupra, die 14. Martij. *De mandato Domini & Magiſtrorum præclaræ Facultatis Sacræ Theologiæ Pariſienſis. Signatum, BOVVOT.*

Anno Domini 1629. die 14. Martij, ego Nicolaus Carteron Notarius Apoſtolicus Iuratus Pariſiis commorans ſubſignatus, in teſtium infra ſcriptorum præſentia, ad inſtantiam DD. Decani & Magiſtrorum Facultatis Sacræ Theologiæ Pariſienſis ſupra ſcriptum oppoſitionis Actum iuxta tenorem & formam D. Nicolao Quintaine Vniuerſitatis Pariſienſis Scribæ, alloquendo perſonam Ludouici Hainfray, illius domeſtici, & in cubiculo Domini Quintaine reperti, ſignificaui & notificaui, eiuſdemque oppoſitionis tradidi præſens exemplar, præſentibus ibidem Magiſtris Nicolao Coture, & Gabriele Barbier Clericis Practicis ad hæc vocatis & rogatis. Signatum CARTERON.

ANno Domini 1629. 22. Februarij, in priuatis Comitiis concluſum pariter eſt diſtribuendas proximis Suppli-

cationibus centum illas libellas tur. quæ singulis trimestri-
bus D. Rectori decretæ sunt, vt hoc tempore infinitis prope sumptibus leuetur, scilicet *D. Rectori nummum, singulis Decanis, Procuratoribus & Officiariis dimidium nummum seu 32. asses,
Apparitoribus verò sexdecim asses.*

ANno Domini 1630. die 9. Martij, in priuatis Comitiis
D. Rector cum Academiæ Proceribus gratiam fecit
Magistro Francisco Chauuin, eiusque obuentiones fundi
censualis, quem emerat æstimauit 220. l. quam pecuniam
aliàs pro media eiusdem fundi parte eidem Vniuersitati sol-
uerat. Iisdem in Comitiis Laodimia quædam à Gabriele le
Clerc pro emptione cuiusdam domus debita, quæ iure ad
Vniuersitatem redirent, asse æstimata sunt, & ad summam
60. l. redacta. Ibidem de Concilij sententia mandatum est
Quæstori, vt Contractum iniret cum Domino Pigeart, qui
nonnihil fundi Academici suo horto adiunxerat: iis tamen
conditionibus, quibus ex consilio Patronorum præscriptum
esset; Apparitoribus Facultatis Artium D. Rector viginti
libras tur. erogauit.

*Quod autem verba facta sunt Sacrum Theologorū Ordinem dele-
gisse SS. MM. NN. DD. Froger & Dupuis, qui contentionem de
distributione pecuniarūm ærarij Vniuersitatis exortam amicè com-
ponerent, de hac re omnes & singuli censuerunt huic Prouinciæ præfi-
ciendos D. Padet & D. Aubert, qui de sedanda illa controuersia
cum prædictis DD. serio deliberent, ac in proximis Comitiis, quicquid actum erit, ad Academiam referant.*

ANno Domini 1630. 20. Maij, *In ædibus D. Rectoris per-
lecti sunt à D. Aubert Deputato ex Conclusione præcedenti
articuli, de quibus contentio erat inter Sacrum Theologorum Ordinem, & cæteros Ordines propter Conclusionem factam in vltimis
Computis Vniuersitatis, illisque articulis moderatio quædam adhibita ex consilio DD. Deputatorum, vt de illa moderatione à DD. Aubert & Padet referatur ad DD. Deputatos DD. Froger Syndicum
& Hennequin Professorem Sorbonicum eiusdem Sacri Ordinis, qui
prima die mensis proximi de ea re agant in maioribus DD. Doctorum
Comitiis.*

ANno Domini 1630. die 1. Iunij, Sacræ Theologiæ Facultas Parisiensis, post Missam de Spiritu sancto solito more celebratam, Ordinaria habuit Comitia in aula Collegij Sorbonæ, *in quibus hon. M. N. Froger Syndicus ostendit ac præmonstrauit Sacræ Facultati chartam aliquam, qua continebatur commentarius additus in eos articulos, de quibus D D. Deputati Facultatis tractauerant superioribus proximis mensibus, & relecti fuerant ad Facultatem atque approbati: quatenus definiebant, quid cuique Academiæ personæ competeret honorarij pro sua in Comitiis Vniuersitatis vacatione; & postquam expensi fuerant in Comitiis Academiæ priuatim, & posterius, nempe 27. Maij die habitis apud D. Rectorem, & accommodati ad vsum conuenientiorem. Commentarius iste factus à viris Academicis, lectus est ab Apparitore eiusdem Sacræ Facultatis:* cuius lectione audita, Facultas non improbauit accommodationem istam & contemperationem articulorum à Deputatis Facultatis propositorum, quatenus istius contemperationis beneficio occluditur via dispergendi licentius pecunias ærarii Academici, & satisfit oppositioni superiori anno interiectæ à Sacra Facultate, ne distraherentur & immeritò expenderentur.

Excerptum ex Conclusionibus præfatæ Facultatis Sacræ Theologiæ Parisiensis per me infra scriptum Maiorem Apparitorem & Scribam eiusdem die sexta Iulij anno millesimo sexcentesimo trigesimo. Signatum *BOVVOT.*

Pour satisfaire à la conclusion de l'Vniuersité du 9. Mars 1639. Les Deputez par la Faculté de Theologie, & icelle Vniuersité, sont d'aduis: Premierement en ce qui concerne Monsieur le Recteur, Qu'iceluy sieur Recteur sera deschargé d'oresnauant de la despense qui se fait aux festins pour les Bedeaux; & sera donné à chacun desdits Bedeaux deux quarts d'escu des deniers de l'Vniuersité; Et outre lesdits deux quarts d'escu, *sera donné aux deux Bedeaux de la Nation dudit sieur Recteur, à chacun deux quarts d'escu pour leurs peines de porter les affiches & billets des Processions:* au Clerc des Messagers deux quarts d'escu. Pour les Chantres, Organistes & Sonneurs de l'Eglise où sera la Procession, sera mis entre les mains du Sacristain la somme de quatre liures. Que les Bedeaux des Nations seulement receuront vn quart d'escu chacun à chaque ellection de Recteur, qui sera payé aux presens par le Receueur de l'Vniuersité.

Que pour soulager la dépense que font Messieurs les Recteurs lors qu'ils entrent en charge, *sera faite aux despens de l'Vniuersité vne gibbeciere de velours auec les chrespines d'or & boucles d'argent, & vne fourrure, pour seruir d'oresnauant ausdits sieurs Recteurs, lesquelles estant vsées sera pourueu par l'aduis du Procureur Fiscal de ladite Vniuersité.*

Pour le Receueur de l'Vniuersité, font d'aduis de ne luy adjuger les cinquante liures portées par la conclusion, attendu que ses gages font augmentez & augmenteront à proportion du reuenu de l'Vniuersité. Pour l'article qui touche le Procureur Fiscal, font d'aduis de luy assigner soixante liures chaque année pour ses gages.

En ce qui concerne les assemblées & distributions qui se doiuent faire en icelles. *Que chaque mois se fera assemblée de l'Vniuersité chez Monsieur le Recteur, sçauoir le premier Samedy non empesché de feste, à vne heure apres midy; sinon sera differée au Samedy de la Semaine suiuante, & sera distribué des deniers de l'Vniuersité, à Monsieur le Recteur deux quarts d'escu, à Messieurs les Doyens, & Procureurs, & à chacun des trois Officiers vn quart d'escu; & ne sera faite distribution à autres qu'aux susdits, & aux presents seulement, & non aux absens, pour quelque cause ou pretexte d'absence que ce soit, mesme de maladie: & neantmoins les Doyens & Procureurs pourront substituer quelqu'vn, en cas de maladie seulement; & sera obligé le Receueur de l'Vniuersité de r'apporter les noms des presents, escrits & signez du scribe de l'Vniuersité, pour luy alloüer aux comptes,* ce qu'il aura déboursé ausdites assemblées, & ne sera faite distribution à autres qu'aux susdits.

Que si quelques particuliers desirent faire assemblée extraordinairement pour leurs affaires, seront obligez d'en faire la dépense à proportion de la somme susdite.

Qu'en toutes les Assemblées qui se feront pour l'Vniuersité, ne seront faites aucunes distributions des deniers de ladite Vniuersité.

Que les sieurs Doyens & Procureurs choisiront chacun vn Adjoint de leurs Corps, pour assister aux comptes de l'Vniuersité, & ne

pourront faire choix d'autres personnes que de ceux qui auront
quelque charge en ladite Vniuersité.

Moyennant les choses susdites, *sont d'aduis que la conclusion*
faite le 8. iour d'Octobre 1628. à laquelle la Faculté de Theologie
s'est opposée, & autres qui pourront auoir esté faites en suite de la
conclusion, demeurent ainsi modifiées, & l'opposition de ladite Fa-
culté de Theologie leuée.

Seroient encores d'aduis qu'aux processions celuy qui
portera la Croix sera reuestu d'aube comme les deux No-
uices Religieux de costé & d'autre de la Croix, auec chacun
vn chandelier d'argent & cierges, lesquels aubes, chande-
liers & cierges seront fournis par les Maturins, ausquels on
donnera des deniers de l'Vniuersité, ce dont on conuien-
dra auec eux.

Plus, *que les Facultez, & Nations seront priées d'ordonner distri-*
bution honneste de leurs deniers à ceux de leurs Facultez & Nations
qui assisteront aux Processions de l'Vniuersité, lesquelles distribu-
tions se feront dans l'Eglise où ladite Procession se rendra.

ANno Domini 1630. 19. Iunii, *in Maturinensi M. Al-*
phonsus le Moine, *ad Vniuersitatem solenniter congrega-*
tam orationem habuit de bello, quod gerebat Rex Christianissimus
in Allobroges, deinde vbi petiisset, quæcumque in suo Magistratu
gesserat, ab Vniuersitate probari, simulque literas sibi decerni commendatitias, omnes & singuli annuerunt, & supra dictos articulos
comprobarunt, moxque solenniter processit ad S. Pauli.

ANno Domini 1630. 9. Nouembris, *In Comitiis priuatis*
conclusum est vti ex æratio Vniuersitatis sexdecim asses, qui
solebant à Rectoribus in singulis Electionibus & Continuationibus,
soluantur singulis Apparitoribus, idque ab vltimis computis Vniuersitatis 8. Octobris 1628. sicque fiat imposterum. Præterea conclusum est, vti maioribus Apparitoribus Nationum, quod in exequiis
Serenissimæ Principis Vxoris Fratris Regis apud S. Dionysium
D. Rectori præsto adfuissent 32. asses erogentur.

ANno Domini 1645. die 2. mensis Decembris, *apud Cho-*
letæos *in Comitiis Rectoris placuit distributionem, quæ solet*

*fieri in Comitiis cuiufque menfis, augeri ad 3. l. Apparitori eiuf-
dem cum D. Rectore Nationis ad 30. f.*

SExta Octobris 1646. in folennibus Comitiis Rectoriis conclufum fuit, *vt qui D. Rectori adfuerunt in variis Collegiorum Luftrationibus acciperent finguli tres libras.*

ANno Domini 1647. die 9. Februarii in Comitiis ordinariis Ampliffimi D. Rectoris, & DD. Deputatorum almæ Vniuerfitatis Parifienfis apud Sorbonam, Proponente clariffimo viro M. Francifco Florens confultiffimæ Facultatis Iuris Canonici Decano. *De confilij Academici fententià per D. Rectorem conclufum eft, vt, quotiefcumque vrgebit aliquod negotium ad quod euocabuntur DD. Decani & Procuratores cum Adiunctis, accipiant ex ærario Vniuerfitatis finguli 3. lib. Adiuncti verò finguli 30. f.* Parifiis anno & die prædictis.

SEptima Martii 1648. in Comitiis Ampliffimi D. Rectoris & DD. Deputatorum almæ Vniuerfitatis Parif. apud Sorbonam, *placuit diftribui ex ærario Vniuerfitatis, nempe D. Rectori 6. lib. fingulis verò Decanis, Procuratoribus & Officiariis nempe Procuratori Fifci, Scribæ & Quæftori, qui præfto fuerunt D. Rectori in vereis deferendis 3. lib.*

COmpte du reuenu de l'Vniuerfité de Paris que rend à Meffieurs les Recteur, Doyens, Procureurs, Suppofts, Deputez & Adioints de ladite Vniuerfité, M. Samuël d'Acolle Procureur en Parlement, & Receueur general d'icelle Vniuerfité; à caufe de la recepte & defpence par luy faite, depuis le premier Octobre 1646. & le compte rendu à ladite Vniuerfité le huictiéme iour dudit mois d'Octobre, iufques au dernier iour de Septembre de la prefente 1647.

Pour la diftribution qu'il conuient faire à Meffieurs les Recteur, Doyens, Procureurs, Adioints & Officiers de ladite Vniuerfité pour leurs falaire & affiftance à l'audition & clofture du prefent compte la fomme de cent cinquante cinq liures.

Ce prefent compte, ainfi qu'il git tant en recepte qu'en defpenfe a efté oüy & examiné, clos & afiné par Meffieurs les Recteur, Doyens des Facultez fuperieures, Procureurs des Nations, Adioints & Officiers de ladite Vniuerfité, pour ce affemblez & congregez au College de Sorbonne en la Chambre de Monfieur Maiftre Pierre Deschafteaux Recteur le Samedy 13. Février 1649. auec les fignes de Meffieurs Defchafteaux Recteur, Mulot & Hennequin Doyen & Adioint de la Faculté de Theologie; Florent & de Buiffine Doyen & Adioint de la Faculté de droict Canon; Merlet & Theuenim Doyen & Adioint de la Faculté de Medecine; Daniel & Dabes Procureur & Adioint de la Nation de France; Hublé & Dumets Procureur & Adioint de la Nation de Picardie; Payen & Padet Doyen & Adioint de la Nation de Normandie; Bon & Vouillemy Procureur & Adioint de la Nation d'Allemagne; du Cheureul Procureur Syndic; Quintaine Greffier. Et à la marge eft efcrit; Sauf & fans preiudice des oppofitions & contredits contre tel & chacun des articles, tant du prefent compte, que des fuiuans qui pourront eftre formez cy-apres, tant par chacune des Facultez fuperieures, que par chacune des Nations, en ce qui regarde l'intereft defdites Compagnies; A l'effet dequoy, fera deliuré tant à chacune defdites Facultez que Nations, vne copie des Comptes, pour y deliberer feparément comme ils aduiferont, & ce dans vn mois auparauant la redition du Compte.

SExta Martii 1649. folennibus Comitiis Rectoriis apud Sorbonam ad fuerunt venerabiles viri MM. Petrus Defchafteaux Rector, Io. Mulot Theologiæ Decanus: Io. Pietre Decanus Medicinæ, Bouionniere Doctor Medicus : Petrus Daniel, Adrianus Hublé, Ioa. Payen & Florentinus Bon Galliæ, Picardiæ, Normaniæ & Germaniæ Procuratores, Trauers Moderator Pleffæus, Iac. de Marque Decanus Picardiæ, Petrus Padet Prouifor Harcurianus, & Alexander Pendric earumdem Nationum Adiuncti, & Iac. du Cheureul Procurator Fifci. Ad nominationes inprimis admiffi funt fupplices Magiftrorum.

Deinde

Deinde placuit omnibus & singulis exemplam nouissimarum rationum, Academiæ tradi, tum singulis DD. Decanis superiorum Facultatum, tum singulis DD. Procuratoribus quatuor Nationum, vt communi Auditorum earumdem rationum consensu annotatum fuit in duabus nouissimis rationibus 12. Februarij 1649. idque intra mensem.

DEcima Aprilis 1649 apud Sorbonam, in solennibus Comitiis Rectoris verbaf acta sunt de honorario dando tum D. Rectori, tum DD. Decanis, Procuratoribus & Adiunctis, qui ex superiori conclusione nimirum 5. Aprilis eodem anno ad San-germanum vulgò en Laye se se contulerunt, vti Regem Opt. Adeo-datum Ludouicum X IV. simulque serenissimam Reginam matrem Regentem Annam Austriac ã salutarent, iisdemque Academiæ nomine gratias pro constituta iam pace, agerent amplissimas. Audito Procuratore Fisci, M. Iac. Hennequin Theologiæ Prodecanus censuit nullum erogandum esse honorarium, quòd fuerit illud honorificum iis , qui id muneris impleuerunt, & impensis Academiæ.

M. Franciscus Florens Decretorum Decanus , M. Io. Pietre Decanus Medicinæ & Procuratores Nationum decreuerunt duos nummos Hispanicos D. Rectori, singulis verò Decanis & Procuratoribus nummum Hispanicum , singulis verò Adiunctis & Collegis dimidium. Et ita per D. Rectorem conclusum fuit Parisiis anno & die prædictis.

TErtia Iulii 1649 apud Sorbonam in Comitiis Rectoriis comparuerunt venerabiles viri MM. Petrus Deschasteaux Rector, Iac. Hennequin Theologiæ prodecanus, Franciscus Florens Decanus Decretorum , Ioa. Pietre Decanus Medicinæ : petrus Daniel, Adrianus Hublé, Ioa. payen & Coglan quatuor Nationum procuratores ; *Quibus inter cætera placuit, à Quæstore tradi , vt iam conclusum, exemplum nouissimarum rationum tum singulis Decanis superiorum Facultatum, tum singulis Procuratoribus quatuor Nationum, idque intra hunc mensem.*

D

SExta Nouembris 1649. in Comitiis Rectoriis apud Sor-
bonam DD. Superiorum Facultatum Decani, & quatuor
Nationum procuratores censuerunt *exemplum nouissimarum
Academiæ rationum primo quoque die tradendum singulis tum* DD.
Decanis, tum DD. *Procuratoribus quatuor Nationum. Et ita per*
D. *Rectorem, vti iam supra conclusum fuit.*

QVinta Nouembris 1650. in Comitiis Rectoriis apud
Regiam Nauarram comparuerunt venerabiles viri
MM. Ioannes Courtin Rector, Iac. Hennequin Theologiæ
Prodecanus, D. d'Artis Decretorum Decanus, D. Patin Medicinæ Decanus. DD. le Cocq, de Merbes, Isambert & Poërus quatuor Nationum Procuratores & d'Acole Quæstor
Academiæ. Verba fecit D. Rector de die præstituenda sub-
ducendis rationibus Quæstoris Academiæ, atque adeò de
afferendis earumdem rationum exemplis. Omnibus & singulis *placuit rationes Quæstoris differri in diem Lunæ 28. hæiusce
mensis, & initium duci ab horà octauà matutinà: illarum verò rationum exempla primo quoque die à Quæstore afferri tum* DD. *Decanis, tum* DD. *Procuratoribus.* Et ita per D. Rectorem conclusum anno & die prædictis.

ANno Domini 1651. die 7. Ianuarij in solemnibus Comitiis Rectoris, apud Regiam Nauarram comparuerunt per Apparitorem legitimè vocati venerabiles viri MM.
Iac. Hennequin Theologiæ Prodecanus, Philippus de Buisine Decanus Decretorum, Guido Patin Decanus Medicinæ: Petrus le Cocq Procurator Galliæ, Robertus Bailli Picardiæ Proprocurator, Thomas Petit & Philibertus Patena
Normaniæ & Germaniæ Procuratores, & Samuël d'Acole
Quæstor. M. Ioannes Courtin Rector exposuit Apparitores
Qui nuper præierunt DD. *Rectori, Decanis & Procuratoribus in
sacris funebribus apud Franciscanos celebratis, pro piis Manibus defunctæ serenissimæ Principis Condeæ,* nonnihil stipendij ab Academia efflagitare.

De hac re omnibus & singulis *placuit ex ærario Vniuersitatis distribui* D. *Rectori 6. lib. 8. s. singulis Decanis & Procurato-

27

ribus 3. lib. 4. ſ. Adiunctis verò 32. ſ. ſingulis Officiariis Scribæ nimirum & Quæſtori 3. lib. 4. ſ. & 32. ſ. ſingulis Apparitoribus, qui illis funebribus ſacris interfuerunt. Pariſiis anno & die prædictis.

ES comptes qui ſe rendent par le Receueur, en preſence de Meſſieurs les Recteur, Doyens des Facultez de Theologie, droit Canon & Medecine: Procureurs des Nations de France, Picardie, Normandie & Allemagne : Adioints deſdits Doyens & Procureurs, & des Procureur Fiſcal, Greffier & Receueur de l'Vniuerſité ; le Recteur à de preſent vingt liures, chaque Doyen & chaque Procureur dix liures, chacun des Adioints deſdits Doyens & Procureurs cinq liures, & leſdits Procureur Fiſcal, Greffier & Receueur chacun dix liures & ſignent tous à la fin deſdits Comptes, & à douze des quatorze Bedeaux chacun trois liures, & aux deux autres de la Nation de Monſieur le Recteur le double.

Vray eſt que quelques Docteurs en la reddition des Comptes le 17. Octobre 1647. pretendirent que ſi les Doyens auoient chacun vn eſcu és diſtributions qui ſe font aux aſſemblées ordinaires le premier Samedy de chaque mois, les Procureurs des quatre Nations ne deuoient auoir que chacun quinze ſols. Ce qui fut cauſe que la cloſture en fut differée iuſques au mois de Février 1649. comme il appert par les actes dudit Compte imprimez cy-deſſus p. 23. & 24.

Es quatre Proceſſions de Monſieur le Recteur ledit ſieur Recteur à ſix liures huit ſols, chacun de Meſſieurs les Doyens & chacun des Meſſieurs les quatre Procureurs trois liures quatre ſols, les Procureur Fiſcal, Greffier & Receueur chacun trois liures quatre ſols, les quatorze Bedeaux, & le Clerc des Meſſagers chacun trente deux ſols.

Le droict du Seau, tant des lettres de Maiſtre és Arts que de Nominations, qui eſt de dix ſols pour chaque lettre, ſe diuiſe en deux parties, dont l'vne eſt eſgalemét diſtribuée à Meſſieurs les Recteur, Doyens des Facultez de Theologie, droict Canon, & Medecine ; Procureurs des Nations de France, Picardie, Normandie & Allemagne : & l'autre ſe dimise aussi esgallement entre les quatorze Bedeaux desdites Facultez & Nations.

Le droit du Sceau de chaque lettre de Collation des Benefices & prouision des Offices qui est de trois liures quatre sols appartient aux seuls huit Bedeaux des quatre Nations de la Faculté des Arts.

Es prouisions des Offices de l'Vniuersité, sçauoir d'Aduocats, procureurs, Libraires, parcheminiers, papetiers, Relieurs & autres, il se fait semblable distribution ; Sçauoir de six liures huit sols au Recteur, & de trois liures quatre sols à chacun des trois Doyens, chacun des quatre Procureurs, & à chacun des trois Officiers; A chacun des quatorze Bedeaux vingt sols. Que si l'Office est tel, que celuy qui l'obtient, donne quelque somme plus grande qu'il n'est necessaire pour ladite distribution, & pour les bourses de l'Vniuersité & expedition des Lettres, le surplus se diuise en deux parties esgales, dont le Recteur en a vne, & les quatre procureurs l'autre.

De tout ce que dessus font foy l'vsage, ceux qui ont esté Recteurs, procureurs, & qui ont exercé les autres Offices de l'Vniuersité; Comme aussi les Actes contenus au Recueil intitulé *Actes concernans la prouision & expedition des Offices de l'Vniuersité*.

Superiora instrumenta collata fuerunt & recognita per me Scribam eiusdem Vniuersitatis subsignatum Parisiis, anno Domini 1651. die 30. Septembris.

QVITAINE

*Estat de ce qui a esté ordonné par Monsieur le Re-
cteur , Messieurs les Doyens & Procureurs des
Nations de l'Vniuersité de Paris estre payé par le
Receueur de ladite Vniuersité , pour les frais de la
Procession faite à sainct Victor au mois de Mars
1615. pour la reduction de la Ville.*

PRremierement à Monsieur le Recteur pour son
assistance , la somme de vingt sols, 20. s.
A chacun de Messieurs les trois Doyens des superieu-
res Facultez , la somme de dix sols, 30. s.
A chacun de Messieurs les Procureurs des Nations,
la somme de dix sols, 40. s.
A Monsieur le Predicateur , la somme de trente deux
sols , 32. s.
A Monsieur le Prelat pour l'Office , la somme de tren-
te deux sols , 32. s.
Au Diacre & Sousdiacre , & chacun d'eux dix sols,
 20. s.
Pour l'Eglise & les Sonneurs , soixante & quatre sols,
 64. s.
Pour le port de la Croix , huict sols, 8. s.
Pour l'Eglise des Maturins , la somme de dix sols,
 10. s.
Pour l'offrande , la somme de trois sols, 3. s.
Pour le port des affiches aux deux Bedeaux de la Fa-
culté des Arts qui seront de seruice pour le port des
affiches , quarante sols, 40. s.
Au Receueur , la somme de quinze sols , 15. s.
Au Procureur Fiscal , la somme de quinze sols, 15 s.
Au Scribe pour son assistance & salaire pour l'assem-
blée , la somme de trente sols, 30. s.
Aux huict Bedeaux de la Faculté des Arts , & chacun
d'eux , la somme de quinze sols, 6. l.
Au Clerc des Messagers la somme de dix sols, 10. s.

Cet Acte
deuoit estre
en la pag 15.

E

Aux six Bedeaux des Facultez superieures, & chacun
d'eux, la somme de cinq sols,   30.f.
Somme toute vingt-cinq liures dix huict sols tournois.

Nous sous-signez Recteur, Doyens des superieures Facultez, & Procureurs des Nations de l'Vniuersité de Paris, certifions le contenu en l'estat cy-deuant transcrit auoir esté ordonné par nous, tant pour la Procession cy-dessus, que pour estre gardé & obserué à l'aduenir par nostre Receueur és Processions extraordinaires de ladite Vniuersité; & faisant par luy le payement des sommes susdites à chacun desdites Processions luy sera alloüé en ses comptes. Fait, deliberé, ordonné, & arresté le 13. iour d'Octobre 1615. Signez Hollandre Recteur, I. Guionius Facultatis Iuris Canonici Decanus. Le Vignon. F. Med. Decanus. Dufresne de Mince Procureur de France, le Clerc Procureur de Picardie, I. Ruaut Procur. Norman. R. Philippe. Par ordonnance de ladite Vniuersité. Du Val auec paraphes.

Hoc instrumentum collatum fuit & recognitum per me Scribam eiusdem Vniuersitatis subsignatum Parisiis anno Domini 1652. die 14. Nouembris.

QVINTAINE.

ACTES CONCERNANS

l'vnité du Recteur de l'Vniuersité de Paris, son eslection par les Intrans des Nations de France, Picardie, Normandie & Allemagne; Et la confirmation d'icelle eslection par lesdites Nations en l'Eglise de sainct Iulien le Pauure de trois mois en trois mois.

INnocentius Episcopus seruus seruorum Dei, venerabili Fratri Episcopo Syluanectensi salutem & Apostolicam Benedictionem. Non decet nos dilectis filiis Vniuersis Magistris & Scholaribus Parisiensibus, Apostolicum negare fauorem, quem suis videntur meritis comparare dum dantes operam sapientiæ, quæ plurimum nos delectat, nostræ se gratiæ coaptant, qui aliquando disciplinis Scholasticis insudantes, ad summum sumus, licet immeriti, Magisterium euocati. Hinc est quòd quieti eorum paternâ volentes diligentiâ prouidere, per literas nostras eisdem duximus indulgendum, iuxta quod aliàs ipsis dignoscimur indulsisse, vt nullus in Vniuersitatem dictorum Magistrorum & Scholarium aut RECTOREM * VEL PROCVRATORES eorum, cuiuscumque aut quarumcumque Facultatum seu quemquam alium, pro facto vel occasione ipsius Vniuersitatis, excommunicationis, suspensionis vel interdicti sententiam audeat promulgare, absque Sedis Apostolicæ licentia speciali; & si fuerit promulgata, ipso iure sit irrita & inanis. Quocirca Fraternitati tuæ per Apostolica Scripta mandamus, quatenus præfatos Magistros & Scholares, eorumque RECTOREM VEL PROCVRATORES contra concessionis nostræ tenorem, non permittas super his ab aliquibus indebitè molestari, molestatores huiusmodi per censuram Ecclesiasticam, appellatione postposita compescendo, non obstante si aliquibus à Sede Apostolica sit indultum quòd excommunicari, aut interdici nequeant, vel suspendi,

* Ce nom de Recteur est en singulier dans vne infinité d'Actes qui font mention de l'Vniuersité.

A

seu constitutione de duabus dietis edita in Concilio generali, dummodo vltra tertiam vel quartam aliquis extra suam Diœcesin authoritate præsentium ad iudicium non trahatur. Datum Perusij Kal. Iunij, Pontificatus nostri * anno nono.

*1206.

NOuerint vniuersi, quòd cùm orta esset discordia inter Magistros Regentes in Artibus Parisius, scilicet inter Natione Gallicorum ex vna parte & alias tres Nationes ex alia, de Rectore eligendo & de modo eligendi, & in tantùm proruperat discordia, quòd tres Nationes inhibitionem fecerant suis compatriotis fide recepta corporaliter, & sub grauis pœnæ inflictione, ne Scholas Magistrorũ Nationis Gallicanę causa disciplinę introirent. Tandem per quosdam Magistros ab vtraque parte specialiter ad pacis reformationem statutos, fide data hinc & inde à partibus quòd ratum haberent, quicquid illi Magistri de pace reformanda ordinarent, conuenerunt in hunc modum, quòd M. Remundus de Caturco, qui tunc erat Rector Nationis Gallicanæ, & Magister Robertus de Colernia, tunc Rector aliarũ trium Nationũ, Iurati super sacrosancta bona fide eligerẽt Rectorem illum, quem secundùm suam conscientiam credunt vtiliorem ad officium Rectoriæ Vniuersitatis, non moti aliquatenus ratione præcedentis discordiæ, nec moti amore, vel odio, honore, vel pudore alicuius Nationis, nec moti amore, vel odio honoris, vel vtilitatis alicuius personę. Si vero in vnũ non possint conuenire, sed vnus eligit vnum, & alius alium, tunc ambo stabunt Rectores Vniuersitatis vsque ad tempus præfixum à dictis electoribus; Ita tamen quod vtantur mutuo consensu, ita quòd alter eorum non poterit aliquid ordinare vel facere tanquam Rector, sine consensu alterius, Tempore verò præfixo elapso, cedet Rector electus, vel duo, si fuerint, officio Rectoriæ; & eligetur Rector imposterùm sub hac forma, quòd quatuor Procuratores quatuor Nationũ iurati solenniter super sacro sancta coram nationibus eligent bona fide alium à Prædecessore, illum in Rectorem Vniuersitatis, quem secundùm suam conscientiam credunt vtiliorem officio Rectoriæ, non moti ratione præcedentis discordiæ, nec moti amore aut odio, honore vel pudore alicuius Nationis, nec moti amore vel odio, honore vel vtilitate alicuius personæ, sed moti propter commune bonum totius Studij. Et ille, in quem consenserint quatuor sic iurati vel tres illorum, stabit Rector Vniuersitatis vsque ad tempus præfixum. Si verò neque illi quatuor, neque tres possint in aliquem vnum consentire, tunc vocabitur Rector prædecessor, vel duo Rectores, si duo fuerint, iurati super sacrosancta secundùm formam prædictam ad eligendum, & ille in quem maior pars consenserit, stabit Rector vsque ad tempus determinatũ. Quod si forte adhuc maior pars in aliquem vnum non consenserit, tunc mutabuntur electores illi, & vocabuntur alij quatuor à singulis Nationibus iurati sub eadẽ forma, donec maior pars in aliquem consenserit, & ille stabit Rector vsque ad tempus determinatum. Antequam verò ista forma pacis publicetur, reuocabitur à tribus Nationibus per singulas Scholas Artistarum inhibitio quam fecerant suis compatriotis, ne Scholas Magistrorum Gallicanæ Nationis causa disciplinæ introirent, & fruentur Scholares introeundi Scholas Magistri cuiuslibet solita libertate. Quæ vt rata sint in perpetuum quatuor Nationes Artistarum præsentes litteras quatuor sigillis Nationum roborauerunt. Datum anno Domini 1249. mense Octobri.

SImon miseratione diuina tituli S. Ceciliæ Presbyter Cardinalis Apostolicæ Sedis Legatus Vniuersis præsentes literas inspecturis, salutem & sinceram in Domino charitatem. Nouerit vniuersitas vestra, *quòd nos personaliter accedentes ad Ecclesiam S. Maturini Parisiensis, præsentibus Rectoribus* * *& Procuratoribus Vniuersitatis Scholarium Parisiensium* & pluribus aliis ; *ipsisque Rectoribus & Procuratoribus volentibus ac* CLAVES PRÆBENTIBVS QVAS HABEBANT, ARCAM, IN QVA SERVANTVR LITERÆ * ET PRIVILEGIA VNIVERSITATIS IPSIVS *fecimus aperiri*, in qua inter cætera inuenimus ac vidimus & diligeter inspeximus quasdam literas patentes, sigillatas sigillo pendente Reuerendi Patris quondam R. miseratione diuina tituli S. Stephani in Celio monte Presbyteri Cardinalis Aposto-

A ij

ficæ Sedis Legati , vt prima facie apparebat , fanas & integras, non cancellatas nec abolitas, quarum tenor talis eſt.

R. ſeruus crucis Chriſti diuina miſeratione tituli S. Stephani in Celio monte Preſbyter Cardinalis Apoſtolicæ Sedis Legatus Vniuerſis Magiſtris & Scholaribus Pariſienſibus , ſalutem in Domino. Nouerint vniuerſi quòd cùm D. Papæ ſpeciale habuiſſemus mandatum, vt ſtatum Pariſienſiũ Scholarũ in melius reformando, impenderemus operam efficacem , Nos de bonorum virorum conſilio Scholarum tranquillitati volentes impoſterùm prouidere, ordinauimus & ſtatuimus in hunc modum. *Nullus legat Pariſius de Artibus citra viceſimum primum ætatis ſuæ annum, & quòd ſex annis audiuerit de Artibus ad minus antequam ad legendum accedat, & quòd proteſtetur ſe lecturum duobus annis adminus, niſi rationabilis cauſa interuenerit, quam publicè vel coram Examinatoribus debebit probare; & quod non ſit reſperſus aliquâ infamia, & quod cum legere diſpoſuerit, examinetur quilibet ſecundum formam, quæ continetur in ſcripto D. P. Pariſienſis Epiſcopi, vbi continetur pax confirmata inter Cancellarium & Scholares à Iudicibus delegatis à D. Papa ſcilicet ab Epiſcopo & Decano Trecenſi & à P. Epiſcopo & I. Cancellario Pariſ. approbata & confirmata; & quod legant libros Ariſtotelis de Dialectica tam de veteri quàm de noua in Scholis ordinariè & non ad curſum. Legant etiam in Scholis ordinariè duos Priſcianos vel alterum adminus. Non legant in feſtiuis diebus niſi Philoſophos & Rhetoricas , & Quadriuialia, & Barbariſmum & Ethicam ſi placet & quartum Topicorum. Non legantur libri Ariſtotelis de Metaphyſica & de naturali Philoſophia, nec Summæ de eiſdem aut de doctrina Magiſtri Dauid de Dinant aut Amalrici hæretici aut Mauricy Hiſpani. In principiis & conuentibus Magiſtrorum, & in reſponſionibus vel oppoſitionibus puerorum vel iuuenum nulla fiant conuiuia: Poſſunt tamen vocare aliquos familiares vel ſocios ſed paucos. Donaria autem vel veſtium vel aliorum ſicut ſolebant fieri aliàs, amplius fieri monemus & præcipuè pauperibus. Nullus Magiſtrorum legentium in Artibus habeat cappam niſi rotundam, nigram & talarem ſaltem dum noua eſt, Pallio autem bene poteſt vti. Sotulares non habeat ſub cappa rotunda laqueatos, nunquã liripipiatos. Si quis obierit Scholarium in Artibus* *vel in Theologia, medietas Magistrorum Artium eat ad sepulturam vna vice, & altera medietas alia, & non recedat donec completa fuerit sepultura, nisi rationabilem habuerit causam. Si quis obierit Magister in Artibus vel in Theologia, omnes Magistri intersint Vigiliis, quilibet legat vel legi faciat Psalterium, quilibet moram faciat in Ecclesia vbi celebratur Vigilia vsque ad mediam noctem vel maiorem partem noctis, nisi rationabilis causa obstiterit.* Die quo tumulatur Magister nullus legat vel disputet. PRATVM S. GERMANI IN EO STATV IN QVO FVIT EIS ADIVDICATVM, EIS PLENE CONFIRMAMVS. *Quilibet Magister forum* * *sui Scholaris habeat.* Nullus irrequisito consensu inquilini vel Scholas accipiat vel domum dum facultatem habeat requirendi. *Nullus incipiat Licentiatus à Cancellario vel ab alio data ei pecunia vel fide præstita vel alia conuentione habita.* Item facere possunt Magistri & Scholares tam per se quàm cum aliis obligationes & constitutiones fide vel pœna vel iuramento vallatas in his casibus, scilicet in interfectione vel mutilatione Scholaris vel in atroci iniuria illata Scholari si defuerit iustitia. Pro taxandis pretiis hospitiorum, de habitu, de sepultura, de lectionibus & disputationibus, ita tamen quòd propter hæc studium non dissoluatur aut destruatur.

Circa statam Theologorum statuimus, quòd nullus Parisius legat citra 35. ætatis suæ annum, & nisi studuerit per octo annos ad minus, & libros fideliter & in Scholis audiuerit, & quinque annis audiat Theologiam antequam priuatas lectiones legat publicè, & illorum nullus legat ante Tertiam in diebus quando Magistri legunt. Nullus recipiatur Parisius ad lectiones solennes vel ad prædicationes, nisi probata vitæ fuerit & scientiæ. Nullus sit Scholaris Parisius qui certum Magistrum non habeat. Vt autem ista inuiolabiliter obseruentur, omnes qui contumaciter contra hæc Statuta nostra venire præsumpserint, nisi infra quindecim dies à die transgressionis, coram Vniuersitate Magistrorum & Scholarium, *vel coram aliquibus ab Vniuersitate constitutis,* præsumptionem suam curauerint emendare, Legationis qua fungimur authoritate vinculo excommunicationis innodamus. Actum anno gratiæ 1215 mense Augusti. In quorum testimonium & fidem in perpetuum faciendam, præsentes literas per infra scriptum Notarium nostrum qui omnibus prædictis interfuit fieri fecimus & in publicam formam redigi ac nostri sigilli munimine roborari. Datum Parisius 10. Kal. Aprilis, Pontificatus D. Clementis Papæ IV. anno primo. *Ego Angelerus de Madelbertis de Cremona ab Imperatore Notarius prædictis interfui, ipsasque literas dicti D. quondam R. tituli S. Stephani in Celio monte Presbyteri Cardinalis Apostolicæ Sedis Legati vidi & legi ac fideliter de mandato dicti D. Simonis Dei gratia tituli S. Ceciliæ Presbyteri Cardinalis Apostolicæ Sedis Legati de verbo ad verbum transcripsi & in publicam formam redegi.*

Exscriptum ex instrumento deprompto è tabulario ipsius Vniuersitatis, & notato hisce characteribus D. 10. A.

SImon miseratione diuina tituli S. Ceciliæ Presbyter Cardinalis Apostolicæ Sedis Legatus ad perpetuam rei memoriam. *Beneplacitum est Domino in pace fidelium, & reconciliatio discordium in conspectu eius sacrificium est in suauitatis odorem, quibus salubriter id efficitur vt auferatur iniquitas, impetus refrenentur, extinguantur scandala, rescindatur effrenitas, reprimatur iniuria, & discordia conquiescat: sicque sub pacis & tranquillitatis imperio foueatur charitas, rerum dispendium euitetur, & labor mortalium immiscentium quæstionibus infinitis, sopito litium strepitu, ad quietem & operationis suæ debitum officium se conuertat.* Sanè super diuersis quæstionum articulis, Magistris actu Regentibus Parisius in Artium Facultate trium Nationum videlicet Picardorum, Normanorum & Anglicorum ex vna parte, & Gallicorum ex altera periculosè contendentibus & damnosè, deliberamus super hoc interponere, iuxta officij nostri debitum, partes nostras, & pro causa quæ non solùm ipsorum Magistrorum speciale, Verum etiam commune omnium respicit interesse, in medias partes tanti dissidij prosilire: Propter hoc itaque partibus ipsis ad nostram præsentiam euocatis, articulos contentionum huiusmodi nobis exponi mandauimus & in scriptis etiam exhiberi. Contra tres Nationes, Picardorum videlicet, Normanorum & Anglicorum, proposuerunt ipsi Procuratores Nationis Gallicanæ dicentes per eas illi non minimas iniurias

irrogari, in eo quòd Rectorem Vniuersitatis creauerunt indebitè , Natione Gallicana rationabiliter contradicente &
causas assignante quare id fieri non debebat. . . . . Proposuerunt autem Procuratores dictarum trium Nationum, Picardorum videlicet , Normanorum & Anglicorum contra
ipsam Gallicanam Nationem. Quòd cum iterùm immineret Rectoris Vniuersitatis electio celebranda , Magistri
Gallicanæ Nationis vocati ab aliis tribus Nationibus , ad
electionem Rectoris venire contumaciter recusantes, sibi
Rectorem contra Statutum iuramento firmatum & contra
morem solitum elegerunt, Rectori per eos rite iuxta ipsius
Statuti formam electo obedire, sicut per fidem tenentur, indebitè recusantes. . . . . Et demùm Procuratores partium
prædictarum lite super his legitimè contestata & præstito
iuramento , ad proprias super hoc intentiones fundandas,
nonnullas literas & alia documenta, quædam quoque statuta & monimenta alia coram nobis in iudicio exhibentes , &
expressè renunciantes probationibus quibuscumque , con-
cordi instantia supplicarunt , ne amplius protrahi tantarum
litium discrimina pateremur. Nos itaque pro facto quot ex
huiusmodi controuersiis oriebantur scandala , quot odia,
quot rancores , quot irreparabilium impedimenta profe-
ctuum, quantaque dispendia rerum , animarum exitia & pericula personarum, prædictis quoque articulis & quæstionibus omni attentione pensatis; & eisdem literis, documentis,
statutis & monimentis diligenter inspectis , multisque per
nos ab ipsis partibus interrogationibus factis & responsionibus subsecutis ad eas, iuribusque partium recensitis, & super his omnibus & aliis negotiis & contingentibus nobiscum & cum nonnullis peritis deliberatione habita diligenti,
considerato quoque super omnia , *quòd dissensiones & schisma-
ta semper in propriæ desolationis interitum adolescunt* , Veritate
dicente, *quòd omne Regnum in se diuisum facilè desolatur* , inspe-
cto etiam *quòd ex vnione paruæ res crescunt & diuisione maxima
collabuntur* , & propter hoc etiam intellecto, quòd ante omnia opus est dissonos parietes iungere. Vt ex præsentis ordinationis structura optatus fructus valeat prouenire pro-

nunciamus, arbitramur & ordinamus inprimis, quòd prædicta Natio Gallicana tribus aliis Nationibus , & ipsæ illi sine
contradictione ac difficultate qualibet, inuicem vniantur,
ac ipsum corpus studij Facultatis prædictæ deintegratum
atque diuulsum, sine moræ dispendio, reintegrent & reforment ; *eique constituant* VNVM CAPVT, AC RECTORIBVS,
QVOS SIBI MONSTRVOSE PRÆFECERANT, *sine omni dilatione
dimissis, eisdem vnicam personam idoneam, iuxta formam quæ infra
sequitur, præficiät in Rectorem pari cum suis prædecessoribus concorditer electis potestate functurum.* . . . . Et quia in frequentiori
mutatione Magistratuum etiam tenax disciplina resoluitur,
& admissâ crebrius variatione regentium, subditorum tran-
quillitas dissipatur ; *Illum* VSVM, QVIN POTIVS ABVSVM
*non à multis retroactis temporibus introductum, videlicet quòd Re-
ctor nouus singulis mensibus vel sex hebdomadis eligatur , turbatio-
nem studij ac incentiuum inuidiæ ministrantem prorsus duximus abo-
lendum ; statuentes & ordinantes quòd Rector Vniuersitatis quater
in anno, videlicet prima die legibili post festum beati Dionysij ; vltima die legibili ante vacationes Natiuitatis Domini præcedentes,
vltima die legibili ante Annunciationem beatæ Mariæ Virginis,
& vltima die legibili ante Natiuitatem beati Ioannis Baptistæ, &
non pluries eligatur* qui officium Rectoriæ liberè exercere
valeat, per tempus suo regimini deputatum, nisi forte culpis
suis exigentibus infra tempus ipsum iustè apparuerit amo-
uendus ; quo casu, vel si forte decedat, vel cedat, seu actum
legendi dimittat, tempus quod de regimine ipsius supererit
accrescere volumus successori. *Eligetur autem* RECTOR
VNICVS *à quatuor Procuratoribus Nationum, vel aliis quatuor
earum Magistris iuratis secundum tenorem Statuti super hoc dudum editi* . . . . . .
Datum apud Ecclesiam S. Genouefæ Parisius, vocatis ad
hæc & præsentibus partibus supradictis, & omnibus Magistris Facultatis prædictæ tunc actu Regentibus, ac Procuratoribus omnium Nationum præmissa quoque omnia & singula rata habentibus ac voluntarie & expressè acceptanti-
bus vniuersa 6. Kal. Septembris Pontificatus D. Clementis
Papæ IV. anno 2. anno verò Domini 1266.

Vniuersis

VNiuerſis literas præſentes viſuris vel audituris, nos
omnes & ſinguli Magiſtri in Artium Facultate actu
regentes ſalutem in Filio Virginis glorioſæ. Facta præterita
euidenter nos edocent, ex diſſenſione & diſcordia circa Rectorem habitis, noſtram Facultatem, nec non totam Vniuerſitatem periculis & detrimentis quampluribus ſub-
iacere. Nos igitur volentes talibus periculis obuiare, &
fraudes prout poſſumus impoſterum excludere. Ad ob-
ſeruandam formam eligendi Rectorem nobis à D. Simone quondàm Legato traditam, de communi conſenſu & aſſenſu omnium Magiſtrorum ſpecialiter ad hoc vocatorum
in Capitulo S. Maturini, anno Domini 1280. octaua menſis
Ianuarij, duximus ſtatuenda quæ ſequuntur, & inuiolabiliter à noſtris ſucceſſoribus obſeruanda. Inprimis videlicet
quòd electores, poſt iuramentum in præſentia Facultatis
factum, in vnum locum includantur, à quo recedere non
præſumant, niſi electio fuerit celebrata, excepto duntaxat
neceſſitatis articulo, qui per maiorem partem Facultatis
tunc præſentis fuerit iudicandus. Si autem Electores in
vnam determinatam perſonam concordauerint, *liceat eis ad
immediatum oſtium venire, vt Rectorem conuocent ſolum, loquelà
ad alios, & de aliis penitus interdicta.* Item quòd ſolum per ſpatium durationis vnius candelæ, quæ vnius totius candelæ
vulgariter ſine fraude de vna libra ceræ ſupra ellychnium
ponderis octo ſterlingorum nouorum de quatuor filis con-
fectũ, vt communiter ſine dolo eis operatores candelarum
vtuntur, factæ, portio vigeſima ſexta erit, quæ portio in
longitudinem habebit octauam partem vlnæ Pariſienſis. Si
autem minus pondus ceræ accipiatur, iuxta præcedẽs conſi-
milis proportio obſeruetur: quæ candela in introitu ipſorum
ad locũ electionis accendetur, & continuè ardebit, vſque ad
conſumptionem eiuſdem candelæ poteſtatẽ habebunt eligendi, Rectorem ac infra idem ſpatium eligere teneantur; ſi
autẽ in aliquo iſtorũ defecerint, vel aliquis ad eos acceſſerit,
per totum tempus ſequentis Rectoriæ... ad quæcunque officia Facultatis vel Nationis eligantur, vel eligatur, inhabiles, aut inhabilis reddantur ſeu reddatur. Item ſi aliquis actu
Regens, ſiue Rector non miſſus à tota Facultate, vel à ma-

iori parte ad Electores accedat, eadem pœna puniatur. Item
Bedelli electorum, ne regens vel non regens ad dictos electores accedat, per iuramentum aftringantur, & fi aliquos
ad prædictos electores accedere contingat, hoc Facultati
reuelabunt, eis locutione feu informatione ipforum prædictorum penitùs electorum interdictis ; fi autem aliqui Be-
dellorum fecùs fecerint in aliquo prædictorum, refufione
fua pro Rectoria fequenti priuentur. Item ftatuimus quòd
in loco electionis nec comedant, nec bibant, vt attentiùs
electionem perficiant fub pœna antedicta. Item ftatuimus
ordinantes quòd propè finem temporis præfatorum electorum, fi concordare nequiuerint, finguli Magiftri fingularum Nationum ibidem exiftentium, iuxta formas fuas eligendi in Nationibus obferuatas, alios ad eligendum mittant
Electores, continuatione prædictorũ Electorum penitus in-
terdictâ. Qui noui Electores omnibus præmiffis articulis &
pœna ficut primi aftringantur. Si autem prædicti aut maior
pars eorumdẽ, quod abfit, cõueuire non poterint, fecundùm
formam & modum prænotatos, alij quatuor ad electionem
mittantur celebrandam, qui penfatis commodo & honore,
punitiones antecedentium præ oculis habentes, fine temporis difpendio in vnam perfonam conueniant, fi conuenire
neglexerint, Facultatem in maiori periculo quàm prædicti
electores fuâ pertinaciâ relinquentes, ex tunc pœna prædicta ad dimidium annum fint ligati. Item ftatuimus quòd
fi occafione pœnæ inflictæ, aliquis actum legendi dimi-
ferit, inhabilis ad reddendum principia & communes actus
tanto tempore reddatur, fi autem aliquem ciuitatem huiufmodi occafione pœnæ dimittere contingeret, in reditu ipfius eadem .... pœna perficiat fraude qualibet amota.
Volumus infuper omnes Magiftros actu Regentes perfonaliter intereffe vbi electio erit celebranda, nifi ex legitimo abfentauerint fe impedimento, & tunc electiones
& prouifiones aliorum remanentium non poterunt abfen-
tes impedire. Item ftatuimus, fi cum vltimis Electoribus *Rector* ad concordandum vocatus fuerit, duobus in
vnam perfonam determinatam non fub difiunctione con-
cordantibus, eis non velit Rector confentire, eadem pœna

cum vltimis puniatur. Et in huius rei testimonium, statutis præsentibus signum Rectoriæ , & sigilla quatuor Nationum duximus apponenda. Datum anno Domini & mense supra dictis.

ANno Domini 1326. die Martis proxima ante festum beati Thomæ Apostoli electus fuit M. Petrus de Dacia Canonicus Ripon. in Rectorem.

ANno Domini 1379. in vigilia beati Ioannis Baptistæ Facultate Artium congregata apud S. Iulianum pauperem vocata per venerabilem virum M. Ioannem de Stralem Rectorem Vniuersitatis Parisiensis, ad eligendum nouum Rectorem more solito , iuxta tenorem priuilegiorum & statutorum electionem Rectoris Vniuersitatis prædictæ concernentium, electus fuit concorditer *& pro secunda vice* in Rectorem sæpedictæ Vniuersitatis M. Ioannes de Behe Brabantinus, existentibus Intrantibus MM. venerabilibus & circumspectis viris Lamberto de Marchia, Ioa. de Wsia, Guillelmo Ameline & Ioa. Parui Gallicanæ , Picardiæ, Normaniæ & Anglicanæ Nationum , qui onera Rectoriæ acceptauit.

ANno Domini 1417. in vigilia Annuntiationis nostræ Dominæ fuit congregata Facultas Artium in S. Iuliano, ad eligendum nouum Rectorem, pro quo eligendo datus fuit Intrans ex parte Nationis Anglicanæ Ioa. de Zutph protunc Procurator cum aliis tribus Procuratoribus trium aliarum Nationum ; & sic *quatuor Procuratores quatuor Nationum fuerunt quatuor Intrantes ,* quod raro visum esse omnes dixerunt.

ANno Domini 1464. die verò 23. mensis Martij fuit veneranda Facultas Artium super duobus articulis congregata in S. Iuliano paupere. Primus fuit super noui Rectoris electione. Secundus fuit communis. Quantum ad primum articulum placuit Facultati procedere ad noui Rectoris electionem, & dedit ipsa Facultas Intrantes qui concorditer via Spiritus sancti *elegerunt in Rectorem Vniuersitatis venerabilem virum Mag. Guillelmum Nicolai Scribam Vniuersitatis.* Quantum ad secundum articulum requisiuit Rector de nouo electus consilium, auxilium & assistentiam in suis agendis. Cui supplicationi annuit Facultas.

ANno Domini 1467. die vero 24. Iunij congregata fuit praeclara Artium Facultas apud S. Iulianum pauperem super electione noui Rectoris. Placuit eligere nouum Rectorem ; Et quoad hoc pro Intrante venerandae Nationis Almaniae electus fuit venerabilis & discretus vir M. Iacobus Philippi, qui vna cum Intrantibus caeterarum Nationum elegit honestum & nobilem virum *M. Guillelmum Ficheti Nationis Gallicanae in Rectorem* almae Vniuersitatis Parisiensis.

ANno Domini 1471. 5. Decembris Paris. Vniuersitas caeterarum praeeminentissima in S. Maturinum per D. Rectorem extitit congregata, super quarumdam literarum à prudentissimo viro M. Guillelmo Ficheti * sacrae Paginae Professore tunc Romae moram trahente, praefatae Vniuersitati transmissarum lecturâ audiendâ. Quas se percepisse die praecedenti missas à memorato M. narrauit praefatus D. Rector, & eas aperiens, Scribam legere iussit quae continebant memoratum virum Magistrum Guillelmum Ficheti duplam promotionem partim intuitu & fauore praeclarae dictae Vniuersitatis, à Reuerendissimo in Christo Patre summo Pontifice alumnorum tantae matris non immemore percepisse, scilicet collationem cuiusdam Beneficij quingentarum librarum valoris, & ad cubiculatus tanti Patris & Domini dignitatem & onus peruenisse. Quare hic Magister beneficiorum , vt non obliuiscens & ingratitudinis vitio carens praelibatam matrem ob tantorum beneficiorum munus sibi impensum, congratulans obsecrat. Super his veneranda Picardorum Natio deliberans, gratias ingentes in Christo Patri & summo Pontifici, qui sua prouidentia alumnorum Vniuersitatis . . . . . eius suppositis taliter prouidere dignatus est , habuit. Sagacissimo autem viro M. Guillelmo Ficheti prædicto qui suarum literarum communicatione nos dignatus est decorare, gratias ingentissimas referre voluit præfata Natio, literas quoque decreuit ad gratias agendum summo nostro Pontifici pro tanto munere collato egregiæ matris prædictæ filio. Signatum ita est STANDVNC cum syngrapha.

ANno Domini 1502. die 16. Decembris apud S. Iulianum præclara Artium Facultas circa horam nonam legitimè congregata fuit super noui Rectoris electione. Placuit Nationi procedere ad noui Rectoris electionem, & Diœceses, ad quas spectabat electio, eligentes suos per nos, Intrantes pacificos Nationi præsentauerunt, & præstitis iuramentis veteri obseruato more elegerunt pro magno Intrante virum literatissimum Mag. Ioa. Martini Diœc. Leod. qui cum cæteris aliarum Nationum Intrantibus similiter Conclaue ingressi inuocantes auxilium desuper, via Spiritus-sancti *Mag. Simonem Ruffi natione Picardum Scribam Vniuersitatis fidelissimum*, virum diuersis scientiarum generibus decoratum, in Rectorem huius florentissimæ Paris. Academiæ elegerunt: Attamen ipse huiusce dignitatis, & officij Rectoriæ excellentiam mente reuoluens, petiturus consilium ad matrem suam Picardorum Nationem recurrit, & habito consilio iussu Nationis hoc officium benignè acceptauit. Quibus peractis ipsam Facultatem super tribus exoratam voluit, inprimis vt haberet electionem de ipso factam ratam & gratam, secundò vellet sibi præbere consilium, auxilium & fauorem in agendis. Postremò eum dignaretur comitari ad Collegium Beluacense vsque, vinum & species acceptura. Super quibus Picardorum Natio mater mea hanc sententiam habuit, primò gratias egit immortales DD. Intrantibus qui tantum virum eiusque suppositum in Rectorem elegissent, & non solùm electionem habuit ratam & gratam verumetiam toto affectu Nationes cæteras rogauit, vt huiusmodi electioni congratularentur, ac ratam & gratam haberent. Insuper parata fuit dare conſilium, auxilium & fauorem in agendis & eumdem comitari ad dictum locum ad ſumendum vinum & ſpecies.

ANno Domini 1502. 22. Decembris alma Pariſ. Vniuerſitas cæterarum prima apud S. Maturinum horâ octauâ matutinâ duobus ſuper articulis congregata fuit. Primus ſuper apertione rotuli nominandorum erat. Secundum ſuper ſupplicationibus & iniuriis. Quantum ad primum, veneranda Picardorum Natio mater mea determinauit quantociùs aperiretur rotulus, ac provt ex nunc cenſeretur apertus, vt ſcilicet congruum tempus ſuppoſitis concederetur ad inſcribendum ſuas nominationes, & earumdem inſinuationes faciendas tempore debito. Quoad ſecundum articulum præſtantiſſimus D. Rector pro duobus ipſam Vniuerſitatem orauit inprimis, *quòd cum ante ſuſceptionem dignitatis Rectoriæ officio Scribæ Vniuerſitatis fungeretur, & illud minimè poſſet durante Rectoria ſua exercere, ſupplicauit quatenus Vniuerſitas vellet aliquem virum peritum in hoc officio exercendo inſtituere, qui præſtitis iuramentis* acta Vniuerſitatis fideliter ſcriptis redigeret. Idem ſupplicauit pro conſilio, auxilio & fauore habendis in agendis Vniuerſitatis. Quibus *Natio rectè attendens, quòad primam ita cenſuit aliquem inſtitui debere loco D. Rectoris in prædicto officio, qui vices eiuſdem ſuppleat donec Rectoralis ipſius dignitas ſine claudatur & nominauit M. Martinum Meſnart & Mag. Io. Hery vnum illorum quem voluiſſet D. Rector.* Quoad ſecundam partem, quia iam Natio functa fuerat officio ſubticuit; attamen Facultates ſuperiores ac cæteras Nationes rogauit, vt congratularentur huiuſmodi electioni ac D. Rectori in agendis fauerent. Acta fuerunt anno, die & loco quibus ſupra, præſentibus ad hæc D. Receptore Nationis Ioa. de Campis & pluribus aliis. Signatum I. DE FLAVIGNY cum ſyngrapha.

ANno Domini 1506. nono Kal. Martias facta eſt apud S. Iulianum pauperem congregatio Facultatis Artium ſuper noui Rectoris electione, vbi finitâ Miſſâ D. Rector poſuit in conſultationem quatuor Nationum an de Rectore eligendo definiretur materia? Tùm ſingulæ Nationes feorsùm ad loca fua fe receperunt, & placuit omnibus dare Intrantes qui Rectorem effent electuri, & in omnibus Nationibus fuit de Intrante concordia præterquam in Natione Picardiæ, quia inter fuppofita Diœc. Nouiomenfis diffenfio fuit. Sopita tandem lite quinque Intrantes Conclaue ingreffi elegerunt pro magno Intrante Mag. Simonem le Roux *(Scribam Vniuerfitatis)* qui cum aliis tribus aliarum Nationum præftitis iuramentis de idoneo Rectore eligendo ingreffi Conclaue elegerunt in Rectorem Vniuerfitatis Mag. Guillelmum Amineci Parifienf. Baccalaureum formatum in Theologia qui factis omnibus his quæ in hac re fieri folent, affumptus & confirmatus eft in electione fua.

L'On confirme encore les Intrans à S. Iulien le Pauure deuant que les prefenter à Monfieur le Recteur, mais on ne les y eflit plus depuis l'Arreft du 6. Mars 1524. qui eft imprimé en vn Recueil intitulé, Actes concernans les Inftructions de Meffieurs les Recteurs, &c.

Die Lunæ in vigilia Natiuitatis Beati Ioannis Baptiftæ Iunij 23. 1539. apud S. Iuliani pauperis ædem congregata extitit veneranda Artium Facultas fuper duobus articulis, quorum prior eft fuper futuri Rectoris electione. Secundus verò communis. D. Rector poft Miffæ de Spiritufancto celebrationem, cui ipfe & quatuor delecti Intrantes fuppliciter, vt moris eft, adftitere, expofuit caufam congregationis & dixit menfes prope tres huius almæ Academiæ Rectoratus munere functum fuiffe, iamque tempus adeffe vt Magiftratui Rectoratus alter fufficiatur cui cedere paratus eft. Idcirco quæ in Rectorio munere geffit per Facultatem rata haberi, pariter confirmari petiit, dignitatifque acceptæ fe non immemorem fore pollicitus eft. Cæterum ad futuri Rectoris electionem ftatuta Vniuerfitatis infequendo procedi requifiuit. Infuper iniuriis & querelis locum effet dixit. Magifter Ægidius Perrin Facultatis Artium Procurator & Syndicus fupplicauit hoc modo.

Maiores noſtri, digniſſime Rector, voſque Tribuum ſeu
Nationum Procuratores prudentiſſimi, non putauerunt
vllos filios eſſe legitimos, niſi quos eorum parentes ſuos
eſſe filios in actis publicè eſſent profeſſi, idque etiam iure
ciuili cautum fuiſſe ſcribit Scæuola iure communi in l.
vlt. ff. de proba. ea ratione nullos Artium Magiſtros iuſtos
ac genuinos almæ Facultatis Artium matris noſtræ liberos
eſſe puto, niſi quos ipſa alma parens Facultas filios ſuos eſſe
fuerit profeſſa. *Hac de cauſa, ne legitimorum bona conſequan-*
tur illegitimi, ego Facultatis vice peto ac ſupplico conformiter ad
antiqua ſtatuta, ſtatutum ac conſtitutionem fieri, ne quis poſt hac
Artium Magiſter legitimus ipſius Facultatis filius quoad tempus
ſtudij in Artibus poſt gradus adeptionem acquirendi eſſe cenſeatur,
niſi in Artibus aut Grammaticalibus regat & Primarius eius illum
Regentem eſſe priuatim & publicè profiteatur; priuatim ſcriben-
do ſcilicet in diario ſuo ſeu quod vocant Regiſtro, quo in
Collegio, quo die, Conſuleve & quota Claſſe regere ille oc-
ceperit, publicè vero profitendo apud acta noſtri Scribæ,
vno vel duobus Conregentibus teſtibus illum in Collegio
ſuo regere, & ob id legitimum Artium Facultatis filium eſſe.
Datum die Iunij 20. anno 1539. Signatum Perrin.

Supplicauerunt pro literis temporis ſtudij Magiſtri, &c.

Re huiuſmodi in medium adducta & in Nationibus pro
more conſulta, Procurator Nationis Franciæ dixit ipſam
Nationem acta & geſta per D. Rectorem in ſuo Rectoratu
comprobare de laboreque aſſumpto gratias agere, ſucceſſorem verò, qui tam præclarè ac fœliciter hanc rem literariam
regat, expetere. Cæterum pro noui Rectoris delectione in
deſignatorem magnum M. Hubertum Guichenot literis,
moribuſque clarum delegiſſe, quem Nationis vice ipſi D.
Rectori præſentauit. Requiſiuit ſupplicationis D. Procuratoris Facultatis deciſionem committi DD. Laſſere, Collegij Cœnomanorum Primati ac Procuratori, quorum fides ſatis ſuperque nota eſt; cùm his in Comitiis definiri
minimè queat. Aliorum autem ſupplicantium ſupplicationi annuere dixit.

Procurator Nationis Picardiæ dixit ipſam Nationem in
Intrantem

Intrantem virum probitate ac literatura insignem M. Carolum de Cruce constituisse. Supplicationis verò D. Procuratoris negotium, cùm altiorem requirat indaginem, in alia comitia & Artium Facultatis Deputatos remisisse. In cæteris Nationi Franciæ se conformat.

Procurator Nationis Normaniæ dixit ipsam Nationem in Quadrumvirum M. Robertum Boterel Theologum fidelissimum commisisse. Ad supplicationis D. Procuratoris examinationem, ipsum D. Rectorem ac D. de Abusu elegisse. In cæteris verò est aliis conformis.

Procurator Nationis Almaniæ in Intrantem spectatæ fidei virum pariter & doctrina clarum M. Desiderium Finantium præsentauit. Supplicationis verò rem putat in aliud tempus differendam: Aliis autem Nationibus quoad cætera est conformis.

Facultas ipsa ex ipsis maturis consultationibus D. Rectori pro diligentia in rei literariæ moderamine assumpta gratias egit. Propositos denique Designatores admisit eis que futurum designandi Rectorem prouinciam commisit. D. insuper Procuratoris supplicationis negotium ad ipsius Facultatis Deputatos remisit. Præterea eorum qui pro temporis studij literis supplicauerunt, supplicationi annuit probatis probandis. Et ita conclusit D. Rector. Hoc facto Intrantes iuramenta per eos præstari solita in D. Rectoris manibus præstiterunt, & sic Conclaue intrauerunt, candela autem accensa extitit. E quo quidem conclaui postmodum egressi, Nationis Almaniæ Intrans dixit ipsos Designatores & Quadrumuiros post Spiritus sancti numinis, qui fidelium mentes dirigit, implorationem propositis huiusce Facultatis spectatæ fidei integritate non modica literatura denique & moribus præclaris ad huiusmodi munus obeundum non paucis, in vnum tamen, numine spirante virum quidem ingenuum, compositum, doctum, vigilantem, in quo videlicet natura ipsa omnes suas dotes abundè congessit, & cui quidem quantum ad rem attinet nihil deest, Mag. Ioa. Tislinum aliàs Tislet deuenere, & quem in huiusce Vniuersitatis Rectorem delegerunt quem præterea in Rectorem suffici supplicauit. Postmodùm comparuit supradictus Mag. Ioannes Tislet, qui priùs in sua Natione pro more, si huiusmodi ele-

Ætioni consentire seu assentire debeat petito consilio, muneris & honoris sibi impensi ipsi Facultati gratias non immodicas egit ; electioni denique huiusmodi, ne diuinae voluntati resistere videatur, sanctae crucis signo se muniendo consentiit, in que D. Rectoris manibus iuramenta per Rectores in sui assumptione praestari solita deuotè praestitit. Eoque sic acto in Rectoralis muneris possessionem per libri & clauium traditionem pileique Rectoralis impositionem per D. Rectorem omnium consensu & plausu positus & institutus extitit. Idem D. nouus Rector tanti honoris sibi impensi ipsi Facultati quas potuit gratias egit, talemque in Rectoratu se praestare, vt benificij collati non peniteat superis fauentibus eniti pollicitus est. Caeterum electionem ipsius ratam & gratam haberi, confirmari, auxiliumque, consilium & fauorem in agendis sibi praestari, & quantum opus est de diebus illegibilibus secum dispensari, se denique ad aedes Nauarricas vt concomitarentur supplicauit. His in medium adductis & in Nationibus maturè consultis Facultas ipsa Procuratorum Nationum relationibus auditis, & de eiusdem Facultatis Magistrorum & Praeceptorum in copioso numero astantium consensu, ipsius D. Rectoris electionem ratam & gratam habuit, auxilium praeterea & consilium in agendis pollicita est, cum eodem denique de diebus illegibilibus dispensauit & eumdem ad aedes Nauarricas vsque deducere promisit. Et ita conclusit idem D. Rector.

Die Mercurij 24. mensis Martij 1556. ante Pascha apud S. Iulianum pauperem horâ decimâ matutinâ solenniter, vt moris est, congregata extitit praeclara Artium Facultas studij Paris. super electione noui Rectoris. In qua quidem congregatione Missâ dictâ & inuocato Dei omnipotentis & Spiritus sancti nomine, D. Oliuarius de Quitebeuf Rector in hunc qui sequitur modum verba habuit. Si Isocratis, Pythagorae, Demosthenis & nonnullorum Philosophorum sententiam sequi vellemus, nulli aut pauci rerum publicarum administrationem facilè subirent; Pythagorae sententia voluit à fabis abstinendum, id est, à Reipublicae administratione: Cùm tamen ad tuendos homines hominem natum esse videamus , consentaneum est vt sapiens velit conseruare Rempublicam , & ad agendum homines natos esse constet, & actionum plurima genera esse videantur, nulla maior sapientia quàm ad Reipublicæ administrationem se se paratum ostendere, rogat omnes vt non defectui voluntatis , non desidiæ id tribuatur , sed tempori. Superest vt reliqua peragenda per futurum Rectorem peragantur, & quæ gessit rata & accepta habeantur. Deinde supplicationibus & iniuriis locum esse dixit. Supplicauerunt pro literis studij.

Maturis deliberationibus super his per singulas Nationes præhabitis , Natio Gallicana rata & accepta habet ea quæ prudentissimè gessit D. Rector in suo Magistratu. Designauit D. Antonium Prunier in Quadrumvirum. Annuit supplicationibus eorum qui supplicauerunt pro literis temporis studij.

Picardorum Natio censet te summa laude & honore dignum ob tam præclarè gesta in tuo Magistratu. Designauit D. Iac. Dessencourt in Quadrumvirum. Annuit supplicationibus eorum qui supplicauerunt pro literis temporis studij.

Normanorum Natio rata & grata habet quæ gessit D. Rector in suo Magistratu. Nominat in Quadrumvirum D. Georgium de Maubuisson. Annuit supplicationibus eorum qui supplicauerunt pro literis temporis studij.

Germanorum Natio quæ per te tempore tui Magistratus acta sunt approbat & gratias habet. Nominauit in Quadrumvirum D. Laurentium virum doctrina & eruditione probatum.

D. Rector in hunc modum conclusit. Eruditissimi DD. Procuratores & Præceptores rata & grata habetis quæ gessimus in nostro Magistratu. Gallorum Natio elegit in Quadrumvirum D. Prunerium , Picardica Natio nominat D. Dessencourt virum Theologum, Normana Natio Georgium Maubuisson , Germanica Natio proponit in Quadrumvirum D. Laurentium. Annuitis omnes vno consensu supplicationi illius qui supplicauit pro literis studij. Et ita concludo. Deinde prædicti DD. quatuor Quadrumviri solita iuramenta in manibus D. Rectoris præstiterunt , & ad

secretum locum abierunt ; Et illis reuersis dictus D. Dessen-
curtius Quadrumvir dictæ Nationis Picardiæ in hunc modum D. Rectori verba habuit. Quantò maior est moles ge-
rendi Magistratus tantò maius onus imponitur maiusque
negotium mandatur his quibus tota est commissa potestas
gubernandæ Reipublicæ: Vnde cùm hodierno die nobis
Quadrumviris à singulis Nationibus electis noui Rectoris eligendi facta esset copia . . . . . . sed cùm com-
plures Rectorio munere digni nominati essent, Gallus
nominauit D. Beaufils virum Philosophum insignem Gym-
nasiarcham Marchianum, Gemelli, Vigner, Roublet, Rochon & cæteros viros proceres, eloquentiâ conspicuos.
D. Normanus nominauit D. Mulerat Decanum ac Baccalaureum Theologum, Heusteum, Yneruer & alios multos. D. Germanus nominauit D. Martinum Dampster, Da-
uiterum & alios viros egregios & excellentes in omni disci-
plinarum genere. Ego verò ex Picardorum genere nomi-
naui inprimis D. de Besgne Procuratorem vigilantissimum,
Charlet Quæstorem sapientissimum, Ruffum summum
Philosophum, Sombret Medicum, de la Mothe, Ioannem
Hariel eloquentiæ ac Philosophiæ Professorem inclytum,
cuius quidem nomen simul atque edidi, cœpere omnes illius nomini applaudere, vt omnium yna voce successorem
Amplissimum tibi denunciarem. Supplicauit vt electionem
ratam & gratam habeat Facultas.

Maturis deliberationibus per singulas Nationes super
his præhabitis Natio Gallicana habet ratam & gratam electionem D. Rectoris factam à Quadrumviris.

Nationes Picardorum, Normanorum & Germanorum
in eamdem sententiam deuenerunt. Deinde idem Ioannes
Hariel supplicauit ad huiusmodi officium Rectoratus admitti, & post iuramenta per huiusce Vniuersitatis Rectorem in eius creatione præstari solita per eumdem Hariel
præstita sunt, per eumdem D. antiquum Rectorem per pi-
lei impositionem, clauium & libri traditionem in huius
almæ Academiæ Rectorem institutus. Deinde dictus D.
Ioannes Hariel nouus Rector supplicauit eius electionem
ratam & gratam haberi & confirmari, & auxilium præstari
in omnibus suis rebus agendis, & dispensari de diebus fastis

& nefaſtis, petiit quoque comitatum ad ædes Pleſſæas.

Procurator Galliæ ratam habet electionem, tibique pollicetur auxilium & fauorem in tuis rebus agendis, pollice-
cetur comitatum in ædes Pleſſæas, diſpenſat de diebus quibus legi & non legi debet.

Procurator Picardiæ idem.

Procurator Normaniæ idem.

Procurator Germaniæ idem.

D. Rector concluſit in hunc modum, grata vobis eſt
mea electio, me ſoluitis religione eorum dierum in quibus
legi non ſolet, pollicemini auxilium & fauorem & comitatum in ædes Pleſſæas. Et ita concludo.

Die Sabbati 23. Martij 1596. apud S. Iulianum paupe-
trem ſolenniter, vt moris eſt, horâ ſolitâ matutinâ
congregata extitit præclara Artium Facultas florentiſſimi
ſtudij Pariſiēſis ſuper electione noui Rectoris & communibus ſupplicationibus. Exponēdo cauſam congregationis petiit D. Rector rata & grata haberi ea omnia quæ geſſit tempore ſui Magiſtratus eoque nomine literas commendatitias
ſibi concedi, & de eligendo ſibi ſucceſſore deliberari. Deinde locum communem ſupplicationibus eſſe dixit.

Maturis deliberationibus per ſingulas Nationes præhabitis, ipſa Facultas vnanimi voto & conſenſu rata & grata
habet ea omnia quæ geſſit D. Rector tempore ſui Magiſtratus, eoque nomine literas commendatitias illi concedit, &
nominauit Quadrumviros videlicet Natio Gallicana D.
Mercier, Picardorum Natio D. le Bel virum Theologum,
Normanorum Natio D. Behotte & Germanorum Natio D.
Frazer, qui futurum Rectorem deſignent. Et ita per D. Rectorem & eandem Facultatem concluſum extitit. Deinde
præfati DD. Intrantes ſolita iuramenta in facie totius Facultatis præſtiterunt, & Conclaue ingreſſi ſunt, à quo tandem reuerſi *nominauerunt rurſus ac pro ſecunda vice* in nouum
Rectorem D. Franciſcum Bauen. Maturis rurſus deliberationibus præhabitis, ipſa Facultas vnanimi voto vnoque
conſenſu ratam & gratam habet deſignationem D. Franciſci Bauen Rectoris *pro ſecunda vice deſignati*, ipſumque diſpenſat de diebus faſtis & nefaſtis, legibilibus & illegibili-

C iij

bus, & comitatum illi præbet ampliſſimum ad ædes Lexoᵛ
uæas. Et ita per D. Rectorem & eamdem Facultatem nemine reclamante nec contradicente concluſum extitit.

Nno Domini 1622. 10. Octobris præclara Artium Facultas comprobatis rebus præclarè geſtis à M. Petro
Padet Rectore Ampliſſimo, per ſuos Quatuorviros eumdem
D. Padet tertiùm Rectorem renunciauit: Verùm licet omnes & ſinguli illius operam in prædicta lite * conficienda
maximè deſiderari profiterentur ; nunquam tamen adduci
potuit vt huic renunciationi pareret, aſſerens id ſibi per negotia ampliùs non licere, ſe verò tum ſucceſſori tum Academiæ opera & conſilio non defuturum. Quare repetito Conclaui iidem Quatuorviri in ſucceſſorem D. Padet virum clariſſimum M. Iacobum du Cheureul Diœc. Conſtant. Baccalaureum Theologum, Scholæ Harcurianæ Moderatorem
& philoſophiæ profeſſorem eumdemque per D. Bazire
baccalaureum Theologum Normaniæ Quadrumvirum Rectorem renunciarunt. Qua renunciatione ab omnibus Nationibus comprobata, idem D. du Cheureul ſolita iuramenta in manibus D. Exrectoris præſtitit, tum lapidem
conſcendit & gratiis eidem Facultati peractis, diſpenſatione
petita de diebus faſtis & nefaſtis & de honeſtiori habitu ad
ſuas ædes Harcurianas proceſſit, comitantibus D. Exrecto-
re, procuratoribus ac Magiſtris eiuſdem Artium Facultatis.

Nno Domini 1626. die 10. menſis Octobris, celeberri-
ma Artium Facultas Pariſienſis ad ædem Maturinenſium ſolemniter congregata fuit, ſuper eligendo Rectore
Vniuerſitatis Pariſienſis (peſtis graſſabatur ad ædem ſancti
Iuliani) Ibi poſt Miſſam de Spiritu ſancto celebratam, venerabilis ac circumſpectus vir M. Ioa. Tarin Rector eiuſdem
Vniuerſitatis orationem habuit ad Procuratores & Magiſtros dictæ Facultatis, petiitque vt nominentur Quadrumviri, qui ſibi ſucceſſorem renuntient: quo audito coguntur
Tribus in Ordines & poſt deliberationem, dicto Magiſtro
Ioa. Tarin per ſuos Procuratores ampliſſimas gratias agunt,
pro ſummis in vniuerſum ſtudium laboribus, officiis ac meritis, probant omnia quæ geſſit in ſuo Rectoratu, & offerunt

codicillos commendatitios in perpetuam memoriam ; no-
minant Quadrumviros, quos vocant Intrantes ; scilicet
Tribus Galliæ M. Margaritum Gauquelin , Tribus Picardiæ M. Ludouicum du Bois , Tribus Normaniæ M. Guillelmum Mazure , Tribus Germaniæ M. Florentinum Bon.
Hi præstito de more iuramento, ingrediuntur Conclaue, in
eo includuntur, nullaque ibi mora facta egrediuntur, se si-
stunt coram præfato Magistro I. Tarin & vnus ex illis n.
Gauquelin Quadrumvir Galliæ, renuntiat summa omnium
consensione prorogatum illi esse Rectoratum, rogatque obnixè nomine omnium Tribuum, quæ aderant, acceptet : Is
longa oratione multisque in medium adductis rationibus se
excusat ; sexies se Rectorem creatum fuisse dicit ; onera illius dignitatis ob aduersam corporis valetudinem & publicà priuataque negotia se ferre non posse asserit ; Vniuersitatem multos habere quibus eam possit demandare prouinciam ; petit, alter nominetur : coguntur super eâ re Nationes, deliberant, redeunt, & per suos Procuratores , omnes
vno ore iterum rogant præfatum Magistrum I. Tarin acceptet prorogationem factam ; multi etiam alij grauissimi
viri suas preces adiungunt, demonstrant res Vniuersitatis
eius operam adhuc efflagitare, prædecessorem *Albertum duos*
annos integros Rectoratum summà cum laude sustinuisse. Iis tamen
non acquiescit, sed se iterum atque iterum excusat : Rectoratum plane recusat ; petitque mittantur in Conclaue Quadrumviri. Nationes ægre ferentes discessum dicti Magistri
I. Tarin è Rectoratu, suos Quadrumviros rursus mittunt in
Conclaue : & post multum temporis petunt Quadrumviri
ingrediatur præfatus Magister I. Tarin, ingreditur : tandem
egrediuntur Quadrumviri cum præfato Magistro I. Tarin
& congregatis quatuor Tribubus , prædictus Gauquelin
Quadrumvir Galliæ, rem vt gesta erat in Conclaui exponit
publicè , dicitque communi consensu trium Intrantium
electum fuisse in Rectorem venerabilem ac circumspectum
virum Guillelmum Mazurium Quadrumvirum Normaniæ,
eum tamen multoties dignitatem à se deprecatum fuisse,
nominasseque alterum ; sed potiora esse & vincere trium
suffragia , quibuscum assentiebatur meritissimus vir præfatus Ioannes Tarinus eòque maxime videri dictum Mazu-

rium cogendum esse munus hoc subire, quòd nunquam illud sustinuisset: tandem communibus omnium votis prædicto Tarino concludente, creatur Rector prædictus Magister Guillelmus Mazurius in sacra Facultate Theol. Licentiatus, & à sex annis Philosophiæ Professor in Vniuersitate.

ANno Domini 1627. 24. Martij apud S. Iulianum pauperem præclara Artium Facultas Parisiensis solenniter, vt moris est congregata fuit super electione Rectoris almæ Vniuersitatis Parisiensis, confirmatis per singulas Nationes Quadrumviris, venerabilis & circumspectus vir M. Guillelmus Mazure Rector eiusdem Vniuersitatis petiit ab eadem Facultate vt res à se gestas suo calculo comprobaret, codicillosque commendatitios sibi decerneret virosque spectatæ in Academiam fidei in Quatuorviros nominaret, qui virum fortissimum & Reipublicæ literariæ amantissimum eiusdem Vniuersitatis Rectorem renuncient. Maturis deliberationibus præhabitis, omnes & singulæ Nationes per suos Procuratores maximè probarunt quæcumque gessit idem D. Rector in suo amplissimo Magistratu, tabellasque commendatitias verbis quàm amplissimis conceptas eidem decreuerunt, atque Quatuorviros nominarunt scilicet M. Antonium Desplaces virum Rectorium, professorem classicum in Collegio Marchiano pro Natione Gallicana: M. Franciscum de Vaux virum Procuratorium, Philosophiæ professorem & primarium Collegij Cardinalitij pro Natione Picardiæ; M. Ludouicum Rolandum virum Procuratorium, Artium meliorum professorem clarissimum pro Natione Normaniæ & M. Richer in Artibus Magistrū & literarum humaniorum professorem in prædicto Collegio Marchiano pro Natione Germaniæ. Idem D. Rector egit gratias ornatissimis dictarum Nationum Procuratoribus & eosdem Quatuorviros sua authoritate confirmauit. Quibus peractis iidem Quatuorviri steterunt se apud D. Rectorem & in eius manibus solita iuramenta præstiterunt, statimque Conclaue petierunt de Rectore renunciando deliberaturi, sed in varias sententias distracti sunt: prædicti enim Picardiæ & Normaniæ Quadrumviri prorogarunt fasces Rectorios eidem D. Mazure: Galliæ verò & Germaniæ Quatuor-

viri

viri alium nominarunt. Illos ita diſſentientes conuenit M. Ioannes Aubert antiquus Rector eiuſdem Vniuerſitatis, vt diſſidia de more componeret, dictiſque Quadrumviris prorogationem eiuſdem D. Rectoris ab omnibus Nationibus expetitam perſuaderet. Cùm verò nihil promouiſſet, rem ad eoſdem Nationum Procuratores detulit, qui vocatis in conſilium Nationibus concluſerunt vnanimi conſenſu prorogandum eſſe imperium eidem D. Rectori, idque Quadrumviris adhuc in Conclaui exiſtentibus ſignificarunt: qui nihilominus conſtantes in ſua opinione permanſerunt, dixeruntque eſſe penes ſe nominare quem vellent Rectorem eiuſdem Vniuerſitatis, & inniti Curiæ decretis quibus cauetur, ne quis prorogetur Rector Vniuerſitatis, cùm aliquis nominatur idoneus ad id munus obeundum. Denique cùm neque dicti DD. neque Proceres dictarum Nationum potuiſſent adducere eiuſmodi Quadrumviros vt vellent prorogatum imperium eidem D. Rectori, Quadrum-viri Picardiæ & Normaniæ exierunt è Conclaui renunciaruntque D. Mazure tertium Rectorem: dixit verò ſe nolle accipere Magiſtratum aliquo inuito & repugnante, petiitque vt DD. Procuratores vocarent iterùm Nationes de eiuſmodi prorogatione deliberaturas. Procuratores verò de Conſilij ſententia retulerunt gratiſſimam eſſe omnibus & ſingulis prorogationem D. Rectoris. Quibus ſic actis idem D. Rector concluſit & omnium Nationum votis ſubſcripſit ſalutatoque Numine diſceſſit.

ANno Domini 1617. 8. Octobris in comitiis San. Iulianenſibus præclara Artium Facultas probauit acta M. Guillelmi Mazurij Rectoris, Quadrumviros nominauit M. Quintinum Theuenin in Theologia Licentiatum, Philoſophiæ Profeſſorem pro Gallia. M. Iac. Treny pro Picardia, M. Renatum Chenu Baccal. Theol. pro Normania, M. Ioa. Molony in Theologia Licentiatum pro Germania, qui Conclaue ingreſſi vnanimi conſenſu dicto D. Mazurio Rectorios faſces prorogarunt, qui tamen eorum & totius Facultatis Artium precibus acquieſcere noluit, dicens ſibi per ſanitatem & negotia non licere. Qui iterùm Conclaue petierunt & M. Alphonſum le Moyne Baccal. Theol. Priorem

Sorbonicum abſentem Rectorem renunciarunt ; ab eo nihilominus Facultas Artium, vt etiam poſtea ab eodem D.
Theuenin quem dicti Quadrumviri nominarunt, repulſam
paſſa eſt. Quòd iniquo animo ferentes omnes Academici
doctiſſimum & clariſſimum Profeſſorem M. Michaëlem à
Quercu illac forte tranſeuntem & nihil minus quàm de
Rectoris dignitate cogitantem euocarunt, eumque ſumma animorum conſenſione Rectorem nominarunt, qui magis Academiæ quàm ſibi conſulens, dictæ electioni ſuſcri-
pſit ſolitáque iuramenta in manibus dicti D. Mazurij præſtitit. His peractis prædicta Facultas ipſi D. du Cheſne nouo Rectori ad ædes ſuas Graſſinæas comitatum præbuit.

ANno Domini 1629. 17. Decembris in San-Iulianenſi
duo ex Quatuorviris nimirùm Galliæ & Picardiæ
M.   Druin ſocius Sorbonicus, M. Ludouicus du
Bois vir Procuratorius prorogarunt imperium D. Alphon-
ſo le Moyne Rectori : duo verò nempe Normaniæ & Germaniæ M. Richardus Gallot (qui Magiſtratu Procurator
abiens à Natione Quadrumviratum obtinuerat) Moderator Collegij Lexouienſis, M. Petrus Valens Regius eloquentiæ Profeſſor nominarunt M. Sebaſtianum de S. Martin in Theologia Licentiatum, Philoſophiæ Profeſſorem in
Regia Nauarra. M. Nicolaus le Maiſtre antiquus Rector
accerſitus in Conclaui ſuam prorogantibus ſententiam ad-
iunxit. Quare Picardiæ Quadrumvir D. du Bois renunciauit
D. le Moyne tertium Rectorem. De hac prorogatione grauiter coram D. Rectore conqueſtus eſt idem D. Gallot, quòd
ſtatutis & Curiæ decretis aduerſaretur. De hac re voluit D.
Rector ad Nationes referri, quæ conſentientibus votis eiuſmodi prorogationem probarunt, ſicque irritus fuit conatus D. Gallot, Nationū votis annuit D. le Moyne & diſceſſit.

ANno Domini 1633. 2. Aprilis in San-Iulianenſi (dilata
namque fuerant comitia propter Annunciationem
beatæ Mariæ incidentem in feriam ſextam hebdomadæ
ſanctæ) Facultas Artium obſeruatis ſolennitatibus aſſue-
tis, probatis geſtis D. Rectoris per ſuos Quatuorviros M. Michaëlem du Cheſne virum Rectorium & Procuratorium ac

literarum humaniorum Professorem apud Lexouæos pro
Gallia. D. Hemard Baccal. Theol. pro Picardia, M. Adria-
num le Cheualier Baccal. Theol. Primarium Collegij Thesaurariorum pro Normania, M. Florentinum Bon virum
Procuratorium pro Germania vnanimi consensu proroga-
uit fasces rectorios M. Gisleno Mabille.

Ecima sexta Decembris 1638. in San-Iulianesi præclara
Artium Facultas comprobatis M. Ioa. Canel * Rectoris
gestis per suos Quatuor-viros n. MM. Rodolphum Fournier
Baccal. Theol. Claudium Vacquete Baccal. Theol. Petrum
Padet Licentiatum in Theologia & Harcurianæ domus
Prouisorem & Bernardum Geagran Baccal. Theol. eodem
Fournier referente M. Renatum Robeuille * decessorem
consentientibus omnium votis Rectorem renunciauit.

Ecima Octobris 1646. in San-Iulianensi exposita per
M. Franciscum du Monstier congregationis causa,
omnes & singulæ Nationes vehementer comprobatis M.
Francisci du Monstier duodecimum Rectoris gestis; tum vir
clarissimus atque de Academia quàm optimè meritus M. Godefridus Herman Diœc. Beluac. in Theologia Licentiatus
consentientibus omnium votis per Quatuor-viros nempe
DD. Daubere in Theologia Licentiatum, Wiot, M. Petrum Padet in Theologia Licentiatum, Prouisorem Harcurianum, Regium Philosophiæ Professorem, & M. Phili-
bertum Patena Primarium Marchianum referente eodem
D. Wiot Rector est renunciatus. Tum è Sorbona per suos
populares accitus, & apud S. Iulianum pauperem honorificè deductus sacramentum solenne præstitit in manibus
decessoris, & ab omnibus & singulis Ordinibus confirmatus, veste solenni indutus frequenti comitatu ad Sorbonam
reductus est summâ omnium lætitiâ.

Igesima quarta Martij 1650. in Maturinensi præclara
Artium Facultas studij Paris. suo calculo confirmauit
quæ præclarè gessit M. Petrus des Chasteaux octauum Rector, & per suos quatuorviros n. MM. Petrum Fournier Bacc.
Theol. virum Procuratorium, Petrum Loisel Licentiatum

* Ledit sieur Canel
auoit esté Recteur
depuis le 22. de Iuin
1630. iusques au 24.
Mars 1632.

* Ledit sieur de
Robbeuille auoit
esté Recteur depuis
le 13. Octobre 1637.
iusques à l'11. d'O-
ctobre 1638 M. Pier-
re le Bourg luy suc-
ceda le 25. Iuin 1640
& fut continué en
ceste dignité ius-
ques au 10 d'Octo-
bre 1641. Et ledit
sieur le Bourg estãt
Intrant de la Na-
tion de Normandie
fut derechef esleu
Recteur par les In-
trans des trois au-
tres Nations le 24.
Mars 1642. Et M.
Louis de S. Amour
luy succeda le 16.
Decembre aussi
1642.

Theol. Io. Guenon Licentia tū Theol. virum Procuratorium
Socium Harcurianum & Mauritium Poërum Licent. Theol.
referente eodem D. Fournier Rectorem renunciauit virum
clariſſimum M. Io. Tarin virum Rectorium, Profeſſorem Regium, quem omnes & ſingulæ Nationes vehementer comprobarunt. Eumdem verò D. Tarin, quòd abſens electus fuiſ-
ſet, placuit euocari, vt electioni ſubſcriberet & ſolenni Sacramento diceret; renuntiatum porrò eumdem D. Tarin
propter vrgentia negotia rus profectum; quò factum eſt
vt ſtatim dimiſſa fuerint comitia. Eodem die viri Proceres
eumdem D. Tarin per literas monuerunt, quibus obſequens
Vrbem repetiit, ſtatimque mandata dedit tum ad Decanos
tū ad Procuratores, vt de rebus Academicis moneretur, quæ
tamen delata non ſunt, quòd nunciatum fuit eum repentina
febri eaque grauiſſima correptum, quæ cùm non intermit-
teretur, ſe ſe ſcripto excuſatum voluit apud D. Rectorem.
Quamobrem iterùm cohuocata eſt eadem Facultas de mandato D. Rectoris apud Maturinenſes die Lunæ 28. Martij
1650. horâ decimâ matutinâ, apud quam D. des Chaſteaux
Rector rem expoſuit, & illam excuſationem à me perlegi
iuſſit, cuius exemplum ſequitur, Ampliſſime D. Rector, Viri
doctrinarum, Viri bonarum Artium Principes, Vniuerſitas
ſtudiorum. Quem vos mihi honorem abſenti mandauiſtis,
eum me accipere valetudo, mœror, ætas adeò non ſinunt,
vt à vobis etiam deprecari cogat. Scripſi veſter Viri electiſ-
ſimi, quoad hæc vita ſupererit, ex animo veſter Ioa. Tarinus
Andus Regius Profeſſor die 27. Martij an. Regis æterni 1650.
Poſteà prædicti Quatuorviri DD. Fournier, Loiſel, Guenon
& Poërus iterùm Conclaue ingreſſi Rectorem renunciarūt,
referente eodem D. Fournier, M. Ioannem Courtin Licentiatum Theologum ſocium Nauarricum Aruernum patriâ
Ricomanum, Diœc. Claromont. qui è Regia Nauarra euo-
catus Sacramentum ſolenne præſtitit, & gratias egit Academiæ & honeſtioris habitus, atque dierum faſtorum & nefa-
ſtorum lege pro more ſolutus honorificè deductus eſt ad
ædes Nauarricas.

*Hæc omnia Acta collata fuerunt & recognita per me Scribam
eiuſdem Vniuerſitatis ſubſignatum Pariſiis anno Domini 1652.
die 20. Februariij.*   *QVINTAINE.*

ACTES CONCERNANS

les instructions de Messieurs les Recteurs faites au Chapitre des Maturins par Messieurs les Antiques Recteurs, Doyens des Facultez de Theologie, Droict Canon & Medecine: Et Procureurs des Nations de France, Picardie, Normandie & Allemagne apres leurs nouuelles eslections par les quatre Jntrants, & confirmations par lesdites Nations en l'Eglise de sainct Julien le Pauure.

Anno Domini 1484. die verò 28. mensis Martij fecit D. Rector certos Deputatos conuocari in Maturinensi, vt moris est, super articulo qui erat *ad informandum & instruendum eum quid agere deberet in rebus Vniuersitatis, ab his conuocatis consilium petens. Deliberauit super isto D. meus D. Rector antiquus, & informabat Rectorem alium præsentem super quibusdam articulis, similiter & D. Cancellarius* insignis Ecclesiæ Parisiensis, D. Decanus de Vacaria, D. Decanus Facultatis Medicinæ, & Procurator venerandæ Nationis Franciæ; vt peruentum est ad me* steti in deliberationibus Dominorum meorum prædeliberantium. Acta fuerunt hæc* anno, mense & die quibus supra, præsentibus discretissimis DD. antiquo Rectore, Cancellario, & aliis quam pluribus ad hanc conuocationem comparentibus, teste signo meo manuali hîc posito G. de Schovde'e cum syngrapha.

Anno Domini 1503. feriâ quartâ ante festum Palmarum erat conuocatio DD. Deputatorum Procuratorum

A

& D. Rectoris antiqui *super instructione D. Rectoris nouiter electi.* Instructus fuit igitur, & signanter in tribus materiis. *Prima de materia Pragmaticæ Sanctionis quatenus eam iam in-choatam viriliter persequeretur.* Secunda materia erat de Clerico occiso à cliente casu miserabili qui etiam eum perse-queretur toto nisu, vt redderetur cuique quod suum est, vt fiat debita iustitia ac emenda condigna. Tertia materia suæ instructionis erat de Religioso F. Minore, *qui die processionis Rectoris antiqui ante prandium prædicauit in nostra Domina,* vt si ille fuerit semel citatus, iterum citaretur ad Vniuer-sitatem, similiter quòd mitteretur conclusio quà Iacobitæ aperirent portam processioni Rectoris.

ANno Domini 1517. die 21. Iunij Mag. Ægidius de Maisures Nationis Franciæ nouiter electus in Recto-rem Vniuersitatis Parisiensis, *fuit instructus per D. antiquum Rectorem, Decanos Facultatum & Procuratores Nationum super agendis ipsius Vniuersitatis.*

ANno Domini 1517. 12. Octobris D. Rector nouiter ele-ctus *fuit instructus à suo prædecessore super agendis Vniuer-sitatis,* & pro consilio in ipsis agendis Vniuersitatis. Primo de materia domus & hæredum de Sauoisy, & de epitaphio insculpendo iuxta ordinem, & exhibuit ei breuetum, *& de contentione Collegij Harcuriani, & de prouisione Collegij Iustitiæ & Collegij de Chenaco,* de compotis reddendis per Recepto-rem, de causa Ludouici de Benicourt magni Bidelli Decre-torum, de Officiario seu Grafario Curiæ Conseruationis, qui nondum præstitit iuramentum, & quòd bonum esset fierent per compita scedulæ monitoriæ, vt si qui haberent literas vel monimenta Vniuersitatis redderent.

ANno Domini 1520. die Martij 23. conuocati fuerunt Deputati Vniuersitatis apud S. Maturinum post pran-dium super duobus articulis. Prior, *super instructione noui Re-ctoris* Alter ritus & communis. Quantum ad priorem, *D. anti-quus Rector aperuit palàm plures materias iam inceptas & nondum completas, super quibus instruxit D. nouum Recto-*

rem. Inprimis super reformatione Collegiorum, Primariorum, Regentium & Puerorum Vniuersitatis Parisiensis, *de qua quatuor codicillos confectos quatuor Nationum Procuratoribus visitandos commisisse asserebat.* Conclusum itaque quòd eandem reformationem D. Rector diligenter persequeretur. Item *decretum est, quòd summarentur FF. Prædicatores per Procuratorem generalem* super celebratione missarum & aliarum exequiarum pro defunctis Regentibus & Magistris Vniuersitatis Parisiensis ; ad quas quidem faciendas literis obligatoriis tenentur & astringuntur. Item *quòd Religiosi S. Germani de pratis cogerentur per euocationem aut via iuris interesse processionibus Vniuersitatis.* Item & breuiter *quòd Procurator generalis diligenter sollicitaret & procuraret cæteras materias Vniuersitatis honorem & vtilitatem concernentes. Item processus & causas dictæ Vniuersitatis sedulò persequeretur, curaret haberi Arrestum seu Sententiam ad honorem & vtilitatem Vniuersitatis nuper latam contra FF. Franciscanos, etiam persequeretur materiam inchoatam aduersus FF. sanctæ Crucis.* Et ita conclusum est. Signatum LVDOVICVS PICOT cum syngrapha.

ANno Domini 1521. die 25. Iunij *fuit instructus D. Rector nouiter electus M. Claudius Magistri Parisiensis super agendis Vniuersitatis.* D. Rector antiquus recitauit conclusionem Vniuersitatis côtra FF. Prædicatores. Item de processu contra FF. Minores & correctam commissionem, quæ non fuit facta iuxta responsum. Exposuit iterùm sibi illatam iniuriam à quodam de Bailly, *& conclusionem Facultatis Artium pro reparatione facienda, & quòd Vniuersitas prouideat.* Recitauit etiam fuisse instructum super continuatione visitationis Collegiorum, & super aliis agendis Vniuersitatis. Recitauit quæ fuerunt acta tempore suæ Rectoriæ, & quæ non fuerunt facta.

Auditus fuit Procurator Vniuersitatis Monart de processibus, de modo conuocandi Fratres Prædicatores, ad obseruantiam..... De correctione commissionis & reparatione eiusdem contra Fratres Minores, quòd deputentur aliqui ad adeundū D. Presidem, quæ visitatio fuit remissa ad Facultatem Theologiæ. *De pœna sumenda contra librum & impressores,*

De visitatione Collegiorum, quod continuetur insequendo conclusionem Vniuersitatis, & demandandam executioni conclusionem Vniuersitatis, *quod nulli admittantur ad officium Primarij nisi fuerint Magistri in Artibus.*

DD. Decani Facultatum, Procuratores Nationum post
relationem D. antiqui Rectoris, & audito Procuratore, deliberauerunt..... illam electionem D. Rectoris habent gratam. De Prædicatoribus vocentur in proxima congregatione, & legatur obligatio eorum, *& iniungatur quod obseruent
sub pæna priuationis, fiant inhibitiones alijs Facultatibus nõ admit-
tendi ad aliquem gradum seu actum, quousque Vniuersitas ordina-
uerit.* De Minoribus recipiendis dentur deputati, & pro
correctione commissionis lectæ in Vniuersitate. De visitatione Collegiorum continuetur tam per Reformatores Artium Facultatis, quàm per Vniuersitatem. De iniuria illata
D. Rectori, vocetur pars aduersa in prima congregatione,
& audiantur partes, & D. Rector, & Vniuersitas prouide-
bit. Voluerunt etiam quod omnia alia negotia Vniuersitatis non terminata persequatur, & in omnibus determinetur
secundũ conclusionẽ Vniuersitatis. Et sic conclusum extitit.

Extraict des Registres de Parlement.

ENTRE Maistre Iean Fauerel Maistre és Arts, soy disant esleu en Recteur de l'Vniuersité de Paris, appellant de certaine pretenduë election ou conclusion, que l'on
dit auoir esté faite par Maistre Hugues de Fontaine dernier
Recteur & ses adherans de la personne de Maistre Louis Fabry d'vne part, & ledit Maistre Louis Fabry d'autre. VEV
par la Cour le plaidoyé fait en icelle entre lesdites parties
les 5. & 9. iours de Ianuier dernier passé, les Requestes faites
tant par le Prieur de Long-pont, afin qu'attendu les insolences & scandales qu'on a fait par cy-deuant en l'Eglise
sainct Iulien le Pauure, en faisant les elections des Intrants
& Recteurs de ladite Vniuersité, fut pourueu d'autre lieu
pour faire lesdites elections; & neantmoins que ledit inti-

méfut tenu reparer les portes, verrieres, & autres dommages qui ont esté faits en ladite Eglise le iour, & au moyen de
l'esléction. *Qu'aussi par ladite Vniuersité, afin que ladite matiere d'appel fut renuoyée pardeuant ladite Vniuersité pour en deci-
der.* Aussi veuës les enquestes *hinc inde* receuës pour iuger, les reproches des tesmoins baillés par chacune desdites parties, & tout ce qu'elles ont mis & produit pardeuers ladite Cour, ensemble l'aduis & deliberation
d'aucuns des quatre Facultez de ladite Vniuersité pour ce
assemblés par ordonnance de ladite Cour, & tout consideré, Dit a esté que ladite Cour, pour certaines causes &
considerations en ce la mouuants, a retenu & retient la
connoissance de ladite matiere, *sans preiudice des droits de ladite Vniuersité en autres causes.* Et en faisant droit sur ladite
Appellation, A ordonné & ordonne, que sans enquerir la
verité des faits desdits reproches, ladite cause d'appel &
matiere se peut bien iuger en definitiue, & en procedant au
iugement d'icelle cause, Ladite Cour a mis & met ladite
appellation, & ce dont a esté appellé au neant, sans amende & sans despens de ladite cause d'appel, & pour cause, a debouté & deboutte lesdits appellant & intimé de
leurs demandes, & a ordonné & ordonne, *que le Recteur im-
mediat precedent ledit de Fontaine ja commis par ladite Cour
exercera ledit estat de Recteur durant le temps de ladite Rectorerie,
à la charge de rendre compte & reliqua de l'emolument d'i-
celle Rectorerie pardeuant l'executeur de ce present Arrest, lequel Commis à ladite Rectorerie assistera à la future esléction
prochaine dn Recteur, comme à accoustumé faire le Recteur.* Et
neantmoins a ordonné & ordonne la Cour, *que de cætero les
esléctions des Intrants se feront, asçauoir de celuy de France és Colleges de Nauarre & Beauuais, celuy de Picardie és Colleges du Cardinal & Boncour, celuy de Normandie és Colleges d'Harcour &
Iustice alternis vicibus, & celuy d'Allemagne en l'Eglise S. Cosme
à vn mesme iour, heure de huitt heures dn matin.* Et auant que
proceder à faire lesdites élections, seront leus les Statuts
concernans l'esléction desdits Intrants, & ce present Arrest,
& iureront les Eslisans desdits Intrants garder & obseruer
en ladite esléction lesdits Statuts és mains du Procureur de

A iij

la Nation, & ledit Procureur és mains du plus ancien Maistre és Arts desdits elisants. Et l'eslection desdits Intrants
faite ainsi que dessus, seront iceux Intrants menés & conduits en leurs Epitoges du College, ou lieu ou aura esté faite
ladite eslection par le Procureur & Bedeaux de leur Nation
iusques à l'Eglise S. Iulien le Pauure. Et ce fait lesdits Bedeaux seront tenus aller querir le Recteur & amener audit
lieu sainct Iulien, & seront presentés lesdits Intrants par
leurs Procureurs audit Recteur. *Et la Messe du S. Esprit dite
en ladite Eglise de sainct Iulien en la maniere accoustumée*, en la
presence desdits Recteur, Intrants & Scribe de ladite Vniuersité, seront leus les Statuts concernans l'eslection dudit
Recteur, ensemble ce present Arrest, & feront le serment
tant ledit Recteur és mains du plus ancien Maistre és Arts
Intrant, que lesdits Intrants és mains dudit Recteur, d'auoir
gardé & qu'ils garderont en l'eslection du futur Recteur
lesdits Statuts sans les enfraindre aucunement. Et lesdits
sermens faits, iceux quatre Intrants seuls entreront incontinent au Conclaue, & eslection par eux faite viendront rapporter feablement audit Recteur celuy qui aura esté esleu,
& fera l'ancien Recteur iurer le nouueau Recteur qu'il n'a
baillé ne fait bailler ou promis bailler par luy ne par autre
directement ou indirement or, argent ou autre chose equi-
ualente, pour auoir & obtenir la dignité Rectorale, & ce
outre les autres sermens qui ont accoustumé estre faits tant
par ledit Recteur ancien & nouueau que par les Intrants.
Et defend la Cour à toutes personnes de quelque estat ou
condition qu'elles soient, sur peine à sçauoir contre les Laiz
& Mecaniques de banissement & du fouët, & quand aux
Escholiers sur peine pour la premiere fois d'estre suspendus
à vn an & pour la seconde à deux ans, & pour la tierce d'e-
stre priués *perpetuo* des priuileges, matricules & droits, de degrez & nominations de ladite Vniuersité, de ne se trouuer
ou assister esdites eslections, s'ils ne sont de la qualité con-
tenue esdits Statuts. Et quand à ceux qui pretendroient ou
seroient esleus Recteurs ou Intrants, qui contreuiendront
aucunement ausdits Statuts de priuation à iamais desdits priuileges, matricules, droits, degrez & nominations de ladite

Vniuersité, sans pouuoir estre rappellés. Et desdites priua-
tions & suspentions sera fait registre par le Scribe de ladite
Vniuersité. Et ce sans aucunement deroger és autres Statuts
contenus tant en la Reformation du Cardinal d'Etouteuille
qu'és Registres de ladite Vniuersité & Faculté des Arts non
contraires, & derogeans aux Statuts cy-apres inserés. Et
ordonne la Cour qu'vn nommé de Hartiqua Gascon, &
Maistre Girard Chedesuille seront adiournés à comparoir
en personnes en ladite Cour, pour respondre au Procureur
General du Roy à tels fins & conclusions qu'il voudra estire
contr'eux ; & que ce present Arrest sera mis à execution
aux despens de ce qui restera du reliqua du Compte dudit
Recteur commis, & le reste d'iceluy reliqua sera employé
aux reparations de ladite Eglise sainct Iulien, selon l'ordonnance de l'executeur dudit Arrest. Et enjoint la Cour au
Procureur General du Roy, & Procureur de ladite Vniuersité de poursuiure l'execution, & faire executer ce present
Arrest, *à la fin duquel seront incorporés les Statuts de ladite Vniuersité concernans les eslections desdits Recteur & Intrants, que la
Cour a ordonné estre entretenus de point en point selon leur forme
& teneur, sur les peines dessusdites,* DESQVELS STATVTS
LA TENEVR S'ENSVIT.

Item circa electionem Rectoris sic statuendum duximus,
quòd nullus eligatur seu assumatur in Rectorem, qui non
rexerit vnum cursum integrum in Facultate Artium, aut
rexerit per sex annos continuos in Grammaticalibus, *in
Collegio famato vbi sit exercitium, & fiant actus Facultatis Artium,* aut Baccalarius Formatus in Theologia, in Decretis
aut Medicina Licentiatus fuerit secundum statuta illarum
Facultatum, & qui omnes attingant ad minus septimum sui
Magisterij in Artibus annum, & sint residentes atque moram trahentes in Collegiis seu Pædagogiis bene famatis
sine fraude.

Item & quia temporibus præteritis fuerunt nonnulli
electi in Rectores per brigas & viam facti, non habentes
dictas qualificationes, qui omnino ignorabant statuta, priuilegia & ordinationes Vniuersitatis, *& ob hoc quamplures no-
uitates fecerunt fauore alicuius Nationis vel Facultatis, aut parti-*

cularis persona, attentando contra statuta, priuilegia &or-
dinationes ac conclusiones Vniuersitatis, in detrimentum &
scandalum ipsius Vniuersitatis, prout Curia alias mandauit
Vniuersitati, duximus statuendum & obseruandum; *quòd*
Rectores qui modo eligentur sub qualitatibus prædeclaratis adhuc
in eorum institutione informabuntur à prædecessore Rectore, Decanis
Facultatum, Procuratoribus Nationum, & Officiariis Vniuer-
sitatis, iurabuntque nihil facere sine conuocatione aut consilio eorum-
dem seu ordinatione Vniuersitatis. Et si aliter fieri contingat
per aliquem in futurum, quod absit, pronunc nullum &
irritum declaramus.

Circa Procuratores autem nullus eligatur seu assumatur
in Procuratorem alicuius Nationis, nisi sit regens actu in
Facultate Artium & in secundo sui cursus anno, aut in Grammatica tertium suæ regentiæ annum compleuerit, aut rexerit vnum cursum integrum in Artibus, seu qualificatus fuerit in aliqua superiori Facultate secundùm statuta suæ Facultatis; & attingat ad minus quintum sui Magisterij in Artibus annum, residens & moram trahens sine fraude in Collegio, vt supra dictum est.

De Intrantibus autem quatuor Nationum qui habebunt
eligere Rectorem, idem sicut de Procuratoribus Nationum.
Et de paruis Intrantibus Prouinciarum vel Diœcesum qui
solent eligere Procuratores, quatuor magnos Intrantes, *&*
alios Officiarios minores Rectoratu, ordinandum putamus quòd
sint manentes in Collegiis, & regentes actu in Artibus vel
Grammatica sine fraude, vel quòd rexerint vnum cursum
in Artibus, si comperientur tales in illis Prouinciis vel
Diœcesibus; aut sint qualificati in aliqua superiori Facultate Parisius manentes in Collegio famato sine fraude.

Quantum verò ad Decanos Prouinciarium, ille qui erit
antiquior regens actu in Facultate Artium, vel rexerit in
Artibus vnum cursum integrum, manens in Collegio famato reputetur Decanus suæ Prouinciæ, & officium Decani
exerceat.

Et primò de his qui habebunt eligere Intrantes Nationum pro electione Rectoris, statuimus & ordinamus quòd
soli regentes actu, vel qui rexerint vnū cursum in Facultate
Artium,

Artium, aut qualificati in aliqua superiorum Facultatum
Parisius in Collegiis bene famatis sine fraude moram trahentes, *& tres Officiarij Vniuersitatis habeant vocem actiuam in
huiusmodi electionibus Intrantiam Rectoris.* Et si in aliqua Natione tales non reperientur talis conditionis vltra duodenarium numerum, assumentur omnes manentes in Collegiis vsque ad dictum numerum.

*Et in præmissis electionibus, & aliis electionibus Officiariorum
Vniuersitatis, & Nationum, ac aliis congregationibus eorumdem*
compareant supra nominati, & alij Magistri in habitibus decentibus
cum caputio sine pileo, cum bireto non togato sub mento
ligato & veste cooperiente humeros more scholastico, alias
non admittentur ad dictas congregationes & electiones.

Item circa easdem congregationes Facultatis, Vniuersitatis, aut etiam Nationis seu Nationum, statuendum & ordinandum duximus, prout statuimus & ordinamus, & authoritate Apostolica præcipimus, *vt honestè & grauiter secundum*
condecentiam Facultatis & Vniuersitatis aut etiam Nationis cele-
brentur, fiantque deliberationes Magistrorum ordinatè, nec vnus
votum alterius interrumpat, sed suæ sessionis ordinem & gradus an-
tiquitatem ad loquendum omni modo expectet. Quòd si contingat,
quod absit, vt aliquis Magistrorum in manifestam iniuriam
aut contumeliam vel conuicium prorumpat alterius, quamdiu deliberatio in sua Natione procedit, *Procurator & Ma-*
gistri talem sic blasphemum, conuiciantem & iniuriosum à suo repel-
lant consortio, donec satisfactione facta parti iniuriatæ ad arbitrium
Rectoris, & quatuor Procuratorum reconciliari mereatur. Quòd
si à clamoribus, seditionibus ac iniuriis, *præfati moniti per*
Rectorem vel Procuratorem non desistant, excommunicationis sententiæ vinculo authoritate Apostolica innodamus, à qua non possint absolui, nisi à Cancellario Parisiensi, præterquam in
mortis articulo, nec eorum votum in conclusione facienda
dictæ congregationis vsque ad eorum absolutionem computetur.

Non fiant ientacula neque conuiuia per prætendentes ad
Officia prædicta nec per se, nec per alios directè aut indire-
ctè tam diebus processionum rectoralium quam in electione
Officiorum prædictorum. In contrarium facientes hoc facto

B

inhabiles ad dicta officia ex nunc prout extunc declarantur.
Et vt statutum illud inuiolabilius obseruetur, antequam aliquis possit assumi seu eligi ad dicta Officia, prius præstet iuramentum in plena congregatione suæ Nationis, aut prouinciæ
quod non fecit huiusmodi conuiuia, aut fieri procurauit, nec
facere nec fieri procurari vé prætendit, vt promoueatur ad
Officium ad quod prætendit; neque deferentes arma aut
baculos inuasiuos, siue non graduatos ad dictam congregationem adduxit seu per se aut per alium directé aut indirecté
venire procurauit, nec vota deliberantium interrumpere
aut interrumpi procurat seu per viam facti procedere intendit. *Et iuramentis præstitis Procurator, aut Decanus tunc vota
deliberantium recolligens, omnes Magistros præsentes interrogabit,
si sciuerint supplicantem contra statutum fecisse, & si ita per fidele
testimonium compertum habeatur, præfatus supplicans inhabilis ad
aliquod Officium declaretur.*

Obseruetur ad vnguem statutum super electione Rectoris
factum, & Reformatio Cardinalis d'Etouteuille à principio
vsque ad finem, Et antequã procedatur ad electionem noui
Rectoris, in plena congregatione Facultatis legatur statutũ
Facultatis Artium super electione Rectoris, & reformatio
dicti Cardinalis, incipiendo à rubrica reformationis dictæ Facultatis quæ incipit: EXACTIS AVTHORE DEO, vsque ad
illam rubricam quæ incipit, Item statuimus & ordinamus,
*vt de cætero nullus ad regimen Puerorum se ingerat, qui non fuerit
bonæ famæ & conuersationis honestæ. Et cum ij legentur præsentes articuli, & antequam Intrantes qui debebunt eligere
Rectorem permittantur ingredi Conclaue, & procedere
ad electionem noui Rectoris, iurabunt obseruare prædicta
statuta. Et si aliqui in contemptum discesserint, durante huiusmodi
electione, aut legentem notabiliter perturbauerint deambulando per
Ecclesiam aut insolenter murmurando, pro illa vice hoc facto sint
ipso primatu periurij que etiam infames declarentur.*

Exactis authore Deo quæ circa studia grauiora atque maiora instauranda videbantur, consequens est vt Artium Facultatem arduam illam quidem & pernecessariam, vt quæ
superiorum facultatum quasi fundamen quoddam hucusque consistit, super
quam omnium ædificiorum altitudo consurgit, aggrediamur, in qua tan-

to etiam vtilior reformatio necessariorque videtur, quantò
illius Facultatis studentium ætas infirma maiori disciplina
strictioribusque præceptis est conformanda, in quibus licet
solerti studio & peruigili cura intenderint bonæ memoriæ
Reuerendissimi in Christo Patres Ioannes titulo S. Marci, &
Ægidius S. Martini in Montibus S. Romanæ Ecclesiæ Presbyteri Cardinales Sedis Apostolicæ Legati, à quibus multæ salubres editæ Constitutiones, quæ in voluminibus statutorum Facultatis ipsius redactæ extiterunt, temporis tamen conditio atque varietas ex quibus non iniuria statuta alterantur, humana pleraque immutanda, quædam etiam innouanda, plura instauranda ac reformanda suadent. Primò
circa noui Rectoris electionem innouamus antiquum statutum, mandantes illud in sua integritate obseruari cum iuramentis & modis, tam per Reuerendissimum Patrem Simonem dudum titulo S. Cæciliæ Presbyterum Cardinalem
Apostolicæ Sedis Legatum, quàm etiam per Facultatem
prædictam traditum. Adiicientes ad prædicta, vt omnis
tollatur abusus, *quòd nullus Magistrorum, ad ipsius Rectoris
electionem per Nationes singulas deputatorum, quocumque ausu temerario præsumat aliquid accipere auri, argenti, aut aliquid licet
exile munus, vt det votum suum alicui Magistro quantumcumque
digno vel notabili cuiuscumque Nationis aut status existat sub periurij, infamiæ & excommunicationis pænis*, quas incurrere volumus ipso facto. *Quod ne valeat aut aliqua tergiuersatione celari aut sub dissimulatione transiri, volumus quatuor Procuratores
Nationum sollicitam huius rei curam gerere*, mandantes illis in
virtute sanctæ obedientiæ, vt huiusmodi vænalitatis sordes
cautè & diligenter inquirant, & quos inuenerint turpidinis
illius reos atque culpabiles, sub eisdem pænis Facultati non
differant indicare, qui taliter indicati atque conuicti, vti
periuri & infames ab omnibus Vniuersitatis muneribus &
honoribus repellentur & tanquam excommunicati ab omnibus euitentur, donec ad ipsius Facultatis arbitrium condignè mulctati atque puniti, ab eadem reconciliationis gratiam mercantur, sed reconciliari, absolui non possunt ab alio
quàm à Cancellario Parisiensi, præterquam in mortis articulo. Quoniam multorum & fide dignorum relatu perce-

pimus, nouum quoddam in dicta electione illicitæ pactionis genus irrepsisse, *vt electores vel alij studentes mutuas sibi operas repromittant, quosdam, qui in iure innominati contractus vocantur, facientes do scilicet vt des, & conditionaliter vota sua conferentes alicui*, si à fautoribus illius alteri quem cupiunt suffragia & vota committantur, *tales pactiones tanquam illicitas & detestabiles ac sacris Canonibus contrarias penitus reprobamus, easque conuentiones fieri de cætero penitus interdicimus*. Mandantes iuxta iuramenta prædictorum Magistrorum fiat simplex & canonica electio, non habito respectu ad personam seu Nationem, sed ad eum qui magis vtilis & Idoneus videbitur, prout in iuramentis & statutis cauetur. Electionem autem talibus conuentis & illicitis pactionibus celebratam ex nunc irritam decernimus & inanem, statuentes electum taliter pro Rectore non esse censendum, nec tanquam Rectori ab aliquo sibi fore parendum. Prononcé le sixiéme de Mars 1524. Signé, GVYET, auec paraphe. Collationné auec paraphe.

ANno Domini 1525. die Martis 27. mensis Martij conuocati fuerunt Deputati Vniuersitatis hora secunda pomeridiana apud S. Maturinum duobus super articulis. Primus *super instructione Rectoris recenter electi*. Secundus communis & tritus. Quantum ad priorem articulum, D. antiquus Rector declarauit plura negotia iam incœpta nec tamen completa, *super quibus instruxit D. Rectorem*. Imprimis super processu Vniuersitatis contra Fratres Prædicatores nondum terminato: *quia videlicet prædicti Fratres recusarent celebrare missas & seruitia pro Regentibus Vniuersitatis sicut tamen tenentur*. Super quo conclusum fuit, vt processus motus *contra eosdem Fratres per D. Procuratorem Vniuersitatis, diligenter conduceretur impensis Vniuersitatis*. Adductus fuit etiam processus iam motus contra M. Nicolaum Baron, eo quod extorqueret nimias pecunias à Suppositis Vniuersitatis pro eorum literis in Castelleto & vltra quàm deberet. Super quo conclusum fuit, *vt idem Procurator diligentissime prosequeretur materiam contra prædictum Baron nec in hoc parceret pecuniæ*. Illic etiam sancitum fuit, vt à DD. Scriba & Procuratore Vniuersitatis caperentur atteslationes, *quòd videlicet Religiosi S. Germani de Pratis iam in duabus processionibus Rectorum comparuissent.* Tuncque praeterea conclusum fuit, *vt Religiosi S. Crucis & eorum causa diligenter deduceretur ab eodem Procuratore qui non comparent vlterius, vt solebant, in processionibus Rectorum.* Insuper ibidem *conclusum fuit, vt in die Paschatis Rector & Procuratores Nationum ad pratum Clericorum non irent, propter solennitatem festi, sed differrent vsque in diem sequentem; quandoquidem in visitatione illa prati Clericorum die Paschatis aliquando subortum scandalum visum fuerat: statutum tamen fuit vt DD. Scriba & Procurator generalis Vniuersitatis in die Paschatis ad idem pratum hora consueta se conferrent, vt aliqua saltem ex parte seruaretur consuetudo.* Signatum RASET cum syngrapha.

Anno Domini 1539. 24. Iunij apud S. Maturini coenobium conuocati fuere DD. Deputati super D. Rectoris moderni instructione. D. & M. Nicolaus Godefroy antiquus Rector instruxit *de traditione minoris prati Clericorum ad censum & reditum annuum plus offerenti.* Instruxit insuper de quadam supplicatione supremo Senatui Vniuersitatis nomine porrecta, quam dixit à Procuratore accepisse eamdem penes Regios cognitores depositam esse. D. Rector praemissis auditis, in agendis ipsius Vniuersitatis promptissimum fore pollicitus est.

Die Veneris 25. Iunij 1540. DD. Deputati conuocati fuerunt apud coenobium diui Maturini hora tertia à prandio *super instructione D. Nicolai Martimbos moderni Rectoris.* D. Rector exposuit causam conuocationis, petiitque suam electionem ratam & gratam haberi, ac auxilium, opem & fauorem in rebus agendis dictae Vniuersitatis tempore sui Magistratus sibi praestari.

D. Simon Vigoreus antiquus Rector instruxit, eumdem D. modernum Rectorem de incommodis sibi & Vniuersitati per Iuratos Pergamenarios tempore sui Magistratus illatis, vt D. Rector! posset illis occurere. Etiam eumdem D. modernum instruxit *de traditione parui agri Cle-*

ricoram, & de appellatione per M. Claudium Barbier ab illa traditione ad supremum Senatum interiecta, & de illius prosecutione. *Præterea de querimonia Librariorum, qui quoti die coguntur per Præfectum Parisiensem, custodias seu vigilias facere, uti alij Mechanici huius vrbis, contra priuilegia Vniuersitati & eisdem Librarijs à Regibus Franciæ concessis: Propterea die Lunæ vltima, ipse ac duo Notarij Castelleti Paris. arcam communem dictæ Vniuersitatis adierunt, exemplaque siue copiam nonnullorum priuilegiorum de exemptione custodiæ mentionem facientium acceperunt, vt confirmatio siue noua declaratio à D. nostro Rege obtineatur si commodè fieri poterit.*

D. de Gouea Doctor Theologus pro D. Decano sacratissimæ Theologiæ sedens recitauit lites iampridem motas & pendentes tam in supremo Senatu quàm alibi, ratione iurium dictæ Vniuersitatis; his que litibus & etiam aliis negotiis Vniuersitatis Supposita & Officiarios eiusdem concernentibus, cùm maxima diligentia præcauendis & pro illis sedandis, & etiam pro Reformatione Præceptorum, ac inuentorium eorumdem obtulit, se exponere, & illa negotia pro viribus curare.

D. Houllier Doctor Medicus, similiter pro Decano Facultatis Medecinæ sedens dixit, *nonnullos Præceptores ac Officiarios dictæ Vniuersitatis tam ad supremum Senatum, Præfectum Parisiensem, quàm ad alium Iudicem, iurisdictione & authoritate D. Rectoris, DD. Deputatorum & Vniuersitatis neglecta, in prima instantia litigare quotidie non erubescere, in maximum dedecus atque præiudicium eorumdem D. Rectoris, DD. Deputatorum & Vniuersitatis authoritatis & præeminentiæ sibi videri; Propterea* huic morbo medendum esse. Quibus sic recitatis & audito D. Prodecano Facultatis Decretorum, maturaque deliberatione inter eos *ac Picardiæ & Normaniæ Nationum Procuratores*, vt moris est, præhabita, censuerunt prouidendum esse ne posthac aliquod detrimentum Vniuersitati inferatur à Pergamenariis dictæ Vniuersitatis, eosdemque Pergamenarios doceri debere in primis comitiis de iure quod prætendunt habere super vnoquoque fasciculo in hallis dictæ Vniuersitatis allato: Quodque Quæstor Vniuersitatis rationem acceptorum & expensarum reddat. Etiam censuerunt D. Rectorem in primis comitiis adire debere domum D. primi Præsidis pro audientia habenda, *pro pecuniis Capellanis Capellanias de Sauoisy obtinentibus debitis. Denique multandos esse illos qui causas in prima instantia, de quibus cognitio spectat ad D. Rectorem, D. P. Deputatos, aut Vniuersitate, in supremo Senatu agant.* Insuper Concilium Vniuersitatis conuocandum esse intra octauam, ratione traditionis parui agri Clericorum, vt in ea re cum consilio & secure agatur. Et ita organo D. Rectoris conclusum extitit, qui promisit nihil agere in negotiis dictæ Vniuersitatis, eadem Vniuersitate inconsulta.

ANno Domini 1551. die Lunæ 12. Octobris congregati fuerunt DD. Deputati Vniuersitatis studij Parisiensis apud S. Maturinum hora nona matutina *super instructione D. Tussani Giboust in nouum Rectorem eiusdem Vniuersitatis electi.* Cui tunc commissa sunt singula eiusdem Vniuersitatis negotia.

ANno Domini 1556. die Veneris 26. mensis Martij apud S. Maturinum congregati fuerunt DD. Deputati Vniuersitatis Paris. *super instructione D. Ioa. Hariel noui Rectoris.* Ibidem comparuerunt venerabiles & circumspecti viri Ioa. Hariel Rector, Oliuarius de Quitebeuf antiquus Rector, Petrus Bourrenne Doctor Theologus loco Decani suæ Facultatis Theologiæ, D. Cochin Doctor Medicus *pro Decano suæ Facultatis Medicinæ, Franciæ, Picardiæ, & Normaniæ Nationum Procuratores.* In eadem congregatione, *prædictus D. Hariel Rector supplicauit vt admoneretur de his quæ agenda essent pro vtilitate Reipublicæ literariæ.*

D. de Quiteboeuf officio ductus lubens his comitiis vellet in medium adducere, quæ ad vtilitatem Reipublicæ pertinere possunt, imprimis vt possit & debeat cauere à multis negotiis quæ solent facessere Rectorem: *nempe vt habeat Scribam fidelem qui non prætermittat nomina Iuratorum.* Cæterum de rebus peragendis in hac Vniuersitate, *potissimum est danda opera Iuratis Pergamenariis, qui & Rectorem & Vniuersitatem fallunt quotidie.* Deinde consuluit, vt ne cuiquam Pergamenario de acceptilatione, *nisi prius cognouerit Pergamenum esse in loco præscripto Maturinorum.* Item est etiam monendum, *vt si fieri posset, instrumenta & literæ Vniuersitatis quæ sunt præ manibus multorum, recondantur in arca,* & fassus est se habere priuilegium rei Pergamenariæ quod accepit in arca communi.

D. Bourrenne prudentissimé antiquus D. Rector deliberauit. Quantum ad postremum articulum addidit ad confirmationem dicti illius, *in variis locis intellexit sub aliquo Rectore distracta fuisse instrumenta Vniuersitatis, & bonum esse existimat prouidere his rebus.* Quantum ad reliqua, monet, dum videmus reformationem instare, quam in dies alij etiam sollicitant, ne videamur in nostris negotiis nimium negligentes esse, vellet vt adiret singula Collegia reprehensurus quæ non essent facienda.

D. Crochin Doctor Medicus de literis nostrorum priuilegiorum idem sentit. Quia videtur instare tempus nostræ Reformationis, relinquit eius authoritati & prudentiæ si adeat singula Collegia.

D. Procurator Galliæ diligenti curâ esse præstanda quæ tibi commendata sunt ab antiquo Rectore. Quantum ad Reformationem adhibendam esse curam, vt omnia bene agantur.

D. Procurator Picardiæ probat consilium D. antiqui & DD. Decanorum.

D. Procurator Normaniæ, placet consilium prudentissimi antiqui Rectoris, primum de ratione habenda eorum quæ describuntur in scedulis. Secundum de instrumentis Vniuersitatis, *& censura Ecclesiastica Romana agendum in eos qui detinent instrumenta Vniuersitatis:* Recuperanda monumenta quæ sunt in cubiculis DD. Monnart & de Luc.

D. Rector video multa esse mihi administranda in hoc Magistratu. *Primum fidelissimo Scriba opus, qui singulis diebus reddat rationem eorum qui iuramentum præstiterint, habendam rationem disponendorum instrumentorum quæ in arca sunt, & recuperanda ea quæ in diuersis locis sunt distracta, & adeunda esse Collegia, in quibus commonefaciam singulos Gymnasiarchas, vt caueant ne quid detrimenti accidat Vniuersitati.*

tati. Et ita organo D. Hariel Rectoris conclusum extitit.

Die Martis 11. Octobris 1558. apud S. Maturinum hora secunda à meridie congregati fuerunt DD. Deputati Vniuersitatis Parisiensis, super instructione D. Iacobi Heustei noui Rectoris. Ibidem comparuerunt venerabiles & circumspecti viri DD. Iacobus Heuste Rector, Petrus Gemelli antiquus Rector, Dugast Doctor Theologus loco Decani suæ Facultatis Theologiæ, Claudius Dodier Doctor Iuris Canonici loco Decani suæ Facultatis; Franciæ, Normaniæ & Germaniæ Nationum Procuratores. Exposuit D. Heusteus Rector causam congregationis his verbis. *Huc conuenimus vt quæ sunt in Republica peragenda intelligamus, de his dicet D. Gemelli Antiquus.* D. Gemelli incumbit ex officio vt agendorum causam exponam. Potissima causa vt habeas duos codices; in vno excipies nomina & cognomina Iuratorum: In altero codice excipies summam accepti & impensi. *Habebis singulis diebus Apparitorem, vt eum moneas de rebus agendis. Quantum vero spectat ad literas testimoniales, nullum admittes, nisi fuerit immatriculatus in Registris.* De re pergamenaria tantæ sunt fraudes, vt nihil commodi adferat.

D. Heusteus Rector, tria sunt capita. Primum caput *in prouisione duorum codicum; in vno describantur nomina & cognomina Iuratorum:* In alio fructus Rectoriæ. Vtile existimas vt statim vnoquoque die Apparitor ad me veniat instructurus de rebus agendis. De his deliberabitis. Videte an sint instituendæ supplicationes publicæ pro pace.

D. Dugast, pulchrè te monuit antiquus Rector; rogo vt eius consilium sequaris; pollicetur operam. Ad supplicationes decernendas oportet id fieri comitiis publicis.

Dominus Dodier grata & accepta habet quæ gesta sunt ab antiquo Rectore; ea geras quæ ab antiquo Rectore monita sunt. Ad supplicationes publicas id publicis comitiis tractandum.

Procurator Franciæ probat consilium antiqui Rectoris. Ad supplicationes *sequitur sententiam Decani Theologiæ.*

C

Procurator Normaniæ, non minus prudenter quam ſa-
pienter propoſuit agenda D. Antiquus Rector. Rogat vt
eius conſilium ſequaris. De ſupplicationibus ad Vniuerſitatem remittit.

Procurator Germaniæ habet gratias antiquo Rectori pro
laboribus ſuſceptis, pollicetur operam in negotiis agendis, *ſequitur ſententiam D. Dugaſt.* Quantum ad ſupplicationes
publicas, ad publica comitia remittit. Ex his maturis deliberationibus retulit D. Heuſte Rector, probatis conſilium
D. antiqui Rectoris, auxilium pollicemini in rebus agendis. Quantum ad ſupplicationes publicas decernendas, remittitis ad conſilium publicum. Et ita concludo.

Die Lunæ 26. Iunij 1559. apud S. Maturinum ſolenniter,
vt moris eſt, horâ octauâ matutinâ congregati fuerunt
DD. Deputati Vniuerſitatis Pariſ. ſuper inſtructione D. Ioa.
Neſtoris noui Rectoris. Ibidem comparuerunt venerabiles
& circumſpecti viri MM. Ioa. Neſtor Rector, Petrus Ramyn antiquus Rector, Petrus Bourenne Doctor Theologus
loco ſui Decani, Simeon de Malmes loco Procuratoris Nationis Galliæ, & Chriſtophorus Filler Procurator Nationis Picardiæ. D. Ramyn, *haÄenus obſeruatum, vt quæ ſunt conficienda explicentur ab antiquo Rectore.* Monemus vt neminem
recipias in Facultate Decretorum, niſi dederit fidem Vniuerſitati. *De Librariis, pro tua diligentia perficies vt antiqua iuramenta præſtent Librarij, & dent fideiuſſores qui impoſterum admittentur. Lepreux nondum dedit fideiuſſores. De re pratenſi ad
Deputatos remiſſum negotium.* De controuerſia ſuſcepta propter iniuriam illatam Rectoriæ dignitati, eam tibi com-
mendo.

D. Bourenne, optimè te monuit antiquus Rector, *Prima-
rij caueant ne pueri in Collegiis detenti incidant in errorem, ne noſtra
Vniuerſitas patiatur dedecus.*

D. de Malmes loco Procuratoris Franciæ, non putat eſſe
opus vt à quoquam inciteris: Verumtamen ne ſuo officio
deſit, antiquus Rector monuit, *vt ne quemquam patiaris aſſe-
qui gradum in Facultate Decretorum, niſi fidem dederit Vniuerſitati, idem de Religioſis in Facultate Decretorum, vult Librarios*

adstringi iuramento, & fideiussores dare antequam recipiantur, persequaris iniuriam illatam D. Rectori.

D. Procurator Picardiæ in eandem sententiam deuenit.

Ex his maturis deliberationibus retulit D Nestor Rector, satis intelligo D. Ramyn diligenter administrasse res ipsas in suo Magistratu, quas Academia nostra graues habet. Verumtamen *quia propter temporis angustiam, non potuit eas ad exitum deducere,* eas quatuor articulis contentas audio. Primus de Collegio Iuris-consultorum, *vos omnes admonuistis ne in consortium nostrum admittantur, nisi fidem dederint; idem de Religiosis. Secundus de Librariis, non recipiantur ad officium, nisi fideiussorem dederint & præstiterint antiqua iuramenta.* Iniuriam persequar illatam D. Ramyn Rectori. Moneantur Primarii, *vt suos discipulos contineant in antiqua institutione.* De re pratensi, ad deputatos remittitis. Ego autem polliceor me omnia pro meo officio præstaturum. Et ita concludo.

DIe Veneris 25 Iunii 1563. apud S. Maturinum horâ septimâ matutinâ congregati fuerunt DD. Deputati Vniuersitatis Parisiensis super *instructione D. Ioannis Sabot Rectoris.* Ibidem comparuerunt venerabiles & circumspecti viri DD. Sabot Rector, Robertus Crozon antiquus Rector, Petrus Thierry Doctor Theologus loco sui Decani, Iacobus de la Croix Doctor Iuris Canonici loco sui Decani, Ioannes Rochon Doctor Medicus loco sui Decani, quatuor Nationum Procuratores, Martinus Mesnart Procurator, & Ludouicus Bonneau Quæstor dictæ Vniuersitatis.

D. Robertus Crozon Antiquus Rector commendauit D. Rectori negotia Vniuersitatis, de Officiariis, de renouando catalogo.

D. Thierry censet rem peragendam cum consilio, non prius præsentandum Rotulum.

D. de la Croix refert gratias D. Rectori, commendat negotia Vniuersitatis; priusquam offeratur catalogus, porrigatur supplex libellus Regi, committit negotium D. Rectori.

D. Rochon commendauit negotia. De catalogo Nunciorum, consilio maturo opus est.

C ij

Procurator Franciæ Reipublicæ literariæ negotia commendat.

Picardus subscribit sententiæ eorum qui ante dixerunt.

Normanus assentitur viris clarissimis qui ea de re dixerunt. Germanus idem.

Ex his deliberationibus retulit *D. Rector, habeo D. Crozon
& omnibus gratias de instructione*, dabo operam, vt omnia sint
commendata, quantum potero authoritate.

Die Lunæ 13. Octobris 1567. apud S. Maturinum solenniter, vt moris est, horâ secundâ à meridie congregati
fuerunt DD. Deputati Vniuersitatis Parisiensis *super instructione D. Philippi Huart Rectoris.* Ibidem comparuerunt venerabiles & circumspecti viri DD. *Philippus Huart Rector, Blasius Thiebaut antiquus Rector, Benoist Doctor & Decanus Theologiæ, Gilbert Doctor Iuris Canonici loco sui Decani, Rochon Doctor & Decanus Medicinæ. Franciæ & Picardiæ Nationum
Procuratores.*

D. Thiebaut antiquus Rector monuit D. Huart Rectorem de rebus agendis.

D. Benoist.

D. Gilbert dixit, *monitionem esse faciendam singulis Gymnasiarchis vt se se contineant.* De querimonia Bidellorum aduersus D. Hotman, censet antiquam consuetudinem obseruandam, vt tertio moneatur.

D. Rozon, de querimonia Bidellorum aduersus D. Hotman, tertio vocetur vt causam dicat. *Laudat propositum à
D. Gilebert de perlustrandis Gymnasiis, vt Scholastici contineantur
in suo officio.*

D. Procurator Franciæ *censet Gymnasia visitanda vt Scholastici contineantur in suo officio.* Iterum vocetur D. Hotman.

D. Procurator Picardiæ *perlustrentur Gymnasia, ne quid detrimenti patiatur nostra Respublica.* Iterum vocetur D. Hotman, vt respondeat Bidellis. Ex his deliberationibus retulit D. Rector, bene habet quòd D. Thiebaut nihil intactum
reliquit, vnde gratias ago. Vultis iterum D. Hotman vocari,
& Collegia perlustrari, vt si qui sint abhorrentes à Religione conti-

neantur in suo officio. Et ita concludo. Deinde post dictam
conclusionem dispensatum fuit cum D. RECTORE de cappa
ferenda.

DIe Sabbati 26. Martij 1575. apud S. Maturinum solenniter, vt moris est, hora 8. matutina congregati fuerunt DD. Deputati Vniuersitatis Paris. *super instructione D.*
Michaëlis Tissart Rectoris. Ibidem comparuerunt venerabiles & circumspecti viri MM. Michaël Tissart Rector, Iacobus de Nully antiquus Rector, Oliuarius de Quitebeuf Doctor Theologus loco sui Decani, Ioa. de Verneuil Doctor
Medicus loco sui Decani, Franciæ, Picardiæ, Germaniæ Nationum Procuratores, Nicolaus Vigner Procurator Fisci.
Exposuit D. Tissart Rector causam congregationis, & supplicauit instrui de rebus agendis, nec non etiam de capa ferenda dispensari.

D. de Nully dixit à principio sui Magistratus negotium
Iesuistarum *commissum D. Vigner Procuratori Fisci,* & Guillelmo Boutillier maiori Apparitori Picardiæ, vt orationes fo-
renses recuperarent. De reformatione Vniuersitatis porre-
ximus libellum supplicem Senatui, Curabis priuilegia confirmari, dispensat de capa.

D. de Quitebeuf dispensat de capa, censet confirmanda
priuilegia.

D. de Verneuil habet gratias D. de Nully pro laboribus
susceptis in suo Magistratu. Duo capita proponuntur, de reformanda Vniuersitate, & confirmatione priuilegiorum,
quantum poteris conaberis vt articuli propositi Senatui obseruentur. *De conceptione diuæ Virginis Mariæ ad Episcapum*
Paris. & Facultatem Theologiæ referendum. Cogitandum de
reformatione Academiæ, priuilegia confirmentur authoritate Regis, dum habemus eum præsentem.

D. Procurator Galliæ pollicetur consilium.

D. Procurator Picardiæ litem Iesuitarum esse diligenter
persequendam & ad finem perducendam, Censet eos qui
audiunt Iesuistas, nisi pareant præceptis, priuandos priuilegiis Vniuersitatis. Confirmanda priuilegia authoritate Regis. De habitu honestiori dispensat.

C iij

D. Procurator Germaniæ dispensat de honestiori habitu, committit negotium reformandæ Vniuersitatis.

D. Vigner, sunt nonnulli expuncti è nostris commentariis quibus literæ testimoniales non conceduntur, curabis vt Oliuier afferat suas literas & cancellentur, quia resignauit in fauorem filij. De priuilegiis, vocabis D. Quæstorem vt curet ea perscribenda.

Ex his deliberationibus retulit D. Rector, duo mihi proponuntur: de Iesuistis, alterum, sc. de conceptione Beatæ Virginis Mariæ: alterum de reformatione Vniuersitatis: nihil agam nisi cum vestro consilio: curabo vt vestra priuilegia confirmentur & augeantur, si fieri possit. Et ita per eundem D. Rectorem conclusum extitit.

Die Martis vndecima Octobris 1575. apud S. Maturinum hora secunda à meridie congregati fuerunt DD. Deputati *super instructione D. de Vauserant Rectoris.* Comparuerunt DD. de Vauserant Rector, Stephanus Gourmelen Doctor Medicus: Franciæ, Picardiæ, Normaniæ, Germaniæ Nationum Procuratores, *Vigner Procurator Fiscalis.* Exposuit D. Rector causam Congregationis, *& supplicauit instrui de rebus gerendis à Procuratore Fiscali, propterea quod D. de Rouën antiquus Rector non adesset,* & dispensari de capa.

Eodem instanti comparuit D. de Rouën antiquus Rector qui congratulatus est electioni D. Rectoris. Nihil in Academiæ rebus vnquam facies, nisi ex consilij publici sententia. Proxima die & attigi Iesuitarum causam affecique, sed non confeci. In omnibus rebus adhibeas Proceres in consilium, eos consulas, nihil peragas quod non fiat in commodum Reipublicæ. De capa dispensat, induas purpuram maxime probo.

D. Gourmelen pollicetur auxilium, dispensat de capa.

Procurator Galliæ.

Procurator Picardiæ congratulatur electioni, omnem operam, diligentiam sedulò pollicetur.

Procurator Normaniæ sibi & D. Rectori congratulatur, ac rogat vt matrem Academiam quasi labantem restituat, de honestiori habitu dispensat.

Procurator Germaniæ pollicetur auxilium, dispensat de cappa.

D. Vigner monuit D. Rectorem, sunt nonnulli expuncti è commentariis, qui à religione Catholica Apostolica & Romana defecerunt; eorum nomina reperies in Commentariis D. Denis, Cauendum ne obsignes literas. De confirmandis priuilegiis, fiscus exhaustus est, videbis qua ratione poteris eam rem ad exitum perducere... Ex his deliberationibus retulit D. Rector, de Iesuistis & confirmandis priuilégiis, dabo operam, vt omnia possint perfici. Dispensatis de honestiori habitu. Et ita vobiscum concludo.

Die Sabbati 25 mensis Martij in vigilia festi Paschæ 1581. apud S. Maturinum solenniter, vt moris est, hora secunda à meridie congregati fuerunt DD. Deputati almæ Vniuersitatis Parif. *super instructione D. Blasij Martin noui Rectoris*, & super supplicationibus & iniuriis. Ibidem comparuerunt venerabiles & circumspecti viri M M. Blasius Martin nouus Rector, Io. Grandin Doctor & Decanus Facultatis Iuris Canonici, Stephanus Gourmelen Doctor Medicus loco suî Decani, Franciæ, Normaniæ, Germaniæ Nationum Procuratores, Vigner Procurator Fiscalis. Exposuit D. Martin Rector causam congregationis, supplicauit pro absentia D. Ioa. Boucher antiqui Rectoris, *instrui de rebus agendis*.

D. Grandin Doctor & Decanus Iuris Canonici *agit gratias Facultati Artium, quòd D. Martin in Rectorem elegerit*.

D. Gourmelen *laudat Artium Facultatem, quòd D. Martino Rectori Reip. literariæ causam concesserit*, pollicetur consilium, dispensat de cappa.

D. Deniset Procurator Galliæ, *magis præsentia antiqui Rectoris requirebatur quàm nostra*, dispensat de honestiori habitu, *multa esse quæ requirunt prudentiam* D. Rectoris. *Et certiorem faciat Procurator Fiscalis eorum quæ geri debent*. Monuit D. Rectorem *de prato Clericorum, vt reponantur limites*.

D. Procurator Normaniæ dispensat de honestiori habitu, idem cum D. Procuratore Galliæ.

D. Procurator Germaniæ dispensat de cappa, descendit in sententiam D. Procuratoris Galliæ.

Ex his deliberationibus retulit D. Rector, dispensatis de honestiori habitu, conueniam cæteros absentes sedulo, quæ sunt, nihil prætermittam eorum quæ erunt nostræ partis. De prato Clericorum, propter limites qui delati fuerunt propter vias communes, magna pernicies & ruina facta est nostri prati. Efficiam, vt ea quæ ad meum officium pertinent, in exitum deducantur.

Die Veneris 25. mensis Iunij 1593. congregati fuerunt DD. Deputati apud S. Maturinum *super instructione* D. Petri Cauier Rectoris.

Die Mercurij 28. mensis Martij 1598. apud S. Maturinum horâ septimâ matutinâ congregati fuerunt Deputati almæ Vniuersitatis Parisiensis *super instructione* D. Caroli le Rouge noui Rectoris. Ibidem comparuerunt venerabiles viri DD. Carolus le Rouge nouus Rector, Ioannes Frazer Rector antiquus; D. Tourueroche Doctor Theologus, D. Minos Decanus Iuris Canonici, Franciæ, Picardiæ, Normaniæ Procuratores cum nonnullis aliis Magistris. Exponendo causam congregationis petiit D. Rector ratam & gratam haberi eius electionem, & dispensari de honestiori habitu & comitatum amplissimum ad ædes Nauarricas polliceri.

Maturis deliberationibus præhabitis præfati DD. Deputati sicut supplicauit D. Rector, ita concluserunt anno & die prædictis.

Die 11. Iunij 1606. M. Franciscus Ingelinus nouus Rector *instructus fuit* apud S. Maturinum.

Anno Domini 1618. die 25. mensis Iunij apud S. Maturinum horâ septimâ matutinâ congregati fuerunt DD. Deputati Vniuersitatis Parisiensis *super instructione* D. Ioachimi du Val noui Rectoris. Exposita per eumdem D. Rectorem congregationis causa.

Deliberationibus præhabitis dicti DD. Deputati comprobant electionem dicti D. du Val in Rectorem Vniuersitatis, ipsumque dispensant de diebus fastis & nefastis & de honestiori habitu comitatumque pollicentur ad ædes Lexouias.

Die

Die 11. Octobris 1622. M. Iacobus du Cheureul hesternis comitiis Rector renunciatus, ab omnibus Academiæ Ordinibus in Maturinensi fuit confirmatus, dierumque
fastorum ac nefastorum vestisque decentioris legibus solu-
tus; donec illi per tempus liceat his prospicere. M. Petrus
Padet *antiquus Rector epomide honoraria indutus in his comitiis primam sedem secundùm Rectorem obtinuit, ac primus sententiam dixit.* Hesterna igitur electione multùm probata,
exposuit negotia quibus erat D. Rectori seriò incumben-
dum. Nimirùm hodie ad eundum esse æquissimum iudicem
penes quem est lis D. Durand Doctoris Theologi, in cuius
causam descendere Vniuersitati placuit; craftina die conueniendum Illustrissimum Cancellarium de lite Nuntiorum:
Deinde litem de prato Clericorum conficiendam; denique
maximè curandum Academiæ statuta accuratè obseruentur in singulis Collegiis iuxta præcedentem conclusionem
6 Octobris proximis. His peractis M. Iacobus du Cheureul
omnibus gratias egit eosque etiam atque etiam rogauit, vt
sibi consilio & opera non desint: suam verò fidem, diligentiam, ac studium in rebus Academicis desiderari non com-
missurum professus est. Tum Academiæ proceres, præeuntibus apparitoribus D. Rectorem ad suas ædes Harcurianas
deduxerunt, vbi lauto ientaculo cum iisdem apparitoribus
ab eodem D. Rectore pro more excepti sunt.

Vigesima sexta Martij 1625 in Maturinensi M. Ioannes
Aubert Exrector de rebus Academicis M. Ioannem
Tarin Rectorem monuit, eique omnem operam & studium
promisit, vt & omnes & singuli Ordines, illius electione maxime comprobata.

Vndecima Octobris 1627. Vniuersitas Parisiensis in Maturinensi electione M. Michaelis à Quercu confirma-
uit. D. Mazurius suum *successorem, vt moris est, instruxit* ipsumque longa & erudita oratione impulit, ad fortiter & prudenter se gerendū hisce presertim iniquis temporibus: ad com-
ponendum negotium Professorum Regiorum, ad restituendam disciplinam in quibusdam Collegiis, *ad Sacramentum
solenne exigendum à propraetore Parisiensi, vt tenetur multis Regiis*

D

diplomatis, idemque multi præstiterunt in manibus D. Rectoris. Prædictus D. du Chesne maximis encomiis extulit virtutem & fortitudinem resque preclarè gestas sui prædecessoris, gratiasque Vniuersitati egit immortales & comitia dimisit.

Vigesima septima Martij 1632. in Maturinensi Vniuersitas Parisiensis ex mandato D. Grangier Rectoris adfuit. D. Canel Exrector laudauit prudentiam Quatuor virorum, qui tantum virum sibi successorem elegissent. De duobus præsertim D. Grangier monitum voluit, quæ sibi præstanda erant, hoc Rectoris instructionem vocant, imprimis salutandum nomine Vniuersitatis Eminentissimum Cardinalem Lugdunensem de Richelieu, qui nuper ornatus fuit à Rege munere maximi Elemosynarij per eiurationem Eminentissimi etiam Cardinalis de la Rochefoucault.

Deinde omni studio obsistendum apud Comites Consistorianos aduersariorum Vniuersitatis cupiditati, qui Collegium Cænomanum inuadere conantur. His expositis D. Amyot Theologiæ Prodecanus cæterique eam electionem comprobarunt D. Grangier gratias egit & laudauit decessorem, seque omnem adhibiturum industriam spopondit & promisit, vti Academia stet aut cum dignitate moriatur. Duo verò à DD. Decanis & Procuratoribus atque adeò ab Vniuersitate postulauit, vti frequentes in comitiis & maturè adessent.

Vndecima Octobris 1646. apud Maturinenses in angulo xisti de more solenni veste indutus D. Herman Rector sedebat, ipsi assidebat à dextris D. du Monstier Exrector nigra toga & epomide minori violacea ornatus; hinc inde Decani superiorum Facultatum, quatuor Nationum Procuratores tum Procuratore Fisci. Nouus Rector causam exposuit congregationis, tum decessor illum monuit de rebus Academiæ; nempe de vetere lite aduersus creditores serenissimæ Reginæ Margaretæ de quadam portione prati Clericorum tandem conficienda; de quodam publicano qui inhiat Nunciis Academicis, licet non ita pridem nempe, Rectore D. du Monstier, Academiæ asserti fuerint solenni sanctionis Consilij decreto, & Regio diplomate, ad quod accessit Curiæ authoritas; cuius quidem publicani nefarij conatus Curiæ authoritate retundendi sunt; denique de Academiæ priuilegiis regia authoritate confirmandis.

Tum omnes & singuli, tum Decani, tum Procuratores, suarum Facultatum & Nationum nomine, gratias singularibus verbis egerunt D. du Monstier Exrectori, qui & rem familiarem Academiæ sua incredibili eloquentia, fortitudine & industria multum amplificauit, eidemque pristinum splendorem restituit: adeò vt illius memoriam excepturi sint omnes anni consequentes. Iidemque Decani, non parum commendarunt præclaræ Facultatis Artium prudentiam, quæ tanto viro suffecit virum non imparem, cui opem, consilium & industriam polliciti sunt eumque suo calculo confirmarunt. Quibus gratias egit D. Herman, seque nihil aggressurum, nisi ipsis authoribus in se recepit. His peractis in Sorbonam præeuntibus apparitoribus honorificè deductus est, vbi comites lautè excepit.

Vigesima nona Martij 1650. apud Maturinenses horâ septimâ matutinâ de mandato M. Ioannis Courtin Rectoris à præclara Artium Facultate studij Parisiensis hesternis comitiis renunciati, conuenerunt Academiæ proceres, nimirum idem D. Courtin, MM. Petrus des Chasteaux Exrector, Iac. Hennequin Theologiæ Prodecanus, Franciscus Florens & Ioa. Pietre Decretorum & Medicorum Decani: Io. Mansuet, Martinus Lucquet, Nicolaus Ysambert & Nic. Poërus quatuor Nationū Galliæ, Picardiæ, Normaniæ & Germaniæ Procuratores. Exposuit D. Rector se a præclaro Artium Collegio communi Quatuor-virorum consensu hesterno die in Maturinensi electum fuisse Rectorem Academiæ: iam verò postulare, vt hæc electio à superioribus eiusdem Academiæ Ordinibus atque adeò ab vniuerso studio comprobetur.

D. des Chasteaux Exrector monuit, vt moris est, nouum Rectorem de rebus Academiæ peragendis, ac inprimis de veteri lite aduersus quosdam publicanos de quadam portione prati Clericorum à 30. & amplius annis mota, & apud varios Iudices disceptata, nunc verò pendente in sanctiori Concilio vti decernatur apud quos tandem iudices dirimenda sit ac definienda. *Postea monuit de promouenda lite mota in curia aduersus Ædiles Pontæsianos, qui Collegium Pontœsianum Iesuitis addicere conantur; cuiusquidem litis inter-*

pres *D. de Brouffel Senator primarius. Infuper omni ratione ef-
ciendum, vt quidam viri Religiofi à Collegiis fæcularibus viris
addictis amoueantur,* Patres Minimi è Victriaco, & Barnabitæ
à Stampenfi. Denique de Collegiis Academiæ ftudiosè dili-
genterque luftrandis, vt fcholaftica reuocetur difciplina atque adeo conditionum tabulis fua conftet authoritas.

Vbi finem dicendi fecit Exrector D. Hennequin dixit, facra
Theologiæ Facultas per me confirmat tuam electionem,
tibique opem & confilium in procurandis rebus Academicis pollicetur.

Idem pariter & alternis cenfuerunt DD. DECRETORUM &
Medicorum Decani.

Tum D. Manfuet fic cenfuir, honoranda Natio Galliæ, Rector Ampliffime, probat iterum tuam electionem quam fum-
ma animorum confenfione hefternis iam comprobauit comitiis, fpondetque fe nunquam tibi defuturam.

Cùm verò D. Lucquet *Picardiæ Procurator fuam fententiam feorfim pro more his in comitiis vfurpato proferret, vehementer
à DD. Decanis reclamatum eft, ac præfertim à D. Hennequin, qui
interceffit quominus quatuor Nationum Procuratores totidem fuf-
fragia proferrent, cùm vnam tantùm exhibeant Artium Facultatem, quæ fuperiores non debet vincere fuffragiis. Quamobrem poftulauit fuæ interceffionis inftrumentum, quod iuris erit & rationis
valiturum:* Nihilominus idem D. Lucquet fuæ Nationis nomine fic cenfuit, fideliffima Picardorum Natio ratam & gratam habet electionem D. Rectoris.

D. Yfambert Normaniæ Procurator fic cenfuit, veneranda Normanorum Natio te, Rector Ampliffime, confirmat in
Rectorem Vniuerfitatis ftudiorum.

D. Poërus Germaniæ Procurator fententiam ita protulit,
conftantiffima Germanorum Natio D. Rectorem hefternis
comitiis renunciatum fuo calculo iterum confirmat. His peractis ita conclufit D. Rector, Proceres Academiæ pro veftra
fingulari humanitate vultis me Rectorio munere defungi. Et
ita vobifcum concludo. Tum D. Rector honorificè deductus eft ad fuas ædes Nauarricas, vbi propter Quadragefimæ
ieiunium prætermiffum eft ientaculum.

*Hæc omnia Acta collata fuerunt & recognita per me Scribam
eiufdem Vniuerfitatis fubfignatum Parifiis anno Domini* 1651. *die*
29. *Nouembris.*   *QVINTAINE.*

ACTES CONCERNANS

les Sermens que *Monsieur le Recteur reçoit des Escholiers, Officiers & Suppofts de l'Vniuerfité de Paris; Et moyens pour éuiter les fraudes & abus en l'obtention des Lettres de Scholarité, Priuileges & Degrez.*

Iuramenta Scholasticorum.

PRIMÒ vos iurabitis, *quòd toto tempore veftræ vitæ*, AD QVEMCVMQVE STATVM DEVENERITIS, feruabitis & procurabitis feruari priuilegia, iura, libertates, franchifias & ftatuta Vniuerfitatis Parifienfis.

Secundò iurabitis, quòd fi fciueritis fecreta Vniuerfitatis Parifienfis, nullibi reuelabitis, neque dicetis *in præiudicium eiufdem Vniuerfitatis.*

Tertiò iurabitis, quòd toto tempore veftræ vitæ, AD QVEMCVMQVE STATVM DEVENERITIS, *exhibebitis* D. Rectori *honorem, reuerentiam;* & Rectoriæ eiufdem Vniuerfitatis Parifienfis, eidem D. Rectori obediendo in omnibus licitis & honeftis.

Quartò iurabitis, quòd fi fciueritis aliquam iniuriam inferri dicto D. Rectori, aut alicui Magiftro, fignanter Regenti, procurabitis emendam condignam fieri dicto D Rectori ac Magiftro fic patienti pro toto poffe, neque partem iniuriarium quocumque modo fouebitis directè aut indirectè.

Quintò iurabitis quòd toto tempore veftræ vitæ *feruabitis pacem & concordiam* inter Suppofita Vniuerfitatis Parifienfis.

Sextò iurabitis, quòd nomen & cognomen veftrum fideliter dicetis.

A

Septimò iurabitis. *Quòd secundùm Ecclesiam Catholicam, Apostolicam & Romanam viuetis, à qua si defeceritis, priuilegiis Academiæ priuabimini eritisque expuncti.*

Ces articles sont aussi en François pour ceux qui n'entendent point le Latin, & il y en a encore quelques-vns adioustés pour les Officiers de l'Vniuersité selon la qualité de leurs Offices.

Formulaire des Lettres de Scholarité.

Vniuersis præsentes Literas inspecturis   Rector Vniuersitatis, Magistrorum, Doctorum, & Scholarium Parisiis studentium salutem in Domino. Notum facimus quòd dilectus noster   Diœcesis Scholaris actu studens Parisiis in Collegio sub   Professore   Ordinis. Die datæ præsentium in nostris manibus Iuratus fuit, ac prædictæ Vniuersitatis commentariis sub hac nostra præsenti Rectoria per nos inscriptus & immatriculatus. Quare nos dictum Scholarem priuilegiis, immunitatibus & libertatibus dictæ Vniuersitatis vti & gaudere volumus ac defendi quocunque se duxerit transferendum. Datum Parisiis sub sigillo Rectoriæ præfatæ Vniuersitatis, Anno Domini

Vniuersis Christi fidelibus Rector & Procuratores quatuor Nationum cæterique Magistri Regentes Parisius in Artibus salutem in omnium Saluatore. Noueritis quòd nos omnes & singuli considerantes nostram Facultatem multipliciter esse lapsam, lapsum eius cupientes pro totis viribus reparare, & ad hoc apud S. Iulianum vocati & specialiter congregati, de consensu vnanimi, nullo contradicente, longo tractatu & diligenti super hoc habito, statuimus & ordinamus quòd nulli Bachelario *vbicumque licentiatus fuerit* * inferiùs vel * superiùs, dies ad *incipiendum de cætero* assignetur nisi prius omni fraude amota Rectori iurauerit se determinasse Parisius vel alibi in alio *studio generali* vbi sint ad minus duodecim Magistri Regentes. Secundò statuimus quòd nullus *cuiuscunque conditionis fuerit*, donec se ita deter-

---

Side notes (left margin):

Il demeure entre les mains de Monsieur le Recteur vn certificat signé du Regent de la Classe & du Principal du College ou l'Escholier étudie actuellemēt depuis six mois pour le moins.

* In examine sanctæ Virginis
* In examine sanctæ Genouefæ.

minasse Examinatoribus iurauerit, ad examen superius admittatur. Tertio statuimus, quòd examinatores in sua institutione iurabunt, quòd nullum Bachelarium ad examen superius recipient, donec prius iurauerit se determinasse sicut
superiùs est expressum. Quartò statuimus quod si Bache-
larius Licentiatus in istis periurus inuentus fuerit, *eius Licen-*
tiâ, si incœperit *eius Magisterium*, quo ad hoc sibi prorsus de-
negata gratia, *per scholas & sermones publicè reuocetur.* Quintò
statuimus quòd iurent Magistri Bachelarios præsentantes,
antequam Bachelarij eorum audiantur quod si contingeret
eos scire siue ante Licentiam siue post, suos Bachelarios vel
quoscumque alios non determinasse sicut superiùs est expressum, Rectori quamcitiùs poterunt reuelabunt. Hæc
autem omnia statuimus, concessimus, volumus inuiolabiliter obseruari super hoc data fide cuiuslibet corporali, retenta tamen potestate diminuendi, addendi, corrigendi, si necesse fuerit & mutandi. In cuius rei testimonium sigilla quatuor Nationum iussimus apponenda. Datum anno Domini
millesimo ducentesimo septuagesimo octauo die veneris
post Purificationem beatæ Mariæ virginis.

IN nomine Domini Amen. Per hoc præsens publicum
instrumentum cunctis pateat euidenter, quòd anno eiusdem 1328. die tertia mensis Septembris, indictione II. Pontificatus SS. in Christo Patris ac D. nostri D. Ioannis diuinâ
prouidentiâ Papæ XXII. anno 12. in mei Notarij publici &
testium infra scriptorum præsentia constitutus M. Robertus
de Pilmor Rector Vniuersitatis tunc temporis Magistrorum
& Scholariū Parisiensium, circa horam Tertiæ in congregatione generali apud S. Maturinum Parif. tenens in manu sua
quandam scedulam legit ibidem quædam statuta in eadem
scedulâ contenta coram omnibus ibidem existentibus, cuius
quidem scedulæ tenor dicta statuta continentis sequitur in
hæc verba. *Vt malitiis & fraudibus eorum, qui sub prætextu*
scholaritatis, priuilegiis & libertatibus Vniuersitatis fallaciter
abutuntur, via prout est possibile præcludatur, statuimus quòd
de cætero nulli Scholari per Rectorem vel Deputatos qui
tempore fuerint, litera aliqua sub quauis forma signetur,

A ij

vel concedatur seu aliquatenus admittatur, nisi Magister cuius scholas frequentabit Scholaris, sacrosanctis Scripturis prius corporaliter tactis in præsentia Rectoris & Deputatorum qui pro tempore fuerint, iuret quòd credit illum esse verum Scholarem non fictum: volentes quòd licet in principio causæ vel negotij fuerit huiusmodi præstitum iuramentum, non tamen sufficiat quoad alias literas postmodum obtinendas: imò pro quacumque litera in eodem vel alio negotio obtinenda forma prædicta iurabitur per Magistrum. Iniungentes nihilominus Rectori & Deputatis qui pro tempore fuerint & eorum singulis sub debito iuramento, ne literas quibusuis Scholaribus, aliter quam prædictum, signent seu concedāt, vel etiam quouis modo scienter transire permittant, Verùm ne grauiores personas ex hoc nimiùm fatigari contingat, volumus pro Magistris in Theologia, Canonica, vel Physica Facultate, sufficiat semel in anno, maximè circa principium studij in congregatione generali præstare huiusmodi iuramentū: videlicet quòd non perhibebunt pro aliquo testimonium quem non credāt verum esse Scholarem, & extunc sufficiet Scholari scedula signata sigillo Magistri sic iurati continens eum suum esse Scholarē. Scholaris verò qui literas obtinere voluerit coram Rectore & Deputatis personaliter comparebit, & verbis latinis seriatim & sine interpositione verborum gallicorum negotiuṃ suum per se non per alium explicabit totaliter. Iniungētes pari modo Rectori & Deputatis qui pro tempore fuerint & eorum singulis, ne quibuscumque Scholaribus quouis modo literas concedant vel signent & transire permittant, nisi Scholaris prædicta seruauerit cum effectu. Adiicientes nihilominus quòd idē Scholaris personaliter tactis sacrosanctis Scripturis præstet corporaliter iuramentum, quòd ipse verus Scholaris existit. Qua quidem scedula sic ibidem publicè lecta & in deliberatione posita, deliberauit Decanus in Medicina qui erat pro tempore pro se & pro Facultate sua in hunc modū, placet nobis quòd ista statuta siue remedia & abinde & exinde confirmentur, & eodem modo deliberauerūt Decretistæ & Theologi. Super quibus omnibus præfatus rector petiit à me publico Notario sibi fieri publicum instrumentum. Acta fuerunt hæc Parisius anno, indictione, mense, die, loco & hora prædictis, præsentibus ad hæc venerabilibus & discretis viris

M. Petro de Abbatis villa & Nicolao Cordifer in Theologia, Ioa. de Ville-rofe & Ioa. de Pruniaco in Decretis, Ioa. Pipe & Iacobo de Cancaranaua in Medicina, Io. de Diuion ac Henrico de Sandoya in Artibus teftibus ad præmiffa vocatis fpecialiter & rogatis.

Et ego Garinus de Pymino Clericus Seno. Diœc. publicus authoritate Apoftolica Notarius vna cum teftibus fupradictis, dum hæc omnia & fingula fierent & ordinarentur præfens interfui, & fuper hoc publicum inftrumentum fcribi feci & in firmam publicam redigi, meque hic fubfcripfi figno meo confueto fignaui ad hæc fpecialiter requifitus & rogatus.

STatuimus quòd quilibet Baccalarius admittendus ad determinandum in Artibus, vel etiam ad legendum in aliis Facultatibus *iuret in fua Facultate honorem Rectori & Rectoriæ, ftatutaque, priuilegia, libertates & confuetudines laudabiles Vniuerfitatis Parifienfis obferuare & defendere,* AD QVEMCVMQVE STATVM DEVENERIT.

Cét article eft tiré d'vn acte de l'Vniuerfité fait le 9. Iauier 1384. & imprimé pag. 2. d'vn Recueil intitulé, Actes tirez des Archiues & Regiftres de l'Vniuerfité, pour iuftifier fa iurifdiction exercée par fes Deputez.

DOmine Rector ego Ioa. de Trepone Doctor actu regens Parifius in Facultate Decretorum certifico vobis M. Ioa. de Gieyo *effe & fuiffe meum verum & continuum Scholarem in prædicta Facultate.* In cuius rei teftimonium fignetum meum folitum huic præfenti fcedulæ appofui, anno Domini 1414.15. die menfis Martij. Sigillum eft appofitum in cera rubea.

PRohibemus ne Rector Vniuerfitatis pro tempore cuiquam literam teftimonialem det qua declaret ipfum Scholarem, &, vt vulgò dicunt fuper Scholaria fcedulam tradat aut figillet, nifi fibi per fcedulam fui legentis de mane de audientia frequentiaque Scholarum præmiffa fibi conftiterit, vna cum fcedula fui Doctoris. Et ne paffim fcedulæ à Doctoribus concedantur, & omnia clariùs ordinatiùfque procedant, inhibemus quoque ipfis Doctoribus, ne fcedulas ad Baccalariatum volentibus promoueri concedant, nifi priùs eis literæ legentium exhibeantur de prædicta frequentatione fcholarum & fedulitate lectionum teftimonium perhibentes. Mandamus autem ne quifquam prætendere

A iij

poſſit ignorantiam, hoc ſaluberrimum ſtatutum noſtrum
per annos ſingulos in principiis Ordinariorum publicari.
Item *quia ſæpiſſime, furtiuè & per ſubreptionem aliqui inuenti ſunt*
gradum Baccalariatus obtinuiſſe, ſtatuimus vt nullus legens de
mane literam certificatoriam ſuæ auditionis lecturæ alicui concedat,
niſi veraciter informatus ſciuerit ipſum Scholarem eandem lectio-
nem audiuiſſe & debitè continuaſſe abſque fraude & cum librorum
dilatione.

Ex ſcriptum è Reformatione Cardinalis à Toutauilla circa Fa-
cultatem Decretorum facta anno Domini 1452.

ANno Domini 1452. die 29. menſis Iulij, congregata
alma Vniuerſitas Pariſienſis apud S. Maturinum *vo-*
luit quòd omnes Scholares cuiuſcumque Facultatis iurarent D. Re-
ctori, ante ſuſceptionem primi gradus in ſua Facultate, aliàs ad
gradum illum non admitterentur, vt primum gradum Baccalariatus. Acta ſunt hæc tempore & loco quibus ſupra.
Signatum DANIEL cum ſyngrapha.

ANno Domini 1455. die 22. menſis Aprilis congregata
fuit Vniuerſitas apud S. Bernardum ad acceptandas
oblationes factas per Doctores Decretorum & ad ſigillan-
das eas. Placuit Vniuerſitati acceptare illam literam per
DD. Decretorum Vniuerſitati oblatam, aliquibus articulis
immutatis in ipſa contentis, & aliquibus ſuperadditis. *Pla-*
cuit Vniuerſitati quòd nullus admitteretur ad gradum Baccalaria-
tus in quacumque Facultate, niſi prius iurauerit D. Rectori iura-
menta communia.

Cét article eſt
tiré de la Decla-
ration de Louis
XII. de l'an-
née 1498.

AVcun par vertu du mandement de ſcholarité ne puiſſe eſtre cité ny adiourné ſous ombre dudit Priuilege
pardeuant leſdits Conſeruateurs, & tiré hors des metes &
juriſdictions ordinaires, ſinon que celuy qui ſe dit Eſcholier, ſoit
vray Eſcholier eſtudiant en Vniuerſité fameuſe ſans fraude : en laquelle il ait reſidé, & eſtudié par l'eſpace de ſix mois entiers, auant
qu'auoir obtenu la teſtimoniale du Recteur.

ANno 1549. die Martis in craſtino diui Ioannis Baptiſtæ 25. menſis Iunij, congregati fuerunt DD. Deputati apud S. Maturinum ſolenniter vt moris eſt, *ſuper inſtructione noui D. Rectoris.* Comparuerunt ibidem D. Nicolaus Corneille nouus Rector, Ioannes Mareſchal antiquus Rector, Iacobus de Aula ſacræ Theologiæ Profeſſor pro Decano eiuſdem Facultatis, Rebuffi Iuris Canonici Doctor ac eiuſdem Facultatis Decanus, Claudius Zolin Medicinæ Doctor pro Decano eiuſdem Facultatis Medicinæ : Gallicanæ & Germaniæ Nationum Procuratores.

D. Rector poſtquam expoſuit qualiter nouiſſimè electus fuerit in Rectorem eiuſdem Vniuerſitatis, *petiit ſe inſtrui de rebus agendis.* Itaque præfatus M. Ioannes Mareſchal antiquus Rector tria eſſe poriſſimùm dixit, de quibus idem D. Rector docendus erat. *Primùm enim expoſuit eo in ſtatu eſſe pratum Clericorum, vt ſummo ſtudio curandum ſit, quò, figura illa & effigies, quæ de eo & confecta & à Monachis S. Germani de pratis approbata eſt, proximo quoque tempore exhibeatur Iudicibus ſiue Commiſſariis hac in parte iam deputatis.* Deinde diligenter proſpiciendum eſſe cenſuerunt quò dicendi de priuilegiis & immunitatibus ipſius Vniuerſitatis locus detur, & orandi pro eiſdem apud Regiam Maieſtatem aliquando pateat aditus & acceſſus. *Adhæc retulit ſe admonitum fuiſſe à D. Nicolao Maillart Doctore Theologo, quoſdam ex ipſo Ordine Theologorum aliquando inueniri, maximè Religioſos, qui cum fidem Vniuerſitati minimè dederint, nec ſint Scholares Iurati, tamen priuilegiis eiuſdē Vniuerſitatis vti, eaque ſibi vindicare plerumque non erubeſcunt: Propterea id à D. Decano eiuſdem Facultatis Theologiæ petendum exiſtimauit, vt neminem poſthac ad gradum Doctoratus admitti permittat, quin priùs fidem D. Rectori præſtari ſolitam præſtiterit.* Porro idem D. Mareſchal recenſuit ſe nuper in excipiendis Rege & Regina ſumptus aliquos feciſſe, proptereà illos ſibi refundi petiit. Matura deliberatione ſuper his præhabita, primùm ipſi DD. Deputati pollicentur D. Rectori opem & fauorem in omnibus ſuis rebus agendis: Deinde maximè laudant & approbant quæ ab ipſo D. Mareſchal antiquo Rectore propoſita ſunt, in quibus inuigilandum eſſe cenſent; porro annunt eiuſdem D. Mareſ-

chal iuſtiſſimæ petitioni illíque expenſas per eum, vt præfertur, actas reſtitui volunt. *Et ita organo D. Corneille Re-*
Ctoris concluſum extitit.

ANno Domini 1550. decimo Kal. Ianu. alma Pariſiorum Academia conuocata. Rotulum nominatorum
ad Sacerdotia aperiendum cenſuit *neminemque ad nomina-*
tionem, imò nec ad actum Baccalaureatus etiam in ſuperioribus Fa-
cultatibus, tametſi is etiam clauſtrali Religioni obnoxius eſſet, reci-
piendum, niſi is priùs Rectori fidem dederit. Demùm duos ex vi-
ginti quatuor Librariis ad Rectorem citandos qui rei papyetariæ
præeſſent, eligendos cenſuit. Syngrapha appoſita.

Ar eſt de la Cour de Parlement, du 13. Avril 1556.

HENRY par la grace de Dieu, Roy de France, A tous
ceux qui ces preſentes lettres verront, Salut. Comme
ce iourd'huy datte des preſentes, comparans en noſtre Cour
de Parlement les Recteur & Vniuerſité de noſtre ville de
Paris, demandant & requerant l'entherinement de deux
Requeſtes d'vne-part : Et noſtre amé & feal Conſeiller &
Secretaire de nos Finances & Treſorier de noſtre Ordre,
Maiſtre Nicolas le Gendre, Seigneur de Villeroy Greffier
& Notaire de la conſeruation des Priuileges Royaux de ladite Vniuerſité, deffendeur à l'entherinement deſdites Requeſtes d'autre : Noſtre dite Cour à ordonné & arreſté, oüy
ſur ce noſtre Procureur general, Que defenſes ſont faites
audit deffendeur & à ſes Commis de ne ſigner d'oreſnauant
aucunes Protections & Commiſſions en premiere inſtance,
qu'en icelles protections & commiſſions ne ſoient inſerez
ces mots, *Apres qu'il nous eſt apparu de la lettre teſtimoniale de*
Scholarité, de tel expoſant, dattée du iour de, & ſignée de tel à pre-
ſent Recteur de ladite Vniuerſité : Et au ſurplus que ſi aucunes
teſtimoniales leur ſont portées par ceux qui voudront obtenir icelles protections ou commiſſions, leſquelles ne ſeront ſignées du Recteur qui lors ſera, ne ſignera ledit def-

fendeur

fendeur icelles protections & commissions, *ains renuoyera ceux qui voudront obtenir icelles protections pour auoir testimoniale du Recteur qui lors sera*, & ce pour éuiter aux abus que commettent aucuns sous le nom de Scholarité, lesquels lors qu'ils obtiennent lesdites commissions & protections ne sont residens en cette ville de Paris. *Et pareillement sont faites inhibitions & deffenses au Recteur de ladite Vniuersité de bailler aucunes lettres de Scholarité, qu'il ne luy soit apparu de la continuation de l'estude & residence à Paris de son Escholier, & de la vraye reception de supposts d'icelle Vniuersité.* Et seront lesdites protections & commissions d'oresnauant faites par les Clercs du Greffe dudit Chastelet commis par ledit deffendeur ou sesdits commis, *lesquels seront tenus au bas de la marge desdites protectiõs & commissions mettre leur nom.* Afin que s'il aduient aucunes fautes ausdites commissions & protections, qu'on se puisse addresser contre celuy qui aura commis la faute. Et à ce que ce que dessus soit obserué, seront lesdits demandeurs à chacune eslection qui se fera d'vn nouueau Recteur, tenus d'enuoyer au Greffe dudit Chastelet à l'vn des commis dudit deffendeur le nom du Recteur qui aura esté esleu, lequel iceux deffendeurs seront tenus enregistrer au registre du Greffe dudit Chastelet. Si donnons en mandement & commettons par ces presentes au premier des Huissiers de nostre dite Cour, ou nostre Sergent sur ce requis, qu'à la Requeste desdits demandeurs ces presentes il mette à execution selon leur forme & teneur, en ce que execution y est requise: Commandons à tous nos Iusticiers & subiets qu'à luy ce faisant soit obey. Donné à Paris en nostre Parlement le troisiesme iour d'Auril, l'an de grace mil cinq cens cinquante six apres Pasques, & de nostrereigne le dixiéme. Et seellé sur simple queuë de cire iaulne. Et plus bas, Par la Chambre.   Signé, DE S. GERMAIN.
      Et au dos est escrit.

Le quinziéme iour des mois & an contenus de l'autre part, fut ce present Arrest montré & signifié à M. Anthoine Trouué commis de Monsieur le Greffier du Chastelet de Paris, & à Maistre François Goyet aussi commis dudit Greffier au Greffe des commissions dudit

Chaſtelet, parlant à la perſonne audit Trouué au parc Ciuil dudit Chaſtelet, & en ce faiſant parlant comme deſſus, leur ay fait les inhibitions & deffenſes contenuës & declarées de l'autre part, Declarant audit Trouué, tant pour luy que pour ledit Goyet, que vn nommé Maiſtre Nicole Deu eſt à preſent Recteur de l'Vniuerſité de Paris, à ce que iceux Trouué & Goyet n'ayent à pretendre cauſe d'ignorance, tant du contenu audit preſent Arreſt que du nom du preſent Recteur, laquelle ſignification dudit preſent Arreſt, ledit Trouué a promis faire ſçauoir audit Goyet, auquel Trouué a eſté baillé deux coppies dudit Arreſt & de la ſignification d'iceluy. Fait par moy DE PRESLE.

ANno Domini 1558. Id. Febr. D. Petrus Viel noſtræ Academiæ Rector vigilantiſſimus in Comitiis publicis apud ædem diuo Maturino ſacram conqueſtus eſt de Ordine Iuris-peritorum ob contemptum Rectoriæ dignitatis, quòd in ſuis Actibus Rectorem non inuitarent, quòdque eorum Apparitor eius rei commonefactus Rectorem neglexiſſet, nec eius imperio paruiſſet: *Quocirca omnium Facultatum ſuperiorum & Nationum conſenſu concluſum eſt Iuriſ-peritos non fruituros priuilegiis Vniuerſitatis, niſi prius dictæ Vniuerſitati fidem dediſſent, & Iuratorum Scholaſticorum catalogo fuiſſent aſcripti.* Apparitori autem imperatum eſt, ne quem actum in Iuris-peritorum Scholis fieri permitteret, *niſi prius ſolenniter inuitato D. Rectore ex more aliarum Facultatum.*

ANno Domini 1565. Kal. Mart. conuocata fuit in ædem Maturinorum Vniuerſitas, ibique omnium ſuffragiis concluſum vt omnes *Burſarij tanquam Academiæ alumni, atque Monachi qui gradum aliquem eſſent in Academia aſſecuturi, fidem Rectori ac Vniuerſitati præſtarent, eamque renouarent quotannis Bibliopolæ Iurati.*

<table><tr><td>

Ces deux articles ſõt tirés d'vn Arreſt du 20. Septembre 1577.

</td><td>

LEs Regens Artiens bailleront le roolle & catalogue de leurs Diſciples ſignez de leurs mains aux Principaux des Colleges, afin que la vigile de la Purification Noſtre-Dame, leſdits Principaux les deliurent aux Recteur pour les mettre au coffre public, & ſur les licences les conferer

</td></tr></table>

auec les regiſtres des Bedeaux en la preſence de quatre
Cenſeurs. *Et au cas qu'il y ait quelque abus par la faute des*
Principaux, Regens ou Bedeaux, ſera aduiſé par le Reſteur &
autres Suppoſts de ladite Vniuerſité de l'amende enuers les def-
faillans.

Ceux qui voudront paruenir *aux degrez des Facultez tant*
de *Theologie, Decret &* Medecine, *que des Arts, apres auoir eſtudié*
par le temps reſpeſtiuement introduit par les SS. Decrets & Or-
donnãces, & ſans vſer d'anticipation & abbreuiation deſdits temps,
feront à certains iours, qui pour ce faire ſeront determinez, leurs aſtes
tant de Bachelerie que Licences publiquement & ſolennellement en
chappes, ſelon l'ancienne & loüable couſtume : Sans toutesfois y
faire banquets, ny deſpenſe ſuperfluë : autrement à faute
de ce faire, ladite Cour a declaré & declare tels degrez & temps
d'eſtude nuls & de nul effet & valeur, ſans qu'on ait eſgard aux iu-
gemens des procés qui interuiendront à cauſe des nominatiõs par
ceux qui n'auront eſtudié par le temps reſpeſtiuement introduit par
les SS. Decrets & Ordonnances, & qui n'auront fait leurſdits
aſtes publiquement & ſolennellements comme dit eſt. Et deffenſe aux
Reſteur, Chancelier, Doſteurs & Regens les receuoir auſdits degrez,
ne leurs oſtroyer nominations.

Ne ſeront deliurez aucuns Mandemens par les Conſeruateurs des Priuileges Apoſtoliques ou Royaux,
ne par leurs Greffiers pour Eſcholiers, Doſteurs Regens,
Principaux, Leſteurs, Bedeaux, Meſſagers, Suppoſts ou
Officiers des Vniuerſitez, *que premierement, ne leur apparoiſſe*
des lettres teſtimoniales de l'eſtude, regence, leſture & ſeruice : Ne
vaudront telles lettres d'Eſcholiers, ſi elles ne ſont ſignez de leurs
Principaux & Doſteurs aſtuellement Regens & liſans ordinaire-
ment. Et ne ſeront deliurées & expediées ſinon aux Eſcholiers pre-
ſens en perſonnes, & leſquels pour cét effet ſe ſouſcriront au papier
du Reſteur.

Tout examen ſera fait, & chacun degré paſſé en public
où ſe trouueront tous les Maiſtres & Doſteurs Regens de
la Faculté aſſiſtez des Bedeaux, ſelon les anciennes ſolennitez & ceremonies. Leſquelles nous entendons eſtre inuiolablement gardées, & ce ſans faire aucuns banquets, *decla-*

Extraiſt
des Eſtats
de Blois
1579.

B ij

rans toutes collations de degré faites en chambre , & en priué nulles
& de nul effet & valeur.

Les Degrez né seront conferez sinon à personnes qui
auront estudié par temps & interualles opportuns, selon
les Ordonnances des Rois nos predecesseurs, *dont ils seront*
tenus faire apparoir par certificat & rapport de leurs Regens &
Recteur.

ANno Domini 1581. mense Octobri cùm esset Rectori renunciatum nonnullos in Academia obscæna
& turpia in suggestu alicubi iuuenes & auditores docere, ne
longiùs malum serperet, nascenti morbo præsens attulit remedium : Sed illud non fuit parui laboris aut curæ medio-
cris Rectorum paulatim collabentem dignitatem restitue-
re, effrænatamque in dies Præceptorum & Scholasticorum
quorumdam augescentem licentiam Rectoriâ cohibere potestate, Quod cum magno conatu studioque in Remp. literariam ageret, Curiæ implorato auxilio Senatus consultum
impetrauit, *quo placuit videri, vt singuli Præceptores, Magistri,*
Regentes tam qui suo iure in vrbe liberè viuerent, quàm qui in Col-
legiis inclusi essent, suæ prouinciæ singulis Rectoribus rationem red-
derent, suorum discipulorum nomina & cognomina exhiberent , at-
que singuli fidem Rectori & Academiæ darent , ne quis imposterum
nomen Scholastici vsurparet , qui non publicis Academiæ commen-
tariis & codicillis Iuratorum inscriberetur.

HEnry par sa grace de Dieu, ROY de France & de Po-
logne : A tous presens & à venir, Salut. Nos Predecesseurs curieux de tirer & recueillir les bonnes Lettres en
ce Royaume , outre les priuileges anciens octroyez à ceux
qui en font profession, *pour accroistre & augmenter leur bonne*
Ville de Paris, capitalle de ce Royaume, y establirēt l'Vniuersité, Et
pour faire que tous les Doctes, grands & sçauans personnages de toutes les parts & Nations de la terre s'y retirassent
plus volontiers, la decorererent du tiltre de leur Fille aisnée
& mirent le Recteur & Docteurs és Facultez de Theologie,
Decret & Medecine, Lecteurs, Regens & Professeurs des
Arts liberaux, Escholiers estudians actuellement, & Sup-

poſts d'icelle en leur protection & ſauuegarde ſpecialle:
Meſmes noſtre tres-honoré predeceſſeur le ʀoy Philippes
de Valois par ſon Edict de l'an 1345. publié en ſon Parlement, crea & eſtablit le Preuoſt de Paris ou ſon Lieutenant,
Conſeruateur des Priuileges de ladite Vniuerſité, luy don-
nant par deliberation de ſon Conſeil, toute juriſdiction &
cognoiſſance de toutes cauſes & matieres tant criminels
que ciuilles deſdits Maiſtres & Eſcholiers, & notamment
& par exprés donnant pouuoir d'attirer pardeuant ledit
Preuoſt de Paris ou ſondit Lieutenant la cognoiſſance de
toutes les cauſes concernans les biens deſdits Docteurs,
Maiſtres & Eſcholiers, pourueu que ce fuſt ſans déguiſe-
ment, fraude ou fiction ſans tranſport ou autre contract ſi-
mullé contre quelsconques perſonnes que ce fuſt, & en
quelque partie du ʀoyaume, pour les juger ſommairement
& de plain, comme il eſt porté plus amplement par ledit
Edict, dérogeant à tous priuileges octroyés ou a octroyer à
ce contraires, en vertu duquel priuilege & autres, qui par
ſucceſſion de temps auroient eſté accordez à ladite Vniuerſité, *elle auroit tellement eſté accruë & augmentée, qu'elle auroit*
acquis la reputation d'eſtre la premiere & la plus floriſſante de tout
le monde, y affluant vne inſinité de perſonnages doctes & d'Eſcho-
liers eſtudians qui la rendoient comme vne pepiniere de tous Arts &
ſciences, meſme noſtre tres-honoré Seigneur & ayeul le Roy Fran-
çois premier qui y eſtablit des Profeſſeurs publics en toutes langues
tant pour cette raiſon, que pource qu'il les maintint en leurs priui-
leges, acquiſt le nom de pere des ſciences & des lettres, Mais comme
leſdites lettres n'ont rien plus ennemy que les ſeditiõs inte-
ſtines & ciuiles, il eſt aduenu que les troubles. leſquels ont
eu cours en cettuy noſtredit ʀoyaume, apportans vn débordement & vne licence, ont auſſi grandemẽt diminuée & de-
prauée ladite Vniuerſité; car outre que les plus doctes s'en
ſont comme exillés ou ſont decedés, & ne s'eſt trouué le ſe-
minaire ſuffiſant pour la repeupler en ſuffiſant nombre d'autres, & qu'au lieu d'Eſcholiers ſont entrés aux Colleges des
Sollliciteurs & Locataires de chambres, la diſcipline y eſtant
pour la pluſpart delaiſſée, les priuileges ſe ſont auſſi abatar-
dis, n'eſtant à la verité raiſonnable les bailler à ceux qui ne

font de la qualité requise, & tiennét le lieu des vrays enfans
de ladite Vniuersité. Toutesfois ayant pleu à Dieu par le bon
ordre qu'auons establý, nous donner la pacification desdits
troubles. Nous ayant nostredite Fille aisnée l'Vniuersité de
Paris, supplié & requis de donner quelque ordre au resta-
blissement de ladite discipline, Nous aurions en l'Assemblée generalle des Estats de nostredit Royaume, tenus à
Blois, fait & ordonné plusieurs Articles de Reglement pour
estre inuiolablement gardés & obseruès, & par le dernier
d'iceux disposé par exprés, que les Vniuersités iouïroient
de tous & chacuns les priuileges dont elles auoient auparauant bien & deuëmét jouý, Suiuant lequel Article & le Priuilege de l'an 345. s'estant presenté en nostredit Conseil vn
different particulier pour vn Escholier estudiant en ladite
Vniuersité pour vne Chappelle assise dans le ressort de nostre Parlement de Bourgongne: Nous de l'aduis de nostredit Conseil d'en aurions renuoyé la cognoissance audit Preuost de Paris depuis sur semblable difficulté aurions deliberé & resolu en faire vn Edict general, perpetuel & irre-
uocable, Et pource en ayant fait communiquer à nos amés
& feaux Aduocats & Procureur generaux en nostre Cour
de Parlement de Paris, & pris l'aduis & deliberation de
nostredit Conseil, auquel estoient plusieurs grands & notables personnages. Par l'aduis & deliberations de nostredit
Conseil, auons dit statué & ordonné, disons, statuons, ordonnons, voulons & nous plaist ce qui s'ensuit. Premierement, que suiuant nostredit Edict fait ausdits Estats de
Blois, ladite Vniuersité soit reformée, l'exercice & la discipline restablis, & les Articles que nous auons faits pour les
Vniuersitez gardez & entretenus soubs les peines y contenuës, Et à ce que lesdits Docteurs esdites Facultés de Theologie
Ars & Medecine, Maistre ès Arts, & Regens lisans & instruisans
actuellement la iennesse & Escholiers estudians aussi actuellement
ne soient distraits de leur vacation & estudes & contraints les a-
bandonner pour aller demander justice ou laisser perdre leurs droicts,
biens & possessions, Auons ordonné & ordonnons par les presentes
que ledit Preuost de Paris ou son Lieutenant, soit comme il a esté
par le passé Iuge Conseruateur de tous les priuileges de ladite Vni-

uersité, Et ce faisant, luy auons donné & attribué, donnons & attri-
buons la cognoissance de tous les procés & differends concernans les
biens & droicts desdits Docteurs desdites Facultez, Maistres és
Arts, Regens & Escholiers lisans & estudians actuellement ainsi
que dit est soit en demandant ou deffendant. Pourueu qu'il soit
question de chose excedant la somme de vingt escus pour
vne fois en quelque jurisdiction que lesdites causes & procez soient
Pendans, & encores que ce soit hors le destroit & ressort de nostredite
Cour de Parlement de Paris, & dedans les fins & limites des autres Cours de Parlemens de nostre Royaume, nonobstant quelsconques priuileges à ce contraires; Ausquels nous auons pour ce regard,
& en faueur de nostredite tres-chere & bien-aymée Fille l'Vniuersité de Paris, derogé & derogons par ces presentes, aux charges
toutesfois & conditions qui s'ensuiuent. Premierement,
que les lettres de testimonialle de l'estude, Regence, lecture & seruice
ne seront baillées & expediées par le Recteur de ladite Vniuersité
que à ceux qui liront, seruiront & estudieront actuellement le temps
d'estude, deuement obserué & sans fraude ny déguisement, & dont
il aura non seulement parfaicte & certaine cognoissance, mais aussi
témoignage & attestation des Principaux des Colleges ou des Docteurs, desquels il aura aussi bonne & asseurée cognoissance qu'il ny
puisse estre surpris, à peine d'en respondre en son nom, & de
deschoir de tous priuileges, & d'en estre priué. Voulons
que ceux qui auront par surprinse ou autrement obtenu
lesdites lettres testimonialles, n'estans de la qualité requise, comme soliciteurs & autres, comme plusieurs se sont iet-
tés dans les Colleges soient non seulement priués du fruict
de ladite testimonialle, mais punis corporellement pour
auoir sciemment & par dol exprés supposé vne fausse qualité, sans que ladite punition leur puisse estre remise ny mo-
derée; Et pour obuier à la fraude que font aucuns qui demeurent toute leur vie en ladite Vniuersité soy disans Escholiers estudians en icelle sans faire aucune lecture, soit pu-
blicque ou priuée, Regence ou pedagogie, voulons, entendons & nous plaist, que le temps d'estude soit limité selon qu'il est
par les Concordats, & que iceluy expiré, lesdits eux disans escholiers ne puissent iouyr des priuileges de ladite Vniuersité;
A sçauoir pour ceux qui estudient en ladite Faculté de

Theologie de dix ans qui est le temps dans lequel ils peuuent acquerir le degré doctoral, Ceux qui estudient au droit Canon ou Medecine sept, & ceux qui estudient aux Arts cinq; Entendant toutesfois que ceux qui lisent actuellement, soit ausdites Facultés ou és sciences & Arts liberalles ou ceux qui vacquent assiduellement à l'institution des enfans, iouïssent mesmes apres lesdits temps & tant qu'ils vacqueront actuellement en leursdites charges dudit priuilege. *Et auons deffendu & deffendons audit Preuost de Paris ou son Lieutenant, de donner aucun mandement, ny permettre d'en estre donné par son Greffier, que premierement ne leur apparoisse desdites lettres testimonialles de l'estude, Regence, lecture & seruice signés des Principaux Docteurs ou Regens lisans ordinairement & actuellement, & pour le moins signées de quatre, & voulons que le pretendu Escholier ou Regent se souscriue au papier du Recteur, pour sçauoir son nom, sa demeure & sa qualité, afin qu'en cas de fraude il soit puny.* Deffendons aussi bailler aucuns mandemens en vertu de transport quel qu'il soit, sinon de pere à fils, & pour employer au fait de l'estude seulemét. Et où il se trouueroit que le droict fust acquis audit Escholier ou pretendu par simulation, collusion, déguisement, interposition, dol ou fraude, Voulons que non seulement il soit priué dudit priuilege, mais tant le cedát que cessionnaire priués de tous droicts & condamnés en vne amande, & condamnation pecuniaire telle que nostredit Preuost de Paris verra estre à faire. SI DONNONS EN MANDEMENT à nos amés & feaux Conseillers les Gens tenans nos Cours de Parlement, Preuosts, Baillifs, Seneschaux, & autres nos Iusticiers & Officiers, & chacun d'eux : Si comme à luy appartiendra, que nos presens Edict & Declaration ils facent lire, publier & enregistrer, gardent & obseruent, fassent garder, obseruer & entretenir de point en point selon sa forme & teneur. Car tel est nostre plaisir : Et pour ce que de ces presentes l'on pourra auoir à faire en plusieurs & diuers lieux, Nous voulons qu'au vidimus d'icelles, fait par l'vn de nos amés & feaux Notaires & Secretaires, ou soubs seel Royal, pleine foy soit adioustée comme au propre original, auquel afin que ce soit chose ferme & stable à tousiours, nous auons

fait

fait mettre noſtre ſeel, ſauf en autres choſes noſtre droiét &
l'autruy en toutes. Donné à S. Maur au mois de Iuin, l'an
de grace 1584. & de noſtre Regne le vnziéme. Signé, par le
Roy en ſon Conſeil DE L'AVBESPINE, & à coſté ſur le reply
Viſa, & ſeellé en lacqs de ſoye rouge & verd, en cire verd.

Die Martis 8. menſis Iunij anno 1599. apud Collegium
Nauarræ in cubiculo D. Rectoris horâ quintâ à meridie congregati fuerunt DD. Deputati almæ Vniuerſitatis
Pariſienſis. Ibidem comparuerunt venerabiles & circumſpecti viri DD. *Franciſcus Gautier Rector, Renatus Benoiſt, Do-*
ctor Theologus Decanus ſuæ Facultatis, Druſus Comteſſe Doctor
Theologus, Claudius Minos Iuris Canonici Doctor Decanus an-
tiquus ſuæ Facultatis, Nicolaus Ellain Doctor Medicus Decanus
Facultatis Medicinæ: Franciæ, Picardiæ, & Germaniæ Procu-
ratores cum Mag. Michaële Colin Procuratore Fiſcali eiuſdem
Vniuerſitatis.

Expoſuit D. Rector cauſam congregationis, eâ expoſitâ
Maturis deliberationibus inter eoſdem DD. Deputatos
præhabitis *probauerunt ydem DD. Deputati vna voce vnoque*
conſenſu negationem literarum Scholaritatis factam à D. Rectore,
cuidam Scholaſtico qui noluit ſeruare formam iuramenti, maximè in
eo quod pertinet ad Religionem Catholicam profitendam. Statue-
runt ſtandum eſſe ſtaturis Academiæ: Et ita per D. Rectorem & eoſdem DD. Deputatos concluſum extitit.

Extraict des Regiſtres de Parlement.

Entre les Doyen & Docteurs Regens de la Faculté de
droict Canon, appellans comme d'abus de la concluſion faite le quinziéme Decembre mil ſix cens douze, par
les Recteur, Doyens des autres Facultez, Procureurs des
Nations, & autres Maiſtres & Suppoſts de l'Vniuerſité de
Paris : Diſant que nul gradué en la Faculté de Decret, ne
pourroit obtenir lettres de Nomination de ladite Vniuerſité, s'il n'eſtoit Maiſtre és Arts, & de tout ce qui s'en eſt.

C

enfuiuy. Et demandeurs en lettres de conuerſion d'appel en
oppoſition ; Et encores demandeurs en Requeſte par eux
preſentée à la Cour le douzième Mars dernier d'vne part;
Et leſdits Recteur, Doyens, Procureurs & Suppoſts de la
dite Vniuerſité de Paris, inthimez & deffendeurs d'autre
part. Apres que Mauguin pour les appellans & demandeurs, & de la Martilliere pour les inthimez & deffendeurs
auec les Procureurs des parties, ſont demeurez d'accord de
l'appointement qui enſuit. Appointé ſur ce ouy le Procureur General du Roy. Que la Cour a conuerty ledit appel
en oppoſition ; Et faiſant droit ſur ladite oppoſition, Ordonne que les graduez de la Faculté de droict Canon, joüi-
ront comme auparauant du droict de Nomination, & leur
ſeront toutes lettres pour ce regard expediées par le Scribe
de l'Vniuerſité. *A la charge neantmoins, qu'aucun ne pourra
eſtre promeu à l'aduenir aux degrez de ladite Faculté, pour obtenir
des Ordinaires benefices en qualité de gradué ſimple, ou gradué
nommé, ſi au prealable il n'a obtenu du Recteur des Lettres
d'Eſcholier Iuré, dont il fera apparoir. Et afin d'obuier aux
fraudes & falſifications qui ſe pourroient faire à l'aduenir,
ſeront tenus ceux qui ſe voudront ayder en Iuſtice des lettres de leurs degrez de ladite Faculté, obtenir l'année qu'ils
voudront produire vn certificat du Doyen qui ſera en
charge, contenant la verification par luy faite ſur les Regiſtres du iour & datte de l'expedition faite deſdites lettres.
Et ne pourra aucun joüir du benefice deſdites lettres de
Nominations, s'il n'a eſté receu aux degrez de la Faculté
dont il fera profeſſion, auec les ſolennitez requiſes, conformément aux Statuts & Reglemens de la derniere reformation de ladite Vniuerſité, faire és années mil cinq cens dix-
huict & mil ſix cens.* Et ſur le ſurplus des autres demandes,
fins & concluſions reſpectiuement priſes par leſdites parties. Ladite Cour les a miſes hors de Cour & de procés
ſans deſpens. Fait en Parlement, le dernier iour de Decembre mil ſix cens treize. Signé, DV TILLET,

*Le 9. iour d'April 1618. fut l'original de l'Arreſt dont copie eſt
cy-deſſus, derechef monſtré, ſignifié & baillé copie à M. Guillaume*

du Val Scribe de l'Vniuersité de Paris en son domicile, parlant à sa personne, à ce que du contenu audit Arrest, il n'en pretende cause d'ignorance, par moy Huissier en la Cour de Parlement sous-signé, BOVTEMOTTE *auec paraphe.*

ANno Domini 1626. 27. Octobris apud Lexouæum conuenerunt D. Lelandays pro Decano Theologiæ, quatuor Nationum Procuratores cum nouissimè electis quatuor Censoribus, D. Grangier Professor Regius, D. Canel moderator Montanus, qui omnes cum Procuratore Fisci censuerunt *standum Senatus-consultis, & veteribus Academiæ decretis, quibus cauetur ne literæ Scholaritatis concedantur, non accepto Professoris & Gymnasiarchæ testimonio. Professores Theologos monendos esse, vti cùm singulos propter multitudinem ex vultu agnoscere non possunt, ne testimonia dent, nisi adhibitis tribus aut quatuor viris fide dignis.* Præterea censuerunt omnium Scholasticorum album seu catalogum à Professore & Gymnasiarcha describendum, & ab iisdem D. Rectori tradendum.

L'vsage present est que chaque Professeur en philosophie baille le catalogue de ses Escholiers deux fois par an.

ANno Domini 1626. die vltima Octobris *ad instantiam Amplissimi D. Academiæ Rectoris Guillelmi Mazurij in sacra Theologia Licentiati, anticipata sunt comitia Nouembris,* in quibus post lecturam conclusionum præcedentium, *Amplissimus D. Rector, eo quo decebat honore exceptus,* quàmplurima exposuit circa conseruationem priuilegiorum Vniuersitatis, *& præsertim Doctorum Regentium, vt vocant, postulauitque vt cautio adhiberetur, ne imposterum DD. Professoribus publicis fucus fieret ab iis qui Scholaritatis literas obtinere cupiunt, vt priuilegiis gaudeant, quamuis nullas lectiones in Vniuersitate exceperint:* Vnde lites quàmplurimæ ad sanctius secretiusque Regis Consilium etiam deuolutæ occasionem præbuerunt illustrissimo D. Regiorum sigillorum custodi conquerendi de ingenti illo priuilegiatorum numero pro quibus literæ, quas vocant Commissionis, expediuntur. Monuit etiam se didicisse eumdem illustrissimum sigillorum custodem cogitare cum quibusdam ex sanctiori Consilio non solùm Scholasticorum, sed etiam Doctorum Re-

Sacræ facultatis Theologiæ.

gentium priuilegia imminuere & ad certum numerum reuocare. Denique petiit, vt ex sacro Theologorum Ordine aliqui seligerentur cum quibus consilium inire posset, antequam prædictum D. sigillorum Regiorum custodem conueniret. *Quibus cum gratiarum actione à toto cœtu
exceptis, in aliquorum MM. NN. comitatu recessit. De quibus omnibus sic censuit Facultas, DD. Professores monendos
esse, ne imposterum literas testimoniales Theologiæ candidatis con-
cederent, nisi sub quatuor locupletissimorum testium sacramento propria eorum syngraphà obfirmato* Secundò nominauit hon. MM.
NN. Filesac, Fayet, Loppé, Gautier, Besse, Hennequin,
Paris & Dupuis qui consilium præberent D. Rectori, quoties necessitas exigeret pro priuilegiorum Vniuersitatis
conseruatione. *Nominauit etiam hon. MM. NN. Gautier,
Besse, Hennequin, Paris & Durand qui eumdem D. Rectorem
prædictæ conclusionis certiorem redderent.*

*Hæc omnia Acta collata fuerunt & recognita per me Scribam
eiusdem Vniuersitatis subsignatum Parisiis anno Domini 1651. die
15. Decembris.*

QVINTAINE.

Actes concernans les Conciles, & les personnes y enuoyées par les trois Facultez, & les quatre Nations de l'Vniuersité de Paris.

ANno Domini 1384. die 18. Septembris, Vniuersitate solemniter congregatâ in S. Maturino, *ad audiendum literas DD. Ducum Biturigiæ, & Burgundiæ, in quibus supplicabant Vniuersitati, vt ipsa daret deputatos ad eundum ad Insulam * vbi debebat esse Concilium pro Ecclesia,* * Vrbem Flandriæ. & quòd illi deputati deferrent secum determinationem Vniuersitatis pro D. Papa Clemente. *Dati fuerunt deputati concorditer per totam Vniuersitatem, pro qua legatione electus fuit M. Guido Custelli concorditer viâ Spiritus sancti pro Natione nostra.*

ANno Domini 1414. facta congregatione Nationis Anglicanæ apud Iacobitas die 27. Ianuarij ad audiendum requisitionem D. Rectoris. Requisiuit enim D. Rector Procuratorem quòd ipse in Natione proponeret recessum Matthiæ Subbedelli, qui iturus erat illo tunc ex parte Vniuersitatis *cum Legatis Vniuersitatis ad Constantiam,* & vt Natio prouideret de alio seruitore, qui loco Matthiæ seruiret scilicet in absentia Matthiæ, & qui esset de libreto D. Rectoris, propter honorem officij Rectoriæ de ordinando substitutum loco Matthiæ. Voluit Natio vt Boëmundus & Matthias inter se conuenirent & ordinarent vnum honestum iuuenem sufficienter indutum, qui vices Matthiæ obiret de hoc quòd substitutus esset de Libreto D. Rectoris. Dixit Natio, sufficit dummodo substitutus aliqualiter honestè sit indutus, & supplicauit D. Rectori vt in hoc esset contentus. Similiter in eodê articulo propositû erat de virgâ, an Natio vellet permittere, vt Bedellus suam virgam *ad Constantiam cum Legatis Vniuersitatis deferret,* & placuit concorditer Nationi vt sua virga transiret cum Legatis, præ-

A

habitâ cautione ad minus consuetâ scilicet obligatione
Vniuersitatis per instrumentum, sicut aliàs habebat, *dum
sua virga ferebatur ad Curiam Romanam per eumdem Bedellum.*
Et eadem obligatio Vniuersitatis pro virga, quæ iret, conclusa fuerat antea apud sanctum Maturinum in generali
congregatione Vniuersitatis per D. Rectorem, super qua
obligatione Vniuersitatis pro virga Nationis Procurator
à Notario Vniuersitatis petiuit instrumentum secundùm
taxam ad minus contentam in antiquo instrumento, &
illa ambo instrumenta scilicet antiquum & nouum posita
sunt in arca Nationis. Sed an virga maior vel minor
deferretur ad Constantiam, Natio fuit indifferens debitæ
proportionis cautione præhabitâ.

ANno Domini 1414. facta congregatione Nationis Anglicanæ 25. die Martij in Ecclesia SS. Cosmæ & Damiani post missam Nationis, *ad audiendum aliquas literas transmissas Nationi de Constantia à nuncio suo.* Gratias agebat Natio
nuntio de nunciis, & annuit supplicationi eius, videlicet
quòd voluit laborare diligenter pro acceleratione pecuniarum suarum, pro tertio mense, & super hoc iniunxit Natio
D. Procuratori quòd in casu quo alij Procuratores facerent mentionem super acceleratione dictarum pecuniarum
in Vniuersitate, quòd etiam faceret nomine Nationis.

FActa congregatione Nationis Anglicanæ apud S. Maturinum anno Domini 1415. mensis Iunij die 13. fuit
computatum per D. Receptorem vel eius locum tenentem
videlicet Mag. Guillelmum Blech tam de receptis quàm de
expositis. Sngulis computatis & defalcatis remanserunt...
præter summam superius positam in proximo calculo sexaginta libræ, septem solidi, octo denarij. Ita tamé quòd de ista
summa *Natio concessit Legato suo Mag. Guillelmo Lochha-
min ad Concilium Constantiæ destinato,* quadraginta quatuor
Francos. In cuius rei testimonium ego Andreas Hequel
Procurator Nationis prædictæ hæc scripsi, sicut moris est
Procuratoribus. Acta constitere die & mense quibus
supra.

ANno Domini 1415. die tertia Iulij in congregatione Vniuersitatis celebrata apud S. Bernardum. *Retracta Natione ad partem vt moris est, fuit facta supplicatio per Mag.* Iacobum Despars pro parte *Mag. Io. de Templis Legati Vniuersitatis ad Constantiense Concilium pro parte Nationis Gallicanæ, quatenus Natio vellet illi subuenire de aliqua summa pecuniæ,* eo quòd dictus Mag. Ioannes de Templis iam per magna tempora steterat in Concilio, *maxime honorando Nationem Gallicanam pro cuius parte missus erat ad Concilium prædictum,* pro quibus temporibus non fuerat dicto Mag. Ioanni satisfactum, & quòd *non erant pecuniæ in Vniuersitate de contributione capitali imposita pro Legatis ad præfatum Concilium.* Super qua supplicatione fuit concorditer deliberatum, quòd *Natio prædicto Mag. Io. de Templis subueniret de propriis pecuniis pro vno mense de summa videlicet, quadraginta scutorum, quæ summæ esset recuperanda super contributione capitali nunc imposita pro Legatis ad præfatum Concilium,* vt præmissum est. Et ita conformiter conclusum est.

FActa congregatione Vniuersitatis in S. Maturino. Anno Domini 1416 die decimo mensis Decembris *ad audiendum minutas mittendas ad diuersos Prælatos, & ad Legatos Studiorum in Concilio generali existentes, super condemnatione propositionum Mag. Ioannis Parui.* Placuerunt minutæ lectæ vt sigillarentur & mitterentur.

Venerabilibus & eruditis viris nostris fidelibus & sincere dilectis nunciis ad sacrum generale Concilium Constantiense nostra ex parte destinatis.

GRauiter & cum magna cordis acerbitate ferimus, venerabiles viri, Magistri & amici dilectissimi, S. D. nostri discessum. Nihilominus sua vota atque iuramenta amplectentes, & ea omni studio prosequi volentes, eidem D. nostro scribimus in forma quæ sequitur. Pacem Ecclesiasticam, beatissime Pater, tot annis totque laboribus & expensis quæsitam, per vestram sapientiam atque charitatem videtur operatura diuinitas, si sacri Constantiensis Concilij ac

vestræ Sanctitatis idem fuerit animus pariter & affectio. Neque tantum valebit diuidentis malignitas, quin vobis in
vnum conuenientibus, Spiritus sanctus animos fidelium in
pacem agat & vnitatem: cuiusmodi concordiæ non sine diuino motu nuper dedit studiosam operam vestra Sanctitas,
cùm Ecclesiæ sanctæ dare pacem per viam puræ & simplicis
cessionis, aliis per Pisanum Concilium de Papatu eiectis similiter cedentibus, ac etiam in quocumque casu haberi possit vnio, spopondit, iurauit & vouit. In quo patuit affectus
religiosæ pietatis, & veri patris ad filios debita compassio.
Nam si vera mater probatur per Salomonem, quòd maluit
materno carere titulo, quàm puerum permittere funestæ
sectioni: quanto magis summus Pontifex paternam affe-
ctionem patefecerit, si Ecclesiæ iamdiu lamentabiliter diui-
sæ redintegrationi, suum dominatum posthabuerit atque
præsidentiam. Itaque non modo cùm mente & intentione
sacri Concilij, verum etiam cum piis desideriis totius Christianitatis & cunctorum mortalium, quos nulla istic agitat
vesania, his votis atque iuramentis vestra sanctitas videtur
egisse. Non quod in hoc facto eiectis de papatu sit deferendum, quamuis & eorum animos in D. lucrifacere satagere
debetis: sed quia tot populis & regnis ac nationibus illos sequentibus, & fortassis in alterationem immensæ discrepatio-
nis alias venturæ, consuli oportuit quorum salutem vestræ
præsidentiæ in vestris votis & iurametis prætulisse videmini.
Quod si operis ab affectu probatum prosecutumque fuerit,
quandiu terrenum orbem mortale genus attollet, vestras
laudes celebrabit omnis ætas. Et pro abdicatione honoris
momentanei, cum merito præmii sempiterni erit vobis paratum nomen cæteris longe gloriosius. Verum beatissime
Pater in hac re nos vnus mouet scrupulus, quod audiuimus vestram sanctitatem à Constantia Schafhusam secessis-
se. Non enim est ille locus potior ad amplitudinem sacri
Concilii ad tantam rem gerendam. Deindè Constantia per vestram sanctitatem fuit electa & per vestram obe-
dientiam humiliter recepta, cæteris etiam gratior videbatur, vtpotè grauis, locuples, ornata ciuitas. Nec videtur
quomodo tali vulneri medelam afferre possit hæc mutatio.

Postremo in ea vrbe veſtra ſanctitas habebat amantiſſi-
mum , Chriſtianiſſimum & inuictiſſimum Imperatorem,
qui tranquillitatem & ſecuritatem præſtare poterat,& iniurias omnes propulſare: habebat ſacrum Collegium Cardinalium, quod non modo pro ſecuritate veſtra, verum etiam
pro honore veſtro atque gloria vſquequaque decertaſſet:
habebat denique totam Eccleſiam ſibi obedientem , longè
cæteros ſuperantem. In qua erat non minima Galliarum natio , quæ non minimo quidem verbo veſtram ſanctitatem
offendi permiſiſſet. Vbinam igitur , ſanctiſſime Pater, perſona veſtra celebrius, ſecurius atque deuotius tractabitur,
quam in vrbe vobis deuota, per vos electa, cum Eccleſia
veſtra, cum Imperatore Chriſtianiſſimo , & cum cæteris de
veſtris votis & iuramentis ſanctiſſimis veſtræ clementiæ
omni die congratulantibus? Non eſt aliquis tam ignarus rerum, tam rudis in re Chriſtiana , tam nihil vnquam de publica pace ac ſalute cogitans, quin intelligat , vbi in Sacramento pacis dandæ manebit ſanctitas veſtra, Concilium ſacrum ac eius partes vniuerſas omnem reuerentiæ cultum,
quem mortalem mortali præſtare fas eſt, veſtrę perſonę prę-
bituras Poſtea cogitet ſanctitas veſtra, clementiſſime Pater,
quid eſt in tractatu quærendę pacis à ſacro Concilio diſce-
dere, quid diſſidere. An primum ſuſpectum ? an ſecundum
damnatum? Et ſi probabilis diſcedendi caperetur occaſio,
nulla tamen inueniretur diſſidendi. Quod ſi hoc velle quiſ-
quam videbitur oppugnantium, viderit ne ſacri Piſani Concilii validius callidi ſentiant inconcuſſa fundamenta. Abſit
beatiſſime Pater, vt in tanta re ſanctitas veſtra à ſacro Concilio diſcordet: hoc enim eſſet ab Eccleſia Dei diſcordare.
Abſit à gloria nominis veſtri , quod ſacrum Concilium ſine
præſentia veſtra rem tam grandem tractet vel terminet. Veſtri eſt, ſanctiſſime Pater, vt nullum in hac re habeatis priorem, nec perſeuerando fortiorem. Propterea ſupplices veſtram ſanctitatem oramus, & per ſanctam Eccleſiam extra
quam qui ſe ponit, ſe perdit, obſecramus, ac etiam per pacem adſperſionis ſanguinis Ieſu Chriſti vos, Pater, obteſta-
mur, vt viſcerum miſericordiæ Dei noſtri memores, in ſacris votis & iuramentis veſtris maneatis: & Conſtantiam ad

A iij

veſtros Fratres & filios deuotiſſimos, imò ad Eccleſiã Dei &
veſtram redeatis, ouili Dominico Papatus ambitione & do-
minandi libidine turpiter diuiſo, pacem Vniuerſalem cum
conſilio Eccleſie illic congregatæ daturi. Nec in hoc addu-
xerit ſanctitatem veſtram male conſulentis pernicies, vt occaſione talis diſceſſus, vel quæſite dilationis complẽdi iuramenti, pax Vniuerſalis per diem retardetur: nec prelatis ſumptibus & tedio confectis, ac ſancta Synodo diſſipata, tantarum rerum volumina rupta compage diffluant, maiori poſtea periculo reuocanda, imò properet ſanctitas veſtra
ſacræ Synodi conſiliis acquieſcere, & eius concluſiones executioni feliciter demandare. Veſtram ſanctitatem, &c. Et quia
de Conſtantienſis Concilii fortitudine ac perſeuerantia ge-
rimus in D. fiduciam, cum quo ſumus firmiter proceſſuri,
ſperamus veſtris laboribus in melius reuocari Cõcilium, voi-
tè ad hanc pacem quæſitam feruentius laborare, atque ex
fortuna non optata conſequi finem optatiorem. Vnde vos
hortamur maiori incumbere labori, & hanc noſtram mentem literis præſentibus inſertam, Vniuerſis patefacere, &
nobis ſæpius quæque ſupra hoc grata reſcribere. Dirigat
mentes & perſonas veſtras, & conſeruet altiſſimus fæliciter.
Datum Pariſiis in congregatione noſtra generali, apud
ſanctum Bernardum ſuper hoc ſpecialiter celebrata, die
ſecunda menſis Aprilis.

Rector & Vniuerſitas ſtudij Pariſienſis.

*Reuerendiſſimis in Chriſto Patribus, Archiepiſcopis,
Epiſcopis, Doctoribus & aliis Dominis Italicam Nationem in ſancta & Vniuerſali Synodo Conſtantienſi
repræſentantibus.*

Feliciter Eccleſie ſucceſſiſſe Dei, Reuerendiſſimi Patres & Domini, nuper exiſtimauimus, cum & Deo volente, & vobis pro debito vocationis veſtre coagentibus,
Dominus noſter ſummus Pontifex viam vouit ceſſionis, atque iurauit. Hinc in tanta animorum alacritate Deo gratias
egimus, ac tanta deuotione in ſacrum Conſtantienſe Con-

cilium fuimus permoti, vt hoc diuinum Concilium arbitra-
remur. Vnde magis miramur, quod dominus noster ab eo
modo tali discesserit, presertim cum ex eo fuerit cum summa laude Ecclesiæ Dei fructum amplissimum allaturus. Nec
venit in mentem nobis, istum discessum posse præstare vnionis incrementum. Equidem, Reuerendissimi Patres, ex multis Paparum vel ambientibus vel occupantibus, bona verba
sæpe audiuimus, sed postea conatus eorum percepimus pol-
licitis obuiantes non quod istud de sanctissimo D. nostro cogitet nostra filialis deuotio, sed quia inniti debemus, ne minima quidé macula schismatis ab aduersariis sibi posset im-
pingi. Cognoscitis quantum sit periculum, in tractatu pacis
Ecclesiasticæ Papá a Concilio generali discedere, quantum
nefas, ab eo dissidere. Propterea egregiam nationem velimus exoratam in domino, vt in Concilio generali Constantiensi persistat, domino nostro ad Concilium generale redire persuadeat: ac vota & iuramenta domini nostri amplectentes, pacem Ecclesiasticam, nulla subterfugiendo discrimina, prosequatur. Eamdem nationem vestram præstantis-
simam tueatur summa æternitas. Scriptum in congregatione nostra generali, apud sanctum Bernardum super hoc specialiter celebrata, secunda die mensis Aprilis.
    Beneuoli vestri Rector & Vniuersitas studij Parisiensis.

*Egregiis inclytisque patribus, viris ex omni gente dilectis,
in salutifero Constantiensi Concilio Vniuersalem
Ecclesiam repræsentantibus.*

EGregii inclytique Patres, viri ex omni gente dilecti, al-
mumque & salutiferum Concilium: Si labori, si gra-
uibus operibus per diuersas vias pacem Ecclesiæ quæsiuistis,
non corpori, non mundanis parcentes diuitiis, sed thesauri-
zantes in cœlo, iam constantius persistendum, iam ambu-
landum cautius, iam opus est incumbere magis. Cum tur-
bidus auster primum dulce spirantes Zephyros à PETRI
nauicula aliquantisper repulit. Sed remis agendum, vt ad
tranquillitatis portum ducatur incolumis. Iam in vobis spes

Catholici populi conſtituta eſt , vos columnas Eccleſiæ fir-
mas vniuerſi laudant & venerantur, & pacem orantes populi manus ad ſidera tendunt. Nam adaucta eſt eo fiducia per
veſtram perſeuerantiam , poſtquam Domini noſtri Papæ
diſceſſum agnouerint. Quamquam diſceſſum ægrè feramus,
multumque ſpes præcedens paſſa eſt detrimentum, vt nuper
ſcripto vobis notum feciſſe putamus. Nunc igitur fœlix veſtris laboribus ſit Eccleſia , fortunatique populi , quos in-
uiſum ſchiſma tanta per tempora conturbauit : non enim
tantus cœtus in vacuum erat conuocandus. Sed vt fructus
labores ſequatur aſſiduos , non diſpergantur oues gregis
propter paſtoris abſentiam , ſed occaſio ſit hæc in centuplo
maioris vnitatis : quoniam communia noſtrum omnium
vota, & vniuerſæ fidelium mentes ſequentur, veſtra deliberata pro firmis veritatibus ſuſtinebunt , vobis in cunctis innitentes , vt fidei debitæ irrefragabiliter obligantur , & nos
ipſi de veſtra conſtantia gaudemus in Domino , vobis obedire, obſequi, reuereri , atque ſemper aſſentire parati, teſte
Domino, qui veſtros labores in conſummatæ pacis quietem
dirigat, & in uiam ſalutis æternæ. Datum Pariſiis in noſtra
congregatione Generali , apud ſanctum Maturinum ſuper
hoc ſpecialiter congregata 14. die menſis Aprilis.
 Veſtrarum paternitatum egregiarum zelantiſſimi deuoti
  imitatores, Rector & Vniuerſitas ſtudij Pariſienſis.

ANno Domini 1422. die 13. menſis Aprilis fuit congregata Facultas Artium apud S. Iulianum pauperem , ad
inueniendum modum, per quem poſſent expediri *Ambaſia-
tores electi ad Concilium Ambianenſe ituri.* Et fuit concluſum
per me ex deliberatione omnium Magiſtrorum Nationis
Franciæ, *expediendam iſtam Ambaſiatam & Ambaſiatorem noſtrum ſcilicet Guillelmum Euradi , & ad ſuccurrendum illi de expenſis vſque ad ſummam centum ſolidorum Pariſ. & etiam de maiori
ſumma ſi oporteret.* Signatum ROLANDVS cum ſyngrapha.

ANno Domini 1423. facta congregatione Vniuerſitatis apud S. Maturinum 26. die Septembris ſuper duobus articulis. Primus *ad audiendum articulos mittendos tam*

ſumm

9

summo Pontifici quàm ad Conciliũ generale. In eadem congregatione fuerunt lectæ minutæ, quæ mittebantur D. summo Pontifici, Collegio Cardinalium, Concilio generali, Ciuibus Senarũ & Duci Mediola-nensi. In eadẽ congregatione fuit lecta quædã Bulla quæ mit-tebatur Clericis & Beneficiatis sub ala Episcopi Paris. quam D. Episcopus communicauit Vniuersitati. Et quoad istum ar-ticulũ placuerunt Vniuersitati isti articuli, & etiam minutæ, Placuit etiam Vniuersitati quòd illæ minutæ ponerentur in arca Vniuersitatis, & etiam articuli tam de iuramento quàm de gratiis. Placuit etiam gratiarum actiones reddere D. Epi-scopo Paris. Quoad secundum articulum, supplicauit Facul-tas Medicinæ de abusoribus in Facultate, & istam concessit supplicationem Vniuersitas, & se iunxit. Secundo, suppli-cuit quidam de natione normaniæ qui tunc erat in Curia Romana pro Procuratore, & fuit illi concessa. Item eadem die supplicuit Magister in Artibus pro Scholis, & supplica-tio eius fuit concessa à natione.

ANno Domini 1429. die Mercurij, quæ fuit Vigilia bea-torum Simonis & Iudæ Apostolorum, fuit conuocata natio per suum Procuratorem apud S. Maturinum super tri-bus articulis. Primus ad ordinandum de quota. . . . . . . Secun-dus articulus, *ad eligendum Ambasiatores ad dictum Concilium destinandos*, & tertius articulus super supplicationibus & in-iuriis. Quoad primum articulum, *ordinauit Natio 12. s. p. suis Ambasiatoribus pro quolibet die ministrandos.* Quoad secun-dum articulum, *elegit Mag. Guillelmum Euradi Magistrum Artistarum Collegij Nauarræ, & Mag. Petrum Maugier:* voluit tamen natio, quòd, *ipsi in Concilio tenerent loca sua & ordinem secundùm suas antiquitates, sicut consuetum est in Vniuersitate Pa-risiensi, & dedit deputatos pro articulis conficiendis, de qualibet Prouincia onum Magistrum.* Quoad tertium articulum Mag. Ioannes Francisci supplicuit, quatenus natio vellet ipsum acceptare & reputare suum Ambasiatorem ad dictum Con-cilium, ad quod ipse intendebat ire, non tamen expensis na-tionis; & natio illi concessit supplicationem suam, & illi gra-tias egit, *quia ipse se obtulit propriis expensis suis seruire Nationi.* Et ita conclusum fuit.

FActa congregatione nationis Anglicanę 28. Octobris anni 1419. apud S. Maturinum, *ad eligendum Ambasiatorem iturum ad Concilium generale*, quod esset celebrandum prima Martij proximi. Et quoad illud, quia plures Magistri nationis erant absentes, voluit Natio suam electionem prorogare, quousque Magistri in maiori numero essent congregati, nisi maior opportunitas immineret, licet tamen *aliæ Nationes iam suas fecerant electiones similiter & Facultates.*

ANno Domini 1419. facta congregatione nationis Anglicanæ 9. Decembris apud S. Maturinum, ad eligendum Ambasiatorem *iturum vna cum Ambasiatoribus aliarum Nationum & Facultatum, ad Concilium generale celebrandum in Basilia Martio proximo.* Electus fuit *in Ambasiatorem Mag. Petrus de Gouda* natus de Leyden pro tunc Procurator.

ANno Domini 1430. die penultima Septembris fuit Vniuersitas Paris. congregata apud S. Maturinum horâ octauâ, *super materia Concilij generalis celebrandi.* Narrauit D. Rector qualiter tempus appropinquaret quo debebat Concilium generale celebrari, *& qualiter temporibus præteritis Vniuersitas insudauit ad Concilium generale celebrandum:* quapropter expediens videbatur quòd Vniuersitas suos Ambasiatores, & ea, quę in dicto Concilio haberent tractare, disponeret, *Rescriberetur Papæ, & Principibus huius Regni, & Prælatis,* vt suas intentiones super hoc vellent Vniuersitati mandare; & quia Vniuersitas magnam habebat Ambasiatam transmittere ad prænominatum Concilium: quapropter grandes requirebantur pecuniæ, visâ penuriâ suppositorum præfatæ Vniuersitatis; expediens videbatur vt etiam præfatis Dominis scriberetur, quòd Vniuersitati in aliquâ sūmâ vellent succurere, & MM. Prælatis, *contemplatione adiunctionis Vniuersitatis cum eis in materia libertatū Ecclesiæ.* Super quo deliberauit natio, & similiter Vniuersitas, quòd omnia præfata placebant. Supplicauit etiam procurator venerabilis nationis Franciæ M. Petrus Maugeri, vt aliquis proponens ex parte Vniuersitatis gratias ageret D. Episcopo Paris. de collatione per eumdem sibi facta in Canonicatu, & Præbenda pariſ. Signatum A. PALENE cum syngrapha.

ANno Domini 1430. die 7. menſis Octobris fuit Vniuerſitas Pariſ. apud S. Maturinum congregata. Narrauit D. Rector qualiter tempus Concilij generalis celebrandi inſtabat, & quòd expediens erat præparatam Ambaſiatam Vniuerſitatis ibidem deſtinare. *Et fuit lecta quædam minuta literarum ſuper hoc deſtinandarum D. noſtro ſummo Pontifici.* Et quantum ad hoc *deliberauit Natio & ſimiliter Vniuerſitas, quòd placebat totis viribus laborare ad celebrationem Concilij generalis, & quòd futurus Rector haberet iurare perſequi* prænominatam materiam Concilij generalis, illam verò minutam remittebat ad Deputatos.

FActa congregatione Vniuerſitatis apud S. Maturinum 20. Octobris 1430. ſuper duobus articulis. *Primus ad diſponendum de Concilio generali futuro, & ad excitandum Principes & Prælatos, vt ad accelerationem illius Concilij laborarent.* Et quantum ad hoc *fuerunt lectæ literæ tam deſtinandæ ad Prælatos quàm Principes.* Et concluſum erat quòd illis literis correctis, per deputatos, ſi quid corrigendum eſſet, ipſæ tranſmitterentur.

ANno Domini 1430. die 22. menſis Nouembris fuit Vniuerſitas Pariſ. apud S. Maturinum ſolenniter congregata ſuper *deſtinatione quarumdam literarum ad D. Imperatorem, ad Electores Imperij, ad ſtudium Viennenſe ſuper acceleratione Concilij generalis in ciuitate Baſilica,* die 20. celebrandi, nec non *ad D. Regem Franciæ & D. Beluacenſem Epiſcopum. Placuit Nationi, & etiam Vniuerſitati quatenus omnes literæ, quarum minutæ fuerunt in dicta Congregatione, lectæ, inter deputatos legerentur & conficerentur, & tandem præfatis Principibus tranſmitterentur.*

FActa congregatione Vniuerſitatis Pariſ. apud S. Maturinum die 2. Ianuarij anno 1430. ſuper . . . . . . Eccleſiæ Gallicanæ ſuper certis articulis. Et natione ſedente & posita in loco suo consueto, *inter cætera facta Vniuersitatis, confirmauit Natio & Magistri Nationis tunc præsentes, electionem Ambasiatoris Mag. Petri de Gonda electi aliàs per Nationem*, eo quòd Magistri prædicti in præsenti congregatione tunc non intererant, sed ab vrbe Paris. aberant.

ANno Domini 1430. die 7. mensis Februarij congregata Vniuersitate in S. Maturino. Lectæ fuerunt literæ Vniuersitati transmissæ à M. Philippo de Franchelauis Decretorum Doctore, in quibus scripsit Vniuersitati, quòd Concilium pro certo hoc anno Basileę celebrabitur, & quòd scedulę super huiusmodi celebratione fuerunt appositæ in valuis Ecclesiarum vrbis Romanę, qualiter etiam dati fuerunt quatuor Præsidentes pro Concilio, *de quorū numero sunt Cardinalis Rhotomagensis & Placentinus*, qualiter etiam fiebant Basileæ præparationes pro Concilio suscipiendo, & qualiter D. Bizuntinus scripserat suis Officiariis, quòd applicaret Bizuntino circa principium Martij proximi. Acta fuerunt hæc, præsentibus venerabilibus MM. & DD Io. Haueron Rectore Vniuersitatis, Ia. Galet, Thoma de Courcellis, Henrico Dungrhe, Rolando de Capella, & aliis pluribus MM. dictæ nostræ nationis. Signatū Hole cum syngrapha.

ANno Domini 1431. fuit congregata Vniuersitas mense Maij die 24. in S. Maturino super tribus articulis Primus *ad audiendum literas missas per Ambasiatores Vniuersitatis transmissos ad Concilium Basileense celebrandum, vt quidam retulerunt*. Secundus fuit super *expeditione rotuli*. Tertius super supplicationibus. Quoad primum continebant literæ Ambasiatorum, qualiter *adierunt Vniuersitatem Louaniensem, in qua fuit facta propositio ab vno eorum, exhortando vt illa Vniuersitas mitteret ad Concilium istud suos Ambasiatores. Deinde venerunt Brugas, & ibidem habuerunt audientiam ab illustrissimo Principe Philippo Duce Brabantiæ, Burgundiæ, rogauerunt vt consimiliter mitteret suos Ambasiatores*, & conclusio finalis literarum erat, vt subueniretur istis Ambasiatoribus *pro contributione quatuor solidorum soluenda à quolibet supposito Vniuersitatis*. Super quo non fuit concordia, sed opposuit se & appellauit

13

Procurator venerabilis Nationis Franciæ Secundus articulus de expeditione roruli : quia aliàs Vniuersitas conclusit mittere rotulum, & deinde *conclusit quòd eligerentur Ambasiatores per singulas Nationes & Facultates*, & deinde conclusit, præsentiam pro anno trigesimo primo, quoad maiorem partem Ordinarij incipientis à festo SS. Petri & Pauli anni trigesimi & finientis in festo Beatorum Petri & Pauli anni 31. Deinde præfixit primū terminum irrotulationis post festum Pentecostes anni 31. Conclusit secundum deliberationem Vniuersitatis D. Rector pro finali termino irrotulationis finem ordinarium scilicet festum Beatorum Petri & Pauli, sic quòd quicumque non faceret se irrotulari infra festum prædictum, nec porrigeret supplicationem suam, careret omninò fructu rotuli, & id per scedulas publicari in biuiis nostræ Vniuersitatis. *Placuit etiam Vniuersitati quòd M. Petrus de Gonda Rector Vniuersitatis haberet in rotulo specialem supplicationem, vt consuetum est haberi pro Rectore.* Voluit etiam Vniuersitas quòd habentes beneficia, *quæ sunt in collatione Vniuersitatis*, deferrent intra prædictum festum literas, monimenta eorum & nomina, vt sciretur, quo titulo, quo iure haberent possessionem illorum beneficiorum, quod nisi facerent, punirentur pœnâ condignâ: *Instructiones autem pro Ambasiatoribus remisit Vniuersitas ad Deputatos Facultatum & Nationum: quæ Facultates & Nationes primas instructiones haberent* communicare ad expensas scilicet earum suis deputatis ad corrigendum corrigenda, addendum addenda, & demendum demenda. Supplicationes fuerunt concessæ. Acta fuerunt hæc, *præsentibus Decanis Theologiæ, Decretorum & Medicinæ, & præsentibus Procuratoribus quatuor Nationum Facultatis Artium.* Signatum R E S E L cum syngrapha.

ANno Domini 1431. 8 die Iunii fuit congregata Vniuersitas in S. Maturino quia D. Rector incidenter posuit in deliberatione an pecuniæ Ambasiatorum deberent esse communes, an quiliber Ambasiator pecunias suæ nationis vel Facultatis particulariter perciperet in proprios vsus concedendas? *Deliberauit Natio quòd nullo modo volebat quòd pecuniæ suæ communicarentur Ambasiatoribus aliarum Facultatum* uel Nationum, sed volebat suum Ambasiatorem illas percepturum, conclusitque Natio quòd casu quo aliæ Nationes vel Facultates oppositum concluderent quòd appellarem & opponerem me nomine Nationis. Decani autem etiam superiorum Facultatum concluserunt quòd istæ pecuniæ essent communes vna cum Natione Almaniæ & secundum ipsorum vota D. Rector conclusit, cui conclusioni me opposui nomine Nationis, & protestatus sum de appellando, similiter & D. Procurator Franciæ. Acta fuerunt hæc die & mense supradictis, præsentibus Decanis, Procuratoribus & aliis magistris in multitudine copiosa. Signatum I. DE COVRCELLIS cum syngrapha.

ANno Domini 1431. in congregatione Vniuersitatis congregata per D. Rectorem apud S. Maturinum 13. Septembris, lectæ fuerunt in Natione *quædam literæ Nationi directæ per Ma. Nicolaum Amici Ambasiatorem ad S. Basiliense Concilium, per quas significabat Nationi statum Concily generalis.* Scribebat enim qualiter illic erant duo Præsidentes habentes potestatem à Legato de latere, qualiter etiam Mag. Thomas Fiene attulerat saluos conductus & saluas-gardias pro euntibus ad Concilium ab Imperatore concessas, qualiter etiam Imperator destinauerat in breui mittere illuc solennem Ambasiatam. Tandem supplicabat Nationi quòd cum iam ingentes pecunias consumpsisset, *ipse & sui cosocy in prosecutione congregationis huius Concily,* nec aliquas pecunias recepissent, quòd Natio vna cum Vniuersitate vellet de stipendiis eis debitis misericorditer prouidere, ne nimia egestate ducti cogantur à Basilia recedere, in scandalū huius almæ Vniuersitatis & tam gloriosi tamque diuini boni graue detrimentum. Super quo *deliberauit Natio, & conformiter Vniuersitas,* quòd placebat eis prouidere, & quòd modi alius in Vniuersitate conclusi mandarentur executioni, videlicet quòd bursæ capitalis quatuor s. à quolibet leuaretur. Acta fuerunt hæc die & loco prædictis. Signatum Io. DE COVRCELLIS cum syngrapha.

ANno Domini 1431. die Sabbati 12. Ianuarii fuit Natio Picardiæ conuocata in sancto Iuliano paupere, *ad vi-*

*diendum literas eidem Nationi per Mag. Nicolaum Amici Amba-
siatorem Vniuersitatis pro Natione Picardiæ transmissas.* Gratias
agebat natio suo alumno Mag. Nicolao Amici de communicatione suarum literarum, *& super diligentia quam in dies adhi-
bebat pro continuatione Concilij generalis & eiusdem celebratione
ac augmentatione.*

ANno Domini 1431. die 14. mensis Septembris Vniuersitate congregatâ in sancto Maturino *per D. Rectorem,
& Natione retractâ ad partem,* ego Ludouicus Bailly Procurator Nationis Franciæ, monstraui quasdam *literas venientes Basilea ex parte M. Guillelmi Euradi Ambasiatoris præfatæ Nationis Franciæ,* quarum tenor sequitur. Etsi his nouissimis
temporibus adeo charitas hominum refrixerit, vt adiutores
Ecclesiæ & Fidei orthodoxæ admodum reperiâtur pauci, op-
pugnatores quàmplurimi, sic tamen temperauit Deus suam
clementiam, suæ Ecclesiæ misertus, vt corda potentium ad
suæ sponsæ subuentionem misericorditer inclinauerit. *Nempe post plurima scripta diuersis Principibus, Prælatis, Vniuersitatibus, Capitulis, & Communitatibus transmissa, etiam D. nostro, suo
Delegato ac Regi Romanorum, vt prius vestris dominationibus*
scripsi, promissiones & sponsiones huc accedendi duntaxat
reportamus, Tamen his protractionibus fatigati, animos nostros circa plurima versantes, finaliter intelleximus omninò
esse necessarium, *aliquos nostrum ad D. nostrum, & Regem Romanorum destinare, qui viua voce eisdem necessitatem instantis Concilij demonstrarent, & eorum aduentum totis viribus procurarent; ad
quod opus venerabiles Magistros & Doctores Dionysium de Sabrenois & Thomam Fiene delegimus, & destinauimus apud præfatum
Regem, & D. S. Angeli Cardinalem Apostolicæ Sedis Legatum.*
Spatio decem hebdomadarum indefesse laborantes vix tandem votiuum consecuti sunt fructum. Nam ad requisitionem prænominati Regis & nostram subdelegauit Apostoli-
cus Legatus præfatus *duos egregios Doctores in sacra Pagina, &
iure Canonico,* vnus est sacri Palatii Auditor, ad stabilien-
dum & præsidendum instanti Concilio vsque ad eius reditum de Boemia, vbi hæreticos cum grandi expeditione im-
pugnat; Dirigat eorum actus misericors Dominus, cum ei-

dem rediit M. Thomas prædictus cum saluis-gardiis, conductibus & literis protectoriis, vt factum est in Concilio Constantiensi, & variis rescriptis ad Prælatos Germaniæ pro ac-
cessu ad Concilium à præfato Rege transmissis. Mag. Dionysius adhuc mansit cum D. Rege expectans eiusdem solemnem Ambasiatam statim venturam; *& ita firmatum est Concilium duabus summis potestatibus Apostolica & Imperiali.* Quapropter in dies crescit Prælatorum numerus, & conducun-
tur domus pro venturis Prælatis pro D. Cabilonensi, Cister-
tiensi, Decano Bisuntinensi, & pro quibusdam Cardinalibus.
Nos credimus verisimiliter quòd fiet celeberrimum Concilium. D. noster Imperator vadit ad Italiam, & promisit nobis velle se Papam adducere, ambos nouimus ad celebrationem Concilii   ; Voluntarios solicitetis quæso DD Prælatos qui adueniant aut saltem procuratoria mittant, si sint necessario præpediti; *& ita opus est instare apud
D. nostrum Regem pro sua Ambasiata.* Perpenditis itaque Magistri venerabiles, nostros labores instantes & sollicitudi-
nes, *quibus licet longo tractu, tandem cooperante misericordia diuinâ
fructum Concilij pene desperatum impetrauimus.* Agite quæso pro
solutione fideliter laborantium, & non frustretur operarius
mercede sua. Plurima profecto exposui, & nihil, vt scitis, de
stipendiis recepi; mementote quæso alumni vestri ad vestra
omnia obsequia parati & illi in aliquo curetis subuenire, ne
præ nimia egestate cogatur, infecto aut incompleto vestro
negotio, ad propria dolens redire, quod cederet in dedecus
vestrum, quòd Deus auertere dignetur, qui Dominationes
vestras dirigere dignetur in agendis ad Ecclesiæ suæ honorem & totius Christianitatis commoditatem Indigemus Be-
dello pro Vniuersitatis honestate & etiam cæteris sociis nostris. Scriptum B A S I L E Æ 22. Iulii.

*Vester alumnus Guill. Euradi ad generale Concilium
Basiliense Legatus.*

A Nno Domini 1431. die Mercurii quæ fuit 3. mensis
Octobris conuocaui nationem in sancto Maturino hora 8. ad audiendum lecturam quarumdam literarum ex parte M. Guillelmi Euradi Ambasiatoris Vniuersitatis in Con-

cilio

cilio Baſileenſi exiſtentis tranſmiſſarum, & ad audiendum lecturam cuiuſdã minutæ factæ ex parte Nationis ad illi trãſmittendum. Placuit Nationi audire lecturam illarum literarum ex parte M. Guillelmi tranſmiſſarũ, quarum tenor poſtea ſequetur. Et ipſis auditis, Natio gratias egit dicto M. Guillelmo de bona communicatione ſuarum literarũ, & vult Natio illi & aliis Ambaſiatoribus prouidere per modum concluſum in proximâ congregatione, vt ſupra. Expoſuit Procurator qualiter ipſe audiuerat ab aliquibus Magiſtris, *quòd niſi Vniuerſitas in ſe, vel aliqua particularis Facultas, vel Natio ſuis Ambaſiatoribus reſcriberet* intra inſtans feſtum omnium Sanctorum, ipſi reuerterentur; *quod cedere poſſet in magnum detrimentum Vniuerſalis Eccleſiæ, & diſſipationem ſacroſancti generalis Concilij;* Et imo Procurator ad preceptum Nationis fecit confici quamdam minutam, quę fuit lecta in plenâ congregatione, cuius tenor poſtea ſequetur; & placuit Nationi quòd iſta minuta conficiatur, ſigilletur, & deinde illi mittatur.

Sequitur tenor literæ rranſmiſſæ Nationi Franciæ ab eius alumno M. Guillelmo Euradi Baſileæ, tunc nomine Vniuerſitatis & Nationis in Concilio generali exiſtente.

Poſtquam diuinæ placuit Maieſtati, Eccleſię mederi languoribus, corda Domini Apoſtolici, eius Legati, & Cæſareæ Maieſtatis ad ſtabiliendum inſtans Concilium efficaciter inclinauit: nempe duobus eximiis Doctoribus pro præſidendo Concilio, authoritate Apoſtolica delegatis, & ſaluis conductibus & protectionibus Concilii à Cęſarea Maieſtate conceſſis *ſtabilitum & inchoatum extitit Concilium 25. Iulij,* prout memini me veſtris Dominationibus, per quendam Hugonem Mag. Ioannis Vmiani familiarem intimaſſe. Poſt quam quidem inchoationem congregamur omni ſextâ feriâ apud Prædicatores, & miſſâ ſancti Spiritus vel B. Mariæ celebratâ, conſiderãtur materiæ in Cõcilio tractandæ cum Præſidentibus & Prælatis de directione literarũ ad diuerſos Prelatos, de diſpoſitione ciuitatis & eius diſtrictuum in opulẽtia & ſecuritate. Et quãdo emergit aliqua grandis materia, conuenimus in matrice Eccleſia, ſicut factum eſt, in inſinuatio-

ne poteſtatis D. Legati, & præfatorum Præſidentium. Domini autem Prælati Germaniꝭ & Sabaudiꝭ mandantur ab
Apoſtolica & Cæſarea Maieſtatibus, vt quoniam propin-
quiores ſunt, citiùs adueniant, demptis tamen illis qui ſunt
in expugnatione Huſſonum cum prꝭfato Legato, qui cum
eodem debent hic in feſto Michaëlis adeſſe. *Præfatus Rex
debet ire in Italiam, & huc redire cum D. noſtro ſummo Pontifice,
quos ſcimus eſſe optimè affectos ad Concilium, & ad concordiam
Regum & Principum, nec-non & ad reductionem Græcorum &
Rutenorum, ſicut ſæpenumero promiſit Cæſerea Maieſtas DD. Doctoribus Dionyſio de Sabrenois & Thomæ Frene ad eum, & D. Legatum, pro acceleratiône huius celebrationis, tranſmiſſis, & per ſpatium trium mꝭnſium cum magnis periculis & ſumptibus id idem pro-
curantibus*; Etita, Deo propitiante, *paratum eſt efficax medi-
camen languoribus Eccleſiæ, ſpes que grandis extirpationis omnium
errorum, & reformationis morum, nec-non meliorationis totius ſtatus Eccleſiaſtici & Chriſtianiſmi. Opæræ pretium eſt, meo iudicio,
Deo fundere humiles preces, & facere ſolennes proceſſiones pro con-
tinuatiône huius ſacro-ſanctæ Synodi vtique maxime neceſſariæ
toti Chriſtianitati. Veſtra intererit, ſi libeat, almæ matri Vniuerſitati, & omnibus Prælatis perſuadere.* Quꝭ autem deinde oc-
current, veſtris diſcretionibus intimare curabo, provt hactenus facere fui ſolitus. Viſceribus autem miſericordiꝭ veſtri alumni mei miſereſcite; ſex ferme ſunt menſes, quòd
à vobis receſſi, plurima expoſui etiam in Ambaſiatis mittendis, & nihil penitus recepi, ſpero autem in Domino &
in charitatibus veſtris, quòd *ſtipendia mea procurabitis à matre Vniuerſitate*, aut aliquid prꝭmii veſtra liberalitate imper-
tiemini, ne meis, imò & alienis coſumptis, cogar egens &
inops ad vos cum pudore reuerti etiam negotio infecto,
quod auertere dignetur miſerator & miſericors Dominus,
qui veſtras charitates dirigat ad ſuæ Eccleſiꝭ ſalutaria opera.
Scriptum BASILEÆ decima Auguſti.

*Sequitur tenor literæ tranſmiſſæ M. Guillelmo Euradi, ex parte
Nationis in Concilio Baſilienſi, pro & nomine dictæ Nationis
Franciæ exiſtenti, quam fecit M. Petrus Mauger.*

Celebrem Eccleſiæ cœtum diebus iſtis apud Baſileam

adunari operata est diuinitas.: Summâ enim clementiâ
disponente, *sacræ Conuentionis initia vestræ Legationis effece-*
runt curæ peruigiles, & prouidæ vestræ charitatis fidele ministerium
honor ingens decorat, & almæ matris Vniuersitatis vetusta gloria
plurimùm exaltatur. Pullulant autem sacri huius operis no-
uella adhuc primordia, quæ vt solidiora persistant, & ne si-
nistra qualibet occasione soluantur, summoperè curandum
existit. Vestras igitur, *charissime Magister & alumne*, cæte-
rasque totius Legationis socias charitates exorsas habere
petimus vigilantiam ad incœpti operis constantem perseue-
rantiam, deductionem, & consummationem salubres; *ne si,*
quod absit, *vestris laboribus cœptum Concilium vaga dissolutione*
periret, præter ærumnas imminentes Fidei orthodoxæ, & Ecclesiæ
Vniuersæ, vobis quæsitum decus subuerteretur teterrimâ notâ ve-
cordiæ aut calliditatis, & eiusdem Vniuersitatis laudem
egregiam vestra forsan perferret desidia maculare. Quanquam de vestræ intemeratæ fiduciæ illibato zelo non am-
bigimus: & vestrorum quinimò laborum ac sollicitudinum
immensa est charitas. Vestram quippe sinceritatem referat
& aperit series literarum transmissa per vos, præfate noster
Alumne, super quibus plurimum gratulamur, quarum frequentiâ inchoatum opus vallare poterit æquissimam exhor-
tationem, nostris etiam desideriis satisfacere, & vestræ prouisionis afferre memoriam...... Cura autem vnanimi conclusione nobis extitit petitæ, subuentionis operas vobis impendere; & quemadmodum ad vestram & vestrorum consortium prouisionem efficaciter intendamus, celeriter per-
pendetis. Vestram sollicitudinem foueat & ad salutaria
vota perducat supremæ clementiæ celsitudo.

ANno Domini 1432. die verò Lunę quæ fuit 19. mensis
Maii Vniuersitate in S. Maturino congregata & *Na-*
tione retracta ad partem, lectę sunt literæ Nationi transmissæ
ab eius alumno M. Guillelmo Euradi Ambasiatore præfatæ
Nationis, quarum tenor sequitur. Spectabiles & hono-
randi Magistri, nouerint Dominationes vestræ die Mercurii
præterita in generali congregatione Concilii, citationes decretas contra omnes ad generalia Concilia venire obligatos

de Iure aut consuetudine, etiam contra Cardinales & D. Apostolicum, ipsi tamen prima summatione præmissa. Nec desistere intendimus ab hac dicta prosecutione, vsquequo res Ecclesiæ in melius fuerint dispositæ, & agenda propter quæ conuenimus prosecuti iuxta vires fuerimus. Scripsimus almæ matri Vniuersitati per delatores rotuli Petrum de Credulio, Iacobum Hocheti & Thomam de Courcellis, qui ab hinc recesserunt præterita die Mercurii, & denuò per præsentium delatorem rescribimus. Perpendimus, egregii Magistri, plurimorum Cardinalium, & pene omnium Aulicorum animos ad hanc celebrationem inclinatos, & maximè voluntarios, quoniam quotidie necessitates imminentes percipiunt. Hic autem fama crebrescit, Dominum nostrum, Concilium hoc, in pleno Consistorio reformasse, & duos Cardinales Nouariensem & Bononiensem pro se transmittere. Similiter cœtus Cardinalium dicuntur duos destinare, quod nondū plenè agnoscimus; sed sit hoc aut non, Synodus hæc sacra non dubitat habere progressum. Hac hebdomada venturi sunt illustrissimi Ducis Burgundiæ Ambasiatores, qui sæpius rescripsit se irreuocabiliter huic sacro Concilio velle adhærere, & pro eius continuatione per se & suos confœderatos efficaciter laborare. Vnde & sereniffimo D. nostro Regi enixissime rescribit, quòd huc celeriter pro parte Regni Franciæ transmitteret Oratores & Prælatos, vt opus esse animaduertit, *literarum copias nobis transmisit*. Similiter scribit Imperator aliis Regibus & Principibus & Prælatis qui sunt sub imperio, imponit pœnam perditionis feudorum quos tenent ab imperio. Nunc est in Parma cum octo millibus mox iturus Romam per Lucam & Senas, ex quibus augebitur sua societas. Sæpenumero spopondit vsque ad mortem per se & suos hoc Concilium defensare & protegere, & nequaquam coronam à D. Apostolico recipere, si non fouerit & iuuerit præsens Concilium. Cætera Dominationibus vestris cum euenerint, & opportunitas nuncii aderit, vt decet vestrum Oratorem, notificabo. Me & mea agenda vestris charitatibus committo, labores & expensas graues sine stipendiorum solutione agnoscitis. Succurrite, quæso, vestro alumno ad omnium vestrum obsequia paratiſſimo : ille autem ſit veſtra merces in æterna gloria, cuius & ſuæ ſponſæ Eccleſiæ honorem & exaltationem hic quærimus, D. Ieſus Chriſtus. Scriptum BASILEÆ 21. Aprilis.

ANno Domini 1432. die verò Lunæ quæ fuit ſeptima menſis Iulii, *fuit cantata Miſſa ſolennis in Nauarra ex parte Venerabilis Nationis Franciæ, & ex deliberatione eiuſdem Nationis, pro Vniuerſali Eccleſia, & manutenentia ſacroſancti Baſilienſis Concilij, & pro nunciis ab Ambaſiatore Nationis contentis in literis inferius ſcriptis tranſmiſſis,* & pro Organiſta in dicta Miſſa ludente eſt diſtributa *ſumma* 2. ſ. p. Signatum BAILLY cum ſyngrapha.

Sequitur tenor literæ tranſmiſſæ Nationi Franciæ ab eius alumno Magiſtro Guillelmo Euradi Baſileæ exiſtenti.

Poſt longam animorum noſtrorum fluctuatione, quorsùm Boëmicum Regnum declinaret? tandem nudius tertius per Legatorum præſentis Concilij vocalem relationem, & literarum Oratorum dicti Regni ſigillis trium ſtatuum munitarum exhibitionem, lætantes percepimus eorumdem reductionem Spiritus ſancti directione in breui futuram: Nempe peruerſis plurimis eorum aſſertionibus & nouis adinuentionibus reiectis, ad quatuor duntaxat articulos informari in præſenti Synodo auditis eorum rationibus & allegationibus ſe determinarunt, quos latiùs referabit præſentium lator egregius M. Ioannes de Riparia, qui dictorum Oratorum Concilij relationibus interfuit. Veſtræ deuotionis, ſi placet, erit pro tam fructuoſa reductione diuinam clementiam ſuppliciter exorare, & ad id ipſum cæteros inducere. Equidem eorum aduentus, præter dicti Regni fidelem reconciliationem, ad omnium ſtatuum Eccleſiæ reformationem plurimùm erit fructuoſus: Namque inter cætera petunt, *quòd poſſint liberè, in plena congregatione, vitia & abuſus Eccleſiaſticorum, neminem nominando detegere, & ſuper his remedia poſtulare,* ad quæ maxime afficimur, quoniam hæc, vt iudicamus, clades bellicas & plurimas diuinas vindictas demeruiſſe cenſentur. Iam non datur locus diffugij, quin huc accedant omnes Prælati, Regum, Principum, *Vniuerſitatum,* & Capitulorum Legati; cum hîc agatur de Catholica

fide, *& morum neceſſaria reformatione*, *ſine, quibus impoſſibile eſt
placere Deo*, & pro quibus tenetur quiſque fidelis etiam vſque ad mortem laborare. Spectabiles Magiſtri vltra modum miramur, cur nondum pecunias recepimus, grandem habuimus fiduciam de noſtra ſolutione in aduentu
Magiſtri Nicolai Amici qui nondum rediit, ſed ſpes quæ
differtur, affligit animos. Hoc autem ſpeciale vnum habeo
refugium, veſtrum implorare adiutorium, vt omnibus pene
meis conſumptis, pro honore Dei, Eccleſiæ, & veſtrum fideliter laboranti ſubuenire benigniùs velitis, aut gratuito
dono, quemadmodum ſæpenumero veſtris feciſtis Alumnis,
aut *ſub hypothecâ meorum ſtipendiorum per Vniuerſitatem ſoluen-
dorum.* Sic & equidem grande miſericordiæ opus feceritis,
& honorem veſtrum conſeruaueritis, & tandem, vt exopto,
æternam gloriam recipietis. Scriptum B A S I L E Æ ſecunda
menſis Iunij.

ANno Domini 1432. die verò Mercurij quæ fuit 6. menſis Auguſti, fuit Natio Franciæ congregata in S. Maturino vna cum congregatione Vniuerſitatis, ad audiendum
lecturam cuiuſdam literæ *Nationi Franciæ ab eius alumno
M. Guillelmo Euradi Ambaſiatore eiuſdem Nationis in Concilio
Baſilienſi exiſtenti tranſmiſſæ.* Quâ auditâ Natio gauiſa eſt de
bonis nuntiis contentis in eâdem, & gratias egit illi de communicatione ſuarum literarum, & voluit Miſſam ſolennem
fieri pro Vniuerſali Eccleſia, & manutenentia ſacroſancti
Baſilienſis Concilij & pro proſpero ſucceſſu eiuſdem: Ipſo
namque die *concluſit Vniuerſitas, nemine reclamante, manutenere
irreuocabiliter Concilium Baſileenſe, omnibus viis & modis poſſibili-
bus, & voluit eadem Vniuerſitas orationes, Miſſas de Spiritu ſancto
& proceſſiones per Collegia eiuſdem Vniuerſitatis fieri. Et lecti
ſunt articuli facti in quarta ſeſſione Concilij Baſileenſis.*
*Tenor literæ Nationi Franciæ tranſmiſſæ ab eius alumno
Magiſtro Guillelmo Euradi talis eſt.*
Nuper memini veſtris Dominationibus Reuerendiſſimis
ſtatum præſentis Concilii per egregium virum M. Ioannem
de Riparia literis notificaſſe, poſt cuius abceſſum, deſtinauit
præſens Synodus ſolennes Ambaſiatas ad Regnum Angliæ

& partem aduersam, super adhæsionibus, fauoribus & auxi-
liis præstandis Prælatis, & Legationibus mittendis, ac solli-
citatione & inductione tranquillitatis & pacis in Regno
Franciæ, in quibus sunt Episcopi, Abbates, Doctores ac alii
Magnifici viri. Ad Dietam Antissiodorensem, mittuntur
Episcopi Augustodunensis & Gebennensis, & vnus Doctor
in vtroque Iure Auditor Curiæ Romanæ vir vtique excel-
lentissimæ scientiæ & magnę eloquentiæ. Aliæ autem dis-
ponūtur Ambasiatæ, vna ad Hispanias, alia ad Regna Daciæ
Gotię & Noruegię tam pro bello periculosissimo illic vigēte
sedando, quàm pro Prælatis habendis dictorum Regnorum:
tertia ad Bauariam procuratura pacem, aut longas inducias
inter Duces Bauariæ Ludouicum Fratrem Reginæ, & Henricum; iuxta quorū dominia migraturi sunt Boëmi, huc lapso
pauco tempore accessuri. Hodie nempe decretus est saluus-
conductus . . . per eos & nostros Oratores conuentum illico eisdem mittere. Eius copiam, & cæterorum articulorum
in hac quarta sessione publicatorum, vobis mittere nequiui
ob celerem recessum præsentis nuncii. Concernunt Reformationem generalem Ecclesiæ & electionem summi Pontificis, si & quando vacare Sedes contigerit, extra locum Concilii nullatenus faciendam. De his latiùs aliàs informabi-
mini. Legati Domini nostri duo Archiepiscopi, vnus Episcopus, & alius Auditor, huc feruntur affore infra sex dies.
Æstimant aliqui quòd pro bono Concilii, citationes decretæ per Oratores D. Imperatoris in personis D. nostri &
Cardinalium, sunt executioni demandatæ; & iam aliqui ve-
nissent, si fuissent præmissi. Domus tamen sunt receptæ pro
DD. Bononiensi & S. Eustachii, eorum arma affixa, & duo
Doctores ab eisdem præmissi. Præterea Cardinalis S. Petri
visus est in Viterbio huc accessurus: sequentur cæteri nacta
opportunitate, quidam amore, alii timore ducti, quippe maior est orbis vrbe. Cæterum, percelebres Magistri, etsi grates exoluere dignas, non sit meæ paruitatis: attamen de viginti saluciis mihi super stipendiis meis commodatis, quas
valeo ex intimis gratias refero Dominationibus vestris, me
& mea agenda supplicans haberi specialiter commissa, paratus iuxta vires cuilibet vestrum rependere vices, cupiensque

recreari scriptis vestrarum Dominationum, quas conseruet prospere & dirigat foeliciter sacrorum Conciliorum prote-ctor & director Spiritus sanctus. Scriptu BASILEÆ 20. Iunii.

ANno Domini 1432. die 8. mensis Nouembris conuo-caui Nationem matrem meam in S. Maturino ad au-diendum lecturam quarumdam literarum eidem transmissa-rum *ex parte sui Ambasiatoris in sacro generali Concilio Basiliensi M. Guillelmi Euradi.* Fuerunt apertæ literæ & lectæ, & con-tinebant statum Concilii vnà cum aliis nuntiis, vtputa de ac-cessu quotidiano in illo sacro Concilio Prælatorum & alio-rum virorum, & etiam in ipsis literis se commendabat Natio-ni, vt illi vellet facere expediri & mitti pecunias pro suis agendis, quæ potuerunt euenire occasione *bursæ 4. s. impositæ super omnibus suppositis Vniuersitatis pro suis salariis.* Quæ qui-dem Natio, viso tenore dictarum literarum, *conclusit Missam solennem celebrari pro manutenentia dicti Concilij, & pro pace huius Regni,* & quod volebat vt eidem M. Guillelmo supposito suo prouideretur.

ANno Domini 1432. die 14. Nouembris fuit Vniuersitas studii Parisiensis solenniter in S. Maturino horâ octauâ con-gregata super duobus articulis. Primus fuit ad audiendum *literas Vniuersitati transmissas ab eiusdem Ambasiatoribus in sacro generali Basiliensi Concilio existentibus, & etiam ad audiendum re-lationem M. Legati ex parte dicti sacri Concilij,* qui M. retulit statum Concilii, & eius prosperam successionem diuinâ opi-tulante gratiâ. Super quibus Vniuersitas eidem M. gratias agendo, suas super hoc aliàs habitas côtinuauit salutiferas de-liberationes. Videlicet quòd *ipsa laboraret pro viribus ad con-tinuationem sacrosancti Concilij prælibati & per se, & alios tam Principes sæculares, quàm Prælatos Ecclesiæ monendo.* Et protunc fuerunt lectæ quædam minutæ literarum conficiendarum ad dictum sanctum generale Concilium transmittendarum, & similiter ad D. nostrum Papam Eugenium. Quoad secundum supplicuerunt quidam Magistri pro literis præsentiæ. Quæ supplicationes fuerunt concessæ, *dummodo in suis Facultatibus & Nationibus suis* probassent præsentias more consueto Vniuersitatis. Acta

fuerunt

fuerunt hęc anno, mense, die quibus supra, Pręsentibus venerabilibus viris & MM. Io. de Ponte Rectore Vniuersitatis & Nationis Receptore, Ia. Galet Vniuersitatis Promotore pluribusque aliis.

ANno Domini 1432. 10. die Martii horâ octauâ de mane fuit venerabilis natio Picardorum solenniter congregata apud Ecclesiam S. Iuliani pauperis, requirens Procuratorem quatenus faceret diligentias habendi pro & nomine Nationis *copiam cuiusdam Bullæ præsentatæ Vniuersitati Paris. ex parte sacrosancti Basiliensis Concilij per Reuerendum Mag. Petrum … nec non copias omnium productorum & propositorum in præsentia dictæ Vniuersitatis per M. Nicolaum Amici ex parte dicti sacri Basiliensis Concilij.* Acta fuerunt hæc anno, mense, die, hora & loco prædicto, præsentibus & adstantibus venerabilibus & circumspectis viris DD. & MM. Henrico de Dunghe, Io. de Mota, Rolando de Capella, & pluribus aliis. Signatum I. S C A D E cum syngrapha.

ANno Domini 1432. die verò 23. Martij octauâ horâ de mane fuit venerabilis Natio Picardorum solenniter congregata apud S. Iulianum pauperem ad audiendam lecturam cuiusdam minutæ literarum transmittendarum *ex parte Nationis Ambasiatoribus ex parte Vniuersitatis in sacro Basiliensi Concilio existentibus.* Fuit remissa dicta minuta corrigenda per deputatos, quâ correctâ *placuit Nationi quòd sigillaretur & mitteretur.* Quæ correcta fuit per præfatos deputatos 25. die mensis Martii prædicti, ipso scilicet die Annunciationis Beatę Marię Virginis post finem Missæ dictæ Nationis.

ANno Domini 1433. alma Paris. Vniuersitas solenniter congregata extitit apud S. Maturinum die 3. Maij, *ad audiendum lecturâ cuiusdā Bullæ Vniuersitati transmissæ à sanctissimo D. nostro summo Pontifice Eugenio 4. Apertæ & lectę fuerunt præfatæ Bullæ, quibus cauebatur, qualiter D. noster summus Pontifex generale Concilium totius Ecclesiæ celebrandum indixerat apud ciuitatem Basiliensem: quapropter Vniuersitatem hortabatur, quinimo eidem præcipiebat quatenus suos Legatos illuc destinaret,*

D

in quâ quidem Bullâ, erat inclusa quædam copia Bullæ consensus D. nostri Papæ ad hoc quod inibi celebraretur, quamuis alias præfatum locum Basileensem in ciuitatem Bononiensem transmutasset multis de causis in eadem copiâ allegatis, quibus cessantibus, Concilium in ciuitate Basileensi celebrari volebat. Super quibus *deliberauit Natio Picardie, gratias agendo inprimis D. nostro summo Pontifici de suarum Bullarum gratâ communicatione*, quòd eidem rescriberetur ex parte Vniuersitatis super his quæ in dictis bullâ & copiâ continebantur.

Anno Domini 1433. die 16. mensis Aprilis post Pascha. Ego Gerardus Gehe tunc Procurator Nationis conuocaui Nationem, ad audiendum *lecturam literarum transmissarum Nationi ex parte Reuerendi in Christo Patris D. Zanoni Episcopi Baiocensis, nec-non* super aliquibus tangentibus honorem Nationis. Lectæ fuerunt præfatæ literæ missæ ad hûc finem, *vt Natio vellet præfatum Reuerendum Patrem protegere in iustitia & æquitate, in sua causa quam protunc habebat contra Mag. Ioannem Desgnay prætendentem esse electum ad dictam Ecclesiam Baiocensem*: quoniam dictus Reuerendus Pater fuerat per Papam translatus de Ecclesia Lexouiensi ad Baiocensem, & pro sui iuris confirmatione *obtinuerat vnam Sententiam à certis Iudicibus commissis ex parte sacri Concilij Basiliensis quod tunc actu celebrabatur in ciuitate Basilea. Ad hûc etiam finem supplicuit* M. Ioannes de Castilliono consanguineus præfati D. Baiocensis, qui credentiâ expositâ, quæ etiam in dictis literis continebatur, petiuit *vt Natio vellet scribere supplicationem sacro Concilio præfato, nec-non Ambasiatoribus de Natione tunc in Concilio existentibus scilicet Magistris Io. pulchro-prato & Dionysio de Sabrenois, & in speciali etiam & ad partem M. Guillelmo Euradi Ambasiatori Nationis ad præfatum Concilium*, quod libentissimè annuit præfata Natio & concorditer, quinimò eidem Reuerendo Patri dedit adiunctionem in sua causa in iustitia & æquitate, & ordinauit vlterius scribere eidem Reuerendo Patri gratias agendo illi ac eidem intimando conclusionem Nationis.

ANno Domini 1438. die 21 Iulij fuit Vniuersitas Parif.
in S. Maturino super duobus articulis congregata.
Primus fuit ad audiendum lecturam cuiusdam Bullæ, nec-
non literarum aliarum à Domino Cardinali Arelatensi,
& à nostris Ambasiatoribus in Concilio Basiliensi, tranf-
missarum. Secundus fuit communis super iniuriis & supplicationibus. Quoad primum, prædicta Bulla in Vniuersitate
fuit lecta, nec-non aliæ literæ apertæ continentes credentiam, quam explicuit Reuerendus Doctor in vtroque
Iure eleganter in plena Vniuersitate à sacro Concilio Baf-
liensi missus Parisius propter tria. Primum *vt Vniuersitas
vellet Statuta in illo Concilio condita & facta seruare, & publicari facere in Scholis & aliis locis, &c. Secundum vt vellet aliis Vniuersitatibus scribere de observatione istorum statutorum in præfato
Concilio conditorum, nec non omnibus aliis Dominis quibus expediret.* Tertium fuit explicitum per prædictum Doctorem vt
Vniuersitas vellet illi pro & nomine Cardinalis Arelatensis
in Parlamento dare assistentiam super quadam causa quæ inter præfatum Cardinalem & Abbatem de S. Antonio. Inter
ista, narrata fuerunt alia, multa dicta quæ narrare longum
esset. *Natio Picardiæ in hunc modum deliberauit, inprimis gratias
egit Reuerendis Patribus & D D. in Concilio Basiliensi existentibus, D. Cardinali Arelatensi, Ambasiatoribus nostris, de communicatione suarum literarum.* Et quoad duo puncta prima *Natio
nihil deliberauit,* donec fuerit informata de statutis sacris &
modificatis in Concilio Bituricensi, ipsa informata peramplius deliberabit. Quoad tertium punctum, *Natio voluit
dare D. Cardinali assistentiam,* & dedit deputatos nominatos
ad tenendam societatem prædicto D. Archidiacono Doctori in vtroque Iure, & ad habendam audientiam in Parlamento. Quoad articulum supplicationum quidam supplicuit pro deputatis in causa appellationis, qui dati fuerunt,
dummodo in appellando ille appellans laudabiles *consueta-
dines Curiæ D. Rectoris obseruauerit,* alias non. Quidam alius
supplicuit pro litera præsentiæ quæ concessa fuit in forma
supplicatio. Acta fuerunt hæc, anno & die quo supra, præsentibus discretis viris & MM. Io. Haueron, Nicolao de
Coquerel, Io. de Bouez, Io. de Bosto, Io. Baille, & cum

multis aliis fuppofitis Nationis, tefte fignero I. GODART
cum fyngrapha.

ANno Domini 1439, 20. die menfis Iunij fuit Vniuerfitas folenniter congregata in S. Maturino, *ad audiendas
quafdam literas tranfmiffas à facro Bafilienfi Concilio.* Lectæ fuerunt literæ, quæ continebãt credentiam M. noftri M. Guillelmi Euradi, qui explicuit credentiam fuam coram Vniuerfitate; *& etiam lectum fuit vnum decretum fimiliter tranfmiffum à
facro Bafilienfi Concilio,* & explicuit dictus M. GVILLELMVS
dictum Decretum.

ANno Domini 1439, die 3. menfis Septembris fuit Vniuerfitas Parifienfis folenniter congregata in S. Maturino fuper duobus articulis. Primus fuit, *ad audiendum quafdam literas à facro Concilio Bafilienfi tranfmiffas, & ad audiendum literas ab Ambafiatoribus Vniuerfitatis tranfmiffas, & ad audiendum literas à D. noftro Rege tranfmiffas.* Secundus fuit fuper
fupplicationibus & iniuriis. Quantum ad primum lectæ fuerunt literæ facri Concilij Bafilienfis, *& etiam lecta fuerunt Decreta eiufdem facri Concilij,* & etiam lectæ fuerunt literæ Am-
bafiatorum Vniuerfitatis in facro Bafilienfi Concilio exiftentium. Et quoad factum, Natio gratias agit DD. exiftentibus
in facro Bafilienfi Concilio, fimiliter & Ambafiatoribus noftris, & etiam tota Vniuerfitas fimiliter ipfis gratias agit de
communicatione fuarum literarum. Et quoad hoc Natio &
etiam tota Vniuerfitas differt fuam conclufionem vfque ad
Concilium Gallicanum Biturigis celebrandum. Similiter
lectæ fuerunt literæ D. noftri Regis. Et quoad contenta Natio,
& Vniuerfitas gratias agit D. noftro Regi de communicatione fuarum literarum, & de bona exhortatione & propenfione quam habet ad vnionem & pacem vniuerfalis Ecclefiæ,
*Et ad requifitionem, quam D. nofter Rex facit, quod mittamus Bi-
turigas Ambafiatam Natio, & Vniuerfitas parata eft mittere Am-
bafiatã, Et ad hoc Natio, & Vniuerfitas dedit deputatos nominatos
ad conficiendos articulos Biturigas tranfmittendos.* Et quoad Am-
bafiatores Vniuerfitas, & etiam Natio remifit vfque ad aliam
congregationem eligendos. Item Natio, & Vniuerfitas *dedit*

*eofdem deputatos ad conficiendos articulos, proponendos coram D.
noftro Rege.* Quoad fecundum articulum, fupplicuit Decanus
Facultatis Medicinæ pro adiunctione Vniuerfitatis, qui Decanus retulit, quòd erat quidam, qui exercebat officium medicinæ in hac vrbe, qui nec eft habilis ad hoc, nec fufficiens.
*Quæ adiunctio dicto Decano conceffa eft in forma informatione
facta.* Similiter fupplicuit venerabilis Procurator Nationis
Almaniæ pro deputatis, ad videndam quandam claufulam
teftamenti M. Alberti de Vorden quæ fupplicatio conceffa
eft in forma. Acta fuerunt hæc, anno & die quibus supra,
præfentibus ibidem quatuor Procuratoribus quatuor Nationum, & Decanis fingularum Facultatum. Signatum
Ioa. Hovchart cum fyngrapha.

ANno Domini 1439. die vero 7. Septembris fuit Vniuerfitas Parifienfis folenniter congregata in S. Maturino fuper duobus articulis. Primus fuit, *ad audiendum quafdam
literas à D. noftro fummo Pontifice tranfmiffas, & ad audiendum
literas D. Borbonij, etiam ad audiendum inftructiones & articulos
proponendos coram D. noftro Rege.* Secundus fuit fuper supplicationibus & iniuriis. Quantù ad primum *lectæ fuerunt literæ
D. noftri fummi Pontificis, Et quoad contenta in eis videlicet de reductione Græcorum, Natio gratias egit, & etiam Vniuerfitas Deo
de ifta reductione. Et quoad proceffiones faciendas, & promulgatio-
nem iftius reductionis populo, Natio conclufit non facere proceffiones nec promulgare populo, donec conclufio fuerit habita in Concilio
Bituricenfi vbi D. nofter Rex congregabit Concilium Gallicanum,
sed Vniuerfitas conclufit facere folennes proceffiones breuius quàm
poterit fieri, & promulgare iftam reductionem populo.* Etiam lectæ
fuerunt literæ D. Borbonij, etiam Vniuerfitas gratias egit
tam D. noftro fummo Pontifici cæterifque DD. Prælatis,
qui ad tam fanctum opus laborauerunt, quàm D. Borbonio
de communicatione fuarum literarum, & fimiliter D. Borbonio de bona exhortatione & propenfione quam habet ad
Vniuerfitatem, & placet Nationi, & Vniuerfitati illi refcri-
bere literas gratulatorias & commendatorias. Et quoad
contenta in literis D. Borbonij, continent ficut literæ D. noftri fummi Pontificis. Quoad articulos, Nationi placent,

dum tamen addatur vnus articulus specialis de pace, & Vniuersitas remisit ad deputatos, si sint corrigenda, corrigantur, si sint addenda, addantur. Quantum ad articulum supplicationum supplicuit D. Rector pro literis commendato-
riis Archiepiscopo Bisontinensi. Supplicuerunt duo videlicet D. Decanus Theologiæ, & alter pro literis commenda-
toriis D. Archiepiscopo Rhemensi, quæ supplicationes
concessæ sunt in forma. Supplicuit etiam alter Nationis Picardiæ, Natio concessit illi pro literis nominationis sine præiudicio aliorum, etiam Vniuersitas conclusit & concessit illi,
dum tamen non sint aliqui nominati ad illam collationem.
Supplicuit etiam D. Procurator Nationis Almaniæ, vt Vniuer-
sitas vellet illi dare adiunctionem in quadam causa mota inter
ipsum, & Magistros Collegij Sorbonæ, Natio, & Vniuersitas
dedit illi deputatos ad pacificandos ipsos. Acta fuerunt hæc,
anno & die quibus supra, præsentibus ibidem MM. Nationis videlicet Io. Baille, Amici, Io. Millet, Io. Godart, Io.
Berte, *& alijs Procuratoribus aliarum Nationum, & Decanis*
singularum Facultatum. Signatum IOA. HOVCHART,
cum syngrapha.

ANno Domini 1441. 2. die Septembris facta fuit congregatio Vniuersitatis in S. Bernardo, ad audiendum
de Boraciis iuxta quæ attulerat matri Vniuersitati ex parte
summi Pontificis. Proposuit multa de Boraciis *in diffamatio-*
nem Concilij Basiliensis in suâ primordiali propositione, demum le-
gebantur quæ attulerat: finaliter iterum incœpit loqui de Boraciis multa *contra Pragmaticam Sanctionem Regiam asserens*
eam hæreticam multis de causis, ista dicendo non fuit permissus ad
plenum loqui quæ vellet. Inprimis gratias egit Vniuersitas summo Pontifici *finalem tamen relationem Mag. Antonij de Bora-*
ciis reiecit.

ANno Domini 1441. 17. die Ianuarij facta fuit congregatio Vniuersitatis apud S. Maturinum super tribus
articulis. Primus ad audiendam relationem *M. Ægidij Ca-*
nineti Doctoris in Medicinis Ambassiatoris nostri ad Basileam. Secundus super facto nominationum. Tertius super supplica-

tionibus & iniuriis. Quoad primum recitatis diligentiis factis *tam in materia totius Ecclesiæ*, quàm in promotionem &
bonum Vniuersitatis, fecit præfatus M. duas supplicationes,
vna, quòd Vniuersitas ista, *quæ sapientissima est & dicitur do-*
ctrix & directrix aliarum, conformiter ad alias faceret tractatus, & scriberet de materia huius deflendissimi schismatis.
Alia supplicatio fuit quòd haberetur gratus. Ambæ supplicationes istæ concessæ sunt in forma. Quoad secundum, conclusum est datam Nominationum debere esse de prima Dominica quadragesimæ. Quoad tertium, supplicauit noster
Promotor quòd cogeretur Decanus Medicinæ reuocare ea,
quorum nuper accusauerat eum in plena Vniuersitate, alioqui procederet contra eum extra Vniuersitatem. Supplicauit Decanus ad obiectum dicens apertè quòd non à solo illo
quem nominauerat, sed adhuc à centum aliis ista dici audiuerat de Promotore, quòd scilicet ipse esset fautor aduersariorum Vniuersitatis reuelando eis eiusdem Vniuersitatis
secreta. Conclusum est pro Decano quòd res ista mane-
ret in Vniuersitate. Signatum A. SCRIPTORIS cum
syngrapha.

Die 23. Aprilis anni 1438. congregata Vniuersitate apud
S. Maturinum *super electione Ambasiatorum destinando-*
rum Biturigas. Conclusum est quòd de singulis Facultatibus, &
Nationibus, vnus Ambasiator mitteretur expensis Facultatis &
Nationis mittentis. Et pro Facultate Theologiæ electus fuit Deca-
nus Facultatis eiusdem scilicet G. de Porta, pro Facultate Decre-
torum Io. de Corcellis, pro Facultate Medicinæ Henricus Thi-
boust, pro Natione Franciæ electus fuit Simon de Bergeris, pro Na-
tione Picardiæ Io. Danchy & Io. de Haueron, in casu quo Io.
Danchy recusaret. Pro Natione Normaniæ electus fuit Petrus
Richerij. Natio Almaniæ non vult habere Ambasiatorem pronunc:
quia pauca habet supposita.

Die 26. mensis Aprilis anno 1438. congregata Facultate
Artium in Ecclesia S. Iuliani pauperis super *requisitione*
almæ Facultatis Theologiæ quærentis subsidium à quatuor Natio-
nibus, vt scilicet quælibet Natio pecuniam communem contribueret

pro Ambasiatore prædictæ Facultatis. Conclusum est hunc in modum videlicet quod Facultas parata est stare in conclusione Vniuersitatis capta, scilicet quod quælibet Facultas & quælibet Natio prouideat suo Ambasiatori, & quod visa modica facultate pecuniarum in qualibet Natione, ita vt vix quælibet Natio prouidere suo possit Ambasiatori, nullum potest hac occasione subsidium Facultas Artium prædictæ Facultati Theologiæ præstare. Hæc acta fuerunt die prædicta, testibus quatuor Procuratoribus quatuor Nationum. Signatum IA. CARPENTIER cum syngrapha.

ANno Domini 1438. die 21. Iunij fuit Vniuersitas Paris. in S. Maturino per D. Rectorem congregata *ad audiendum lecturam quarumdam literarum ab Ambasiatoribus nostris in Concilio Bituricensi existentibus transmissarum.* Fuerunt lectæ literæ, *& ibi fiebat mentio de Ambasiatoribus summi Pontificis, & Concilij generalis Basilienses existentibus Bituris, & quod literatissimi viri erant dati ad materiam ponendum in medium, D. Turonensis videlicet & D. Castrensis.* Super quibus Concilium Regium vna cum aliis Ambasiatoribus istius Regni habebant deliberare; continebant enim quòd fierent preces ad Dominum pro votiuo fine illius Concilij in Vniuersitate. Natio inprimis gratulata est Ambasiatoribus seu Nunciis Bituris existentibus de communicatione suarum literarum, & dicit Natio quod nude scripserunt Ambasiatores: *Voluit enim Natio quòd processiones & orationes fierent nedum in Vniuersitate, sed etiam in Collegiis priuatis pro fine votiuo istius Concilij Bituricensis.* Acta fuerunt hæc die quo supra & anno, præsentibus venerabilibus Viris M. Io. Baille, Io. Amici, Io. Gobert & Henrico Fabri, teste signeto I. GODART cum syngrapha.

ANno Domini 1438. die 14. mensis Iulij fuit Vniuersitas Paris. in S. Bernardo super duobus articulis conuocata. Primus fuit, ad audiendum relationem *Ambasiatorum Vniuersitatis Biturigas destinatorum super vnione & concordia summi Pontificis, & Concilij Basileensis.* Et quoad istum articulum, *narrauit Radulphus de Porta Ambasiator Decanus Theogiæ relationem actorum,* quæ in præfato Concilio, super qua nihil fuit deliberatum, donec quidam codicilli ibi confecti fuissent

fuissent per Vniuersitatem perpensi. Nullæ fuere supplicationes, teste meo signeto hic apposito. I. GODART cum syngrapha.

ANno Domini 1439. die vero 18. Septembris fuit Vniuersitas Parif. solenniter congregata in S. Maturino, ad audiendum quasdam literas à D. Eduensi transmissas. Quoad literas D. Eduensis Vniuersitas audiuit literas eius. Et quoad contenta in eisdé, quia Officialis eius fuit contumax in Curia D. Conseruatoris, placet Vniuersitati procedere contra eum, nisi velit desistere à talibus perturbationibus. *Et quoad requisitionem D. Cancellarij Franciæ, quam fecit D. Rectori pro eligendo Ambasiatores transmittendos ad Concilium trium Statuum, & ad Concilium Gallicanum Bituris celebrandum, Natio vult eligere suum Ambasiatorem, & vult quod eligantur per Facultates & Nationes.* Et Vniuersitas dedit deputatos, ad videndum & reperiendum modum eligendi *& nominandi per Facultates & Nationes*, & ad reperiendum modum habendi pecunias pro dictis Ambasiatoribus ibidem transmittendis. Signatum I. BOVCHART cum syngrapha.

ANno Domini 1441. 7. die Octobris *congregata fuit Vniuersitas ad audiendum literas Imperatoris Romanorum missas ad Vniuersitatem. Literæ continebant supplicationem Imperatoris, vt Vniuersitas mitteret Ambasiatam circa festum Martini proxime futurum ad Concilium suum Franc-fordiæ celebrandum, ad ibi consulendum, cooperandum & secum concludendum finaliter super facto istius deflendissimi schismatis. Quam Imperatoris supplicationem Vniuersitas concessit, gratias agens eidem super communicatione suarum literarum, & bona admonitione ad bonum Ecclesiæ.*

ANno Domini 1443. 19. die mensis Octobris congregata *Vniuersitas in S. Maturino recepit literas serenissimi Principis D. Imperatoris, quibus requirebatur eadem Vniuersitas, Vt exhortaretur supremum D. nostrum Regem ad comparendum vel Ambasiatores mittendos ad Dietam Norubargensem circa instans festum Martini super terminatione schismatis celebrandam, & quod eadem Vniuersitas mittere vellet suos Ambasiatores. Conclusum fuit quòd dandæ essent grates D. Imperatori super piis exhortationibus suis, & grata communicatione suarum literarum. Placuit etiam scribere D. Regi.* Signatum A. SCRIPTORIS cum syngrapha.

ANno Domini 1449. 28. die Martij fuit alma Vniuersitas Parisiensis horâ octavâ matutinâ apud S. Maturinum solenniter congregata, *ad audiendum literas Regias, quibus mandabat Rex Vniuersitati, vt mitteret vnum vel duos Oratores ad Concilium Carnoti celebrandum decima quinta Maij, ad præbendum illi consilium in agendis ibidem.* Et quantùm ad hoc gratias egit Natio *mater mea, & similiter Vniuersitas* de communicatione suarum literarum, & conclusit, *quòd darentur deputati de singulis Nationibus & Facultatibus ad conficiendos articulos, & ipsis confectis sigillatim eligerentur Ambasiatores ituri ad dictum Concilium ex parte Vniuersitatis.*

ANno Domini 1449. 6. die Augusti congregata fuit Vniuersitas apud S. Maturinum ad audiendum instructiones pro DD. Ambasiatoribus confectas. Placuit Vniuersitati lectura instructionum, *& quòd multiplicarentur per singulas Facultates & Nationes.*

ANno Domini 1449. 17. Decembris facta fuit congregatio Vniuersitatis ad audiendum lecturam quarumdam literarum à supremo D. nostro D. Rege Vniuersitati transmissarum. Vniuersitas gratias agebat D. nostro Regi de gratâ communicatione suarum literarum. Et quantum ad contenta in eisdem, *placuit plenam & solennem Ambasiatam mittere, & quòd quælibet Facultas & Natio suos eligeret Ambasiatores ad Concilium Ecclesiæ Gallicanæ in villa Rhotomagensi celebrandum transmittendos.*

ANno Domini 1452. die 14. Aprilis solennis extitit celebrata Vniuersitatis congregatio in S. Maturino, ad audiendam quamdam *literam missam à Rege superiori nostro.* Gratias agebat humillimè mater mea Vniuersitas Paris. Illustrissimo Principi nostro de communicatione literæ missæ per cum, & placuit ei exequi ea quæ in eadem continebantur *videlicet mittere deputatos ad Concilium Ecclesiæ Gallicanæ prima Iunij, & eosdem tempore congruo ad eundum eligere, & eis articulos conficere.*

ANno Domini 1452. 21. mensis Iunij facta fuit congregatio Vniuersitatis in S. Maturino, *ad eligendum Ambasiatores ad Concilium Gallicanum Biturigas mittendos in singulis Facultatibus & Nationibus, & de modo habendi pecunias. Omnibus Facultatibus & Nationibus placuit procedere ad electionem Ambasiatorum, & fuerunt electi in Facultate Theologiæ M. Guillelmus Euradi, & Io. Boucart : in Facultate Decretorum, electus fuit M. Petrus Maugier : in Facultate Medicinæ M. Engerandus de Penti: in Natione Franciæ, M. Io. Normani tunc Rector Vniuersitatis: in Natione Picardiæ, Mag. Iacobus de Bosto: & in Natione Normaniæ, M. Dionysius Citharedi. In veneranda autem Natione Almaniæ non fuit concordia propter confusionem multorum magistrorum & recessum earumdem.* Signatum DE CAMERA cum syngrapha.

ANno Domini 1467. die vero 17. mensis Martij sigillati fuerunt in Regali Collegio Nauarræ *articuli transmittendi, & quam plures literæ commendatoriæ iterum transmittendæ à matre Vniuersitate ad Concilium Turonense,* de quibus supra habita est ad longum mentio. Ibidem præsentibus, *vt moris est, D. Rectore, Decanis superiorum Facultatum, & singulis Procuratoribus singularum Nationum.* Signatum G. THVAYRE cum syngrapha.

ANno Domini 1478. die 25. Augusti fuit alma Vniuersitas apud S. Maturinum solenniter conuocata per iuramentum super duobus articulis. Primus fuit, ad eligendum Ambasiatores apud Regiam Maiestatem. Secundus fuit super impositione bursæ. Quantum ad primum articulum, exposuit D. Rector, quòd D. Cancellarius mandauerat illi per M. N. M. Berengarium Mercatoris, *vt ipse matrem Vniuersitatem conuocaret ad eligendum dictos Ambasiatores.* Quoad hoc placuit Nationi, & elegit notabilem virum & in omni scibili scientificum M. Robertum Masengarbe. Quantum ad secundum arriculum qui concernit modum habendi pecunias, *placuit Nationi* quòd curreret media bursa super incorporatis, & plena super incorporandis. Signatum I. DE RVELLA cum syngrapha.

ANno Domini 1478. 20. Octobris serenissima Vniuersitas Parisis conuocata in S. Maturino per D. Rectorem extiterat, super narratione diligentiarum, circa pecunias habendas pro dictis Ambasiatoribus factarum per D. Rectorem. Narrauit D. Rector, venerandam Nationem Franciæ, summam centum scutorum auri, Vniuersitati præstare paratam esse, *quod in congregatione Nationis per eum peracta die præcedenti concluserat.* Insuper Dominus Rector similiter centum scuta auri præstare Vniuersitati offerebat. *Super quo Natio deliberans gratias ingentes agebat D. Rectori* de laboribus circa acquisitionem pecuniarum per eum factis; maiores autem adhuc illi referens, quòd tale mutuum Vniuersitati præstare offerebat, & similiter Nationi Franciæ, cui etiam placuit Vniuersitati de tali mutuo subuenire, quamplurimas gratiarum actiones retulit. Quæ etiam oblata per D. Rectorem, & Nationem Franciæ acceptabat, volens quod D. Rector bursam incorporandorum & incorporatorum qui eamdem semibursam soluerunt, recipere haberet, quousque ipse, & Natio Franciæ persoluti essent de mutuo per eos facto. Insuper quoad hunc articulum, *adiecit Natio ex quo aliqui Suppositorum Nationis dicebant se intellexisse, quòd Concilium Aurelianense iam factum fuerat, vt Ambasiatæ nondum pecuniæ mitterentur.*

Hæc omnia instrumenta collata fuerunt & recognita per me Scribam eiusdem Vniuersitatis subsignatum Parisiis, anno Domini 1651. die 13. Septembris.

QVINTAINE.

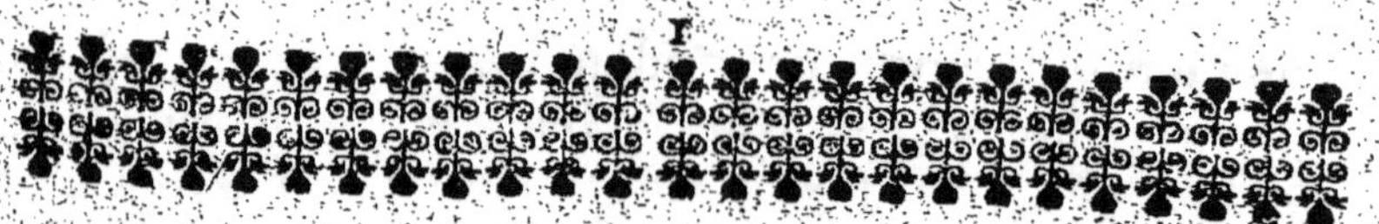

Actes concernans les Roolles enuoyez à nos Saincts Peres les Papes par l'Vniuersité de Paris, pour obtenir des Benefices.

ISTI sunt articuli quos tenentur iurare Ordinatores Rotuli mittendi ad Curiam Romanam pro prouisione Magistrorum.

Primò iurabitis quòd vos præponetis præponendos & postponetis postponendos, *consideratis vita, moribus, scientia, antiquitate Regentiæ & aliis omnibus* propter quæ D. Papa moueri posset ad præponendum vel postponendum, denegandum vel concedendum. Item, *quòd nullum de nouo resumentem seu de nouo incipientem ponetis in Rotulo, sed tantummodo veros & continuos Regentes, nisi super hoc per Vniuersitatem, vel Nationem fuerit vobiscum dispensatum.* Item quòd collationes Magistrorum vobis porrectas non mutabitis, *nisi per deliberationem Nationis,* & quòd supplicationes Magistrorum in debitâ formâ fideliter ordinabitis, & eas sic correctas & ordinatas in dicto Rotulo inscribi facietis.

IVramenta quæ tenentur facere Nuncij Vniuersitatis ad Curiam Romanam destinandi.

Primò quòd infra sex dies post receptionem literarum D. nostri Regis & ipsius Vniuersitatis cum articulis communibus & Rotulis prouisionis Magistrorum, recedent ab vrbe Parisiensi & à suburbiis eiusdem. Item quòd post dictum recessum infra tres septimanas in Curia Romana personaliter intererunt, omnibus cessantibus excusationibus inuentis verbis fictis seu quacumque malitia coloratis. Item quòd post inceptam viam singulariter & inter se honestè & amicabiliter ad laudê Dei & honorê Vniuersitatis se regent. Item quòd ab illa die qua Curiam Romanam intrauerint, in eadem per duos menses remanebunt diligenter & continuè laborando pro expeditione negotiorum Vni-

A

uersitatis pro quibus mittuntur. Item quod nullam supplicationem ad partem pro se aut pro alio, *excepta duntaxat
supplicatione Rectoris pro qua prout melius & diligentius poterunt, laborabunt*, Papæ vel Cardinalibus præsentabunt seu
præsentari vel promoueri procurabunt, donec præsenta-
uerint articulos communes, Rotulos pro quibus mittuntur durante tempore supradicto; nisi duntaxat pro seip-
sis contigerit supplicationem præsentare pro beneficiis va-
cantibus aut pro aliquo ipsorum. Item quòd tempore
quo habebunt accessum ad Papam, nullum secum associa-
bunt, ne forte propter multitudinem intrantium promo-
tio Magistrorum retardetur. Item quòd nullus particulariter, sed omnium communiter promotionem prout melius poterunt procurabunt, absque acceptione patriæ vel
personæ.

ANno Domini 1348. die Sabbati proxima ante festum
S. Ioannis conuocatis omnibus Magistris Nationis Anglicanæ concessum erat *Mag. Io. Thomæ electo in Nuncium
ad Curiam Romanam* quòd haberet à quocumque posito *in
rotulo Vniuersitatis* vnum pauilionem.

ANno Domini 1349. facta congregatione Nationis
apud S. Iulianum pauperem ad ordinandum. Natio
pro Mag. Io. de Huegden *Nuncio in Curia pro expeditione rotuli* quinque scuta de pecunia Nationis concorditer ordinauit, quæ illi Mag. Galterus Dedum Scotus ad Curiam Romanam iturus promisit velle portare.

ANno Domini 1359. vltimò die Septembris facta congregatione Nationis ad S. Maturinum horâ Primæ,
*ad eligendum Ordinatores rotuli & Nuncium iturum ad Curiam
cum rotulo.* Electi fuerunt ab omnibus vnanimiter M. Themo, Mag. Henricus de Krempe ad ordinandum rotulum.
Iterum electus fuit M. Themo ab omnibus vnanimiter *ad
deportandum rotulum cum electis Nunciis vel eligendis aliarum
Nationum,*

ANno Domini 1362. 27. die Septembris apud S. Iulianum pauperem horâ Primarum nostræ Dominæ facta
congregatione Nationis Anglicanæ ad eligendum Officiarios pro rotulo. *Electus fuit in Nuncium ad Curiam cum rotulo
Mag. Guillelmus Bufer* nullo penitus reclamante. Iterum
electi fuerunt Inrotulatores Mag. Theodoricus de Vima, &
Mag. Henricus de Boesti.

ANno Domini 1362. die 10. mensis Nouembris fuit
electus in Rectorem Vniuersitatis concorditer per
quatuor Intrantes scilicet Guillelmum Ledos, Flammige-
rum de Mareroy, Adam Carnificem, & Ioannem Hoclem,
Ioannes Luqueti de sancta Manahilde Cathalaunicensis
Diœces. In cuius Rectoria fuit conclusus Rotulus concorditer *per omnes Facultates & Nationes ad D. Clementem Papam VII.*

ANno Domini 1378. 12. die Iunij fuit congregatio ad
S. Maturinum super tribus articulis. Primus erat, ad
videndum de remedio super grauamine quòd Nationem vrget in tentamine S. Genouefæ. Secundus, ad audiendum
aliqua quæ Nuncius haberet Nationi referre. Tertius an
DD. Rotularij deberent mutuò contribuere sicut & cæteri?
& maximè cùm iàm duo eorum dedissent, & solùm tertius
nondùm dedisset. Super primo fuerat concorditer deliberatum quòd esset scribendum Mag. Henrico de Athenis, &
Mag. Marsilio protunc existentibus in Curia; quatenus hoc
factum velint sollicitare, & meliori modo quo possent ela-
borare, & si laboribus seu quouis alio modo expensas facerent, Natio refunderet nec haberetur ingrata, si pro ea
contingeret eos occupari. Super secundo Nuncius primo
retulit cùm aliàs Natio ei promiserit, quòd si contingeret
eum in laboribus eius aliquas expensas vlteriùs illi datas rationabiliter facere, de quibus prius reddiderit fidele com-
potum, quòd in huiusmodi expensis eum redderet indemnem; quatenus huiusmodi promissio melius memoriæ com-
mendaretur, Natio literas testimoniales huiusmodi facti ei
ordinaret; & ex plenâ concordiâ Magistrorum fuit ei data

litera cuius tenor talis extiterat.

Vniuersis præsentia visuris seu audituris, Nos Procurator, & omnes ac singuli Magistri Nationis Anglicanæ Studij Paris. recognoscimus & publicè protestamur in his scriptis, quòd cùm venerabilem & discretum virum M. Gerardum Hypot de Kalker baccalariū in Theologia, & Canonicum beatorum Apostolorum Ecclesiæ Coloniensis, *ad Romanam Curiam destinaremus in rotulo & alijs negotiis nostris expediendis* in eadem illi ad omnes & singulas expensas rationabiles, & prædicta Legatione necessarias, quas dictus Mag. Gerardus secundùm conscientiam suam & fidele testimonium duxerit legitimè computandum, sumus & erimus veraciter obligati, facto tamen prius fideli computo de receptis ex parte nostra defalcandis per eumdem. In cuius testimonium, &c. Super tertio deliberatum fuit, quòd contribuerent matuò sicut & alij, maximè cùm iàm duo eorum contribuissent.

ANno Domini 1379. mensis Septembris die 7. Natione Picardorum solenniter congregatâ in S. Iuliano paupere Paris. horâ Primarum beatæ Mariæ super aliquibus tangentibus honorem Nationis, & super aliquibus requisitionibus factis matri meæ Nationi per venerabilem virum M. Arnoldum de Emelisse. Etiam petiuit Procurator Nationis prædictæ consilium, *an vocatus per Rectorem pro sigillatione rotuli Vniuersitatis, deberet cistam Vniuersitatis cum claue pertinente ad prædictam Nationem aperire, & an eius apertioni consentire tanquam Procurator & repræsentans Nationem Picardorum prædictam? Fait deliberatum concorditer super primo articulo, qui fuit quòd cùm aliqui intellexerant, quòd in capite rotuli Vniuersitatis Paris. mittendi ad D. Clementem expressè cauetur quòd rotulus ille fuit & est conclusus per vnanimem, concordem & communem consensum totius Vniuersitatis singularum Facultatum & Nationum, quòd tamen non est verum, quia nunquam duæ Nationes scilicet Prædicta Picardorum & Natio Anglicana consenserunt in ipsius rotuli conclusione nec missione ad dictum D. Clementem, qualiter vellent talibus factis & gestis in grande præiudicium Nationis prædictæ & grauamen suppositorum ipsius obuiare. Fuit*

quoad istum articulum, vt præfertur, concorditer deliberatum, *quòd D. Rector requireretur ex parte Nationis per Procura-*
torem, quòd nullo modo procederet nec permitteret quòd proce datur
ad rotuli prædicti sigillationem, quousque capat, & articuli commu-
nes ipsius essent lecti in plenâ Vniuersitate ad hoc congregatâ & vo-
catâ, maximè cùm hoc sit statutum Vniuersitatis, quòd nullæ debent
literæ sigillo Vniuersitatis sigillari nisi priùs lectæ fuerint, vt præfertur, etiam quòd eodem modo *requireretur Rector & depu-*
tati Vniuersitatis simul congregati, & per Procuratorem sæpe
dictæ Nationis cum protestatione, quòd si oppositũ attenta-
retur, de appellando à grauamine per hoc Nationi prædictæ
& suppositis ipsius illato. Super requisitionibus factis per
prædictum Mag. quæ tales sunt, quòd cùm aliàs ipse vnâ
cum aliis nunciis reuersus fuerat de Nicia & Auenione, & in
Natione sæpe dictâ ad hoc solenniter congregatâ supplicue-
rat, quatenus Natio vellet ipsum & legationem suam habere
gratum & commendatum, & illi fuit formaliter concessum,
vt superius in præsenti papyro scribitur, Natio vellet illius
concessionis illi literas testimoniales sub sigillo Nationis
concedere. Secundum fuit, quòd cùm Natio nondùm à
dictâ Legatione reuocauerat ipsum nec reuocat, quod Natio
vellet illi sub sigillo suo literas, quòd non eum reuocauit à
dictâ legatione nec reuocat, testimoniales illius concedere,
& fuit concorditer ab omnibus formaliter concessum, exceptis aliquibus & paucis addentibus hoc, scilicet quòd antequam præfatas obtineret, *rationem pecuniæ receptæ à suppo-*
sitis Nationis pro Legatione facienda in plenâ Natione ad hoc
congregatâ, redderet, vel de hoc faciendo cautionem idoneam
Nationi daret. Super tertio puncto, scilicet pro consilio
quod petiuit Procurator, consuluit illi Natio, *quòd attentâ de-*
liberatione Nationis, ipse non consentiret in rotuli sigillatione vel
quoad hoc in cistæ apertione, imò quando vocatus esset, iret sine cla-
uibus, munitus Notario publico & testibus, protestando ex
parte Nationis de appellando à grauamine. Et casu quo
procederetur ad seræ fractionem, & etiam à violentiâ per
hoc factâ Nationi prædictæ, & suppositis ipsius illatâ. Acta
fuerunt hæc omnia, vt præferuntur, præsentibus venerabilibus viris MM. Io. de Behe Rectore tunc Vniuersitatis præ-

dictæ, qui statim congregatione prædictâ finitâ, requisitus fuit per Procuratorem ex parte nationis prædictæ, vt non procedatur ad rotuli, &c. vt supra. Io. Rousse, Io. de Ponte, in Theologia baccalaureis formatis, Roberto de Raincourt, Io. Wallrier, Io. de Monstreings, Io. Bardoul, Gerardo de Ostllye, Rumaldo Vbeens, Walto de Belle & pluribus aliis Magistris.

ANno Domini 1382. conuocatis *singalis Vniuersitatis Nationibus & Facultatibus congregatis per iuramentum ad S. Maturinum* quarto die mensis Ianuarij & immediatè post Sermonem. Duos articulos ibidem proposuit D. Rector, primum super rotuli grossatione perficiendâ ad fixum terminum prælibatum in Vniuersitate tunc temporis & instantem. Secundum super supplicatione exaudienda vnius Collegij requirentis humiliter matrem Vniuersitatem de reparatione necessaria ipsius indigentis disponenda. Super quibus prædictis declarandis, *Natio nostra ibidem congregata deliberauit sic* pro primo cum omnibus annexis visis sequentibus ex eodem quòd consensus eius vniformis non haberetur. Pro secundo articulo, deliberauit *deputatos destinatos Vniuersitatis cum Rectore esse adituros Collegium prædictum*, inquirens scilicet subsidium opportunum, *& iuxta Rectoris & deputatorum destinationes attendendas dicti Collegij defectus repararentur.*

ANno Domini 1382. Septembris die 18. natione Picardiæ apud S. Iulianum pauperem per bedellum sufficienter vocatâ ad eligendum Inrotulatores rotuli mittendi ad D. nostrum Clementem *fuerunt electi via scrutinij Inrotulatores* MM. Honoratus de Porta, Io. Carpentarij & Gerardus de Versigniaco, præsentibus MM. Io. de Monasteriis, Io. Mantelli, Io. Conuts & multis aliis.

ANno Domini 1382. die 7. Februarii apud sanctum Iulianum pauperem horâ Primarum beatæ Mariæ, natione Picardorum sufficienter vocatâ *ad ordinandum de pecunia recepta per quatuor Inrotulatores nostræ Nationis pro salario Nun-*

ij deſtinandi ad Curiam Romanam. Fuit concorditer deliberatum nullo reclamante, quòd pecunia per Inrotulatores recepta pro rotulo, Nuncio noſtro ſcilicet M. Simoni de Liengo non traderetur, præſentibus Magiſtris Philippo Ægyrii, P. Daneth, Io. de Crana, Nic. Roberti ac pluribus aliis Magiſtris.

ANno Domini 1382. 12. die menſis Octobris facta congregatione Vniuerſitatis per iuramentum apud S. Maturinum ſuper duobus articulis. Primus an expediret concludere rotulum ad Papam, & quòd concluderetur de facto Vniuerſitatis in Parlamento contra clientes, qui alias ſuppoſitis eius & ipſi magnam fecerunt iniuriam & violentiam. De primo *deliberauit Natio Anglicana concorditer*, duobus ſuppoſitis demptis, quòd propter cauſam non expediebat facere ſeu mittere aliquem rotulum; *& ſuper prima deliberatione Procurator reddendo deliberata petiit publicum inſtrumentum a M. Henrico Deodedor, aliis Nationibus contrarium deliberantibus. Facultas etiam Decretorum petiit maturius conſilium, aliis duabus Facultatibus ſcilicet Theologiæ & Medicinæ deliberantibus, quòd ſimpliciter expediret facere rotulum & propter cauſam eum concluſerunt; & etiam Rector habita maiori parte Vniuerſitatis concluſit rotulum mittendum ad Papam.* De ſecundo articulo fuerunt dati deputati ad audiendum & ad referendum. Dati etiam erant concorditer in illa congregatione deputati qui adirent Epiſcopum Gebennenſem ſupplicando illi vt non grauaret ſuppoſita Vniuerſitatis pro decimis.

ANno Domini 1382. die 26. menſis Decembris facta congregatione generali Vniuerſitatis in Primis noſtræ Dominæ apud S. Maturinum per iuramentum ſuper ibidem *propoſitis per Rectorem.* Pro primo concernente limitationem opportunioris temporis infra quòd rotulus Vniuerſitatis Papæ Clementi directus groſſaretur. *Natio noſtra Anglicana inde conſulta deliberauit ſecundum eius partem maiorem, quòd die ſexto vel ſeptimo proxime ſequenti, rotuli prædicti groſſatio perficeretur.* Item pro annexo huic primo de quadam pecuniæ penſione ad ſummam decem francorum eſſe de Vni-

uerſitate accipienda quæ in ſatisfactionem ſui laboris &
expenſarum conferretur Magiſtro cuidam diſcretè procu-
ranti literas Regis & Ducum plurium commendatorias,
& ex parte Vniuerſitatis Papæ deſtinandas. *In Natione prædicta deliberabatur, quòd ſtaret ſaniori deliberationi aliarum
Nationum & Facultatum ſuperiorum.*

ANno Domini 1386. 9. die menſis Martii horâ Primarum Beatæ Mariæ poſt Miſſam Nationis, Natione Picardorum ſufficienter vocatâ per Bedellum vt moris eſt, apud
S. Iulianum paupere, *ad eligendum Iurotulatores Nationis pro
rotulo Vniuerſitatis, ad taxandum ſalarium ipſorum*, & Nuncii
M. Girardi de Vſignyaco aliàs per Vniuerſitatem concluſi
in Nuncium Nationis, *& præſentati in congregatione generali
apud S. Maturinum Vniuerſitati per Procuratorem Nationis.
viſis quibuſdam aliàs inferius declarandis via ſcrutinij,
fuerunt electi Inrotulatores* Magiſtri Io. Motelli, Philippus Au-
gi, Io. Hougnart, Io. Buffetti, fuitque *ſalarium Iurotulato-
rum 4. albi pro præſentibus & octo pro abſentibus. Salariumque
prædicti Nuncij 16. ſ. pro præſentibus & 32. ſ. pro abſentibus.*

QVod nulla *Facultas aut Natio præſumat mittere Rotulam
ad Papam, niſi de conſenſu Vniuerſitatis.*
Vniuerſis præſentes literas inſpecturis. Vniuerſitas Magiſtrorum & Scholarium Pariſius ſtudentium, Salutem. Rerum omnium conditor & adminiſtrator Deus ſic ſingula
quæque conſtituit, vt ſua loca cuncta teneant ſortita decenter, nec ſuperiora patitur inferioribus ſubiici, vel inferiora
lege ſuperiorum abſolui, ſed per media à ſuperioribus inferiora pro ſuo captu influxum recipiunt, eiſque ob beneficium obedientiæ munus rependunt. *Qua lege ordinatiſſima
naturarum omni diſtributione ſeruatâ, ipſa rerum Vniuerſitas &
pulcherrima ad contemplandum, & firmiſſima ad ſubſiſtendum di-
gnoſcitur reſultare: ſic Regna, ſic Imperia, ſic Ciuitates, & ſingula
quæque Collegia, ſi firma, ſi ſtabilia, ſi denique ampla & glorioſa
eſſe mortales ſummè cupiunt, ſummoperè intendant neceſſe eſt, vt
ordinem ſeruent inter diſparia, æquitatem inter æqualia, ne ſtilla-
batur confuſio, diſſolutio ſubſequatur, & tota publici corporis com-*
pago,

pago in nihilum redigatur. Attendentes itaque quàm pul-
chrum debitum, & neceſſarium eſt ſeruare pacem, tenere
ordinem, quàmque periculoſum & graue eſt in his vel negligentes exiſtere vel incautos. Præhabitâ maturâ & ſæpius
digeſtâ deliberatione pro noſtræ Vniuerſitatis pace, honore
& ſtabilitate in modum qui ſequitur ordinauimus ſtatuenda & perpetuis temporibus obſeruanda; videlicet vt, niſi de
conſenſu & licentiâ Vniuerſitatis *nulla Facultas, Natio, Col-*
legium ſeu Catus vel Congregatio Scholarium vel Graduatorum
in eadem prætextu ſeu nomine gradus vel ſcholaritatis obtentorum
in eadem Rotulum ſeu ſupplicationes per modum Rotuli ad ſummum
Pontificem, qui nunc eſt vel pro tempore erit, mittant vel per quoſ-
cumque mitti procurent. Nam ſi ſic liceret ſingulis, non requi-
ſito conſenſu totius Vniuerſitatis ſufficientiorum & bene
meritorum honor præriperetur à minus dignis & temera-
riis, ac per hoc ordo debitus perturbaretur & ſcandala ac
diſſenſiones in totius Vniuerſitatis præiudicium generaren-
tur. Quod ne fiat, nobis eſt diſtrictiſſimè præcauendum.
Quocirca omnibus noſtræ Vniuerſitatis Iuratis præſentibus
& futuris cuiuſcumque ſtatus aut conditionis exiſtant, diſtrictè *præcipimus & mandamus quatenus talia facere non præſu-*
mant, & facere volentes ſi ſciuerint denuncient ſtatim Rectori qui eſt
vel pro tempore erit quatenus remedium adhibeatur opportunum.
Quod ſi aliqui proprij iuramenti immemores ſeu contemptores huius
noſtræ ordinationis, contrarium fecerint, ſciant ſe à noſtræ Vniuer-
ſitatis conſortio priuandos & reſecandos. Et ſi iurati fuerint periuros & infames declarandos, ad alias nihilominus pœnas
iuxta qualitatem criminis proceſſuri. Vt autem hæc noſtra
ordinatio & ſtatutum inuiolabiliter obſeruetur; Et ne aliquis eius prætendere valeat ignorantiam, *volumus vt inſcriba-*
tur libris ſingularum Facultatum & Nationum, & à ſingulis gradum recipientibus obſeruari iuretur. Datum in congregatione generali apud ſanctum Maturinum ſuper hoc ſpecialiter celebratâ Anno Domini 1395. 22. Februarii.

ANno Domini 1408. die 7. Septembris fuit congregatio Vniuerſitatis celebrata apud S. Maturinum, in qua
fuit concluſum *per omnes Facultates & Nationes* in cauſa præ-

miſſæ appellationis quod Magiſtro Geruaſio Clerici com-
petebat *ius deferendi rotulum Nationis ad Curiam Romanam, & idem concluſit Natio in ſe tota in Vniuerſitate, non obſtante concluſione quam ceperat diuiſa per prouincias nec mirum: quia diuerſis formis diuerſæ ſequuntur concluſiones.* Fuit
etiam conceſſa ſupplicatio ſcholarium Lucionenſium qui
ſupplicauerunt pro quodam nuncio in natione, & com-
miſſa poteſtas Procuratori & deputatis recipiendi iuramenta dicti nuncii. Signatum I. DE LOTHER cum
ſyngrapha.

ANno Domini 1414. facta congregatione Nationis
Anglicanæ apud S. Maturinum die 8. Octobris ſupplicauit M. Io. de Monaſterio, viſo quòd neceſſariò opporte-
bat vt iret in patriam, quod iuxta ordinationem Vniuerſitatis, *ſuper rotulo concluſo ad Curiam Romanam idem reputaretur
præſens, & Natio vellet fidem ſuper eadem præſentia plenam exhibere,* quoties opportunum foret. Cuius ſupplicatio fuit concorditer conceſſa.

ANno Domini 1414. facta congregatione nationis Anglicanæ apud S. Maturinum 10. Nouembris ad prouidendum de ſtipendiis nuncii ituri cum rotulo. Conſiderauit
Natio & præſuppoſuit, quòd neceſſarium erat *ob honorem
Nationis deſtinare rotulum vna cum aliis Facultatibus & Nationibus,* cùm iam non ſolum concluſus erat per Vniuerſitatem rotulus mittendus: Verum etiam præfixus erat termi-
nus nunciis ituris ſcilicet ante finem menſis dicti. Conſiderauit inſuper Natio quòd pauci inrotulandi eſſent, quoniam
protunc magiſtri modicum affecti erant ad rotulum prædictum. *Noluit tamen Natio quòd nuncius noſter iturus cum aliis,
haberet militare ſtipendiis propriis, ſed liberaliter & abſolutè vltra
ſummam quam recepturus erat ab inrotulandis ſiue inrotulatis ſummam quinquaginta ſcutorum eidem nuncio electo & ituro ſcilicet
Mag. Ioa. Crauatz dedit & conceſſit.*

ANno Domini 1415. 10. Maj fuit congregatio Vniuerſitatis, & quando Natio fuit ad partem ſupplicuit Mag.

Andreas de Prusia, *vt haberetur præsens in rotulo Vniuersitatis.*
Cuius supplicatio fuit concessa.

ANno Domini 1417. fuit, &c. congregatio Vniuersitatis facta in S. Maturino 18. die mensis Decembris super quatuor articulis. Primus super literâ missâ de Curiâ
Romanâ, in qua continebatur qua die summus Pontifex in
concordia fuerat electus. Secundus articulus fuerat super expeditione rotuli. Tertius articulus erat super præsentia Magistrorum & qui debent reputari præsentes hoc
anno. Quartus articulus erat super supplicationibus &
iniuriis. Quantum ad primum, *Natio gratias agebat Deo om-*
nipotenti de coronatione sancti summi Pontificis. Quantum ad
secundum, *supplicauit Natio* AMPLISSIMO RECTORI
quòd tardius rotulus expediretur ante festum Regum proximum. Quantum ad præsentiam Natio deliberauit quòd
illi erant præsentes reputati, qui pro prima parte & maiore
erant præsentes illius Ordinarij. Quantum ad quartum,
vnus Magister supplicauit quòd audiretur qui appellauit a faculta-
te Decretorum ad Vniuersitatem quia dixit quòd electus fuerat in
portitorem rotuli Baccalariorum in Decretis, sed Doctores in decre-
tis contradicebant. Natio Anglicana deliberauit quòd remittere-
tur ad facultatem Decretorum, & quòd ipsi de facultate haberent
inde deliberare.

ANno Domini 1418. mense Augusto. In ista procuratoria fuit conclusus de nouo rotulus, *& electus concor-*
diter ad portandum nostrum M. Henricus Goikan, & reputantur
præsentes qui per maiorē partem istius Ordinarij fuerunt præsentes,
vel si fuerunt absentes quod iusto metu qui posset cadere
in constantem virum se absentarunt & quòd hoc probent.

ANno Domini 1421. 8. die Iunij fuit congregata Vniuersitas in S. Maturino super duobus articulis. Primus
erat super articulis qui fuerant per deputatos confecti pro
portitoribus rotuli. Secundus erat communis. Quantum ad
primum dedit deputatos ad visitandum articulos ad D. nostrum Papam mittendos. Quantum ad secundum fuerunt

factæ multæ supplicationes quas conceſſit in forma. Super
supplicatione Mag. Io. Hochet contra venerabilem Nationem Franciæ occaſione cuiuſdam electionis nuper factæ in
Natione Franciæ de perſona M. Petri de Credulio, *delibera-*
uit Natio & etiam Vniuerſitas quòd darentur deputati coram qui-
bus partes contradicentes meritá ſuarum electionum proponerent,
quibus auditis vtrique parti fieret iuſtitia. Et quia D. Rector
incidenter poſuit in deliberatione an pecuniæ Ambaſiato-
rum deberent eſſe communes? an quilibet Ambaſiator
pecunias ſuæ Nationis vel Facultatis particulariter perciperet in proprios vſus conuertendas? *Deliberauit Natio quòd*
nullo modo volebat quòd pecuniæ ſuæ communicarentur Ambaſia-
toribus aliarum Facultatum vel Nationum, ſed volebat ſuum
Ambaſiatorem illas percepturum, concluſitque Natio
quòd caſu quo aliæ Nationes & Facultates oppoſitum concluderent quòd appellarem & opponerem me nomine Nationis. *Decani autem trium ſuperiorum facultatum concluſerunt*
quòd iſtæ pecuniæ eſſent communes vnà cum Natione Almaniæ, &
ſecundum ipſorum vota D. Rector concluſit, cui concluſioni me
oppoſui nomine Nationis, & proteſtatus ſum de appellando
ſimiliter & D. Procurator Franciæ. Acta fuerunt hæc die &
menſe ſupradictis præſentibus Decanis, Procuratoribus &
aliis Magiſtris in multitudine copioſa. Signatum I. DE COVR-
CELLIS cum ſyngrapha.

Facta congregatione Nationis Anglicanæ apud S. Maturinum anno Domini 1426. 2. die Aprilis poſt feſtum
Paſchæ ſuper facto rotuli, videlicet *ad eligendum inrotulato-*
res, & an placeret Nationi quòd burſa capitalis currat per totam
Vniuerſitatem, attento quòd duæ Nationes, & duæ Facultates ſu-
periores concluſerunt pro expeditione Ambaſiatæ Vniuerſitatis mit-
tendæ ad Curiam Romanam pro acceleratione Concilij in materia
fidei. Elegit Natio duos Magiſtros eiuſdem Nationis ſcilicet
M. Ia. Petrum Roodh de Abo, Mag. Ia. de Gonda qui reciperent ſupplicationes omnium volentium inrotulari. Et placuit Nationi concorditer nemine reclamante, *quòd burſa ca-*
pitalis curreret. Placuit etiam eam intimare D. Rectori Vniuerſi-
tatis, pro maiori concordia habenda. Et ita factum eſt.

ANno Domini 1422. die 12. Octobris congregaui Nationem in S. Maturino super aliquibus concernentibus
Rotulum nuper per Vniuersitatem conclusum, & exposui
Nationi quod expediebat eligere inrotulatores, qui reciperent supplicationes Magistroru̅. Secundò quòd expediebat
taxare summam quam quilibet Magister soluet pro sua in-
rotulatione. Tertiò exposui Nationi, *quòd Vniuersitas deter-
minauerat præsentiam Magistrorum pro maiori parte totius Ordinarij incipientis in festo S. Dionysij anni 1422. & finientis in festo
beatorum Petri & Pauli anni 1423.* Et dicebam Nationi quòd
expediens erat scribere hanc conclusionem Vniuersitatis,
quoad præsentiam Magistrorum in hac papyro Nationis. Exposui etiam Nationi, quòd in vltima congregatione Vniuersitatis in qua D. Rector supplicauit, *quòd esset caput & primus in rotulo. Conclusit Natio, quòd Rector esset primus, &
quod ego Petrus de Crudelio quia Procurator, essem primus in
rotulo Magistrorum Nationis:* quia tamen, non conuoca-
ram Nationem super hoc, supplicaui Nationi in hac congregatione quòd istud non concederet, *attento quòd in
Vniuersitate hoc mihi concesserat.* Conclusit Natio quod Decani prouinciarum, vt moris est, inrotularent Magistros
Nationis. Quoad taxam, post multa aperta & tacta, considerans Natio quòd M. Ioa. Theuroti portitor rotuli, *est
etiam Legatus pro Natione cum aliis Legatis Vniuersitatis ad
Concilium generale destinandis*, considerans etiam quod non
sunt pecuniæ nunc in Vniuersitate, nec Natione, ad satis-
faciendum illi occasione suæ Ambasiatæ seu Legationis.
Conclusit Natio, *quòd pro hac vice duntaxat, ad supportandum
onera & sumptus Ambasiatæ, haberet à quolibet Magistro præsente summam 12. s. & ab absentibus Magistris summam 14. s. p.*
prouiso quòd dictus M. Ioa. Theuroti sibi soli reseruaret pecunias, quas haberet à Natione, non communicando eas
aliis Ambasiatoribus aliarum Nationum vel Facultatum : quia
dicebat Natio quòd aliis debebant sufficere pecuniæ suæ Nationis aut Facultatis.

ANno Domini 1431. die 10. Nouembris conuocata erat
Artium Facultas veneranda per D. Rectorem apud

sanctum Iulianum pauperem super duobus articulis. Primus articulus erat *super facto rotuli Licentiatorum & Baccalariorum in Decretis*, *quem absque licentia Vniuersitatis contra statutum eiusdem quidam prætensi portitores voluerunt portare ad summum Pontificem gratias impetrando*. Et audito statuto cauente quod nulla Facultas, nulla Natio, nullus cœtus aut congregatio præsumat mittere rotulum absque licentia Vniuersitatis sub pœna priuationis & periurii, deliberauit mater mea Facultas Artium, quòd D. Rector adiret cum deputatis eum comitantibus D. Præpositum Parif. & requireret eum, vt istos prætensos portitores, similiter & rotulum velit impedire sub magna pecuniarum summa, ne absque licentia ab Vniuersitate petita & obtenta recedant; *& D. Rector istos citaret ad proximam Vniuersitatis congregationem*, *ad respondendum super certis interrogatoriis*: quod peractum est per D. Rectorem pluribus præsentibus ad hoc deputatis. Secundus articulus erat super quibusdam disputationibus in vico Straminis indebitè peractis, cùm prima facta fuerit absque aliqua proclamatione & secunda proclamatione indebitè factâ, videlicet horâ octauâ per Bedellum, cui propter preces humiliter protunc in Facultate porrectas Facultas pro prima vice indulsit, sed præcipiendo sub priuatione sui lucri per annum vt de cætero à talibus præcaueret, quod in facie Facultatis idem Bedellus promisit. Et quantum ad Scholares qui protunc responderunt decreuit Facultas quòd tales non sint disputationes admittendæ, & iniunxit Scholaribus quòd de nouo responderent, & si de cætero per fautores ipsorum id contingeret, tales à promotione per annum essent suspendendi. Et quoad Magistros qui tales tenuerunt disputationes, voluit Facultas vt in proxima congregatione vocentur, & ipsis auditis Facultas deliberaret. Signatum DE DVNGHEN cum syngrapha.

ANno Domini 1436. mense Maio facta fuit congregatio Vniuersitatis apud sanctum Maturinum, *ad eligendum Ambassiatores delaturos rotulum ex parte eiusdem Vniuersitatis ad Eugenium Papam cùm de singulis Facultatibus & Natio-*

nibus. Et quoad hoc, fuit concorditer *electus pro Natione Al-*
maniæ venerabilis vir M. *Albertus Vorden Porden Procurator*
Nationis Baccalariandus in Theologia, qui pro vtilitate
Vniuersitatis & signanter Nationis & suppositorum eiusdem vtiliter laboraret pro bona prærogatiua obtinenda *vnà*
cum aliis Ambasiatoribus.

Die 6. Aprilis anni 1437. fuit Vniuersitas congregata in
sancto Maturino super tribus articulis. Primus fuit,
ad dandum deputatos pro confectione articulorum rotuli
nuper conclusi. Secundus fuit de modo eligendi portitores
huius rotuli. Tertius communis fuit super supplicationibus & iniuriis, *Et Natione ad partem se retrahente additus*
quartus articulus super taxatione inrotulandorum. Quoad
primum articulum, *omnes Facultates & Nationes dederunt*
Inrotulatores nominatos ad confectionem articulorum huius rotuli,
& in Natione Picardorum dati sunt notabiles Magistri scilicet
Guillelmus Lemas Receptor, Ioannes Haueron, Ioannes de
Boues, Gaufridus Normani, Ioannes Dauchy & Procurator
Nationis, qui vnà cum nominandis deputatis aliarum Faculta-
tum & Nationum conficerent prædictos articulos. Quoad secundum articulum, *conclusit Natio eligere portitorem rotuli per sin-*
gulas Facultates & Nationes, sicuti factum fuerat vltimo rotulo,
quamquam super hoc non fuit in concione Vniuersitatis concordia,
Primo protestabatur Natio velle suum portitorem eligere vti in
alio rotulo præcedenti fecerat, voluit tamen secundum concionem
totius Vniuersitatis prius conficere articulos quàm portitorem eli-
gere. Quoad tertium articulum supplicauit Rector nouiter
electus pro auxilio, consilio, fauore & bona assistentia cui
supplicanti Natio imò tota Vniuersitas annuit cum aliis supplicationibus peramplius declaratis in Registro Scribæ
Vniuersitatis. Quoad quartum articulum, qui fuit articulus positus *in Natione ad partem super taxatione Inrotulando-*
rum & prædictorum deliberatione conuocata, conclusum est
quòd absentes rotulandi in prædicto rotulo pro portitore
soluent 14. s. & duos pro Inrotulatore suæ Diœceseos, præsentes verò inrotulandi pro portitore quatuor & pro Inrotulatore 12. s. ita vt absentes soluerent vnum francum, &

præsentes ʃ. ʃ. quanquam aliàs Natio concluʃiʃʃet dare deputatos vbi non poʃʃit haberi concordia. Hæc omnia acta fuerunt die & anno prædictis, præʃentibus prænominatis deputatis vnà cum pluribus aliis ʃuppoʃitis prædictæ Nationis Picardiæ teʃte ʃigno meo manuali inferiùs appoʃito & litera propria mea manu ʃcripta. IA. CARPENTIER cum ʃyngrapha.

ANno Domini 1437. die 1. menʃis Iunij, fuit congregata veneranda Natio Picardiæ in ʃancto Iuliano paupere ʃuper duobus articulis. *Primus ad eligendum Ambaʃiatorem ex parte Nationis ad Rotulum deʃtinandum ad ʃanctiʃʃimum D. noʃtrum Eugenium Papam IV.* Secundus fuit communis ʃuper ʃupplicationibus & iniuriis. Quantum ad primum, electi ʃunt de qualibet Diœceʃi Intrantes, quibus electis & iuratis retraxerunt ʃe ad eligendum, *& elegerunt venerabilem virum Mag. Ioa. Hameron, qui acceptauit & iurauit iuramenta ʃolita Procuratori.* Quantum ad ʃecundum articulum; ʃupplicuit venerabilis vir Magiʃter Franciʃcus de Vacaria, vt admitteretur ad ʃuam præʃentiam probandam, qui fuit admiʃʃus, & probauit iuratus ʃuam præʃentiam per teʃtes iuratos ʃcilicet per M. Ioa. le Baille & M. Io. Amici. Signatum I. LE BAILLE cum ʃyngrapha.

En ʃuitte de la Pragmatique Sanction & du Concordat, regiʃtrées au Greffe du Parlement de Paris le 13. de Iuillet 1439. & le 22. Mars 1517. les Graduez ont obtenu des Benefices par nominations qui ʃont encore en vʃage. Et l'on peut voir l'Arreʃt du 17. Iuin 1538. imprimé auec les recueils de l'Vniuerʃité.

Hæc omnia inʃtrumenta collata fuerunt & recognita per me Scribam eiuʃdem Vniuerʃitatis ʃubʃignatum Pariʃiis anno Domini milleʃimo ʃexcenteʃimo quinquageʃimo primo die duodecima menʃis Octobris.

QVINTAINE.

Actes concernans les Benefices, ausquels les Facultez de Theologie, droict Canon & Medecine; & les Nations de France, Picardie, Normandie & Allemagne presentent par tour; & le Recteur & Vniuersité conferent.

I

IN nomine Domini nostri Iesu Christi Amen. Anno eiusdem 1289. indictione 2. die Iouis in festo B. Matthiæ Apostoli, scilicet die 5. exeuntis mensis Februarij, Pontificatus S. Patris D. Nicolai Papæ IV. anno primo Parisius. *Quòd nuper inter discretos viros Magistros Procuratores Nationū Gallicorum, Picardorum, Normanorum & Anglicorum, & Magistrorum dictarum Nationum, ac Rectorem Vniuersitatis Parisiensis ex vna parte, & M. Petrum de Ancelira Clericum ex altera, quæstio verteretur super quadam plateâ sita apud S. Germanum de pratis prope Parisius, contigua ex vna parte siue ex vno latere Capellæ S. Martini veteris de S. Germano, & ex alia parte domui dicti M. in qua nunc habitat; Et ex tertio latere, est via publica; & ex quarto verò latere est via publica & prope muros Abbatiæ dicti S. Germani; & est dicta platea circundata muro duobus lateribus. Quam verò plateam dicto M. Petro asserente & dicente ad se pertinere, Prædictis verò Rectore & Vniuersitate asserentibus & dicentibus, ratione Capellaniæ & Capellani & Capella prædictæ, ad eos pertinere.* Tandem idemque M. Petrus de Ancelira Clericus volens & intendens iurgia litium euitare, & sibi parcere laboribus & expensis, & indemnitati suæ præcauere, de dictâ plateâ, quantum ad ipsum pertinebat siue spectabat, sponte & liberè nuper voluntati, ordinationi & dispositioni *dicti Rectoris, Magistrorum Procuratorum, & quatuor Nationum & Vniuersitatis prædictarum se supposuisset,* & sub certa forma, prout hoc est notorium & manifestum & constat euidenter; videlicet quòd *Rector pro se, Procuratores quatuor Nationum & Vniuersitas nomine eorum disposuerunt, con-*

A

cordauerunt insimul, & ordinauerunt in modum qui sequitur. Scilicet quòd de totâ plateâ prædictâ contiguâ Capellæ ex vtraque parte viarum, versus vicum ex opposito Abbatiæ pro diuisione facta, habet Vniuersitas tredecim thosias, & ex parte
Abbatiæ vndecim thosias & duos pedes, ad opus Capellaniæ & Capellæ prædictæ; Et de residuo totius plateæ rema-
nent dicto M. Petro, & habet versus domum suam octo thosias cum pede & dimidio ex vtraque parte, ac tenetur & debet præfatus M. Petrus, portionem dictæ plateæ, super diuisione sic facta inter ipsum & Vniuersitatem, claudere muro
consimili, sicut dicta platea est vtraque parte clausa muro, &
promisit etiam idem. M. Petrus soluere, tradere Rectori & Vni-
uersitati 20. lib. tur. paruorum ad opus Capellæ & Capellaniæ
prædictæ, ad faciendum siue construendum domum vnam
in dicta platea contingente parti dictæ Vniuersitatis ad
opus Capellæ & Capellaniæ prædictæ, & pro Capellano
prædicto. *Et debet facere Rector & Vniuersitas prædicta literas*
sigillo Vniuersitatis sigillatas, apertas; quòd ipsi super dicta
platea, & pro parte quæ remanet ipsi M. Petro cum domo,
muris, & suis pertinentiis omnibus, de cætero non moue-
bunt litem, quæstionem seu querelam ac facere quittatio-
nem; & ipse M. Petrus, versa vice, Rectori & Vniuersitati præ-
dictis, de dicta platea, de dimissione sic facta litem, quæstionem seu querelam eis de cætero non mouebit, & eis faciet super hoc quittationem. *Et super præmissis debet Rector &*
Vniuersitas tradere dicto M. Petro literas, vt præmittitur, sigillo
Vniuersitatis sigillatas, & consimiles literæ siue instrumentum de-
bent remanere penes Rectorem & Vniuersitatem. Et sic dictæ par-
tes amicè conuenerunt, sanciuerunt & ordinauerunt adinuicem; factisque literis siue instrumento publico & ostenso
dicto M. Petro, *debet incontinenti soluere & tradere dictas 20. lib. tur.*
Rectori nomine & vice Vniuersitatis, ad opus Capellæ & Capella-
niæ prædictæ, vt præmittitur, pro ædificatione domus prædictæ. Et
ad hoc obseruandum, & quantum ad ipsum pertinet, obligauit idem M. Petrus se & domum suam prædictam, in qua
nunc habitat. *Insuper dictus Rector suo & totius Vniuersitatis*
nomine; & M. Petrus pro se, ad obseruandum conuentiones prædi-
ctas, promissiones & prædicta omnia & singula supradicta, memo-

ratus Rector nomine suo & totius Vniuersitatis Parisiensis pariter recognouit & confessus est in veritate se recepisse & habuisse à dicto M. Petro dictas 20. lib. tur. paruorum . . . . in pecunia numerata pro premissis ac ratione seu occasione premissorum ad opus Capellæ & Capellaniæ prædictæ & Capellani prædicti. Et de dictis 20. lib. Rector suo & totius Vniuersitatis nomine prædictæ, se bene quitum, & pagatum vocantem; exceptioni non numeratæ, non receptæ, & non solutæ sibi prædicto nomine pecuniæ & spei futuræ numerationis renunciauit in hac parte penitus & expressè. Ac etiam idem Rector suo & totius Vniuersitatis prædictæ nomine, dictæ diuisioni & parti de dictá platea, se habuit & tenuit pro pagato & contento, & eum quitauit, & rata habuit atq; firma. Et quòd de cætero dicto M. Petro de præmissis litem, quæstionem seu querelam, ipse vel Vniuersitas non mouebit in iudicio vel extra, ac de domo, muris & plateâ aliquâ adiacente siue contiguâ domo & muris ipsius Magistri Petri & de parte plateæ sibi contingente ad ipsum Magistrum Petrum de præmissis domo, muris, & parte sibi contingente & platea aliqua contigua domui suæ & muro siue muris: & de 20. lib. tur. prædictis, ipse Rector & Vniuersitas quitauerunt & quitum vocauerunt penitus & expressè. Et versa vice præfatus M. Petrus, de platea, pro parte quam Rector & Vniuersitas habent, Rectori & Vniuersitati litem, quæstionem vel querelam in iudicio vel extra de cætero non mouebit; & ipsos quitauit, & quitos vocauit; & quælibet pars se habuit & tenuit integrè pro pagata & quita & contenta; & sic voluerunt & consenserunt, vt superiùs continetur; sub modo & forma prædictis partes prædictæ. Interfuerunt testes præsentes præmissis viri discreti DD. siue MM. & diuisioni dictæ plateæ F. Io. de Muro Ordinis FF. Minorum sacræ Scripturæ Professor, Girardus de Cutriaco Decanus in Decretis, Iacobus Brunus tunc Procurator Nationis Normanorum, Ioannes Anglicus tunc Procurator Nationis Anglicorum, Henricus Seruiens communis Nationis Normanorum, Simon Anglicus Seruiens communis Nationis Anglicorum . . . . Bedellus Magistrorum in medecina siue Physica, Clerici & plures alii ad hoc rogati testes. Actum apud dictum S. Germanum de pratis prope Parisius, præsentibus Rectore, & M. Petro, & testi-

bus suprascriptis , & Magistris, & quàmpluribus aliis, anno,
mense, indictione & die Iouis prædictis.

Ego Barius Amicus Lemouicensis Clericus , quondam Roberti
filius authoritate Apostolica & Episcopali Notarius, dicta die Iouis apud dictum S. Germanum de pratis prope Parisius præmissis
interfui , & vt supra legitur , scripsi , publicaui , & prædicta omnia
in hanc publicam formam redegi , & exinde feci hoc præsens publicum instrumentum, compleui rogatus, me subscripsi , & signum meum
apposui.

Exscriptum ex instrumento deprompto è tabulario ipsius Vniuersitatis , & notato hisce literis. C . 7 . A.

C'Est la forme de la composition accordée & recitée
deuant Nosseigneurs de Parlement, entre l'Vniuersité de
Paris d'vne part , & l'Abbey & le Conuent de S. Germain des prés
d'autre. Premierement que il plaisoit audit Abbey , & au
Procureur dudit Conuent en son nom & pour ly , & les Procureurs de l'Vniuersité desusdite d'autre. C'est à sçauoir Mestre Oliuier Silladin Mestre en la Facultey de Theologie , Mestre
Iean de Longueil Mestre en la Facultey de Decret , Mestre Berthe-
lemy de Brice, Mestre en la facultey de Medecine : & les quatres
Procureurs des quatres Nations, c'est asçauoir Mestre Remy de Vi-
neuaire de la Nation de France , Mestre Pierre Scutif de la Nation
de Picardie , Mestre Iean du Tesier de la Nation de Normandie, &
Mestre Estienne de Elst de la Nation d'Angleterre. Et premierement que la composition autre-fois faite , du temps de bonne memoire Le Bel Roy Philippe soit gardée, confermée,
approuuée en tout & partout à tousioursmais, excepté tant
seulement que la porte deuers le prey sera close perpetuellement , si que iamais ne pourra auoir ouuerture deuers le
prey. Item lesdits Religieux bailleront , desiureront ausdits Procureurs de ladite Vniuersité 200. liures fort & en present, & pour
les choses desusdites , cesseront toutes contentions & tous
debats meus du temps passey entre lesdits Religieux , & ladite
Vniuersité pour la raison d'vne place de quoy mention est faite en ladite composition , faite du temps de bonne memoire le beau Roy Philippe desusdit, & toutes iniures , querelles , actions personnelles meues
du temps passey entre lesdites Parties. Item pour mieulx coufermer

*cette paix, & pour auoir mieulz l'amour & la fauour de l'Vniuer-
sité, lesdits Religieux perpetuellement donnerent delaisserent &
trasporterent tout ce que à eux appartient & appartenir pouroit au
temps aduenir à ladite Vniuersité, les patronages des Eglises, c'est
à sçauoir, de S. Andrien des Arcs, & de S. Cosme & S. Damien à
Paris,* retenuës par deuers lesdits Religieux aucunes rentes,
que eux y prennent où pourroient prendre au temps aduenir pour la raison de la Seigneurie temporelle, & promi-
strent lesdits Religieux à supplier à nostre S. Pere le Pape,
*que ledit Transport & cession desdits patronages desdites Eglises
voulsist approuuer, confermer & toutes les autres choses desus-dites,
tant comme à la spiritualité appartient où peut appartenir.* Item
lesdits Religieux & lesdits Procureurs voudrent, que la
main du Roy, qui auoit estey mise en ladite place à la requeste des desusdits Religieux en fust leuee & ostée au proufit
des parties, tant comme à cescune appartient ou appartenir
pourroit au temps aduenir par raison. Et sur le dos est escrit
ce qui ensuit. *Forme de consentement desdits Religieux à ce
que l'accord de l'an 1345. soit ratifié par le Parlemeut & par
le Pape.*

*Excriptum ex instrumento deprompto è tabulario ipsius Vni-
uersitatis, & notato hisce literis. B. 5. H.*

CLemens Episcopus seruus seruorum Dei. Ad perpetuam rei memoriam: Ea quæ concordiam sapiunt, &
materiam auferunt iurgiorum, præsertim inter personas Ecclesiasticas Apostolico fauore prosequimur, Et vt in recidi-
uæ quæstionis scrupulum non resurgant, super his adiici-
mus Apostolici muniminis firmitatem. Sane petitio, pro
parte dilectorum filiorum Ioannis Abbatis, & Conuentus
Monasterij S. Germani de pratis diœc. Parif. ac Vniuersitatis Magistrorum & Scholarium Parisius studentium, nobis
nuper exhibita continebat, quòd dudum, cùm causa verteretur inter Abbatem & Conuentum ex vna parte, & Vniuersitatem prædictos ex altera, super eo quod dicta Vniuersitas petebat sibi ab ipsis Abbate & Conuentu satisfieri de ar-
reragiis 14. lib. eidem Vniuersitati annuatim per ipsos debitarum, vna cùm pœnis ob defectum solutionis commissis, à

A iij

tempore 52. annorum, nec-non dictas 14. libras annuatim
eidem Vniuersitati, vt præfertur, debitas ab ipsis Abbate
& Conuentu solui imposterum singulis annis cum pœnis adiectis, *iuxta tenorem cuiusdam compositionis olim factæ inter Ab-*
batem & Conuentum & Vniuersitatem prædictos, & sub eorum si-
gillis, ac post modum confirmatæ per præclaræ memoriæ Philippum
tunc Francorum Regem in terà viridi, & filis sericis, prout in literis
super hoc confectis plenius continetur. Dictis verò Abbate &
Conuentu ex aduerso asserentibus & dicentibus ad hæc
minimè se teneri ex eo & pro eo quòd dicta compositio, si
vnquam facta fuerat, facta fuisse dicebatur iam 52. annis
elapsis, nec in obseruantiam ab alterutrà partium vnquam
fuerat introducta, quòdque per Vniuersitatem prædictos
potiùs steterat, quàm per Abbatem & Conuentum præfatos, quominus obseruata fuisset, & consideratis lapsu tanti
temporis, & impedimentis per prædictam Vniuersitatem in
contrarium appositis, à dicta petitione prædicta Vniuersitas desistere debebat, Vniuersitate prædictis contrarium asserente. Tandem pluribus altercationibus hinc inde habitis, pro bono pacis habendæ inter Abbatem ac Conuentum
& Vniuersitatem prædictos deliberatione maturà & diligenti tractatu præhabitis, super præmissis, & nonnullis articulis tunc expressis, *ad certam pacis & concordiæ ac transactio-*
nis viam, idem Abbas & Conuentus ac Vniuersitas consensu vna-
nimi deuenerunt, prout in literis inde confectis ipsorum Abbatis & Conuentus ac Vniuersitatis sigillis munitis, quarum
tenorem de verbo ad verbum, præsentibus inseri fecimus,
plenius continetur. *Quare pro parte ipsorum Abbatis &*
Conuentus ac Vniuersitatis nobis extitit humiliter supplicatum, vt
concordiam & transactionem præfatas, ac omnia & singula in eis
contenta falcire, cum suppletione defectus, si quis in præmissis inter-
fuerit, Apostolico munimine dignaremur. Nos igitur qui pacem
& quietem quærimus singulorum, volentes Abbatem &
Conuentum ac Vniuersitatem præfatos prosequi fauorabiliter in hac parte, huiusmodi supplicationibus inclinati, *con-*
cordiam & transactionem præfatas per eosdem Abbatem & Con-
uentum ac Vniuersitatem inter eos, vt præmittitur, factas & omnia
& singula in eis contenta rata grata habentes illa authoritate Apo-

stolica, & certa scientia confirmamus, & præsentis scripti patrocini communimus, supplentes omnem defectum, si quis forsan in præmissis interuenerit de Apostolicæ plenitudine potestatis. Tenor autem dictarum literarum talis est.

Vniuersis præsentes literas inspecturis, Ioannes permissione diuina Monasterij S. Germani de pratis iuxta Parisius Abbas humilis, totusque eiusdem loci Conuentus, salutem in Domino sempiternam. *Notum facimus, quòd cùm causa verteretur inter nos ex vna parte & Vniuersitatem Magistrorum & Scholarium Parisius studentium ex altera,* super eo quod dicta Vniuersitas petebat à nobis Religiosis eidem Vniuersitati satisfieri de arreragio 14. lib. p. eidem Vniuersitati annuatim à nobis debitarum, vnà cum pœnis, ob defectum solutionis commissis à tempore 52. annorum, nec-non dictas 14. lib. annuatim eidem Vniuersitati, vt præfertur, debitas à nobis solui imposterum singulis annis cum pœnis adiectis, *iuxta tenorem cuiusdam compositionis olim factæ & initæ inter nos Religiosos & Vniuersitatem sub sigillis nostris & Vniuersitatis, post modum confirmatæ per inclytæ recordationis D. Philippum tunc Francorum Regem, in cerà viridi, & filis sericis, prout in literis* super hoc confectis hæc plenius continentur. Nobis verò asserentibus & dicentibus, ad hæc minimè nos teneri, ex eo & pro eo quòd dicta compositio si vnquam facta fuerit, facta fuisse dicitur iam 52. annis elapsis, nec in obseruantiam ab alterutrâ partium vnquam fuerat introducta, quodque per Vniuersitatem prædictam potiùs steterat, quàm per nos Religiosos prædictos, quominùs obseruata fuisset, & considerato elapsu tanti temporis, & impedimentis per dictam Vniuersitatem in contrarium appositis, à dicta petitione prædicta Vniuersitas desistere debebat, Vniuersitate prædictâ contrarium asserente. Tandem pluribus altercationibus hinc inde habitis, pro bono pacis inter nos Religiosos prædictos, & Vniuersitatem prædictam concordatum extitit in hunc modum, quòd dicta compositio, cuius tenor sequitur in hæc verba.

Vniuersis præsentes literas inspecturis Ioannes permissione diuinâ Monasterij beati Germani de pratis Paris. humilis Abbas, totusque eiusdem loci Conuentus, æternam in Do-

mino salutem. Notum facimus, quòd cùm inter nos ex
vna parte, & Vniuersitatem venerabilium Magistrorum &
Scholarium Parisius studentium ex altera, orta esset materia quæstionis, *super quadam platea situata prope muros ciuitatis
Parif. respiciente dicti S. Germani Abbatiam, cui ex parte superiori
contigua est domus, in qua moratur Reuer. in Christo Pater P. Dei
gratia Aurel. Episcopus*, & ex altera parte, est via carnificeriæ
S. Germani, per quam directè itur ad portam ciuitatis Parif.
quæ vocatur porta FF. Minorum, & ad Ecclesiam eorumdem FF. Et à parte inferiori, est via publica per quam directè itur de S. Germano ad portam ciuitatis Parif. quæ vocatur porta S. Germani, quæ est prope domum, quæ fuit claræ
memoriæ D. Henrici quondam illustris Regis Nauarræ. Ex
altera parte est quædam via quæ in prædicta via carnificeriæ
S. Germani incipit, iuxta puteum qui est in dictâ viâ, & iuxta domum G. carnificis, quæ est ædificata in angulo iam prædictæ plateæ ex opposito dicti putei, & terminatur in via no-
minata, per quam itur ad portam, quæ, vt dictum est, vocatur porta S. Germani. Eò quod dicta Vniuersitas dicebat se
ius habere in dicta platea ex parte, qua continuatur cum via
prædicta per quam itur ad FF. Minores, in centum & sexaginta pedibus ad pedes Regis mensurandis, continuè & directè secundum longitudinem & latitudinem in qualibet
parte eius quia tantum de dicta platea in iam dicta parte.
*Ex altera parte eadê Vniuersitas dicebat, & dicit sibi esse legatum à
M. Radulpho de Albusone quondâ Canonico Ebroicensi, qui, vt dictâ
Vniuersitas dicebat, ius habebat in plateâ prædictâ, inquantû eidem
Vniuersitati legatum fuerat ab eodê. Item super eo quod nos dicebamus, nobis licere & licuisse portam Abbatiæ nostræ, quæ est versus
pratum,* QVOD NVNCVPATVR PRATVM VNIVERSITATIS, *aperire & claudere quandocumque vellemus, & per eam intrare & exi-
re liberè sine contradictione cuiusquam ad votum nostrum, cum vehiculo & sine vehiculo, cum equo & sine equo, vel aliter qualitercum-
que ad velle nostrum; ac dictam portam, & muros eius habere & tenere in illa dispositione, quæ continetur in quadam ordinatione factâ,
super quadam aliâ controuersia ortâ inter nos, & Vniuersitatem
prædictam tempore D. G. quondam Abbatis Monasterij nostri ab
inclytæ recordationis D. Philippo illustrissimo Rege quondam Fran-*

corum

*eorum, & super limitatione fossati Abbatiæ, quod est iuxta prædi-
ctum Pratum; quam limitationem & districtionem nos dicebamus
esse faciendam secundum protensionem & declarationem lineæ pro-
trahendæ in continuum & directum ab extremitate pilariorum &
columnarum, quæ sunt extra muros Abbatiæ prædictæ iunctos cum
ipso fossato, iuxta pratum prædictum, versus locum in quo cum Se-
quana coniungitur prædictum fossatum, Vniuersitate prædicta in
eisdem contrarium afferente.* Tandem vocatis vt moris est, Monachis nostris super hoc, pluries & specialiter in pleno Monasterij nostri Capitulo congregatis, deliberatione matura, & diligenti tractatu præhabitis, *pacem cum Vniuersitate
habere puro corde & spiritu affectantes, cum omni reuerentiâ quâ
possumus & honore, ad bonæ pacis & concordiæ & transactionis
viam, consensu vnanimi deuenimus*; quòd Vniuersitas prædicta
prælibatam plateam in longum & latum omnino, & omne
ius quod in ea se habere dicebat & habere poterat, quocumque titulo seu quocumque modo, nobis & Monasterio nostro, & successoribus nostris cessit ex nunc in perpetuum,
dimisit & quittauit penitus & expressè ad nostram voluntatem, & voluntatem plenariam faciendam, *salua ipsi Vniuersitati in ipsâ plateâ, remanente viâ ad pratum prædictum & alibi
eundi, agendi in latum spatij viæ regalis decem & octo pedes continentis, quæ debet incipere à cuneo domus, in qua nunc moratur D.
P. Dei gratiâ nunc Aurel. Episcopus*, protendendo se versus
viam publicam ante portam manerij quondam Odardi de
Villa noua olim Præpositi Parif. per quam viam itur versus
portam S. Germani & versus pratum prælibatum; ita quod
ab angulo domus, in qua moratur D. Episcopus Aurel. prædictus, mensurabuntur decem & octo pedes directé in latum
versus dictam carnificeriam procedendo, & ab extremitate
illorum decem & octo pedum producetur linea in continuum & directum vsque ad angulum domus quæ est ex opposito manerij prædicti, quæ fuit quondam Albini de Cen-
tum-puteis Clerici, & ab angulo domus in qua moratur
Episcopus Aurel. ducetur alia linea vsque ad viam dictæ
portæ, quæ dicitur S. Germani & in longum ex vna parte
superiori vsque ad inferiorem liberè, pacificè & quietè.
Item voluit & concessit ipsa Vniuersitas, quòd nos & succes-

fores noftri prædictam portam, quæ eft fupra pratum prædictum aperire & claudere, & vti ea poffimus in perpetuum
exeundo, intrando, eundo, agendo cum equis & quadrigis,
& fine eis liberè verfus Parifius vel Sequanam vel Villam S.
Germani, vt melius viderimus expedire, contradictione alicuius non obftante. Item voluit & conceffit ipfa Vniuerfitas, quòd foffatum prædictum limitetur, & quòd nos & fucceffores noftri habeamus fuper hæc fecundum quod lineæ
protractio recta nobis dimittendum fore declarabit in continuum & directum ab extremitate pilariorum, & columnarum, murorum Abbatiæ noftræ abfque additione adulteri-
na & noua facta vel addita pilariis fupradictis. *Et quòd in ea*
parte terræ fuper foffato nobis remanente, muros fimplices facere pof-
fumus fine quernellis & fortalitiis aliis à fimplici muro, per quæ Scho-
lares poffent lædi. Et quòd fi purgare velimus foffatũ, purgationes, feu
quæ ex eis extrahi contigerit ex parte noftra, nõ ex parte prati iacten-
tur. Nos vero & Succeffores noftri, pro bono pacis & cõcor-
diæ antedictæ, *ipfi venerabili Vniuerfitati fuifque Succefforibus te-*
nemur & tenebimur in perpetuũ, fingulis annis reddere & foluere 14.
lib. p. annui & perpetui redditus pro præmiffis, & ratione præmiffo-
rum ad vfus pauperum Scholarium per Vniuerfitatem diftribuen-
das. Quas 14. lib. p. promittimus & tenemur nos & fucceffores noftri prædictæ Vniuerfitati fuifque fuccefforibus in
perpetuum annis fingulis reddere & foluere, quatuor terminis Parif. confuetis, videlicet primo in proximo fefto S. Remigii 70. f. p. in fequenti fefto Natiuitatis Domini alios 70.
f. in fequenti Pafchate alios 70. f. & in fequenti fefto beati
Ioannis Baptiftæ alios 70. f. p. & fic deinceps fingulis annis
prædictas 14. lib. p. prædictis terminis, prout fuperius eft
expreffum. Quas 14. lib. percipiendas, vt dictum eft, affi-
gnamus eidem Vniuerfitati fuper Abbatia noftra, & fuper
omnibus bonis & reditibus eiufdem percipiendas, terminis
fupradictis, fub pœna 5. f. contra nos committenda pluries
pro qualibet die per quam ceffauerimus vltra octo dies, vltra quemlibet terminorum præfatorum vna cum principali foluendorum, rata nihilominus compofitione feu tran-
factione ac obligatione manentibus fupradictis. *Et debemus*
procurare confenfum D. Regis Francorum de non compellendo Vni-

uersitatem dictum reditum ponere extra manum, ad quem obtinen-
dum ipsa Vniuersitas apud ipsum D. Regem porriget preces nobis-
cum, scribemusque ad Curiam Romanam literas supplicatorias D.
summo Pōtifici quòd suum in his consensum impertiatur, vt præmissa
& sequentia confirmet, super quibus nihilominus similiter dicta
Vniuersitas eidem supplicabit. Voluit insuper & concessit
expressè & vnanimiter, quòd nobis & successoribus nostris
liceat in perpetuum habère & retinere semper muros portæ
sæpe supradictæ, in illa dispositione & in illo statu in quo &
in qua illos decreuit per suam iam dictam ordinationem in-
clytę recordationis Philippus illustrissimus Dei gratia Francorum Rex, provt in literis inde confectis plenius continetur. *Addidit etiam ipsa Vniuersitas, quòd nomine ipsius & succes-*
sorum Vniuersitatis omne ius & dominium quodcumque & quotum-
que modo habebat & habere poterat in fossato prædicto & aqua
eiusdem, nobis & Monasterio nostro cessit & quittauit in perpetuum
penitus & expressè. Nos enim omnia superius expressa promittimus
bona fide, solenniter & legitimè nos facturos, soluturos & adimple-
turos nomine nostro, Monasterij nostri & successorum nostrorum fi-
deliter & integraliter obseruare, sicut superius est expressum, & con-
tra ipsa vel aliquod præmissorum in perpetuum non venire, nec ali-
quid impetrare à Papa, vel à Rege, seu Principe quocumque modo
contra præmissa seu aliquod præmissorum nec concessis seu conceden-
dis; etiam vltra si fieret vti beneficio restitutionis in integrum, doli moli, fraudis, læsionisque cuiuscumque, voluntate spontanea renuntiantes, & omnibus aliis exceptionibus
& allegationibus iuris & facti, per quas in aliquo posset præmissis vel alicui præmissorum derogari, quas hîc haberi volumus pro expressis. In cuius rei testimonium sigilla nostra
præsentibus literis duximus apponenda. Datum & Actum
in pleno nostro Capitulo, Anno Domini 1292. die Veneris
ante Natale Apostolorum Petri & Pauli. Seruabitur hinc
inde, & fient limitationes in ipsa compositione contentæ
realiter & de facto, absque impedimento ab alterutra partium præstando. Et si contingeret imposterum per alteru-
tram partium contra dictam compositionem aliquid atten-
tari, quod per hoc nullum ius in petitorio vel possessorio
facienti quæratur, nec parti alteri præiudicium generetur,

niſi quatenus in præſenti concordia eſſet aliquid immutatum. Nos verò Religioſi pro ſolutione prædictorum ex parte Vniuerſitatis petitorum 300. lib. monetæ nunc currentis, ſtatim & de præſenti poſuimus in manu ſequeſtra, à dicta Vniuerſitate recipiendas liberè, & habendas omni mora & impedimento ſublatis; *habitis licentia & aſſenſu D. noſtri Papæ de donatione & translatione iuris Patronatus Eccleſiarum inferius nominandarum per nos Religioſos eidem Vniuerſitati facta, & per hoc occaſione præteriti temporis erga Vniuerſitatem prædictam penitus remanebimus immunes, nec à nobis aliquid aliud occaſione prædictorum petere valebit Vniuerſitas prædicta in futurum.* Inſuper 14. lib. annui redditus, in quatuor terminis Pariſius conſuetis, & etiam & ſub pœnis adiectis annis ſingulis tenebimur ſoluere nos & ſucceſſores noſtri Vniuerſitati prædictæ, & incipiemus ſoluere in proximo termino 70. ſ. p. & ſic ſemper in aliis terminis in perpetuum ſoluere tenebimur. *Præterea pro bono pacis, concordatum extitit & conuentum, quòd porta Monaſterij noſtri ſita verſus pratum,* QVOD PRATVM VNIVERSITATIS NVNCVPATVR, *quam iuxta compoſitionem prædictam apertam tenere poteramus,* Nos & Succeſſores noſtri *& quæ de præſenti clauſa eſt & murata nunquam aperietur nec apertam tenere poterimus, nec debebimus, nec aliam ſimilem aperturam habebimus vel habere poterimus exiſtentem verſus pratū prædictum in futurū.* Inſuper nos Religioſi prædicti, pacis vinculo eidem Vniuerſitati deſiderantes coniungi, & vt magis vigeat inter nos affectio charitatis & Vniuerſitatem prædictam, *ius Patronatus ſiue præſentendi ad duas Parochiales Eccleſias ſitas Pariſius, videlicet S. Andreæ de Arcubus, & SS. Coſmæ & Damiani ab olim ad noſtrum Monaſterium ſpectans in Vniuerſitatem præfatam, conſenſu vnanimi pure & liberè tranſtulimus abſque aliquo contractu illicitæ pactionis, ſuppoſitis tamen licentia & aſſenſu D. noſtri Papæ, pro quibus obtinendis, nos Religioſi prædicti præfato D. noſtro ſupplicabimus, & pro eadem ſupplicatione eidem porrigenda certum nuntium cum expenſis noſtris propriis ad Sedem Apoſtolicam quantocius deſtinabimus, vt cum nuntiis dictæ Vniuerſitatis ad dictam Sedem iam deſtinatis per Vniuerſitatem præfatam, qui etiam ſuper hoc ſupplicabunt, poſſimus dictum aſſenſum & licentiam obtinere, ſaluo tamen & retento nobis Re-*

ligiofis & Succefforibus noftris in perpetuum, omni alio
iure temporali quod habemus in Ecclefiis memoratis maximè 30. f. p. debitos nobis & fucceforibus noftris à Curato S. Andræ prædicti, & 30. f. p. nobis debitos fingulis annis à Curato SS. Cofmæ & Damiani prædictorum. Item voluit & conceffit ipfa Vniuerfitas quòd nos & Succeffores
noftri poffimus de præfata platea à dictâ Vniuerfitate in nos
& fucceffores noftros, vt præfertur, tranflatâ liberè ordinare ædificando in eadem, vel aliter de ea difponere valea-
mus, proyt noftræ placuerit voluntati, & nobis videbitur expedire, dum tamen via in compofitione expreffa, eidem Vniuerfitati libera remaneat ficut in eadem compofitione continetur. Quod fi prædicti affenfus & licentia à D. noftro
Papa obtineri non poffint præfens tractatus nullus fit quantum ad omnes & fingulas fui partes. In cuius rei teftimonium
figilla noftra præfentibus literis duximus apponenda. Datum & Actum in noftro pleno Capitulo, Anno Domini 1345.
die 19. menfis Iunij, videlicet die Dominica, ante feftum
natiuitatis beati Ioannis prædicti. Nulli ergo omninò hominum liceat hanc paginam noftræ confirmationis & com-
munionis infringere, vel ei aufu temerario contraire. Si quis
autem hoc attentare præfumpferit, indignationem omnipotentis Dei, & beatorum Petri & Pauli Apoftolorum eius, fe
nouerit incurfurum. Datum Auenioni 4. Non. Martij Pontificatus noftri anno quarto.

*Exfcriptum ex inftrumento deprompto è tabulario ipfius Vniuer-
fitatis munito bulla pendente è filis fericis, & notato hifce maioribus literis C. 6. F.*

VNiuerfis præfentes literas infpecturis Richardus permiffione diuina humilis Abbas Monafterij S. Germani de pratis iuxta Parifius, totufque eiufdem loci Conuentus, æternam in Domino falutem. Notum facimus quòd
cum nuper, *ex deliberatione matura magni Concilij D. noftri Regis pro totius Regni, Reipublicæ Villæque Parif. & fua noftræque
Ecclefiæ prædictæ commodo, tuitione feu defenfione fpeciali ab ini-
micis dicti Regni infeftantibus circumquaque,* nobis præceptum
fuit & mandatum *Ecclefiam noftram prædictam muris, propu-*

B iij

gnaculis & fossatis, aliisque emparamentis necessariis claudi, circundari seu fortificari debere, ac pro fortalitio deinceps reputari & haberi, domosque & alia ædificia, & singula alia hæreditagia circa prædictos muros existentia, nociua quomodolibet aut præiudicialia fortalitio prælibato destrui totaliter & demoliri omninò, ne per ea, aut eorum aliqua, aut aliquod, clausuræ seu fortalitij prædicti completio differri aut impediri valeret. *Inter Rectorem & matrem nostram Vniuersitatem ex vna parte, & nos Abbatem & Conuentum prædictos, pro euidenti vtilitate dicti nostri Monasterij, præuiis pluribus deliberationibus in Capitulo nostro specialiter propter hoc factis ex altera, tractatum est, quòd Capellania S. Martini de Ordeis cum domibus & iardinis eiusdem, cæterisque pertinentiis,* CVIVS COLLATIO, PRÆSENTATIO ET OMNIMODA DISPOSITIO AD DICTOS RECTOREM ET MATREM NOSTRAM VNIVERSITATEM PLENO IVRE, DIGNOSCITVR PERTINERE, *sita prope muros nostræ prædictæ Ecclesiæ & fortalitij antedicti, occasione fossatorum faciendorum debet totaliter destrui & demoliri omninò. Et nos ad quos spectat ius patronatus seu præsentatio Ecclesiæ Parochialis S. Germani antiqui in ciuitate Parisiensi, de permutando inuicem iura singula quæ dicti Rector & mater nostra Vniuersitas, & nos in prædictis Ecclesiis habemus & habere possumus in futurum.* Dum tamen D. nostri Papæ interuenerit consensus, *ad quem consensum procurandum & etiam obtinendum, cum dictis Rectore & matre nostra Vniuersitate, promittimus bona fide opem, consilium auxiliumque daturos quamcitius poterimus bono modo.* Quæ præmissa omnia & singula, prout superius sunt expressa, tenenda firmiter & inuiolabiliter obseruanda promittimus bona fide, sub hypotheca & obligatione omnium bonorum Ecclesiæ nostræ præsentium & futurorum, adimplere, omninò renunciantes in hoc facto, omnibus exceptionibus doli mali, fraudis, læsionis, deceptionis, rei sic non gestæ, dictæ compositioni non factæ, & ne possit dici aliud esse scriptum quam concordatum & aliud esse concordatum quam scriptum, & omnibus aliis exceptionibus & allegationibus quæ contra præsentes literas dici possent modo quolibet vel opponi, iurique dicendo generalem renunciationem non valere. In cuius rei testimonium sigilla

15

nostra præsentibus literis duximus apponenda. Datum &
actum in Capitulo nostro 11. die mensis Septembris, anno
Domini 1368.

Exscriptum ex instrumento deprompto è tabulario ipsius Vni-
uersitatis , & notato hisce literis C. 6. Y.

VNiuersis præsentes literas seu præsens publicum instrumentum inspecturis, Officialis Paris. executor &
commissarius in hac parte solus & in solidum à Sede Apostolica Deputatus, salutem in Domino. Noueritis nos literas
S. in Christo Patris ac D. nostri D. Vrbani diuinâ prouidentiâ Papæ, VI. cum cordula canapis vera bulla plumbea ipsius
D. nostri Papæ, more Romanæ Curiæ bullatas, sanas & integras omnique vitio & suspicione carentes, nobis pro parte
venerabilis in Christo Patris & Religiosorum Abbatis &
Conuentus Monasterij S. Germani de pratis iuxta Parisius
Ordinis S. Benedicti, ac venerabilium & discretorū virorum
Rectoris, Magistrorum , Scholarium & Vniuersitatis Paris.
studij præsentatas cum ea qua decuit reuerentia recepisse,
quarum quidem literarum tenor sequitur in hæc verba.

Vrbanus Episcopus seruus seruorum Dei, dilecto filio Officiali Paris. salutem & Apostolicam benedictionem. Iustis
petentium desideriis libenter annuimus, & ea , quæ à rationis tramite non discordant, fauore prosequimur opportuno.
Sanè petitio pro parte dilectorum filiorum Richardi Abbatis & Conuentus Monasterij S. Germani de pratis iuxta Parisius Ordinis S. Benedicti, ac Rectoris, Magistrorum &
Scholarium ac Vniuersitatis studij Paris. petitio continebat;
quòd ad Abbatem & Conuentum præsentatio personæ idoneæ ad
parochialem Ecclesiam S. Germani veteris Paris. & ad Rectorem,
Magistros, Scholares & Vniuersitatem prædictos, collatio Capellæ
S. Martini de Ordeis propè muros dicti Monasterij consistentis, dum
vacant de antiqua & approbata & hactenus pacificè obseruata con-
suetudine pertinere noscuntur; quòdque de demoliendâ dictâ
Capellâ, & accipiendo duo arpenta, quorum quodlibet centum virgas continet , *& etiam decem virgas* PRATI CLE-
RICORVM *iuxta dictum Monasterium consistentis , & ad ipsos*
Rectorem, Magistros, Scholares & Vniuersitatem iusto titulo perti-

nentis, quarum quidem virgarum prati quælibet viginti pedes contineat, *pro fossatis circa dictum Monasterium, pro eius defensione ac tuitione ciuitatis Paris. contra inimicos Regni Franciæ, ex ordinatione tamen Consilij charissimi in Christo filij nostri Caroli Regis Francorum illustris tractatus est habitus*; Quòdque ijdem Abbas & Conuentus, ac Rector, Magistri, Scholares & Vniuersitas, pro bono pacis & concordiæ, iura, quæ habent in Ecclesia & Capella prædictis, desiderant inuicem permutare. Ac Abbas & Conuentus prædicti, pro demolitione loci dictæ Capellæ ac domorum & hortorum iardinorum nuncupatorum ac pertinentiarum eorumdem, Rectori dictæ Capellæ pro tempore existenti octo libras amortizatas annui & perpetui reditus supra quamdam domum in ciuitate Paris. iuxta locum FF. Ordinis Eremitarum S. Augustini consistentem, supra quam decem libras annuas dictæ monetæ percipiunt. *Ac præfatis Rectori, Magistris & Scholaribus pro dictis duobus arpentis & decem virgis prati, duo & dimidium arpenta terræ dictorum Abbatis & Conuentus iuxta præfatum pratum consistentia assignabunt.* Quare pro parte dictorum Abbatis & Conuentus ac Rectoris, Magistrorum, Scholarium & Vniuersitatis nobis fuit humiliter supplicatum, vt eis faciendi præmissa licentiam concedere de benignitate Apostolica dignaremur. *Nos itaque huiusmodi supplicationibus inclinati discretioni tuæ per Apostolica scripta mandamus, quatenus, si est ita, eisdem Abbati & Conuentui, Rectori, Magistris, Scholaribus & Vniuersitati permutandi ad inuicem huiusmodi iura, quæ in Ecclesia ac Capella prædictis habent, vt præfertur, ac etiam eisdem Abbati & Conuentui, Rectori dictæ Capellæ qui nunc est & eius successoribus huiusmodi 8. lib. p. pro demolitione loci dictæ Capellæ ac domorum & hortorum prædictorum; nec-non Rectori, Magistris, Scholaribus & Vniuersitati prædictis pro dictis duobus arpentis & decem virgis prati prædicta duo & dimidium arpenta terræ assignandi, authoritate Apostolica licentiam largiaris. Volumus autem quòd idem Rector dictæ Capellæ qui nunc est & successores sui, reditus & prouentus ad Rectorem dictæ Capellæ pro tempore existentem pertinentibus, integrè percipiant, ac diuinum officium per eos ratione dictæ Capellæ fieri debitum in Ecclesia dicti Monasterij, aut alio*

loco

17

loco congruo & honesto de quo tibi videbitur perpetuo facere teneantur. Datum Romæ apud S. Petrum 16. Kal. Decembris, Pontificatus nostri anno 7.

Post quarum quidem literarum Apostolicarum præsentationem & receptionem, fuimus ex parte dictorum Abbatis & Conuentus, ac Rectoris, Magistrorum, Scholarium & Vniuersitatis cum instantia requisiti, vt ad executionem contentorum in eisdem literis Apostolicis procedere curaremus iuxta traditam seu directam ab Apostolica Sede nobis formam. Nos igitur Officialis & executor præfatus, volentes super præmissis procedere, vt tenemur, attentâ diligenter earumdem literarum Apostolicarum formâ de iuribus, quæ dictis Abbati & Conuentui, ac Rectori, Magistris, Scholaribus & Vniuersitati in Ecclesia & Capella, de quibus in dictis literis Apostolicis fit mentio, competebant; *Et insuper an de demolienda dicta Capella, & accipiendo duo arpenta & decem virgas* PRATI CLERICORVM *iuxta dictum Monasterium consistentis, ad ipsos Rectorem, Magistros, Scholares & Vniuersitatem pertinentis* pro fossatis circa dictum Monasterium, ex ordinatione Consilij illustrissimi Principis ac D. nostri D. Caroli Dei gratia Francorum Regis, pro eiusdem Monasterij defensione, ac tuitione ciuitatis Paris. aduersus inimicos Regni Franciæ, tractatus habitus esset. Et an assignationes tam dictarum 8. lib. amortizatarum annui & perpetui reditus pro demolitione loci dictæ Capellæ, ac domorum, & hortorum iardinorum nuncupatorum ac pertinentiarum eorumdem, Rectori dictæ Capellæ pro tempore existenti, quàm supradictorum duorum arpentorum & dimidij terræ præfatis Rectori, Magistris, Scholaribus & Vniuersitati pro dictis duobus arpentis & decem virgis prati per dictos Abbatem & Conuentum faciendæ, permutationem huiusmodi faciendo, sufficere deberent. Et de aliis omnibus & singulis in dictis literis Apostolicis contentis, de quibus expediebat informari, eorumque dependentiis inquisitionem & informationem fecimus, *per quas nobis legitimè constitit, petitionem eorumdem Abbatis & Conuentus, ac Rectoris, Magistrorum, Scholarium & Vniuersitatis Apostolicæ Sedi super præmissis oblatam, & in eisdem literis Apostolicis explicatam, verita-*

C

tem abſque falſi ſuggeſtione continere. Hinc eſt, quòd conſtitutis propter hæc conuenientibus coram nobis hac præſenti
die ſexta menſis Auguſti, venerabili in Chriſto patre D. Richardo Abbate dicti Monaſterii tam ſuo, quàm dictorum
Conuentus & Monaſterii nomine ex vna parte, & venerabilibus & diſcretis viris Rectore & Deputatis Vniuerſitatis
prædictæ, prout dicebant, à nobis decerni, declarari & fieri
petentibus ſuper informatione & inquiſitione per nos earumdem literarum Apoſtolicarum vigore & authoritate, facere quod ratio ſuaderet. *Nos attentis præmiſſis, habitaque ſu-*
per his deliberatione matura cum peritis, eorumdem Abbatis &
Conuentus ac Rectoris, Magiſtrorum, Scholarium & Vniuerſitatis
petitionem prædictam fuiſſe & eſſe rationabilem ac iuſtam decernen-
tes & declarantes, eiſdem permutandi adinuicem iura, quæ in Ec-
cleſia & Capella ſæpe fatis habere dignoſcuntur, præfatiſque Reli-
gioſis Abbati & Conuentui Rectori dictæ Capellæ qui nunc eſt &
eius ſucceſſoribus ſupradictas 8. lib. Pariſ. pro demolitione loci dictæ
Capellæ, ac domorum & hortorum prædictorum, nec-non Rectori
Magiſtris, Scholaribus & Vniuerſitati prædictis pro dictis duobus
arpentis & decem virgis prati prædicta duo & dimidium arpentæ
terræ aſſignandi, iuxta dictarum literarum Apoſtolicarum ſeriem &
tenorem licentiam conceſſimus & concedimus per præſentes. Verum
quia ſuper contentis in vltima clauſula literarum Apoſtolicarum ſupradictarum, quæ incipit, *Volumus autem*, nondum
potuimus ad plenum deliberare, nos ſuper eiſdem delibe-
randi & inde diſponendi, prout ius & ratio ſuadebunt, po-
teſtatem penes nos omnimodam reſeruamus. In quorum
omnium teſtimonium & certitudinem pleniorem, præſentes literas ſeu præſens publicum inſtrumentum, huiuſmodi
decretum, declarationem & licentiam continentes ſeu continens per Notarios publicos infra ſcriptos fieri & publicari
mandauimus, & ſigilli Curiæ Pariſ. appenſione muniri. Acta
fuerunt hæc Pariſius propè parquetum, vbi Sententiæ pro-
feruntur iuxta Cameram noſtram in domo Epiſcopali, anno
à natiuitate Domini 1369. indictione 7. die 6. menſis Auguſti, Pontificatus S. in Chriſto Patris & D. noſtri D. Vrbani diuinâ prouidentiâ Papæ VI. anno 7. præſentibus venerabilibus & diſcretis viris MM. Io. Tonſoris, & Guill. Miée

in Curia Pariſ. Aduocato, MM. Guill. Carpentatoris & Io.
Chaperon Magiſtris in Artibus, Alano Nudi, Iac. Foretii &
Iac. Vauaſſoris Bedellis Vniuerſitatis prædictæ Pariſius
commorantibus, teſtibus ad præmiſſa vocatis ſpecialiter &
rogatis ex altera.

Et ego Robertus Muſardi de Meldis Clericus, publicus authoritate Imperiali Notarius, venerabiliſque & diſcreti viri D. Officialis executoris ſeu commiſſarij prædicti Scriba ac Curiæ Pariſ.
iuratus: quia prædictis decreto & licentiæ, conceſſioni, reſeruationi-
que prædictæ vltimæ clauſulæ in literis Apoſtolicis prædictis contentæ per dictum D. executorem ſeu commiſſarium factæ, ac omnibus
aliis & ſingulis ſupradictis, dum ſic agerentur & fierent, vnà cum
diſcreto viro M. Thoma Socij Clerico publico authoritate Apoſtolica & Imperiali Notario ſubſcripto, & teſtibus prænominatis,
præſens fui, collationemque de prædictis literis Apoſtolicis ſuperius
inſertis diligenter feci cum dicto publico Notario, eaque concordare
inueni, nihil addito vel remoto quod ſenſum mutet vel intellectum:
Ideo hic me ſubſcripſi, ſignamque meum conſuetum vnà cum ſigno &
ſubſcriptione prædicti publici Notarij & ſigillo Curiæ Pariſ. appo-
ſui requiſitus & rogatus in teſtimonium præmiſſorum.

Ego vero Thomas Socij Clericus Sueſſ. dioc. publicus authoritate
Apoſtolica & Imperiali Notarius, ac Curiæ Pariſ. iuratus præmiſſis decreti, interpoſitioni, licentiæ, conceſſioni reſeruationi ac aliis
omnibus & ſingulis ſupradictis, dum per venerabilem & circum-
ſpectum virum D. Officialem Pariſ. executorem ſeu commiſſarium
præfatum, ad requeſtam partium prædictarum, ſic vt præmittitur,
agerentur & fierent vnà cum diſcreto viro M. Roberto Muſardi
Notario publico ac Scriba dicti D. Officialis, & teſtibus ſuperius
nominatis, præſens fui, eaque ſic fieri vidi & audiui. Et hoc præſens
publicum inſtrumentum de mandato dicti D. executoris manu mea
propria ſcripſi, factaque collatione debita de prædictis literis Apoſtolicis, quarum tenor ſuperius eſt inſertus ad præſens publicum inſtrumentum, & eiſdem repertis inuicem concordare nihil addito vel
remoto quod ſenſum mutet aut variet intellectum, huic inſtrumento
præſenti publico ſignum meum ſolitum vnà cum ſigillo Curiæ Pariſ.
ac ſigno & ſubſcriptione Notarij præfati requiſitus & rogatus ap-
poſui, hic me ſubſcribens in teſtimonium veritatis. Has dictiones,
ex altera, quæ intelligi debent in 28. linea præſentis inſtrumenti ſub

tali signo n. scriptas in fine præsentis instrumenti ante subscriptionem præsentem approbo.

Exscriptum ex instrumento deprompto è tabulario ipsius Vniuersitatis, & notato hisce literis. C. 6. X.

BEnedictus Episcopus seruus seruorum Dei, ad futuram rei memoriam. Rationi congruit, & conuenit honestati, vt ea quæ de Romani Pontificis gratia processerunt, licet eius superueniente obitu, literæ Apostolicæ super illis confectæ non fuerint, suum consequantur effectum. Dudum siquidem fœlicis recordationis Clemens Papa VII. prædecessor noster bonæ memoriæ Aymerico S. Eusebij Presbytero Cardinali, tunc Episcopo Paris. reseruandi ea vice authoritate Apostolica donationi suæ, pro viginti personis quas duceret eligendas, viginti Beneficia Ecclesiastica cum cura vel sine cura, ad Episcopi Paris. pro tempore existentis vel cuiuscumque seu quorumcumque alioru collatione, prouisionem, præsentationem seu quamuis aliam dispositionem communiter vel diuisim pertinentia, si qua in ciuitate & Diœcesi Paris. tunc vacabant, vel cum vacarent conferenda singula; videlicet eorum singulis eisdem personis per suas literas concesserat facultatem; & deinde per eumdem prædecessorem accepto quòd idem Cardinalis tunc Episcopus vnu ex beneficiis huiusmodi pro dilecto filio Ioanne Toupeti Clerico Beluac. Diœc. donationi suæ dictarum literarum vigore reseruauerat; *Cuiusquidem reseruationis vigore idem Ioannes, Parochialem Ecclesiam S. Germani veteris Paris. tunc vacantem, & ad præsentationem dilectorum filiorum Vniuersitatis Studij Paris. pertinentem, vt asserebatur, acceptauerat, & de illa sibi prouideri fecerat;* idé prædecessor vt super concessione huiusmodi suæ mentis clarius intentio patefieret, declarauit videlicet nonis Decembris, Pontificatus sui anno 15. suæ, tempore ipsius concessionis, intentionis fuisse, *quòd concessio ipsa ad Beneficia Ecclesiastica in Ciuitate & Diœcesi prædictis consistentia,* QVORVM COLLATIO, PROVISIO SEV PRÆSENTATIO AD DICTOS VNIVERSITATEM PERTINEBAT, *minimè se extenderet.* Et insuper idem prædecessor voluit, & eidem Vniuersitati concessit, *quòd sub quacum-*

que generali gratia cuicumque seu quibuscumque personis imposterum de Beneficiis huiusmodi in Ciuitate & Dioecesi prædictis forsan faciendà , Beneficia ad collationem PROVISIONEM, PRÆSENTATIONEM SEV QVAMVIS ALIAM DISPOSITIONEM DICTORVM VNIVERSITATIS PERTINENTIA, *nullatenus , nisi de dicta Vniuersitate in gratia huiusmodi specialis & expressa mentio fieret , comprehenderentur, decernens irritum & inane, si secus super iis, à quoquam, quauis authoritate scienter vel ignoranter attentatum forsan erat tunc vel contingeret imposterum attentarj.* Ne autem pro eo quod eiusdem prædecessoris superueniente obitu, literæ Apostolicæ super declaratione, voluntate, concessione & decreto huiusmodi confectæ non fuerunt , de illis valeat hæsitari. Volumus & Apostolica authoritate decernimus quòd declaratio, voluntas, concessio & decretum huiusmodi perinde à dicta die non. Decembris, suum sortiantur effectum, ac si super illis literæ Apostolicæ sub ipsius diei data confectæ fuissent, prout superius enarratur ; quòdque præsentes literæ ad probandum plene declarationem, voluntatem, concessionem & decretum prædicta vbique sufficiant, & ad id probationis alterius adminiculum minime requiratur. Nulli ergo omninò hominum liceat hanc paginam nostræ voluntatis & constitutionis infringere, vel ei ausu temerario contraire. Si quis autem hoc attentare præsumpserit , indignationem omnipotentis Dei , & Beatorum Petri & Pauli Apostolorum eius , se nouerit incursurum. Datum Auenione 4. Id. Octobris, Pontificatus nostri anno primo.

Exscriptum ex instrumento deprompto è tabulario ipsius Vniuersitatis, & notato hisce literis C.6.Z.

ANno Domini 1361. die 1. Septembris, supplicauit apud sanctum Maturinum in congregatione generali Mag. Albertus de Saxonia, *pro Ecclesia Parochiali SS. Cosmæ & Damiani infra muros Paris. quæ ab omnibus , nullo contradiente erat supradicto M. ab Vniuersitate data.*

ANno Domini 1361. die 1. Septembris, *collata fuit quæ-dam Capellania perpetua ab Vniuersitate* ad petitionem D. Ducis Normaniæ.

ANno Domini 1363. die 2. Octobris apud S. Maturinum hora Tertiarum facta congregatione generali *collata fuit Capellania M. Iacobo Iuuenis.*

ANno Domini 1379. mensis Augusti die 13. Vniuersitate Magistrorum Parif. studentium & Regentium in S. Maturino horâ Tertiarum congregatâ. *Et Nationibus & Facultatibus ad partem substractis vt moris est, ad super propositis per Rectorem Vniuersitatis prædictæ deliberandum,* & Natione Picardorum in suo loco consueto ad deliberandum substractâ, supplicuit venerabilis & discretus vir M. Rameldus Vbeeus in dicta Natione pro & nomine Magistrorum & Scholarium Parif. studentium oriundorum de Machlinia, *vt ipsi Magistri & Scholares possent sub sigillo Nationis prædictæ, constituere vnum vel plures certos procuratores, qui disponere haberent in Machlinia reditus certæ Capellaniæ fundatæ in dicta villa Machliniensi, cuius & quorum de more & consuetudine, plena dispositione ad dictos Magistros & Scholares de Machlinia Parisius studentes, noscitur pertinere.* Et fuit illi in forma concessum concorditer & ab omnibus, præsentibus MM. Io. de Beka Rectore Vniuersitatis prædictæ protunc, Ia. Iuuenis, Io. de Trelon, Io. Bardoul, Richardo de Loos, Girardo de Restuunc, Roberto de Racourt, Arnoldo de Emelisse, Vualtero Belle, & multis aliis.

FActa congregatio Vniuersitatis in S. Maturino die Iouis 30. mensis Decembris, anno Domini 1417. super duobus articulis. Primus erat *super præsentia Magistrorum.* Secundus erat *super collatione vnius Capellaniæ tunc vacantis.* Quantum ad primum, *Natio Anglicana deliberauit, quòd illi reputarentur præsentes, qui pro maiori parte Ordinarij fuerint præsentes.* Quantum ad secundum, *Rector supplicauit pro Capellania, & alij supplicauerunt, sed Natio Anglicana ob fauorem Re-*

ctoris & officij eius contulit ipsi capellaniam. Insuper supplicando quòd esset diligens, ad hoc quòd fierent solennisationes ob reucrentiam coronationis summi Pontificis.

FActa fuit congregatio nationis Anglicanæ anno Domini 1429. mense Iulio in S. Cosma post Vesperas, in vigilia visitationis beatæ Mariæ, super prouisione beneficiorum vacantium, per obitum piæ memoriæ M. Guillelmi Pinguisauis, *ad collationem Vniuersitatis spectantium*. Nulla concordia haberi potuit in Vniuersitate super beneficiis prædictis conferendis: *quia aliqui voluerunt ea conferre simpliciter, alij viâ turni, tres Facultates scilicet Theologiæ, Decretorum, & Medicinæ descenderunt in turnum, & ipsum concluserunt, & de illo confecerunt instrumenta, quæ instrumenta prædictæ Facultates obtulerunt se communicaturas vna alteri, & similiter Nationibus; & volebant turnum incipere à Facultate Theologiæ, & consequenter descendendo per singulas Facultates & Nationes ideo ad nos. Concordans cum prædictis Facultatibus conclusit Natio conformiter ad illas turnum, & ipsum incipiendo à Facultate Theologiæ & descendendo, & de hoc voluit conficere instrumenta ad tradendum aliis Facultatibus, & Nationibus*, in casu quo nobis traderent instrumenta conformiter de turno.

ANno Domini 1432. fuit alma Artium Facultas apud S. Iulianum pauperem solenniter congregata super duobus articulis. Primus *ad inueniendum modum conferendi beneficia ad collationem Vniuersitatis spectantia*. Secundus erat communis super supplicationibus. Quantum ad primum articulum, *narrauit D. Rector rixas & discordias vigentes inter Facultates, & Nationes super collationibus huiusmodi beneficiorum: Nam tres Facultates superiores volebant huiusmodi beneficia conferri per turnũ, ità quòd quælibet Facultas & quælibet Natio suo ordine conferret: sed quia hoc visum est Nationibus & etiam toti Facultati vergere in grande præiudicium eiusdem: Ideo conclusit præfata Natio, & etiam tota Facultas quòd nullo modo placebat huiusmodi collatio per turnum: sed casu, quo cæteræ Facultates vellent vti turno, se opponebat & appellabat*. Quantum ad secundum, supplicauit venerabilis Procurator Nationis Franciæ, videlicet Mag.

Gerardus Gehe, quatenus Facultas dignaretur suum intentum continuare, videlicet ipsum præsentando ad beneficium curatum SS. Cosmæ & Damiani: quam supplicationem uniformiter concessit Natio, ipsum præsentando ad dictam Curam, sicut alias iteratis vicibus factitatum: si tamen haberi non possit concordia in Vniuersitate super modo conferendi, placuit quòd de qualibet Facultate & Natione eligeretur vnus notabilis Magister vnà cum Rectore, qui huiusmodi beneficia haberent conferre, scilicet quòd temporibus retroactis factitatum extitit. Acta fuerunt hæc, anno prædicto 19. mensis Aprilis, præsentibus venerabilibus MM. Io. de Ponte Receptore Nationis, Ia. Galet Procuratore Vniuersitatis, Horatio Damp-Iean, & multis aliis præfatæ Nationis Suppositis. Signatum I. DANCHY cum syngrapha.*

ANno Domini 1434. facta fuit congregatio Nationis apud S. Maturinum 2. die Augusti super duobus articulis. Primus erat ad videndum & deliberandum, *super modo disponendi de Beneficiis ad collationem vel præsentationem Vniuersitatis spectantibus quantum ad interesse Nationis, vtrum videlicet esset de eisdem Beneficiis prouidendum per modum turni vel alias.* Secundus erat communis super supplicationibus & iniuriis. *Quantum ad primum, placuit Nationi, quantum ad suum interesse, concorditer ad venerandas facultates Decretorum & Medicinæ disponere de beneficiis supradictis per turnum, vt videlicet Beneficia, quorum collatio vel præsentatio pertinet ad Vniuersitatem, dum vacarent, præsententur personæ aptæ & idoneæ per modum turni, incipiendo à Facultate Theologiæ, & consequenter per ordinem trium sequentium Facultatum scilicet Decretorum, Medicinæ & Artium, Et quòd in Facultate Artium seruetur ordo Nationum primo incipiendo à Natione Franciæ, & consequenter descendendo ad singulas Nationes ordine suo. Et hæc ordinatio visa est vtilis propter supposita Nationis, quæ vix aut nunquam ad talia Beneficia promoueri possent nisi per hunc modum.* Quantum ad secundum nullæ erant supplicationes.

ANno Domini 1434. facta fuit congregatio apud sanctum Maturinum in crastino beati Ludouici, ad deliberandum & concludendum super prouisione Beneficiorum,

rum, de qua actum est in duabus congregationibus proximis: vnde placuit Nationi prouidere & ordinare, quantum
ad suum interesse *de Beneficiis, quorum prouisio quouis modo pertinet ad Vniuersitatem per turnum; voluitque & conclusit sic deinceps obseruari.* Et super hoc *ordinauit, vt tradantur Dominis
Decanis Decretorum & Medicinæ literæ patentes sub magno
sigillo Nationis casu quo ipsi vice versa tradant Nationi literas
consimiles de obseruatione eiusdem turni sub sigillo suarum Facultatum.*

ANno Domini 1438. die 20. mensis Octobris, fuit veneranda Natio Picardorum in S. Iuliano paupere
horâ octauâ maturinâ specialiter conuocata, ad disponendum de altera Capellaniarum de Sauoisy, vacante per obitum D. Io. Benedicite. *Narrauit Procurator qualiter ipse intellexerat duas Capellanias de Sauoisy vacare, vnam scilicet per obitum M. Mullonis Quartier, aliam verò per obitum seu decessum
D. Io. Benedicite, & quòd de altera earum, scilicet vacante per obitum D. Quartier Natio Franciæ, cui iuxta conclusionem alias concorditer acceptam in Vniuersitate, scilicet quòd quælibet Natio &
Facultas conferret vel præsentaret in turno suo, spectabat collatio
seu præsentatio eiusdem Capellaniæ in vice Turni, iam de ipsa Capellania disposuerat & ordinauerat: & iuxta ordinem Nationum
præsentatio seu collatio secundæ Capellaniæ, scilicet vacantis per
obitum dicti D. Io. Benedicite, iuxta dictam ordinationem spectabat ad Nationem Picardiæ memoratam: ad quam Capellaniam
præfata Natio Picardiæ præsentauit venerabilem & discretum
virum M. Io. Danchy, & eidem eam contulit quantum in se fuit
iuxta eius supplicationem postmodum factam.* Acta fuerunt, anno,
die & mense quibus supra, præsentibus ibidem venerabilibus & discretis viris MM. Io. de Bosto Receptore Nationis, Nicolao Robault, Nicasio Biel, Balduino Dalesnes,
Nicolao de Coquerel, & quampluribus aliis. Signatum
I. A M Y. cum syngrapha.

ANno Domini 1438. die 21. Nouembris fuit alma Vniuersitas Parisiensis in S. Maturino hora octaua matutina super tribus articulis solenniter congregata. Primus

fuit, ad *conferendum duas Capellanias de Sauoiſy vacantes ad col-*
lationem Vniuerſitatis iuxta aliàs deliberata. . . . . . Secundus
fuit *ad conferendum officium Procuratoris in Curia Parlamenti.*
Inſuper ad prouidendum Collegiis carentibus Suppoſitis.
Tertius fuit communis ſuper ſupplicationibus & iniuriis.
Quantùm ad primum, *narrauit D. Rector qualiter ipſe aliàs ſe-*
cerat legi in Vniuerſitate quaſdam literas emanatas à Facultate
Theologiæ, in quibus expreſſe cauebatur, quòd beneficia Vniuerſi-
tatis de cætero conferrentur per turnum: ſic quòd quælibet Facultas
ſuperior haberet vnum, & Facultas Artium quatuor ſecundum
ordinem quatuor Nationum: & ita iſtæ duæ Capellaniæ ſecundum
quod aliàs declaratum fuerat, ſpectabant ad Nationem Franciæ &
Picardiæ: ſuper harum tamen collatione diſtulerat Facultas Theo-
logiæ dare ſuam concluſionem propter certas cauſas ipſam mouentes.
Quare requirebat D. Rector quatenus ipſa iuxta formam ſuarum
literarum vellet condeſcendere cun Facultatibus Decretorum &
Artium, aliàs ipſe non intendebat amplius differre dictam collatio-
nem: quo circa deliberauit Natio ſe velle dictas Capellanias con-
ferri aliàs præſentatis per dictas Nationes venerandas ſine ampliori
deliberatione: quæ quidem collatio eiſdem facta fuit nonobſtante di-
latione dictæ Facultatis Theologiæ. Quantum ad primum punctum 2. articuli, *Natio commendauit Mag. Io. Rouſſeli in Vni-*
uerſitate ad aſſecutionem officij Procuratoris in dicta Curia Parla-
menti, & ei contulit quantum in ſe fuit; Vniuerſitas tamen dedit
Mag. Petro Desfriches dictum Procuratoris officium vacans per
obitum Mag. Ioannis Paris. Quantum ad ſecundum punctum
illius articuli, narrauit D. Rector qualiter in Vniuerſitate
erant multa Collegia orbata ſuppoſitis; ſcilicet Collegium
de Becour, & quámplura alia, in quibus opus erat celeri
prouiſione. Quare requirebat quatenus ipſa Vniuerſitas
tota, & etiam quælibet Natio ſuis Collegiis prouideret, ne
ob defectum huiuſmodi ruinam paterentur: quocirca per
organum D. Procuratoris Nationis, M. Galeſinus du Ploys
Procurator Collatorū Magiſtrorū & Burſariorū dicti Collegij de Becour requiſiuit, *quatenus Vniuerſitas per modum pro-*
uiſionis, quouſque ipſi Collatores aliter prouidiſſent, vellet committere regimen & cuſtodiam dicti Collegii M. Nicolao de
Coquerel. Et quantū ad hoc voluit Natio, & etiam Vniuerſi-

tas, quòd quælibet natio prouideret suis Collegiis, singulariter tamen conclusit natio quòd M. Nicolaus præfatus haberet custodiam & regimen illius Collegii , & institueretur
in eodem in præsentia Mag. Io. de Boues ius prætendentis
in Magisterio, sine tamen præiudicio iuris Collatorum. Voluit insuper natio quòd M. Io. de Vico Morinens. Diœc. ce-
lebraret Missas ordinatas per Fundatores dicti Collegii in
absentia Capellani cum stipendiis aliàs ordinatis. Quantum
ad tertium articulum supplicauit *M. Ie. de Bussi Consiliarius
Regius in Curia Parlamenti, quatenus Vniuersitas ei daret adiunctionem contra Mag. Ægidium Caumeti qui eum citari
fecerat ad sacrum Basiliense Concilium,* & quod Vniuersitas vellet desistere à prosecutione contra eum in dicto Concilio:
quam supplicationem illi concessit natio Supplicauit insuper M. Petrus Anglici pro deputatis in causa appellationis,
cui dati sunt Procurator nationis & dictus Deboues. Acta
fuerunt hæc, anno & die quibus supra , præsentibus ibidem
quamplurimis Suppositis nationis. Signatum Ioa. Amy
cum syngrapha.

FActa fuit congregatio Nationis Almaniæ in Collegio
de Boncourt 18. die Iunii 1443. super duobus articulis.
Primus erat ad manutenendum libertates & iura nationis
in collatione beneficiorum Vniuersitatis. Secundus erat super supplicationibus & iniuriis. Quoad primum proposuit
Procurator, quatenus nuper vacauit vna Capellania ad collatione Vniuersitatis, quæ cecidit sub turno nationis. Quoad
secundum supplicuit idem Procurator nomine Albertus
Scriptoris, quòd natio eum, in prima congregatione celebranda in Vniuersitate *præsentaret, commendando more solito
& consueto in suppositis aliarum Facultatum & Nationum.* De
primo, *fuit conclusum per Nationem, quòd ipsa volebat totis viribus prosequi manutenentiam sui turni. De secundo concessit Natio
supplicationem Procuratoris.*

ANno Domini 1448. die 11. mensis Iunii, congregata
fuit Vniuersitas Paris. per iuramentum in S. Bernardo,
ad distribuendam & conferendam quandam Capellaniam vacan-

tem per mortem vnius qui habebat eandem : quia turnus protunc
fuit Nationis Almanorum, voluit Vniuerfitas quòd Nationi turnus referuaretur.

ANno Domini 1450. 20. Ianuarii apud S. Maturinum
congregatio fuit Vniuerfitatis, ad conferendum beneficium, quòd per mortem Io. Francifci vacauerat, *cuius collatio ad Vniuerfitatem cognofcebatur pertinere.* Nulli tunc collatum eft, propter difcordiam conclufionum captarum in Facultatibus. Solus pro huiufmodi beneficio D. Rector fup-
plicauerat, allegans dignitatem officii quâ impræfentiarum
fungebatur, allegans præterea quòd confueuit effe follicita
Vniuerfitas circa perfonam Rectoris promouendam ; ne
poftquam Rectoriâ dimiffâ, poffet in aliquem miferiæ ca-
fum ob paupertatis penuriam incidere, fed plenè nofceret
quàm fuerit vtilis & commoditate plena dignitas Rectoriæ.
*Fauit illi eius Natio, & Facultas Medicinæ : Aliæ Nationes cum
Facultatibus ad oppofitum fuerunt,* aliquæ tamen appendebant
hanc conditionem, *quòd fi Facultas Theologiæ, ad quam fpectabat turnus, vellet ipfum præfentare tanquam Theologum, libenter
quidem fauerent;* in vim turni igitur concedebant, nolentes quòd
fi Rectori hac vice prouideretur per iftum turnum, quòd fe-
quentem turnum haberent Theologi, fed Decretiftæ. Signatum NORTVVIKE cum fyngrapha.

ANno Domini 1450. die 27. Ianuarii fuit alma mater
Vniuerfitas Parif. apud S. Maturinum horâ octauâ folemniter conuocata, fuper collatione Curæ S. Andreæ vacantis per mortem nobiliffimi viri Mag.   cuius animę
parcere dignetur omnipotens, *D.D. Doctores de veneran-
dâ Decretorum Facultate ad quos pertinet, fecundum turnum
Facultatum incumbebat collatio, præfentatio & omnimoda difpofi-
tio, præfentauerunt magni confilij, eloquentiæ fcientiæque virum
M. N. M. Thomam de Corcellis Profefforem facræ Theologiæ,
qui poftea adiit Nationem fuam Picardiæ,* cui porrexit perhu-
milem fupplicationem iftam, *fcilicet vt Natio dignaretur collationem factam eidem per D.D. de Facultate Decretorum per ordinem turni acceptare gratam, cuius fupplicationi Natio annuebat*

simpliciter, optans præfatam Curam fore Episcopatum, gratias age-
bat etiam Facultati Decretorum, quæ dignata est præsentare virum tantarum virtutum ac excellentiæ, & consimiliter
omnibus aliis, qui dignati sunt eumdem acceptare. *Conformi-*
ter veneranda Facultas Theologiæ præsentat quendam de Magi-
stris nostris ad Capellaniam vacantem per mortem M. Io. Fran-
cisci   M. Io. Potelli qui gratias agebat Vniuersitati matri meæ.

Nno Domini 1456. die 24. mensis Decembris conuocauit D. Rector Vniuersitatem apud S. Maturinum,
ad conferendum quandam Capellam cuius præsentatio, collatio &
omnimoda dispositio spectabat ad Vniuersitatem. Et quantum ad
istum articulum, narrauit & exposuit venerabilis & scientificus vir M. Gaufridus Calui, *quòd in collatione huiusmodi bene-*
ficiorum, solitum erat ab antiquo seruari turnum Nationum & Fa-
cultatum. Dicebat insuper quòd istud beneficium cadebat in turno
matris Nationis Fraciæ, attento quòd vni Doctori de Facultate Me-
dicinæ prouisum extiterat de vltimo beneficio. Quapropter supplicabat, quatenus intuitu pietatis placerer matri Vniuersitati
illi prouidere de huiusmodi beneficio, inquantum erat vnus
de Suppositis præfatæ Nationis Franciæ. *Et præfata Natione*
Franciæ matre mea retracta ad partem, fecit ipse idem M. Gau-
fridus illam eandem supplicatioñe. Supplicabat insuper, quòd place-
ret Nationi eumdem præsentare dictæ Vniuersitati ad dictum bene-
ficium obtinendũ tanquam idoneum. Quæ supplicatio in forma fuit
concessa à matre Natione, similiter & ab omnibus aliis Nationibus
& Facultatibus. Quibus omnibus sic factis, & etiam præsentatione
facta D. Rector posuit dictum M. Gaufridum in possessionem rea-
lem & actualem prædictæ Capellæ sic vacantis per mortem Mag.
Guillelmi le Breton vltimi & immediati possessoris per traditionem
vnius bireti. De quibus omnibus, petiit præfatus M. Gaufridus à Notario publico ibi præsente sibi fieri instrumentum. Et ita conclusi. Signatum Y v o C a l v i cum
syngrapha.

Nno Domini 1457. die 29. Decembris fuit conuocata mater Vniuersitas apud S. Maturinum solenniter.

D iij

Expofuit Dominus Rector, quatenus ex relatu Procuratoris Picardorum & aliorum Magiftrorum fide dignorum intellexerat affertiue, venerabilem virum Dominum Gerardum Pinoti viam vniuerfæ carnis ingreffum fuiffe, per cuius obitum *vacauit quædam Capellania fpectans & pertinens ad collationem matris Vniuerfitatis, & fecundum modum obferuatum in Vniuerfitate in beneficiis conferendis præfentatio fpectabat ad venerandam Nationem Picardiæ: quia vltimum beneficium, quod vacauerat, fuerat ad præfentationem Nationis Franciæ, cuius M. Godefridus Calui eft poffeffor, & ita, fi placet Vniuerfitati, difponet de huiufmodi beneficio fecundum morem obferuatum in matre Vniuerfitate.* Et quantum ad iftum articulum fupplicauit Procurator Nationis Picardiæ, quatenus Vniuerfitas ipfum velit habere commiffum in huiufmodi beneficio conferendo, & quòd diu in Vniuerfitate degerat, exponendo proprium patrimonium, & quòd nullum beneficium habuerat offerens fe feruiturû matri Vniuerfitati, quamdiu viueret in humanis. Similiter & alij quàmplures fupplicauerunt, vt dictum beneficium eis conferretur, fcilicet M. Nicolaus Bertoul, M. Ægidius Hauart, M. Io. Ouchart, M. Antonius de Bufco & M. Martinus Zol, fingulis allegantibus fuas caufas & merita in matrem Vniuerfitatem. Super quo *placuit Nationi feu maiori parti Nationis illo tempore, quia factum principaliter tangebat Nationem, & nominauit venerabilem virum M. Nicolaum Bertoul ad præfentationem huiufmodi Capellaniæ:* Vnde ipfe gratias retulit habitis ad hoc duobus Notariis in facie Nationis, qui redigerent vota fingulorum in fcriptis. *Placuit etiam Vniuerfitati conferre hanc Capellaniam illi, quem præfentauit Natio Picardorum: Et ita clare patet quòd in beneficiis conferendis in matre Vniuerfitate totum ius beneficij fpectat ad Nationem feu Facultatem quæ eft in turno præfentationis.* Demum capta conclufione Vniuerfitatis, Procurator Nationis Picardiæ vt moris eft, præfatum M. Nicolaum Bertoul nominatum à maiori parte Nationis ad collationem huiufmodi beneficij, *fupplicans Vniuerfitati & Rectori, quatenus dignaretur illi conferre dictam Capellaniam, præbendo ei infignia ad hoc requifita in fignum veræ poffeffionis & pacificæ: cuius fupplicationi obtemperauerunt, dando ei biretum in fignum possessionis, suscipiendo tamen prius iuramenta consueta.* Acta sunt tempore prædicto, præsentibus honorabilibus viris M. Nicolao Cocquerel, M. Io. Boulanger, M. Godefrido Normani, & quàmplurimis aliis fide dignis Magistris & Regentibus: In signum veritatis præmissorum, signum meum manuale subscripsi GVILL. DE SEPTEM-MONTIBVS cum syngrapha.

ANno Domini 1458. 8. die Nouembris, fuit alma Vniuersitas Parisiensis solemniter congregata in S. Maturino horâ octauâ super collatione beneficij seu Capellaniæ vacantis per mortem M. Nicolai Bertoul. *Ipsa Natio Picardorum gratam & ratam habuit præsentationem, quam fecit honoranda Natio Normanorum quæ præsentauit M. Robertum Remigij in Artibus Magistrum, & in sacra Pagina Baccalarium Formatum, ad Capellaniam seu beneficium vacans per mortem M. Nicolai Bertoul vltimi eiusdem possessoris, & quantũ in se fuit illi contulit, & etiam conclusit Vniuersitas; propter quod Rector illi M. Roberto Remigij contulit collationem dicti beneficij, & posuit ipsum in actualem & realem possessionem.* Acta fuerunt hæc, anno, mense, die & loco quibus supra, *præsentibus in Vniuersitate Decanis Facultatum & Procuratoribus Nationum*, & in Natione, præsentibus M. Io. de Busco Receptore, & M. Antonio de Demo, & quàmpluribus aliis, teste meo signo manuali hîc apposito, I. BVLTEL cum syngrapha.

ANno Domini 1459. 23. Augusti fuit Natio Almanorum apud S. Maturinum per iuramentum solemniter conuocata, *ad nominandum vnum præsentandum Vniuersitati pro Capellania vacante*, per obitum M. N. M. Io. Postelli. *Placuit Nationi vt pro Capellania vacante præsentaretur ex parte Nationis Almaniæ Vniuersitati M. Io. Theodorici de Dacia.* Signatum VEEN cum syngrapha.

ANno Domini 1459. die vero 4. Septembris congregata fuit solenniter alma Vniuersitas Paris. *ad conferendum vnam Capellaniam vni venerabili supposito venerandæ Nationis Almaniæ videlicet M. Io. Theodorico præsentato per ipsam Nationem.* Gratias agebat venerandæ nationi Almaniæ de præsentatione tanti viri, & illi confert Capellaniam scilicet Mag. Io. Theodorico. Signatum HVGO DE VVGLAS cum syngrapha.

ANno Domini 1460. die 12. mensis Decembris congregata fuit alma Vniuersitas Parisiensis apud S. Bernardum, super collatione cuiusdam beneficii Capellaniæ vacantis, vt ferebatur, per obitum cuiusdam Scholaris: tamen M. noster Calui petiit vt nihil fieret de isto: quia nihil certum esset de obitu eius. *Placuit Vniuersitati quòd si ista Capella vacaret, quòd Facultas Theologiæ haberet præsentare vnum: quia collatio in isto turno spectat ad eam.* Signatum Io. DELF. cum syngrapha.

ANno Domini 1461. die 24. Decembris conuocata fuit alma Parif. Vniuersitas apud S. Maturinum super collatione Curæ SS. Cosmæ & Damiani. *Præsentauit Facultas Medicorum vnum,* cui Vniuersitas contulit. Signatum P. IOANNIS cum syngrapha.

ANno Domini 1461. mensis vero Martii die 2. fuit alma Vniuersitas Parif. in S. Maturino solenniter congregata horâ matutinâ assuetâ super tribus articulis. Primus, *ad conferendam quandam Capellaniam vacantem per mortem M. Iacobi Bernard, cuius præsentatio & omnimoda dispositio ad eandem spectat toties quoties vacauit, sed pro hac vice ad venerandam Nationem Franciæ, quæ quidem præsentauit M. Io. Pluiette Nationis eiusdem,* nec non ad audiendum relationem propositionis M. N. M. Io. Pennatcher per eum factæ coram D. Duce Aurel. atque eiusdem D. Ducis responsionem. Secundus fuit super prouisione suppositorum Vniuersitatis & irrotulatione. *Item & super depositione Pergamenariorum, occasione aliquarum querimoniarum de eisdem habitarum.* Tertius fuit communis super supplicationibus & iniuriis. Quantum ad primum articulum, *admisit veranda Natio Picardorum præsentationem Capellæ, de qua habitus est sermo, factam venerabili & doctissimo viro M. Io. Pluiette venerabilis Nationis Franciæ,*

eidemque

eidemque sicut potuit & decuit, contulit & donauit. Infuper gratias egit Domino Rectori, & præfato M. N. M. Ioa. Pennatcher, & aliis Deputatis, qui adiuerunt D. Ducem Aurel. pro laboribus per ipfos affumptis, ac etiam gratias egit præfato D. Duci de eius benigna receptione & refponfione, illi offerens proceffiones & orationes faciendas pro illo coram Deo & hominibus, & conclufit. Quantum ad fecundum articulum, videlicet materiam Suppofitorum, nihil conclufum eft; Et ad depofitionem Pergamenariorum voluit partes audiri. Quantum ad tertium articulum, conceffit præfata Natio fupplicationem D. Rectoris pro litera commendataria, dum tamen habeatur ipfius lectura in facie Vniuerfitatis. Item etiam conceffit fupplicationes quorumdam Magiftrorum qui quærebat habere adiunctionem Vniuerfitatis: quia funt citati ad Curiam Romanam. Conceffit etiam cuidam M. Nicolao   Nationis Picardiæ quòd haberet adiunctionem Nationis, fuper collatione per eum obtenta *de Burfa famofi Collegij Sorbonæ*, præfentibus ad hæc venerabilibus & difcretis viris M. Io. Docart, M. Andrea Waffelin, M. Io. Parmentarij, & aliis quàmpluribus, tefte meo figno manuali hîc appofito anno, menfe & die prætactis. Ita eft N. E s t i v i e r cum fyngrapha.

A Nno Domini 1462. die 2. Martij Vniuerfitas apud S. Maturinum per D. Rectorem folenniter fupra duobus articulis congregata. Quorum primus fuit, ad difponendum de Capellania vacante per obitum defuncti M. Iacobi Bernard. Secundus fuit fuper prouifione fuppofitorum & manutenentia priuilegiorum. Et quantum ad iftum articulum, *Præfentaui venerabilem & circumfpectum virum M. Io. Pluiette, prius per dictam Nationem nominatum & inftituendum in ifta Capellania per Vniuerfitatem prædictam, fupplicuique nomine Nationis cæteris Facultatibus & Nationibus quatenus præfatum M. Ioannem Pluiette, fic vt præfertur, ad dictam Capellaniam pro turno Nationis nominatum recipere vellent & inftituere, quod libenter fecerunt.* Natione vero ad partem retracta, fupplicui pro taxatione & receptione burfarum mearum prius non folutarum. Quantum igitur ad fecundum articulum placuit

E

nationi inftantem diligentiam fieri fuper prouifione fuppofitorum & manutenentia priuilegiorum per omnem modum. Signatum I. DE MARTIGNYACO cum fyngrapha.

ANno Domini 1463. die 15. menfis Septembris veneranda Natio Picardorum apud S. Iulianum pauperem
hora feptima matutina fuit folenniter congregata, ad præfentandum virum idoneum & fufficientem almæ matri Vniuerfitati Parif. ad alteram Capellarum vulgariter nuncupatarum de Sauoify vacantem per obitum defuncti M. Ioannis Fabri. *Expofito & oftenfo per Procuratorem dictam Capellaniam iam modo dicto vacare, & eius præfentationem effe in turno Nationis Picardiæ*, & auditis fupplicationibus virorum
venerabilium & Magiftrorum Antonij de Bufto Receptoris Nationis, Ioa. Buletel Licentiati in Theologia, & Andreæ Waffelin nec-non venerabilis & circumfpecti viri M.
Reginaldi du Brule iunioris, qui etiam in facie præfatæ Nationis eidem Nationi fingulis & fuppofitis eiufdem fupplicauit quatenus ad dictam Capellaniam præfatum M. Antonium de Bufto Receptorem Nationis præfentare vellent &
dignarentur. *Conclufit finaliter, nemine reclamante nec contradicente, præfata Natio & decreuit præfatum Antonium de Bufto dictæ Nationis Receptorem tanquam bene meritum ad dictam Capellaniam, ficut præfertur, vacantem almæ matri Vniuerfitati Parifienfi per Procuratorem præfatæ Nationis quamcitiùs congregatio Vniuerfitatis fieret effe præfentandum, & præfatam almam matrem Vniuerfitatem ex parte ipfius Nationis effe requirendam, quatenus attenta eius præfentatione, præfatam Capellaniam vulgariter nuncupatam de Sauoify modo quo fupra vacantem, præfato M.
Antonio de Bufto conferre vellet & dignaretur cum omnibus fuis
iuribus & pertinentiis eiufdem Vniuerfitatis.* Facta fuerunt hæc,
anno, die, menfe, hora & loco quibus fupra, in præfentia venerabilium & circumfpectorum virorum M M. Philippi
Eftocart, & Io. Gaillart Notariorum publicorum in hac
parte electorum, præfentibus etiam M M. Nationis Io. Docart, Reginaldo de Brule feniore, Roberto de Mafengarbe
Scriba Curiæ Conferuationis dictæ Vniuerfitatis, & pluribus aliis. Signatum N. RENVISTER cum fyngrapha.

ANno Domini 1463. die 19. menſis Septembris almæ mater Vniuerſitas Pariſienſis fuit per D. Rectorem horâ ſeptimâ apud S. Maturinum ſolenniter congregata, ad conferendum alteram Capellaniarum nuncupatarum vulgariter de Sauoiſy tunc vacantem per mortem M. Io. Fabri. *D. Procurator Nationis Picardiæ nomine ipſius Nationis, iuxta concluſionem eiuſdem, præſentauit almæ Pariſ. matri Vniuerſitati venerabilem virum M. Antonium de Buſto Receptorem eiuſdem Nationis, ad alteram Capellaniarum vulgariter nuncupatarum de Sauoiſy vacantem per obitum defuncti M. Io. Fabri, & requiſiuit nomine prædictæ Nationis, præfatam Vniuerſitatem vt vellet ac dignaretur conferre prædictam Capellaniam cum omnibus ſuis iuribus & pertinentiis Vniuerſis præfato M. Antonio. Et ſuper iſto articulo concluſit vniformiter præfata mater Vniuerſitas conferre prædictam Capellaniam modo prædicto vacantem,* cum omnibus ſuis iuribus & pertinentiis vniuerſis M. Antonio de Buſto; Et eumdem M. Antonium de Buſto finita congregatione, nomine præfatæ Vniuerſitatis D. Rector poſuit in poſſeſſionem realem & actualem, præſtitis tamen iuramentis requiſitis fieri pro dicta Capellania. Signatum N. RENVISTER cum ſyngrapha.

ANno Domini 1464. die 28. menſis Ianuarij alma matre Vniuerſitate Pariſienſi apud S. Maturinum ſolenniter congregata, ad conferendum quamdam Capellaniam vacantem per mortem diſcretiſſimi viri M. Alberti Scriptoris, cui Dominus propitietur, venerandæ Nationis Almaniæ. *Primitus gratias egit Natio Picardorum venerandæ Nationi Normanorum, quæ tam probatum tamque literatum virum ad collationem dictæ Capellaniæ præſentauit, & eidem præſentato videlicet M. Berengario Mercatoris in ſacra Pagina Baccalario Formato, cui etiam in fine congregationis Rector contulit; eumque in poſſeſſionem actualem poſuit & commiſit.* Acta fuere hæc, anno & die quibus ſupra, dictis præſentibus venerabilibus & diſcretis viris M M. Io. Benedicti Receptore dictæ Nationis, & Roberto Maſengarbe & pluribus aliis teſte HENNON cum ſyngrapha.

ANno Domini 1465. more Gallicano mensis Iꝫuarij die 28. conuocata fuit apud S. Maturinum veneranda & alma Parisiensis Vniuersitas, super collatione cuiusdam Capellaniæ per mortem, vt dicebatur, M. Alberti Scriptoris clari, dum vixit, venerandæ Nationis Almaniæ Suppositi, cuius animæ Deus misereatur, vacantis. *Cuius præsentatio Capellaniæ prónunc spectat ad venerandam Nationem Normanorum, quæ ad eandem Capellaniam præsentauit magnæ scientiæ & discretionis virum M. Berengarium Artium Magistrum & in sacra Theologia Baccalarium cui tanquam viro bene merito & maioribus donis dignissimo præclara Vniuersitas Parisiensis dictam Capellaniam, sicut præmittitur, vacantem vnanimi consensu contulit. Quem post conclusionem à D. Rectore pronunciatam ipse D. Rector receptis ab eo & per dictum Mag. Berengarium præstitis iuramentis solitis & consuetis per traditionem libri & bireti de eadem inuestiuit, & in realem, corporalem & actualem dictæ Capellaniæ ac bonorum & redituum, prouentuum & iurium eius possessionem vel quasi instituit & induxit in nomine Patris, & Filij & Spiritus sancti. Amen.*

ANno Domini 1480. Iulij 29. fuit veneranda Natio Picardorum mater mea apud S. Iulianum pauperem solenniter & per iuramentum conuocata, ad præsentandum ad quandam Capellaniam fundatam scilicet in Castelleto vacantem per obitum piæ memoriæ M. Ia. Aubri Decretorum Doctoris si & inquantum ad Nationem de huiusmodi beneficio spectet disponere. *Placuit matri Nationi, nemine reclamante, venerabilem & discretum virum M. Io. Helle Camerac. Diœc. præsentare ad prædictam Capellaniam si & inquantum ad ipsam Nationem spectat præsentare.*

Sequitur exemplum nominationis factæ de dicta Capellania per Nationem Picardiæ M. Ioannis Helle.

Venerabilibus & doctissimis viris DD. Rectori, & Vniuersitati famosissimæ Studij Parisiensis Procurator & Natio Picardiæ in dicta Vniuersitate Parisiensi salutem. Notum facimus, quòd nos apud S. Iulianum pauperem Parisius per iuramentum congregati, *ad dispositionem de vna Capellaniarum in Castelleto Parisius fundatarum ad collationem dictæ Vniuersi-*

tatis spectantium nunc liberam & vacantem per obitum defuncti M. Iacobi Aubri Decretorum Doctoris, ipsiusque vltimi possessoris; venerabilem & discretum virum M. Io. Helle Presbyterum in Artibus magistrum & in Iure Canonico Licentiatum, *ad huiusmodi Capellaniam seu prouisionem scholasticam obtinendam, sicut ipsius nominatio seu præsentatio ipsius ad nos spectat & pertinet pro turno nostro, saluo etiam iure aliorum, tanquam sufficientem & idoneum nominauimus eumdemque M. Ioa. Helle* vobis per præsentes *nominamus & præsentamus*, vos rogantes quatenus huiusmodi præsentato seu nominato nostro dictam Capellaniam conferre, ipsumque in possessionem ponere & inducere seu poni & induci mandare velitis & dignemini. Datum Parisius sub sigillo Procuratoris dictæ Nationis, anno Domini 1480. die mensis Iulij 29. Sic signatum DEBVSTO.

VEnerabilibus & doctissimis viris DD. Rectori & Vniuersitati famosissimæ Studij Parisiensis, Procurator & Natio Normaniæ in dicta Vniuersitate Paris. salutē. Notum facimus, quòd nos apud S. Maturinum Parisius congregati, *ad dispositionem de vna Capellaniarum in Castelleto Parisius fundatarum, ad collationem dictæ Vniuersitatis spectantium nunc libera & vacante per obitum defuncti M. Nicolai Capel ipsius Capellaniæ vltimi possessoris; & cuius Capellaniæ nominatio seu præsentatio ad nos, & pro turno nostro spectat & pertinet*, virum venerabilem & discretum M. Io. de Monasterio Presbyterum, in Artibus magistrum, & in iure Canonico Licentiatum, *tanquam sufficientem & idoneum, ad huiusmodi Capellaniam obtinendam nominauimus, eumdemque M. Ioa. de Monasterio* vobis *per præsentes nominamus & præsentamus, vos rogantes quatenus huiusmodi præsentato seu nominato nostro dictam Capellaniam conferre, ipsumque in possessionem ponere & inducere seu poni & induci facere velitis & dignemini.* Datum Parisius sub sigillo dictæ Nationis, anno Domini 1481. die Iouis post Dominicam de Resurrectione 22. mensis Aprilis.

ANno Domini 1481. vltima die mensis Aprilis, alma Paris. Vniuersitas apud S. Maturinum horâ octauâ matu-

tinâ solenniter congregatâ ad recipiendum M. Io. de Monasterio virum doctissimum Nationis Normaniæ , ad præsentationem cuiusdam Capellaniæ in Castelleto Parisiensi vacantis per mortem M. Nicolai Capel ; *Et hoc pro turno dictæ venerandæ Nationis Normaniæ, vt ipsius supposita asserebant. Placuit
venerandæ Nationi matri meæ recipere dictum M. Io. de Monasterio ad dictam Capellaniam , si ad turnum Nationis Normaniæ
spectabat, aliàs non.* Acta fuerunt hæc, præsentibus venerabilibus & discretis viris DD. & MM. Petro Bouuart Receptore dictæ nostræ Nationis, Roberto Doresmeaux, Petro
Gouy, Bertrando Pigonce , & pluribus aliis anno , mense & die prædictis , teste meo manuali signo hîc apposito.
BERNARDVS PINTE cum syngrapha ita est.

ANno Domini 1483. Maij 11. præclara Parisiorum Vniuersitas duobus super articulis solenniter fuit conuocata. Primus ad conferendum quandam Capellaniam per
obitum M. Io. Rosee vacantem. Secundus fuit super supplicationibus & iniuriis. Quantum ad primum articulum,
*Natio contulit eam Capellaniam M. Cornelio Audendic præsen-
tato per Nationem Almaniæ quæ, vt dicebatur, erat in turno præsentandi.* Quantum ad secundũ articulum, supplicuit D. Rector requisitus à nonnullis Regentibus & Magistris pro sigillatione nominationum, quæ commodè, *propter discordiam inter Theologorum & Decretorum Facultates,* sigillari non poterant. Quibus supplicationibus auditis , *deliberauit Natio
quantum ad primum, quòd quilibet Decanus & Procurator haberet
accedere ad Collegium Nauarræ pro sigillatione in propria personâ
nisi legitimè essent impediti ; quo casu tenerentur mittere vnam Regentem illius Facultatis ; quòd si neutrum fecerint ; aperiretur sera
illius Facultatis vel Nationis cuius clauis deesset.* Hæc acta fuerũt
die & mense quibus supra, in præsentia præstantissimi viri
Ludouici de Villiers tunc Vniuersitatis Rectoris, solertissimi
viri Mag. Bertrandi Pigonce, docti viri M. Petri Bouuart, &
aliorum MM. teste meo signo manuali hîc apposito ; die quo
supra. Ita est L. PATIN cum syngrapha.

ANno Domini 1502. 11. Kal. Septembris antiqua parens
mater Vniuersitas super articulo accuratè & diligen-

ter extitit vocitata apud S. Maturinum, *super auditioka præ-*
sentationis turni Picardorum , *ad vnum Sacellum vel Capel-*
laniam vacantem per mortem piæ memoriæ Magistri Stepha-
ni Grandis Doctoris in Theologia, quæ capellania venit præsen-
tanda ab illustri Picardorum Natione cùm sit in turno ; & ego
Procurator dictæ Nationis verbo & ore retuli matrem Nationem
nominare Vniuersitati & præsentare virum honestum, capacem &
idoneum M. Io. de Campis in Theologia Baccalarium, acceptauit
Natio prædictum Io. de Campis. Acta sunt hæc in Conuentu
Maturinorum, anno vt supra, & die, præsentibus D. Rectore, Receptore D. Io. de Campis, D. Licentiato, D. Sarasin
D. Principali de Boncourt, & aliis quàmplurimis. Signatum
DE VIEFIER cum syngrapha.

ANno Domini 1503. die 1. Februarij , extitit alma Parisiorum Vniuersitas apud S. Maturinum congregata
duobus super articulis. Primus erat quoad præsentationem
M. Marde   Capellani Capellaniæ vacantis per
M. Ioa. Piate *per Nationem Normaniæ præsentatum*, & omni
socordia seclusa per Nationem admissus & receptus fuit, *&*
gratias egit Picardorum Natio Nationi Normaniæ de tanti viri
præsentatione. Acta sunt, anno & die quo supra. Signatum
RAPHAEL MARCATELLVS cum syngrapha,

ANno Domini 1509. die verò 12. Decembris accersita
fuit per iuramentum Vniuersitas mater mea super prouisione cuiusdam Capellaniæ ad Vniuersitatem spectante
vacantis per mortem nuper defuncti Mag. Guillelmi Con-
turico. *Domini de Natione Germanica, quia pro illa vice ad ens*
spectabat ad illam Capellaniam sic vacantem & fundatam super
obuentionibus Præposituræ Parisiensis, præsentauerunt scientificum
virum M. Nicolaum Auche in sacra Pagina Baccalarium, & in
proximo Licentiandum de communitate existentem pauperum Colle-
gij Montis-acuti, qui admissus extitit per Vniuersitatem, & eidem
collata fuit prædicta Capellania. Adiunctum extitit quòd Capella-
ni singuli, & alij habentes beneficia Vniuersitatis vocàrentur singu-
lis annis, vt docerent & fidem facerent de suà residentia & domici-
lio. Vltra quòd fieret vnam tabulare areum in quo inscriberentur

Capellaniæ duodecim ad collationem Vniuersitatis spectantes vnà cum Ecclesiis parochialibus, * & appenderetur in Capitulo S. Maturini, vbi solet congregari Vniuersitas. Acta die & anno quo supra. Signatum DE BELARMONT cum syngrapha.

ANno Domini 1525. Octobris congregata fuit alma Parisiorum Academia apud Diuum Maturinum super prouisione cuiusdam Capellaniæ Castelleti vacantis per obitum D. M. Michaëlis Hugier: *Quoniam turnus seu præsentatio spectabat ad Decretorum Facultatem*, præsentauit virum meritissimum eiusdem Facultatis Professorem & Decanum M. Robertum Dugast Primarium Collegij Cocqueretici, cui collata est omnium consensu præfata Capellania saluo iure alieno, & sine præiudicio turni more solito vbi perderetur, per processum dicta Capellania, obstante quòd non fuerit eorum negligentia. Signatum R. WANCHOP cum syngrapha.

ANno Domini 1527. 27. Decembris congregata fuit alma Parisiorum Academia apud Diuum Maturinum super prouisione vnius, è quinque Capellaniis de Sauoisy vacantis per mortem M. Claudij Theologiæ Professoris: *quia cum turnus seu præsentatio spectaret ad Medicos, Decanus eorum præsentauit M. Thomam eiusdem Facultatis Professorem*, aliquibus tamen ipsorum reluctantibus, nihilominus tota Vniuersitas, nulla Facultate Nationeque reclamante, contulit præfatam Capellaniam dicto M. Thomæ iuxta præsentationem Decani Medicorum.

ANno Domini 1529. penultima Septembris congregata fuit Vniuersitas duobus super articulis. Primus erat de collatione sacelli vacantis per mortem D. Petri Brimelli, in cuius locum *Gallorum Natio suffragiis omnium M. Claudium Roullet Primatem Collegij Burgundiæ succedere volebat.* Secundus verò erat de transcriptione sacelli cuiusdam inter D. Tempestatem ac D. Io. à Perla *nihil tamen derogando turno, vt dicunt, aliarum Nationum. Et ita per D. Rectorem conclusum est.*

Anno

SAbbati 16. Augusti anno 1539. apud S. Maturini Parif. cœnobium, congregata extitit veneranda Natio Normaniæ in alma Vniuerfitate Parifienfi, fuper prouifione feu præfentatione aut nominatione Parochialis Ecclefiæ fancti Germani veteris Parif. certo modo vacantis. D. Procurator expofuit caufam congregationis, & dixit negotium adducendum minoris non effe momenti, & hac de re non minus attenté audiendum quam maturè confultandum : Etenim cum iampridem M. Dominicus le Cirier Doctor Theologus fancti Germani veteris facerdotio ipfius Vniuerfitatis beneficio fuerit donatus, & qui eodem cedere, feu ius in alium transferre *Vniuerfitate ipfa inaudita, vtpote ad quam ipfius facerdotij prouifio fpectat, non debuerit:* ille tamen in Romana Curia, in cuiufdam fui nepotis fauorem ceffit pariter & renuntiauit, prout fide dignorum teftimonio certior effectus fuit, cumque id fibi Vniuerfitate ipfa fpreta, *quæ gentilitio fiue laico, vt dicunt, patronatu gaudet, minime licuerit aut liceat, & hac ratione feu medio facerdotium prædictum vacare cenfeatur, ad ipfamque Nationem quæ in turno beneficiis ad* præfentandum feu nominandum exiftit Ecclefiæ huiufmodi prouidere fpectet, petiit fuper hoc & an ad illud nominare feu præfentare voluerit necne confultari ? His fic in medium adductis, & in ipfa Natione pro more confultis, M. Nicolaus de Bris in facra Pagina baccalaureus dixit vacationis adductæ negotium minoris non effe momenti ; quòd fi negligatur feu paruipendatur, in non folum Nationis, fed etiam Vniuerfitatis iacturam non modicam cedere dignofcitur, cùm facerdotium huiufmodi qualitate penfata diftribui debeat : etenim cum idem le Cirier eadem Vniuerfitate neglecta cefferit, Vniuerfitatis ius peffundari nemo eft qui ignoret ; & vt huic vulneri medela adhibeatur, ad eandem Ecclefiam modo præmiffo vel aliàs quouis modo vacantem, *M. Simonem Vigorem Nationis prædictæ Procuratorem, fine tamen turni præiudicio nominauit feu præfentauit.*

Congregationi huiufmodi præfentes fententiæ prædicti D. Bricij fe conformauerunt, & eumdem Vigorem ad dictam Ecclefiam modo prædicto aut alias quouis modo vacantem, fine tamen turni præiudicio nominauerunt feu præfentauerunt.

E

Natio ipsa consultationibus huiusmodi auditis, & de assistentium vnanimi consensu, *prædictum M. Simonem Vigorem ad huiusmodi Ecclesiam Parochialem, modo præmisso aut alias quouis modo vacantem obtinendum, sine tamen turni præiudicio nominauit seu etiam præsentauit*, & cum expressa protestatione per eandem Nationem facta, casu quo huiusmodi Ecclesia vacare minime comperiretur, huiusmodi præsentatio minime eis obesse poterit *quominus in suo turno remaneat.*

VEneris vltima Aprilis anno 1540. apud S. Maturinum congregata fuit veneranda Natio Normaniæ in Vniuersitate Parisiensi, super duobus articulis. Quorum prior est, *super prouisione Parochialis Ecclesiæ S. Germani veteris Parisiensis per obitum defuncti M. Dominici le Cirier vacantis.* Secundus vero communis. D. Procurator exposuit causam cõgregationis & dixit die hesterna sibi nunciatum fuisse, D. & M. Dominicum le Cirier Doctorem Theologum non immeritũ è viuis excessisse, qui Pastor & Curatus Ecclesiæ S. Germani veteris Parisiensis erat. *Quod sacerdotium ad ipsius Vniuersitatis præsentationem siue vt dicunt, patronatum, & secundum instituta maiorum, & Vniuersitatis ordinem siue turnum ad ipsam Nationem Normaniæ spectare dignoscitur.* Cuius mors quàm molesta fuerit Vniuersitati, nemo est qui in dubium reuocet: vtpote qui vir esset prudentissimus & omnibus numeris absolutus, nunc vero Nationi incumbat ex officio & iure, alium Pastorem deligere moribus & doctrina solertem, qui Ecclesiæ prædictæ præficiatur & populo commisso salutarem doctrinam pariter & cœleste illud viaticum & publicum suggerat, cui negotio prouidendum esse dixit. *D. & M. Simon Vigor huiusce Vniuersitatis Rector & caput, dixit cum semper dictæ Nationis Normaniæ in eum collectam beneuolentiam expertus fuerit, hoc vnum ab eadem Natione addi & ad dictam Ecclesiam nominari supplicuit.*

His sic in medium adductis & in ipsa Natione de more maturè consultis.

D. & M. Rogerius Maribrasse dixit iampridem præsens negotium in Natione fuisse agitatum: *& tunc Nationem D. Vigorem nunc Rectorem nouissime; & vt prius nouissima subse-*

quantur, eumdem Vigorem ad dictum Sacerdotium modo præmisso vacans aut aliàs quouis modo, quantum suà interest præsentauit. Magistri Nicolaus de Briz, Richardus Fleury in sacra Theologia Licentiatus, Ia. Hurtault, Nicolaus Martimbos, Io. du Hamel, Herueus Fierabras, Guill. du Quesnay Quæstor, Io. de la Fosse, Io. Pontanus, Marinus Aublay, Michaël du Garnier, Robertus Maillart, Ludouicus de Hay, Robertus Dalome, Io. d'Orual, Io. Pamiot, Radulphus Daumois. Ægidius Cadonet, Guill. Chasse, Guill. Massen, Robertus Greaulme, Henricus Bouquet, Ioa. du Puis, Carolus Gobert, Petrus Petiteur, Ioa. Legrand, Reginaldus Vigor, Guillel. Maçon, Ant. du Mesnil, omnes Normani Artium magistri in Vniuersitate Parisiensi commorantes, in dicta congregatione existentes vnanimi consensu nominauerunt seu præsentauerunt eumdem Vigorem ad dictam Parochialem Ecclesiam S. Germani veteris. Natio prędicta ex prælibatis deliberationibus, de omnium Præceptorum supra nominatorum ipsius Nationis vnanimi consensu, nominauit seu præsentauit eundem Vigorem ad dictam Parochialem Ecclesiam S. Germani veteris modo præmisso aut aliàs quouis modo vacantem, *sine tamen præiudicio turni ipsius Nationis & alterius collationis* de dicta Ecclesia eidem Vigori forsan factæ. Et sic cum dicta Natione D. Procurator conclusit.

ANno 1549. die Martis 30. & penultima Iulij, congregata fuit Natio Germaniæ apud S. Maturinum horâ septimâ matutinâ solenniter vt moris est, *super præsentatione facienda per dictam Nationem Vniuersitati ad Capellam seu Capellaniam de Sauoisy, vacantem per obitum defuncti D. Pauli Paradisi, de persona idonea & capaci tanquam in turno existentem.* D. Procurator exponendo causam Congregationis recitauit vnam ex Capellaniis de Sauoisy, per mortem seu obitum defuncti D. Pauli Paradisi vacauisse, & adhuc vacare : *Nationem esse in turno præsentandi ad beneficia spectantia ad Vniuersitatem :* Propterea postulauit, vt Natio ipsa præsentaret aliquem probum capacem & idoneum ad huiusmodi Capellam obtinendam. Matura deliberatione super præmissis præhabita, Natio ipsa vult inprimis scientificum virum Magistrum Simonem Sympson, Presbyterum Diœc. Dumtraldensis, sacræ Theologiæ Professorem, Vniuersitati Paris.

*tanquam capacem sufficientem & idoneum ad dictam Capellam sic
vacantem esse præsentandum & nominandū, prout eum præsentat &
nominat, vt idem D. Sympson possit & valeat eandem ab Vniuersitate consequi. Et ita organo* D. *Procuratoris conclusum extitit.*

Die Veneris 18. Februarij 1557. apud sanctum Maturinum
solenniter vt moris est, horâ octauâ matutinâ congregata extitit honoranda Natio Gallicana. Expositâ per D.
Ioa. Colin Procuratorem causa congregationis huiusmodi,
& loco supplicationibus & iniuriis dato. Ibidem præsens
venerabilis & discretus vir M. Petrus de Hodicq Decanus
Prouinciæ Parisi. eiusdem Nationis, in sacrarissima Facultate
Theologiæ Licentiatus, exposuit die 24. mensis Iulij anni
præsentis eiusdem Nationis fauore & consensu fuisse nominatum ad Parochialem Ecclesiam S. Andreæ de Arcubus, &
ad Vniuersitatem præsentatū, quo nomine se deuictissimum
censuit Nationi, *id tamen non sine magna contentione ordinis inter Facultatem Medicinæ, & eandem Nationem Gallicanā actum
fuisse; cuperet autem, vt dicebat, ius prætensum in dicta Parochiali
Ecclesia S. Andreæ de Arcubus alicui resignare, sed quia id fieri non
potest nisi Vniuersitas approbet : Ideo rogauit & supplicauit, vt
quando in Vniuersitate agetur de illa resignatione illam ab eadem
Natione admitti, & vt permittatur Nationi Picardiæ nominare
primo ordine, quando contigerit vacatio beneficiorum ad ipsam Vniuersitatem spectantium.* Maturis deliberationibus super his
per singulas Prouincias præhabitis.

Prouincia Parisiensis, referente D. de Hodicq Decano
eiusdem Prouinciæ, de supplicatione D. de Hodicq parata
est consentire resignationi si quæ fiat, S. Andreæ & permittit
Picordos ad primum beneficium præsentare & gaudere
suo turno.

Prouincia Senonensis, de supplicatione D. de Hodicq
parata est fauere in omnibus, annuit eius supplicationi &
quantum poterit iuuabit.

Prouincia Rhemensis quantum ad supplicationem D. de
Hodicq, gratissimum habebit quod super hac re per Vniuersitatem actum fuerit.

Prouincia Turonensis annuit supplicationi D. de Hodicq

Prouincia Bituricensis consentit supplicationi D. de Hodicq. Ex his maturis deliberationibus prædictis, de supplicatione D. de Hodicq maior pars annuit Resignationi, quæ
per eum fiet, *& vult Picardos gaudere suo ordine in primo benefi-*
cio vacaturo tanquam eadem Natio gauisa sit suo turno. Et ita
per eundem D. Ioa. Colin Procuratorem eiusdem Nationis
conclusum extitit.

ANno Domini 1557. die 14. Iulij *Paris. Schola apud Ma-*
turinos conuocata, æqum iudicauit, vt Iuris Canonici Colle-
gium pro suo ordine seu turno ad sacellum, quod per obitum Io. le
Blanc vacare contigerat, aliquem nominaret. Itaque D. Dela-
croix ab eodem iuris-peritorum Collegio nominatum ad prædictum
Sacellum admisit.

ANno Domini 1560. 3. Nou. Kal. legitimè coacta Vniuersitate apud Diuum Maturinum super prouisione
Capellaniæ de Sauoisy per obitum Mag. Petri Petit vacantis, *ad quam, omnibus cæterarum Nationum applaudentibus præ-*
ceptoribus, à fidelissima Picardorum Natione fuit nominatus D Bu-
reneus vir Theologus doctissimus nec parum de re literaria meritus,
& fuit hæc nominatio ab Amplissimo Rectore ibidem confirmata
& rata.

DIe Martis 26. Ianuari 1562. apud S. maturinum solenniter vt moris est, horâ octauâ matutinâ congregata
extitit constantissima Germanorum natio: *Quæ quidem ma-*
turis deliberationibus præhabitis, censuit præsentandum discretum
virum D. & M. Ioa. Stuart dicta Nationis Procuratorem, ad
vnam quinque Capellaniarum vulgariter de Sauoisy nuncupata-
rum, vacantem per mortem scientifici viri M. N. Thomæ
Demelly Doctoris Medici, illius Capellaniæ vltimi possessoris pacifici *dicta Natione in turno, ad præsentandum D. Recto-*
ri & Vniuersitati, existente. Et ita per D. Stuart dictæ Nationis Procuratorem conclusum extitit.

ANno Domini 1612. die 16. Nouembris, habita sunt comitia extra ordinem, in quibus declarauit M. N. Ro-

guenant tum Decanus, se ideò conuocandos Magistros nostros curauisse; vt quoniam per obitum M. Claudij Varrignet, vaccaret Capellania, *cuius nominatio ad ipsam pertineat
Academiam, & secundum morem atque ordinem ipsius Academiæ,
ipsi Facultati Theologiæ ius præsentandi competeret,* ipsi curarent
aliquem nominari, cui ipsa conferretur Capellania. Tum M.
N. Nicolaus de Paris nominatus est ab ipsa Facultate, cui
eiusmodi Capellania vacans per obitum dicti D. Varrignet
vltimi illius possessoris pacifici conferretur ab ordinario.
Datum in nostra Congregatione extraordinariâ habitâ in
parua aulâ Collegij Sorbonæ die, & anno præfatis.

*De mandato D.D. Decani & Magistrorum sacræ Theologiæ
Facultatis. Philippus Bouuot cum syngrapha.*

*Ego subsignatus Facultatis Theologiæ Parisiensis maior Appa-
ritor, testificor Nominationem supra scriptam personaliter ac viuâ
voce factam fuisse, per DD. Decanum & Doctores dictæ Facultatis. In cuius rei fidem subsignaui, anno Domini 1616. die 9.
mensis Iunij. Philippus Bouuot.*

ANno Domini 1611. die 22. Martij in Maturinensi, *Vbi
relatum est Nationem Gallicanam nolle suas vices accipere;
tum quòd Sacerdotium SS. Cosmæ & Damiani videretur vacare
per resignationem D. Hebert Pœnitentiarij Paris. quæ, vt ferunt,
non facit turnum tum vel maxime, quòd Academia Primario Principi de studiorum Vniuersitate optime merito velit gratificari. D.
Rector vbi gratulatus est Nationi Gallicanæ, quòd Academiæ potestatem prouidendi reliquerit, fecit supplicandi potestatem.*

M. Natalis de Brix Presbyter Diœc. Sagiensis Artium
Magister in Vniuersitate Parisiensi, supplicauit curiale Sacerdotium SS. Cosmæ & Damiani sibi conferri *Sacri Theologorum Ordinis Decanus annuit supplicationi dicti de Brix, modò
integritatis morum & religionis Catholicæ fidem faciat. In eias
sententiam descenderant Decani Decretorum & Medicinæ. Procurator Galliæ D. de Brix non mediocriter de re literaria meritum Rectorem Ecclesiæ Parrochialis SS. Cosmæ & Damiani declarandum
censet; modo fidelissimos probitatis & religionis orthodoxæ testes
adhibeat, nullumque in suis vicibus detrimentum patiatur Natio Gallicana.*

De hac re idem censuerunt Procuratores Picardiæ, Normaniæ & Germaniæ. Tandem conclusit Rector, placere Vniuersitati suffici M. Natalem de Brix in locum D. Hebert Exomologetis seu Pœnitentiarij nuper Archiepiscopi Bituricensis designati, *saluo tamen iure Nationis Gallicanæ.*

ANno Domini 1632. 22. Maij in Maturinensi Amplissimus D. Rector causam Congregationis solennibus verbis aperuit, & supplicandi potestatem fecit. Exposuit M. Antonius de Breda Doctor Theologus & Socius Sorbonicus M. Carolum Loppé Doctorem item Theologum magnum Magistrum Regiæ Nauarræ, & Pastorem Ecclesiæ Parochialis S. Andreæ de Arcubus, in sui gratiam eiurasse eandem Ecclesiam Parochialem, seque vicissim Canonicatum Ecclesiæ S. Sepulchri Parisiensis, orauitque vt eius Ecclesiæ Parochialis eiuratio, quia esset ex Sacerdotiis Vniuersitatis admitteretur. Placuit instrumentum permutationis à me perlegi, quo perlecto Procurator fisci rem aperuit, & merita vtriusque maximè commendans conclusit postulationi D. de Breda annuendum.

Omnes & singuli ordines non modo permutationem illam comprobarunt, sed habita ratione meritorum eiusdem Domini de Breda Ecclesiæ prædictæ præstitis iuramentis & de nouo obstricta fide vno consensu præfecerunt saluo tamen iure vicissitudinis vulgo turni honorandæ Nationis Gallicanæ. Et ita per D. Rectorem conclusum fuit.

ANno Domini 1634. 20. Martij in Maturinensi Procurator, Decani, Censor, MM. Hon. Nationis Gallicanæ in alma Vniuersitate Parisiensi scribendo affuerunt. Quod verba facta sunt M. Abrahamum Balezaulx Sacerdotium eiusdem Vniuersitatis seu Capellaniam beatæ Mariç in Ecclesia parochiali S. Andreæ de Arcubus in vrbe & Diœcesi Parisiensi obtinentem, diem suum nuper obiisse, è re Academica videri illius successorem designare. *Omnibus & singulis placuit viro clarissimo, & de Academia optime merito M. Io. Grangerio hoc sacerdocio seu Capellania ingenuum adolescentem Iacobum le Gentil Clericum Catalaunensem Philosophiæ studentem*

*apud Præleo-Bellou. ex forore filium exornari, poftulanti fub-
fcribi ; eumdemque le Gentil eiufdem M. Abrahami Balezaulx,
pro iure Nationis fua vice pro more gaudentis, fuccefforem defignari.
Et ita per D. Procuratorem conclufum fuit, anno & die
prædictis.*

*Die 23. Martij 1634. in Maturinenfi nominatus eft à DD.
Rectore & Procuratoribus M. Antonius le Maiftre in locum
dem ortui D. de la Martilliere Patroni Vniuerfitatis. Itemque D.
Arragon, qui admitteretur ad offitium Confiliarij Vniuerfitatis.
Singulis Decanis id vifum eft poftulante Procuratore fifci, fcilicet
admittendum effe D. le Maiftre impenfis Vniuerfitatis, nullis vero
D. Arragon.*

  *Poftulauit Procurator Fifci, vt Vniuerfitas probaret nomina-
tionem Nationis Gallicanæ, & M. Io. Grangerij, cui Sacerdotium
delatum effet, in tabulis Vniuerfitatis honorifica mentio fieret. Quod
tanto viro facile conceffum eft.*

*Anno Domini 1634. Natio Picardiæ apud fuas Scholas,
pro fua vice per fuos quinque viros, Succefforem fapientiffimo
viro M. Nicolao de Paris Doctori Theologo M. Claudium
Vvaftart Baccalaureum Theologum Philofophiæ Profefforem nominauit, eique per mortem eiufdem de Paris Sacerdotium feu Capellaniam Caftelleti Parif. vnanimi confenfu donauit, 27. Iulij.*

*Secunda Augufti. Vniuerfitas in Maturinenfi, poftulante
Procuratore Picardiæ, admifit nominationem M. Claudij
Vvaftart in fuccefforem D. de Paris.*

*Anno Domini 1634. 14. Augufti, Natio Normaniæ
apud Harcurium pro fua vice M. Francifcum Coulard Baccalaureum Theologum, eiufdem Nationis venerandum Decanum
nominauit Capellanum Capellaniæ de Sauoifj vacantis per mortem M. Nicolai du Buiffon.*

*Nona Septembris DD. Rector, Decani & Procuratores
defcenderunt apud Maturinenfes, & vnanimi confenfu contulerunt vnam ex Capellaniis de Sauoifj venerabili viro M. Francifco*

cisco Coullard Presbytero Diæc. Constant. in Theologia Baccalaureo,
venerandæ Nationis Decano, ad nominationem eiusdem Nationis sua
vice gaudentis, per mortem M. Nicolai du Buisson.

ANno Domini 1637. 1. Augusti apud Cardinalitios Rector,
Decani, Procuratores, Magistri Studij Parisiensis scribendo affuerunt. Quod verba facta sunt, apud constantissimã Germanorũ Nationem quæ in Continentes & Insulares diuiditur,
exortam fuisse 21. Iulij anni currentis, controuersiam de nominatione seu præsentatione cuiusdam Sacerdotij vulgò Capellaniæ, vnius scilicet ex quinque illis de Sauoisy nuncupatis, per
obitũ M. Francisci Coullard Baccalaurei Theologi, nec non ve-
nerandę Normanorũ tribus Decani sapientissimi, nunc vacantis,
cuiusq; præsentatio ad eandem Germanorũ Nationem pro vice seu turno
spectabat: Continentes enim vices suas seu turnum præsentandi ad illud
Sacerdotium seu Capellaniam postulauerant in Comitiis, eodem die &
anno hac de re habitis, his præsertim fulti rationibus, quòd in
vice seu turno præsentandi versarentur; Cùm postremus ad Sacerdotium seu Ecclesiam Parrochialem SS. Cosmæ & Damiani ex turno
Nationis constantissimæ & ex vicibus Insularium M. Ioannes Hamil-
tonius Insularis fuisset præsentatus: & quòd apud ipsam Germanorum
Nationem ea inualuisset consuetudo, quæ Statutis ipsius Nationis & Decretis almæ Vniuersitatis esset confirmata, vti Continentes atque Insulares Magistri suæ Nationis munera, dignitates & officia, proindeque Sacerdotia seu beneficia alternis obtineant; atque adeò eius esse tribus eligere & præsentare cuius vices sunt; alterius verò cuius turnus non sit,
approbare tantum. Insulares verò M. Henricum Maillardum Natione Britannum, sacræ Theologiæ Facultatis Paris. Doctorem sapientissimum, ad idem Sacerdotium seu Capellaniam præsentauerant, non statis
vicibus nec per turnum, sed ex ampliori suffragiorum numero sacerdotia,
seu beneficia Nationis impetrari contendentes; cum præsertim & ab
eadem Natione Kal. Decembris 1633. & ab eadem Vniuersitate
2. Decembris 1634. Statutum fuerit; tantùm in muneribus
eiusdem Nationis obeundis, suam cuique seruandam esse vicem seu turnum, nullà factà sacerdotiorum seu beneficiorum
Ecclesiasticorum mentione. De hac controuersia, audito Procuratore Fisci, omnes & singuli probarunt nominationem seu præsentationem sapientissimi viri D. Maillardi, saluo tamen Continentium iure,
saluisque & integris Germanicæ Nationis statutis quæ Cõtinentes priq-

G

rem locum obtinere volunt, & ita vti *Continentes proxima vice seu turno gaudeant.* Atque vt imposterum omnis disputandi præcidatur occasio, atque adeo perpetua vigeat apud eandem nationem concordia, animorumque consensio, censuerunt in muneribus & officiis eiusdem nationis obtinendis ex Conclusionibus supradictis suam vtrique tribui tam Continentium quam Insularium seruandam esse vicem seu turnum, nec-non singulis vtriusque tribus Magistris. De nominatione vero seu præsentatione sacerdotiorum seu beneficiorum Ecclesiasticorum, iidem domini decreuerunt vt imposterum *vtraque tribus alternis nominet seu præsentet ad sacerdotia seu beneficia Ecclesiastica.* Ita tamen vt sit penes tribum sua vice seu turno gaudentem quem voluerit vel ex sua tribu vel ex altera vel ex quacumque natione & Facultate ad sacerdotium designare. Et ita per D. Rectorem conclusum fuit anno & die prædictis.

Vigesimo quarto die Decembris *D. D. Rector, Decani & Procuratores* ex Harcurio *in Maturinense descenderunt, & nominationem M. Henrici Maillart Doctoris Theologi à Natione Germanica factam,* ad vnam ex Capellaniis de Sauoisy liberam nunc & vacantem per mortem honesti ac eruditi viri Mag. Francisci Coulard Baccalaurei Theologi venerandæ nationis Normaniæ Decani confirmarunt.

ANno Domini 1640. 6. Martii horâ septimâ matutinâ alma Vniuersitas Paris. in Maturinensi solenniter congregata fuit super aperiendo Indice seu Rotulo nominandorum, facta verò ab Amplissimo D. Rectore supplicandi potestate. Ego eiusdem Vniuersitatis Scriba protuli instrumentū a perscriptoribus pactorum seu notariis Regiis N. Boucot & Leuesque confectum 20. Octobris 1639. quo constabat sapientissimum virum M. Henricum Maillart Doctorem Theologum se se apud eandem Vniuersitatem abdicasse vna ex quinque Capellaniis vulgò de Sauoisy, *quæ ad Collationem prouisionem & omnimodam aliam dispositionem eiusdem Vniuersitatis pleno iure pertinet.* Ego vero supplex petij ab eadem Vniuersitate, vti pro sua singulari in me beneuolentia vellet eandem Capellaniam mihi conferre.

Hac de re vir sapientissimus M. Iacobus Hennequin Doctor Sorbonicus & Theologiæ Professor sedens pro Decano sacri

Theol. Ordinis annuit eiusmodi supplicationi, eâ lege & conditione, vt admissio eiusdem abdicationis seu resignationis in mei gratiam, *non sit fraudi eidem sacro Theologorum Ordini, cuius est pro sua vice seu turno Sacerdotium eiusdem Vniuersitatis liberum & vacans conferre, cum præsertim simplex resignatio non faciat, vt vocant, turnum, nec hactenus fuerit fraudi, aut superioribus eiusdē Vniuersitatis Facultatibus, aut Nationibus eiuratio sacerdotij ab eadem Vniuersitate in gratiam alicuius admissa.* Idem D. Hennequin *postulauit sibi tradi instrumentum, quo fidem faciat suo Ordini sacro, se ea tantum lege & conditione eidem supplicationi subscripsisse. Præterea postulauit, vt eiusmodi conditio literis Collationis inscribatur.* Omnes & singuli in eadem sententia fuerunt cum D. Hennequin. Et ita per D. Rectorem conclusum fuit, Parisiis anno & die prædictis.

SEptima Aprilis 1646. apud Choletæos in solennibus Comitiis Rectoriis DD. Pietre Patronus Curiæ & Vniuersitatis, Pietre Doctor Medicus, & D. Riolan Pastor S. Germani veteris postularunt ab Academia, vti per ipsam liceret eidem D. Riolan eiurare sacerdotium in gratiam ex sorore filij M. Henrici Peigné Presbyteri Diœc. Paris. Licentiati in Decretis. Procurator Fisci postulauit, vt eiusmodi gratia fiat viris de Academia bene meritis; *imposterum vero abdicationes illæ plane explodantur;* hac de re decretum fiat ab omnibus & singulis Ordinibus Academiæ. *Omnes & singuli censuerunt, vt imposterum eiusmodi eiurationes non admittantur; gratia vero fiat viris illis, qui à 30. & amplius annis maxima in Academiam beneficia contulerunt, de hoc statuto referendum ad Facultates & Nationes.*

DEcima Aprilis 1646 Vniuersitas studiorum in Maturinensi solennem habuit Synodum, in qua de illius solitudine grauiter conquestus est M. Franciscus du Monstier Rector, & censuit absentes graui pœnâ mulctandos, quæ ab iis grauius repetatur; quod vt fiat manum iniiciendam Iudicis authoritate in eorum censum annuum; donec præsentē mulctam scilicet nummi aurei & superiores penitus dissoluerint nempe MM. Franc. Guilbert & Iac. Azan Cap. de Sauoisy, Ioa. Haultemps, Cap. Castelleti Paris. Ioa. Fremin & Antonius Baye Cap. Thesauri Regis & Ioa. le Gentil Cap. B. Mariæ in Ecclesia Parochiali S. Andreæ de Arcubus: Et ita censuerunt omnes & singuli Ordines. Tum

M. Henricus Peigné presbyter pariſ. Licentiatus in Decretis ſupplicauit pro ſacerdotio S. Germani veteris, cui præfuit per annos 30 M. Franc. Riolan auunculus, illud autem poſtulauit ſibi côferri, eiurante prædicto D. Riolan, cum præſertim ipſius auunculi nempe Petræi patroni, & Medici clariſſimi & Riolani Medici pariter primæ notæ de Academia ſint quàm optimè meriti.

De hac ſupplicatione omnes & ſinguli cenſuerunt habendam eſſe rationem meritorum cùm Petræorum, tum Riolanorũ; & ideò conferendum illud ſacerdotium eidem Peigné, vbi conſtiterit de profeſſoribus quibus operam dederit; & æterna ac ineluctabili lege ſanciendum, ne in poſterum eiuſmodi eiurationes ſeu reſignationes admittantur; ac ne cui liberum ſit Academiam hac de cauſa rogare. Quòd vt firmiùs ſtabiliatur, placuit hac de re à DD. Decanis & Procuratoribus cùm ad Facultates ſuperiores, tum ad Nationes referri, & Decretũ fieri, quòd proximis maioribus Comitiis in Matur. perlegatur. Et ita per D. Rectorẽ concluſũ eſt.

ANno Domini 1647. die 6. menſis Aprilis in Comitiis Ordinariis Ampliſſimi D. Rectoris & DD. Deputatorum almæ Vniuerſitatis Pariſ. apud Sorbonam M. Memmius Taſſin Presbyter Diœc. Trec. in Artibus Magiſter ſacri Theologorum Ordinis minor Apparitor, *expoſuit ſe nominatum ab eodem Ordine, ſua iam vice ſeu turno gaudente ad vnam ex Capellaniis eiuſdem Vniuerſitatis, quæ dicitur Caſtelleti Pariſ. liberam nunc & vacantem per obitum M. Franciſci Riolan; atque adeò poſtulauit vt ab eadem Vniuerſitate admittatur eiuſmodi nominatio. Omnibus & ſingulis placuit è Sorbona in locum ſolennem Maturinenſium deſcendere: vbi facta per Ampliſſimum D. Rectorem ſupplicandi poteſtate, idem M. Taſſin ſupplex ab Academia petiit, vt admitteretur ad vnam ex Capellaniis Caſtelleti Pariſ. liberã nunc & vacantem per obitum M. Franciſci Riolan; cùm præſertim ad eum nominatus ſit 1. die Februarij nouiſſimi à ſacro Theolorũ Ordine ſua iam vice ſeu turno gaudente. Omnes & ſinguli cenſuerunt eiuſmodi nominationem eſſe admittendam; atque adeò inſtrumentum collationis eiuſdẽ Capellaniæ Caſtelleti Pariſ. nuncupatæ, in eadem Academia fundatæ M. Memmio Taſſin Presbytero Trecenſi in Artibus Magiſtro expediendum; Et ita per D. Rectorem concluſum fuit anno Domini 1647. die 6. menſis Aprilis.*

Hæc omnia inſtrumenta collata fuerunt & recognita per me Scribam eiuſdem Vniuerſitatis ſubſignatum Pariſiis, anno Domini 1651. die 23. Septembris.

QVINTAINE

ACTES CONCERNANS LE DROIT
qu'ont les Maistres, Escholiers & Officiers de
l'Vniuersité de Paris, de plaider deuant Mon-
sieur le Preuost de Paris ; Et le serment que fait
ledit sieur Preuost de conseruer leurs Priuileges.

PHILIPPVS DEI GRATIA FRANCORVM REX.
Omnibus Præpositis qui pro tempore Parisius fuerint
constituti, Salutem. Mandamus vobis quatenus, si nos
absentes esse contigerit *tempore institutionis vestræ*, *iuramen-*
tum quod tenemini facere Vniuersitati Scholarium Parisiensium
Dominica scilicet prima vel secunda, *postquam exinde submoniti*
fueritis ab eisdem in vnâ Ecclesiarum Parisius coram prædictis
Scholaribus ; *prout in ipsorum priuilegio continetur*, *faciatis* ; *non*
expectato mandato nostro super hoc speciali, *& nostrâ absentiâ non*
obstante. In cuius rei testimonium, præsentes literas sigilli
nostri fecimus impressione muniri. Actum Parisius anno
Domini 1285. mense Februarij.

Exscriptum ex instrumento, deprompto è tabulario ipsius Vni-
uersitatis & notato hisce elementis A. 6. D.

PHilippus Dei gratia Francorum Rex. Vniuersis præsentes literas inspecturis, Salutem. Notum facimus,
quòd prout in nostris literis continetur, voluerimus *quod*
priuilegium concessum Vniuersitati Scholarium Parisius in eisdem
literis contentum legatur de biennio in biennium in præsentia Præ-
positi Parisiensis, *& omnium seruientium suorum*, *& aliquorum*
Magistrorum de Vniuersitate, *ad hoc per Vniuersitatem deputato-*
rum ; & quòd lecto priuilegio & exposito in gallico, dicat
Præpositus suis seruientibus, *volo vos scire quòd ego iuraui istud*
priuilegium seruare. Et ideo præcipio vobis sub iuramentis vestris

A

& sub omni pœnà quam possum vobis infligere, vt diligenter seruetis istud priuilegium quod iuraui. Volumus & Vniuersitati prædictæ tenore præsentium concedimus de gratia speciali quod apud S. Iulianum pauperem Parisius dicti priuilegii manifestatio præstiti à dicto Præposito iuramenti intimatio & iniunctio & præceptum fiat seruientibus supradictis. In cuius rei testimonium præsentibus literis nostrum fecimus apponi sigillum. Actum apud Vicennam die Veneris post Octauas Epiphaniæ Domini anno Domini 1301.

IN nomine Domini Amen. Anno eiusdem 1308. indictione 7. 10. die mensis Octobris, Pontificatus S. Patris & D. nostri D. Clementis diuinâ prouidentiâ Papæ V. anno 3. Congregatis, vt moris est, venerabilibus & discretis viris Theologorum, Decretorum, Medicinæ, & Artium Facultatum Magistris Parisiensibus nec-non Magistris, Baccalaureis & Scholaribus prædictarum Facultatum, ac omnibus de Vniuersitate Parisiensi qui voluerunt & potuerunt interesse in Vniuersitate prædicta, ad quam proxima die erat vocatus, conuentus & citatus, vt dicitur, *ex parte venerabilis & discreti viri M. Vincentij de Freyaco tunc Rectoris Vniuersitatis Parisiensis prædictæ, ac nomine ipsius Vniuersitatis prædictæ authoritate & virtute priuilegiorum Vniuersitati Magistrorum & Scholarium Parisiensium à Sede Apostolica & inclytis Regibus Franciæ concessorum prouidus vir Petrus le Feron, Præpositus Parisiensis, vt secundùm priuilegia dictæ Vniuersitatis, ad quæ Præpositus Parisiensis de nouo creatus, & in suæ Præposituræ creatione in Præpositum Parisiensem, certa die dictæ Vniuersitati ad præstandum iuramentum de priuilegiis dictæ Vniuersitati concessis fideliter obseruandis est adstrictus, prout in ipsis priuilegiis pleniùs dicitur contineri. Idcirco in præsentia mei publici Notarii & Vniuersitatis prædictæ, inter cætera vir venerabilis & discretus Rector prædictus proposuit & dixit præsente ipso Præposito, quòd Præpositus Parisiensis quicumque pro tempore fuerit in prima sui creatione in Præpositum Parisiensem debet & tenetur de obseruandis statutis & libertatibus Vniuersitatis Parisiensis certa die in ipsis priuilegiis contenta & loco à dicta Vniuersitate eidem Præposito assignando præstare iuramentum.* Et quia dictus Præpositus super hoc sufficienter monitus, vt præmissa faceret, non fecit, nec ad dictam diem sibi præfixam comparuit, sed se malitiosè absentauerat, & hoc facere distulerat, vt asserebat D. Rector Vniuersitatis nomine supradictæ. *Quare asserebat ipsum Præpositum tanquam inobedientem, & priuilegiorum dictæ Vniuersitatis contemptorem fore grauiter puniendum.* His & aliis pluribus propositis & dictis, post nonnullas sufficientes & legitimas excusationes dicti Præpositi, & super hoc à dicta Vniuersitate admissas. *Finaliter idem Præpositus more prædecessorum suorum Præpositorum Parisiensium ad Sanctos & Sanctas Dei præstitit publicè iuramentum*, quòd non se absentauerat in fraudem aliquam vel malitiam seu detrimentum, præiudicium vel læsionem priuilegiorum quorumcumque Vniuersitatis prædictæ, sed ex necessariâ & iustâ causâ & sufficienti, vt dicebat, volens & consentiens quòd per absentationem huiusmodi aliqua læsio, præiudicium, derogatio, infractio quomodolibet non euenirent eisdem, imò voluit quòd Vniuersitatis prædictæ priuilegia maneant penitus integra & illæsa, & in sui roboris firmitate. Actum in congregatione prædicta apud S. Bernardum Parisiensem. Præsentibus discretis viris Magistris Alano Gonterij Canonico Ecclesiæ S. Quintini in Viromandia, Iuone dicto des Cordelles Regente Parisius in Artibus, & Petro ad Parisius, Benedicto de S. Geruasio Auditoribus causarum in Castelleto Parisiensi, Guillelmo Comitis, Guillelmo Doctore dicto Chapiansec, Ioanne Pagam Clericis dicti Præpositi, & innumerosa multitudine tam Magistrorum quàm Baccalariorum, Clericorum, Scholarium Vniuersitatis prædictæ testibus ad præmissa.

Et ego Quenus Phily de S. Nicasio Clericus Corisopitensis Diœces. Apostolica publicus authoritate Notarius præmissis omnibus & singulis actis & dictis in congregatione prædicta præsens interfui, & exinde præsens instrumentum scribi feci, publicaui, & solito signo meo signaui rogatus hìc me subscribens.

Exscriptum ex instrumento de prompto è tabulario ipsius Vniuersitatis & notato hisce elementis A. 6. F.

A Tous ceux qui ces presentes lettres verront, Robert d'Estouteuille Cheualier, Seigneur de Bayne, Baron d'Iury & de S. Andry en la Marche, Conseiller, Chambellan du Roy nostre Sire, & Garde de la Preuosté de Paris, Commissaire, Gardien & Conseruateur general donné & deputé de par le Roy nostre Sire aux Maistres, Regens & Escholiers estudians en l'Vniuersité de Paris, & aux Supposts d'icelle, Salut. Sçauoir faisons que le Samedy 10. iour de Feurier l'an 1458. A la Requeste de Nicolas Gossembart au nom & comme Procureur des Recteur, Maistres & Escholiers de ladite Vniuersité & des Suppofts d'icelle fifmes extraire du Papier & Registre du Chastelet de Paris appellé le papier des Sermens d'icelui Chastelet ce qui s'ensuit. Philippus Dei gratia Francorum Rex Vniuersis præsentes literas inspecturis, Salutem. Notum facimus quòd cùm ad supplicationem Vniuersitatis Magistrorum & Scholarium Parisiensium nos eisdem nostras concessimus literas, tenorem qui sequitur continentes. Philippus Dei gratia Francorum Rex Præposito nostro Parisiensi vel eius Locum tenenti, Salutem. Cùm Vniuersitas, Magistri & Scholares parisienses in nostra speciali gardia & protectione existant cùm veniunt ad studium, & ibidem morantur, vel ad partes suas redeunt. Frequenter tamen, prout accepimus, iniuriæ, molestiæ, oppressiones & violentiæ nedum in Præpositurâ tua eisdem, sed & in locis aliis inferuntur in præiudicium gardiæ nostræ, *quas prosequi nequeunt extra Parisiensem ciuitatem quin à suo studio distrahantur, grauiterque vexentur laboribus & expensis si extra ipsam ciuitatem iniurias huiusmodi prosequi oporteret* supplicantes sibi per nos de remedio prouideri opportuno. Quare nos eorum supplicationi fauorabiliter annuentes: *Idcirco tibi protectionem ipsorum, ac custodiam, coërcitionem. Insuper eorum qui in protectionis & gardiæ nostræ præiudicium Vniuersitati, seu Magistris aut Scholaribus prædictis inferent violentiam indebitam, iniuriam vel iacturam siue infra Præposituræ tuæ fines siue in locis aliis quibuscumque Regni nostri tenore præsentium committimus quod eis concedimus de gratia speciali, priuilegiis seu consuetudinibus in contrarium impetratis aut etiam impetrandis non obstantibus quibuscumque.* In

cuius rei teſtimonium ſigillum noſtrum præſentibus eſt ap-
penſum. Datum apud Vincennam vltimâ die Decembris,
Anno Domini 1340. Poſtmodumque Vniuerſitas Magiſtri
& Scholares prædicti aſſerentes quòd licet ſub illo verbo
iacturam in dictis verbis contento illicitè detenta contineantur, dictus tamen Præpoſitus ſæpius hæſitando iam ipſe
de bonis ad dictos Magiſtros, Scholares pertinentibus & de
his quæ debebantur eiſdem deberet ſeu poſſet cognoſcere
virtute literarum prædictarum. *Aſſerentes inſuper quòd nonnulli Balliui, & alij de Ducatu Normaniæ, & de quibuſdam aliis
partibus Regni noſtri prætextu quorumdam priuilegiorum eiſdem,
vt dicebant, à nobis ſeu prædeceſſoribus noſtris conceſſorum dicto
Præpoſito in præmiſſis obedire recuſabant*, nobis ſupplicaſſent vt
ſuper his declarationem facere dignaremur. Nos igitur viſis literis ſupra ſcriptis, ac ſupplicatione Vniuerſitatis Magiſtrorum, & Scholarium prædictorum, hiſque conſideratis
quæ circa hæc conſiderari debebant, *habitâ ſuper his deliberatione diligenti cum dilectis & fidelibus gentibus Parlamenti noſtri,
Cancellario, & pluribus aliis Conſiliariis noſtris*, declarauimus ac
etiam tenore præſentium declaramus quòd ſuper iniuriis,
moleſtiis, oppreſſionibus & violentiis, eiſdem Magiſtris aut
Scholaribus in perſonis aut familiaribus propriis eorumdem
ſeu dictorum Magiſtrorum aut Scholarium propriis bonis
ad ipſos Magiſtros ſeu Scholares ſine fraude abſque aliqua
fictione, & abſque ceſſionis, tranſporti vel alio ſimulato
contractu pertinentibus illatis vel inferendis dictam noſtram gardiam infringendo contra dictarum tenorem literarum nec non ſuper damnis & intereſſe exinde ſecutis *à
quibuſcumque perſonis & vbicumque infra Regnum noſtrum dictus
Præpoſitus ſummariè & de plano cognoſcet, & faciet breue iuſtitiæ
complementũ faciendo nobis & parti debitè emendari, & ab omnibus
Regni noſtri Iuſticiariis vbicumq; conſtitutis obediretur dicto Præpoſito in hac parte*, non obſtantibus quibuſcumque priuilegiis
Normanis ſeu aliis Regni-colis conceſſis ſeu etiam concedendis. In cuius rei teſtimonium præſentibus literis noſtrum fecimus apponi ſigillum. Datum Pariſius in Parlamento noſtro die 21. Maij, Anno Domini 1345. ſic ſignatum
per Conſilium exiſtens in camera vbi vos eratis virtute certi

A iij

mandati Regij super hoc facti lecti in camera. Et à tergo dictarum literarum erat sic scriptum. Publiées en Iugement le Preuost seant en Siege le Mardy apres la S. Barnarbé Apostre l'an 1345. Signé, A N G V I L L. En tesmoin de ce nous auons fait mettre à ces lettres le seel de ladite Preuosté de Paris. Ce fut fait & extrait dudit papier & Registre l'an & iour dessusdits. Signatum B A R O N cum syngrapha.

Exscriptum ex instrumento deprompto è tabulario ipsius Vniuersitatis & notato hisce literis A. 6. N.

A Nno Domini 1349. in crastino translationis sancti Nicolai *iurauit Præpositus Paris. Rectori & Vniuersitati Parisiensi apud sanctum Maturinum, quòd fideliter obseruabit priuilegia Vniuersitatis & libertates* in facta congregatione generali scilicet Regentium & non Regentium & Scholarium.

A Nno Domini 1361. 19. Martij fuit electus in Rectorem M. Dionysius Flatonis de Baredis Meldensis Diœc. In cuius Rectoria licet plura acta fuerint: tamen ob memoriam futurorum, hoc factum in eiusdem Rectoria est hîc insertum, videlicet quòd quamuis *Præpositus nouus Paris. vocatus fuisset pluries ad congregationem generalem causà iuramenti soliti faciendi, tamen finaliter anno quo supra & 13. mensis Iunij dictus Præpositus iurauit punctualiter, sigillatim & dearticulatè omnes articulos, & quicquid in nostro priuilegio Regis continetur: quamuis pluries recusasset.* Præsentibus ad hoc in Capitulo F.F. Prædicatorum post sermonem.

A Nno Domini 1436. die vltimâ mensis Aprilis fuit alma Vniuersitas Paris. in S. Maturino horâ octauâ de mane solenniter congregata ad *audiendum iuramenta DD. Conseruatorum priuilegiorum Apostolicorum & Regalium almæ matris Vniuersitatis prædictæ.* Placuit Nationi audire iuramenta DD. Conseruatorum priuilegiorum, & cum effectu recepit iuramentum D. Conseruatoris priuilegiorum Apostolicorum D. Episcopi Beluacensis, *& distulit iuramentum D. Conseruatoris priuilegiorum Regalium vsque ad proximam congregationem pro-*

pter ipsius impedimenta legitima illi Conseruatori ex parte D. Connestabularij venientia.

ANno Domini 1446. 29. Martij congregatâ almâ Vniuersitate in S. Maturino *præstitit in facie Vniuersitatis iuramenta solita nobilis vir* Præpositus Paris. Signatum A. Scriptoris cum syngrapha.

ANno Domini 1466. die 23. mensis Aprilis congregata fuit alma Vniuersitas apud S. Maturinum , *ad audiendum iuramentum genorosi viri D. Præpositi Parisiensis, D. Præpositus Parisiensis gratus fuit: quia humanitatem & pietatem suam in facie Vniuersitatis ostendit., & ibi iuramenta sua præstitit, placuitque Vniuersitati quòd iuramenta sua custodiret.* Signatum MICHAEL VOSTESCHER cum syngrapha.

ANno Domini 1479. die verò 21. mensis Iunij horâ nonâ de mane fuit alma Parisiensis Vniuersitas per D. Rectorem apud S. Maturinum congregata *super receptionę D. Præpositi Parisiensis ad iuramenta consueta in facie Vniuersitatis. Vir honorabilis atque circumspectus Mag. Martinus Bellefore, supremi Regis in sua Parlamenti Curià Consiliarius proposuit & retulit ex parte generasi D. Iacobi d'Estouteuille tunc ibi personaliter assistentis., & in præsentia plurium nobilium magnæque authoritatis personarum*, quòd idem supremus Dominus illi Iacobo suorum maiorum atque progenitoris & personæ intuitu sibi Præposituram Parisiensem ante paulo commiserat, *offerebatque Præpositus ipse iuramenta omnia præstare Vniuersitati ad quæ Parisiensis Præpositus in sui primaria institutione tenebatur, petens ad hæc admitti per Vniuersitatem ac exinde reputari in Præpositum; pollicens vlterius iura, libertates, priuilegiaque Vniuersitatis antedictæ, suorumque suppositorum sese defensurum atque semper obseruaturum, veluti sui fecerant prædecessores aut forsan curiosius & attentius.* Quibus quidem sic auditis & in medium positis, Vniuersitas antedicta *deliberauit illum Iacobum ad ea præstanda sibi iuramenta primum recipi debere atque deinceps vti Præpositum Parisiensem teneri atque venerari. Iuramentis itaque demum ab eo palam exhibitis, Præpositus ipse cum sua comitura dis-*

eeffit, præfentibus ad hæc venerabilibus DD. & MM. Ro.
Mafengarbe, Petro Gouy Receptore Nationis, Nicolao
Fraterni, P. Bouuart, Io. Baudequin, Io. de Ruella cum
pluribusaliis,tefte figno meo hîc appofito anno, die & menfe quibus fupra ita eft. M. M A v v o i s i n cum fyngrapha..

ANno Domini 1509. die verò 21. menfis Nouembris
conuocata folenniter alma mater Vniuerfitas apud S.
Maturinum per iuramentum, *fuper receptione D. Præfecti Pa-*
rifienfi: ad iuramenta folita præftari per fuos prædeceffores. In quâ
folenni congregatione conuenerunt DD. Theologi cum
fuis cappis in magnâ copiâ, pari forma DD. Canoniftæ
& Medici cum Procuratoribus in cappis. *Conclufum extitit*
conformiter ad decretum DD. Deputatorum, quòd ipfo Præfecto adueniente occurrerent eidem obuiam ad valuas S.
Maturini Decani fingularum Facultatum cum alio eiufdem
Facultatis Magiftro vna cum Procuratoribus quatuor Nationum, ad benignè fufcipiendum eumdem Præfectum cum
fuâ comiturâ. Qui Decani, Adiuncti Magiftri & Procuratores haberent dictum Præfectum conducere ad Ecclefiam
præfati diui Maturini ibidemque procurata prece, ad Altif-
fimumque effufa, reduceretur per eofdem ad Capitulum
dictæ Ecclefiæ in quo Vniuerfitas alma parens erat congregata, vbi iuramenta præftare deberet, quod folenniter extitit obferuatum. Et fic adductus in facie Vniuerfitatis, *fedit*
in fede ante faciem D. Rectoris & facta per D. Rectorem æqual
congratulatione ad eum, legit ipfe D. Rector iuramenta
eidem & prædecefforibus accommoda, qui erectâ læuâ ma-
nu (qua forte pro dexterâ vtebatur) *requifitus fi ea vellet iura-*
re iurauit quafi formaliter vt fequitur & fententialiter. Iuro priui-
legia almæ matris veftræ incontuffa & inuiolata feruare iuftitiæque
rectæ feruare moderamina. Quo præftito iniunxit Dominus Rector
Domino de Fontaneo facræ Paginæ Profeffori, vt officium Orato-
ris vernaculâ linguâ fibi per deputatos commiffum exequeretur.
Qui comptè, prudenter & fuccinctè illud abfoluit. Quo
expleto gratias habuit Vniuerfitati de honore fibi im-
penfo, *offerens vltro quæcumque negotia almæ matris promouere*
coram

coram *Christianissimo Rege & Reginâ generosâ eius consorte si hoc exigeret materia* Quibus solenniter expletis recedês comitatus extitit à D. Rectore & Procuratoribus vsque ad ianuam dictæ domus Maturinorum. Acta fuerunt hæc anno & die prædictis. Signatum DE BERLAMONT cum syngrapha.

ANno Domini 1421. die Veneris penultima Maij, *iurauit coram Vniuersitate M. Petrus de Marigny commissus ad officium Præposituræ Parisiensis iuramenta* de nouo extracta à priuilegiis matris Vniuersitatis per me Procuratorem, quæ visa fuerunt in deputatis, & de nouo per conclusionem eorum fuerunt per Scribam Vniuersitatis inscripta libro Nationis.

DIe Iouis 5. Maij 1569. congregati Deputati apud sanctum Maturinum horâ secundâ. Comparuerunt DD. Rector, Benoist, Crozon Doctor Medicus, quatuor Procuratores nationum de quodam Papetario qui contra Academiæ leges latirauit & celauit apud se Pergamenum. *Gymnasiarchæ, neminem posthac admittant Pædagogum nisi fuerit laureâ Magistrali donatus. Monendos eosdem Gymnasiarchas, vt non permittant Præceptores dicere & legere nisi in habitu honesto. Expellantur ab Academiâ omnes hæretici. Porrigatur libellus supplex Curiæ ne quisquam Pædagogus malè sentiens de fide domum conducat.*

D. Vigner, addam quatuor capita. Dixit de Conseruatore statutum esse eum monendum. De modo deliberabitis. Delegetis quosdam qui eum adeant & iureiurando *adstringant Primarios vt neminem admittant Pædagogum nisi fuerit in Artibus Magister vel Licentiatus.*

D. Benoist. Mittantur duo vel tres ad Dominum Proprætorem Ciuilem. Nominat DD. le Vasseur & le Pelletier Doctores Theologos. *Puniatur ille Librarius. De pædagogis seruentur statuta.*

D. Crozon *de Conseruatore qui fidem non dedit Vniuersitati, si constet Prædecessores fidem dedisse, adstringatur. Expungendum Librarium. Nullus Pedagogus admittatur qui non sit Artium Magister vel Licentiatus.*

D. Procurator Franciæ *censet conuocandum* D. Propprætorem *Conseruatorem ad iuramenta. De diebus quibus audiebatur*

B

causa Scholasticorum, non posse assentiri quin nobis dies concedat. De Papetario, si repertum fuerit Pergamen in aedibus su videtur monendus & conuocandus. De his qui pueros in Collegiis alunt & instituunt *sine vllo gradu, nen esse illud per mittendum. De Praeceptoribus,* instituant *Iuuenes cum habitu ho nesto.* Qui vero sunt locatores aedium, probe intelligant qu sunt hi qui suas aedes volunt incolere, *Neminem excipiant ni cognouerint esse religiosum.*

D. Procurator Picardiae censet *Praefectum Iuris ciui esse cogendum ad iuramenta praestanda, vt iuris est Academi solitos dies retinendos quibus det ius Scholasticis. De Pape rio qui celauit Pergamenum multandum esse grauiter.* De Prae ceptoribus qui non donati laurea Magistrali Gymnasia in colunt, diuersae sunt rationes, inspicienda aetas, Censet hoc negotium remittendum ad Gymnasiarchas. De hi qui locans suas aedes Praeceptoribus male sentientibus de fide, censet porrigendum libellum Curiae.

D. Procurator Normaniae *annuit supplicationi Procura toris Fiscalis.*

D. Procurator Germaniae, *cogatur D. Pretor vt remitta dies consuetos. De Papetario, priuandum suo officio.* De cae ris idem cum aliis.

D. Rector, Censetis monendum esse D. Conseruato rem, &c. *Si mos est, iuramenta praestet, diligenter monendum vt certos dies concessos audiendis causis priuilegiatorum, concedat Papetarium audiendum, si conuincatur expungendum & priuandum suo officio.* Monendos Gymnasiarchas ne im posterum quenquam admittant in sua Collegia, *qui non sit Licentiatus aut in Artibus Magister, & monendos vt cogant Praeceptores vt legant cum honesto habitu.* Porrigatur libellu supplex Curiae vt illis non conducant suas aedes.

VNiuersis praesentes literas inspecturis, Rector & Vniuersitas studij Parisiensis salutem in Domino. Notum facimus, quòd die datae praesentium, nobis apud sanctum Maturinum solenniter, vt moris est, conuocat & congregatis *super receptione & possessionis adeptione no bilissimi & clarissimi viri Domini* CAROLI DENEVFVILL *Baronis d'Alincours, Gubernatoris* & Pro uinciae le Vexin *dicti le François Praepositi Parisiensis & Con

11

*seruatoris Priuilegiorum Regiorum dictæ Vniuersitatis compa-
rauit ipse Dominus Præpositus*, qui organo & voce Magistri Mathæi de la Bruiere Locum-tenentis Ciuilis, cui
astabant Mag. Guillelmus Gelée Locum-tenens Cri-
minalis dictæ Præposituræ Parisiensis, & multi alij nobilissimi viri, exposuit se ad hanc Præposituræ Parisiensis
dignitatem admissum & receptum fuisse à supremo Senatu Parisiensi ibique solitum iuramentum præstitisse, prout
in literis prouisionis ipsi à serenissimo Principe D. Duce
à Menda status & Coronæ Franciæ Locum-tenente generali concessis continetur. Et tanquam huius Academiæ
Conseruatorem huc venisse vt omnem operam, studium
& vires se daturum ad conseruationem priuilegiorum &
exemptionum huius almæ Vniuersitatis in præsentia omnium Facultatum profiteretur. *Quod etiam ipse D. Præpositus ore proprio promisit. Et ideo omnium censensu in possessionem dictæ Conseruationis positus est, & constitutus fuit, vt moris
est, adhibitis solennitatibus in talibus assuetis.* Datum Pari-
sus in nostra congregatione generali apud sanctum Maturinum solenniter celebrata anno Domini 1595. die 13.
mensis Iunii. Signatum DV VAL cum syngrapha.

ANno Domini 1613. die 2. mensis Martii apud sanctum
Maturinum solenniter, vt moris est, horâ septimâ
matutinâ congregata extitit alma Vniuersitas Parisiensis
super apertione rotuli nominandorum huius anni, & aliis
rebus ad dictam Vniuersitatem pertinentibus. Exposita
per D. Renatum Bomin Rectorem congregationis causâ, & maturis deliberationibus præhabitis, Vniuersitas
ipsa de rebus in medium propositis sic censet; Aperiendum esse rotulum nominandorum more solito; *& esse pro-
hibendum D. Camut Primario Collegij Trecorensis, ne Philosophiam publicè doceat extra Vniuersitatem.* Deinde eadem
Vniuersitas declarauit Primarium Collegij Narbonensis
cognominatum la-Vallée non comparentem, licèt ter
monitum & vocatum, contumacem; & in vim contu-
maciæ eumdem omnibus iuribus & priuilegiis dictæ Vniuersitatis esse priuandum, nisi infra quindenam exhibeat
D. Rectori suas literas gradus Magisterij in Artium Facultate. Rogandum esse D. Turgot Prouisorem Collegi-

Harcuriani, *vt adeat D. Prætorem Parisiensem moniturus &*
rogaturus vt dies dicatur quo possit ab eodem excipere Sacramentum
per eum debitum Vniuersitati. Et ita per eumdem D. Rectorem
in præmissis omnibus & singulis conclusum extitit.

Le Serment que Monsieur le Preuost de Paris doit faire à l'Vni-
uersité, tant comme Preuost, que comme Conseruateur des
Priuileges Royaux de ladite Vniuersité,

PREMIEREMENT, Vous iurerez que vous ferez iurer les Citoyens & Habitans de cette Ville de Paris,
que s'ils voyent ou sçauent aucun Laïc mal faire à aucun
Maistre ou Escholier de l'Vniuersité de Paris, ils, & chacun d'eux porteront sur ce loyal tesmoignage ; Et s'il aduenoit que ledit Maistre ou Escholier eust esté feru dudit Laïc, sinon en son corps deffendant tant seulement,
vous ferez iurer les dessusdits, que tous les Laïcs qui ce auront veu prendront le mal-faicteur ou mal-faicteurs, & le
bailleront à vostre Iustice, ne aucuns des dessusdits ne se ti-
reront arriere malicieusement, afin de ne prendre lesdits
mal-faicteurs, ou de ne porter loyal tesmoignage sur ce.

ITEM, Vous iurerez que pour le Roy nostre Sire, vous
ferez ou ferez faire diligemment sur le mesfait loyalle
enqueste, & de celuy ou ceux qui vous apperront deuement estre coupables ou vehementement soubçonnez dudit forfait, vous en ferez & ferez faire bon & brief ac-
complissement de Iustice, selon l'exigence du cas, jaçoit que le mal faicteur le nie ou se vueille purger.

ITEM, Vous iurerez que pour nul mesfait vous ne
mettrez ne ferez mettre la main aux Maistres & Escholiers de ladite Vniuersité ne aucun d'eux, ne les mettre
en prison, sinon en tel cas, & si enorme, que on le doiue faire. Et en tel cas vous ledit Maistre ou Escholier
coupable, arresterez ou ferez arrester en lieu où vous le
trouuerez, sans le ferir ou le molester ou faire molester,
& incontinent le rendrez à la Iustice de l'Eglise, à laquelle en appartient la garde ; Et s'il aduenoit que en prenant
ledit Maistre ou Escholier sans sa rebellion ou desobeïs-
sance folle ne luy eust esté aucunement iniurié, villené
ou blessé, vous par vostredit Serment, en ferez ou ferez
faire amende & punition.

ITEM, Et si ledit Maistre ou Escholier estoit pris ou arresté par vos Officiers à telle heure que la Iustice de l'Eglise ne peust estre trouuée ou tost euë, vous le mettrez où ferez mettre en garde en aucune maison d'Escholiers honestement, sans luy faire iniure ny villenie, iusques à ce qu'il soit rendu à la Iustice de l'Eglise.

ITEM, Et pareillement és biens, meubles desdits Maistres ou Escholiers, & de chacun d'eux, vous ne mettrez ne ferez mettre la main, mais s'ils doiuent estre arrestez, ce sera par les mains de la Iustice de l'Eglise, & pour faire ce que Iustice en ordonnera.

ITEM, vous iurerez que les vrays Seruiteurs & Officiers de l'Vniuersité, vous ne arresterez ne emprisonnerez sinon par la forme & maniere que dit est, & iceux traiterez comme les Maistres & Escholiers dessusdits, & non autrement.

ITEM, Vous iurerez que comme Conseruateur general des priuileges Royaux, vous en & sous la protection & sauuegarde publique du Roy nostre Sire, garderez & deffendrez & ferez garder & deffendre lesdits Supposts & chacun d'eux de toutes iniures, oppressions, forces & violences, Et auec ce tiendrez & ferez tenir de tout vostre pouuoir quittes & exempts de tous aydes ou subuentions imposez ou à imposer pour quelconques causes; Pareillement du guet & garde de portes, Et en outre, sur les causes & procez desdits Suppofts, & de chacun d'eux ferez bonne & briefue iustice, & ferez faire les renuois d'icelles causes par-deuat vous en la maniere accoustumée, & aussi signifier tout ce que dit est par tout où il appartiendra, si requis en estes.

ITEM, Vous garderez, maintiendrez & deffendrez, ferez garder, maintenir & deffendre ladite Vniuersité tous Suppofts & chacun d'eux en tous leurs droits, libertez, prerogatiues, Priuileges & franchises, en mettant & faisant mettre au neant tous troubles & nouuelletez in deuës.

ITEM, Vous ferez iurer les choses dessusdites à tous vos Officiers, Commissaires & Sergens le plustost que faire le pourrez, & leurs enioindrez sur toutes peines que vous pouuez en eux, toutes icelles tenir & garder sans enfraindre, en les contraignant à ce si mestier est.

ITEM, Si vous estes longuement audit Office, vous iurerez que d'oresnauant, deux ans en deux ans, en pleine

Assemblée de vosdits Officiers & Sergens, vous ferez faire
lecture desdites choses dessusdites, & icelles leurs ferez iurer comme dit est sur les peines & contraintes dessusdites.

Hæc omnia instrumenta , collata fuerunt & recognita per me
Scribam eiusdem Vniuersitatis. Subsignatum Parisiis anno Domini
1651. die 16. Octobris. 	QVINTAINE.

Actes concernans le grand Seau de l'Vniuersité.

ANno Domini 1360. die S. Guillelmi D. Rector cum
quatuor Procuratoribus & aliis deputatis cum Conseruatore adiuit Nauarram , *& ibi sigillauit literas deputatas*
ad D. Papam pro Magistris.

ANno Domini 1364. 4. die mensis Iunij *conuocati erant*
Procuratores in Collegio de Nauarra ad sigillandum, & ego
Procurator. . . . interueni ex parte Nationis nostræ, ne sigillarentur literæ vnius Decretistæ, cuius supplicationem Natio semper negabat.

I l y a vn acte du 7. Sept. 1379. imprimé p. 4. & 5. du recueil intitulé. Actes
concernãs les rooles enuoyées à nos SS. Peres les Papes, &c. touchãt le seau.

ANno Domini 1450. die Iouis 11. mensis Februarij fui
conuocatus per D. Rectorē horâ octauâ matutinâ *apud*
regale Collegium de Nauarra in Capella eiusdem Collegij vnacum
Decanis superiorum Facultatum, & aliis Procuratoribus Nationũ,
ad videndum instructiones & obligationem quam petebat
veneranda Natio Normaniæ sibi confici & cõcedi à tota Vniuersitate pro cautione pecuniarum, quas offerebat dicta Natio Normaniæ concedere mutuò præfatæ Vniuersitati pro
expeditione præfatæ Ambasiatæ. Et etiam ad sigillandum
easdem, *nec non alias literas mittendas ex parte eiusdem Vniuersi-*
tatis ad D. nostrum Regem, & ad Consiliarios eiusdem nec non ad
DD. Elemosynarium & Medicum, &c. per eosdem Ambasiatores prædictis nomine ipsius Vniuersitatis. Et quantum ad
hoc, licet magna arca Vniuersitatis præfatæ fuerit aperta, vt
affigeretur sera venerandæ Nationis Almaniæ, cuius clauis
fuerat perdita, tamen nihil fuit sigillatum, *nec permissum est ex-*
trahi paruam arcam in qua reperitur magnum sigillum dictæ Vni-
uersitatis, & hoc propter oppositionem & appellationē prædictarum
Nationum Franciæ & Almaniæ formotas per earumdem Procura-
tores. Et fuit sic clausa dicta arca Vniuersitatis cum quinque claui-

bus Nationum & Rectoris. * Tunc illa die & hora D. Rector dictæ
Vniuersitatis almæ *præcepit mihi & aliis Procuratoribus per iuramentum
& sub pœna leuandi seram & incurrendi punitionem quòd adessemus in dicto
loco & Capella de Nauarra cum Decanis aliarum Facultatum, Procuratorum & deputatorum hora tertia post prandium ad expediendum ea, quæ forent
expedienda & facienda.* Et illico conuocaui per iuramentum notabiles
Deputatos singularum prouinciarum & singularū domorum in competenti numero apud prædictum Collegium de Nauarra eadem die
hora prima post prandium, ad consulendum & prouidendū mihi quid
essem facturus & responsurus super hac re D. Rectori & Deputatis prædictis, *propter illud præceptum mihi per eundeu D. Rectorem factum & iniunctum.* Ex quibus iuxta maturam deliberationem eorumdem Deputatorum Nationis matris meæ fuit conclusum, quòd nullo modo con-
sentirem ad huiusmodi expeditionem & sigillationem inconsulta Natione solenniter congreganda super his prædictis, & quòd *requirerem
D. Rectore & Deputatos, quatenus supersederent negotium hoc vsque ad crastinam diem, & quod haberem copiam dictarum instructionum & obligationis
prædictæ vt eidem Nationi matri meæ ostenderem & perlegerem in facie eiusdem,* sperando quòd per hunc modū Natio præfatæ satisfieret, *& casu
quo ipse D. Rector vellet me aliter cogere vel adstringere ad prædictam sigillationem vel ad inflixionem pœnæ, quòd appellarem ab eo ad Vniuersitatem.* De
his prædictis ita feci circa horam quintam illius diei post prandium
in claustro dicti Collegii de Nauarra in præsentia aliquorum Decanorum, & specialiter Decani Medicinæ, & in præsentia aliorum
Procuratorum Nationum. Et illa die nihil adhuc fuit sigillatum nec
expeditum de prædictis, tum propter prædictas oppositiones & appellationes, tum propter absentiam alicuius Decani superioris Facultatis. *Verum D. Præfatus Rector citauit me ad crastinam diem proximam coram Vniuersitate, ad dicendum & allegandum causas oppositionis meæ
& appellationis.* Signatum P. RAVELLI cum syngrapha.

ANno Domini 1463. die Iouis 8. Octobris *fuerunt Decani vnius
cuiusque Facultatis conuocati vna cum Procuratoribus venerandæ Facultatis Artium in Collegio Nauarræ, ad sigillandū sigillo magno Vniuersitatis tres literás recommendatorias apud D. nostrū summum Pontificem nomine
Vniuersitatis,* pro Mag. Io. Lamberti super aliqua causa tangente priuilegia dictæ matris meæ Vniuersitatis. Fuit etiam vna alia sigillata
eodem magno sigillo Vniuersitatis pro Mag. Antonio Debusto pro
quadam Capellania de Sauoisy illi à dicta Vniuersitate collata. Signatum G. BVRGEND. cum syngrapha.

... ont aussi chacun vne clef. *Faut voir vne lettre de Simon Cardinal de l'an 1265.*

ANno Domini 1468. die verò 2. mensis Iunij *conuenit D. Rector vnà cum DD. Decanis superiorum Facultatum & DD. Procuratoribus quatuor Nationum Facultatis Artium in Regali Collegio Nauarræ*, ad sigillandum quasdam literas commendatorias, scilicet pro Mag. Roberto Decaroy dirigendas D. nostro supremo Regi, D. Borbonio & Dominis de magno Consilio. Fueruntque ibidem sigillatæ quatuor literæ commendatoriæ pro Mag. Guillelmo Ficheti. Signatum B. BRIANSON cum syngrapha.

Il y a vn acte de 11. May 1483. imprimé pag. 38. d'vn recueil intitulé, Acte concernans les Benefices, &c. touchant les clefs du Seau.

ANno Domini 1506. mense Martio paucis interiectis diebus, *Decani Facultatum Theologiæ & Medecinæ cum D. Rectore & quatuor Procuratoribus se in Collegium Nauarræ contulerunt, ad sigillandas literas gradus & nominationum,* nescientibus Decretistis ; quia nolebant pati huiusmodi sigillationes fieri nisi sigillarentur etiam literæ Baccalariorum per nouos Doctores præsentatorum. Ex consilio igitur Deputatorum & Consiliariorum Vniuersitatis D. Rector & alij præ nominati ad dictum Collegium clam Decretistis iuerunt, & vsque ad meridiem quotquot literæ allatæ sunt, fuerunt sigillatæ; deinceps hora pomeridiana inceperunt rursùs fieri sigillationes, quod cum ræsciuissent Decretistæ obtinuerunt literas à Curia Parlamenti. Quibus interdicebat Senatus Rectori & Decanis sigillationes sub magnis pœnis. Et ita cessauerunt huiusmodi sigillationes circa vesperam & fuerant continuatæ fere per diem integram. Signatum DE VARAN cum syngrapha.

De ce grand Sceau l'on scelle toutes les Lettres l'Vniuersité, celles des Nominations des Graduès de toutes les Facultez & les Lettres des Maistres aux Arts conçeuës en ces termes.

VNiuersis præsentes Literas inspecturis Rector & Vniuersitas studij Parisiensis, Salutem in eo qui est omnium vera salus. Cum vniuersi fide Catholicæ cultores, tam naturali æquitate, quam diuinæ legis præcepto sint adstricti, vt fidele testimonium perhibeant veritati, multo magis conuenit, vt viri Ecclesiastici diuersarum scientiarum Professores, qui veritatem in omnibus scrutantur, ac in ea alios instruunt & informant, vt sic nec amore, vel fauore, aut alia quacunque occasione deuient à rectitudine veritatis & rationis. HINC est, quod nos in hac parte veritati testimonium perhibere cupientes, omnibus & singulis quorum interest tenore præsentium, notum facimus, quod dilectus noster

in Artibus Magister gradum Magisterij, in præclara Artium Facultate Parisiensi examinibus rigorosis, Anno Domini millesimo sexcentesimo

secundum prædictæ facultatis Artium statuta, & consuetudines, diligenter præhabitis solennitatibus in talibus asuetis, laudabiliter & honorificè adeptus est. IN CVIVS rei testimonium sigillum nostrum magnum præsentibus literis duximus apponendum. DATVM PARISIIS, Anno Domini millesimo sexcentesimo

Hæc omnia instrumenta, collata fuerunt & recognita per me Scribam eiusdem Vniuersitatis. Subsignatum Parisiis anno Domini 1651. die 12. mensis Octobris.

QVINTINE.

ACTES AVTHENTIQVES

pour justifier le pouuoir & la jurisdiction de
Messieurs les Recteur de l'Vniuersité, Doyens
des Facultez de Theologie, droict Canon &
Medecine ; & Procureurs des Nations de France, Picardie, Normandie & Allemagne, qui
representent toute ladite Vniuersité, & sont
ses Deputez ordinaires.

Touchant la Doctrine de la Foy & de la Religion,
comme aussi pour ce qui regarde la Discipline.

IN Dei nomine amen. Pateat vniuersis per hoc præsens
publicum instrumentum, quòd anno Domini 1321. indictione quarta, die Mercurij in crastino natiuitatis Beatæ
Mariæ Virginis, nonâ mensis Septembris circa horam tertiam ipsius diei, Pontificatus D. Ioannis Papæ 22. anno sexto intrante Parisius in Ecclesia beati Iuliani pauperis, coram
venerabili viro & discreto Mag. Herueo de Roka tunc Rectore Vniuersitatis Magistrorum & Scholarium Parisius studentium, ipso D. Rectore cum Facultate Artium tunc inibi
congregatâ, in mei Notarij publici, & testium subscriptorum præsentiâ, vir Religiosus F. Nicolaus de Amssiaco Ordinis FF. Prædicatorum, quamdam scedulam in manu sua tenens, palam & explicitè, dictis D. Rectore & Facultate id
auscultantibus, legit in hæc verba. *Coram vobis viris venera-*
bilibus Rectore & Procuratoribus Nationum protestatur F. Nico-
laus executor defunctæ Agnetis de Gruerus quòd nunquam fuit in-
tentionis eius aliquid dicere aut facere, vel etiam attentare contra
libertates venerabilis Collegij ac etiam reuerendæ Vniuersitatis Pa-
risiensis. Si enim nunquam fuisset Scholaris Paris. reueren-

A

tiam tamen dictæ Vniuerſitati omnimodam exhiberet, & ſi
per errorem, quod non credit, ab ore eius aliquid emanaſſet,
quod videretur dictæ Vniuerſitatis libertatibus in aliquo
derogare, paratus eſt, vt iuſtum videbitur, reuocare, &c.
Quibus à dicto Religioſo ſic lectis, dictis & actis, petiit præfatus D. Rector ſibi ſuper his, per me Notarium, prçſens
fieri publicum inſtrumentum & tenorem dictç ſcedulç, provt, eſt inſeri in eodem. Acta fuerunt hæc anno, die menſis,
indictione, loco & Pontificatu ſupraſcriptis, præſentibus
Colino Gallicorum, Thoma Picardorum Bedellis Nationum, Ioa. de Pauillione Subedello Gallicorum, & aliis teſtibus ad hæc vocatis & rogatis.

Ego Radulphus Benedicti Clericus Bathonienſis Diœc.
publicus Apoſtolica & Imperiali authoritate Notarius, præmiſſa, quibus interfui, ſcripſi & in hanc publicam formam
redegi, meoque ſigno conſueto ſignaui rogatus.

Vniuerſis Chriſti fidelibus, Rector & Vniuerſitas Magiſtrorum & Scholarium Pariſius ſtudentium, Salutem in Domino. Et cùm Phinees Zelum fidei iugiter obtinere, & eorum qui nos anteceſſerunt hærere veſtigiis affectantes, & commiſſum nobis agrum egregio volentes decorare cultu, curandum inprimis arbitramur, vt ſagaci vigili-
que operâ euellantur extirpenturque errorum frutices, ve-
pres & tribuli, vt ſuperexcreſcentes quoque aridi atque
inutiles nunc ſuperuacuarum, nunc peſtiferarum opinionum rami veritatis falce reſcindantur; quatenus perinde
noſtro in agro ſelecta omnium ſalubrium Dogmatum ſemi-
na fertiliter pullulent, vt inſitæ in eo plantæ decoros per-
currant ſalubris doctrinæ flores, vberrimoſque veritatis gi-
gnant fructus, vt ad extremum odor eius tanquam odor ple-
ni agri, cui benedixit Dominus vndique ſe diffundat. Hæc
profeſſio noſtra, hic aſſiduus labor, hæ noſtræ ſunt inſomnes
vigiliæ. Sed ecce nobis euenit, quod ſub parabola agro ſuo
contigiſſe ſummus agricola conqueritur: in noſtri namque
agri florentiſſima ac venuſtiſſima parte, vbi ſemen optimum
ſatum erat, inimicus homo, & quod moleſtiùs ferendum eſt
inimicus filius, videlicet F. Ioannes de Monteſono Ordinis

S. Dominici, non veritus est zizania seminare, nec deformes hispidosque peruersissimorum Dogmatum præsentibus annexorum tribulos inserere formidauit. Tam cæca, tamaudax, tamque præceps semper est in malo affectata temeritas, tam omnia contemnens elata inconsultaque præsumptio. Ii errorum frutices, ne altiùs profundiùsque radices agerent, darent simplicium pedibus offendiculum: Decanus singulique Theologiæ Facultatis Magistri, vt de more habent, obuiare curauerunt, & prædictum Ioannem ad se accersitum primitùs secundum Euangelicam doctrinã secretè inter eos & charitatiuè, vt ab erratis resipisceret, monuerunt; sed compertâ eius pertinaciâ, qua asserebat vsque ad mortem, suas se defensurum conclusiones *ex iniuncto, & non sine magno*, vt aiebat, *consilio positas*, compertâ postmodum mendosâ eius illusione : Nam illo tunc quo iureiurando pollicitus erat dicta sua ad prædictæ Facultatis arbitrium retractare, minime comparuit. Tandem post examinatam diligenter, ac longissimo temporis tractu rei veritatem, nedum per seipsos, qui amplius quàm triginta erant, sed *per suos* etiam *sufficientiores Baccalarios*, Euangelico parentes consilio dixerunt reliquis trium Facultatum suppositis, tanquam fratribus suis, quos nihilo magis idem Ioa. audire curauit. Quamobrem prænominatę Facultatis Theologicę Magistri, *tribus aliis Facultatibus sibi coassumptis & coadunatis* annunciauerunt Ecclesiæ, reuerendo scilicet in Christo Patri Episcopo Parisiensi ordinario Iudici in hac parte, qui quàm maturo consilio, quàm librato iudicio, quàm multiplici dierum interuallo, quàm obseruatis in omnibus iuris ceremoniis, quàm mitissima moderatione admonito repetitis vicibus inquisitore aut eius vices gerente, vt sibi adiungeretur, eoque aut renuente aut dissimulante processerit, apud penè omnes Parif. Diœc. innotuisse putamus, & apud facti nescios scripti super hoc processus id faciliter atque luculenter poterunt indicare. Hæc actorũ per nos summa est, reliqua attingamus. Satis superque fuisse debuerat aduersæ parti mendaciis & perniciosissimis mendaciis nostrum Studium repleuisse, nec non infracta contumacique ceruice ordinarium Iudicem suum propriamque matrem contemptui habuiſſe, ſed finem modumque neſcit inchoata pertinaciter iniquitas, *ecce enim ad appellationem confugit*, & eam, quæ in refugium innocentis cauſæ inſtituta eſt, niſus eſt ad ſuæ punitionis diffugium aſſumere. Cæterùm ad Romanam Curiam, & omnium aures eam incolentium, ſicuti fideli ratione didicimus, nunc apertiſſimis circumſonat mendaciis, nunc clandeſtinis ſuſurrationibus circumſtrepit, nunc conuiciis ſeipſo digniſſimis in nos noſtraque Suppoſita ore ſpurciſſimo debacchatur, nunc excuſationes, nunc accuſationes, ſine veritatis glutino confuſas inuoluit; & modo inuidiam allegat, modo rancorem, modo inconſultam præcipitatamque iudicij ſententiam; iure quidem optimo, vt qui ſordidus eſt ſordeſcat adhuc. Et ſi is qui in Deum & ſanctam ſanctarũ matrem eius temerarius eſt, in homines reperiatur iniurius, quid mirum? quidue ſtupendum? Nihil quippe inſolitum agitur, antiqua res eſt, vt veritatis inopes falſitate ſe contegant: Et ô vtinam conuiciator iſte noſter tam proximus eſſet veritatis agnitioni quàm longe ab iis ſumus vitiis, quæ confingit; ferimus hæc leniter, ſcimus equidem, nondum adeò facilem contra nos inualuiſſe credulitatem, vt talia de nobis ſuſpicentur apud graues præſertim & eos, qui nos moreſque noſtros agnouerunt. Sed opinatur fortaſſis degener hic, Viperinuſque filius nos à proſecutione erroneæ aſſertionis ſuæ detinere per hanc appellationem vtique friuolam, per que commiſſionem, quam importuniſſimis extorſit mendaciis, vigore cuius quoſlibet pro libito voluntatis citare ſibi, vt intelleximus, conceſſum eſt. At verò, ſi ita ſperat, fallitur; omnia profectò prius paſſuri ſumus incommoda, quàm inter nos hæreticam ſinamus pullulare prauitatem: quanquam ſanè id, quod in nobis eſt, peregiſſe videri poſſumus & poſſe videmur vlteriorem cauſæ deciſionem ex ſummi Pontificis officio nobis aliter non proſequentibus expectare: Nam morem noſtrum duntaxat ab antiquiſſimo iugiter obſeruatum ſecuti ſumus. Propoſitiones iudicio quidem noſtro liquida ac ſolida veritate condemnandas *apud nos dogmati ſentur inhibendo*, & ſubditos, iuratoſque noſtros, ſi quas huiuſmodi dixerunt, *ad retractandum compellendo*. His omnibus accedit, quod non ſine magna admiratione

nuper audiuimus, maiores nempe ordinis S. Dominici, an
totus Ordo nondum scimus, adiuncti sunt huic *propriæ matris* veritatisque contemptori, sub hac tamen protestatione,
ne quid de auditis omittamus, quod nonnisi propositiones
veras, aut quæ *beati Thomæ doctrinam* tangere possunt, profe-
qui intendunt. Qualis sit hæc adiunctio & quanta, ne eam
versutam dixerimus, aliorum sit iudicium. Nos autem mil-
lesies diximus, & vt videmus non sufficit, qualiter S. Thomæ
doctrinam in dicta nostra condemnatione nequaquam reprobamus, sed hunc, eiusque fautores, doctrinam eius ad di-
stortum fideique absonum sensum adaptantes, aut vltra
quam fieri debet, contra eiusdem Doctoris documentum di-
latantes *condemnādos audacter asserimus*, hoc modo aduersariis
impetimur, hoc modo vim patitur veritatis agnitio. Quocirca futuris, quantum fas nobis est, periculis salubri remedio
obuiare cupientes, hanc *communem Fidei fideliumque omnium
quam suscepimus causam* in publicum deducendam censuimus:
vt quemadmodum omnes tangit, ita communi omnium fauore prosequatur; & vt iustitia nostra & aduersariorum ir-
rationabilis conquestio omnibus innotescat. Adsit nunc
igitur quisquis est feruens fidei zelator, quisquis verus Ecclesiæ filius, quisquis denique pius nostri, veritatisque, quam
tenemus, amicus: Appellamus vos inprimis omnes & singulos reuerendos in Christo Patres in altis Ecclesiarum digni-
tatum sedibus constitutos, Clerumque totum vocamus. Ex-
hibete vos nobis viros fauorabiles auxiliatoresque in Syno-
dis ac Sermonibus, aliisque factis publicis, causamque nostram iustissimam propalate, nullo pacto doctrinam hanc
quam condemnauimus, variam ac peregrinam diuulgari, aut
palam, vel occulte dogmatisari permittite. Eiusmodi asser-
tores, aut promulgatores omni via rationabili compescendo; scientes quoniam secundùm Apostolum, sermo talis vt
cancer serpit, corrumpuntque bonos mores colloquia pra-
ua. Iam venerabilis Capituli Parisiensis adiunctio atq; fauor
impensus magnam nobis spem dant afferuntque. Similiter
faciant reliquarum Ecclesiarum Collegia, causæ, quam tue-
mur, cognita dignitate, & ad ita faciendum exhortamur vos
in Domino. Subditos verò Iuratosque nostros admonemus,

& nihilominus diſtrictè requirimus, vt ſe nobis cauſæque
noſtræ adiungant,& ſe adiunctores præbeant quilibet ſecundum ſtatus ſui qualitatem Magiſtri in reſcribendo opiniones
ſuas ſuper condemnatis apud nos articulis. Cæteri in con-
ſulendo, notificando ac reuelando quicquid cauſæ noſtræ
fore ſciuerint opportunum. Omnes ad extremum fideles
exhortamur in Domino, vt non aduerſariorum ſuſurrationibus aures præbeant faciles, ne in erroris præcipitium incidant, quin potiùs reprobatas per nos propoſitiones pro erro-
neis habeant, niſi fortaſſis per Sedem Apoſtolicam aliter fuerit definitum, quod nec ſperamus, nec ſperandum fore quouis modo ſuſpicamur. Ad hos fines hæc ſcribimus, ad has
concluſiones anhelamus. Per hæc ſcripta valete in eo, cuius
cauſa agitur, Virginis glorioſæ filio, & ſpem fiduciamque
noſtram quam de vobis aſſumimus, fruſtrari nequaquam
permittite. Et quod in Vniuerſali dicimus, dictum ſibi ſigil-
latim quilibet arbitretur. Datum Pariſius in noſtra Congregatione generali, anno Domini 1387. die 14. menſis Februarij apud S. Maturinum horâ primæ beatæ Mariæ, ſuper hoc
ſpecialiter celebrata, appoſitis noſtris, ac præfatæ Facultatis Theologiæ ſigillis.

ANno Domini 1387. 28. Iulij in eadem procuratoriâ
tradidit Mag. Thomas de Boucuria Receptor Nationis de pecuniis eiuſdem Nationis pro nunciis deputatis ad
Regem pro facto fidei.

IN nomine Domini amen. Nouerint Vniuerſi præſens
inſtrumentum publicum inſpecturi quòd anno eiuſdem
1388. more Gallicano, indictione duodecima, menſis Februarij die 17. Pontificatus ſanctiſſimi in Chriſto Patris ac D. noſtri D. Clementis diuinâ prouidentiâ Papæ VII. anno 11. coram illuſtriſſimo & excellentiſſimo Principe, & D. noſtro
D. Carolo Dei gratia Francorum Rege, in nobilium ac potentium DD. Ludouici Ducis Borboniæ, Petri de Nauarre,
Inguerram de Canciaco, Henrici de Barro, Oliuerij de Cliſ-
ſon Conneſtabularij Franciæ, Hugonis de Saluciis, ac Reuerendorum in Chriſto Patrum ac DD. noſtrorum Bernar-

di Lingonensis, & Philippi Nouiomensis D. nostri Francorum Regis præfati Consiliariorum : nec-non plurium aliorum Dominorum, nostrorumque Notariorum, & publicorum subscriptorum & testium infrà nominatorum ad hæc
vocatorum specialiter & rogatorum præsentiâ personaliter
côstituti Venerabilis & circumspectus vir M. Ioannes Man-
son Rector Vniuersitatis Parisiensis, & Reuerendus in Christo Pater ac D. Ferricus Dei gratia Antiss. Episcopus, nec-
non venerabiles & discreti Professores Galterus Grassi Decretorum Doctor, Io. Voignon Magister in Medicina, Michaël Præpositi Franciæ, Radulphus de Tilia Picardiæ, Nicolaus Pitemen Normaniæ, & Ægidius de Infaes Anglicanæ Nationum Procuratores ab eadem Vniuersitate in hac
parte deputati & commissi, eidem D. nostro Regi per organum præfati M. Petri de Alliaco dixerunt & exposuerunt,
quòd ipsi ad eumdem D. nostrum Regem ex parte dictæ
Vniuersitatis pro certis negotiis ipsam tangentibus, & pro
responsione habenda à Reuerendo Patre *D. Guillelmo de Ordine FF. Prædicatorum seu Iacobitarum*, nec-non præfati D.
nostri Regis *Confessore, Episcopo Ebroïcensi* de & super quibusdam *falsis conclusionibus tangentibus fidem* per ipsum Episcopum Ebroïcensem prolatis & dictis destinati fuerant : Idcirco antequam ad alia negotia & facta prædictæ Vniuersitatis, quæ eidem D. nostro Regi, & in eius ac Consilij sui
præsentiâ exponere habebant, procederent nomine dictæ
Vniuersitatis, dictum Episcopum Ebroïc. instanter requisi-
uerunt præfati Deputati per organum sepedicti M. nostri de
Alliaco, quatenus in præsentia D. nostri Regis, & præfatorum DD. Deputatorum & omnium aliorum ibidem existentium & presentium predictas conclusiones per ipsum prolatas & dictas tanquam malè & contra fidem & veritatem dictas & sonantes reuocare vellet, provt facere tenebatur, &
aliàs eas reuocare promiserat. Qui quidem Episcopus
Ebroïc. non coactus, non seductus, sed propria sua voluntate motus prædictas conclusiones per ipsum sic, vt præmittitur, prolatas & dictas reuocauit, modo & forma contentis
in quadam papyrea scedula, quam ibidem alta & intelligibili voce, de verbo ad verbum legit, cuius etiam tenor talis

est. Ego Guillelmus Ebroïcus Episcopus male motus, inconsultè & male informatus dixi has propositiones quæ sequuntur. Et primo quòd Vniuersitas Parisiensis condemnauit illam propositionem, anima intellectiua est immortalis. Item dixi quòd propositiones aliquæ condemnatæ fuerunt per Vniuersitatem, quæ sunt veræ & Catholicæ, & quòd auderem eas prædicare & dogmatisare coram Rege & Papa, aut aliàs vbicumque. Item dum D. Episcopus Antiss. vltimate proposuit coram Rege, eadem repetij dicendo hoc dixi & adhuc dico, & prædicarem coram Papa, & faciatis me côuenire quando volueritis & bene me defendam. Item dixi quòd sicut viginti octo Magistri in Theologia Vniuersitatis Parisiensis condemnauerunt propositiones de Montesono, ita erant viginti octo de Ordine nostro videlicet de maioribus & solemnioribus Clericis totius mundi qui eas approbauerant, & sic poteram eas approbare & prædicare. Item addidi & dixi quòd Magistri Vniuersitatis Parisiensis non intelligebant doctrinam S. Thomæ. I'ay veu la Sentence de la Faculté de Theologie *approuuée & soustenuë* par l'Vniuersité de Paris, & aussi de Monsieur l'Euesque de Paris donnée contre 14. Conclusions dites & affermées par F. Iean de Montson de l'Ordre des FF. Prescheurs, icelle veuë & considerée: Ie crois que ladite Sentence est bonne & iuste, & promets par mon serment non prescher ne dogmatiser le contraire publiquement, ne en occulte par moy ne par autre, & ne donneray aucune faueur audit de Montson, ny à ses fauteurs ou adherans en cette cause, reseruée l'authorité de nostre sainct Pere le Pape, si comme elle est reseruée en ladite Sentence. Qua quidem scedula per eumdem Episcopum Ebroïc. de verbo ad verbum lecta. Item Episcopus Ebroïc. flexis genibus præfatum D. nostrum Francorum Regem instanter requisiuit, eidem humiliter supplicando quatenus Regi Arragonum, & D. nostro Papæ scribere dignaretur, vt vellet eosdem requirendo quatenus F. Io. de Montesono, de quo in scedula præinserta fit mentio, faceret capi & Parisius adduci puniendum secundùm eius demerita, provt iuris erat & etiam rationes valent. De & super quibus præfati Deputati nomine Vniuersitatis Parisiensis

ſienſis prædictæ ſibi fieri petierunt, atque tradi publica inſtrumenta tot quot fuerint neceſſaria per nos Notarios publicos infra ſcriptos. Acta fuerunt hæc in domo Regali de
Lupara Pariſienſi, videlicet in camera dicti D. noſtri Regis
ſub anno, indictione, menſe, die & Pontificatu prædictis,
præſentibus venerabilibus viris M M. Philippo Parentis
Baccalario in Theologia, & Io. Britonnis in Artium Facultate Magiſtris Camerac. & Lexo. Diœceſ. ac pluribus aliis
teſtibus ad præmiſſa vocatis ſpecialiter & rogatis. Et ego
Gerardus de Verſigny Presbyter Laud. Diœc publicus authoritate Apoſtolica Notarius præmiſſis omnibus & ſingulis, dum ſic, vt præmittitur, agerētur & fierent, vnâ cum prænominatis teſtibus præſens interfui, eaque ſic fieri vidi, &
audiui, ac in hanc publicam formam redegi, quam aliis legitime præpeditus negotiis per alium ſcribi feci, & ei ſcriptæ
me ſubſcripſi in teſtimonium veritatis omnium & ſingulorum prædictorum requiſitus & rogatus, vnâ cum ſigno &
ſubſcriptione Notarij infra ſcripti ad certitudinem firmio-
rem eorumdem.

IN nomine Domini amen. Anno ab incarnatione eiusdem Domini 1389. indictione 12. menſis Maij die 16. Pon-
tificatus SS. in Chriſto Patris & D. noſtri D. Clementis diuina prouidentia Papæ VII. anno 12. In venerabilium ac circumſpectorum virorum M M. & D D. Roberti Cardon
Rectoris Vniuerſitatis Studij Pariſienſis, Heruei Sulmen,
Guillelmi de Gardino ſacræ Theologiæ Doctorum, Yuonis
Carengar, Bertrandi de Monnaualle Abbatis Grandi-vallis
Decretorum Doctorum, Guidonis Garin in Facultate Medicinæ Magiſtri, Simonis le Renuoiſie Franciæ, Ægidij de
Dullendio Picardiæ, Richardi Habart Normaniæ & Io.
Manchon loco Anglicanæ Nationum Procuratorum in Ar-
tium Facultate, Magiſtrorum plurimorum que aliorum Do-
ctorum & Magiſtrorum quatuor Facultatum prædictarum
per venerabiles & circumſpectos MM. & DD. Rectorem
& Vniuerſitatem prædictos ad infra ſcripta audiendum ſpe-
cialiter deputatorum, *& in perſonis ipſorum almam matrem
Vniuerſitatem ſtudij Pariſienſis ibidem præſentantium, meique*

Notarij publici, & teſtium infra ſcriptorum ad infra ſcripta vocatorum & rogatorum præſentiâ, perſonaliter conſtitu-tus F. Adam de Sueſſione Iacobita Prior Conuentus FF. Iacobitarum Niuernenſis non vi aut metu ad hoc inductus, non incarcerationis, nec aliquo alio compulſionis timore ad hoc coactus, ſed ſua propria, ſpontanea & libera voluntate, corde contrito amariſſimè flendo dolens de erroribus tem-poribus præteritis per ipſum contra omnipotentem Deum, & Filium eius vnicum Dominum noſtrum Ieſum Chriſtum, ac genitricem eiuſdem beatiſſimam & glorioſiſſimam ſem-perque Virginem Mariam, eiuſdem Conceptionem concer-nentibus quouis modo commiſſis, prout prima facie appa-rebat, in ſignum perfectæ contritionis ſuæ quemdam erro-rum ſuorum prædictorum reuocationis rotulum in verbis Gallicis ſcriptum alta & intelligibili voce, de verbo ad ver-bum legit, & omnia & ſingula in eodem rotulo contenta ore proprio pronunciauit, audientibus, auſcultantibus & intel-ligentibus vtriuſque ſexus populi ad hæc audiendum conuo-cati multitudine copioſa, cuius rotuli tenor ſequitur & eſt talis.   Bonnes gens, ie F. Adam de Soiſſons Prieur du Con-uent des Iacobins de Neuers *par l'ordonnance & authorité de l'Vniuerſité de Paris mere & fontaine de toute ſcience, & par eſpe-cial lumiere de la Foy* ie viens icy, comme à ce i'ay mi ſuis rai-ſonnablement ſubmis, pour vous dire & affermer certaines choſes qui me ſont impoſées, & rappeller certaines erreurs autrefois preſchées par moy ou Dioceſe de Neuers. Et pre-mierement ie confeſſe deuant vous, & afferme que a bonne cauſe & raiſonnable on m'a fait prendre & mener a Paris, pour tenir priſon, iuſques à tant que i'euſſe eu correction de pluſieurs defauts, en quoy i'ay failly *qui touchent la verité de noſtre foy, & l'honneur de la benoiſte Vierge Marie.* Seconde-ment, ie vous ay à dire en ce qui me touche, comme il ſoit ainſi qu'autrefois i'aye preſché ou Dioceſe de Neuers en plein Sermon au peuple, que ſe la Vierge Marie fut treſpaſ-ſée deuant la Mort & Paſſion de ſon glorieux Fils noſtre Sauueur Ieſus-Chriſt, elle fut deſcenduë en Enfer, pource qu'elle auoit eſté conçeuë en peché originel. Cecy ainſi generalement dit & entendu ſelon que communement l'on

entend par Enfer, & par especial consideree la cause que ie
alleguois, parce qu'elle auoit esté conçeuë en peché originel, ie le reuoque & rappelle comme faux, iniurieux, blaf-
pheme de la saincteté de la glorieuse Vierge Marie, ou deshonneur de Dieu, son benoist Fils, & en esclandre de tous
bons Chrestiens, & comme contraire à la saincte doctrine,
que les saincts Docteurs tiennent. Tiercement en ce que
pour plus approuuer ladite parolle, ie adiouté en icelle predication que ie affermois sous la damnation de mon ame, &
que en icelle foy ie voudrois viure & mourir comme ie eus-
se peu dire de article de Foy. Ie confesse auoir tres-gran-
dement erré, & le rappelle comme dit de grande erreur, de
grande folie & de presumption, plein desclandre, & contre
bonnes meurs & mal sonant és ouïs des deuotes creatures.
Et de toutes ces choses par moy ainsi induëment affermées,
ie requiers humblement & à iointes mains à Dieu, à sa glorieuse mere, à l'Eglise, à tous bons Chrestiens, & par especial à Monsieur l'Euesque de Neuers, & à ceux qui estoient
presens en icelle predication mercy, pardon & misericorde,
& en peine de ce m'est imposé, & ce me oblige à tenir sur
peine de estre conuaincu d'heresie, que ie ne prescheray en
tout le Diocese de Neuers d'icy à deux ans. Quartement,
pour ce qu'il a esté grande parolle, & non pas sans cause
que tous les Freres de nostre Ordre en soy ont esté & sont
adherens, fauteurs, conseillers, defendeurs & soustenans
d'vn Frere de nostre Ordre, appellé F. Iean de Montson du
païs d'Arragon à cause de certaines conclusions en nombre
14. condamnées à Paris en certaine forme, par la Faculté de Theo-
logie, & approuuée la condemnation de l'Vniuersité de Paris, &
apres par Sentence definitiue & confirmée par l'authorité de l'Eues-
que de Paris, afin qu'il ne appere desormais que ie sois d'iceux
adherens, ie dis & afferme de cœur & de conscience que en
icelles 14. Conclusions ledit Frere estoit digne de estre repris de la reprehension faite par Messieurs dessusdits en la
forme & maniere qu'ils ont fait. Ie appreuue comme saincte,
wraye & raisonnable, & renonce des-maintenant à la adhe-
sion dudit Frere comme excommunié & aggraué à cause &
par raison de l'authorité de nostre S. Pere le Pape, & genera-

lement à tous autres, soient de noftre Ordre ou de quelques autres eftats, que en celuy donnoient quelque faueur, confeil, ayde ou adhefion & iure & promets par mon ferment que ladite Sentence eft bonne & vraye, & ne iray contre elle fur peine de conuiction d'herefie, & fais cette prefente reuocation de bon cœur & de bonne voulenté fans quelque contrainte; *& s'aucun ie ſçay qui contre ladite Sentence prefche ou dogmatife, ie le fignifieray à ma mere l'Vniuerfité de Paris, & femblablement les autres reuocations, l'vne que ie dois faire en pleine Vniuerfité*, & les autres que ie feray à Neuers, comme deſſus dit eft, & fur la peine deſſufdite, ie me oblige à le faire. Super quibus omnibus & fingulis MM. & DD. Rector & Deputati fupradicti *nomine & vice Rectoris & Vniuerfitatis ftudijque Parifienfis*, omniumque & fingulorum quorum intereft vel intererit, aut qui fua intereffe putauerint feu crediderint, quomodolibet in futurum, à me Notario publico fubfcripto petierunt fibi fieri vnum & plura publica originalia inftrumenta, perfonas adftantes inuocando in teftes. Acta fuerunt hæc Parifius multùm folemniter de mane, hora quaſi nona in Cæmeterio Parochiæ SS. Innocentium, poft fermonem ibi factum ad populum per Reuerendum Mag. Flauuigum du Marroy Magiftrum in Artibus & Baccalarium in Theologia anno, indictione menfe, die & Pontificatu prædictis, præfentibus venerabilibus & difcretis viris & DD. Io. Michaëlis, Michaële Peregrini, Io. de Villanis Presbyteris, Drouino de Boethe, Io. Henrici & Io. Coulon ciuibus Parifienfibus, & quamplurimis aliis teftibus ad præmiſſa vocatis fpecialiter & rogatis. Et ego Io. Cardonis de Crauona Presbyter, Magifter in Artibus Laud. Diœc. publicus authoritate Apoftolica & Imperiali Notarius, quia præmiſſis reuocationibus omnibufque aliis & fingulis dum, vt proyt fupra fcribuntur, agerentur & fierent, prænominatis teftibus vocatus præfens ac perfonaliter interfui, eaque omnia & fingula fic fieri vidi & audiui: idcirco fignum meum folitum huic præfenti publico inftrumento manu mea propria fcripto, hîc me etiam fubfcribens appofui requifitus & rogatus in teftimonium veritatis præmiſſorum.

IN nomine Domini amen. Anno ab incarnatione eiuſdem Domini 1389. indictione 12. menſis Auguſti die 20.
quæ erat S. Bernardi, Pontificatus SS. in Chriſto Patris &
D. noſtri D. Clemētis diuinâ prouidentiâ Papæ VII. anno II.
In venerabilium ac circumſpectorum virorum MM. & DD.
Ioannis Cauerij Rectoris Vniuerſitatis ſtudij Pariſ. Her-
uej Sulmen, Reuerendi in Chriſto Patris Petri Abbatis S. Victoris prope Pariſius ſacræ Theologiæ Doctorum,
Yuonis Harengar, Richardi Belet Decretorum Doctorum, Guidonis Garini in Facultate Medicinæ Magiſtri,
Guillemi Gratier loco Franciæ, Io. Houſſete loco Picardiæ, Vrſini de Taluende Normaniæ, Thelmani de Treueris
Anglicanæ Nationum Procuratorum in Artium Facultate,
Magiſtrorum plurimorumque aliorum Doctorum & Magiſtrorum quatuor Facultatum prædictarum per venerabiles
& circumſpectos MM. & DD. Rectorem & Vniuerſitatem
prædictos ad infra ſcripta audienda ſpecialiter deputatorum, *& in perſonis ipſorum almam matrem Vniuerſitatem Studij
Pariſienſis ibidem præſentantium*, meique Notarij publici &
teſtium infra ſcriptorum ad infra ſcripta vocatorum & rogatorum præſentiâ, perſonaliter conſtitutus Mag. Io. Adé Iacobita in *Theologia Magiſter*, non vi aut metu ad hæc inductus, non incarcerationis, nec aliquo alio compulſionis timore ad hæc coactus, ſed ſuâ propriâ, ſpontaneâ & liberâ
voluntate, corde contrito, dolens de erroribus, temporibus
præteritis, per ipſum contra omnipotentem Deum, & Filium
eius vnicum Dominum noſtrum Ieſum Chriſtum, ac genitricem eiuſdem beatiſſimam & glorioſiſſimam ſemperque
Virginem Mariam, eiuſdem Conceptionem concernentibus
quouis modo commiſſis, prout præfatus Mag. Io. Ade ibidem aſſeruit, & prout etiam prima facie apparebat, in ſignum perfectæ contritionis ſuæ, quendam errorum ſuorum
prædictorum reuocationis rotulum, in verbis Latinis ſcriptum, altâ & intelligibili voce de verbo ad verbum legit, &
omnia & ſingula, in eodem rotulo contenta, ore proprio
pronunciauit audientibus, auſcultantibus & intelligentibus, Magiſtrorum & Scholarium diuerſarum partium ad
hoc audiendum conuocatorum multitudine copioſa, cuius

B iij

rotuli tenor de verbo ad verbum fequitur & eſt talis. Domini mei Reuerendi, ego F. Io. Ade de Ordine Fratrum
Prædicatorum *Magiſter in Theologia* venio hic propria voluntate ad reuocandum certas propoſitiones, aliàs per me
indebitè pluribus in locis aſſertas. Et primo aliàs dixi, aſſerui & publicè prædicaui in ſermone, quòd feſtum Conceptio-
nis beatæ, & glorioſæ Virginis Mariæ non erat ſolemnizan-
dum, nec colendum, & qui coleret dictum feſtum, malè faceret pluſquàm bene. Illud reuoco tanquam falſum, præſumptuoſum, ſcandaloſum & piarum aurium offenſiuum.
Item dixi, aſſerui & publicè prædicaui in ſermone, quòd qui
non coleret, nec ſolemnizaret dictum feſtum, non peccaret,
quamuis ego ſcirem Epiſcopum præcepiſſe contrarium, & quòd
gentes non deberent dimittere operas ſuas propter dictum
feſtū. Illud reuoco tanquā falſum, præſumptuoſū, ſcandaloſum, *in contemptum Epiſcopi & authoritatis Epiſcopalis*, & piarum aurium offenſiuum. Item dixi, aſſerui & publicè prædicaui, quod tenere Beatam Mariam Virginem non fuiſſe
conceptam in peccato originali, eſt peccatum mortale &
hæreſis. Illud reuoco tanquam erroneum in fide, quoad
illud quod dixi fore peccatum mortale tenere Virginem non
fuiſſe, &c. Quoad illud quod dixi quod eſt hæreſis, reuoco
tanquam falſum, malum, præſumptuoſum, & vt prius, erroneum in fide. Item prædicando ad populum increpaui illos
qui in laudem Virginis Mariæ, tenebant eam non fuiſſe in
originali peccato conceptam, improperando eis & dicendo
En volés vous faire vne Deeſſe, tout ainſi comme ce ie vo-
ſiſſe dire que luy attribuer celle loenge eſtoit la faire Deeſſe. Illud reuoco tanquam falſum, & in fide erroneum, &
piarum aurium potiſſimè deuotarum Virgini offenſiuum.
Item dixi, aſſerui & prædicaui quòd ſi quis habeat Curatum, contra quem haberet rancorem, vel quòd crederet
eum non eſſe idoneum, quòd *authoritate propria* ire poſſet
ad alium, & quòd melius eſſet Sacerdotibus confitentibus
in Eccleſia S. Iacobi de Carnificiha quòd irent ad ſermo-
nem, quàm confiteri illos quos confitebantur in dicta Eccleſia, vbi ego prędicabam. Quoad id quod dixi *quòd authori-*
tate propria in caſibus ſupradictis ire poteſt ad alium, dico quòd

illud est contemnere & vilipendere authoritatem superiorum sine
quorum licentia in talibus, aut similibus casibus non licet ad alium
ire, & expono quod si vadat ad Religiosum per Papam & Episcopum notorie approbatum, illud non est authoritate propria,
sed authoritate superiorum, vt præmittitur, sibi concessa.
Dico etiam quod nec rancor nec credulitas de non idoneitate
sunt sufficientes causæ de vitando Curatum suum: imò male facit
tenendo rancorem, & propria authoritate credendo Curatum non
esse idoneum. Item dixi & asserui quod Fratres Prædicatores
erant Curati & Papa & Episcopus; & quòd si Curati illorum quorum audierant confessiones, nollent ipsis ministrare Eucharistiam, ex
eo quod ipsi non essent confessi ipsis Curatis seu commissis ab ipsis,
quòd si ipsi venirent ad ipsos Religiosos, quod ipsi ministrarent eis
Eucharistiam: quia maiorem potestatem habebant quàm Curati.
Illud reuoco, & dico me falsè & malè dixisse FF. Iacobitas Ordinis mei esse Curatos. Quoad illud de administratione Euchari-
stiæ, dico quod si in tali prædicto casu Religiosi ministrarent, essent
excommunicati, & per amplius dico quod in materia subiecta non
habent maiorem authoritatem quàm Curati, & per hoc dico me malè
& falsè dixisse in prædictis. Item dixi quod ego faui Mag. Io.
de Montesono, dico quod fatuè & insipienter dixi & faui.
Item dixi & asserui quòd propositiones de Montesono, quas
posuit in Vesperiis suis & aliis locis, aliàs condemnatę, erant
veræ. Dico me in hoc falsè, scandalosè & erronèe dixisse,
& credo firmiter quòd Sententia D. Episcopi Parisiensis in Facultate Theologiæ approbata, & sustentata per matrem meam Vniuersitatem Parisiensem data contra quatuordecim propositiones F. Io. de Montesono, sit bene & iustè ac sanctè data, &
bene siue legitimè ordinata, prout casum decet siue prout
casus exigit. Et iuro per fidem meam, & sub pœna relapsus
promitto, quòd nunquam de cętero dictis propositionibus,
nec alicui illarum assertis seu positis per dictum F. Io. de
Montesono de Ordine nostro dabo auxilium, consilium vel
fauorem, nec ibo contra Sententiam datam per D. Parif.
Episcopum & per Facultatem Theologię supradictos. Ac
etiam insuper ego iuro per fidem meam, & sub pœna prędicta promitto, quòd dicto de Montesono, eiusque fautoribus, adhęrentibus, consiliariis nunquam de cętero dabo

auxilium, consilium vel fauorem occultè, nec etiam publicè, nec directe nec indirecte, sed obseruabo & *defendam toto*
posse meo Sententiam antedictam, *& causam matris meæ Vniuer-*
sitatis Parisiensis. Et omnes has reuocationes factas per me
& faciendas ego promitto, vt prius, & iuro me eas bono corde ac sponte fecisse, & dixisse, & sic gero in corde provt ore
expressi. Et peto humiliter veniam beatę Marię, sanctę matri nostræ Ecclesię, & D. Episcopo Parisiensi, ac matri meę
Vniuersitati Parisiensi, & etiam matri meę Facultati Theologię, & eis humiliter supplico vt indulgere velint veniam
de premissis. Item teneo & credo quod dictus de Montesono fatuè & malè locutus sit in omnibus propositionibus
per eum assertis siue dictis. Et si aliquid falsum aut suspectum inueniatur in libro translato per Mag. Io. Thome
nondum examinato ad plenum, quod à me processerit, ad
id reuocandum ex nunc & ex tunc me submito, tanquam
illius particeps aut conscius. Item sciatis Domini mei
quòd ex parte D. Officialis Parisiensis fuit michi inhibi-
tum in his scriptis sub poenis conuictionis de pertinacia
in assertis & excommunicationis. Quam excommunicatio-
nem, si contrarium fecerim, ipso facto voluit me incurrere,
ne ista vel consimilia, provt sunt in articulis istis contenta
quos indigestè temerè & temerariè confessus sum, asserere,
dogmatizare, publicare vel prædicare audeam. Super quibus omnibus & singulis MM. & DD. Rector & Deputati supradicti nomine & vice Rectoris & Vniuersitatis studij Parisiensis, omniumque & singulorum quorum interest vel intererit, aut qui sua interesse putauerint seu crediderint quomodolibet in futurum, à me Notario publico subscripto petierunt sibi fieri vnum & plura publica originalia instrumenta, personas adstantes inuocando in testes. Acta fuerunt hæc
multùm solemniter Parisius, de mane horâ quasi septimâ in
S. Bernardo, ante Sermonem ibi faciendum ad Clerum.
Anno, indictione, mensis die & Pontificatu prædictis, præsentibus venerabilibus & discretis viris Io. Goulam, Hemo-
ne Bohic, Henrico de Ceromonia in sacra Theologia Magistris, Radulpho de Vlmonte in Artibus Magistro ac in
vtroque Iure Licentiato, Gauffredo Morelli, & Io. Danton
iuniore.

Iuniore Notariis Apoftolicis publicis, & quamplurimis aliis teftibus ad præmiffa vocatis fpecialiter & rogatis.

ITem eifdem anno, indictione & Pōtificatu quibus fupra, die Dominico in fefto Decollationis beati Ioannis Baptiftæ, qui erat menfis Augufti dies 29. In venerabilium ac circumfpectorum virorum M M. & D D. Ioannis Cauerij Rectoris Vniuerfitatis ftudij Parifienfis, Chriftophori de Cugneriis, Eueni Bohic, Alphonfi de Bonauilla facræ Theologiæ Doctorum, Io. Baudonardi, Richardi Belet, Euftachij de Riuo Decretorum Doctorum, Guidonis Garini, Petri Dares in Facultate Medicinæ Magiftrorum, Io. Fiotī Franciæ, Reneri Probi-hominis Picardiæ, Guillelmi Carpentarij Normanię, Bertholdi de Alcmaria Anglicanę Nationum Procuratorum in Artium Facultate Magiftrorum, plurimorumque aliorum Doctorum & Magiftrorum quatuor Facultatum prædictarum, per venerabiles & circumfpectos viros MM. & DD. Rectorem & Vniuerfitatem prædictos ad infra fcripta audienda fpecialiter Deputatorum, *& in perfonis ipforum almam matrem Vniuerfitatem Studij Parifienfis ibidem præfentantium*, mei que Notarij publici & teftium infra fcriptorum ad infra fcripta vocatorum & rogatorum præfentiâ, perfonaliter conftitutus Mag. Io. Ade Iacobita *in Theologia Magifter* non vi aut metu ad hæc inductus, nec incarcerationis aut aliquo alio compulfionis timore ad hoc coactus, fed fua propria, fpontanea & libera voluntate, corde contrito, dolens de erroribus temporibus præteritis per ipfum contra omnipotentem Deum, & Filium eius vnicum Dominum noftrum Iefum Chriftum, ac genitricem eiufdem beatiffimam femperque Virginem Mariam, eiufdem Conceptionem concernentibus quouis modo commiffis, prout præfatus Mag. Io. Ade ibidem afferuit, & prout etiam prima facie apparebat, in fignum conftantiæ perfectæ contritionis fuæ fupradictæ, quendam errorum fuorum prædictorum reuocationis rotulum in verbis gallicis fcriptum alta & intelligibili voce de verbo ad verbum legit. Et omnia & fingula in eodem rotulo contenta, ore proprio pronunciauit audientibus, aufcultantibus & intelligentibus vtriuf-

C

que sexus populi ad hæc audiendum ibidem conuocatī
multitudine copiosa, cuius rotuli tenor sequitur & est talis.
Saichés tous mes Seigneurs & Maistres, & vous bonnes gens
qui cy estes presens, que ie Frere Iean Adam de l'Ordre des
Iacobins, Maistre en Theologie viens icy de ma bonne &
propre volenté, pour reuoquer & rapeller certaines pro-
positions autrefois indeubement par moy en plusieurs lieux
mises & affermées en mes predications. Premierement i'ay
dit, affermé & publiquement presché en vn de mes Sermons, que la feste de la Conception de la glorieuse Vierge
Marie n'estoit point a solénizer ne à festiuer, & qui la solemnizeroit ou festiueroit, il feroit plus mal que bien. Cecy ie
le reuoque & rapelle comme faux, presompteux & comme
scandalisant les bons & simples Catholiques, qui l'ont &
puënt auoir oy. Item i'ay dit & affermé, & en vn de mes
Sermons publiquement presché que qui ne festiueroit, ne
solemnizeroit ladite feste, il ne pecheroit point, non ob-
stant que ie sceusse bien que Monsieur l'Euesque de Paris
eust commandé le contraire. Et i'ay dit que les bonnes
gens ne deuroient point laisser leurs besongnes à faire, pour
festier ladite feste. Cecy ie le rappelle & reuoque comme
faux & presomptueux & scandalisant du peuple, *& en des-*
prisant l'Euesque, & en preiudice de son authorité, & en offense des simples gens qui l'ont oy. Item i'ay dit, affermé & publiquement presché que dire & tenir que la benoite Vierge
Marie n'eust esté point conceuë en pechié originel, estoit
pechié mortel, & qui le disoit, il pechoit mortellement &
disoit heresie Cecy ie le reuoque & rappelle comme faux,
mauuais & presomptueux, & comme erreur en la foy. Item
en preschant au peuple i'ay reprins ceux qui en l'honneur &
loenge de la Vierge Marie disoient qu'elle n'auoit pas esté
conceuë en pechié originel, en leur improperāt, reprochant
& disant, en volés vous faire vne Deesse, tout ainsi comme se
ie vousisse dire que à l'y attribuer celle loenge, estoit la faire
Deesse. Cecy ie le reuoque & rapelle comme faux & erreur
en la foy, & comme en l'offense de vous, simples Chrestiens,
especialement de ceux qui ont singuliere deuotion à la glorieuse Vierge Marie. Item i'ay dit, affermé & publiquement

preſché, que ſe aucun prochien ou prochienne auoit rancune contre ſon Curé, ou que il ne le cuidat pas perſonne
conuenable ou idoine, il de ſa propre authorité porroit laiſſer ſon Curé durant la rancune, & aller ſoy reconcilier à vn
autre. I'ay dit auſſi que mieux vaulſit aux Chappelains, qui
oyent côfeſſions en l'Egliſe S. Iacques de la Boucherie, qu'ils
allaſſent oïr le Sermon, que oïr confeſſion en ladite Egliſe, où pour lors ie preſchois. Quant à ce que ie dis *que és
cas deſſuſdits, de ſa propre authorité il porroit aller à autre*; Ie dis
*que ce fut mal dit, & mains deſclaire ce qui a deſclarer eſtoit en la
matiere, & que ainſi comme il ſonne de premiere face, c'e-
ſtoit deſpriſer & amendrir l'authorité des Souuerains, ſans la licence
deſquels en tels cas ou en ſemblable il n'appartient point.* Et pourtant, bônes gens, que vous entendez cét article, ie deſclaire,
& expoſe *que ſe aucun va aux Religieux notoirement approuués
par le Pape & l'Eueſque Dioceſien, il le puet oïr*; & auſſi la per-
ſône ſe puet confeſſer, & dôc ce n'eſt pas de ſa propre authorité, mais eſt de l'authorité du Souuerain qui li eſt donnée,
comme dit eſt. *Ie dis auſſi que rancune ne credulité que ſon Curé
ne ſoit conuenable ou idoine, ne ſont pas cauſes ſouffiſantes de fuir
ou eſloigner ſon Curé, mais fait mal de tenir rancune, & de ſa propre authorité reputer ſon Curé indigne.* Item i'ay dit & affermé
*que les FF. Preſcheurs dits Iacobins eſtoient Curés, & le Pape &
l'Eueſque, & que ſe les Curés d'iceux dont ils auoient oüy les confeſ-
ſions, ne leurs voloient adminiſtrer le corps noſtre Seigneur, pourtant
que ils n'auoient pas eſté confeſſés à eux ou à leurs Chappelains, que
ils venſiſſent auſdits FF. Preſcheurs dits Iacobins, & ils leurs ad-
miniſtreroient. Car ils auoient plus grande authorité que les Curés.*
Cecy ie le reuoque, & dis que i'ay mal dit en diſant les FF. Iacobins
de môn Ordre eſtre Curés. Quand au cas de la adminiſtration du
Corps noſtre Seigneur. Ie dis que ſe les Religieux adminiſtroient le
Corps noſtre Seigneur és cas deſſus-dits, ils ſeroient excommuniés. Et
pourtant ie dis *que en la matiere preſente, ils n'ont pas plus grande
authorité que les Curés: car ils n'ont point de authorité de adminiſtrer le Sacrement de l'Autel, ſe il ne leur eſt eſpecialement commis, ou
ce ſe n'eſt à perſonnes authoriſées des Souuerains. Et par cecy appert que i'ay mal dit & fauſſement és choſes deſſus-dites.* Item i'ay
dit que i'ay donné faueur à Maiſtre Iean de Montſon. Ie

dis que en tant comme ie ly ay donné faueur, & que ie l'ay dit, i'ay folement fait & dit, & me repens. Item i'ay dit & affermé que les propofitions de Maiftre Iean de Montfon, lefquelles il mit en fes Vefperies & en fes autres faits d'eftude, qui ont efté condamnées, eftoient vrayes. Quand à ce, ie dis que i'ay dit fauffeté, efclandre & erreur, mais crois fermement que la Sentence de Monfieur de Paris approuuée par ma mere la Faculté de Theologie, *& fouftenuë par l'Vniuerfité de Paris ma mere* contre quatorze propofitions dites par ledit de Montfon, foit bien, iuftement & fainétements donnée ou iettée, & bien legitimement ordonnée, ainfi comme au cas appartient, & comme le cas le requiert. Et pourtant ie iure par ma foy, & fur peine de rencheoir, ie promets que iamais dores-en-auant aufdites propofitions de Maiftre Iean de Montfon, ou à aucunes d'icelles ne donneray faueur, ayde ou confeil, ne iamais n'iray contre la Sentence de Monfieur de Paris *approuuée par la Faculté de Theologie, & ma mere l'Vniuerfité*, comme dit eft. Et iure derechief par ma foy, & promets fur ladite péine, que audit de Montfon ou à fes fauteurs, aydans ou confeilleurs, ou adherens, iamais dores-en-auant ne donneray confeil, ou ayde, ou faueur ne occultement, ne publiquement, par moy ou par autres, mais garderay, approuueray & deffendray la Sentence deffufdite, *& la caufe de ma mere l'Vniuerfité de Paris*, fe par l'Eglife autrement n'eftoit ordonné. Et toutes ces reuocations par moy faites & à faire, ie iure & promets que ie les ay faites, fais & feray de bon cuer, & de franche volenté, & ainfi ie fens en cuer, comme ie le exprime & prononce de bouche, & demande humblement pardon *à la glorieufe Vierge Marie, & à noftre mere faincte Eglife, & audit Monfieur de Paris, & à ma mere l'Vniuerfité, & à ma mere la Faculté de Theologie en leurs humblement Suppliant, qui leurs plaife à moy pardonner fur les chofes deffus-dites :* Car ie tiens que ledit de Montfon à folement & mauuaifement parlé en toutes les propofitions mifes, acertenées & affermées par luy, dont a efté reprins, comme deffus eft dit. Item fe aucune chofe ou Sentence foit trouuée fufpecte ou liure compofé par Maiftre Iean Thomas, qui n'eft pas encore examiné à plein, laquelle chofe ou Sentence feroit ou auroit efté mife ou dite en mon mouuement, ou par mon conseil, ie promets à le rappeller, toutesfois qui vendroit à clarté & cognoissance, que ie fusse participant ou coupable. Item mes Seigneurs & Maistres, & vous bonnes gens, sçaichés que il m'est defendu en escrit de par Monsieur l'Official de Paris sur peine d'estre conuaincu de pertinace és articles dessusdits, sur peine de excommuniement, laquelle peine il veut que ie encourre de fait, se ie faisois le contraire que ces choses icy, ou semblables à celles qui sont contenuës és articles sus-nommés, lesquels presomptueusement & indigestement ie afferme, ie ne sois si hardy d'affermer, dogmatiser, publier ou preschier desors mains sur les peines dessusdites. Super quibus omnibus & singulis MM. & DD. Rector & Deputati supradicti *nomine & vice Rectoris & Vniuersitatis Studij Parisiensis*, omniumque & singulorum, quorum interest vel intererit, aut qui sua interesse putauerint seu crediderint quomodolibet in futurum, à me Notario publico subscripto petierunt sibi fieri vnum & plura publica originalia instrumenta, personas adstantes inuocando in testes. Acta fuerunt hæc multùm solemniter Parisius de mane, hora quasi octaua in S. Iacobo de Carnificina, in medio Sermonis ibidem incœpti ad populum. Anno, indictione, mensis die, & Pontificatu prædictis, præsentibus venerabilibus & discretis viris & dominis Io. Ade aliàs dicto le Fils, Guillelmo Curato de Bondis, Vuillardo de Erneloy, Io. Armigeri Presbyteris, Io. Bertin, Io. Parui dicti de Aurelianis, Florentio Papelardi, Perino Cardonis, & quamplurimis aliis testibus ad præmissa vocatis specialiter & rogatis.

Item eisdem anno, indictione & Pontificatu quibus supra, die Dominico post festum natiuitatis Virginis gloriosæ, qui dies fuit duodecima dies mensis Septembris. In venerabilium ac circumspectorum virorum MM. & DD. Ioannis Cauerij Rectoris Vniuersitatis studij Parisiensis, Io. de Karolay Canonici Parisiensis sacræ Theologiæ Doctoris, Io. de Lupmonte, Io. Baudonardi, Galteri Graffi Decretorū Doctorum, Io. de Plummeriono in Facultate Medicinæ Magistri, Ioa. Fioti Franciæ, Reneri Probi hominis Picardiæ, Guillelmi Carpentarij Normaniæ, ac Bertholdi de Alcma-

ria Anglicanæ Nationum Procuratorum, in Artium Facultate Magistrorum, plurimorumque aliorum Doctorum &
Magistrorum quatuor Facultatum prædictarum, per venerabiles & circumspectos viros MM. & DD. Rectorem &
Vniuersitatem prædictos ad infra scripta audienda specialiter deputatorum, *& in personis ipsorum almam matrem Vniuersitatem studij Parisiensis ibidem præsentantium*, meique Notarij publici & testium infra scriptorum ad infra scripta vocatorum & rogatorum præsentiâ, personaliter constitutus M.
Ioannes Ade Iacobita in Theologia Magister, non vi aut
metu ad hoc inductus, nec incarcerationis aut aliquo alio
compulsionis timore ad hoc coactus, sed suâ propriâ, spon-
taneâ & liberâ voluntate, corde contrito, dolens de erroribus temporibus præteritis per ipsum contra omnipotentem Deum, & Filium eius vnicum Dominum nostrum Iesum Christum, ac genitricem eiusdem beatissimam, semper-
que Virginem Mariam, eiusdem Conceptionem concernentibus quouis modo commissis, prout præfatus M. Ioannes Ade ibidem asseruit, & prout etiam prima facie apparebat, in signum constantiæ perfectæ contritionis suæ supradictæ, quendam errorum suorum prædictorum reuocationis
rotulum in verbis gallicis scriptum, quem præfatus M. Ioannes Ade per se præsens, videlicet die 29 mensis Augusti legerat Parisius in S. Iacobo de Carnificina, prout superius est
expressum, & cuius rotuli tenor de verbo ad verbum, in præsenti instrumento superius est insertus, alta & intelligibili
voce de verbo ad verbum legit, & omnia & singula in eodem
rotulo contenta ore proprio pronunciauit, audientibus, auscultantibus & intelligentibus vtriusque sexus populi ad
hoc audiendum conuocati multitudine copiosa. Super quibus omnibus & singulis MM. & DD. Rector & Deputati
supradicti *nomine & vice Rectoris & Vniuersitatis studij Parisiensis*, omniumque & singulorum, quorum interest vel intererit, aut qui sua interesse putauerint seu crediderint quomodolibet in futurum, à me Notario publico subscripto
petierunt sibi fieri vnum & plura publica originalia instrumenta, personas adstantes inuocando in testes. Acta fuerunt
hæc multùm solemniter Parisius de mane, horâ quasi nonâ

vel circiter in Paruifio Ecclefiæ Parifienfis, circà medium
Sermonis ibidem facti ad populum Anno, indictione, menfis die, Pontificatu, loco & hora prædictis, præfentibus venerabilibus & difcretis viris & dominis Amblardo de Muro-
lio Canonico Parifienfi, Radulpho de Venizello, Ioa. de
fancta Cruce Presbyteris, Colmo Charon Notario Apofto-
lico, & quam plurimis aliis teftibus ad præmiffa vocatis fpecialiter & rogatis.

Item eifdem anno, indictione & Pontificatu quibus fupra, die Dominicâ 26. menfis Septembris in venerabilium
ac circumfpectorum virorum M M. & D D. Ioannis Cauerij
Rectoris Vniuerfitatis ftudij Parifienfis, Io. Trelon, Eueni
Bohyc, Io. Columbi in Theologia Magiftrorum, Io. Baudonardi Decretorum Doctoris, Guidonis Garini, Io. de Sale-
cia in Medicina Magiftrorum, Io. Pafquerij loco Franciæ,
Io. de Zondis loco Picardiæ, Guillelmi Carpentarij Normaniæ & Bertholdi de Almaria Anglicanæ Nationum Procuratorum in Artium Facultate Magiftrorum, plurimorumque aliorum Doctorum & Magiftrorum quatuor Facultatum prædictarum per venerabiles & circumfpectos M M, &
D D. Rectorem & Vniuerfitatem prædictos ad infra fcripta
audiendum fpecialiter deputatorum, *& in perfonis ipforum
almam matrem Vniuerfitatem ftudij Parifienfis ibidem præfentantium*, meique Notarij publici & teftium infra fcriptorum ad
infra fcripta vocatorum & rogatorum præfentiâ, perfonaliter conftitutus M. Ioannes Ade Iacobita in Theologia Magifter non vi aut metu ad hoc inductus, nec incarcerationis
aut aliquo alio compulfionis timore ad hoc coactus, fed fuâ
propriâ, fpontaneâ & libera voluntate, corde contrito dolens de erroribus temporibus præteritis per ipfum contra
omnipotentem Deum, & Filium eius vnicum Dominum
noftrum Iefum Chriftum, ac genitricem eiufdem beatiffimam femperque Virginem Mariam, eiufdem Conceptionem concernentibus quouis modo commiffis, prout præfatus M. Io. Ade ibidem afferuit, & prout etiam prima facie
apparebat, in fignum continuatæ conftantiæ perfectæ contritionis fuæ fupradictæ, præfatum errorum fuorum prædictorum reuocationis rotulum in verbis gallicis fcriptum,

quem præfatus M. Io. Ade per se præsens Parisius, videlicet
die 20. *Augusti translatis in Latino in S. Bernardo* in Sermone
facto de mane ad Clerum, & postea, videlicet *die Dominica in*
festo Decollationis beati Ioannis Baptistæ, quæ erat mensis Augusti
dies 29. in Ecclesia S. Iacobi de Carnificina, & postea, videlicet
die Dominico, quæ erat mensis Septembris dies 12. in paruisio Eccle-
siæ Parisiensis legerat, prout superiùs est expressum, & quorum
rotulorum tenores de verbo ad verbum in præsenti instrumento superiùs sunt inserti, alta & intelligibili voce de verbo ad verbum legit, & omnia & singula in eodē rotulo cōn-
tenta ore proprio pronunciauit, audientibus, auscultantibus
& intelligentibus vtriusque sexus populi ad hæc audienda
conuocati multitudine copiosa. Super quibus omnibus &
singulis M.M. & D.D. Rector & Deputati supradicti, *nomine*
& vice Rectoris & Vniuersitatis studij Parisiensis, omniumque
& singulorum, quorum interest vel intererit, aut qui sua in-
interesse putauerint seu crediderint quomodolibet in futurum, à me Notario publico subscripto petierunt sibi fieri
vnum & plura publica originalia instrumenta, personas adstantes inuocando in testes. Acta fuerunt hæc multùm
solenniter Parisius de mane, horâ quasi nonâ vel circiter *in*
Claustro S. Honorati prope Castrum Regale de Lupara, post
Sermonem ibidem factum ad populum Anno, indictione,
mensis die, loco, Pontificatu & horâ prædictis, præsentibus
venerabilibus & discretis viris Roberto Bincardi Magistro
in Artibus, Simone Bourdon ciui Parisiensi, Io. Tacom-
mau Notario Castelleti Paris. Gaudefrido Morelli, ac Ioa.
Danton iuniore Notariis Apostolicis, & quamplurimis aliis
testibus ad præmissa vocatis specialiter & rogatis.
Et ego Ioannes Cardonis de Craona Presbyter Laud.
Diœc. Magister in Artibus, publicus authoritate Aposto-
licâ & Imperiali Notarius: quia præmissis reuocationibus,
omnibusque aliis & singulis dum, vt supra scribuntur, agerentur & fierent, vnâ cum prænominatis testibus præsens ac
personaliter interfui: idcirco huic præsenti publico instrumento exinde confecto manu meâ propriâ scripto, signum
meum solitum hîc me etiam subscribens apposui, requisitus
& rogatus in testimonium veritatis & præmissorum.

Venerandæ

VEnerandæ difcretionis ac fcientiæ viro D. Rectori
almę Vniuerfitatis Parifienfis. Ferricus permiffione diuina Antiffiodorenfis Epifcopus, falutem in Filio Virginis
gloriofæ. Cum F. Stephanus Gontier Prefbyter Religiofus
de Ordine FF. Prædicatorum fuo habitu dimiffo, in habitu
fæculari ac fuæ Religioni difformi à Conuentu Parifienfi, &
abfque licentia fui fuperioris recefferit, & hinc inde apofta-
tando per partes diffugerit, ad noftramque ciuitatem Antif-
fiodorenfem accefferit, & in locum vbi erat hofpitatus Reuerendus in Chrifto Pater ac D. D. Niuernenfis Epifcopus
nocte, &c. Cumque ad inftantiam & requeftam prædicti Reuerendi Patris *per infcitiam fcholaritatis* eadem nocte captus,
& in Caftro Antiffiodorenfi imprifonatus fuerit, deindeque
per Priorem Conuentus FF. Prædicatorum Antiffiodoren-
fium requifitus, ac eidem Priori per præpofitum Antiffio-
dorenfem pro puniendo traditus & deliberatus, cùm reuera
fibi tradere nec liberare debuiffet. Quapropter nobis fuffi-
cienter informatis, dictum Præpofitum monuimus feu moneri fecimus, vt fub pœna interdicti dictum prifionatum, in
ftatu puo captus fuerat, nobis reftitueret tanquam loci Ordinario, qua monitione præcedente prędictus Præpofitus dictum prifionatū recuperauit, & in priftina prifione feu Caftro antiff. retrufit aut retrudi fecit: prędictus verò Prepofitus
monitionibus noftris obtemperans, in ftatu & habitu quibus
fupra, dictum prifionatum nobis reftituit & deliberauit. Qui
quidem Religiofus prifionatus fic nobis reftitutus fuper pluribus per nos interrogatus, inter cętera coram nobis con-
feffus fuit, quòd ipfe fuerat præfens quando procuratores ex
parte FF. Prædicatorum fuerunt conftituti & ordinati, &
fuit vnus de confentientibus ad appellandum ab Vniuerfitate in caufa, quæ coram D. noftro Papa vertitur *fuper fact-*
fidei inter prædictam Vniuerfitatem & M. Io. de Monteffono: qua
re verifimiliter prefumimus, & prefumi debet ipfum F. Stephanum prifionatum, vt fupra fufpectum de crimine hęrefis,
excommunicatumque & aggrauatum tanquam fautorem,
coadiutorem, nec-non adhęrentem falfis propofitionibus
per pręfatum M. Io. de Monteffono pofitis, *ac per Vniuerfi-*
tatem Parifienfem condemnatis, prędictas fententias damnabi-
liter incurrendo. Hinc eft quòd *ad vos, tanquam ad verum*

D

fidei Catholicæ defensorem, prędictum F. Stephanum Gontier prisionatum, apoftatam, fufpectum & excommunicatum in habitu quo captus fuit, & nobis reftitutus, tranfmittimus, *ac pro punitione condigna per vos, aut deputatos veftros fibi impo-nenda deftinamus vobis, feu à vobis deputatis* quoad eiufdem pri-fionati examinationem, correptionem, ac exceffus punitio-nem iuxta quantitatem, demeritique qualitatem, quamcum-que pœnam iure imponendi authoritate noftra licentiam impartimur, nec-non ad totius huius caufę determinatio-nem & decifionem fpecialiter & exprefsè vobis committi-mus vices noftras. In cuius rei teftimonium, figillum noftrum pręfentibus literis duximus apponendū Datum Antiffiodori vltima die Maij anno Domini 1389. Signatum HOQVERON cum fyngrapha. Sigillum verò in cera rubea pendet.

ANno Domini 1410. 17. die menfis Nouembris fuit fa-cta congregatio Vniuerfitatis *fuper quadam Bulla nobis deftinata circa factum Mendicantium quæ nullatenus placuit*, tum primo quia *alia Bulla continebat multa puncta omnino contra ra-tionem*; tum fecundo quia ifta fecunda Bulla non interimit primam, tum quia nulla imponitur pœna fecundâ Bullâ con-tra publicantes primam Bullam: tum quarto quia *dicitur in prima Bulla quod ipfa proceffit de confilio Fratrum, in fecunda mi-nime.* Tum quinto quia *Papa Alexander fimiliter & Cardina-les dicere folebant palam, quòd nunquam de mente D. Papæ aut Fratrum fuorum proceffit illa nequiffima prima Bulla.* Et ergo miratur *Vniuerfitas quare Papa dubitat illam Bullam annullare & irritam declarare:* Vnde propter hoc & fimilia motiua *ambæ Bullæ diʃplicent:* Vnde vlterius dicebatur *quatenus ambæ Bullæ multiplicarentur per Facultates & Nationes ad finem, quo profundiùs circa tenorem ipfarum valerent ʃpeculari.* Infuper re-quifitus fuit Rector publicare multiplicareve inftrumentum circa iftam materiam nuper ab Anglia tranfmiffum.

ANno Domini 1442. Vniuerfitate conuocatâ in S. Ber-nardo per D. Rectorem 20. Septembris propter quan-dam Bullam *contradictoriam ex directo priuilegiis Vniuerfitatis, & fpecialiter ftatutis Facultatis Theologiæ,* à quatuor Ordinibus Mendicantium impetratam à fummo Pontifice. *Conclufum est* per *Nationem Franciæ*, *& conformiter per alias Nationes*, *quòd priuarentur omnes tam graduati*, *quàm non graduati dictorum quatuor Ordinum à consortio Vniuersitatis*; *& vnanimiter ad supplicationem venerandæ Facultatis Theologiæ ab omnibus actibus Scholasticis*, *donec & quousque dicti Mendicantes impetrassent aliam Bullam nouam contrariam de verbo ad verbum isti Bullæ per eos impetratæ à summo Pontifice.* Quinimo etiam voluit *Natio vna cum aliis Nationibus* quòd habitâ nouâ Bullâ contrariâ impetratę, *Vniuersitas haberet videre quid esset actura de noua incorporatione dictorum Fratrum.* Et de omnibus istis quę sfuit D. Rector, qui protunc erat, instrumenta publica. Signatum O D o de credulio cum syngrapha.

ANno Domini 1451. die quarta mensis Decembris fuit alma Parisiensis Vniuersitas apud S. maturinum horâ octaua de mane solenniter congregata, *ad audiendum quasdam informationes factas ex parte Promotoris* D. *Archiepiscopi Rhotomagensis contra & aduersus quendam F. Io. Bartholomei Ordinis FF. Minorum.* Exposuit D. Rector qualiter prædictus Frater quam plurimos sermones in Villa Rhotomagensi & partibus circumuicinis fecerat, *& in illis palam & publicè, quasdam propositiones fecerat seu dixerat, in præiudicium Curatorum, & virorum Ecclesiasticorum, ac eorum iurium.* Putâ quòd *Parochiani possunt liberè se*, *Mendicantibus per Ordinarios admissis*, *confiteri absque Curatorum licentia & illis, eos absoluere, nec prima peccata Mendicantibus confessa ipsis Curatis iterum confiteri*, prout tunc latiùs extitit lectum in congregatione, & contentum in informatione. Quare *ex Consilio deputatorum* D. *Cancellario Ecclesiæ Parisiensis, ac Decano Facultatis Theologiæ inhibitiones fecerat dictus* D. *Rector, ne eum ad gradum Licentiæ in prædictâ Theologiæ Facultate admitterent, donec & quousque peramplius Vniuersitas deliberasset & ordinasset, & prædictum fratrem audiuisset*, qui personaliter comparens *dixit nunquam velle & voluisse quicquam, in præiudicium Curatorum, dixisse & dicere, sed* oùm quærebatur an semel in anno, obstante quocumq; priuilegio, Parochiani suis Curatis teneantur confiteri iusta causa cessante, generaliter vt prius & non aliter voluit respondere. Et quantum ad istum articulum non est habita concordia, sed eius Licentia seu præsentatio facienda ad gradum quousque impedita, *& hanc materiam remisit Natio mater mea ad Facultates Theologiæ prædictæ & Decretorum.* Acta fuerunt hæc anno, mense, die & loco præ allegatis, præsentibus venerabilibus viris DD. & MM. Roberto de Landa, Ioannes Berthe, Nicolao Ruyus, Reginaldo Cati, Andrea Vuasselin, Guillelmo Houpelaude, Ioa. Cinis, & quampluribus aliis notabilibus magistris prædictæ picardiæ Nationis, teste meo signo Manuali hîc apposito. P. DAVBY cum syngrapha.

Ex Rectoria Magistri Guillelmi Riueti.

NOuerint vniuersi quòd anno Domini 1456. *die Sabbati 22. mensis Maij,* Almâ Vniuersitate studij Parisiensis *apud S. Maturinū* solemniter congregatâ & specialiter conuocata ad audiendū lecturam *Copiæ cuiusdam Bullæ per quosdam Fratres de Ordine Carmelitarum* Officiali Parif. præsentatæ. Inter cætera conclusum extitit vnanimiter, ipsis auditis, quòd displicebat *Impetratio huiusmodi Bullæ, & videtur quòd sit scandalosa, turbatiua pacis & concordiæ, subuersiua Ordinis Hierarchici Ecclesiæ ac subreptitia.* Placet formare appellationem, præsertim inquantum *derogat* huiusmodi Bulla *Iuri communi, Decretali Omnis vtriusque sexus, & Clementinæ Dudum de Sepulturis.* Dicta *Appellatio* Generali Carmelitarum, & cæteris Mendicantibus, D. Episcopo Parisiensi, & aliis DD. Prælatis Ecclesiarum rescribatur, *Vniuersitatibus Regni, & etiam extra Regnum, Summo Pontifici, cæteris Prælatis Ecclesiæ, ac etiam Dominis Temporalibus.* Conuocentur Mēdicantes ad Vniuersitatem die Lunæ proximâ congregandam *visuri suas priuationes,* si dictæ impetrationi renuntiare noluerint, & impetrare reuocatoriam ipsius, inquantum *præiudicat vel derogat Decretali Omnis vtriusque sexus, & Clementinæ Dudū de Sepulturis,* & habeant ponere ipsam Bullā penes Vniuersitatem. Requirantur Prælati *quòd non admittant Fratres Mendicantes ad prædicandum in suis diœcesibus, donec renuntiauerint, & obtinuerint huiusmodi Reuocatoriam. Exnunc priuat omnes Mendicantes* Iuratos à gremio suo, *sed executionem priuationis suspendit vsque ad diem Lunæ proximam; Alios autem non juratos resecat à susceptione graduum quorumcumque, & acquisitione temporis in quacumque Facultate Parisiensi,* donec renuntiauerint dictæ Impetrationi inquantum præiudicat vt supra. Datum in nostra Congregatione generali solemniter celebrata, loco, anno, die & mense quibus supra.

Consequenter die Lunæ proximè subsequente, quæ fuit vigesima quarta Maij anno Domini millesimo quadringentesimo sexto, Almâ ipsâ Vniuersitate specialiter conuocatâ & solemniter congregatâ apud sanctum Maturinum ad audiendum ea quæ vellent dicere Dominus Generalis Carmelitarum, & cæteri de Ordinibus Mendicantium super facto dictæ Bullæ, qui ad hoc erant specialiter vocati & citati. *Quibus citatis per Rectorem*, & eorum responsis in plena Vniuersitate auditis, inter cætera conclusum extitit quod in fine Congregationis summarentur, & requirerentur renuntiare dictæ Bullæ, & eius Reuocatoriam pro quanto *derogat Iuri Communi*, Decretali Omnis vtriusque sexus, & Clementinæ Dudum, promitterent impetrare infra certum tempus sub pœnis antedictis, quod facere renuerunt & distulerunt: *Idcirco ipsa Vniuersitas extunc omnes Iuratos de dictis Mendicantium Ordinibus reputauit & declarauit periuros, & priuatos à gremio & consortio ipsius*, non Iuratos autem resecauit à susceptione graduum quorumcumque, & acquisitione temporis Parisius *in quacumque Facultate*. Et voluit quod de *huiusmodi priuationibus affigerentur illico scedulæ in valuis Ecclesiarum, & quadriuiis vicorum* Parisiensium & alibi. Datum in Congregatione vt supra, anno, die & mense prædictis.

Ex Rectoria Magistri Ludouici Scanulieghe.

MVltiplicibus conuocationibus & congregationibus habitis inter solennes Deputatos Almæ Vniuersitatis Paris. & nonnullos Fratres quatuor Ordinum Mendicantium super quadam *Bulla scandalosa, pacis & concordiæ subuersiua, & Ordinis Hierarchici Ecclesiæ, ac subreptitia*, propter quam prædicti Fratres à gremio Vniuersitatis antedictæ resecati fuerunt. Tandem interpellationibus ac interlocutionibus *Illustris Principis Connestabularij Franciæ, nec non Reuerendissimorum & Reuerendorum in Christo Patrum, ac Dominorum Archiepiscopi Rhemensis & Episcopi Paris.* habita est concordia in modum qui sequitur.

IN nomine Domini amen. Per hoc præfens publicum Inftrumentum cunctis pateat euidenter & fit notum, quòd
anno ab incarnatione eiufdem 1456. indictione 5. die vero 18.
menfis Februarij, Pontificatus SS. in Chrifto Patris, & D.
noftri D. *Califti* diuina prouidentia Papæ III. anno fecundo,
Alma Vniuerfitate Studij Parif. apud S. Bernardum folemniter congregatâ, adftantibus ibidem *quam pluribus facræ
Theologiæ, & Decretorum Doctoribus, in Medicina & in Artibus
magiftris, fingularumque Facultatum & Nationum Decanis, &
Procuratoribus, venerabili & fcientifico viro Magiftro Ludouico
Scanulieghe dictæ Vniuerfitatis & Rectore præfidéte & exponente,
quòd præfatam Vniuerfitatem congregari fecérat fuper duobus articulis.* Quorum articulorum primus erat ad audiendum aliqua proponenda per *Illuftrem Principem D. Arthurum de Bri-
tannia Comitem Richemundiæ & Franciæ Conneftabularium, nec-
non Reuerendiffimum in Chrifto Patrem D. Ioannem Iuuenalis
Archiepifcopum Rhemenfem primum Franciæ Parem, & Reuer.
in Chrifto Patrem D. Guillelmum Quadrigarij Epifcopum Parif.*
fuper certâ controuerfiâ ortâ inter præfatam Vniuerfitatem,
& Dominos Religiofos quatuor Ordinum Mendicantium
occafione *cuiufdam Bullæ per dictos Religiofos impetratæ fubuer-
fiuæ, vt ferebatur, ftatus, Ordinis hierarchici, pacis & vnionis inter
Religiofos & Sæculares quondâ factæ & iurata eneruatiuæ,* in manibus præfati Reuer. Patris Epifcopi Parif. ad requifitionem
ipfius Vniuerfitatis. Secundus articulus erat fuper fupplicationibus & iniuriis. Quibus articulis *per dictum D. Rectorem in
medium pofitis.* Veniendo ergo ad primi articuli declarationem expofuit tunc *Rector* quòd præfati *DD. Conneftabularius, Archiepifcopus Rhemenfis, & Epifcopus Parif.* erant in Ecclefia dicti loci S. Bernardi, & quòd ob reuerentiam ipforum, bonum effet & honeftum quòd aliqui ex DD. Doctoribus irent eis obuiam, quo dicto deliberato ita factum eft.
Tunc illico & incontinenti præfati *D. Conneftabularius & alij
affociati pluribus Baronibus, Militibus, Scutiferis, Nobilibus &
aliis perfonis* intrauerunt locum Capitularem in quo præfata
Congregatio habebatur. *Et ipfis fedentibus in confpectu D. Rectoris, præfatus D. Conneftabularius, dirigendo fermoné fuum primò
ad ipfum D. Rectorem, & deindè ad totam Vniuerfitatem honorificè
& reuerenter,* præfentibus ibidem etiam DD. Religiofis Men-

dicantibus quatuor Ordinum prædictorum in copioſo numero, verbis Gallicis expoſuit, quòd præfati Religioſi ad
ſuam præſentiam pluribus & iteratis vicibus acceſſerant, eidem ſupplicando quatenus vices ſuas impendere vellet ad
media pacis tractanda inter ipſos Religioſos & Vniuerſitatem Pariſ. præfatam. Dicens vlterius quòd, *quia boni principis eſt laborare ad ea quæ pacis ſunt*, ipſe & præfati Domini ſibi aſſiſtentes, modos & vias, per quas concordiæ &
pacis fædera & vnio ad caput, ſcilicet Religioſorum Mendicantium ad Vniuerſitatem eorum Matrem, *quæ dulciſſimo
ſcientiæ lacte eos nutriuit & melle virtutum eos pauit*, Iuribus
Vniuerſitatis inconcuſsè manentibus, deliberauerunt. Qui
modi dictarum pacis & concordiæ, de mandato præfati
Principis, *per organum viri literati M. Guillelmi Papyri D. noſtri Regis Conſiliarij, prudenter, eleganter & bono ordine*, in con-
ſpectu dictæ Vniuerſitatis propalati fuerunt & publicati,
præſentibus dictorum Ordinum Fratribus expreſsè confe-
rentibus in hunc modum. Ad ſopiendas lites iamdiu motas
& moueri ſperatas, Reuerendi Patres quatuor Ordinum
Mendicantium ceſſabunt ab vſu Bullæ præfatę, quæ incipit
Nicolaus, &c. & conſeruabitur dicta Bulla in manibus Epiſcopi Pariſienſis de communi cõſenſu Partium, ceſſantibuſ-
que proceſſibus quibuſcumque cum humilitate redibunt,&
manebunt dicti Fratres in gratia Vniuerſitatis, ſicut erant
ante iſtam controuerſiam. Et habita Bullâ D. Caliſti Papæ
moderni *Reuocatoriâ dictæ Bullæ*, cuius copia alias coram Vniuerſitate publicata extitit, quæ incipit, Ad perpetuã rei memoriam Nicolaus, &c. promittẽt ex nunc, vt pro & ex tunc,
dicti Mendicantes ſtare illi Bullę, & obtemperare ſecundum
amplitudinem ſuę continentię. Quo dicto, ex partę DD.
Religioſorum Mendicantium ſupplicauit venerabilis & Re-
ligioſus vir Magiſter Ioannes Brehal Prior Conuentus Pariſ.
de Ordine Prędicatorum ſub idiomate materno, loquendo
in hunc modum. Preſuppoſé premierement les concluſions
priſes & propoſées par Monſeigneur le Conneſtable chy
preſent; Nous vous requerons & ſupplions tres-humblement, tant que faire poons, que à celles Requeſtes & Concluſions vous plaiſe obtemperer à nous receuoir comme
Suppoſts & membres. Quibus ſic deductis & peractis, præ-

libatus *D. Rector omnia & singula præmissa in omnium & singu-*
lorum Decanorum Doctorum, Procuratorum & Magist. ibid. exi-
stentium deliberatione retractanda posuit, & Facultatibus ad loca,
vbi in arduissimis negotiis deliberare consueuerunt, retractis, post ma-
turam diuturnamque deliberationem, dictis Facultatibus pro côn-
cludendo in vnû, vt moris est conuenientib. & deliberationibus dicta-
rum Facultatum per quarumlibet Facultatum & Nationum De-
canum, & Procuratorem repetitis, per præfatum Rectorem aduna-
tis & conclusis, ipse D. Rector eloquentem & eximium Doctorem
Magistrumque Ioannem de Oliua in sacra pagina Professorem re-
quisiuit, quatenus vellet pro & nomine Vniuersitatis præfato D.
Connestabulario, & aliis DD. secum adstantibus conclusa per Al-
mam Vniuersitatem referre in idiomate materno & congruo, eo quod
ipse D. Rector de patria Flandriæ oriundus extitit. Qui de Oliua
iussibus & mandatis præfatis D. Rectoris, velut obedientiæ filius
obtemperans, onus huiusmodi delationis in se assumpsit. Et illic
Illustris D. Connestabularius cum DD. Prælatis secum adductis,
præfatis DD. Religiosis præfatam Congregationem iteratò adiit,
qui prorupit in hæc verba: Messieurs ie vous remeine ces bons
Religieux vous Supposts, qui n'estoint pas bien auisez,
quand ils ont fait leur supplication, & pourtant ie vous les
remeine mieux auisés. *Eo quod præfatus Brehal, in sua*
supplicatione pro parte dictorum Religiosorum facta, satis
elatè, vt videbatur, prima facie locutus fuerat, nec eidem
Vniuersitati sua grata fuerat supplicatio. Quibus sic per præ-
fatum illustrem Principem dictis & expositis, venerabilis &
circumspectus vir M. Nicolaus Prior Conuentus Parif. Au-
guft. in Theologia Magister, pro parte prælibatorum Reli-
giosorum supplicuit sic inquiens, dirigendo sermonem suum
præfato D. Rectori & Vniuersitati. Nos humiles & deuoti filij venimus ad vos, tanquam ad Matrem pueri, humillimè
supplicaturi, quatenus dignemini nos tanquam filios in sinu
vestræ pietatis recipere, & in vestro cœtu dignissimo & charitatiuè, & cum beniuolentia reunire, & parati sumus omnia iussa per vos conclusa prompto & parato animo pro viribus adimplere. *Qua supplicatione facta præfatus Illustris*
D. multùm reuerenter, & cum magno cordis affectu dixit.
Ie vous prie, mes bons Seigneurs, que en faueur de moy, &
ces Seigneurs chy presens, & pour le bien du païs, que vous

plaise

plaise de les receuoir comme vous Supposts, & les traités amiablement comme deuant. Quo facto Reuerendus M. præmissa plurimū eloquenter solemni gratulatione ad ipsos excelsum Principē & Reuerend. Prælatos, & Nobiles super zelo & affectione beneuolis, laboribusque suis ad pacem & vnionem instantem cum alma matre Vniuersitate zelatrice pacis, concordiæ & vnionis, super materia præsenti conclusa per matrem Vniuersitatem, cum decenti & politâ verborum affluentiâ, nihil de necessariis penitus omittendo præfatis D D. aperuit & reserauit prout sequitur. Illustris Princeps, alma mater Vniuersitas deliberauit & conclusit, vultque, & sibi placet ob Reuerentiam præsentiæ vestræ, excelsæ Nobilitatis ac DD. Reuer. assistentium, vt mendicantes renuntient *appellationi interiectæ*, & omnibus inde secutis. Placet insuper *quòd amplius non vtantur Bulla existente in manibus Reuer. D. Episcopi Parif. neque similibus*, & maneat dicta Bulla in manibus præfati Episcopi sicut est: & quod vnus pro omnibus Iuratus de Ordine Mendicantium pro sua reintegratione *habeat supplicare*, & habeant Mendicantes antedicti *obedire Bullæ Reuocatoriæ, & ratificari per suos Generales infra annum*. Item iurabunt *quòd nunquam impetrabunt similes Bullas*: alioquin ex tunc, prout ex nunc, *reincident in similes priuationes & pœnas*. Quam conclusionem sic publicatam in præsentia dictorum Illustris Principis, & Reuend. Prælatorum, & Nobilium personarum, assistentiumque Religiosorum pro partibus singulorum Ordinum, ipsi Religiosi, videlicet M. Ioannes de Vernon Carmelita, & aliorum vnusquisque pro suo Ordine, scilicet M. Stephanus Moreau pro Augustinensibus, M. Thomas Veret, pro Prædicatoribus, M. Petrus de Grossis pro Minoribus *omnes in Theologia Magistri, multique alij Licentiati, Baccalarij formati, & alij de dictis* Ordinibus acceptauerunt sic tenere inuiolabiter ac seruare, & adimplere promiserunt, *& solemniter manu ad pectus imposita iurauerunt in dicta Conclusionem Vniuersitatis quoad singula puncta, & humiliter admitti supplicarunt*. Quibus iuramentis emissis, ob Reuerentiam tantorum Principis & Prælatorum, dicti Fratres humiliter supplicantes de pro quolibet Ordine sigillatim, instantibus multùm honestè dictis Principe & Prælatis ad gremium Vniuersitatis matris recepti sunt. Acta

E

fuerunt hæc Parisius sub anno, indictione, die, mense, loco &
Pontificatu supradictis, præsentibus ad hæc venerabilibus &
scientificis viris DD. & MM. Guillelmo Euerardi, Thoma
de Courcellis in Theologia, Martino de Fraxinis, Petro
Maugier Decretorum Doctoribus, Guillelmo de Camere,
Odone de Credulo in Medicinâ, Radulpho de Barnesse,
Iacobo Bernardi, Gaufrido Normani, Andrea Vesselin, Clemente Parmentarij, Ioanne Amici, Alberto Scriptoris quatuor Nationum prædictarum in Artibus Magistris, & quam
pluribus aliis Doctoribus & Magistris, aliisque personis fide
dignis ad præmissa vocatis. Sic signatum L. SCANVLIEGHE.

ANno Domini 1456. 3. Idie Augusti, fuit alma Parisiensis Vniuersitas studiorum antiqua parens in S. Maturino conuocata super duobus articulis. Primus fuit ad audiendas diligentias factas in materia Mendicantium, & potissimum ad audiendam relationem propositionis factæ per
M. nostrum M. Ioa. Panetchar coram Dominis de Parlamento, nec non ad audiendum eorum relationem. Secundus
fuit communis super supplicationibus & iniuriis. In primo
articulo declarauit D. Rector quomodo M. noster M. Ioa.
Panetchar eleganter proposuerat secundum conclusionem
nouissimè captam, & assumpserat hoc verbum pro thema-
te, *diligite lumen sapientiæ qui præstis populis, quia secundum con-*
clusionem vltimò captam, dandus erat per Facultatem Theologiæ
Proponens ad eundū ad illam Curiam: & ideo exequendo istam
conclusionem D. Rector congregauit die Dominica deputatos, ad dandum instructiones D. Proponenti, & ad eundum
quæsitum & petitum audientiam. Et habuimus audientiam
die Lunæ, & ibi fuimus auditi coram DD. de Parlamento, &
fuerunt præsentes etiam DD. Mendicantes, & tandem post
multas altercationes, Curia dedit deputatos ad prouidendum pacem, & aduisandum media pacis, & ordinauit ita,
non per modum sententiæ, sed ad inueniendum medium pacis quod *D. Patriarcha, D. Archiepiscopus Rhemensis, & D.*
Episcopus Parisiensis vnà cum quatuor DD. de Parlamento, scili-
cet Cotin cum tribus alijs, & etiam Vniuersitas dabit quatuor depu-
tatos, & etiam Mendicantes, vt isti haberent deliberare & inueni-
re media pacis, & isti solùm habebant potestatem referendi in Vni-

*uer*ſitate. Et etiam *placuit Vniuerſitati dare ſuos deputatos, in primo gratulando* D. *Rectori,* D. *Proponenti, cæteriſque deputatis, & etiam* DD. *de Parlamento, de grata eorum ſuſceptione, & audientia, & reſponſione.* Et dedit M. *noſtrum* M. *Petrum de Vancello,* M. Io. *Panethier, Maugier & de Fraxinis.* Hæc acta fuerunt anno, menſe, die quibus ſupra, præſentibus venerabilibus viris DD. & MM. ſcilicet Ioa. Clerici, Houpelande . . . & pluribus aliis, teſte meo ſigno Manuali, ita eſt Rᴠꜰꜰɪ cum ſyngrapha.

ANno Domini 1456. die verò Auguſti 7. fuit alma mater Pariſ. Vniuerſitas ſtudiorum antiqua parens ſolemniter congregata in S. Maturino, horâ ſeptimâ de mane, ad audiendum ea quæ facta erant per DD. Deputatos in materia Mendicantium. *Declarauit* D. *Rector, quomodo exequendo concluſionem nouiſſimè captam, congregauerat* DD. *Deputatos datos per Vniuerſitatem ad conferendum & inueniendum media pacis, vna cum aliis* DD. *Prælatis; & ibi fuerunt tribus diebus. Scilicet diebus Mercurij, Iouis, & Veneris, & ibi diſputauerunt materiam.* Tandem poſt multas altercationes, vt dicebant, venerunt ad inueniendum medium pacis, & fecerunt vnam ſcedulam, in qua continebatur quòd per prędictam Bullam prędicti non intendebant acquirere nouum ius, & fuit lecta in Vniuerſitate. Quæ quidem ſcedula non placuit Vniuerſitati propter multas clauſulas, & ſpecialiter propter vltimam; & etiam quòd in ea ponebatur, inquantum præiudicat iſti Decretali Omnis vtriuſque ſexus, & Clementinæ Dudum; *& imò videbatur captioſa, quia ſemper ipſi dixiſſent, quicquid dixiſſent, non præiudicat.* Ita eſt ſignatum Rᴠꜰꜰɪ cum ſyngrapha.

ANno Domini 1456. in craſtino S. Laurentij, fuit alma mater Vniuerſitas ſolemniſſimè congregata per iuramentum in S. Maturino horâ ſeptimâ de mane, ad audiendum lecturam cuiuſdam literæ confectæ per prædictos DD. Prælatos in materia prætacta & currente contra Mendicantes. Et etiam ad recipiendam reſignationem vnius officij Librariatus in vtilitatem cuiuſdam, pro quo ſupplicauit D. Doctor Maigret. Secundus fuit communis ſuper ſupplicationibus & iniuriis. In primo articulo *declarauit* D. *Rector,* quomodo exequendo conclusionem nouissimè captam congregauerat deputatos in magno numero, in S. Eligio vna cum Consiliariis nostris de Parlamento & Castelleto, lectâ illâ literâ, quæ primo fuerat data per Dominos Prælatos prænominatos. Et ibi fuerat conclusum *quòd particulæ*, *pro quibus non fuerat recepta per Vniuersitatem*, *meritò erant renocandæ*; *quia visum*, *quòd in istis particulis erant inuolutiones discordiæ*, *processuum & litium*. *Fuit etiam ibi conclusum quòd Domini Deputati dati per Vniuersitatem*, *irent intimatum Reuerendissimo D D. Patriarchæ conclusionem Vniuersitatis. Quo facto D. Patriarcha & etiam alij dixerunt*, *quòd quia mater Vniuersitas non erat contenta*, *quòd adhuc libenter congregarentur in die sequenti*, *quòd & factum*, *& ibi fuerunt prænominati Deputati*, *& etiam D. Rector & quatuor Procuratores* cum pluribus aliis. Et ibi fuerunt multa verba hinc & inde habita. *Tandem DD. Prælati dederunt vnam aliam scedulam*, *quæ hodie fuit lecta*, *quæ quidem litera non placuit Vniuersitati: quia ibi erant sicut in prima multæ dictiones reduplicatiuæ*, *& quia etiam dicta scedula erat multùm captiosa*, *& fuisset causa multarum discordiarum*, *& quia mater Vniuersitas quæritquæ ad pacem faciunt: Ideo nullo modo placuit sibi ista scedula*, *sed pro pace & concordia habenda placuit Vniuersitati*, *quòd casu quo D D. Mendicantes vellent remittere Bullam ad futurum Concilium primo congregandum*, *scilicet vel ad Concilium generale*, *vel Ecclesiæ Gallicanæ*, *placeret eos recipere sub certis tamen conditionibus. Primo quòd* DD. *Mendicantes iurabunt & promittent pro se & suis Ordinibus non vti*, *non publicare*, *neque prædicare*, *neque dogmatizare*, *nec in aperto*, *nec in occulto Bullam*, *nisi primo fuerit deliberatum per Concilium*, *& quòd ipsi tenebunt decisionem Concilij generalis*, *vel Ecclesiæ Gallicanæ in hac materia*; *Et casu quo non vellent*, *quòd remanerent priuati*, *sicut nunc sunt*; *& de ista concordia facient fidem sub sigillis quatuor Ordinum*, *& quòd dicta Bulla remanebit retenta sicut nunc est. Secundò quòd si contigerit*, *quòd absit*, *quòd aliquis quatuor Ordinum*, *isto tempore pendente*, *dogmatizaret aut prædicaret ad contentum in dicta Bulla*, *ipsi quatuor Ordines hoc facto essent priuati*, *sicut nunc*, *quousque ille foret debitè punitus*, *sufficienti tamen monitione præhabita quòd infra mensem corrigeret delinquentem. Voluit insuper quòd Rector non amplius congregaret Vniuersitatem*, *nisi essent illi contenti & quòd remaneant sicut sunt.*

Hæc acta fuerūt loco, tempore & hora quibus supra, præsentibus venerabilibus viris DD. ac MM. scilicet M. Go. Normani, Ioa. Merix, Nicolao Bertoul, & pluribus aliis, teste meo signo Manuali hîc apposito. Ita est Io. RVFFI cum syngrapha.

ANno Domini 1456. die 25. mensis Octobris, fuit alma Parisiensis Vniuersitas congregata apud S. Maturinum ad audiendum diligentias factas septimanâ proximè lapsâ per DD. Deputatos Vniuersitatis super materia Mendicantium, & ad audiendum instructiones per eosdem D D. Deputatos confectas super materia Mendicantium ad celsitudinem Regiam, nec non ad summum Pontificem transmittendas. Aperuit D. Rector, quatenus Martis & Iouis diebus septimanæ vltimò lapsæ, ad instantiam & supplicationem DD. Mendicantium conuocauerat solennes Deputatos in S. Maturino, ad prouidendum aliquod medium pacis inter Vniuersitatem & DD. Mendicantes. Retulit etiam D. Rector qualiter oblata fuerant Mendicantibus quamplurima media pacis ex parte Vniuersitatis per DD. Deputatos, quodque nullum acceptare voluerunt, imò potius in suo extremo pertinaciæ manere maluerunt. *Placuit Vniuersitati quòd instructiones tunc lectæ per M. Petrum Maugerij, vidilicet quoad hoc, ipsa Vniuersitas quamplurimum gratulata est prædicto Doctori M. Petro Maugerij de laboribus assumptis. Placuit tamen Vniuersitati quòd prædictæ instructiones iteratò legerentur per Deputatos, vt si quæ sint addenda addantur, & si quæ instruenda instruantur; & quo ad istum articulum placuit Vniuersitati transmittere suos Oratores ad Regem, & ad summum Pontificem, ad vnum duos, vnum ex superioribus Facultatibus, & vnum ex Facultate Artium, quos placuit stipendiare more solito.* Signatum IOA. ÆGIDII cum syngrapha.

ANno Domini 1456. 3. die mensis Nouembris, fuit congragata Vniuersitas in S. Maturino ad audiendum diligentias factas in materia Mendicantium, & ad prouidendum de Ambasiatoribus transmittendis ad D. nostrum Regem. D. Rector narrauit diligentias, quomodo in deputatis instructiones prò Ambasiatoribus fuerāt correctæ. *Narrauit etiam quòd duo notabiles Magistri venerant ad eum ad intimandum ei, quòd omnes Prælati de Ducatu Normaniæ fuerant con-*

gregati in ciuitate Rothomagensi super materia Mendicantium, qui concorditer concluserant inter se, quòd placebat eis se adiungere Vniuersitati Parisiensi contra Mendicantes, & procedere cum Vniuersitate, mittere ad Regem, & ad summum Pontificem Ambasiatores ex parte sui. Et quoad hoc dabāt tempore & loco auxilium pecuniale. Explicuit etiam D. Rector quòd, secundū quod inuentum erat à Deputatis, expediebat quòd D. Rector cum notabili comitura adiret D. Episcopum Parisiensem, & quòd haberet eum requirere vt vellet & dignaretur conuocare Clerum suum super ista materia Mendicantium, & dare operam possibilem vna cum Vniuersitate contra eosdem Mendicantes, viso quòd res directius tangebat eum quàm cæteros, Prælatos quàm Vniuersitatem. Requisiuit etiam D. Rector in eadem congregatione quòd darentur ei deputati de singulis Facultatibus, qui haberent potestatem plenariam ad prouidendum & disponendum de Ambasiatoribus, & pecunias habendum pro eis & ad multa alia, vt Vniuersitas non tantum vexaretur, & etiam vt negotium secretius tractaretur. Deliberauit Natio quòd gratulabatur D. Rectori, & DD. Deputatis de diligentiis, & laboribus assumptis per eos in correctione instructionum & articulorum requisitorum ab Ambasiatoribus. Quoad electionem Ambasiatorum placuit Nationi nominare & eligere vnum de suppositis suis M. Ioa. Formelli in Ambasiatorem; & casu quo aliæ Nationes & Facultates non descenderent in eum, placebat ei associare Mag. Gaufridum Normani de veneranda Natione Picardiæ, vel illum in quem maior pars descenderet, & id pro Theologo. Gratulabatur etiam Natio DD. Prælatis de Ducatu Normaniæ, & placebat ei quòd scriberentur eis literæ commendatoriæ & etiam gratulatoriæ, placuit ipsi Nationi quòd D. Rector cum bona comitura adiret D. Episcopum Parisiensem, & requireret quòd vellet congregare Clerum suum, & exponeret ei quòd multa media pacis oblata fuerant Mendicantibus ex parte Vniuersitatis, & nunquam voluerunt descendere ad media pacis. Quoad requisita D. Rectoris in habendo deputatos cum potestate prætacta, voluit Natio dare deputatos, vt petiuit. Hæc fuerunt conclusa eo die.

ANno Domini 1456. mensis Decembris die 14. fuit alma Vniuersitas Parisiensis congregata horâ octauâ

in S. Maturino *ad audiendum diligentias factas per D. Parisiensem & DD. Deputatos Vniuersitatis & etiā Cleri in materia Mendicantium.* Narrauit D. Rector quatenus, post congregationem vltima vice loco supra dicto factam, D. Episcopus Parisiensis mandauerat vna die Religiosos Mendicantes ad
audiendum ab eis, si ad aliqua media pacis descendere vellent, qui in illa conuocatione, ceperunt dilationem ad aliam
diem. Quo die, cùm ad D. Parisiensem accessissent, nullum finale responsum adhuc dare voluerunt, tum propter
nuntiū quem expectabant venturū intra triduum, allaturum
literas Vniuersitati directas à D. Legato; tum etiam propter
certas res nouas quas expectabant de die in diem à Generalibus Fratrum Prædicatorum & Carmelitarum, propter
quas excusationes, datum est eis spatium prædicta expe-
ctandi octo dies. Et quoad istum articulum, Vniuersitas gratias egit D. Parisiensi de suis laboribus in ista materia insum-
ptis, nec-non de communicatione suarum literarum transmissarum à D. Legato, & *placuit Vniuersitati capere instrumentum
publicum sub isto Rectore de adiunctione Cleri & D. Parisiensis in
materia Mendica ztium.* Signatum Io. Ægidii cum syngrapha.

ANno Domini 1456. die 18. mensis Ianuarij fuit alma
Parisiensis Vuiuersitas in S. Maturino solenniter congregata super facto materię Mendicantium. Placuit Nationi quòd summè videretur scedula confecta & correcta per
DD. Deputatos Vniuersitatis, Cleri Parisiensis, & etiam
Deputatos quatuor Conuentuum Parisiensium, & quòd singula contenta in eadem diligentissimè inspicerentur, ob honorem matris Vniuersitatis. Insuper *quòd nedum quatuor Conuentus Parisienses obligarentur, sed etiam Generales & Prouincia-
les omnium Ordinum Mendicantium, potissimè in Christianissimo
Regno Franciæ.* Signatum G. Mvynart cum syngrapha.

ANno Domini 1456. die 3. Februarij conuocata fuit alma Parisiensis Vniuersitas apud S. Maturinum per D.
Rectorem, ad audiendum lecturam copiæ bullæ cuiusdam
emanatę de nouo à summo Pontifice D. nostro Papa concer-
nentis materiam Fratrum Mendicantium, quæ copia missa
fuit Vniuersitati per Reuerendum in Christo Patrem D.

Episcopum Attrebatensem. Et quantum ad istum articulum audita lectura prædictę copię, deliberauit Natio Francię veneranda mater mea quòd, quia *prædicta Bulla pacem dabit, prout speratur inter Sæculares & Religiosos, per reuocationem & quassationem priuilegiorum Fratrum Mendicantium, quæ impetrata sunt in præiudicium sæcularium Sacerdotum, & contra Decretalem Dudum, sicut latius videri potest in prædicta copia.* Gratulatur humiliter D. nostro summo Pontifici beato Calixto, qui dignatus est hanc Bullam multarum discordiarum & litium destructiuam concedere. Vult solemnes processiones Vniuersitatis fieri ad exorandum Altissimum singulariter *pro vnione & pace sanctæ matris Ecclesiæ, & prosperitate, & fœlici successu D. nostri summi Pontificis.* Gratulatur etiam quamplurimum Reuerendo in Christo Patri & D. Episcopo Atrebatensi de transmissione copiæ prædictæ, & vult literas gratulatorias ei transmitti ex parte Vniuersitatis. Deliberauit insuper quòd *vult Bullam vnam consimilem habere sub plumbo, quæ reponatur in arca Nationis, & quòd esset expediens quamlibet Facultatem & Nationem, vnam habere ad perpetuam memoriam & securiorem custodiam, mittendo proprium nuncium ad sanctam Sedem Apostolicam, si non possit aliter haberi.*

ANno Domini 1457. die 11. mensis Iulij, fuit alma mater Vniuersitas per D. Rectorem solemniter super tribus articulis conuocata. Primus fuit concernens factum Mendicantium. Secundus fuit ad audiendam relationem M. Nicolai Fraterni, qui *transmissus fuerat ad magnum Consilium D. nostri Regis, & ad Legatum in Regno Franciæ & Ducatu Britaniæ* etiam propter factum Mendicantium. Tertius fuit communis super supplicationibus & iniuriis. Circa primum articulum declarauit D. Rector, qualiter die Veneris præcedente, die videlicet octaua mensis eiusdem, hoc est, feria quarta post prandium meridianum, ad cameram suam venit Aduena quidam & F. de Ordine prædicatorum, dicens se missum esse à Generali Ordinis ad præsentandum dicto Rectori, nomine eiusdem, quasdam literas missiuas, Quòd cùm audiuisset D. Rector nolens propriæ prudentiæ inniti, misit diuersis superiorum Facultatū Suppositis, vt mature in hac re procedere posset, cum quibus conuenit, vt dictam literam missiuam

protunc

pro tunc nullatenus haberet recipere, sed die sequenti haberet conuocare notabiles deputatos in magno numero *per
iuramentum* in S. Maturino *de diuersis Facultatibus & Nationibus*, quorum opinionem audiendo, vlterius in negotio posset procedere, dimissusque est illâ horâ Aduena, assignataque
est sibi hora comparendi die craftina sequenti, videlicet Sabbati, post prandium meridianum horâ tertiâ in S. Maturino
allaturus literas suas missiuas sui Generalis, quæ omnia die
sequenti facta sunt. Cùmque dictus Aduena in præsentia deputatorum compareret, *fuit associatus duobus Doctoribus in
Theologia Vniuersitatis Parisiensis* : quia tamen à deputatis
præceptum est quòd dictus Aduena nomine sui Generalis,
dictique Doctores nomine sui Ordinis Parisiensis, prout
Verba oftendebant, *nisi sunt destruere quandam pacem factam
in S. Bernardo, in præsentia D. Connestabularij, Reuerendorum
in Christo Patrum Archiepiscopi Rhemensis, & Episcopi Parisiensis*, ad quam destruendam nullam habuerant poteftatem
ex parte Vniuersitatis : Id circo tam *Rector quàm deputati* in
hoc conuenerunt, vt hoc die Lunæ, hac horâ præscriptâ,
Vniuersitatem haberêt conuocare, quòdque iidem tam Aduena quàm etiam dicti Doctores illo die, & illâ horâ com-
parerent narraturi illa quæ habuerant in propofito ibidem
narrare. Quibus sic, vt præfertur, peractis, prædictus Aduena
nomine sui Generalis dicto Rectori in præsentia Vniuersitatis literas missiuas præfentauit *continentes in effectu reuocationem, annullationem, & quassationem pacis factæ & conclusæ in
sancto Bernardo* inter prædictam Vniuersitatem, & dictos
suos fratres quantum eos concernebat, quodque prætextu
talis pacis non volebat suos fratres in futurû ingredi Societatem prædictæ Vniuersitatis, illudque idem nomine Generalis prædicti factum est per prædictum Aduenam dicti
Ordinis, *qui in præsentia Vniuersitatis oftendit se poteftatem habere ad huiusmodi faciendum, illudque idem fecerunt duo Doctores
in Theologia prædicti Ordinis, qui se asserebant authorisatos ex
parte Ordinis Parisiensis.* Circa secundum articulum declarauit M. Nicolaus Fraterni se præfentasse literas in magno
Consilio Regis ex parte dictæ Vniuersitatis, inprimis D.
noftro Regi, D. Cancellario, D. Episcopo Narbonensi, M. Eufta-

F

chio Fabri, & pluribus alijs, qui gratè literas Vniuersitatis susce-
perant, ac se præsentauerant paratos operari pro dicta Vniuersitate in omnibus ipsis possibilibus. Insuper de facto Prædicatorum Mendicantium Vniuersitati retulit qualiter nonnulli de ipsorum Ordine fuerant prosecuti Consilium magnum Regis, *à quò obtinere voluerunt cursum in Regno Franciæ*
eiusdem Bullæ emanatæ à sancta Sede Apostolica. A quo Consilio
tale obtinuerant finale responsum, quòd *nihil daret Consi-*
lium de concernentibus cursum prædictæ Bullæ inauditis Prælatis
huius Regni, quòdque ipsis imponebatur silentium, si hoc fieret
de prosecutione cursus prædictæ Bullæ. Insuper nomine
eiusdem Consilij & respondendo super contentis in missiuis
dictæ Vniuersitatis, ex parte Consilij quòd ipsi de Ordine
Mendicantium, aliud non obtinerent à dicto Consilio. Idcirco consulebant illi de magno Consilio quòd pro huius
materiæ prosecutione Ambasiatores non transmitteret. Dicebat insuper M. Nicolaus Fraterni, quòd nomine eiusdem
Vniuersitatis præsentauerat literas missiuas Legato, de quo
supra, à quo perceperat, quòd iam in fauorem ipsorum
Mendicantium *erant expedita bene quadraginta Vidimus tan-*
gentia veritatem Bullæ de qua supra, à quo Legato nullam peni-
tus responsionem habere potuerat pro dicta Vniuersitate : quia
dictus Legatus irritatus fuerat ratione *cuiusdam appellationis*
interiectæ à prædicta Vniuersitate in causa decimæ leuandæ in
Regno Franciæ super Beneficys. Circa tertium articulum *suppli-*
cauit honorandus D. D. Rector *quia* 23. *Iunij fuerat electus in*
Rectorem Vniuersitatis Parisiensis, & receptus more solito in S.
Iuliano paupere à facultate Artium, vt dignaretur sibi Vniuersitas
præbere auxilium, consilium & fauorem in agendis ratione sui offi-
cij. Supplicauit insuper pro deputatis in causa appellationis
interiectæ à sententia lata *in Curia Rectoris. M. Michaël Eu-*
redy. Supplicauit insuper quidam Doctor in Theologia vt
admitteretur quædam litera commendatoria lecta in præsentia Vniuersitatis, in fauorem duorum Scholarium Physicorum Regi Siciliæ. Insuper quidam M. pro liters gradus,
Quoad 1. articulum, *dixit mater nostra Vniuersitas, quòd prædi-*
ctos Fratres de Ordine Prædicatorum non priuauit, sed seipsos pri-
uauerunt per amicabilem compositionem factam in S. Bernardo in-

ser prædictam Vniuersitatem & quatuor Ordines Mendicantium: quia tamen mater nostra Vniuersitas de repentina declaratione priuationis aliàs notata fuerat à Fratribus prædictis, nenunc, vt prius, notaretur, *remisit declarationem ad deputatos quibus dabat etiam in mandatis prouidere vnà cum Consiliarijs Curiæ Parlamenti & Castelleti quid vlterius agendum in hac re.* Circa secundum punctum, mater nostra Vniuersitas habuit M. Nicolaum Fraterni ratum & gratum, acta per eum rata & grata; Volebat insuper quòd, vltra sibi data per M. Io. Boulengarij in præmium suorum laborum, perfectam consequeretur solutionem, *quàm persequi haberet in deputatis. Circa tertium articulum declarauit mater nostra Vniuersitas se paratam esse ad dandum consilium, auxilium & fauorem dicto Rectori in suo officio, quòdque congratulabatur suæ electioni.* Dabat insuper M. Michaëli Euredi deputatos. Placuit itaque Vniuersitati, & annuit petitioni prædicti Doctoris vt admitteretur quædam litera commendatoria lecta in præsentia Vniuersitatis in fauorem duorum Scholarium Physicorum *Regi Siciliæ.* Insuper concessa est M. prædicto litera gradus. Acta sunt hæc anno, die & mense quibus supra, præsentibus quatuor Procuratoribus quatuor Nationum, M. Gofrido Calui, M. Gofrido Normani, & quàm plurimis alijs notabilibus viris, In cuius rei testimonium signum meum manuale supposui. RHEDON cum syngrapha. Sic est.

ANno Domini 1557. die 30. Iulij hora septimâ de mane fuit Vniuersitas Paris. per D. Rectorem in S. Bernardo per iuramentum conuocata solemniter super facto Mendicantium. Ostendit D. Rector qualiter secundum conclusionem captam in congregatione vltimo celebrata in hoc loco, adhuc vna vice haberet vocare per iuramentum F.F. de Ordine Prædicatorum, & ipsos fraternaliter monere pro tertia vice, *vt pacem, de qua supra, tenere & ratificare vellent,* quòdque in obedientia, paupertate & castitate in quibus eorum votum consistebat, vitam perducerent, ac Vniuersitatem præfatam immolestam permitterent, suntque præ... fratres, qui numero competenter existebant, successi... ...rogatus... vitam & ...unires Patrum insequendo hu...

iuſmodi facere cupiebant, & à cœptis retrahere pedem. Qui viciſsim dixerunt *quod ſi Rectori & Vniuersitati ligati fuerant iuramento, magis tamen eorum Generali*, qui eis mandauerat, vt Vniuerſitati notificauerant, vt prædictam pacem, de qua ſupra, tam nomine ſui quàm eorum haberent irritare & quaſſare ſicuti fecerant, de quo ſupra. *Et hoc ſub magnis pœnis & timendis cenſuris Eccleſiaſticis, quibus eoſdem ligauit, ſi in oppoſitum venire præſumerent, quodque aliud facere non poterant.* Qua reſponſione audita per Rectorem in præſentia Vniuerſitatis, viſa trina monitione fraternali quæ præceſſerat, eorum priuationem in medium poſuit. Circa quem articulum *Vniuerſitas decreuit prædictos. FF. priuatos eſſe, & priuationem incurriſſe à gremio & conſortio prædictæ Vniuerſitatis.* Non ſuit tamen concordia in Vniuerſitate quod *ſcedulæ affigerentur in locis conſuetis, per quas huiuſmodi priuatio omnibus conſtaret, ſub ſigillo Rectoris.* Acta ſunt hæc anno, die & meſe quibus ſupra, præſentibus quatuor Procuratoribus quatuor Nationum; M. Goffrido Normani, M. Goffrido Calui, & quamplurimis alijs notabilibus viris. In cuius rei teſtimonium, ſignum meum Manuale ſuppoſui. MAR. REDON cum ſyngrapha.

ANno Domini 1457 die 8 Octobris fuit alma Pariſienſis Vniuerſitas ſolenniter conuocata. Supplicauerunt DD. Mendicantes videlicet vnus Auguſtinenſis vt mater Vniuerſitas vellet reintegrare, & ad ſuum gremium reuocare FF. Prædicatores, qui pro illo tunc erat priuati, etiam ſupplicauit vt darentur deputati ad videndum conuentionem pacis inter FF. Mendicantes, & almam matrem Vniuerſitatem, vt ſi quid eſſet ibi contentum quod contradiceret, aut quod ſtare non poſſet cum ſuis priuilegiis, hoc amoueretur; & ſi nihil erat contrarium, erant contenti tenere conuentionem factam. Et quoad hoc placuit *vt ſi ipſi conuentionem factam & initam in S. Bernardo coram D. Conneſtabulario, D. Rhemenſi & D. Pariſienſi tenere vellent, ipſi FF. Prædicatores reintegrarentur, & non alias;* Nec placuit pro tunc eis deputatos concedere. Acta fuerunt hæc anno, menſe, dieque quibus ſupra.

Hæc omnia Inſtrumenta collata [feruntur?] recognita [...] ſubſignatur prouiſi[t?] anno D[omi]ni mille[ſi]mo ſexcente[ſimo] quinquageſimo ſecundo die quarta Octobris [...] Fontaine [...]

ACTES TIREZ DES ARCHIVES
& Registres de l'Vniuersité de Paris, pour iustifier sa Iurisdiction exercée par ses Deputez.

Vniuersis præsentes literas inspecturis, Vniuersitas Magistrórum & Scholariũ Parisius studentium, salutem in Domino sempiternam. Ad perpetuam rei memoriam. Quia nonnulli in causis motis coram *Rectore & Procuratoribus Vniuersitatis Parisiensis prædictæ, seu coram Deputatis ab eadem,* plus fraudibus, quàm causarum fauoribus innitentes, friuolas ad ipsam Vniuersitatem frequentér interponere consueuerunt appellationes, vt vel saltem ipsis mediantibus ius in causis ipsis omnino pereat, aut saltem vi prorogationum huiusmodi friuolarum ipsæ causæ, prout frequentiùs accidit, euanescant; cum tamen *summariè* procedi debeat super his, *& de plano.* Debitum cupientes in jis adhibere remedium, statuimus & ordinamus, vt quicumque de cętero ab ipsis *Rectore & Procuratorib.* ad Vniuersitatẽ ipsam, *ex quatumq; causa coram ipsis mota,* appéllauerit, primitus & ante omnia cautione quinq; solidorũ Parisiensiũ dicto Rectori qui pro tempore fuerit, præstet, vt si cadat à causâ ipsâ procedendo in eadem, dicto Rectori satisfacere teneatur in eisdem; alioqui in ipsa causa procedat D. RECTOR, prout sibi visũ fuerit expedire, appellatione huiusmodi tanquã friuola non obstante. Statuimus insuper & ordináuimus quòd quicumque ex nunc in futurum à *Deputatis* ab Vniuersitate prædicta in aliqua causa *datis seu dandis* ad ipsam Vniuersitatem appellauerit, præstitâ, eo modo quo supra, ab ipso appellante cautione decẽ solidorum Parisiensium ante omnia *in manu ipsius Rectoris,* in eius appellatione admittàtur seu deferatur eidem appellationi; & si contingat dictum appellantem à lite succumbere coram Deputatis super eadem sibi dandis ipsi Rectori de de-

A

12

cem solidis antedictis satisfaciat. Si quis autem huiusmodi cautionem, modo quo dictum est, praestare renuerit, *procedant ipse Rector & Deputati in ipsa causa prout de iure*, dicta appellatione tanquam friuola non obstante, ad interloquendum vel definiendum; *prout status ipsius causae exigit & requirit more solito & summarie & de plano*. Quod omnibus quorum interest aut intererit tenore praesentium significamus. Datum & actum in congregatione Generali Parisius apud S. Maturinum, Anno Domini 1315. die Sabbati ante festum beati Matthaei Apostoli.

Vniuersis praesentes literas inspecturis, Vniuersitas Magistrorum & Scholarium Parisius studentium, salutem in Filio Virginis gloriosae. Cùm sit iuri & rationi consonum, contra crescentem hominum malitiam noua remedia prouidere, & crescente morbo, crescere debeat pariter & medela. Nos Vniuersitas praefata matura deliberatione & digesto consilio praehabitis, in pluribus nostris Congregationibus generalibus quampluries super hoc celebratis, ad laudem Dei, vtilitatem studentium, totiusque nostri Collegij honorem; & ad reformationem abusuum, vel excessuum verisimiliter fieri possibilium, Statuta, quae sequuntur, duximus ordinanda. In primis igitur statuimus & ordinamus, *quòd quilibet Baccalarius admittendus ad determinandum, vel etiam ad legendum in aliis Facultatibus, iuret in sua Facultate*, quòd nihil dedit aut promisit, dabit aut promittet cuicumque, vt admittatur ad determinandum seu ad legendum; nec etiam in Licentia, nec in receptione signeti quocumque titulo ante Licentiam omni fraude semota. Item statuimus, *quòd quilibet Baccalarius sic admittendus ad determinandum in Artibus, vel etiam ad legendum in aliis Facultatibus iuret, & in sua Facultate honorem Rectori, & Rectoriae, Statuta quae priuilegia, libertates & consuetudines laudabiles Vniuersitatis Parisiensis obseruare & defendere,* AD QVEMCVMQVE STATVM DEVENERIT; Et quòd celabit secreta Vniuersitatis, nulli ea reuelando. Item statuimus quòd in Facultatibus Theologiae, Decretorum, & Medicinae Magistri dictarum Facultatum, ante apertionem tentaminis & examinis dicti Cancellarij Ecclesiæ Parisiensis seu vocationem & depositionem Magistrorum, ad partem deliberent inter se, & ordinent de Baccalariis & sufficientiâ eorumdem, & de ordine Licentiæ seu locorum secundum modum, qui vnicuique Facultati expediens apparebit, & quod dictam suam ordinationem tradat quælibet Facultas in scriptis dicto D. Cancellario. Hæc autem, vt ad omnium venirent notitiam, in hanc formam redigi, & per Scholas & Sermones specialiter in principio ordinarij, in die omnium Sanctorum ac Dominica ante Carnisprivium publicari ordinamus, nostríque sigilli magni fecimus munimine roborari. Datum Parisius in nostrâ Congregatione generali apud S. Maturinum celebratâ anno Domini 1384. die 9. mensis Ianuarij.

ANno Domini 1453. die 8. mensis Februarij, fuit convocata Facultas Artium in S. Iuliano per iuramentum *ad audiendum annullationem & revocationem Conclusionis quam fecerat D. Decanus Facultatis Theologiæ in S. Bernardo in novissima congregatione. Comparuit D. Decanus in dicta Facultate, & interrogavit eum D. Rector an conclusisset & respondit, tunc præcepit sibi D. Rector, quòd vellet annullare & revocare dictam* Conclusionem, respondit quòd non erat vocatus ad renunciandum Conclusioni, sed solùm ad consulendum, & quod volebat petere Consilium ab illis de sua Facultate, & de superioribus Facultatibus. Et super hoc deliberavit Natio quòd trinies convocaretur per iuramentum ad dictam Facultatem renuntiaturus præfatam Conclusionem, computando primam vocationem pro vna vocatione, & si non compareret etsi etiam non vellet revocare eam, *quòd declararetur periurus per affixionem scedularum in valuis Ecclesiæ.*

ANno Domini 1453. die 9. mensis Februarij, fuit convocata Facultas Artium in S. Maturino per iuramentum super tribus articulis. Primus *ad audiendum annullationem & revocationem conclusionis captæ per Decanum Theologiæ. Et quoad illum articulũ, venerunt nonnulli Magistri de superioribus Facultatibus deputati ab illis Facultatibus ad intimandum aliqua Facultati Artium. In primis exhortabantur Facultatem*

*Artium ad vnionem pacis & concordiæ, vlterius excusabant D. Decanum Facultatis Theologiæ, dicebant quòd erat parcendum suæ senectuti, & dicebant quòd conclusionem quam fecit, reputabant nullam, & de illo dicto quæsiui instrumentum pro & nomine Natio-*nis. Quantum ad istum articulum deliberauit Natio Franciæ quòd D. Decanus coram Notario haberet dicere quòd reputat conclusionem illam quam fecit pro non habita, & modum faciendi pro non facto, & quòd virtute illius conclusionis, non intendit in futurum præiudicare Artium Facultati. Secundus articulus fuit ad audiendum minutam cuiusdam literæ porrigendæ illis de venerabili Curia Parlamenti quam confecerunt deputati de Facultate Artium, & super isto puncto deliberauit Natio, quòd volebat quod ista minuta communicaretur Decanis de superioribus Facultatibus, qui haberent conuocare sua supposita ad visitandum illam minutam quâ visitatâ. D. Rector conuocaret deputatos Vniuersitatis, & si videret quòd illi de superiori Facultate vellent se vnire nobiscum ad porrigendum illam literam Dominis de Parlamento, D. Rector haberet conuocare Vniuersitatem, & non alias. Tertius articulus fuit communis super supplicationibus & iniuriis. Et quo ad hoc regratiatur Natio Magistris, de eorum exhortatione ad pacem & concordiam quia ipsa non quærit nisi pacem & concordiam.

ANno Domini 1453. 13. mensis Decembris, facta est congregatio Facultatis Artium in S. Iuliano paupere, super duobus articulis. Primus erat ad decidēdum quandam dissensionem ortam inter Magistros & Doctores super quadam particulâ in appellatione à Reuerendo in Christo Patre ac D. D. Parisiensi interiectâ quâ cauebatur de *….* Doctorum ad Prælatos, *& super irreuerentia D. Rectori, die præcedenti, in congregatione Vniuersitatis in S. Maturino exhibitâ.* Secundus erat communis super supplicationibus & iniuriis. Quantum ad primum punctum primi articuli, placuit Nationi venerandæ Picardorum, vt omnibus viis & modis possibilibus celerius quàm fieri posset, dicta appellatio in ea forma qua formata est & fuit, persequeretur. Quoad secundum punctum eiusdem articuli, placuit *vt Decanus Theolo-*

giæ vocaretur die sequenti ad audiendum suam priuationem, imò quòd si fieri posset, eodem die priuaretur, & affigerentur Scedulæ suæ priuationis valuis Ecclesiarum. Voluit etiam Natio quod de cætero haberetur vsus cuiusdam Statuti, quo cauetur, *singulis annis, quatuor debere eligi in Cameris Examinatores Magistros diuersarum Nationum Facultatis.* Quòd si D. Cancellarius recusauerit, voluit Natio vt præciperetur Scholaribus, ne accederent suum tentamen, nec reciperent per ipsum in modo prædicto tentatos & admissos, & voluit Natio quod Procuratores futuri hoc iurarent.

ANno Domini 1453. die Veneris 14. Decembris congregata Facultate Artium apud S. Iulianum pauperem per D. Rectorem super duobus articulis. Quorum primus *erat ad audiendum excusationes D. Decani Theologiæ, & D. Cancellarij,* & secundus super supplicationibus & iniuriis. *Comparuerunt præfatus D. Cancellarius S. Mariæ, & quatuor Magistri in Theologia, duo saeculares, & duo Religiosi, ex parte ipsius Theologiæ Facultatis deputati, qui præfatum D. Decanum Theologiæ, & præfatam Facultatem Theologiæ excusauerunt* dicentes, quod non volebāt separari à Facultate Artium, & hortabantur nos ad bonam pacem & vnionem cum ipsis, non approbantes quæ temerè à præfato Decano, & quibusdam aliis de illa Facultate dicta fuerant, volendo articulare Facultatem Artium in sustinendo appellationem prædictam. Et eis regratiata est Natio & porissimum Magistro nostro Mag. Thomæ de Corcellis, qui elegantissimè proposuit in facie Facultatis Artium. Quod autem ad D. Cancellarium Ecclesiæ Parisiensis stando semper in priùs deliberatis, placuit dare deputatos qui sibi haberent ostendere, quæ pro nobis facere possent ex priuilegiis & Statutis nostris. Et hæc conclusi. *Signatum.* A. G V E R R I cum Syngrapha.

NOs Guillelmus Riueti Rector Vniuersitatis Magistrorum ac Scholarium Parisius studentium. Cùm quædam prætensa Bulla Apostolica, de filo plurimùm suspecta, pacis in eadem Vniuersitate solemniter iuratæ, *& status Hierarchici in Ecclesia sancta Dei plurimùm turbatiua, scan-*

A iij

dalosa, & aduersa iuri communi, Sanctionibus sacris, & pragmaticæ Sanctioni de nouo per manus cuiusdam de Ordine rra-
trum Carmelitarum præsentata, ad dictæ Vniuersitatis notitiam peruenerit. Super quâ renunciandâ, & eiusdem re-
uocatoria impetranda, *pro quanto obuiat Iuribus sacris, Decre-*
tali Omnis vtriusque sexus, & Clementinæ, Dudum de Sepulturis,
Religiosi quatuor Ordinum Mendicantium fuerint attentiùs submoniti. Quod facere renuerunt & distulerunt. Notum igitur facimus vniuersis, quòd ex causis præmissis, &
aliis rationabilibus, de mandato, & ex speciali & matura deliberatione & conclusione dictæ Vniuersitatis, *omnes & sin-*
guli Iurati ipsius Vniuersitatis, de dictis quatuor Mendicantium
Ordinibus, à gremio dictæ Vniuersitatis perpetuò sunt priuati; non
Iurati autem ab eiusdem consortio, & graduum in eadem susceptio-
ne similiter resecati. Verumtamen si humiliter ad eiusdem piæ
matris gremium obedientes accesserint, quæ nulli claudit
gremium debitè redeunti, & suis obtemperauerint conclusionibus cum effectu, cum eisdem misericorditer agere intendit alma ipsa Vniuersitas. In quorum omnium testimonium sigillum Rectoriæ Vniuersitatis præfatæ, præsentibus
duximus apponendum. Datum Parisius anno Domini 1456.
die 25. mensis Maij. Ita est *Signatum* RVFFI cum Syngrapha.

ANno Domini 1476. die verò 26. mensis Martij horâ
octauâ de mane fuit Parisiensis Vniuersitas congregata super Licentiandis Decretorū fieri prætensis per QD.
Doctores dictæ Facultatis Decretorum. Supplicuerunt quidam Doctores Facultatis Theologiæ, exponentes, quòd
facta erat eis inhibitio, ne attentarent impedire huiusmodi
licentias, etiam mandato Regio, & per vnum Ostiarium
Parlamenti scilicet; Et petierunt per Vniuersitatem defendi, si quid ea de re eis facere quisquàm vellet. Eandem supplicationem eadem de causa fecit D. Rector. Placuit Nationi, quod D. Rector conuocaret deputatos, qui viis & modis bonis determinarent, an istæ Licentiæ Decretorum fieri
deberent aut non? *& quod tamen fieret defensio Cancellario &*
aliis ad quos spectat licentias facere, ne eas facerent durante dis-

cuſſione deputatorum, etiam ſub pœna priuationis. Acta fuerunt
hæc anno , menſe, & die prænominatis. Præſentibus D.
Receptore M. Nicolao Fraterni, M. Io. Hemnon, M. Eligio Vangernes, M. Io. de Capella , & aliis multis dictæ Nationis , teſte meo ſigno conſueto hîc poſito, anno, menſe &
die dictis. Bʀᴠʏᴇʀᴇ cum ſyngrapha.

Die octaua Octobris anni 1521. *ſuper inſtructione D. Re-*
ctoris fuerunt conuocati & congregati D. Deputati
Vniuerſitatis. ᴅ antiquus Rector recitauit ſuper quibus fuerat inſtructus. Item recitauit quæ occurrerunt tempore ſuæ
Rectoriæ, & antequam præmiſſa recitaret, orta fuit quæſtio
de loco & modo ſedendi *inter M. Robertum Dugaſt ſedentem*
pro Decano Facultatis Decretorum, & ipſum D. Antiquum, ſuper quo DD. *Decani aliarum ſuperiorum Facultatum,* DD:
Procuratores Nationum deliberauerunt , & ſic concluſum extitit
per D. Rectorem modernum, quòd ſederet Antiquus in loco conſueto
prope ipſum D. Rectorem. Et hoc facto præfatus Dugaſt receſ-
ſit, & præfati DD. alij, inſequendo conſuetudinem vt moris,
proceſſerunt ad inſtructionem , & ſic inſtruxit *de libro contra*
Fratrem Lutherum. De Regentibus recuſantibus ſoluere expenſas per Procuratorem Monart factas , in ipſis eximendis
à francis feudis De Reformationibus Collegiorum, de Collegio Trecorenſi , de contentione Primariorum eiuſdem.
De Librariis & Impreſſoribus. De Requeſta porrigēda Dominis de Curia Parlamenti per Impreſſores & Librarios *de*
Librariis qui vendunt Librum intitulatum aduerſus Theologaſ-
tros furioſos. De proceſſionibus celebratis die Dominica per Domi-
nos de Capitulo Pariſienſi, die proceſſionis ipſius D. Antiqui, de M.
noſtro Iacobo Merlin, qui prædicauit dicta die contra Statuta De
appellatione ipſorum DD. de Capitulo Pariſienſi. *De preci-*
bus continuandis per Primarios pro D. noſtro Rege. Fuit auditus
Procurator Monart, & fuit lecta Requeſta porrigenda Dominis de Parlamento , & recitauit diligentiam factam. Fuit
etiam auditus Receptor de antiquis Rectoribus , qui volunt
diminuere numerum Iuratorum per ipſos datorum & in ſuis
Regiſtris iam datis ſcriptorum. Comparuit Coraldus Librarius……… aſſertus *vendere libros per Vniuerſitatem vetitos,*

D. Dugaſt
Doctor in
Iure Ponti-
ficio decla-
ratur in
actu ſequē-
ti priuatus
priuilegiis
Vniuerſita-
tis niſi cu-
ret obſerua-
ri Statuta.

qui allegauit non fuisse à decem septimanis Parisiis, *& de li-*
bro Lutheri & maximè de libro intitulato aduersus furiosos, &c.
nunquam aliquid sciuisse; sed dixit patrem suæ vxoris qui
moratur Lugduni ipsos misisse vna cum aliis libris & dixit
sine Facultate vendidisse. DD. *Decani Facultatum Theologiæ*
& Medicinæ, & Procuratores quatuor Nationum, post relationem
D. *antiqui Rectoris, & auditis prædictis Procuratore & Recepto-*
re & aliis, auditaque relatione D. *Rectoris*, habuerunt grata, &
deinceptis terminentur. De Collegio Trecorensi procedatur secundum consilium Vniuersitatis, de Requesta porrigatur, *compareant Librarij in Vniuersitate*, quoad nostrum M.
Merlin & appellationem Capituli Parisiensis fiat secundum
deliberata Vniuersitatis, de Registris antiquorum Rectorum
nihil dematur nec addatur. De precibus continuentur, de
cæteris agendis Vniuersitatis precantur quod continenter
& consultò agantur.

ANno Domini 1551. die Sabbati 3. mensis Octobris,
Congregati fuerunt DD. Deputati præclaræ Facultatis Artium, apud Regale Collegium Nauarræ in domici-
lio D. Rectoris, horâ secundâ à meridie, super cognitione
& definitione controuersiæ D. Roberti Dugast primarij
Collegij Cocqueretici. Ibidem comparuerunt venerabiles
& circumspecti viri DD. & MM. Guillelmus Ruzè Rector,
Ioannes Sequeneau loco D. Procuratoris Franciæ, Normaniæ & Germaniæ Nationum Procuratores, nec non Franciæ & Germaniæ etiam Nationum Reformatores. Visum
est eisdem DD. Deputatis maturâ prius deliberatione, inter
eos præhabitâ, Statuta Vniuersitatis seruanda, statuerunt-
que & ordinarunt *quod idem* D. *Dugast curabit eadem Statuta*
diligenter obseruari in suo Collegio Cocqueretico sub pœna priua-
tionis priuilegiorum Vniuersitatis Parisiensis. Et ita per D. Rectorem conclusum fuit.

ANno Domini 1553. die veneris 7. mensis Iulij, Congregati fuerunt DD. Deputati Vniuersitatis studij Parisiensis, in Capella Collegij Sorbonæ super negotio inquisi-
tionis ac reformationis eorum omnium, quæ contra Statuta &

ta &

ta & Ordines *totius Academiæ fieri solent, proximis diebus in-choandæ.* Ibidem comparuerunt DD. Nicolaus Pugnantius Rector dictæ Vniuersitatis, Stephanus Ruffi Doctor Theologus loco Decani Facultatis Theologiæ, Petrus Rebuffi Doctor & Decanus Facultatis Iuris Canonici, Hieronymus Valentin Doctor Medicus & Decanus suæ facultatis Medicinæ, Io. de Courcelles Doctor prædictæ facultatis Theologiæ, Audebertus Macere Gallicanæ, Oliuerius de Quite-bœuf Normaniæ, & Ioa. Dempstare Germaniæ Nationum Procuratores, earumdemque Nationum Gallicanæ & Germaniæ Reformatores, & Martinus Mesnart Procurator Generalis ipsius Vniuersitatis. In ea congregatione maturis deliberationibus præhabitis, iidem DD. Deputati primum censent auspicandum esse à Collegio Caluico, huiusmodi Reformationem Scholasticæ disciplinæ, die Lunę proximo horâ octauâ matutinâ; Deinde eos Primarios, Præceptores, & Pædagogos, qui præfatæ Vniuersitati rebelles fuerint, eiusque Statuta neglexerint, *priuari priuilegiis ipsius Vniuersitatis, vt pote Magistratibus, distributionibus, honorariis, primariatu, pædagogio, docendi officio, & iure fori, atque nominatim ipsos ad totam Academiam delatum iri, vt per eam libellis publicè affixis, iidem omnino priuari suis libertatibus & iuribus declarentur, nisi tertiò admoniti resipuerint.* Et ita per D. Rectorem conclusum fuit.

ANno Domini 1554. die Lunæ 16. mensis Iulij congregati fuerunt DD. Deputati Vniuersitatis studij Parisiensis, apud Collegium Rhemense in cubiculo D. Rectoris horâ secundâ à meridie. Ibidem comparuerunt venerabiles & circumspecti viri DD. Ioannes Arroger eiusdem Vniuersitatis Rector, Ioa. Papillon Doctor Theologus pro Decano suæ Facultatis Theologiæ, Petrus Rebuffi Doctor & Decanus Facultatis Iuris Canonici: Carolus le Maistre Franciæ, Iac. d'Ossancourt Picardiæ, & Gieffrinus de la Roche Normaniæ Nationum Procuratores. D. Rector conquestus est de Notariis Curiæ Conseruationis priuilegiorum Apostolicorum ipsius Vniuersitatis, qui promiscuè dant mandata seu literas citatorias Iuratis, & non Iuratis,

dixitque ad se delatas fuisse duas citationes, quarum vna
est signata du Val, & altera Profit, quæ non erant sigillatæ
sigillo Rectorio contra morē antiquum, & in fraudem iuris
Rectoris & Vniuersitatis. Itaque petiit vt huic malo occur-
reretur. Ad hæc dixit prouidendum esse vt Arrestum Curiæ,
quod vltima mensis Iunij, anni præsentis in Vniuersitate
publicè lectum fuit, transcribatur, & detur singulis Primariis. Matura deliberatione per eosdem D.D. Deputatos super his negotiis præhabita. Imprimis placet ipsis vt D. Petrus le Clerc vices gerens dictæ Curiæ conseruationis amicè admoneatur, & ille agat cum prædictis Notariis, *ne quid*
tale in futurum committant sub pœna priuationis officij & excom-
municationis, atque conuocentur prædictus du Val & Profit
Notarij nec non Grapharius dictæ Curiæ, vt ex eis intelligatur, quâ ratione id fecerint, ac iisdem Notariis & Graphario
propterea significetur dies. Deinde volunt iidem DD. Deputati vt dictum Arrestum typis excudendum impressori
iurato committatur. Et ita per D. Rectorem conclusum
fuit.

ANno Domini 1556. die Veneris 17. mensis Aprilis post
Pascha Congregati fuerunt DD. Deputati Facultatis
Artium in Sacello Collegij Iustitiæ horâ primâ à meridie, ad
supplicationem *D. Petri Alés Doctoris Theologi & Primarij*
Collegij Montani, conquerentis de iniuria sibi facta à D. Nicolao
Dugast & Doctore Theologo nec non primario Collegij Lexouæi,
propterea quod idem Gymnasiarcha Lexouæus nuper asci-
uerat in suum Collegium M. Ioa. Dempstare, & illum insti-
tuerat præceptorem Logicorum, cum tamen prius hunc or-
dinem regeret in prædicto Collegio Montano. Ibidem com-
paruerunt venerabiles & circumspecti viri DD. Nicolaus
Deu Rector Vniuersitatis Parisiensis, Andræas du Hamel
Normaniæ, Benedictus Francus Germaniæ Nationum Procuratores; Ioannes Paris Franciæ, Ioa. de la Haye Picardiæ,
Stephanus Cremeul Normaniæ Nationum Reformatores,
& Ioa. Stuart loco reformatoris dictæ Nationis Germaniæ.
Coram ipsis DD. Rectore & deputatis comparentes prædi-
ctus D. Primarius Montanus, M. Petrus Gemelli Artium
Magister Regens in dicto Collegio Lexouæo nomine su-

Gymnasiarchæ Lexouæi, & prædictus Mag. Ioa. Dempstare
suas querelas & rationes hinc inde exposuerunt ac deduxerunt. Quibus auditis & intellectâ lectura Statuti, quo cauetur ne quis præfectus Logicis aut Physicis nouum cursum
incipiat *sub pœna eiectionis è gremio Vniuersitatis, quam ipso facto incurret, si statim à* D. *Rectore monitus non desistat*; sed
quem incæperit perficiat aut regere desinat; & qui id concesserit Primarius graui mulcta plectetur. Maturisque de
liberationibus pro more præhabitis, idem D. Rector, &
Deputati censuerunt ex meliori parte, habitâ ratione plagæ
& vulneris accepti in capite à præfato M. Io. Dempstare in
Gymnasio Montis acuti à discipulis, præsentibus Primario
& præside eiusdem Collegij, illi liberum esse in aliud Gym-
nasium migrare, vbi, si volet, poterit regere & docere iu-
uentutem. Et ita per D. Rectorem conclusum fuit.

Die veneris 6. Augusti 1568. apud S. Maturinum solenniter, vt moris est, horâ secundâ à meridie Congregati fuerunt DD. Deputati Vniuersitatis Paris. deliberaturi
de libello supplice Patronis Regiis porrigendo, tum de aliis
rebus ad Rempublicam pertinentibus. Ibidem compárue-
runt venerabiles & circumspecti viri M M. Claudius Sellier
Rector, Ioa. Benoist Doctor & Decanus Facultatis Theologiæ, Io. Rochon Doctor & Decanus Facultatis Medicinæ.
Franciæ, Picardiæ & Normaniæ Nationum Procuratotes.
Coram dictis DD. Deputatis conuocati fuerunt DD. Io. Bazot
Doctor Theologus Primarius Collegii Cameracensis, &
Gaufredus de la Faye Primarius Collegij Burgundiani. D.
Rector dixit se monuisse eundem D. Bazot Primarium Collegij Camerac. vt haberet ianitorem, & moneret Professores Regios vt admonerent suos Auditores de fide Catholica
penes eumdem D. Rectorem profitendâ; neque tamen pa-
ruisse eius mandato. Monuit etiam D. De la Faye, & eum ac-
cusauit quod non interfuerit supplicationibus publicis Vniuersitatis, nec quosdam discipulos ad easdem miserit, insequendo conclusionem depuratorum Vniuersitatis. D. Bazot
dixit simul atque recepit mandatum D. Rectoris monuisse
Præceptores Regios, & dedisse omnem operam vt satisfa-

ceret eius mandato. D. de la Faye dixit se non monitum, sed omnino ignarum fuisse harum supplicationum.

Maturis deliberationibus inter ipsos DD. Deputatos præhabitis, & auditâ lecturâ Libelli supplicis Patronis Regiis porrigédi, Censuerunt iidem DD. Deputati huiusmodi libellum supplicem à me Scriba obsignandum, & dictis DD. Patronis Regiis porrigendum. *Admiserunt honestas excusationes DD. Bazot & de la Faye, eos monuerunt, vt in rebus maximè in Religione sint diligentiores, & vt idem D. Bazot habeat imposterum ianitorem.* Et ita per D. Rectorem conclusum extitit.

ANno Domini 1568. 25. Septembris apud Collegium Sorbonæ in Sacello eiusdem Collegij horâ secundâ à meridie, Congregati fuerunt DD. Rector & Deputati almæ Vniuersitatis Parisiensis super tribus articulis. Primus de Statutis Vniuersitatis de nouo imprimendis. Secundus de professione Fidei & Religionis Christianæ exposcenda à M. Ludouico Chesneau Primario Collegij Turonensis. Tertius communis. Ibidem comparuerunt venerabiles & circumspecti viri DD. Rector, Benoist, de la Croix, Rochon, Franciæ, Picardiæ & Normaniæ Nationum Procuratores, & Nicolaus Vigner Procurator generalis dictæ Vniuersitatis. Expositâ per D. Rectorem Congregationis causâ, & loco supplicationibus & iniuriis accommodato. Dictus Mag. Nicolaus Vigner supplicuit M. Ludouicum Chesneau Primarium Collegij Turonensis, tertiò vocatum, & non comparentem, vt Fidem & Religionem suam profiteretur, sicut cæteri Primanij professi sunt tãquam refractarium & contumacem reputari, & priuilegiis Vniuersitatis, & officio Primaniatus prædicti Collegij Turonensis in sequendo Senatusconsultum priuari & priuatum declarari, & mandari M. Mthurino Redde, & Bursariis prædicti Collegij, vt illum excludant à Collegio, ac illi ingressum prohibeant. Maturis deliberationibus inter dictos DD. Deputatos præhabitis, iidem DD. Deputati, censuerunt Statuta prædictæ Vniuersitatis transcribenda antequam typo excudantur, *& tradenda Decanis Facultatum, & Procuratoribus Nationum vt videant, si quid sit addendum vel minuendum pro ratione temporis,* vt maturiùs deliberetur. *Priuarunt & priuatum declarauerunt prædictum M. Ludouicum Chesneau ter vocatum, & non comparentem, tanquam contumacem & refractarium, priuilegiis dictæ Vniuersitatis, & officio Primariatus dicti Collegij insequendo Senatus-consultum, censueruntque mandandum M. Maturino Redde, & Bursariis dicti Collegij vt prohibeant illi ingressum & excludant illum à dicto Collegio.* Et ita per D. Rectorem conclusum extitit.

ANno Domini 1568. die 17. Decembris, ex ordinatione DD. Rectoris, & Deputatorum almæ Vniuersitatis Parisi. Conuocetur die Lunæ proxima horâ primâ à meridie præcisé apud S. Maturinum coram DD. Rectore, & Deputatis dictæ Vniuersitatis, *Reuerendus in Christo pater, & D.D. Ioannes du Tillet Meldensis Episcopus*, responsurus velit ne admittere dignitatem Conseruatoriam sibi conditionibus oblatis delatam, & iuramenta in talibus præstari solita hisce conditionibus præstare. Datum Parisiis in Conuocatione dictorum DD. Rectoris & Deputatorum apud S. Maturinum solemniter celebrata. Anno Domini 1568. die 17. Decembris. Conuocetur D. Nicolaus de Creil Scriba Curiæ conseruationis Priuilegiorum Apostolicorum dictæ Vniuersitatis coram dictis DD. Deputatis, eadem die apud dictum locum Maturinorum, vt audiat sibi fieri inhibitiones, ne quid in dicto Graphariatu agat, aut exhibeat sub nomine Reuerendi in Christo patris, & D.D. Ioannis du Tillet Meldensis Episcopi partibus contendentib. *sub pæna priuilegiorum dictæ Vniuersitatis.* Datum Parisiis anno, loco & die prædictis. Conuocentur D. Nymphus, Procurator & Prouisor seu Prior Collegii Longobardorum apud dictum locum Maturinorum die & hora prædictis; Nymphus rationem redditurus à quo legendi acceperit potestatem in Academia Parisiensi, *inuito D. Rectore*, cùm nullo gradu in dicta Academia sit insignitus; Procurator, & Prouisor seu Prior rationem reddituri, cur contra Statuta Vniuersitatis dictum Nymphum in suo Collegio legere permittant, *non visis Rectoris & Vniuersitatis schedulis*, quibus constet licere dicto Nympho legere. Datum Parisiis, anno, loco & die prædictis *Signatum*, Laffilé cum Syngrapha.

Die Martis 28. Decembris 1574. apud domũ Sorbonæ in cubiculo D. Rectoris congregati fuerunt DD. Deputati horâ 2. à meridie. Couenerũt DD. de Meilly Rector, Adrianus Sequart Doctor & Decanus Theologiæ, Iacobus Gourmelen Doctor & Decanus Medicinæ, Franciæ, Normaniç, Germaniç Nationum Procũratōres, Nicolaus Vigner Procurator Fiscalis. Expofuit D. de Meilly Rector caufam Congregationis de negotio Domini de la Corde Doctoris Medici. D. Vigner fupplicuit vt audiatur, & iure-iurando refpondeat M. Mauritius de la Corde de his quç proponentur. Idem D. de la Corde vt quod corde tenes profitearis, refpondeas ad capita in cartâ defcripta, fi fidem feceris Academiç praeftitit iuramentum.

Aués vous pas tenu l'herefie de Caluin que l'on appelle, A dit qu'il a efté aux Prefches, qu'il a tenu l'herefie de Caluin, que l'on appelle la Religion nouuelle; mais qu'il ne perfeuere en icelle, & qu'il a icelle abiurée, & que pour icelle il a efté detenu prifonnier l'efpace de neuf mois. Si l'Arreft la pas priué deux ans des droicts de la Faculté, A dit qui luy a efté enioint de viure Catholiquement, & neantmoins interdit l'efpace de deux ans d'entrer aux Efcholes, La paix faite, a dit qu'il eft entré aux Efcholes comme Auditeur, & non au Conclaue durant lefdits deux ans. S'il a pas eu des Lettres de commandement du Roy, pour l'entretenement de l'Edict du Roy auec de Gorris, Baudichon, & autres pour en vertu defdites Lettres, eftre remis en fes droicts. A dit que fi on a obtenu quelques Lettres, il n'a donné charge de les obtenir en fon nom, & où il s'en trouueroit les a defaduoüé & defaduoüe à prefent, & dit qu'il ne s'y eft trouué figné, & n'a efté de confeil. S'il veut pas renoncer aufdites lettres, A dit qu'il ne les a euës ny veuës, & ne les a. Si depuis le iour S. Barthelemy 1572. il s'eft pas prefenté aux Deputés, & dit quando vtrumque Dei cultum fequi liberum fuit, eum qui mihi optimus videbatur, fum fecutus. A dit que s'il a dit que optimus videbatur, il ne le veut pas fouftenir, & n'a pas dit que optimus videtur. *S'il veut pas obeyr au Recteur, comme les autres Suppofts de l'Vniuerfité, a dit que oüy, & qu'il n'a pas dogmatizé.* S'il veut

viure Catholiquement, & felon l'Eglife Romaine, a dit que
oüy, comme l'Eglife Catholique Apoftolique & Romaine.
Si en cas qu'il recidiue, il veut pas renoncer à tous droicts & priui-
leges. A dit que oüy. Signé DE LA CORDE *auec paraphe.*

ANno Domini 1613. die 30. menfis Maij, conuenerunt
DD. Deputati Vniuerfitatis Parifienfis in Ædes D. Ioannis Saulmon Rectoris, Decanus Iuris pontificij D. Guiion,
D. Pigeart Decanus Facultatis Medicinæ, & DD. Procuratores, qui referente & poftulante Procuratore à fifco de nonnullis, qui ad nouas Congregationes cùm migraffent, admitti rurfus in Facultatem Theologicam cupiebant, fic
cenfuerunt. *Vniuerfitas fe directè & nominatim opponit quomi-*
nus Theologica, aut quæcumque alia Facultas dictæ Vniuerfitatis
deliberet aut aliquid ftatuat de recipiendis aut incorporandis in
fuum ordinem Doctoribus, Licentiatis, Baccalaureis, aut Magi-
ftris in Artibus, qui ex familiis & Collegiis præfatæ Vniuer-
fitatis tranfmigrarunt ad nouos Ordines & Congregationes
quæ non funt cooptatæ in Vniuerfitatem, & interpellat Fa-
cultatem Theologicam, vt fe D. RECTORI *& tribus aliis Fa-*
cultatibus adiungat, & copiam faciat dictæ Vniuerfitati
actorum, quæ ad prædictam oppofitionem defendendam
poffunt conducere. Signatum IOANNES SAVLMON
Rector cum fyngrapha. Subfcriptum de Mandato dicti
D. Rectoris DV VAL cum fyngrapha.

* * *

DECRETVM VNIVERSITATIS
Parifienfis. Anno S. Hominum 1626. die 3.
Non. Decemb. in Maturinenfi, fcribendo ad-
fuerunt Rector, Decani, Procuratores, Cen-
fores, & Magiftri Vniuerfitatis ftudiorum.

QVOD VERBA FECIT RECTOR, die 6. Cal. Decembr. F. Ioannem Teftefort è familia Dominicano,

rum, eorumdem Procuratorem Syndicum, Theses propoſuiſſe ac publicè defendiſſe, quibus multa falsò aſſeruit, maximè verò, *Scripturam ſacram eſſe, quæ partim Bibliis ſacris, partim Epiſtolis decretalibus ſummorum Pontificum (quatenus explicant ſacram Scripturam) continetur*: inter quas decretales eſt Bulla Bonifacii V I I I. cuius initium eſt *Vnam ſanctam* quâ pleræque ſcripturæ loca continentur, & in perniciem Regum & Regnorum explicantur, cuiuſmodi ſunt, *Ecce duo gladij*, &c. *Ecce conſtitui te hodie ſuper gentes & regna, vt euellas & deſtruas*, &c. teſtante Moſe non I N P R I N C I P I I S ſed I N P R I N C I P I O *cælum Deus creauit & terram*, &c. Et quoniam Academiæ ſtatutis & Senatuſconſulto 15. Septemb. an 1621. aliiſque Senatuſconſultis cauetur, vti Rector, Decani, Procuratores, & Cenſores videant, ne quid contra leges, decreta, ſtatutáque Academiæ peccetur, quibus hóc inprimis prohibetur, *ne quid contra Regis Regníque Gallici iura & dignitatem diſputetur proponatúrve*; Si quis ſecus fecerit, extra ordinem puniendum eſſe decernitur. Proinde ſuæ fidei & officii eſſe, Academiam conſulere de ea re quid fieri decerníve placeat.

Recitatis & perlectis Theſibus ab ipſo Teſtefort propoſitis & aſſertis, Bonifacii VIII Bulla cuius initium eſt, *Vnam ſanctam*, Pauli IV. *Cum ex Apoſtolatus*, Pii V. *Motu proprio*, & aliis epiſtolis decretalibus: Lectis etiam variis Academiæ ſtatutis Henrici Magni auctoritate, & ampliſſimi Senatus ſanctione firmatis & editis anno 1601. Art. 70. & 71. pag. 44. 23. pag. 116. & aliis: Multis item Cenſuris à ſacro Theologorum ordine latis, vnâ ann. 1413. in Ioannem Petit, à Synodo Conſtantienſi ſancirâ; in Marianam 1610. in quandam ex propoſitionibus libelli, cui titulus Reſponſio ad Anticotonum menſe Febr. 1611. in Admonitionis auctorem menſ. Nouemb. 1625. in Sanctarellum menſ. April. 1626. Recitatis item variis Senatuſconſultis, côtra Tanquerellum & Cainum menſ. Decembr. an 1561. contra Bourgoinum, menſ. Mart. 1590. Caſtellum, menſ. Decembr. 1594. Guignardum, menſ. Ianuar. 1595. Iacobum, menſ. Iul. 1596. Marianam, menſ. Iun. 1610. Bellarminum, menſ. Nouemb. 1610. Suarem, menſ. Iun. 1614. Sanctarellum, menſ. Mart. 1626. Iordanum,

Iordanum, menf. Iun. 1626. Perlectis perpensifque nuperis
Academiarum Galliæ, Tolofanæ, Valentinæ, Burdiga-
lenfis, Pictauienfis, Bituricenfis, Cadomenfis, Rhemenfis, & huiufce Parifienfis Decretis aduerfus impiam
Sanctarelli Iefuitæ, & aliorum fimilium doctrinam. Relatis
denique ex Academiæ tabulis in F. F. Dominicanos variis
Scholæ Parifienfis Cenfuris ac Decretis, in F. Nicolaum de
Iuffiaco die 9. menfis Septemb. an. 1321. in F. Ioannem ex
eadem familia 20. Auguft 1389. in F. Petrum de Chanfay
12. Octob. 1389. in Dominicanos 21. Aug. 1403. Decretis
item 22. & 24. Maij 1456. & 15. Maii 1594. ab Academia
factis.

DE ea re Rector, Decani, Procuratores, Cenfores, &
Magiftri omnium Ordinum ac Tribuum ita cenfuerunt.

CVM Theologorum Ordo illas Thefes Calend. Decemb.
pro fua fide & fapientia improbarit ac damnarit: cùmque
ex Bonifacii VIII. Decretali & aliis quibufdam, nouiffimè
Admonitionis auctor *Sanctarellus*, & alii exitialis doctrinæ
auctores ac vindices opinionum fuarum fundamenta repe-
tierint, verbifque nonnullis facrorum Codicum ad arbitrium fuum perperàm deflexis ac detortis munierint ac fir-
marint. Cùmque variis Academiarum legibus, ftatutis ac
decretis, Senatus denique ampliffimi auctoritate, iudiciif-
que grauiffimis, perniciofa & peftifera doctrina, quâ Regum
Maieftas falûfque tentatur, multoties damnata fuerit, & in
eos perduellionis iudicium ac pœna conftituta, qui vel oratione, vel fcripto illam inuehere, docere, aut ex aliorum
difciplinâ quouis pacto repetere ac defendere aufi fuerint.
Rectori autem, Decanis, Procuratoribus, Cenforibus, ac
Magiftris pro fua fide, ac iure iurando quo adftricti funt, &
ex Senatufconfultis, danda fit opera, vt hanc peftem omni
ope ac ftudio auertant ac diffipent:

PLACERE VNIVERSITATI STVDIORVM The-
fin his verbis conceptam, *Merito dixeris fcripturam facram
eam effe quæ partim Bibliis facris, partim epiftolis Decretalibus
fummorum Pontificum (quatenus explicant facram fcripturam)
continetur*, à F. Ioanne Teftefort exemplo peffimo, pernicio-
fo confilio propofitam, & publicè defenfam ab eodem

C

Teſtefort retractari, eamque ſtatutis, legibus, & decretis Academię contrariam, vt & à veritate alienam proximis Academiæ Comitiis publicè verbis conceptis & de ſcripto manu ſuâ ſignato quod Rectori tradet, improbari ac damnari: Eóque ſcripto prætereà declarari, Epiſtolas Decretales non eſſe ſcripturam ſacram, vel partem ipſius, nec veram ſcripturæ intelligentiam, & explicationem contineri ſuprà dictis decretalibus & aliis quibus in Reges & Regna exitialis doctrina firmatur, ac docetur. Niſi ipſe Decreto huic intrâ diem tertium, ex quo ſibi vel alteri ex eadem familiâ Dominicanorum per Apparitorem Vniuerſitais denuntiatum erit, paruerit, ſatiſque fecerit, PLACERE Academię ius, nomen, beneficium, libertatem, ordinem & gradum, veteri iure, more, conſuetudine, & exemplo maiorum, iam nunc vti poſtea deinceps, perpetuo interdicto illum amittere.

QVINTAINE, Scriba Vniuerſitatis.

L'An mil ſix cens vingt-ſix, le dixième iour de Decembre, en vertu de l'Ordonnance & Mandement, dont l'Original eſt cy-deſſus, Signé MAZVRIVS Rector, & plus bas, QVINTAINE, Nous ſoubs-ſignez grands Bedeaux, certifions auoir bien & deuëment monſtré & ſignifié, & fait-ſuffiſamment à ſçauoir à Frere Iean Teſtefort, deſnommé en ladite Concluſion, en parlant à ſa perſonne en ſon domicille, au Conuent des Iacobins, trouué au dortoir de ſainct Dominique, de comparoir Mardy prochain ſur les huict heures du matin aux Mathurins, où ſe fera l'Aſſemblée de l'Vniuerſité de Paris, & qu'il ait à ſatisfaire à ladite Ordonnance, à ce qu'il n'en pretende cauſe d'ignorance, & luy auons baillé & laiſſé copie tant de ladite Ordonnance, que du preſent exploit. Fait par nous, ſoubs-ſignez, Robert le Cuirot & Victor Chedepeau, grands Bedeaux de ladite Vniuerſité.

M. CHEDEPEAV. R. LE CVIROT.

DECRETVM ALMÆ VNIVERSITATIS

Parisiensis anno salutis 1627. 16. Kal. Decembris in Maturinensi. Scribendo adfuerunt Rector, Decani, Procuratores, Magistri.

QVod verba facta sunt, nihil esse à dignitate Vniuersitatis & omnium ipsius Ordinum sapientiâ, inter quos principem locum tenet Facultas Theologiæ, magis alienum, quàm in Theologorū numero mente captum hominem haberi: Vniuersitatem verò certis authoribus comperisse F. Io. Testefort, è familia DOMINICANORUM, grauissimo genere dementiæ laborasse: idque Facultati Theologiæ, ne illum diutiùs retineret Vniuersitatis nomine denunciatum: prid. autem Non. Nouembr. ipsum noctu in vico Cœmeterij S. Andreę sub horam decimam cum Sanctimoniali, & alia quadam; cui LE ROY nomen est, deprehensum, in carcerem coniectum, & incesti criminis postulatum. Visis & recitatis tabulis actisque publicis, quibus illum præfecti vigilum lictoribus, hæc inter alia dixisse constat, agi tantum de fœminis; se haud multùm ea de re sollicitum, à qua se facilè expediat; quòd si ob eam rem duriùs secum agatur, veste abiecta, palam se in hæreticorum conuentu prædictam LE ROY vxorem ducturum. Cùm ad pristinam insaniam horrenda, & bonis omnibus detestanda scelera, hæc adiunxerit, quibus omnem Religionis sensum exuisse videtur: ne probro sit Scholæ Parisiensi virtutis & sapientiæ magistræ, si hoc monstrum diutiùs inter suos versari patiatur. De ea re Rector, Decani, Procuratores, Censores, & Magistri omnium Ordinum, ac Tribuum ita censuerunt; *Placere Vniuersitati Generalis studij Parisiensis illum ipsum Testefort protinus ab Academia amoueri, penitusque rescindi.*

ANno Domini 1643. 10. Ianuarij apud Sorbonam in solemnibus procerum Academiæ Comitiis. D. de

Sainct-Amour Rector expoſuit ſemel & iterum in priuatis Comitiis Facultatis Artium actum eſſe de Abbate de Nangis qui Mag. Iac. Dulæi Philoſophiæ Profeſ-
ſoris apud Pleſſæos falſo teſtimonio admiſſus eſt ad Bac-
calaureatum, & theſes expoſuit, & dedicauit D. Boutillier
ſummo ærarij præfecto. Viſum eſt in primis impediendum
eſſe quominùs idem Abbas admitteretur ad Lauream Artium. Deinde vocandum eumdem Dulæum, qui aſſeruit
eumdem Abbatem ſibi dediſſe operam, *tametſi apparuerit*
poſtea inſtrumento publico ſcilicet theſe, quam *habet D. Rector,*
eumdem Abbatem ſtuduiſſe Philoſophiæ ſub Ieſuitis, & apud illos
reſpondiſſe, quo tempore teſtatus eſt idem Dulæus ſibi dediſſe operam. Cùm verò theſes iàm eſſent delatæ viris no-
biliſſimis cenſuimus eundem Abbatem mitiùs excipien-
dum, quòd id non molitus fuerit in contemptum legum
Academicarum ; *Eum vero multandum, qui ita rem diſpoſuerit,*
& profeſſoremplane interdicendum profeſſione publicà, abrogandas
illius literas Magiſterij, petendum & exigendum ab eodem
Dulæo numerum Scholaſticorum, qui ſub eo ſtuduerunt,
ne iterum imponat Academiæ vt eiuſmodi animaduerſio
poſteris ſit exemplo, quod à Concilio totius Vniuerſitatis
confirmari voluit Rector.

D. Dabes Cenſor Artium dixit ſe monuiſſe eumdem
Dulæum ante ſex menſes, ac proinde maiori eſſe in culpa.

Procurator Fiſci cenſuit rem eſſe deferendam ad maiora
Comitia Facultatis Artium.

DD. Decani & Procuratores confirmarunt quod factum
eſt, rem quead ampliora Facultatis Artium Comitia remi-
ſerunt.

Ita concluſit D. Rector, & ad eiuſmodi Comitia vocandum eſſe eumdem Dulæum.

Famulum vero eiuſdem D. de Nangis, qui ſimul cum
hero apud Ieſuitas ſtuduit, expungendum ex albo candida-
torum Artium nec eandem gratiam ipſi faciendam cenſuerunt DD. Rector & Proceres cum Cenſore Artium.

SEcunda Iunij 1646. apud Choletæos de mandato D. Rectoris conuenerunt Academiæ Proceres nempe DD. DE-

cani & Procuratores. Verba fecit Rector de coniunctione Collegij Pleſſei cum Sorbonico tum ex literis reuerendi Abbatis Maioris Monaſterij 3. Iulij 1644. tum ex diplomate Regio 1644. menſe Iulio.

M. Iacobus du Cheureul Procurator Fiſci cenſuit iſtam coitionem nullum illaturam incommodū vniuerſo Studio, quin eidem futuram ſplendori, ac proinde ſibi videri è re Academiç, iis preſertim rationibus, quòd ædes illius Collegij ruinoſç, vetuſtate exeſç, quod rei literariæ exercitatio ibi iàm langueat; quòd probatâ eiuſmodi coitione, ſarta tecta ſit eiuſdem Collegii fundatio; quodque iam pridem immineant eidem Collegio vicini Ieſuitç.

D. Meſſier Decanus Theologiæ cenſuit ſubſcribendum eiuſmodi coniunctioni.

D. Florent Decretorum Decanus probat quam maximè hanc vnionem, quæ ad ſapientiſſimam domum pertineat.

D. Perreau Medicorum Decanus idem pariter, ſed addidit eam conditionem vt non præficiatur Primarius qui repugnet Statutis Facultatis Artium.

D. Fournier Procurator Galliæ poſtulauit, vt priuſquam hac de re ſtatuat, liceat ſibi ſuam conſulere Nationem, cùm ſit res grauiſſimi momenti.

D. de Bailly Procurator Picardiæ annuit eiuſmodi coniunctioni: ita tamen vt Primarius eligatur ſeu præficiatur qui non ſit Doctor, aut ſaltem hæc Doctoris dignitas in hac concluſione non exprimatur, ſed tantùm eligatur vir idoneus.

Do. Halley Procurator Normaniæ cenſuit tabulas, vt ſonant, eſſe comprobandas, quibus cauetur vt Primarius eligatur è Sorbona Doctor aut Baccalaureus.

D. Procurator Germaniæ eaſdem etiam tabulas comprobauit. Concluſit D. Rector ritè & rectè factam illam vnionem Collegii Pleſſæi cum Collegio Sorbonico, ea tamen cautione vt eligatur in Gymnaſiarcham vir idoneus: nihilominùs omnes & ſinguli ad hanc demùm ſententiam redierunt, qua quidem nulla adhibita cautione iiſdem tabulis ſubſcripſerunt & hanc vnionem maxime comprobarunt.

C iij

Scribendo adfuerunt Rector, Decani, Procurato-
res Censores, Magistri studiorum Vniuersi-
tatis D. X. Kal. Sept. an Re. Sa. 1647. in
Maturinensi.

QVod verba facta sunt, Franciscum Veron Artium in
Qalma Vniuersitate Parisiensi Magistrum, *libellum edidis-*
se, cui titulus est, in Ianseni praetensum Augustinum seu Augusti-
nus liberatus à quatuor sophistices Iprensis speciebus, nouatoris
Scholae, ex methodo Augustiniana. Parisiis anno M.DC.XLVII,
In quo parergon VIII. Paginarum integrarum duodecim,
totum mendaciis & maledictis refertum, in dignitatem Rectoriam &Vniuersitatem Parisiensem, cunctosque eius Ordines iniuriosum & côtumeliosum; vt autem moneretur officij, & datae fidei cùm Rectori, tùm vniuerso Parisiensi Studio, citatum semel & iterum de concilii sententia eundem
Franciscum Veron, 3. demùm. Non.Sextiles praestò fuisse in
Comitiis Rectoriis, in quibus se monitionũ & monitorum
impatientem non solum habuisse, sed in Rectorẽ, Decanos,
Procuratores & selectos è cunctis Ordinibus viros insultan-
tem, foedumq; suum illud opusculum iactãtem petulantiùs
& audaciùs côtendentem nisi scriptum iam esset & editum,
scribendũ quam primum esse & edendum; datũ attamen illi
resipiscendi tempus, neque resipuisse: habitis eam ob rem
solemnioribus Comitiis hoc in Maturinensi X. Kal. Sept.
perlectis cum eodem parergo superioribus actis, auditoque
Procuratore Syndico, Rectori, Decanis, Procuratoribus,
Censoribus ac Magistris *visum, iure veteri, more, consuetudine*
& exemplo maiorum, illum Franciscum Veron interdicto sempi-
terno priuandum Academiae beneficio, Libertate, odine, gradu, iure
omni, eiusque Magisterij Autographum cancellandum esse, quodque typis mandatae sint & in vulgus editae eius iniuriae contu-
meliaeque, scribendum hoc decretum edendumque proximis Centuriatis Comitiis.

23

Extraict des Ordonnances article 70. des Estats de Blois.

TOus Professeurs & Lecteurs de lettres & sciences *tant diuines que profanes*, ne pourront lire en assemblée où multitude d'Auditeurs, sinon en lieu public, Et seront *subiects au Recteur, Loix, Statuts & Coustumes des Vniuersitez où ils liront.*

Quelques articles de la derniere reformation de l'Vniuersité de Paris, verifiée au Parlement le 4. Septembre 1598.

ART. XXIII. pag. 116.

NIhil à doctrina Christiana alienum, nihil contra Patrum orthodoxorum decreta, nihil contra Regis regniue Gallici iura & dignitatem disputetur, aut proponatur.

ART. VI. pag. 16.

Pueri inuenesque qui instituuntur, in primis Regi Christianissimo bene precari & obedire, & Magistratibus parere doceantur.

ART. XI. pag. 111.

Omnes exteri, qui in hac alma Ciuitate Theologiç, cçterisue disciplinis operam dabunt, antequam ad gradum aliquem in Academia admittantur, iurent se Galliç legibus victuros, Regi Christianissimo & Magistratibus morem gesturos, nihilque contra Remp. aut Magistratum gesturos.

ART. XXXVIII. pag. 120.

Doctores morum integritate, vitæ probitate, & exemplo cæteris præluceant, vt suæ professionis expectationem sustineant.

ART. LXX. pag. 44.

Rector Vniuersitatis, primo mense sui magistratus,

cum quatuor Cenſoribus, omnia Collegia ſemel ſaltem ad
at, & diligenter luſtret: Præceptorum, Magiſtrorum, Peda-
gogorum, Burſariorum, & Scholaſticorum querelas, ſi quæ
ſint, audiat: eos omnes in officio contineat: illorum diſſidia
componat: & ſingulorum Collegiorum ſtatuta, & hæc ipſa
Decreta, diligenter obſeruari iubeat.

ART. LXXI. pag. 44.

Omnes Præceptores, Pædagogi, Magiſtri, Burſarii,
Scholaſtici, aliique Academiæ alumni, Rectori debitum
honorem habeant, eique *morem gerant, in his maxime, quæ ad
Statutorum Vniuerſitatis, & horum decretorum obſeruationem, &*
ad diſciplinam ſcholaſticam pertinebunt.

*Hæc omnia inſtrumenta collata fuerunt & recognita per me
Scribam eiuſdem Vniuerſitatis ſubſignatum Pariſiis 1651. diebus
17. 18. 19. 21. 22. & 26. Iulij.*

QVINTAINE.

Autres Actes concernants aussi l'authorité & la jurisdiction de l'Vniuersité, touchant la Doctrine & la Discipline.

ANno Domini 1349. primo die Martis post omnium Sanctorum, *facta fuit definitio contra Flagellatores per D. Rectorem & tunc deputatos*, & à tota Vniuersitate in congregatione generali examinata & concessa.

ANno Domini 1410. mense Martio. Durante Procuratoria nihil exposuit ipse Procurator exceptis sex solidis, quos cepit à Receptore pro solutione publici instrumenti, quod Natio voluit habere de conclusione quam ipsa in Vniuersitate cepit super Requesta, *quam per suas literas clausas fecit D. Dux Aurelianensis Vniuersitati & Nationi.* Quæ quidem conclusio talis fuit, quod cum ipse D. Dux dictis suis literis assereret propositionem nuper per *Mag. Ioannem Parui* contra defunctum patrem ipsius Domini, coram Dominis Regalibus & Regis Consilio prolatam continere multos errores intolerabiles *in moribus & fide*, cum omni instantia requirendo *Vniuersitatem* & exhortando tanquam *Religionis Catholicæ zelatricem & defensatricem veritatis, quatenus præmissos errores vellet detegere*, damnare, damnatosque & intolerabiles præconizare. *Deliberauit Natio quod prædicta propositio per Facultatem Theologiæ, & alios solemnes Deputatos Facultatis Decretorum visitaretur* mature. Et si aliquos tales errores contineret, quos ipsi Theologi & Iuristæ censerent intolerabiles, *quod Vniuersitas, quantum ad eam spectat, scilicet authoritate doctrinali ipsos damnaret, veritates Catholicas eis contrarias prædicando, & publicè, quemadmodum errores fuerunt prolati*, præconizando, & huiusmodi deliberationem voluit Natio suis literis clausis dicto D. Duci intimare.

A

ANno Domini 1438. fuit alma mater Vniuersitas die
6. Octobris in S. Maturino super duobus articulis solemniter conuocata. Primus continens duo puncta. fuit
ad audiendum lecturam cuiusdam codicilli conclusorum & agitato-
rum in Concilio Bituricensi Vniuersitati transmissi per venerabilem
virum M. Simonem de Bergeris. Secundus punctus fuit ad audiendum vlteriores diligentias factas circa factum impo-
positionis quatuor solidorum. Tertius fuit communis super
supplicationibus & iniuriis. Quantum ad primum, *lectus*
codicillus pro maiori parte, qui tunc perlegi non potuit, eo
quod oportuit dictam Vniuersitatem adire Rectores huius
ciuitatis Parisi. existentes in domo villæ, ad habendam celerem expeditionem priuilegiorum in facto huiusmodi impo-
sitionis. Sed conclusum fuit vnanimiter *quòd huiusmodi arti-*
culi multiplicarentur singulis Nationibus & Facultatibus, & post
perlegerentur, & super his deliberaretur. Quantum ad secundum
articulum *adiuit D. Rector cum Decanis, Procuratoribus & de-*
putatis singularum Nationum & Facultatum Rectores præfatos tunc existentes in domo villæ, quibus per organum Decani Facultatis Theologiæ facta est Requesta pro parte
Vniuersitatis, quatenus quemadmodum hucusquè quietè
pacificè & mansuetè viximus in manutenentia & conseruatione nostrorum priuilegiorum, adhuc ipsi vellent permittere nos sic viuere cum ipsis, alias prosecutura esset Vniuersitas salubre remedium, vbi conueniens & opportunum
esset. *Qui, habità consultatione inter se, gratiosè responderunt se vel-*
le viuere & mori cum ipsa Vniuersitate sine læsione ipsius priuile-
giorum, & quòd D. Rector mitteret nomina & cognomina
eorum qui huiusmodi priuilegiis, in facto dicti impositi, vti
& gaudere deberent, & ipsi eis sua bona quæcumque
expedire facerent ; quod singulariter promisit *D. Mi-*
chaël Lalier ad huiusmodi impositum commissus. Acta fuerunt hæc anno, die & mense prædictis, præsentibus ibidem
quampluribus Nationum magistris. Signatum I. Amy
cum syngrapha.

ANno Domini 1454. die 2. Decembris congregata fuit
præclara Artium Facultas ad examinandum specialius
quasdam propositiones disputatas in Scholis Franciæ, Normaniæ

& Almaniæ. Conclusum erat quòd Facultas Artium daret quatuor deputatos de qualibet Natione, & D. Cancellarius haberet conuocare quosdam Magistros de almâ Facultate Theologiæ, qui vnâ cum deputatis Facultatis habeant visitare & videre propositiones illas, & postea referre Facultati quod eis de illis videbitur.

ANno Domini 1457. die verò 3. Decembris congregata fuit alma Vniuersitas parisiensis apud sanctum Maturinum ad audiendum quædam, quæ prædicata erant per quendam Iacobitam de Conceptione gloriosæ Virginis Mariæ. Retulit D. Rector quomodo alias *requisitus erat per Facultatem Theologorum*, quòd in proxima congregatione haberet facere specialem articulam super sermone cuiusdam prædicatoris, qui in Ducatu Britanniæ prædicauerat publice gloriosam Virginem Mariam esse conceptam in peccato originali. Et quantùm ad istum articulum, placuit scribere Duci Britanniæ, & aliis Dominis pro informatione, & si ita comperiretur, quòd puniretur tanquam hæreticus.

ANno Domini 1466 Octobris 28. congregata fuit alma Parif. Vniuersitas apud S. Maturinum ad audiendam lecturam quarumdam *literarum missarum per supremum D. nostrum Regem. Lectæ fuerunt literæ Regiæ in facie Vniuersitatis, & allati sunt nonnulli libri artis magicæ Mag. Arnuldi Astronomi, volumina magna & parua vsque ad numerum 27. aut 28. Literæ quoque Regiæ cauebant quòd alma Parif. Vniuersitas hos libros examinaret, an consoni forent fidei Christianæ & sanæ doctrinæ Christianorum, tanquam mater & fundamentum studiorum Gallicæ Religionis? Et quoad hoc dati sunt solennes deputati de omni Facultate & Natione.*

ANno Domini 1466. die verò 12. Nouembris congregata fuit alma Parif. Vniuersitas apud S. Maturinum *super relatione* DD. *deputatorum in materiâ librorum Vniuersitati missorum per supremum D. nostrum Regem.* Et ibi lecta est quædam minuta per ipsos confecta, quæ continebat huiusmodi libros multas *superstititiones, multas coniurationes ac Dæmonum inuocationes manifestas & horribiles, multas insuper latentes hæ-*

reses & idololatrias manifestas continere. Quas ob res *Vniuersitati* tanquam matri cunctorum studiorum, *visum est hos libros condemnandos, nulli penitus hominum communicandos esse*; elegitque in Ambasiatorem versus Regem mittendum, virum omni celebritate colendum Reuerendum *Mag. nostrum D. Decanum Paris. Mag. Thomam de Corcellis*, in eius tamen defectu Reuerendum virum Mag. Io. Aubein.

ANno Domini 1472. die verò 26. mensis Iunij congregata fuit alma *Vniuersitas Parisiensis apud S. Maturinum* super duobus articulis. Primus erat ad audiendas literas à D. Legato Græco Sedis Apostolicæ Vniuersitati missas. Secundus erat super supplicationibus & iniuriis. Quantùm ad primùm, habuit Natio D. Legato humiliter ingentes gratias de suarum literarum communicatione. Et quantùm ad contenta in eisdem, gratias egit D. Legato de prouisione apud summum Pontificem facienda, & quod liber iste Platonis, quem ipse de Græco in Latinum transtulit, *in Vniuersitate non communicaretur, nisi prius à singulis Nationibus & Facultatibus discuteretur*, continebant etiam literæ quod iste liber discussus fuisset. Placuit *ergo almæ matri vt inquireretur à quibus* discussus esset. Quantùm verò ad secundum articulum, supplicauit *D. Rector pro assistentia, auxilio & fauore*, Cuius supplicatio fuit concessa. Signatum G. LE BOVLENGER cum syngrapha.

Exemplum literarum sanctæ Synodi Pisanæ II. ad almam Vniuersitatem Parisiensem directarum, super lib:llo F. Thomæ de Vio Caietani, cui titulus, De Authoritate Papæ & Concilij siue Ecclesiæ comparata.

SAcro Sancta Generalis Synodus Pisana in Spiritu sancto legitimè congregata, vniuersalem Ecclesiam repræsentans, & per continuationem Mediolanum ad tempus translata, dilectis filijs Rectori, Doctoribus, magistris & Regentibus almæ Vniuersitatis studij Parisiensis, salutem & omnipotentis Dei benedictionem. Dilectus filius Gaufredus BOVSSARD, Cancellarius Parisiensis iussu nostro tradet

vobis libellum quemdam suspectum & plenum iniuriis,
contra Concilium Constantiense & Basileense, ac nostrum, & contra *Ioannem Gersonem optimum defensorem*, compositum per quemdam Fratrem Caietanum, hominem au-
dacem, & periculosum, quem desideramus pro suo de-
merito castigari. Ideo hortamur vos in Domino, vt libellum ipsum diligenter examinetis & discutiatis, mittatisquè
ad nos celeriter determinationem vestram Doctrinalem,
qua possimus iuxta eius audaciam cum vestris sapientissimis
consiliis prudenter procedere, &c. Datum Mediolani in
Generali congregatione nostra 10. Ianuarij 1512.

 B. Cardinalis Sanctæ Crucis.
 G. Cardinalis Narbonens.
 R. Cardinalis Baiocensis.
 F. Cardinalis de S. Seuerino.
 P. de Pire Cardinalis.
 F. Archiep. Lugdunensis.
 Tristandus Senon. Archiepiscop.
 P. Lucionens. Episcopus.
 G. Magalonen. Episcopus.
 A. Episcopus Engolismensis.
 Iacobus Abbas Cistertij.
 Ioa. Abbas Suessionensis.
 Et à tergo, Dilectis Filiis Rectori, Doctoribus ac Re-
gentibus almæ Vniuersitatis studij Parisiensis.

DE PAR LE ROY.

TRes chers & bien amez, Nous auons esté aduertis
que le Concile de Pise seant de present à Milan vous
enuoye par nostre Cher & bien amé Maistre Geoffroy
Boussard Chancelier de l'Eglise de Paris, vn certain liuret,
pour estre par vous visité & examiné : lequel a n'agueres
esté composé par quelqu'vn au deshonneur des saincts Concils de l'Eglise, & depression de l'authorité d'iceux ; auquel liuret, comme l'on nous a rapporté, sont contenus
plusieurs grands & dangereux erreurs, qui ne sont à tolerer,
& pour ce que sommes deliberés de toujours ayder, porter

A iij

& fauoriser les saincts Concils Generaux de l'Eglise, à l'ex-
altation , gloire & authorité d'iceux , comme la raison veut.
A cette cause nous vous prions tres à certes , que vous receu ledit liuret , le visities & examiniez diligemment , & le
confuties par raisons , & points , & articles , esquels il vous
semblera estre contre verité. Si ny vueilliés faire faute, &
vous nous ferés seruice tres agreable en ce faisant. Donné
à Blois le 19. iour de Féurier. Signé Lovys, & au dessous
Robertet, & au dos. A nos tres-Chers & bien amés les Recteur , Maistres , Docteurs & Regens de nostre aisnée fille
l'Vniuersité de Paris.

ANno Domini 1516. die 12. Ianuarij, conuocati & congregati fuerunt deputati Vniuersitatis apud S. Maturinum super visitatione *literarum & libelli Transmissi per Re-*
giam Maiestatem & per Cancellarium. Viso libro & visis literis missis, *conclusum fuit quod expensis Vniuersitatis fierent septem*
vel octo copiæ ad ostendendum Rectori , Decanis , & Procuratori-
bus & alijs deputatis , qui exinde possent conuocari & ad inuicem
communicare, & tandem deliberare.

SExta Martij 1516. DD. *Rector , & Deputati Vniuersitatis,*
videlicet Decani Facultatum, Procuratores Nationum Vniuer-
sitatem repræsentantes in Collegio Nauarræ existentes , auditâ
supplicatione Mag. Conradi Vls, aliàs Vllanis Diœc. Augustodunensis... qui supplicuit literas sui gradus sibi expediri,
attento quòd esset abiturus die crastina mane , nec posset
expectare congregationem pro supplicatione facienda vt
moris. Et Domini, attenta supplicatione eiusdem, pro hac
vice ordinauerunt easdem expediendas.

ANno Domini 1527. sexto Id. Iulij congregata fuit præ-
clarissima Paris. Academia apud Maturinos horâ 7.
marutinâ ad audiendam lecturam epistolæ Regiæ Maiestatis
ad Rectorem, DD. Doctores omnium Facultatum, nec-non
Regentes & Magistros missam per Reuer. Episcopum D. de
Bazas , petebatque D. Reuer. literisne vernaculis an Latinis respondendum putarent Regi nomine Vniuersitatis:
Nam D. de Bazas prædictus omnino petebat responsum

7

Vniuersitatis à prandio eius diei. Audita itaque lectura epistolæ per Scribam coram omnibus pronunciata, intellexe-
runt Regiam Maiestatem non parum aduersus M. N. Bedam esse commotam ob articulos ex eius libro, quem aduersus D. Iac. Fabrum Stapulensem & D. Erasmum Rotero-
damum scripserat, collectos ad numerum duodenarium vsque tanquam orthodoxæ nostræ fidei ex diametro, quòd
aiunt, repugnantes, ac sine intermissione examinari, truti-
nari & expediri voluit non solùm à Theologis, quos in hac
causa non nihil habebat suspectos, sed ab omnibus Facultatibus simul. Visum est itaque Nationibus, interea dum expenderentur articuli M. N. Bedæ, deputati aliquot adessent
omnium Facultatum, ac literis vernaculis Regiæ Maiestati
respondendum nomine Vniuersitatis, habendasque ei quam-
maximas gratias, quòd non solùm Reipublicæ curam haberet, verùm etiam orthodoxæ fidei nostræ Christianæ.

ANno Domini 1518. 9. Kal. Iulij apud Diuum Maturinum vernantissima *Vniuersitas Parisiensis* duobus super
articulis conuocata fuit. Prior quædam negotia concernen-
tia Rempublicam literariam. Secundus supplicationes *continebat.* Quantùm verò ad priorem articulum, *colendissimus
mag. noster Beda explicuit quædam opera Erasmica præsertim colloquia à Theologica Facultate propter varios errores in illis depre-
hensos damnata:* Nihilominùs Iuuentus butyro & melle fo-
uenda his ipsis diebus istis alebatur: quamobrem ad preces
& Sanctorum cultum tardi & segnes reddebantur. *Audito
sermone D. Bedæ & mag. nostri Bartholomæi in medium errores
quosdam ex illis citantis, D. Rector materiam ipsam Vniuersitatis
discussioni tanquam articulum proposuit.* Supplicuere autem
varij, primo *Procurator Vniuersitatis,* quatenus Vniuersitas
sibi coniunctionem daret in quodam processu coram Senatu
supremo cuiusdam papetarij per resignationem alterius ab
Vniuersitate prouisi, contra quemdam qui sententiæ Vniuersitatis se se opposuit. Supplicuit 2. vt Vniuersitas curam
haberet *de Oratore mittendo ad Regiam Maiestatem.* Postremò
supplicuit *Venerabilis Decanus Decretorum vt habitus & Regentium & Scholasticorum reformarentur.* Quantum fuit primi
articuli, *Facultates Decretorum & Medicorum similiter consen-*

zaneæ fuere Sacræ Facultati Theologiæ. Natio Gallicana collo-
quia condemnauit, Germanorum verò prohiberi voluit, ne amplius
legerentur Scholasticis; Picardorum autem & Normanorum vo-
luere vt Vniuersitas ad Desiderium Erasmum epistolam mitteret
indicatiuam errorum; exhortando illum ad errores ipsos retractan-
dos, sed D. Rector à pluralitate concludens conformiter ad Faculta-
tem sacram, colloquia & similes libellos, in quibus errores commis-
centur, condemnat. Quoad secundum articulum supplicationi
Procuratoris priori in forma omnes annuère: *Oratorem au-*
tem ad sacram Facultatem remittunt, volueruntque vt Reforma-
tores accuratius curarent infra mensem indecentes habitus & mo-
res Regentium & Iuuenum in decentes restaurare. Et ita per
D. Rectorem conclusum fuit.

ANno Domini 1530. mense Augusto. Prætermitto à dignissimo D. primo Præside Senatus Parisiensis ex vnaquaque Facultate deputatos conuocatos fuisse, vt pruden-
tibus fidisque Consiliis tori Academiæ prospiceret, in qua
tranquillissimè bonarum literarum studia nonnullis tamen
tumultibus agitata florescerent. Nam dum nescio quo fatali
tumultu sursum deorsumque omnia illius iudicio misceren-
tur, siue Christianæ Religionis statum inspiceret, siue Re-
rumpublicarum conditionem reputaret, siue studiorum ac
literarum rationem intueretur, nonnullas obuersantes nu-
gas summa fide, mira diligentia, parique dexteritate ex Regis decreto reformare statuit. Qua ex re dum à nonnullis
Theologis peterentur reformationes Facultatis Artium, ita
& certè scripto obtulerunt deputati Facultatis Artium eidem D. primo Præsidi nostram hanc *Academiam Parisiensem*
summo ludibrio hactenus exteris nationibus fuisse, non aliam ob cau-
sam, quàm quòd omissis Euangeliis & sanctis Ecclesiæ Doctoribus
Cypriano, Chrysostomo, Hieronymo, Augustino & similibus, So-
phisticen nescio quam ac dialecticen, in qua non placuit Deo sal-
uare suum populum, nostrates tamen Theologi profiterentur, contra id quod habetur in c. Nonne, & penè per totam 37. dist.
Itaque petierunt Deputati Facultati Artium, vt, præteritis
emendatis, dum nimiâ socordiâ Vniuersum linguarum iudicium neglexissent, nullus in futurum ad hunc gradum Facultatis Theologiæ admitteretur, nisi omnibus his doctrinæ
generibus

9

generibus affatim instructus esset iuxta Cle. 1. de ma. & in c.
Vt veterū 9. distinc. Signatū N. Grineav cum syngrapha.

Vn Arrest du Parlement donné quelque temps apres
porte, qu'il y aura quatre lectures ordinaires du vieil & nouueau Testament tous les iours, depuis le lendemain de la S. Martin,
iusques au dernier iour d'Aoust. . . . Deux desquelles lectures seront
faites le matin au College de Nauarre, & encommencera la premiere
à sept heures iusques à huit, & la seconde depuis huit heures iusques
à neuf. Et l'apresdinée autres deux lectures ordinaires au College de
Sorbonne, depuis vne heure apres midy iusques à trois heures. . . Et
sera la premiere lecture du matin des Epistres des Apostres, en com-
mençant à celles de S. Paul, en continuant iusques à la fin, en y com-
prenant l'Apocalypse, & la deuxième sera de l'vn des Prophetes,
ainsi qu'il sera aduisé par ladite Faculté. Et la premiere des deux
leçons d'apresdinée sera des Euangiles en continuant iusques à la
fin desdits Euangiles, & la deuxième de l'vn des liures du Pentha-
teuque ou des Agiographes, ainsi qu'il sera aduisé par ladite Faculté. . . Et afin que plus librement chacun puisse oyr lesdites lectures
de la saincte Escriture: Ordonne ladite Cour, que les autres lectures
du Maistre des Sentences, ou Docteurs Questionnaires, qui ont accoustumé d'estre faites en la Faculté, ne se feront esdites heures que l'on
fera lesdites quatre lectures; mais pouruoira ladite Faculté qu'elles
soient faites à autres heures. . . . Pour acquerir en premier lieu par
ceux qui pretendēt au degré de Licence en ladite Faculté, LE PRIN-
CIPAL FONDEMENT DE LA SCIENCE DE THEOLO-
GIE, QVI EST LE VIEVX ET NOVVEAV TESTAMÉT,
& que les lectures des Docteurs qui seront deputez par ladite Faculté, soient frequentées: Ladite Cour a ordonné & ordonne que
tous ceux qui pretendront cy-apres audit degré de Licence en ladite
Faculté, seront tenus auant que entrer au cours, ou apres qu'ils y seront entrés, oyr par trois ans lesdites lectures de la saincte Escriture,
tant du nouueau que du vieil Testament, auant qu'ils soient receus
audit degré de Licence, & auquel ils ne seront autrement receus. Et
l'article VI. des Statuts de ladite Faculté de Theologie de
la derniere Reformation de l'Vniuersité verifiée en Parlement le 4. iour de Septembre 1598 est conçeu en ces termes,
Fiant autem eiusmodi prælectiones ex veteri & nouo Testamento,
additis antiquorum Ecclesiæ Patrum scholiis & interpretationibus,

B

tum etiam ex *Petro Lombardo Parisiensi Episcopo Magistro Sententiarum.* Et toutes ces Ordonnances ont esté faites auec grande consideration, & conformément à l'ancienne institution, vsage & pratique, puis que dans les anciens actes, les Docteurs en Theologie sont ordinairement appellez *sacræ Paginæ* ou bien *in sacra Pagina Magistri*, Et que ces termes se trouuent dans vne Bulle de Gregoire IX. 1238. *Magistri & Scholares Theologiæ in Facultate quam profitentur se studeant laudabiliter exercere*, NEC PHILOSOPHOS SE OSTENDANT, SED SATAGANT FIERI THEODOCTI. *De illis tantum in Scholis quæstionibus disputent, quæ per libros Theologicos, & SS. Patrum tractatus valeant terminari.* Et que dans la reformation des Cardinaux de S. Marc & de S. Martin l'an 1366. se lisent ces mots, *Item quòd Scholares qui nouiter incipiunt audire Theologiam, primis quatuor annis portent vel portari faciant ad Scholas Biblici Bibliam in qua lectiones Bibliæ audiant diligenter.* & aussi dans celle du Cardinal d'Etouteuille en 1452. *Item statuimus & ordinauimus authoritate Apostolica, quòd priusquam admittantur Scholares in Theologia ad Baccalariatum, fidem faciant in Facultate, quòd per tempus statutum frequentauerint lectiones Biblicorum, & legentium Sententias, & hoc per scedulas Biblicorum & Baccalariorum sub quibus Bibliam & Sententias audiuerunt vnà cum iuramento & testibus, prout est de more Facultatis.*

ANno Domini 1533. nono Kal. Nouembris Episcopus Syluanectensis Regius Auricularius Sacerdos in publicis Comitiis *Vniuersitati obtulit literas Regias.* Quibus summo cum honore receptis, lectio earumdem altâ & intelligibili voce facta est: Deinde *Centuriis ad loca solita dimissis, Germani ad hanc sententiam suffragia tulerunt,* vt immortales Christianissimo Regi gratias agerent ob tam humanas literas, quas paterno, hoc est, benigno affectu Vniuersitati, quam subinde Filiam ipse appellare solet, misisset, declararunt se nullum librum, nedum illum qui *Speculum animæ peccatricis* inscribitur, condemnasse, & ob id literas excusatorias eius Maiestati mittendas. Signatum TISLINVS cum syngrapha.

ANno Domini 1534. ornatiſſimus D. Rector; Nouembris generalem conſtituit apud ædem diui Maturini
congregationem, idque duplici nomine. Primùm vt deliberarent ſingulæ Nationes vellent ne conſenſum ſuum præbere minori Bibliopolę inclytæ Academiæ Pariſienſis, qui
publicum ſuum officium filio vxoris ſuæ reſignare viuus de-
ſiderabat. Deinde vt qui velint de ſupplicationibus agerent.
Et quoad priorem attinet articulum, in hoc fuit conſenſum
vt officium illud publicum Bibliopolæ ſupplicanti conferrent ſolutis ſoluendis, probatis probandis. Cæterū quod ad
poſteriorem pertinet articulum ſupplicauit Procurator generalis duabus de cauſis, nempe *vt libri reprobati à deputatis
per ipſos DD. deputatos ſummo Senatui traderentur iam in catalogum redacti.* Deinde ſupplicauit idem Procurator generalis,
*vt cum libellū Eraſmi, de eſu carnium, ab Academia Pariſienſi tan-
quam ſuſpectum reprobatum Chriſtianus Vuechelius* vendendum
expoſuiſſet, eo quòd in Gallia nuper eſſet ingreſſus, *pænâ
quâ videretur dignus multtaretur.* Priorem D. Procuratoris generalis ſupplicationem fideliſſima Germanorum Natio mater mea approbauit. Poſteriorem autem *de Chriſtiano ad DD.
Theologos deputatos retulit.* Et hæc ita, aſcriptâ ſyngraphâ noſtra confirmauimus. Egbertvs Norrhivs cum
ſyngrapha.

ANno Domini 1535. 21. Iunij ab Vniuerſitate comitia
facta ſunt de horariis precibus à ſummo Pontifice in
compendium redactis, vt cum ſupremo Senatu ageretur porrecto ei libello ſupplicatorio, *cauereturque ne ante in publicum
prodirent, quàm eſſent à certis ad hoc delegatis Theologis comprobata.* Signatum Francisgi cum ſyngrapha.

ANno Domini 1539. 27. Nouembris conuocata eſt Vniuerſitas ad ædem ſacram Maturinorum vt deliberaret de
*literis miſſis ab Vniuerſitate Tholoſana quibus poſtulabatur, qui-
nam ex libris Eraſmi eſſent recipiendi & quinam reijciendi. Deliberauit Germanica Natio vt duobus Theologis peritiſſimis omne negotium traderetur.*

Die Sabbati nona Iulij 1575. apud Collegium Burgun-
diæ horâ secundâ à meridie congregati DD. deputati
super lite ortâ in supremo Senatu inter Vniuersitatem ex vna
& D. Episcopum Parisiensem ex altera ratione negotij D.
Maldonati. Comparuerunt DD. Ioannes de Rouen Rector,
Iacobus de la Croix Doctor Iuris Canonici , Stephanus
Gourmelen Doctor & Decanus Medicinæ, Iacobus Choart
Patronus Vniuersitatis in supremo Senatu , Franciæ, Picardiæ, Normaniæ Nationum Procuratores , Ludouicus Iusel
Procurator Facultatis Artium, Nicolaus Vigner Procurator
Vniuersitatis, Michaël Tissart antiquus rector ..... Dominus Gourmelen Doctor Decanus Medicinæ *dixit M. Am-
brosium Paré composuisse librum, in quo multa continentur, quæ bonis moribus & Reipublicæ nocent, quæ sunt nefanda.* Medicinæ Facultas supplicuit libellum oblatum Senatui, vt examinaretur
liber iste antequam in lucem produceretur. Non potuit breui illud negotium conficere, remissi sumus ad Senatum , vbi
tota his conficienda erit die Iouis proxima, *Scabini idem requirunt quòd & nos,* maxime conqueruntur. Vos rogatos velim,
vt si velitis vestra authoritate nostrum negotium iuuare, *Multa indicatur Librariis qui eos libros typis excudant.*
D. Vigner supplicuit vt prouideatis de confirmatione priuilegiorum.

   D. de la Croix , iustam petitionem D. Decani Medicinæ
Facultatis, auxilium, operam, laborem & fauorem esse præ-
standum. Liber descriptus ab Ambrosio Paré pernicioso
homine , *reiiciatur non modo liber , sed homo ille.* Exhibeantur
priuilegia nostra vt confirmentur à Principe.
Medicus censet exhibenda priuilegia D. Procuratori fisci.
Procurator Franciæ concedit adiunctionem Medicis, an-
nuit supplicationi Procuratois fisci.
Procurator Picardiæ idem.
Normanus ad Facultatem Medicinæ remittit, authoritatem
& auxilium concedit.
Conceditis adiunctionem.

Anno Domini 1610. die 15. Septembris , habita sunt
comitia in aula Collegij Sorbonæ post Missam de Spiritu sancto more solito celebratam , super sequentibus ar-

ticulis. Primò recognita & obsignata est conclusio facta die
1. Septembris. Secundò hon. D. Syndicus rogauit Facultatem quatenus libellum quemdam supplicem *ementito nomine
Academiæ* editum, & serenissimæ Reginæ Franciæ nuncupatum censurâ suâ notaret; *maximè verò quod valde esset contumeliosus in summum Pontificem.* Quod negotium, *quia ad
totam spectabat Academiam, remissum est ad D. Rectorem.* Signatum PETIT-IEAN cum Syngrapha.

*Decretum almæ Vniuersitatis Parisiensis. Anno salu-
tis 1626. Die 12. Kal. Maias in Maturinensi, scribendo adfuerunt Rector, Decani, Procuratores, Magistri
Vniuersitas studiorum.*

QVod verba fecit Rector, sapientissimum Ordinem
Theologorum, pro suâ in Rem Christianam, Regem
Christianissimum eiusque Imperium fide ac pietate, boni atque recti constanti amore, maiorum solenni more, *Antonij
Sanctarelli Iesuita de Hæresi, Schismate, Apostasia, &c.* Librum
inspexisse, & deprehendisse in eius libri Capitibus 30. & 31.
Tractatûs de Hæresi, has propositiones: *Summum Pontificem posse pœnis temporalibus punire Reges & Principes, eosque deponere, & suis regnis priuare ob crimen hæresis, eorumque subditos
ab illorum obedientiâ liberare, eamque semper in Ecclesiâ fuisse consuetudinem: & propter alias etiam causas, vt pro delictis si expe-
dit, si principes sint negligentes: propter insufficientiam, & inutili-
tatem suarum personarum. Item, Pontificem ius & potestatem habere in spiritualia simul & omnia temporalia: & in eo esse de iure
diuino vtramque potestatem, spiritualem & temporalem: credendum
esse, Ecclesiæ summóque eius Pastori contessam esse facultatem puni-
endi pœnis temporalibus Principes, transgressores legum diuinarum
& humanarum, præsertim si crimen fuerit hæresis.* Eumdem
Sanctarellum asserere: *Apostolos fuisse subiectos Principibus sæ-
cularibus de facto non de iure: quinetiam statim atque constituta est
Pontificia Maiestas, cœpisse omnes Principes esse illi subiectos:* denique eum explicare verba Christi, Quodcumque ligaue-
ris super terram, &c. *non tantum de potestate spirituali, sed
etiam de temporali: Ipsumque sancto Paulo imponere,* verba

illius, detracta negatione, immutando, & multis auctoribus ab ipso citatis: alia etiam multa similia: Eaque propter, die 4 Aprilis, publicâ, iustâ, legitimáq; animaduersio-
ne, notâ, censurâ, pestiferi eius libri propositiones istas im-
probasse, & eam doctrinam quam continent, tanquam nouam, falsam, erroneam, verbo Dei contrariam, Pontificiæ
dignitati odium conciliantem, schismati occasionem præ-
bentem, supremæ Regum auctoritati à Deo solo depen-
denti derogantem, Principum infidelium & hæreticorum
conuersionem impedientem, pacis publicæ perturbatiuam,
Regnorum, Statuum, Rerúmque publicarum euersiuam,
subditos ab obedientiâ & subiectione auocantem, & ad fa-
ctiones, rebelliones, seditiones & Principum parricidia ex-
citantem, damnasse:

De ea re ita censuerunt. Laudandum amplissimis verbis
sacrum Ordinem Theologorum, qui de improbâ & exitiali
doctrinâ istâ piè, religiosè, salubritérque statuerint, generi
Christiano, Galliæ que in primis, priscæ veræque doctrinæ
lumen opportunè ostenderint, maiorum virtutem retule-
rint, rémque adeò fecerint illâ professione tuendæ veritatis
& Studiorum Vniuersitate dignissimam.

Vtque nouæ ac pestilenti doctrinæ aditus omnis interclu-
datur, & omnes qui è disciplinâ nostra sunt, eámque in posterum amplectrentur, aut in eam nomen dabunt, maturè
intelligant sensus sibi animósque è Sacri Ordinis illâ Sen-
tentiâ comparandos, à damnatâ doctrinâ istâ longissimè di-
siungendos; Vtique eam omnes auersentur, detestentur &
abhorreant, priuatim ac publicè dedoceant, confutent,
coarguant;

Faciendum, vt Supplicationum solemni primo, tum
quotannis in eo cœtu, qui publicè supplicandi & procedendi causâ, statim ab instauratis Scholis mense Octobri
agitur, priusquam cuiquam postulare quid liceat, à Procuratore Vniuersitatis ea Censura palàm recitetur: tabulis
librísue omnium Ordinum Nationúmque inscribatur: eius
exempla duo Actuarij sacræ Facultatis manu distincta sub-
scriptáque in commune tabularium inferantur: totidem ad
singulos Collegiorum & Domorum Moderatores, primo
quoque tempore mittantur: vt omni ope ac studio ab istius

doctrinæ contagio atque peste, omnes qui eo contubernio domicilióue vtentur, arceant, operámque dent, vt ne cui contra quàm sapientissimus Ordo decreuit iudicauítque, dicere facereúe quicquam liceat. *Si quis eorum quid migrarit secússúe fecerit Doctor, Professor, Magister, Discipulus, Literarum ciuis, aut laudatissimam Censuram ullo quouis pacto, dicto, scriptoúe quacumque tandem de caussâ obtentuue solicitarit, mouerit, attentarit, Is ignominiæ caussâ dimissius Gradum, Ordinem, Tribumque perpetuo interdicto amittat.*

QVINTAINE *Scriba Vniuersitatis.*

La Cour de Parlement a authorisé par ses Arrests la susdite censure, & toutes les Vniuersitées de France ont fait pareils Decrets.

En 1627. le 3. iour de Decembre ladite Vniuersité de Paris, fit vn Decret contre Iean Testefort imprimé pag. 15, d'vn recueil intitulé, Actes tirez des Archiues & Registres de l'Vniuersité, &c.

SEcunda Septembris 1645. apud Choletæos in comitiis Rectoriis, De sexto volumine Curiæ sanctæ à P. Caussino Iesuita conscripto ac in lucem edito, *& à D. D. Blondel & Helie Doctoribus Theologis comprobato,* in quo prologus est Academiæ valdè contumeliosus, *quem iidem Doctores dicunt additum post approbationem. Visum est, vt iidem Doctores palam denuncient & declarent se non approbasse, imo improbare eiusmodi prologum.* Rogatus est D. Messier Theologiæ Prodecanus, qui hac de re moneat suam Facultatem proximis comitiis.

DEcima quarta Octobris 1645. in comitiis Rectoriis apud Choletæos, D. Messier Theologiæ prodecanus retulit se monuisse sacrum Theologiæ Ordinem, quòd duo eiusdem Ordinis Doctores, de quibus supra, subscripserant nouissimo tomo aulæ sanctæ à P. Caussino Iesuita in lucem edito, *cui præmissa est præfatiuncula Academiæ valdè iniuriosa,* quorum alter abest nimirum D. Helie, alter verò nimirum D. Blondel *dixit se non legisse eiusmodi præfatiunculam, & additam fuisse post subscriptionem. Placuit instrumentum hac de re expediri.* Gratiæ actæ sunt D. Messier qui ex superiori conclusione sapienter egit.

ANno Domini 1645. die 2. mensis Octobris sacra Theologiæ Facultas Parisiensis post Missam de sancto Spiritu
solito more celebratam, ordinaria habuit comitia in aula
Collegij Sorbonæ, in quibus H. M. N. Ludouicus Messier
exposuit in *Comitiis ordinariis* Vniuersitatis superioris mensis,
ordinatum fuisse vt ad Facultatem referret, in lucem pro-
diisse librum qui inscribitur *sixiéme Tome de la Cour saincte,*
cuius author est D. Nicolaus Caussin Societatis Iesu, cui
subscripserunt duo Magistri eiusdem Facultatis videlicet
MM. NN. Blondel & Helie Iunior. Et quoniam præfatio
eiusmodi operis multa falsa & contra ipsius Vniuersitatis
honorem & decus continet, peteret vt iidem MM. NN.
Blondel & Helie declararent, *vtrum dictæ præfationi subscripserint nec ne, & huius suæ relationis actum ad proxima Comitia
referret:* Cuius audita postulatione & relatione, prædictus M.
N. Blondel dixit se cum M. N. Iacobo Helie Librum prædictum tantummodò vidisse & approbasse; quod verò *pertinet ad præfationem, tantum abesse vt eam approbare velit, quin
potius vehementer improbauerit, quamprimùm ipsi innotuit, suæque* Declarationis actum daturum, vbi prædictus M N. Helie in Vrbem redierit. De quo sic censuit Facultas. *Exegit declarationem à prædictis MM. NN. Blondel & Helie, quæ Amplissimo D. Rectori traderetur,* postquam descripta esset in mo-
numentis ipsius Facultatis.

Exemplar Declarationis MM. NN. Blondel & Helie.

NOs infrà scripti in Sacra Facultate Theologiæ Parisiensi Doctores testamur omnibus, quorum interest
aut interesse poterit, legisse quidem & approbauisse Librum
qui inscribitur *le sixieme Tome de la Cour saincte* authore Nicolao Caussin Iesuita. Præfationem verò, quæ huic libro præfi-
gitur, nec vidisse nec probasse antequam typis mandaretur,
imò quamprimùm nobis innotuit, eam *tanquam Vniuersitati
iniuriosam, veritati parum consonam & scandalosam improbauimus & improbamus.* In cuius rei fidem præsentibus subscri-
psimus. Parisiis die 3. mensis Nouembris anni Domini 1645.
Signatum I. BLONDEL & I. HELIE.

*Ut omnia Instrumenta collata fuerunt
de retrognita per dominum Scribam eiusdem
Vniuersitatis subsignatum parisiis*

ACTES DE PLVSIEVRS PROCESSIONS

de l'Vniuerſité de Paris, par leſquels il ſe voit qu'en ſes Aſſemblées generalles tant ordinaires qu'extraordinaires, auſſi bien qu'en celles qui ſe font par Deputez. Monſieur le Recteur, qui en eſt le Chef, preſide; Et Meſſieurs les trois Doyens des Facultez de Theologie, droit Canon & Medecine; Et les quatre Procureurs des Nations de France, Picardie, Normandie & Allemagne déliberent, & ont droict de ſuffrages au nom deſdites trois Facultez & quatre Nations; Leſquelles quatre Nations ont compoſé ſeules ladite Vniuerſité, iuſques à ce que les Docteurs de Theologie, droit-Canon & Medecine ayent formé des Corps conſiderables, qui ont eſté adjouſtez par ſucceſſion de temps à ces quatre Nations, & ont augmenté le nombre des ſuffrages és Aſſemblées de ladite Vniuerſité, comme pluſieurs des Actes concernant la fondation deſdites Vniuerſité & Facultez, & pluſieurs droits & prerogatiues de la Faculté des Arts & deſdites quatre Nations demonſtrent euidemment.

ANNO DOMINI 1436. die 20 menſis Aprilis, fuit alma Vniuerſitas Pariſienſis in S. Maturino ſolenniter congregata horâ ſextâ matutinâ ſuper quatuor articulis. Primus fuit ad audiendam relationem D. Prioris de Iacobitis, qui propoſúerat coram illuſtri Principe D. Gonneſtabulario Franciæ ex parte Vniuerſitatis. Secundus ad eligendum nouum Conſeruatorem Apoſtolicorum priuilegiorum almæ matris Vniuerſitatis prædictæ. Tertius *ad eligendum Ambaſiatam deſtinandam erga D. noſtrum Regem.*

A·

Quartus ad eundum *proceſſionaliter* cum capis & cereis ad
S. Catherinam de Valle Scholarium, *pro laudabili reductione*
ac ſalute huius inclytæ vrbis. Quantum ad primum articulum, *relatio D. proponentis fuit continuata concorditer ab omnibus*
vſque ad proximam congregationem propter impedimenta proceſ-
ſionis tunc exiſtentis. Quantum ad ſecundum articulum, placuit concorditer Nationi procedere ad electionem noui
Conſeruatoris Apoſtolici, *& fuit electus concorditer via Spiri-*
tus ſancti Reuerendus in Chriſto Pater D. Epiſcopus Bellouacenſis
vtriuſque iuris Doctor, qui fuit receptus per ſuos Procuratores propter eius abſentiam. Quantum ad tertium articulum, *fuit electa ſolennis Ambaſiata de qualibet Natione &*
Facultate: vnus ſcilicet de Natione Picardiæ veneranda M.
Ioa. Hameron, qui concorditer, nemine reclamante, fuit ab omni-
bus pronuntiatus, ac à præfata Natione Vniuerſitati Ambaſiator
præſentatus vnà cum aliis Ambaſiatoribus aliarum Nationum &
Facultatū, quorū nomina explicanda remitto ſuis prædictis
Nationibus & Facultatibus, ad eundum, vbi hoc eſt expreſſum, ad D. noſtrum Regem Franciæ. Quantum ad quartum
articulum, *Placuit Nationi proceſſionaliter ire continuata ordi-*
natione humiliter & deuotè ad S. Catherinam de Valle Scholariū
cum capis & cereis in manibus ſolenniter, ad reddendum præcipuè
gratias omnipotenti Deo creatori noſtro, beatæ Virgini Mariæ eius
matri, & omnibus ſanctis eius de pacifico & laudabili ingreſſu &
quaſi miraculosà reductione huius inclytæ Pariſienſis vrbis ad ſuum
ſupremum Dominum naturalem, D. noſtrum Franciæ Regem, qui
ſuà pietate bonà ac Regali clementià omnibus omnia remittere di-
gnatus eſt ſpeciali Dei fauente gratià, quam illi concedat Altiſſimus D. noſter Deus in ſancta ſanctorum, Amen. Hæc
autem acta fuerunt anno & die ſupradictis, præſentibus
venerabilibus & circumſpectis viris DD. & MM. Iacobo Galet, Petro Goudeman, Gaufrido Morin, Ioanne
Damchy, & aliis quàmplurimis de præfata Natione Picardiæ ibidem exiſtentibus, teſte ſigno meo manuali
hîc præſenti appoſito, anno & die quibus ſupra. Signatum WARNERVS DE RONVESPIES cum ſy-
grapha.

ANno Domini 1446. 11. die Nouembris facta eſt congregatio almæ Vniuerſitatis Pariſ. in S. Maturino ad
eundum proceſſionaliter apud S. Martinum de Campis.
Placuit concorditer *omnibus Facultatibus & Nationibus ad
præfatum locum proceſſionaliter procedere.* Signatum IOANNES
CAMERON cum ſyngrapha.

ANno Domini 1453. die Iouis 15. Nouembris, fuit congregata Vniuerſitas in S. Maturino ad eundum proceſſionaliter ad Eccleſiam S. Genouefæ ibidem exoratum
Altiſſimum. *Quod omnibus Facultatibus & Nationibus concorditer placuit.*

ANno Domini 1457. die 20. Nouembris *in feſto S. Cad-
mundi Patroni Nationis Almaniæ* horâ nonâ matutinâ
congregata fuit ſolenniter alma mater noſtra Vniuerſitas
apud S. Maturinum ſuper duobus articulis. Quantum ad
primum articulum, *expoſuit D. Rector quatenus ex maturâ deliberatione Vniuerſitatis in vltimâ congregatione celebratâ conclu-
ſerat proceſſiones generales celebrandas die & tempore delectis arbitrio ſuo, quas quidem ordinauerat faciendas hodierno die : Idcirco
poſuit in medium coram Decanis, & Procuratoribus ſingularum
Nationum quatenus placeat ire decenter & honeſtè ad Eccleſiam
Beatæ Mariæ Pariſienſis celebratum ſolemnia miſſarum ſicut moris eſt laudabilis.* Propoſuit inſuper quatenus D. Pariſ. rece-
perat literas directas à Rege continentes aduentum Amba-
ſiatorum D. Regis Hungariæ ad inclytam vrbem Pariſ. man-
dante ipſos decenter & cum omni honeſtate tractari : Ideo
bonum fuerat, ſi contingeret dictos dominos appellari ad
vrbem prædictam, *ipſos viſitare cum notabili Proponente congra-
tulaturo aduentui ipſorum.* Quantum ad ſecundum articulum,
ſupplicauit D. Procurator venerandæ Nationis Almanię ex
parte ipſius Nationis, conquerens de graui iniuriâ & magno
præiudicio illatis ipſi Nationi, quæ ob feſtiuitatem prædictam S. Patroni eiuſdem Nationis intereſſe non poterat proceſſionibus, *ſicut quælibet aliæ Facultates & Nationes habent
ſua feſta principalia & merito tunc proceſſiones celebrari non debent.*
Expoſuit etiam quatenus ipſe vnà cum nobilibus magiſtris

suæ Nationis die præcedente, antequam schedulæ fuerant affixæ locis publicis, *adiuerat cameram D.Rectoris ipsi intimando diem festum, supplicando ei, vt vellet differre dictas processiones, quibus non auditis nihilominus processit in ipso festo: Idcirco supplicauit Decanis & Procuratoribus singularum Nationum, vt vellent ita ponere in medium, & differre huiusmodi processiones vsque ad aliam diem, super quibus deliberauit Natio, & placuit ei differre huiusmodi processiones ad aliam diem, vt amplius talia non contingant; placuit tamen eisdem ad euitandum scandalum quod inde poterat oriri, quòd illi de suppositis Nationis proprio motu volentes ire non impedirentur.* Hæc acta sunt die quo supra, teste meo signo hîc apposito. GVILL. DE SEPTEM-MONTIBVS cum syngrapha.

ANno Domini 1464. die 23. mensis Februarij, fuit alma Parisiensis Vniuersitas apud S. Maturinum solenniter congregata super duobus articulis. Quorum primus fuit, *ad adeundum Ecclesiam S. Catharinæ de Valle-Scholarium processionaliter cum capis & reliquiis pro vnione sanctæ matris Ecclesiæ, pro fœlici successu supremi DD. nostri Francorum Regis eiusque consortis Reginæ, pro proximo connexu fœderis pacis & concordiæ inter DD. Principes de regali prosapia,* pro serenitate aëris, similiter etiam pro conseruatione & manutenentia almæ matris Vniuersitatis, & inclytæ vrbis Parisiensis. Secundus articulus fuit communis super supplicationibus & iniuriis. Quoad primum articulum, *ex communi consensu trium Decanorum trium Facultatum superiorum, & quatuor Procuratorum itum est processionaliter cum capis & reliquiis apud Ecclesiam S. Catharinæ de Valle-Scholarium,* vbi Reuer. in Christo Pater D. Episcopus Trecensis celebrauit solennem missam, & eadem horâ factus est etiam sermo elegantissimus ad Clerum in dicta Ecclesia, per famatissimum M. N. Io. de Oliua in sacrâ Paginâ Doctorem & insignis Ecclesiæ Parisiensis Cancellarium, Quoad secundum articulum nullæ fuerunt supplicationes. Acta fuerunt hæc anno, mense & die quibus supra teste HENNON cum syngrapha.

ANno Domini 1464. die vltima Septembris per Mag. Antonium de Busto tunc Rectorem, *ex consensu omnium Facultatum & Nationū* celebratæ sunt solennes processiones apud Ecclesiā B. Mariæ de Monte-Carmeli pro vnione sanctæ matris Ecclesiæ, pro felici successu D.nostri Regis eiusque consortis Reginæ & cæterorum de Regali prosapia, pro serenitate aëris, pro conseruatione matris Vniuersitatis & inclytæ vrbis Parisf.Signatum I.BENEDICTI cum syngrapha.

ANno Domini 1466. 15. die Martij celebratæ sunt processiones almæ Vniuersitatis Parisiensis per D.Rectorem. *Ex graui & matura deliberatione DD. Decanorum superiorum Facultatum, & DD. Procuratorum ad S. Genouefam.* Et ibidem pro regentibus capatis exposita est summa 5. s. p. ita est. Signatum PLANQVETI cum syngrapha.

ANno Domini 1468. die Dominica quæ fuit 20. mensis Iunij comparuit Vniuersitas *ad mandatum D. Rectoris* in S. Maturino ad eundum processionaliter ad S. Maglorium, & quia tempus fuit indispositum propter pluuiam, quia toto mane pluit, fuit ibidem positum in medium si iremus ad dictum S. Maglorium, extititque *conclusam per Dominos superiorum Facultatum, & quatuor Procuratores quatuor Nationum Facultatis Artium*, attentâ indispositione temporis quòd diceretur Missa in S. Maturino, & quòd Regentes ibidem haberent suas distributiones ; dum tamen essent capati in Missa vt moris est, *fuitque mandatum D. Parisiensi qui debebat dicere Missam.* Signatum B.BRIANSON cum syngrapha.

PArisianam Vniuersitatem florentissimam ob duo in S. Maturino Nouembris vltima anni 1477. fuisse adunatam neminem lateat. Primum *ob processionē apud S. Martinum de Campis celebrandam.* Secundum super suplicationibus & iniuriis. Cùm ergò in medium per D. Rectorem positum extitisset, *placuit egregiæ Picardorum Nationi & toti Vniuersitati,* hanc processionem, vt Altissimum, *pro vnione sacræ matris Ecclesiæ, & sacrosanctæ Sedis Apostolicæ conseruatione, & serenissimi Principis Francorum Regis suæque consortis Reginæ, &*

inclytæ prolis Delphini cæterorumque Regalis prosapiæ & sui Regni dominorum felici prosperoque successu & pace continua habenda imploraret, celebrare. Hæc acta fuisse nullosque supplicuisse, multis tamen viris egregiis & Magistris tunc præsentibus constat. Signatum ita est S T A V D O V C cum syngrapha.

ANno Domini 1484. die verò 13 mensis Martij alma Parisiensis Vniuersitas fuit per D. Rectorem in Maturin. solenniter duobus super articulis congregata. Quorum primus erat, ad eundum processionaliter ad Claustrum beatissimi Confessoris & Pontificis S. Martini de Campis. Secundus erat generalis & communis super supplicationibus & iniuriis. Quantum ad horum duorum articuloru primum, deliberauerunt Facultates per ordinem processiones fieri ad prædictum claustrum beatissimi Martini, quemadmodum conclusum erat; (*quamquam Natio Picardorum mater mea sola se opposuerat formaliter in vltima congregatione Vniuersitatis quæ erat octaua Martij*) pro fœlici successu Christianissimi Regis Francorum, & Reginæ, nec-non suorum Principum nobilissimorum, pro pace & vnitate sacrosanctæ Ecclesiæ Catholicæ, nec-non almæ matris Vniuersitatis Parisiensis bona conseruatione, & totius Regni tranquillitate, inclytæque vrbis Parisiorum augmentatione & salute. In hac etiam conuocatione lectæ fuerunt per Scribam Vniuersitatis certæ *literæ Regiæ Maiestati*, & suis Principibus ab Vniuersitate dirigendæ; vt pote D. de Borbonio, D. Duci Lotharingiæ, D. Cancellario Franciæ, & quàmplurimis aliis nobilissimis Dominis. Super quibus literis sic lectis, vt præmittitur, per Facultates *singulas* & *Procuratores Nationum* deliberatum fuit vnanimiter illas quantocius sigillandas esse, sed ante sigillationem per certos peritos viros & dominos debere examinari, si forte in eis aliquid minus bene positum foret, corrigendum. Quantum ad secundum articulum supplicuerunt quatuor Magistri sigillatim pro literis gradus, quorum supplicationibus annuit Vniuersitas in forma, probatis probandis. Acta fuerunt hæc anno, die & mense prætactis, presentibus doctissimis *ex singulis facultatibus*, quorum multorum me latent nomina, DD. & MM. tali conuocationi parere consuetis, teste signo meo manuali hic posito G. DE SCHOVDE'E cum syngrapha.

Igesimâ Iunij anni 1484. horâ octauâ matutinâ fuit alma Parifiorum Vniuerfitas apud S. Maturinum fuper duobus articulis congregata. Primus *ad fciendum an Facultatibus & Nationibus placeret proceffionaliter ire ad Ecclefiâ B. Mariæ Parifienfis.* Secundus fuit fuper fupplicationibus & iniuriis. Quoad primum placuit Vniuerfitati, vt præfertur, Ecclefiam beatæ Mariæ proceffionaliter vifitare. Quoad fecundum, fupplicuit D. Rector commendatitias habere ad D. Epifcopum Cœnoman. Cui fupplicationi annuit Vniuerfitas auditâ lecturâ ipfarum commendatitiarum literarum. Acta funt hæc anno, menfe, die, loco & horâ dictis, præfentibus notabilibus viris & DD. Io. Hele, Petro le Caron, Io. de Campis, Io. Vaudelrin & aliis multis. Signatum ita eft Bruyere cum fyngrapha.

Nno Domini 1502. 13. Kal. Iunij in vnum per iuramentum Vniuerfitas conuocata eft in Maturin. duobus fuper articulis. Primus ad eundum proceffionaliter & deuotè ad Ecclefiam Carmelitarum. Secundus fuit communis & peculiaris. Supplicuit Rector, vt quæ ipfe in fuâ Rectoriâ ad honorem & decorem Vniuerfitatis gefferat grata, rata, accepta & ftabilia approbaret Vniuerfitas. Ad aliam fupplicationem Rector pro literis commendatitiis fupplicuit. Alii etiam quamplures fupplicuerunt pro literis gradus. Ad primum, *Natio Picardorum parata eft ire proceffionaliter ad facras ædes de Monte-Carmeli, lætabatur itaque fuper reuocatione proceffionis diui Maglorii propter pericula imminentia. De literis gradus annuit probatis probandis. Infuper gefta, acta & facta per vos habet grata & accepta habens eidem pro tantis laboribus affumptis ingentes gratias; fimiliter Natio literis veftris commendatitiis, dummodo in Deputatis legantur, annuit.* Acta funt hæc anno, die quo fupra, præfentibus difcretis viris M. Io. de Campis, M. Georgio Ciuis, & multis aliis tefte figno noftro deorfum figurato Vieset cum fyngrapha, ita eft.

Nno Domini 1504. 9. die Martij, fcilicet quintâ Dominicâ quadragefimę, qua in Ecclefia pro introitu canitur

Iudica, cõuocari iuffit D. Rector præclarã Vniuerfitatẽ in S. Maturino tribus fuper articulis. Primus fuper ordine & itinere feruando in fua proceffione. Secundus fuper quadam controuerfiâ exortâ inter Religiofos Cluniacenfes & inter Religiofos Ordinis S Benedicti, *qui eorum in proceffione Rectoris deberet præcedere aut fubfequi.* Tertius communis fuper fupplicationibus & iniuriis. De primo articulo, *placuit venerandæ Nationi Picardiæ comitari D. Rectorem proceffionaliter ad facram ædem diuæ Genouefæ breuiori itinere deuotè & celebriter, quo fieri poffet.* Quoad fecundum articulum tulit ægrè controuerfiam inter dictos Religiofos, *nihilominus conformiter ad alios prædeliberantes, placuit conclufionem vltimò datam obferuari, videlicet vt Cluniacenfes vltimum obtinerent locum,* faluo tamen cuiuflibet iure. Tandem plerique fupplicuerunt pro literis gradus, quorum *annuit fupplicationibus* probatis probandis. Signatum P. DE RVELLA cum fyngrapha.

ANno Domini 1505. 5. die Octobris conuocata fuit alma Parif. Academia per digniffimum D. Rectorem duobus fuper articulis apud S. Maturinum. Primus erat fuper D. Rectoris & Vniuerfitatis proceffione. Secundus peculiaris & communis. Quantum ad primum, *placuit Nationi procedere proceffionaliter ad locum per D. Rectorem defignatum ad diuam fcilicet Genouefam.* Signatum CORTEVILLE cum fyngrapha.

ANno Domini 1506. Idibus Martij circumfpectiffimus Rector M. Ioannes de Heftran duas ob caufas ipfam Parif. Academiam apud Maturinos comparere mandauit. Prior erat, *de decernendâ æde ad quam cum precibus & Hymnis folenniter totus Clericorum ordo procederet.* Altera de fupplicationibus & iniuriis. Supplicuit honoratiffimus Rector duo, vt eius gratia procedatur ad diuum Germanum & literæ commendatitiæ illi concederentur. Supplicuerunt & plerique Magiftri literas gradus. *Sed cùm hæc Nationatim tractarentur, illuftris Picardorum Natio Rectori de republica literaria benemerito vtramque petitionem compromittit; ea tamen lege, vt illius ædis Religiofi eum cum ornamentis decentioribus con-*
comitens

concomitentur, alioquin alio eundum esse. Præterea vt literas commendatitias arbitri ordinarij & recenserent & comprobarent, antequam ipsæ nostræ Academiæ sigillo signarentur. Aliis supplicantibus consensit probatis probandis. Signatum Io. Mar. cum syngrapha.

ANno Domini 1506. die 13. mensis Decembris alma Parisiorum Vniuersitas super duobus articulis apud Ecclesiam Maturinorum per dignissimum D. Rectorem extitit conuocata. Primus erat super *celebranda processione Rectorali more solito*, Secundus erat super supplicationibus & iniuriis. Quantum ad primum, *placuit venerandæ Nationi maximè conducere & comitari processionaliter & deuotè dignissimum D. Rectorem vsque ad sacratissimas ædes intemeratæ Virginis Mariæ de Monte-Carmelo*, secundum tenorem scedularum compitis affixarum. Quoad secundum articulum, supplicuit ipse dignissimus Rector, *quòd Vniuersitas haberet acta per eum grata & rata eique dignaretur concedere literas commendatitias ad Prælatos suæ prouinciæ.* Cui quidem supplicationi *annuens præfata Natio acta per eum ratificauit & approbauit, concessitque eidem literas commendatitias* modo præmisso. Signatum Taffv cum syngrapha.

ANno Domini 1508. 15. Kal. Aprilis congregata fuit Vniuersitas apud S. Maturinum duobus super articulis. Primus, *super celebranda processione Rectoris.* Et quoad hunc, *placuit Nationi ire processionaliter & deuotè apud templum nostræ Dominæ.* Secundus articulus concernebat supplicationes. Et quoad secundum articulum, *Natio annuit supplicationi D. Rectoris pro literis commendatitiis,* & his qui supplicauerunt pro literis gradus. Acta vt prius. Signatum Braillon cum syngrapha.

ANno Domini 1508. 18. Iunii almam Parisiorum Academiam colendissimus D. Rector conuenire iussit apud S. Maturinum duobus potissimum super articulis. Primus, *super processione facienda Rectoris,* quò melius & congruum magis processio almæ Vniuersitatis deducenda esset.

Secundus & tritus & vulgaris super iniuriis & supplicationibus. Pro primo articulo *placuit venerandæ Picardorum Nationi matri meæ adire processionaliter, vt decet, ad locum & templum diuæ Genouefæ quod colendissimus D. Rector præter cætera*
templa in suis supplicationibus delegerat. Quantum ad secundum *supplicuit præstantissimus D. Rector pro literis commendatitiis, actaque sua in suà Rectoriâ grata, accepta nobis fieri.* In his
omnibus veneranda Picardorum Natio mater mea D. Rectori
annuit supplicationibus, atque aliis Magistris pro literis gradus
supplicantibus. Acta fuerunt, præsentibus circumspectis
prudendissimis viris M. Ioa. de Campis, Ioa. de Mole-
dino, M. Petro de Ruella teste meo signo D E F I N
cum syngrapha.

ANno Domini 1509. die 6. Iunii almæ Vniuersitatis
deputati apud Maturinos congregati fuere duobus
super articulis. Quorum prior erat, *super processione celebranda apud diuam Virginem pro triumpho petito à D. nostro Rege
contra Venetos.* Secundus erat super supplicationibus & iniuriis. Quoad priorem articulum, *placuit Nationi matri nostræ
progredi processionaliter ad templum diuæ Virginis cum Rectore
pro felici successu D. nostri Regis & Reginæ.* Et ita conclusum est. Signatum B O V F L E R S cum syngrapha.

ANno Domini 1521. 3. no. Nouembris veneranda Germanorum Natio apud diui Maturini ædem conuenit
super duobus articulis consultura. Prior processionem pro
pace generali Ecclesiæ & Rege Christianissimo faciendam
continebat. Posterior peculiaris supplicationibus & iniuriis. Quoad priorem in consultationem patrum positum
fuit de loco processionis faciendæ, de via item & modo dictæ
processionis. *Placuit venerandæ Nationi post maturum iudicium, vt processionaliter iretur ad prædictum Conuentum, vt per
deputatos fuerat decretum via breuiori & modo solito.* Annuit
etiam vni supplicanti pro literis gradus magisterij probatis prius
probandis. Et ita per Procuratorem fuit conclusum. Signatum I O A N N E S D E N A R D A cum syngrapha.

ANno Domini 1523. die Dominicâ 3. Aduentus conuocatio Vniuersitatis facta extitit apud S. Maturinum super duobus articulis. Prior concernit Processionem per
Rectorem fieri solitam ad eundum processionaliter & de-
uote apud ædem Fratrum Prædicatorum. Alter tritus &
communis. D. Rector exposuit consuetudinem Vniuersitatis de processionibus per Rectorem faciendis in locum per
ipsum electum cum consilio Deputatorum. Supplicuit D. Rector pro literis commendatitiis loco & tempore per ipsum
mittendis. Exposuit M. Vincentius Cabot leges Collegii
de Mignon, conclusionem Deputatorum ex ordine Vniuersitatis, & ipsam significauisse Bidellis qui recusarunt ipsi
parere: quare supplicuit sibi prouideri, & iniungi Bidellis
sub pœnâ priuationis quòd obediant & pareant huiusmodi
Sententiæ & Conclusioni. Henricus . . . . Bidellus Normaniæ dixit non recusasse, sed non posse parere, cùm non
habeat claues Scholarum, sed Procurator.
Supplicuerunt pro literis gradus.
Factis deliberationibus & relationibus superiorum Facultatum, comparuit Procurator Normaniæ qui exposuit
se prouocare à Conclusione Deputatorum, & quòd nihil concludatur in præiudicium ipsius, nisi prius audiatur in
suis allegationibus faciendis. Ex deliberationibus factis,
placet Vniuersitati incedendum processionaliter & deuotè
ad locum nominatum breuiori viâ propter indispositionem
temporis, & annuit supplicationi D. Rectoris de literis commendatitiis. De supplicatione Regentium, *placet ex relationibus Theologiæ & trium Nationum Franciæ, Picardiæ & Allemaniæ* conclusionem executioni demandandam sub pœna
priuationis iniungendæ Bidellis; *& aliarum Facultatum executioni tantùm* demandari; annuit supplicationi pro literis
gradus probatis probandis.

ANno Domini 1526. 9. Kal. Martias. Cum ad ædem Maturinorum Vniuersitas processionaliter itura conuenisset. Proposuit D. Rector ad quodnam templum fieri deberet processio nudiustertius instituta. Deinde supplicuit
Procurator Vniuersitatis: quia percepisset Reuer. D. Ar-

chiepiſcopum Senonenſem, Franciæque Cancellarium eo die ad hanc vrbem vel ad pagum vicinum aduenturum, vt Vniuerſitas ipſum aduenientem ſalutaret, ac ſuper exemptione Decimarum interpellaret. Quantum ad priorem articulum, *cenſuit Procurator cum aliis Procuratoribus, ac Facultibus ad templum noſtræ Dominæ in Eremo proceſſionem faciendam. Ad ſecundum verò, placuit Procuratori ſimul cum cæteris omnibus M. N. Bedam Oratorem cum honeſto comitatu ad Cancellarium ſalutatum mittendum cum Procuratoribus ſcilicet & Decapatis, ſi ad vrbem veniret. At cum vno aut altero viro gradu ordine ſacræ Facultatis tantùm ſi ad pagum diuerteretur.* Atque ſic per D. Rectorem ibi fuit concluſum. Signatum T H. R H. cum ſyngrapha.

A Nno Domini 1526. die Dominicâ Martii 16. congregata eſt Vniuerſitas per D. Rectorem apud S. Maturnum ſuper duobus articulis. Prior concernebat proceſſionem D. Rectoris, quam facere antequam nouus Rector eligatur, conſuetum eſt. Secundus communis & tritus. Quantum ad priorem articulum, *cenſuerunt omnes Facultates & Nationes* eundum ſuppliciter ad ædem diui Franciſci atque illuc D. Rectorem comitandum, *ſicut in ſuis ſcedulis declararat.* Quod fuit ſecundi articuli. Primo ſupplicuit D. Rector vt haberentur grata & accepta quæ geſſerat tempore ſuæ Rectoriæ. Secundo vt Vniuerſitas daret ei literas commendatitias ad quendam Epiſcopum. Cuius ſupplicationibus annuit tota Vniuerſitas, ingenteſque habuit gratias de laboribus ſumptis pro negotiis Vniuerſitatis.

A Nno Domini 1527. 15. Martij florentiſſima Pariſienſium Vniuerſitas in diui Maturini æde Vniuerſaliter congregata, *Concordique omnium & Nationum & Facultatum deliberatione, iuſtioribus D. Rectoris obtemperatum eſt votis, atque celebri illuſtratione ſumma cum reuerentia itum eſt ad ſacras diui Ludouici ædes Collegij Nauarrici proceſſionaliter:* In qua quidem proceſſione omnes ſupplicantium animis paruerunt, anno vt ſupra. Signatum C. P o l l a t i y s cum ſyngrapha.

ANno Domini 1529. Maias Kal. 7 in solita diui Maturini æde fructuosissima Parisiensis Vniuersitas super facien-da processione, precibusque fundendis Deo Deique Vir-gini matri pro fructibus terrę, pace, fidei Christianæ restau-ratione, nec-non pro Francisci regis nostri & Consilij sere-nitate eius solenniter prouisura congregata fuit. *Consultatio-ne autem facta, conclusit dignissimus D. Rector à pluralitatis parte, scilicet sacratissimæ Theologiæ Facultatis & Artium*, ituram processionaliter ad diui Augustini cœnobium Parisiensem Vniuersitatem. Et ita conclusum est. Signatum CLAVDIVS POLLATIVS cum syngrapha.

ANno Domini 1529. 10. Decembris congregata est Vniuersitas ad celebrandam D. Rectoris supplicatio-nem. Tunc *placuit Nationi ipsum* processionaliter conco-mitari ad ædem diuæ Genouefes.

ANno Domini 1530. quarto Kal. Maias florentissima Parisiorum Academia ad ædem diuo Maturino sacram conuocata fuit tribus super articulis consultura. Quorum primus, preces publicè ac solenniter D. O. M. pro aëris tem-perie fundendas concernebat. Secundus Vniuersitatis priui-legia. Tertius verò supplicationibus erat accommodus. Quã-rum ad primum articulum, placuit Nationi die Lunæ pro-ximâ sequenti ædem diuæ Catharinæ processionaliter adire, ad agendas gratias Altissimo pro fructibus terræ hactenus conseruatis, & ad implorandam eius misericordiam pro con-seruandis, pueris aliquot præcedentibus quorum singuli sin-gulos geⁿarễt cereos ardentes expensis Vniuersitatis. Quan-tum ad secundum, erat nuncius quidam in Normania pro Vniuersitatis priuilegiis in carcere detentus. Quantũ ad ter-tium articulum, supplicuit D. Rector vt electionem eius ratam ac gratam haberent, nec-non in rebus omnibus agen-dis ei consilium, fauorem & auxilium præbere dignarentur, atque vt Notarij pro sigillo Rectoris soluerent, nisi priuile-gium in oppositum ab Vniuersitate approbatum haberent. Deinde supplicuit quidam Religiosus ex Collegio Clunia-censi in sacrâ Theologiâ Doctor pro literis commendatitiis

B iij

ad patres Ordinis S. Benedicti mittendis, ne priuilegia illius Gymnasij & consequenter Vniuersitatis per illos infringerentur. Postremo supplicuit M. Desiderius Sinantius pro literis gradus. Annuit Natio supplicationibus omnium supplicantium, & captiuo adiunctionem dedit. Et ita per Procuratorem Nationis, & etiam per D. Rectorem conclusum est.

ANno Domini 1531. die 10. mensis Decembris missum est in consilium super processionibus celebrandis. Nationi *Gallicanæ* gratissimum fuit Rectorem & Vniuersitatem ad locum præfinitum comitari.

ANno Domini 1534. 2. Kal. Iunii *conuocata fuit Vniuersitas per D. Rectorem ad Maturinos supplicuitque vt gesta per se haberent grata, darentque illi literas commendatitias. Similiter vt sequerentur eum processionaliter ad diui Eustachij martyris ædem, vt antehac ipse & Procuratores Nationum decreuerant. Cui Vniuersitas benignè annuit supplicationi.* Signatum I. BABE cum syngrapha.

DIe Dominica 17. mensis Martii anno Domini 1537 congregata fuit solenniter alma Vniuersitas Parisiensis apud cœnobium diui Maturini super duobus articulis. Quorum prior super supplicationibus generalibus D. Rectoris. Secundus super supplicationibus & iniuriis tritus & communis est accommodus. D. Rector exposuit causã congregationis, supplicuitque omnia acta per eum suo magistratu durante gesta rata haberi & se concomitari *ad ædem à se designatam.* Decanus saluberrimæ medicinæ Facultatis recitauit processum in supremo Senatu Parisiensi nomine dictæ Facultatis, aduersus quendam se asserentem Medicum Michaëlem Villanouanum nuncupatum motum & pendentem, *petiitque adiunctionem auxiliumque & opem Vniuersitatis eidem Facultati in hoc negotio impertiri.* Supplicuerunt pro literis gradus MM. Godefredus de Chascannes, Ioa. Bachelier Diœc. Eduensis. Supplicationibus & expositionibus sic factis, maturaque deliberatione inter Facultates super in medium adductis præhabita, decreuerunt in hunc qui sequitur modum.

Decanus sacratissimæ Theologiæ Facultatis retulit eandem Facultatem habere rata & grata omnia, quç per dictum D. Rectorem tempore sui magistratus acta extiterunt. Confirmat & approbat adiunctionem datam Facultati Medicorum contra dictum Villanouanum, illamque de nouo dat & concedit: *estque parata D. Rectorem comitari ad ædem per eum tenore scedularum designatam,* annuit supplicationi illorum qui pro literis gradus supplicuerunt.

Facultas consultissima Decretorum habet ratum & gratum totum id & quicquid per dictum D. Rectorem circa eius magistratum factum extiterit. Parata est comitari Facultatem Medicinæ ad supremum Senatum circa negotium processus intentati contra dictum Villanouanum, confirmatque adiunctionem iam eidem Facultati per Vniuersitatem concessam. In cæteris est conformis Facultati Theologiæ.

Facultas Medicinæ annuit supplicationi D. Rectoris in forma, eique agit gratias tanti laboris per eum, durante eius magistratu circa negotium publicum dictæ Vniuersitatis impensi. Confert literas gradus supplicantibus per eosdem probatis probandis.

Procuratores Franciæ, Picardiæ, Normaniæ, & Germaniæ Nationum *condescenderunt in sententiam aliarum superiorum Facultatum.* Vniuersitas confirmat & approbat adiunctionem salutiferæ Medicorum Facultati concessam aduersus Professorem artis Astrologiæ iudiciariæ, & illam de nouo dat & confert. Annuit supplicationibus D. Rectoris in forma, confertque literas gradus illis qui pro illis supplicuerunt probatis probandis. *Et ita organo D. Rectoris conclusum extitit.*

Die Lunæ 15. mensis Aprilis anno 1537. ante Pascha, conuocata fuit Vniuersitas Parisiensis apud S. Maturinum vt moris est, super duobus articulis. Primus *super supplicationibus generalibus faciendis pro pace inter Principes Christianos ineunda.* Secundus super supplicationibus & iniuriis.

D. Rector exposuit causam congregationis. M. Petrus

Mazuer Clericus Diœcesis Lemouicensis supplicuit pro literis gradus.

Decanus Facultatis Theologiæ censuit supplicationes progredi debere ad ædem diui Germani Antissiodorensis rectiori viâ quâ fieri poterit, annuit supplicationi illius qui pro literis gradus supplicuit.

Decanus Facultatis Decretorum est conformis sententiæ prædicti Decani Theologiæ.

Placuit Medicinæ Facultati concomitari D. Rectorem ad ædem diui Germani Antissiodorensis iam designatam.

Procuratores Franciæ, Picardiæ, Normaniæ, & Germaniæ Nationum *retulerunt easdem Nationes paratas esse concomitari prædictum D. Rectorem ad templum diui Germani, literasque gradus illi qui supplicuit, probatis probandis, contulisse.*

Vniuersitas auditis deliberationibus prædictis, statuit supplicationes prædictas progredi debere ab ædem diui Germani Antissiodorensis, conceditque literas gradus supplicanti probatis per eum probandis; Et ita organo D. Rectoris conclusum extitit.

MErcurij post festum diui Remigij tertia mensis Octobris 1537. conuocata fuit Vniuersitas apud S. Maturinum super supplicationibus in vltima congregatione decretis. D. Rector exposuit diem Dominicam proximam fore & esse diem, quâ ipse solitus est suas supplicationes facere, à nonnullis tamen acceperat alias supplicationes generales dictâ die per hanc vrbem fieri debere, *quæ si fiant, commodè vix suæ supplicationes fieri poterunt, maximè cùm illa die solum in supplicationibus ipsius D. Rectoris ante prandium fit concio, prout hactenus & ab omni æuo obseruatum fuit,* Religiosique qui in ipsius D. Rectoris supplicationibus interesse tenentur, dictis supplicationibus generalibus minimè adesse possent; vnde forsan murmur & odium in eandem Vniuersitatem oriri possent. Quapropter petiit per singulas Facultates super præmissis deliberari. Supplicuerunt Magistri, &c.

DD. Decani tam Medicinæ, Decretorum quàm sacratissimæ Theologiæ

*Theologiæ Facultatum, & etiam Franciæ, Picardiæ, Norma-
niæ & Germaniæ Nationum Procuratores matura deliberatione
prius inter eosdem respectiuè super præmissis habita, successiuè retulerunt supplicationes D. Rectoris, propter supplicationes generales
huius vrbis die Dominica proxima faciendas, in diem diui Dionysij debere differri.* D. Rector auditis huiusmodi deliberationibus conclusit suas supplicationes, propter generales huius
vrbis die Dominicâ proximâ faciendas, in diem diui Dionysij differri, annuit quoque supplicationibus illorum qui pro
literis gradus supplicuerunt.

Die Martis in Festo diui Dionysij 9. Mensis Octobris
anno 1537. almâ Vniuersitate apud S. Maturinum solemniter congregatâ super duobus articulis. Quorum prior
super supplicationibus D. Rectorispropter supplicationes
generales huius vrbis die Dominico vltimo celebratas ad
nunc diem continuatis. Secundus super querelis & supplicationibus. D. Rector exposuit causam eiusmodi Congregationis, supplicuitque se comitari ad ædes Regalis Collegij Nauarræ; omniaque per se tempore sui Magistratus
acta & gesta rata & grata haberi, nec non literas commendatitias sibi per dictam almam Vniuersitatem Parisiensem impertiri. M. Ioa. Laisné Diœc. Lexou. supplicuit pro
literis gradus, item Thomas Mureau Senon. item Gaufredus Theodorius pro Magistro Claudio Leger Diœc.
Syluan.

*DD. Decani sacratissimæ Theologiæ, consultissimæque Decreto-
rum ac saluberrimæ Medicinæ Facultatum. Franciæ quoque, Picardiæ, Normaniæ & Germaniæ Nationum Procuratores retulerunt Facultates atque Nationes huiusmodi paratas esse eumdem* D. Rectorem ad ædes regalis Collegii Nauarræ processionaliter comitari, retuleruntque easdem omnia acta per
eum, eius Magistratu durante, gesta rata & grata habere,
literasque commendatitias antefato D. Rectori fore &
esse concedendas, *vti illas, inquantam ipsos respectiuè concernit,
concesserunt annueruntque supplicationi supplicantium. Et ita D.
Rector conclusit.*

Die Veneris 16. mensis Nouembris 1637. alma Vniuersitate Parisiensi apud S. Maturinum solemniter congregata pro supplicationibus publicis die Mercurii nouissimâ decretis adeundis. *Auditis relationibus DD. Decanorum superiorum Facultatum & Procuratorum Nationum Facultatis Artium* D. Rector conclusit huiusmodi supplicationes debere fieri via rectiori & breuiori qua fieri poterit, ad diuæ Virginis Mariæ Conuentum Carmelitarum propter aeris intemperiem.

Die Veneris 14. mensis Decembris anno 1537. alma Vniuersitas Parisiensis solemniter apud S. Maturinum congregata super duobus articulis; Quorum prior super supplicationibus generalibus D. Rectoris. Secundus super supplicationibus & iniuriis. D. Rector exposuit causam Congregationis supplicuitque se comitari ad ædem Collegii diui Bernardi, omniaque per se tempore sui Magistratus gesta, rata & grata haberi, literasque commendatitias sibi per eandem almam Vniuersitatem concedi. D. Procurator exposuit plures & diuersas lites esse motas ratione ris Pergameni, cumque omnes pecuniæ ærarii publici dictæ Vniuersitatis circa prosecutionem illarum expositæ fuerunt propterea supplicuit, vt per eandem Vniuersitatem determinaretur an vellet quod prosecutio illorum processuum futurum fiat expensis publicis vel ne aut saltem quod detur facultas Dominis Deputatis negotium huiusmodi finiendi.

Decanus sacratissimæ Facultatis retulit quòd huiusmodi Facultas annuit supplicationi D. Rectoris, & quoad supplicationem D. Procuratoris remisit & remittit negotium ad aliam congregationem.

Facultas Decretorum habuit rata & grata omnia per eumdem D. Rectorem tempore sui Magistratus gesta & acta, literasque commendatitias eidem donauit. Quoad Requestam Procuratoris, contenta in eadem remittit ad aliam Congregationem.

Facultas Medicinæ, ac Nationes Franciæ, Picardiæ, & Germaniæ conformes sunt Facultati Decretorum. D. R.

Hoc cum supradictis Facultatibus & Nationibus & conformiter ad earum deliberationes conclusit & contenta in supplicatione D. Procuratoris ad aliam congregationem remisit.

DOminica in Passione 23. Martij 1538. apud S. Maturini Parisiensis Cœnobium congregata extitit alma Vniuersitas Paris. super duobus articulis. Quorum prior super ipsius D. Rectoris supplicationibus publicis in S. Germani Antissiodorensis ædem faciendis. Secundus autem communis. *D. Rector exposuit* causam congregationis, &c. Vniuersitas ipsa super in medium adductis, *inter superiorum Facultatum Decanos & Artium Facultatis Procuratores* maturâ deliberatione præhabitâ ex ipsius Vniuersitatis Suppositorum consensu omnia & singula in D. Rectoris munere Rectorio gesta rata & grata habuit & habet, & de labore assumpto quas potest gratias egit. Insuper ipsum D. Rectorem in diui Germani ædem gressu supplicatorio comitari paratam dixit. Denique eidem D. Rectori literas commendatitias concessit, postremo vero supplicationibus supplicantium annuit. Et ita conclusit D Rector.

ANno Domini 1538. die Iouis 23. mensis Maij alma Vniuersitate Paris. apud Cœnobium S. Maturini Parisiensis debité congregatâ super duobus articulis. Quorum prior est super supplicationibus in hunc diem indictis. Secundus vero tritus & communis supplicationibus & iniuriis accommodus. D. Rector exposuit causam Congregationis, & dixit in nouissimis comitiis supplicationes generales & preces in diui Victoris ædem, ad *inter Christianos Principes pacem componendam*, Altissimumque placandum in hunc diem fuisse indictas, vt ille rerum omnium opifex & cunctipotens Deus noster O. M. oratiunculis nostris commotus, & qui supplices animos à sua misericordia non depellit, pacem illam cœleste donum largiri velit & dignetur. Cæterum si qui supplicantes fuerint in medium prodeant & audientur. Comparuit Io. Cormery in Castelleto Paris. ad virgam cliens qui literarum compulsoriarum à D. Præposito Parisiensi Priuilegiorum Regiorum huic almæ Vniuersitati Pa-

G ij

risiensi indultorum Conseruatore emanatarum vigore, vsque ad M. Petri des Combes in eisdem nominati instanti impetratarum ipsi D. Rectori authoritate regia, quatenus sibi exhibere haberet rotulum in quo nomina & cognomina nec non beneficia eorum qui à præstatione siue solutione Decimæ nouissime vacatæ per D. nostrum Regem exempti fuere, vt de dicto Rotulo exemplaria faceret, præcipit & iniunxit.

His sic auditis maturoque consilio, inter Decanos supremarum Facultatum ac Nationum Procuratores habito, quilibet eorumdem respectiuè eumdem D. Rectorem in diuo Victori ædem dictam concomitari polliciti sunt supplicationes & preces fundere parati xere. Quantum ad clientis supplicationem : quia D. Procurator Generalis erat absens, ad octauam, infra quam D. Rector sua eo cum Deputatis communicabit, esse differendam & remittendam. Et ita organo D. Rectoris conclusum extitit.

Die Dominica in festo SS. Trinitatis anno Domini 16. mensis Iunij Conuocata fuit Vniuersitas Parisiensis apud S. Maturinum solemniter vt moris est, super supplicationibus D. Rectoris ac etiam super supplicationibus & iniunctionibus.

D. Rector exposuit causam conuocationis supplicationisque concomitari ad ædem diui Maglorii ibidem gratias Deo O. M. de beneficiis ab eo collatis agendas, ac etiam omnia per eum tempore sui Magistratus acta & gesta rata haberi.

Facultati Theologiæ placet locus per eundem D. Rectorem in nore suarum scedularum designatus, & illum eumdem D. Rectorem vult comitari.

Decretorum Facultas, quamuis locus sit longinquus, tamen parata est concomitari D. Rectorem vsque ad ædem diui Maglorij, rataque & grata habet omnia acta per eumdem D. Rectorem tempore sui magistratus gesta.

Medicinæ Facultas, nec non Franciæ, Picardiæ, Normaniæ, Germaniæ Nationes sunt conformes aliis superioribus. Vniuersitas vult adire processionaliter Cœnobium diui Maglorij pro causis, in scedulis nomine D. Rectoris affixis, & ad illam ædem concomitari præfatum D. Rectorem, habetque rata & grata omnia ipsius magistratus gesta. Et ita organo D. Rectoris conclusum extitit.

Die Veneris 24. mensis Octobris 1539. Congregata fuit Vniuersitas solemniter vt moris, apud Coenobium diui Maturini super duobus articulis. Prior ad *eundum procesionaliter* ad templum diuæ Virginis Mariæ, & ad agendum gratias Deo omnipotenti, ob sanitatem restitutam Christianissimo D. nostro Francorum Regi, ad exorandum Altissimum pro felici successu eiusdem christianissimi Regis insequendo conclusionem Vniuersitatis die Mercurij nouissimâ factam. Secundus tritus & communis supplicationibus & iniuriis.

D. Rector exposuit causam congregationis. D. Procurator Vniuersitatis *conquestus est de Priore siue Gardiano Conuentus FF. Minorum, occasione parui numeri Religiosorum per eum ad has supplicationes transmissorum, attentâ magnâ multitudine in eodem existentium, & petiit eum ad primam Congregationem vocari dicturum causas & rationes, propter quas ipse magno numero suorum Religiosorum ad eas supplicationes minime transmiserit.*

Theologiæ Facultas, in hunc modum deliberauit. Primum parata est vos comitari ad templum diuæ Virginis Mariæ conformiter ad conclusionem iam factam, transeundo per Palatium venerando sanctas Reliquias & corpora sancta. Annuit supplicationi D. Procuratoris in forma.

Decretorum Facultas imprimis parata est adire Ecclesiam diuæ Virginis Mariæ illic agendo gratias Deo Maximo, *pro causis in scedulis affixis contentis*, & sequetur te ad ædem huiusmodi. Quantum ad supplicationem D. Procuratoris, *vocetur ad primam diem.*

Medicinæ parata est comitari D. Rectorem, transeundo per Palatium venerando sanctas Reliquias, annuit supplicationi D. Procuratoris.

Franciæ, Picardiæ, Normaniæ, & Germaniæ Nationes offerunt concomitari D. Rectorem, & annuunt supplicationi D. Procuratoris. Vniuersitas vult adire templum diuæ Virginis Mariæ, fundendo preces & orationes D. O. M. & illi reddendo gratias ob sanitatem restitutam Christianissimo Regi, & ad exorandum Altissimum pro felici successu eiusdem, & aliorum de sanguine Regio transeundo per Palatium veneran-

C iij

do sanctas Reliquias & sancta corpora. Et quoad supplicationem Procuratoris annuit illi. Et ita organo D. Rectoris conclusum extitit.

DOminica 14. mensis Martii 1539. apud S. Maturinum congregata fuit alma Vniuersitas Parisiensis super duobus articulis. Quorum prior est super supplicationibus generalibus D. Rectoris in aedem diui Victoris indictis. Secundus vero communis. *D. Rector exposuit causam congregationis, & dixit ex ipsius Vniuersitatis instituto, & maiorum, ac antiquorum traditione vnicuique Rectori licere in sui Rectoratus fine supplicationes generales indicere; eapropter cùm Rectorio munere propediem functus censeatur, progressus supplicatorios in aede diuo Victori sacram fieri constituerat, quos ratos haberi petiit. Caeterum gesta sui Magistratus decursu per ipsam Vniuersitatem laudari & comprobari literasque commendatitias sibi concedi supplicuit quod si ab ipsa Vniuersitate impetrauerit, maximo beneficio se deuinciri dixit.* Io. Simon supplicuit pro literis gradus, &c. Vniuersitas ipsa maturâ deliberatione, *inter DD. Decanos superiorum Facultatû, & quatuor Procuratores Facultatis Artium praehabita, ex eorum relationibus & consensu parata est, ipsum D. Rectorem in aedem diuo Victori sacram vsque supplici gradu & progressu concomitari; gesta per eum in suo Magistratu rata habet, & pro labore & diligentia assumptis, quas potest gratias agit, perpetuò habitura eidem D. Rectori. Denique literas commendatitias concedit. Caeterû supplicationi praedictorû supplicantiû annuit in forma. Et ita cum dicta Vniuersitate D. Rectoris organo conclusum fuit.*

DIe Iouis 1. Maij anno 1539. alma Vniuersitas Paris. apud S. Maturinum solenniter congregata super duobus articulis. Primus super supplicationibus die hodiernâ celebrandis insequendo conclusionem die 28. Aprilis factam. Secundus supplicationibus & iniuriis est accommodus. D. Rector exposuit causam congregationis, expositione sic factâ, supplicuerunt pro literis gradus Magistri, &c. Auditis *relationibus DD. Decanorum superiorum Facultatum & Procuratorum Nationum Facultatis Artium,* Vniuersitas contulit & confert literas gradus illis, qui pro eisdem supplicuerunt

23

probatis per eosdem probandis, vultque supplicationes fieri ad diuam Virginem Mariam Conuentus Augustinensium propter aëris intemperiem. Et ita organo D. Rectoris conclusum extitit.

Dominica 22. mensis Iunij 1539. apud S. Maturini Parisiensis coenobium congregata extitit alma Vniuersitas
Paris. super duobus articulis. Quorum prior est super supplicationibus generalibus ipsius D. Rectoris in diui Martini
de Campis ædem faciendis. Secundus vero communis supplicationibus & iniuriis accommodus.
D. Rector exposuit causam congregationis, &c. Supplicuerunt pro literis gradus Magistri, &c.
His sic in medium per D. Rectorem adductis, & maturâ
inter DD. Theologiæ, Decretorum & Medecinæ Facultatum Decanos, Ac Facultatis Artium quatuor Nationum Procuratores habitâ,
Vniuersitas ipsa ex ipsorum maturis censuris ad ædem diuo
Martino sacram supplicatorio progressu pro more esse adeundum censuit, gestaque per D. Rectorem suo in Rectoratu laudauit & confirmauit, laborisque assumpti gratias
egit eidemque literas commendatitias condonauit. Denique supplicationi supplicantium annuit. Et ita conclusit
D. Rector.

Dominica 14. Decembris 1539. apud S. Maturinum
Parisiensem congregata extitit alma Vniuersitas Parisiensis super duobus articulis. Quorum prior est super pro-
sessionibus generalibus D. Rectoris faciendis. Secundus
vero communis.
D. Rector exposuit causam congregationis, & dixit cùm
D. ipso O. M. opitulante fuerit ad huius florentis Academiæ mo-
deramen assumptus tanquam prope munere functus censeatur, gesta per eum in suo Magistratu rata haberi pariter &
confirmari literásque commendatitias sibi decerni & dari
petiit. Cæterum supplicationes publicas in FF. Minorum ædem
constituisse ad quam se concomitari supplicuit. Secundum
vero articulum iniuriis & querelis accommodum esse dixit.
Supplicuerunt pro literis gradus Magister Ioa. Cossart, &c.
Vniuersitas ipsa, maturâ deliberatione inter DD. Decanos trium

superiorum Facultatum & quatuor Procuratores Facultatis Artium super præmissis habitâ, gesta per ipsum. D. Rectorem in suo Magistratu rata habuit, & de laboribus assumptis gratias egit, semper habitura; literas præterea commendatitias illi concessit; ipsumque ad FF. Minorum ædem supplici progressu concomitandum decreuit. Cæterum supplicationi supplicantium annuit. Et ita conclusit D. Rector.

DOminica 11. mensis Aprilis 1540. post Pascha apud S. Maturini cœnobium congregata fuit alma Vniuersitates Parisiensis super duobus articulis. Quorum prior est super supplicationibus generalibus in ipsa Vniuersitate celebrandis. Secundus vero communis.

D. Rector exposuit causam congregationis, &c.

Supplicuerunt pro literis gradus Magistri, &c. His sic in medium adductis *inter DD. Decanos & Procuratores pro more consultis*, Vniuersitas ipsa D. Rectori comitatum in æde diuo Martino sacram supplici progressu pollicita est. Et cum Vniuersitate D. Rectoris organo conclusum extitit.

DOminica 20. Iunii 1540. apud S. Maturinum congregata fuit solenniter alma Vniuersitas Parisiensis vt moris est super duobus articulis. Quorum prior est super supplicationibus generalibus D. Rectoris in sacram ædem palatij Parisiensis indictis. Secundus vero communis.

D. Rector exposuit causam congregationis, &c. Supplicuerunt pro literis gradus Magistri, &c.

Vniuersitas maturo consilio *inter DD. Decanos superiorum Facultatum & quatuor Procuratores Facultatis Artium pro more habito*, gratias D. Rectori pro hac Rep. literariâ tam bene gesta habuit, gesta per eum in magistratu suo confirmauit, literas commendatitias ipsi D. Rectori concessit, illi comitatum in ædem sacram pollicita est. Adiunctionem vero D. Rectori in S. Germani lite suis quidem expensis illi condonauit, & vlterius dictorum supplicantium supplicationi annuit. Et sic D. Rector conclusit.

Die Dominica 10. mensis Octobris 1540. congregatio Vniuersitatis apud S. Maturinum super duobus articulis: Quorum prior super supplicationibus D. Rectoris. Secundus tritus & communis supplicationibus & iniuriis.

D. Rector exposuit causam conuocationis supplicuitque omnia per eum acta tempore sui Magistratus per Vniuersitatem comprobari, eumque ad ædem diuæ Genouefes concomitari, insuper literas commendatitias sibi dari. Supplicuerunt pro literis gradus, &c.

Facultas Theologiæ *parata est concomitari Dominationem vestram ad locum indictum*, approbat quæ prudenter acta sunt. Concedit literas gradus supplicantibus, ac literas commendatitias D. Rectori.

Facultas Decretorum concomitabitur ad ædem designatam, ibidem preces fundet pro Rege, filio primogenito & eius Filia Vniuersitate, habet rata gesta & acta per D. Rectorem in suo Rectoratu, eidemque literas commendatitias concedit, atque literas gradus supplicantibus.

Medicinæ Facultas habet rata, parata est te comitari ad ædem diuæ Genouefes, preces pro Christianissimo Francorum Rege & D. Delphino fundet, in cæteris est aliisconformis.

Nationes Franciæ, Picardiæ, Normaniæ & Germaniæ sunt aliis conformes.

Vniuersitas approbat ea quæ bene gessit D. Rector, parata est D. Rectorem concomitari ad locum designatum. Concedit literas commendatitias D. Rectori, annuit supplicationi illorum qui pro literis gradus supplicuerunt. Et ita organo D. Rectoris conclusum extitit.

Iouis 7. Iulij 1541. apud S. Maturini Parisiensis cœnobium congregata fuit alma Vniuersitas Parisiensis super duobus articulis. Quorum prior est super supplicationibus generalibus *in ædem diuæ Genouefæ sacram dictæ Vniuersitatis decretum insequendo celebrandis*. Secundus vero communis.

D. Rector exposuit causam congregationis. Vniuersitas ipsa maturo consilio *inter DD. Decanos superiorum Facultatum, & quatuor Procuratores Facultatis Artium habito*, censuit

supplicatorios progreſſus fieri in dictam ædem diuæ Genoueſes, quæ huiuſce vrbis inclytæ eſt Patrona & Protectrix,
vt ſuis precibus flectatur Altiſſimus, & hoc via breuiori. Et
ſic concluſit D. Rector.

DOminica 9. menſis Octobris 1541. apud S. Maturinum
fuit ſolenniter congregata alma Vniuerſitas Pariſienſis ſuper duobus articulis. Quorum prior eſt ſuper ſupplicationibus generalibus D. Rectoris in ædem diuo Seuerino
ſacram vt moris eſt celebrandis. Secundus communis.
    D. Rector expoſuit cauſam Congregationis, &c. Suppli-
cuerunt pro literis gradus Magiſtri, &c. Vniuerſitas ipſa maturo conſilio *inter DD. Decanos trium ſuperiorum Facultatum
& quatuor Procuratores Artium Facultatis habito, de eorumdem
vnanimi conſenſu,* geſta D. Rectoris in ſuo magiſtratu laudа-
uit, & pro laboribus aſſumptis gratias egit, comitatum ſup-
plicem eidem ad S. Seuerinum vſque pollicita eſt. Literas
denique commendatitias cum eiuſdem Vniuerſitatis conſilio ipſi conceſſit. Præterea ſupplicationi eorum qui pro literis ſupplicuerunt annuit. Et ſic concluſit D. Rector.

DOminica 11. menſis Decembris 1541. apud S. Maturini cœnobium congregata fuit alma Vniuerſitas Pariſienſis ſuper duobus articulis. Quorum prior eſt ſuper ſupplicationibus generalibus ipſius D. Rectoris in ædem Fr.
prædicatorū hac die celebrandis. Secundus vero communis.
    D. Rector expoſuit cauſam Congregationis, &c. Inſuper
cum ad hęc comitia aduentaret, quendam hodie mane concionem agere publicam ſibi renunciatum fuiſſe dixit, in ipſius Vniuerſitatis iuriumque & priuilegiorum illius iacturam non modicam ſuper quo decernendum eſſe dixit. Vni-
ſitas ipſa *poſt collationem ſuper præmiſſis inter DD. Decanos ſuperiorum Facultatum quatuorque Procuratores Nationum Facultatis Artium pro more habitam,* laudauit geſta D. Rectoris in ſuo
Magiſtratu, literas commendatitias illi conceſſit. *Concio-
natoremque illum coram DD. Deputatis ad craſtinum euocandum*
dixit: ipſoque audito prout æquum fuerit decernet, Vniuerſitas. Et ſic concluſit D. Rector.

MErcurij 21. mensis Iunij 1542. apud S. Maturini Parisiensis coenobium fuit congregata alma Vniuersitas Paris, super duobus articulis. Quorum prior est super supplicationibus ipsius D. Rectoris in aedem diuo Maglorio indictis celebrandis. Secundus communis.

D. Rector exposuit causam Congregationis, & dixit cùm hisce diebus progressus supplicatorios de more, ad diem Dominicum nouissimum indicere proposuisset, à nonnullis tamen viris vtique probis acceperat Episcopum Parisiensem, seu qui eius vices gerunt dicta die supplicationes publicas indixisse, hanc propter occasionem in hanc vsque diem ex prudentissimorum virorum consilio eiusmodi supplicationes distulerat : Ea propter supplicem progressum in aedem diuo Maglorio sacram eosque sibi praestari; & quia jam proxime functus munere censetur, quae in Rectoria gessit comprobari, & quod negligenter egit sibi condonari. Insuper literas commendatitias sibi concedi supplicuit. Iniuriis vero & querelis locum esse dixit. Vniuersitas ipsa, *inter D D. Decanos superiorum Facultatum & quatuor Procuratores Facultatis Artium pro more consilio habito*, gesta D. Rectoris in suo Magistratu comprobat, ac literas commendatitias illi concedit. Praeterea comitatum supplicem in diui Maglorij aedem vsque pollicita est. Insuper supplicationi eorum qui pro literis gradus supplicuerunt annuit. Et sic conclusit D. Rector.

SAbbati 1. mensis Iulij 1542. apud S. Maturinum congregata fuit alma Vniuersitas Paris. super duobus articulis. Quorum prior est *super celebratione supplicationum generalium in aedem diuae Mariae sacram pro integritate sacrosanctae Fidei, ex supremi Senatus praecepto indictis*. Secundus vero communis.

D. Rector exposuit causam Congregationis, & dixit neminem mirari debere, quòd fortassis praecipitanter supplicatorios progressus indixerit, cùm hesterni diei crepusculo supremi Senatus authoritate, ob Orthodoxae Fidei Christianae conseruationem & integritatem, atque ad haereses, quae in dies serpunt pellendas, *Litanias publicas* indicere sibi iniunctum fuerit. Nempe cùm hisce diebus foedi admodum atque spurcissimi libelli haereseos fomenta redolentes, qui vulcano exponendi funt deprehenfi fuerint. Senatus ipfe imprimis diuinum auxilium duxit implorandum, ac Vniuerfitati vt Altiffimo preces hac die funderet fignificandum: quas ob res in ædem diuæ Mariæ facram fupplicatorio progreffu eundum dixit, vt Deus ipfe iram, quam nobis minitatur auertat.

Cæterum quoad fecundi articuli materiam attinet grauem ad eum querelam ab ipfius Vniuerfitatis Apparitore Normano delatã fuiffe dixit, qui cùm ad S. Germani à Pratis Cœnobitas ex ipfius D. Rectoris præcepto ad deferendas harum fupplicationum fcedulas fe fe contuliffet, & qui religiosè à Religiofis excipi debuiffet: nihilominus quampluribus contumeliis & iniuriis laceffitus eft; fuper quo, quid decernendum fuerit dixit effe confultandum? *Præterea cum in beati Ioannis profefto nouiffimo à matre præclara Artium Facultate, in huius almæ Academiæ moderatorem deputatus fuerit* eius electionem ratam haberi, ac in agendis fibi opitulamen & confilium præftari fupplicuit. Iniuriarum querelarum locum minimè prætermittendum effe dixit. Vniuerfitas ipfa *ex DD. Decanorum & quatuor Procuratorum Facultatis Artium confilio*, fupremi Senatus mandato obfequi paratam fe dixit, ac eidem D. Rectori fupplicatorium progreffum ob caufas in fcedulis contentas præftare pollicita eft. *Bidelli querimoniam ad Deputatos remifit, coram quibus vocentur Religiofi*, gratiffimam præterea D. Rectoris habet electionem ac illi omnem opem & confilium in agendis promifit. Et fic D. Rectoris organo fuit conclufum.

Die Dominica 6. menfis Augufti 1542. apud S. Maturinum Parifienfem congregata fuit alma Vniuerfitas Parif. fuper duobus articulis. Quorum prior eft fuper *fupplicationibus publicis in diui Martini à Campis ædem ex iuffu Reuerendiffimi D. Cardinalis à Borbonio indictis celebrandis.* Secundus vero communis. D. Rector expofuit caufam congregationis.

Vniuerfitas *ex DD. Decanorum fuperiorum Facultatum & Artium Facultatis Procuratorum vnanimi confenfu*, D. Cardinalis illuftriffimi iuffui obtemperandum & obfequendum cenfuit, & comitatum fupplicem in ædem diuo Martino à Campis facram pollicita eft. Et fic conclufit D. Rector.

Die 8. mensis Octobris 1542. apud S. Maturini Paris. cœnobium congregata fuit alma Vniuersitas Parisiensis super tribus articulis. Quorum prior est super supplicationibus generalibus D. Rectoris in Monasterij Carmelitarum ædem indictis celebrandis. Secundus autem super receptione vnius Notarij Curiæ Conseruationis ad iuramenta. Tertius verò communis.

D. Rector exposuit causam Congregationis, *& dixit iampridem in huius almæ Academiæ Rectorem fuisse designatum,* in munere cuius Rectorij Magistratus per eum administrato gesta per eum, cùm omnia ipsius Vniuersitatis auspitiis & consilio gesserit, laudari & comprobari ; & insuper commendatitias literas sibi pro more concedi postulauit. Benique quendam esse Notarium Curiæ Conseruationis, qui ad iuramenta recipi expostulat, iniuriis præterea & querelis locum esse dixit. M. Petrus Doler defuncti M. Simonis le Roux pridem ipsius Vniuersitatis Scribæ nepos, dixit ipsam Vniuersitatem erga eumdem defunctum in quampluribus pecuniis, in quatuor scedulis & aliis instrumentis, tuitionis Pragmenticæ Sanctionis occasione confectis ac aliis pluribus causis teneri ; quarum cùm solutionem à Quæstore petiit, ipsum ad ipsam Vniuersitatem remisit : Verùm cùm huiusmodi scedulæ *sint per Procuratorem ipsius Vniuersitatis obsignatæ,* pecunias in eisdem contentas sibi sine præiudicio aliorum debitorum solui supplicuit.

M. Ioa. Pasteau notariatus Curiæ Conseruationis Priuilegiorum Apostolicorum ipsius Vniuersitatis medio cessionis M. Thaurini Pasteau, dudùm ipsius Curiæ Notarii prouisus: exhibuit suas literas collationis & ad iuramenta assueta admitti supplicuit. Lecta fuit collatio eiusdem Pasteau per Scribam. Poncetus le Preux ipsius Vniuersitatis Librarius dixit, dudùm ipsi & nonnullis aliis, *etiam ex supremi Senatus, & dictæ Vniuersitatis authoritate visitandi papyrum venalem fuisse delatam & commissam prouinciam,* quam cùm ex officij debito exercuerint, quàmplurimam papyrum adulterinam compererunt, quam sic emisse & sic culpam tegere Mercatores contendunt. *Verùm vt huic morbo occuratur eosdem Mercatores pœnâ debitâ mulctari ac super hoc negotio prouideri sup-*

D iij

plicuit. Supplicuerunt pro literis gradus Magistri, &c.

Vniuersitas super præmissis *pro more consilio inter DD. De-canos superiorum Facultatum, & Procuratores Facultatis Artium habito*, gesta D. Rectoris in suo Magistratu Rectorio laudat, literas commendatitias pro more concedit, ac illi suppli-cem comitatum in beatæ Mariæ à Monte Carmelo ædem vsque illi præstare pollicetur, Notarium ad iuramenta assue-ta admittit solutis soluendis. *Præfatorum Dolet & Ponceti ne-gotia ad Deputatos remittit.* Cæterum annuit supplicationibus eorum qui pro literis gradus supplicuerunt. Et sic conclusit D. Rector.

ANno Domini 1542. die Dominica 10 mensis Decem-bris, apud S. Maturinum congregata fuit alma Vni-uersitas Paris. super duobus articulis. Quorum prior est su-per supplicationibus D. Rectoris in ædem diuo Bernardo sa-cram indictis celebrandis. Secundus vero communis.

D. Rector exposuit causam Congregationis, & gesta per eum in Rectoriâ grata haberi supplicuit.

Vniuersitas *maturo consilio inter DD. Decanos superiorum Fa-cultatum & Procuratores Facultatis Artium habito de eorumdem vnanimi consensu*, gesta ipsius D. Rectoris in suo Magistratu Rectorio laudat & rata habet, & insuper illi supplicem pro-gressum in ædem diuo Bernardo sacram illi pollicetur. Et sic conclusit D. Rector.

ANno Domini 1543. die Veneris 25. mensis Ianuarii, alma Vniuersitas Paris. apud S. Maturinum solenniter vt moris est congregata fuit super duobus articulis. Prior super supplicationibus generalibus eiusdem Vniuersitatis faciendis apud ædem diuæ Genouefæ sacram, *pro causis in scedulis affixis contentis.* Secundus tritus est & communis sup-plicationibus & iniuriis accommodus.

D. Rector exposuit causam Congregationis & recitauit causam propter quam preces huiusmodi ordinatæ extite-rint, & supplicuit ad ædem designatam concomitari. Com-paruit ibidem M. Godofredus Cordeau Clericus Dioec. Pa-risiensis, qui eidem Vniuersitati exposuit, quòd Reuerend.

in Cristo Pater & D. D. Meldensis Episcopus Conseruator
Priuilegiorum Apostolicorum eiusdem Vniuersitatis, officium Notariatus Curiæ Conseruationis dictorū priuilegiorum, quod in eadem nuper obtinere solebat M. Michael
Gaultier Presbyter medio eiusdem Gaultier seu eius legiti-
mi Procuratorio pro eo resignationis sibi contulerat: Propterea supplicabat, provt supplicuit per eandem Vniuersitatem ad iuramenta, per Notarios dictæ Curiæ in facie Vniuersitatis præstari solita recipi & admitti, exhibuitque literas
Collationis de prædicto officio factæ : fuerunt huiusmodi
literæ Collationis organo Scribæ perlectæ. Maturâ deliberatione super præmissis in medium adductis præhabita.

*Theologiæ, Iuris Canonici ac Medicinæ Facultates retulerunt
easdem Facultates paratas esse eundem DD. Rectorem*, ad ædem
diuæ Genouefæ sacram pro precibus fundendis concomitari, breuiori tamen viâ quâ fieri poterit, eumdemque Notarium ad iuramenta per eum requisita admitti, provt ipsæ
Facultates eum admiserunt & admittunt.

*Franciæ, & Germaniæ Nationum Procuratores conformes sunt
opinionibus dictarum Facultatum superiorum.*

*Picardiæ verò & Normaniæ etiam Nationum Procuratores
idem censuerunt quoad supplicationes faciendas, quo verò ad receptionem Notarij dixerunt Vniuersitatem non fuisse nec esse proptereà conuocatam. Quodque antequam aliquis ad iuramenta recipiatur opus esse admitti.*

Vniuersitas progredi ad dictam ædem diuæ Genouefæ
sacram pro precibus fundendis, pro causis *in sœdulis contentis*, breuiori tamen viâ quâ fieri poterit, dictumque Notarium ad iuramenta præstari solita recipi & admitti probatis
tamen probandis & solutis soluendis parata est. *Et ita organo
D. Rectoris conclusum fuit. Quâ* quidem tamen conclusione
factâ, *Procuratores Picardiæ & Normaniæ intercesserunt.*

Die Martis 10. mensis Aprilis anno 1543. post Pascha
congregata fuit Vniuersitas apud S. Maturinum super
duobus articulis. Prior super supplicationibus generalibus
decretis in vltima congregatione. Secundus tritus & communis supplicationibus & iniuriis.

D. Rector expofuit caufam Conuocationis. Comparuit M. Claudius Arnoul qui expofuit prouifionem fibi factam de officio Prothonotoriatus Curiæ Conferuationis Priuilegiorum Apoftolicorum Vniuerfitatis Parif. per refignationem M. Roberti Piedefer vltimi & immediati eiufdem poffeforis factam, fupplicuitque adiuramenta in talibus præftari folita recipi & admitti.

D. Procurator Vniuerfitatis dixit dictum Arnoul minime recipi debere, nifi cum conditionibus & modificationibus, quibus recepti fuerunt eius prædeceffores. Supplicuerunt pro literis gradus Magiftri, &c. Comparuerunt MM. Francifcus Crozon & Yues Bourgeois Notarii Regii in Cafteleto Parifienfi, qui notam Contractus inter Vniuerfitatem & D. Vicesgerentem, ratione locationis & traditioni parui prati Clericorum initi exhibuerunt, quæ ipfius Crozon organo lata fuit.

Vniuerfitas ipfa ex maturis D.D. *Decanorum fuperiorum Facultatum, & quatuor Procuratorum Facultatis Artium fententiis* cenfuit fupplici progreffu & via breui, in diui Martini ædem & pro caufis in fcedulis affixis eundum. Ratam habet notam Contractus, & illum approbauit modo infra Dominicam proximam per Concilium Vniuerfitatis videatur, & fi quid addendum fit detrahendumve examinetur. Annuit fupplicationi eorum qui pro literis fupplicuerunt. Scribatus negotium ad futuram Congregationem remifit. Et fic conclufit D. Rector.

Die Iouis 17. menfis Iunii anno Domini 1546. congregata fuit Vniuerfitas folenniter vt moris eft apud S. Maturinum horâ nonâ matutinâ fuper duobus articulis. Prior fuper fupplicationibus D. Rectoris. Secundus tritus & communis fupplicationibus & iniuriis. D. Rector expofuit Congregationis caufam, & recitauit priuilegium obtentum per vniuerfitatem nomine *Officiariorum eiufdem pro exemptione tributi vini atque illius receptionem in Caria fubfidiorum, diligentiam D. Riant Patroni circa receptionem eiufdem priuilegij adhibitam.* Dixi t præterea minimè fuas fupplicationes fieri potuiffe Martis vltimatè præteritâ *Recitauit etiam orationem*

tionem à se factam coram D. Cancellario dictâ die Martis, qui quidem promisit se habiturum commendatissimam ipsam Vniuersitatem, & postquam viderit literas dicti priuilegii vt
huiusmodi priuilegium vini præbeat, & nihil de eo minua-
tur. Præterea supplicauit pro literis commendatitiis.

Sacratissima Theologiæ Facultas rata habet ea quæ acta
sunt à Rectore, cui concedit literas commendatitias, & parata est eum comitari ad ædem diuæ Mariæ Carmelitarum.

Iuris Canonici Facultas est conformis.

Medicorum etiam facultas consentit cum aliis.

*Franciæ, Picardiæ, Normaniæ, & Germaniæ Nationes con-
ueniunt cum aliis Facultatibus.*

Vniuersitas concedit literas commendatitias eidem D.
Rectori, & habet grata & accepta quæ gessit tempore sui
Magistratus; parata est præterea illum comitari ad ædem
dictam Carmelitarum prodictis supplicationibus faciendis. Et id organo D. Rectoris conclusum fuit.

Die Dominica 17. mensis Iunij anno 1548. congregata
fuit Vniuersitas solenniter, vt moris est, apud S. Maturinum horâ octauâ mane super duobus articulis. Prior super
supplicationibus publicis D. Rectoris. Secundus tritus &
communis supplicationibus & iniuriis. D. Rector exposuit
causam congregationis, *& post orationem per eum eleganter habitam*, supplicauit omnia per se acta tempore sui Magistratus
per Vniuersitatem rata & grata haberi, seque ad ædem Augustinensium sacram, ad ibidem preces fundendum concomitari: Cæterum dixit, vt si aliqui essent supplicaturi sup-
plicarent & benignè audirentur.

Sacratissima Theologiæ Facultas habet rata quæ gessit
D. Rector, & parata est illum comitari ad dictam ædem
Augustinensium.

Decretorum Facultas ea quæ bene acta sunt per D. Rectorem approbat, parata est illum concomitari ad dictam
ædem Augustinensium, & conquesta est de eo quod D. Rector minimè illam inuitauerit, saltem Decanum ipsius Facultatis, nec ei obtulerit munusculum quod solet offerri
ipsis Officiariis & Decanis quando itur ad S. Dionysium.

E

Franciæ & Normaniæ Nationes habent gratias D. Rectori pro laboribus impensis nomine Vniuersitatis ; approbant etiam ea quæ gesta sunt ab ipso, paratæ sunt etiam illum comitari ad dictam ædem Augustinensium. Ex quibus premissis *ipsa Vniuersitas* habet rata & grata quæ acta sunt à D. Rectore, tempore sui Magistratus, estque parata illi Comitatum præstare ad sæpe dictam ædem Augustinensium pro supplicationibus faciendis. Et ita conclusum fuit.

ANno Domini 1553. 10. Decembris Vniuersitas conuenit apud Maturinos conuocata per D. Rectorem consultura de rebus in medium adductis per eumdem Rectorem, *Vbi nostra Natio fidelissima grata & accepta habuit quæ D. Rector gesserat tempore sui magistratus, pro quibus illi habitæ sunt ingentes gratiæ per me Procuratorem dictæ Nationis. Deinde concessit dicto Rectori literas commendatitias, annuitque supplicationi quorumdam, qui supplicuerunt & pro literis gradus, & pro nomine reponendo, quod vetustate fuerat deletum in libello D. Rectoris. Præterea promisit illi comitatum ad ædes Nauarricas.*

ANno Domini 1554. die 20. mensis Iunij, *fidelissima nostra Natio Picardorum, quæ ab Amplissimo suo Rectore D. Francisco de Villers trimestri Magistratu Rectorio gesta fuerat mirum in modum comprobauit, ob idque imprimis debita gratiarum actione eum insigniuit, tum commendationis literas eidem lubens concessit. Demum in supplicatoriis progressibus vsque ad ædem diuo Victori sacram comitatum præbuit.*

DIe Dominicâ 21. Martii 1556. apud S. Maturinum horâ octauâ matutinâ solenniter, vt moris est, congregata fuit alma Vniuersitas Parisiensis super supplicationibus publicis D. Rectoris in diui Bernardi ædem indictis & super supplicationibus & iniuriis.

D. Rector exponendo causam Congregationis petiit haberi rata & grata ea quæ gessit in suo Magistratu, & sibi concedi literas commendatitias & comitatum ad ædem diuo Bernardo dicatam, *& ad exequias illustrissimi Cardinalis à Borbonio nuper vita defuncti.* Deinde petiit adiunctionem publieam contra aliquem, qui suam certificationem pro re pergamenariâ datam falsificauit. Ibidem presens Magister Nicolaus VVariti Procurator & nomine Procuratorio honesti Iuuenis Martini de Donay aliàs Grenier Clerici Diœc. Aurel. Capellani vnius Capellaniæ quinque Capellaniarum de Sanoisy vulgo nuncupataru in Ecclesia S. Maturini Parisius fundatarum, *resignauit & resignat dictam Capellaniam in manibus D. Rectoris & Vniuersitatis Parisiensis* cum suis iuribus & pertinentiis vniuersis, causâ tamen permutationis cum honesto etiam Iuuene Philippo de Donay Clerico dictæ Diœc. Aurel. Scholari Parisius studente, Capellano Capellæ seu Capellaniæ S. Blasii de templo supra Stampas Senonens. Diœc. & ad dictam Capellam suaque iura & pertinentias vniuersas & non aliàs aliter, nec alio modo supplicans dictus Procurator dictam resignationem recipi & admiti, & iurauit quòd non interuenit fraus, dolus, simonia, nec aliqua vitiosa pactio. Et actum de præmissis sibi fieri & dari petiit. Supplicauerunt pro literis gradus magistri, &c. Maturis deliberationibus super his præhabitis.

Facultas Theologiæ parata est proficisci ad ædem Bernardinorum breuiori viâ quâ poterit, habet rata & grata quæcumque gessit D. Rector tempore sui Magistratus, dat adiunctionem, concedit literas commendatitias. *De resignatione Capellaniæ ad alia Comitia.* Annuit supplicationibus eorum qui supplicauerunt pro literis gradus.

Facultas Iuris Canonici habet rata & grata quæ gessit D. Rector in suo Magistratu, habet gratias pro laboribus assumptis; concedit literas commendatitias, parata est eum comitari ad ædem diuo Bernardo dicatam, *& ad exequias D. Cardinalis à Borbonio.* De adiunctione concedit. *Remittit resignationem ad proxima Comitia.*

Facultas Medicorum gratissima habet quæcumque gessit D. Rector tempore sui Magistratus, parata est eum comitari ad ædem diuo Bernardo sacram; concedit literas, dat adiunctionem; *parendum quoque censet voluntati Regis, & iuxta eam comitabuntur Doctores Medici D. Rectorem hodie horâ secunda à prandio in exequiis D. Cardinalis à Borbonio.* Annuit supplicationi eorum qui supplicauerunt pro literis gradus.

De resignatione remittit ad futura Comitia.

Natio Gallicana habet rata quæcumque gessit D. Rector, concedit comitatum & literas commendatitias, dat adiunctionem. *Quantum ad resignationem in aliud tempus remittit.* Annuit supplicationi pro literis gradus.

Natio Picardorum, habet rata, *censet D. Rectorem maiori mercede quam requirit donandum esse, & parendum voluntati Regis.* De supplicationibus idem quod aliæ Facultates.

Natio Normanorum habet rata, concedit literas commendatitias, dat adiunctionem, annuit supplicationibus pro literis gradus.

Natio Germanorum idem cum cæteris.

Maturis deliberationibus habitis, ipsa Vniuersitas rata & accepta habet quæ gessit D. Rector in suo Magistratu, concedit literas commendatitias & comitatum ad ædem diuo Bernardo sacram, dat adiunctionem contra Pergamenarios, vult quoque hodie horâ secundâ à prandio præstare comitatum ad exequias illustrissimi Cardinalis à Borbonio. *Pro supplicatione Sacelli differt ad futura Comitia.* Concedit quoque literas gradus iis qui supplicauerunt. Et ita organo D. Rectoris conclusum extitit.

ANno Domini 1556. Id. Dec. conuenit Vniuersitas apud Maturinos à D. Rectore conuocata, consultura de rebus in medium adductis per eumdem Rectorem. Vbi *fidelissima nostra Natio ea rata habuit quæ D. Rector Magistratus sui tempore gesserat, pro quibus habitæ sunt illi à me gratiæ Picardorum nomine.* Deinde concessit illi literas commendatitias, & comitatum promisit ad ædem diui Victoris.

DIe Dominicâ 20. Martij 1557. apud S. Maturinum horâ solita solenniter, vt moris est, congregata extitit alma Vniuersitas Paris. super duobus articulis. Quorū prior est super supplicationibus publicis D. Charlet Rectoris in ædem diuo Maglorio sacrâ indictis. Posterior communis supplicationibus & iniuriis accommodus. Exponendo causam Congregationis dixit D. Charlet Rector. Nemo nostrum ignorat Christum optimum maximum quouis tempore implorādum, præsertim in aduersis rebus & tanta vitiorum calamitate, vt vix Deo placere possimus. *Eam ob rem in eam curam incumbere debemus, vt hodie, cùm vniuersus propè Orbis sæuissimo plectatur bello, ad summum illum rerum opificem confugiamus. Hinc factum est hunc diem precibus dicaremus, supplicationes publicas decerneremus quibus Deum precemur, vt Christianissimum Regem, Reginam, vniuersam Sobolem Regiam incolumem seruet, sic omnia moderetur, vt incrementum capiat Fides, concitatos Principum animos sedare dignetur, huic almæ Vniuersitati Parisiensi nihil detrahi sinat.* Deinde supplicauit pro comitatu ad ædem diuo Maglorio sacram & ab eodem gesta comprobari, literas quoque commendatitias concedi. Supplicauerunt pro literis gradus Magistri, &c. *Supplicauit venerabilis ac scientificus vir F. Theobaldus Musnier iuris Canonici Doctor Generalis totius Ordinis sanctæ Trinitatis & Redemptionis captiuorum, eiusdem domus S. Maturini Minister, declarationem sibi dari, dictam suam domum S. Maturini esse verum Collegium, atque primariam eiufdem Vniuersitatis Sedem: quia cogitur ad solutionem peagij in ingressu Vrbis & dare pignora quæ deperduntur.* Maturis deliberationibus per singulas Facultates super his præhabitis.

Facultas Theologorum habet omnia quæ gessit D. Rector in suo Magistratu grata, rata & accepta, parata est eum comitari ad ædem diuo Maglorio sacram, concedit literas commendatitias; *Annuit supplicationi D. Generalis Maturinorum,* concedit quoque literas gradus supplicantibus.

Iuris Canonici Collegium gratias agit prudentiæ D. Rectoris, quam ostendit in exercendo Magistratu, habet grata quæcumque gessit. Præterea concedit literas commendatitias; & quamuis tempus nos reuocet, tempus enim pluuium est, tamen comitabitur eum ad ædem diuo Maglorio sacram, annuit supplicationi pro literis gradus. *Quantum ad supplicationem D. Generalis Maturinorum declarat eamdem domum esse veluti primariam sedem nostræ Vniuersitatis, & eamdem domum pro Collegio haberi.*

Medicorum Facultas laudat diligentiam & fidem D. Rectoris, probat omnia ab eo gesta, concedit literas commendatitias, comites aderunt Medici ad ædem diuo Maglorio sacram. *Agnoscit & declarat Collegium Maturinorum primariam*

Sedem Academiæ. Annuit fupplicationi pro literis gradus.

Natio Gallicana agit gratias pro diligentiâ adhibitâ in rebus adminiftrandis. Pollicetur comitatum. Concedit literas commendatitias : Annuit fupplicationi pro literis gradus, *& fupplicationi domini Generalis Maturinorum.*

Picardorum Natio quas poteft maximas agit gratias, quòd tam diligenter fe geffèrit in Magiftratu, probat omnia, parata comitari, concedit literas commendatitias. *Annuit duabus fupplicationibus.*

Normanorum Natio habet rata quæ gefta funt, parata comitari, concedit literas commendatitias & literas gradus. *Annuit fupplicationi D. Generalis Maturinorum.*

Germanorum Natio habet gratias pro fummis laboribus quos in Republica literaria adminiftranda adhibuit D. Rector, approbat acta, pollicetur comitatum & literas commendatitias, concedit literas gradus fupplicantibus. *Annuit fupplicationi D. Generalis Maturinorum.*

Ex his maturis deliberationibus, retulit D. Rector, pollicemini comitatum ad ædem diuo Maglorio facram. *Probatis quæ à me gefta funt trimeftri fpatio quamdiù huic rei noftræ literariæ præfui,* conceditis pro more literas commendatitias. *Annuitis fupplicationi huiufce domus,* & eorum qui fupplicuerunt pro literis gradus. Et ita conclufit D. Rector.

ANno Domini 1557. die Veneris in fefto S. Barnabæ undecima menfis Iunij apud S. Maturinum folenniter, vt moris eft, circa horam feptimam matutinam congregata fuit alma Vniuerfitas Studij Parifienfis fuper fupplicationibus publicis D. O. M. decernendis propter felicem fucceffum legationis in gratiam Regis, Reginæ, nobiliffimæ propaginis, Cardinalium à Caftellione, Lotharingi, Senonenfis, & Magiftri equitum, quorum fidem & curam in rebus aduerfis experta eft Academia Parifienfis : tum etiam pro Præfidibus & Confulibus fupremi Senatus, & pro Prætore ciuili huiufce vrbis, vt, depofitis omnibus fimultatibus tum apertis & obfcuris, à rerum huiufce Academiæ adminiftratione, ac etiam fuper fupplicationibus & iniuriis.

Expofitâ per D. Rectorem causâ conuocationis fupplicauit

vt Principes intelligant habitam rationem beneficij & dignitatis suæ & quemadmodum postremis comitiis statutum est vt ad ædem diuæ Genouefæ sacram sibi comitatum pollicerentur. maturis deliberationibus super his præhabitis,

Facultas Theologiæ, referente D. Bourenne Doctore Theologo loco Decani suæ Facultatis Theologiæ, in hunc modum deliberauit. DIGNISSIME ET AMPLISSIME D. RECTOR habitis tibi primùm gratiis pro laboribus assumptis nomine Vniuersitatis, eadem Facultas parata est te comitari hodierno die ad ædem diuæ Genouefæ sacram.

Facultas iuris Canonici deliberauit paratam esse comitari D. Rectorem ad ædem diuæ Genouefæ sacram.

Facultas Medicinæ deliberauit in hunc modum, vt nos beneficiorum quæ à Rege accepimus, non videamur immemores & ingrati stat in postrema deliberatione, aderunt frequentes Medici qui comitabuntur D. Rectorem ad ædem diuæ Genouefæ sacram.

Galliæ, Picardiæ, Normaniæ & Germaniæ Nationes referente D. Stephano Laffilé Procuratore Nationis Gallicanæ sunt conformes aliis superioribus. Vniuersitas ex maturis *omnium sententiis & relationibus prædictis* pollicetur D. Rectori comitatum ex singulis Academiæ Ordinibus ad ædem diuæ Genouefæ sacram. Et ita organo D. Rectoris conclusum fuit.

ANno Domini 1557. die Dominica 20. mensis Iunij congregata fuit alma Vniuersitas Studij Parisiensis apud S. Maturinum solenniter, vt moris est, horâ octauâ matutinâ super duobus articulis. Quorum prior est super supplicationibus D. Rectoris apud ædem Bernardinorum celebrandis. Posterior vero communis. D. Rector exponendo causam congregationis his verbis vsus est. Cum vestra Respublica non mediocri prudentiâ & administratione abundet, Viri Proceres, tum nihil sanctius & religiosius ad Fidei Christianæ religionem conseruandam inueniri potuerit, quàm decedente à Magistratu Christo optimo Maximo, publicæ decernantur supplicationes; ita fit, vt D. O. M. mitigetur, nostrarum rerum administrationi felices successus concedat, &c. Maturâ deliberatione super propositis in medium, per singulas Facultates, vt moris est, habita.

Facultas Theologiæ, immensas gratias agit dignissimo D. Rectori qui tam acriter & solenniter continuauit suum Rectoratum, vt pro his pro quibus rogauit parata sit eum comitari ad ædem sacram Bernardinorum, habet rata & grata quę ab eodem, tempore sui Magistratus, acta & gesta sunt, concedit literas commendatitias. *Cæterum supplicat Facultatem Artium, vt visâ solicitudine, quam hactenus habuit, placeret eidem Facultati eumdem Rectorem continuare ad trimestre.*

Facultas Iuris Canonici paratissima est comitari Rectorem in ædem Bernardinorum; agitque immensas gratias D. Rectori pro laboribus tot & tantis assumptis in suo Magistratu; *& videns Vniuersitatem periclitari, & eumdem Rectorem in negotiis & rebus Reipublicæ maximè versatum cognoscit, & quanto animi candore eadem negotia Vniuersitatis gesserit, rogat Facultatem Artium, vt velit continuare ad trimestre eumdem Rectorem, in qua quidem continuatione nihil erit detrimenti Facultati Artium: nam is qui præficeretur potest præfici in trimestri sequenti.* Habet rata & grata gesta ab eodem Rectore: concedit literas commendatitias.

Facultas Medicinæ, *cùm satis nouerit quibus difficultatibus & negotiis negotia Academiæ tractarit D. Rector & Rempublicam conseruauerit, vt iudicemus eam in integrum restitutam; non potest non commendare; sed etiam laudare, rata & grata habere ea omnia quæ à D. Rectore gesta sunt: Lubenter rogat Facultatem Artium, vt dignitatem eiusdem Rectoris ad trimestre proroget.* Parati sunt Doctores Medici eumdem comitari ad ædem diuo Bernardo sacram, *qui non deerunt quin eum consilio & pecuniis iuuent:* concedit quoque literas commendatitias.

Magister Stephanus Laffilé Procurator Nationis Gallicanæ pro feliciter gestis in Magistratu D. Rectoris agit gratias, parata est eadem Natio eumdem comitari ad ędem Bernardinorum; concedit literas commendatitias. *Quantum ad continuationem maturius posthac deliberabitur.*

Natio Picardorum referente D. Procuratore rata habet quæcumque ab eodem prudenter & bene gesta sunt in suo Magistratu, & pro his maximas agit gratias, comitatum pollicetur

pollicetur ad ædem Bernardinorum, concedit literas commendatitias.

Natio Germanorum maximas gratias habet D. Rectori pro rebus in eius Magistratu feliciter peractis, concedit comitatum & literas commendatias. *De continuatione delibetabitur.*

D. Rector ex his maturis deliberationibus comprobatis quæ trimestri Magistratu à me, licet exigua, gesta. Pollicemini literas commendatitias & comitatum ad ædem Bernardinorum, *habeo vobis gratiam immortalem, quòd de me tanta iudicia feceritis, vt mihi continuandum Magistratum censueritis: sed quoniam permultis hoc videbitur odiosum, lubens precor, vt honorem illum cum tanto onere alteri demandetis.* Et ita organo eiusdem Rectoris conclusum fuit.

Die Dominica 19. Iunij 1558. apud S. Maturinum solenniter, vt moris est, horâ solitâ congregata extitit alma Vniuersitas Parisiensis super duobus articulis. Quorum prior est super supplicationibus publicis D. Macere Rectoris in ædem Regalis Collegii Nauarræ indictis. Posterior communis supplicationibus & iniuriis accommodus.

Exponendo causam congregationis, dixit D. Macere Rector, &c. Supplicauit Bartholomeus Passart nomine F. Thomæ Dehan Ordinis Præmonstratensis in Theologia Licentiati. Lis est coram Conseruatore priuilegiorum nostrorum nuper ad supremum Regis Senatum euocata, petit eius nomine adiunctionem, vt eâ tandem adiutus reuocetur lis ad Conseruatorem priuilegiorum Regiorum.

Supplicauit M. Arnulphus Monart, sperabam impresentiarum aliquam dicere rationem ex rationibus accepti & impensi, remittitis hoc negotium ad electionem D. Rectoris.

Supplicauit Bertrandus de Vernueil.

Maturis deliberationibus.

Facultas Theologiæ gratulatur tibi & agit gratias, grata habet quæcumque laudabiliter gesta sunt, pollicetur literas ad D. Cardinalem, parata est concomitari ad ædem Regalis Collegij Nauarræ; admittit aut resignationem aut declarationem Pergamenarij. Concedit adiunctionem impensis eius qui supplicauit.

Facultas Decretorum agit summas gratias, gratulatur tibi laborum & meritorum memor, concedit literas commendatitias quâ formâ volueris, comitabitur in ædem Nauarram, habet grata. Remittit supplicationem D. Monart. Accedit causæ … accedit cessioni officij Pergamenarij.

Medicorum Facultas plurimùm commendat fidem & diligentiam, probat res gestas Magistratus tempore, facile concedit literas commendatitias, comitabuntur Doctores Medici, in reliquis annuit supplicationi eius qui supplicauit pro adiunctione & alterius.

Natio Franciæ habet grata, concedit literas, parata te comitari ad ædem Regalis Collegij Nauarræ, remittit ad Selectos supplicationem D. Monart, concedit adiunctionem, confirmat declarationem.

Natio Picardiæ maximè gratulatur, pollicetur literas commendatitias ad Cardinalem Lotharingum, admittit resignationem seu cessionem Pergamenarij.

Natio Normanorum grata habet, gratias agit pro laboribus susceptis, concedit literas commendatitias & comitatum ad ædem Nauarream, concedit adiunctionem, admittit declarationem.

Natio Germanię pergrata habet quæ summa fide & consilio in tuo Magistratu gessisti, gratias habet, concedit literas ad Cardinalé Lotharingú, admittit eum cui facta est resignatio pergamenariatus concedit, adiunctionem. Primùm grata habetis & accepta quæcúque gesta fuerunt in hoc meo Magistratu trimestri, literas commédatitias mihi conceditis ad Cardinalem Lotharingú mecænatem meum, parati estis me comitari in ædem sacram Regalis Collegij Nauarræ, ago gratias. Censetis differendum in consilium Selectorum negotium D. Monart, adiungitis authoritatem causæ, mittitis in possessionem Bertrandum de Verneuil cui quondam collatum est officium pergamenariatus. Et ita concludo.

Die Lunæ 8. Augusti anno 1558. apud S. Maturinum solenniter, vt moris est, horâ solitâ congregata fuit Vniuersitas Parisiensis super duobus articulis.

Prior est super Supplicationibus publicis in ædem diuo Martino sacram indictis. Posterior communis supplicationibus & iniuriis accommodus. Exponendo causam Congregationis dixit D. Gemelli Rector, Plato Philosophiæ pater in Timæo scriptum reliquit, omnes qui modo mente constant ad Deum recurrere debere in suis gerendis negotiis: Propterea *Henricus excellentis ingenij & animi Rex omni genere laudum cumulatissimus inuocat D. O. M. mouet, hortatur, & pro sua authoritate, quà apud omnes potest, imperat vt eumdem inuocemus.* Scriptum est diuitibus non sublime altum sapere neque sperare in incerto diuitiarum. Cùm itaque superioribus diebus omnes ad quos religionis cultus spectare debet, supplicationes fecerint pro prosperâ Regis valetudine, felici successu bellorum nec non pro sperata inter Principes Christianos concordiâ & pace componendâ, cogimus viros Selectos de decernedis Supplicationibus publicis, deliberaturi, quod vt fieret honorificentiùs, visum est eisdem Selectis hominibus è singulis Gymnasiis duodecim adolescentes conuocarentur. Nominarūt diuo Martino in Campis sacram ædem & diem præsentem, Concionatorem virū eruditum D. Antoniū Demonchares, nunc superest vt mihi comitarum præbeatis. Deinde idem D. Gemelli Rector exposuit, quòd superioribus diebus conquesti sunt viri graues *de perdito albo Rectorum superioribus annis; Erat tabula lignea in qua scribebantur nomina Rectorum, quæ quidem tabula euanuit & non peruenit ad suas manus, petiit itaque vt nomine Vniuersitatis restituatur ea tabella & omnes quotquot sunt & fuere Rectores in eadem tabula describantur.*

Maturis deliberationibus super propositis in medium *per Decanos & Procuratores Facultatum inter se præhabitis.*

Facultas Theologiæ referente Domino Bourrenne Doctore Theologo loco Decani suæ Facultatis Theologiæ, probat consilium virorum Selectorum. Paratissima comitari D. Rectorem ad ædem diuo Martino sacram, vellet omnes esse in suo officio, dolet quosdã interesse seruitio diuino cum alij feriantur, debuerat differri in alium diem, moneantur vt sint exemplo cæteris, *Et imposterum caueant talia facere, quando*

D. Rector processurus erit, existimat restituendam illam tabulam vt appareat qui fuerint Rectores, comittatur negotium Procuratori Fiscali Vniuersitatis.

Facultas Decretorum laudat & approbat consilium Selectorum virorum, pollicetur comitatum in ædem diuo Martino sacram, vult album Rectorium restitui. Quòd attinet ad eos qui profecti sunt rus commonedi sunt, quòd si ita contingat imposterùm, *priuentur suis priuilegiis*.

Facultas Medicorum super propositis in medium ita censuit, placuit Facultati decreta supplicatio, *in qua Dignitatem D. Rectoris comitabuntur Doctores Medici, existimat tabellam Rectoriam restituendam, si non possit inueniri alia, conficiatur vt appareat qui fuerint Rectores*. Cùm abrogatæ fuerint Indictiuæ feriæ, *censet vt hi qui profecti sunt rus non solùm priuentur suis priuilegiis, sed etiam multa puniantur*.

Procurator Franciæ, parata Natio Gallicana comitari D. Rectorem ad ædem diuo Martino sacram, vult album Rectorium perquiri & si non possit inueniri, aliud confici.

Procurator Picardiæ approbat Conclusionem Selectorum virorum, parata Natio te comitari existimat restituendam tabulam deperditam.

Procurator Normaniæ pollicetur comitatum, censet tabulam Rectoriam esse restituendam vel aliam conficiendam.

Procurator Germaniæ consilium D. Rectoris & virorum Selectorum maximè probat, pollicetur comitatum, annuit supplicationi D. Rectoris & vult illam tabulam Rectorum restitui.

Ex his maturis deliberationibus retulit D. Rector, quantum coniectura assequi possum, probatis consilium Selectorum virorum, parati estis me comitari ad ædem diuo Martino sacram. *Vultis diligentissime inquiri vltimum possessorem illius tabellæ Rectorum deperditæ, quòd si non possit inueniri, aliam confici.* De querimonia eorum qui feriantur consultum est lecto Arresto Senatus vt abrogarentur Indictiuæ feriæ, existimo Procuratorem Regium missurum ad nos vt res terminetur, vultis eosdem moneri monebo. Et ita organo D. Rectoris conclusum extitit.

Die Domincâ 2. Octobris 1558. apud S. Maturinum solenniter, vt moris est, congregata fuit alma Vniuersitas
Studij Parisiensis horâ solitâ super tribus articulis. Quorum
primus est super supplicationibus publicis D. Gemelli Rectoris in ædem diuæ Mariæ indictis. Secundus super resignatione Officii Librariatus Maturini Dupuis in fauorem Stephani Grouleau Mercatoris Librarii & ciuis Parisiensis.
Tertius & vltimus cōmunis supplicationibus & iniuriis fuit
accommodus. Exposuit D. Gemelli Rector causam Congregationis his verbis, quanquam multa sunt in hac celebri
corona quæ desiderium afferunt, *supplicationes videntur quam
necessariæ his presertim turbulentissimis temporibus bellorum in quibus videtur ad exitium vocari Academia.* Verùm enimverò
cùm essent hæc animi modestiâ deuoranda, nihil fuit commodius quam ad numinis opem procedamus. D. O. M. pre-
cabimur pro felici concordia Principum, pro extirpatione
hæreseon & incremento huius Academiæ. Secundum caput positum quasi per occasionem, *de admittenda resignatione
Maturini Dupuis Librarij in gratiam Stephani Grouleau.* Postulauit comitatum ad ædem diuæ Mariæ, literas commendaticias ad Cardinalem Borbonium Mecænatem suum, habeatis rata & grata quæ gesta sunt. Tertium caput accommodum supplicationibus & iniuriis. Postea exposuit quòd
Gymnasiarchæ Collegiorum Burgundiæ & Cœnomanensis
conquerantur de quodam Præceptore; vterque vindicat
suum, *conuocaui viros selectos, & cùm diù expectassemus Gymna-
siarcham Cœnomanum monitum per Apparitorem vt adesset, signi-
ficauimus iterum vt adesset die Sabbati;* comparuit quidem non
vt causam explicaret, sed vt mihi diem diceret in Senatu,
*dixi non esse prouocandum ab Vniuersitate præsertim cùm agatur de
moribus & vita, supplicaui vt Sententia virorum selectorum probetur.* M. Io. de Malli in Artibus Magister actu Parisiis studens
supplicauit pro ope & consilio in quadam causa euocata ad
supremum Consilium, quæ pendebat Coram D. Conseruare priuilegiorum Regiorum Vniuersitatis inter eumdem &
Ioannem Grosneau Clericum Andegauensis Diœcesis ratione possessorij Prioratus SS. Geruasij & Protasij de stabu-
lis Senonensis Diœcesis, vt eadem causa ad prædictum con-

ſeruatorem remittatur. Ibidem quoque comparuit prouidus vir & honeſtus Claudius Chaudiere Mercator & ciuis Pariſienſis Procurator & nomine Procuratorio honeſtæ mulieris Chaudiere vxoris prædicti Maturini Dupuis Librarij Iurati prædictæ Vniuerſitatis, literatorie fundatus & conſtitutus fuit vigore procurationis & poteſtatis ſibi conceſſæ & attributæ coram Deuets & Lenius Notariis Caſtelleti de die 25. Auguſti nouiſſime lapſi, *reſignauit & dimiſit huiuſmodi officium Librariatus in manibus DD. Rectoris & Vniuerſitatis in fauorem, commodum & vtilitatem prouidi viri & honeſti Stephani Grouleau Mercatoris Librarij & ciuis Pariſienſis*, & non alias, & humiliter petiit eandem reſignationem admitti. Idem quoque grouleau ſupplicauit huiuſmodi officium Librariatus ſic vacans ſibi conferri & huiuſmodi reſignationem admitti. Supplicauerunt pro literis gradus Magiſtri, &c. Ibidem comparuit M. Ioa. Huifer Primarius Cœnomanus, qui expoſuit ſententiâ latâ contra ſe non vocatum, ad petitionem aduerſarii iudicatum de re controuerſa eo non audito: ideo appellauit ad Curiam ſupremam.

D. Rector ſupplicauit M. Io. de Malli pro authoritate in traductione litis, alius pro reſignatione officii Librariatus & pro literis gradus ſi placet de hoc deliberabitis. Maturis deliberationibus ſuper adductis in deliberationé per *Decanos & Procuratores ſingularum Facultatum pro more præhabitis.*

Theologorum Facultas ſuper adductis in conſilium it decreuit, quantùm attinet ad Magiſtratum habet grata quæ geſta ſunt, refert gratias immortales pro rebus geſtis gratulatur tibi de labore ſuſcepto, & Collegium paratum in omnibus tibi adeſſe, annuit pro literis commendatitiis quarum forma conſtituatur, fiat ſupplicatio ad locum deſignatum. *Annuit ſupplicationi reſignationis officij Librariatus,* adiungit authoritatem ſuam ei qui ſupplicauit pro eadem, cæterum annuit ſupplicationi pro literis gradus. *Remittit negotium Primariorum Collegiorum Burgundiæ & Cœnomanenſis in proxima comitia; interim per modum prouiſionis maneat ſententiâ lata.*

Iuris Canonici Collegiú habet rata & grata quæ geſta ſunt tempore Magiſtratus, gratias habet, pollicetur comitatum ad ædem diuæ Mariæ ſacram. Cauſam Primariorum remittit ad alia comitia, de adiunctione diſputandum an de poſſeſſorio an de petitorio, annuit tamen eius ſupplicationi & ſupplicationi officij Librariatus, annuit pro literis commendatitiis & literis gradus.

Medicorum Facultas, gratiſſima eſt fides & diligentia tua, agit gratias, literas commendatitias ad Cardinalem Borbonium, concedit. Pollicetur comitatum. Dolet litem trahi ad ſummum Conſilium, adiungit authoritatem, admiſit reſignationem officij Librariatus. Per modum prouiſionis, maneat Sententia lata, tamen ad Deputatos remittit controuerſiam Primariorum. Concedit literas gradus ſupplicantibus.

Procurator Franciæ, gratiſſima geſta, ſummas habet gratias. Concedit literas commendatitias ad Cardinalem Borbonium, annuit ſupplicationi eius qui ſupplicauit pro adiunctione. Admittit reſignationem officij Librariatus, pollicetur comitatum ad ædem diuæ Mariæ ſacram. Remittit negotium Primariorum ad alia comitia, interim per modum prouiſionis maneat Sententia lata.

Procurator Picardiæ grata habet quæcumque geſta ſunt. Concedit literas commendatitias & comitatum in ædem diuæ Mariæ ſacram. Annuit ſupplicationi pro adiunctione, & Stephani Grouleau. Ad Primarios, permanendum in Sententia ſelectorum virorum.

Procurator Normaniæ grata habet & accepta geſta, concedit literas commendatitias & comitatum, annuit ſupplicationi pro adiunctione & Stephani Grouleau. De Primariis per modum prouiſiouis ſtandum in Sententia ſelectorum virorum.

Procurator Germaniæ grata habet, concedit literas, annuit ſupplicationi pro adiunctione & reſignatione officij Librariatus. De primariis ſtandum in Sententia lata.

Ex his maturis deliberationibus retulit D. Rector, conceditis mihi commendatitias literas ad D. Cardinalem Borbonium Mecænatem meum, pollicemini comitatum, annuitis ſupplicationi pro adiunctione ſuis expenſis & pro literis gradus, & ſupplicationi Stephani Grouleau, ſtandum eſſe concluſioni ſelectorum virorum per modum prouiſionis, tamen vt res amplius diſcutiatur ad ſelectos remittitis. Et ita concludo.

Die Iouis 15. mensis Decembris anno 1558. apud S. Maturinum solenniter vt moris est horâ solitâ congregata extitit alma Vniuersitas Parisiensis super duobus articulis. Quorum prior est super supplicationibus publicis D. Iacobi Heuste Rectoris in ædem Bernardinorū indictis. Posterior communis supplicationibus & iniuriis fuit accōmodus. Exponendo causam Congregationis dixit idem D. Heuste Rector magnum Rempublicam gerere, & maius amplificare, vt nihil accedit tamen nihil decidat. Quamobrem Cicero gauisus est quod pro seruata Republica populus Romanus supplicationes decreuisset: Est iure laudanda maiorum nostrorum sententia qui hoc magistratu abeuntibus supplicationes decernerent cùmque non hominibus, sed Deo supplicatio decernatur. Rogo vos vt mihi commendatitias literas velitis concedere Supplicauerunt pro literis gradus Magistri.

Theologorum Facultas habet grata, annuit supplicationi pro literis commendatitiis, parata te comitari ad ædem diuo Bernardo sacram, concedit literas gradus supplicantibus.

Decretorum Facultas parata comitari ad ædem diuo Bernardo sacram, concedit literas commendatitias, habet grata quę gesta sunt, concedit literas gradus supplicantibus.

Medicorum Facultas non potest non gratulari lubens his qui te Rectorem elegerunt, habet grata, concedit literas commendatitias, prata te comitari ad ædem diuo Bernardo sacram, annuit supplicationi pro literis gradus.

Procurator Franciæ probatissima habet gesta, eoque nomine concedit literas, paratus comitari, concedit literas gradus supplicantibus.

Procurator Picardiæ non potest non rara habere, pollicetur comitatum & concedit literas commendatitias, annuit supplicationi pro literis gradus.

Procurator Normaniæ, quæ in tuo Magistratu gesseris grata non possunt non esse Nationi, habet gratias, pollicetur comitatum, concedit literas gradus supplicantibus.

Procurator Germaniæ idem censet.

Deinde ibidem præsens Magister Gilbertus Chieze Clericus

Clericus Diœc. Lemouic. Iuratus vt dicebat in Rectoria Magiſtri Stephani le Cheualier 1554. expoſuit quòd quartus annus eſt ex quo aſcriptus fuit in numerum Iuratorum, tamen non reperitur immatriculatus in Regiſtris, itaque ſupplicauit, vt aſcribatur in Regiſtris Rectorum. Ex his maturis deliberationibus retulit D. Iacobus Heuſte Rector ; *video vos omnes dixiſſe ſententiam*, vt mihi concedatis literas commendatitias pollicemini comitatum ad ædem diuo Bernardo ſacram, probatis & confirmatis ea quæ geſſi. Remittitis cauſam eius qui ſupplicauit ad ſelectos, conceditis literas gradus ſupplicantibus. Et ita concludo.

Die Dominica 10. Decembris 1559. apud S. Maturinum ſolenniter, vt moris eſt, horâ octauâ matutinâ congregata extitit alma Vniuerſitas Pariſ. ſuper duobus articulis. Primus ſuper ſupplicationibus publicis D. Prunier Rectoris, *& pro diſcordi ſummi Pontificis electione in ædem diuæ Genoueſes indictis*. Secundus eſt communis ſupplicationibus & iniuriis accommodus.

Exponendo cauſam congregationis ſupplicauit D. Prunier Rector rata, grata & accepta haberi quæ geſſit in ſuo Magiſtratu Rectorio, eius electionem ratam haberi, comitatum quoque præberi ad ædem diuæ Genoueſes. Tertio loco literas commendatitias ſibi pro more concedi. Supplicauerunt pro literis gradus Magiſtri.

Maturis deliberationibus *inter DD. Decanos eiuſdem Vniuerſitatis & Procuratores Facultatis Artium præhabitis*, ipſa Vniuerſitas & electionem D. Rectoris, & quæ ab eodem geſta ſunt tempore ſui Magiſtratus grata & rata habet, concedit literas commendatitias ad quemcumque voluerit Mecænatem, pollicetur comitatum ad ædem diuæ Genoueſæ ſacram, annuit ſupplicationibus pro literis gradus. Et ita organo D. Rectoris concluſum extitit.

Die Iouis 16. Iulii 1562. apud S. Maturinum ſolenniter, vt moris eſt, horâ ſolitâ congregata fuit alma Vniuerſitas Pariſ. ſuper ſupplicationibus publicis in ædem diui Euſtachii indictis, & ſuper ſupplicationibus & iniuriis.

G

Expofita per D. Rectorem Arnoul caufa congregationis, fupplicauit, pro comitatu & progreffu fupplicatorio ad ædem diui Euftachii indicto, *& vt dies decernatur pro reddenda ratione fidei Officiariorum Vniuerfitatis.*

Maturis deliberationibus præhabitis. Vniuerfitas pollicetur comitatum D. Rectori ad ædem diuo Euftachio facram, *cenfuit reddendam rationem fidei per Officiarios Vniuerfitatis die Sabbati proxima horâ primâ à meridie.* Et ita conclufit D. Rector.

DIe Dominicâ 10. Octobris 1563. apud S. Maturinum folenniter, vt moris eft, horâ folitâ congregata extitit alma Parifienfis Vniuerfitas fuper fupplicationibus publicis D. Ioannis Saboth Rectoris in ædem diui Iacobi à carnificina indictis, & fuper fupplicationibus & iniuriis. Expofitâ per eumdem D. Saboth Rectorem caufâ congregationis, fupplicauit idem D. Saboth acta & gefta tempore fui Magiftratus comprobari, literas commendatitias fibi concedi, & comitatum ad ædem diui Iacobi à carnificina fibi præftari. Maturis deliberationibus *fuper adductis in medium per Decanos & Procuratores Nationum, vt moris eft, præhabitis.* Ipfa Vniuerfitas habet grata & probat ea quæ gefta funt D. Saboth Rectore tempore fui Magiftratus. Literas commendatitias illi concedit ad quemcumque Mecænatem quem voluerit fibi eligere. Pollicetur comitatum ad ædem diui Iacobi à carnificina. Et ita per D. Rectorem conclufum extitit.

DIe Dominicâ 20. Iunii 1568. apud fanctum Maturinum folenniter, vt moris eft, horâ octauâ matutinâ congregata fuit alma Vniuerfitas Parifienfis fuper fupplicationibus publicis D. Marand in ædem diuo Saluatori facram indictis & fuper fupplicationibus & iniuriis. Exponendo per D. Marand Rectorem caufam Congregationis fupplicauit per eum gefta, grata & rata haberi, & literas commendatitias fibi concedi.

Magifter   Mufnier Canonicus Carnotenfis
pro & nomine F. Iacobi du Chefne in Iure Canonico Bac.

calaurei supplicauit Adiunctionem concedi dicto du Chefne in certa causa mota in secretiori D. nostri Regis Consi-
lioratione literarum patentium obtentarum à quibusdam
Prælatis Ducatus Normaniæ in præiudicium Priuilegiorum Vniuersitatis.

M. Carolus Gilmer Censor Nationis gallicanæ exposuit superiori mense Martio aliquem fuisse receptum & cooptatum in numero Baccalaureorum Facultatis Medicinæ per ipsam Facultatem,
non graduatum, & qui Magisterium non est adeptus in Facultate
Artium contra statuta ipsius Vniuersitatis. Itaque supplicauit
vt moneatur Facultas ne illum admittat ad vlterius progredien-
dum, quin prius gradum Magisterij in prædicta Facultate Artium
adeptus fuerit & iura persoluerit suæ Nationi.

M. Nicolaus Vigner Procurator Fiscalis dixit æquissimas esse
supplicationes DD. Musnier & Gilmer, & causam D. du Chesne
maximè pertinere ad Vniuersitatem, & de ea consuluisse Patronos
Vniuersitatis. Exposuit præterea M. Michaëli Aubourg viro
Rectorio prouisum fuisse per Vniuersitatem de Capella
beatæ Mariæ in Ecclesia Parochiali S. Andreæ de Arcubus
Parisiensi, quam intellexit quendam cognominatum Lon-
guet indebitè obtinere & de illa suisque iuribus & fructibus gaudere, licet nullum seruitium diuinum in ea dici solitum ex fundatione ipsius Capellaniæ celebret aut celebrare
faciat. Itaque supplicauit libellum supplicem Procuratori
Regio in Castelleto Parisiensi porrigi ad fructus ipsius Capellaniæ sequestrandos & in manu Regia ponendos. M. Iac.
Buisson exposuit quòd cùm iuramenta Vniuersitati præsti-
tisset & nomen fidemque dedisset scriptum fuisse in catalogo ipsum esse Diœces. Trecan. cùm sit Diœc. Lugdun.
itaque supplicauit nomen Diœcesis mutari.

Maturis deliberationibus, inter DD. Decanos superiorum Facultatum & Procuratores Nationum præhabitis.

Ipsa Vniuersitas rata & grata habuit ea quæ gessit D. Rector tempore sui Magistratus, literas commendatitias concedit, pollicetur comitatum ad ædem diuo Saluatori sacram, annuit supplicationibus eius qui supplicauit nomine F. Iac. du Chesne, ita tamen vt inconsulta Vniuersitate
quicquam temere non agat, annuit etiam supplicationi D. Vi-

G ij

gner Procuratoris Fiscalis qui supplicauit pro D. Aubourg, annuit etiam supplicationi D. Gibner. Supplicationem Magistri Iacobi Buisson ad Deputatos remittit. Et ita per D. Rectorem conclusum extitit.

Die Dominicâ 10. Iulij 1569. apud S. Maturinum congregata fuit Vniuersitas Paris. super supplicationibus publicis in ædem diuo Augustino sacram indictis, & supplicationibus & iniuriis. Exposuit D. Delettres Rector causam congregationis, supplicauit eius electionem ratā & gratam haberi, pro auxilio consilio & fauore in Reip. rebus gerendis : & pro comitatu ad ædem diuo Augustino sacram.

Maturis deliberationibus, *inter Decanos Facultatum & Procuratores Nationum præhabitis.* Vniuersitas habet gratam electionem D. Rectoris, pollicetur auxilium, consilium & fauorem in Reip. rebus gerendis, & comitatum ad ædem diuo Augustino sacram, Et ita per D. Rectorem conclusum extitit.

Die Veneris 9. Septembris 1569. apud S. Maturinum solenniter, vt moris est, horâ solitâ congregata extitit alma Parisiensis Vniuersitas super supplicationibus publicis in ædem diuo Eustachio sacram indictis, & supplicationibus & iniuriis. Exposita per D. Rectorem Delettres causa Congregationis, & loco supplicationibus & iniuriis accommodato.

M. Nicolaus Vigner Procurator Fiscalis Vniuersitatis pro & nomine prouidi & honesti viri Petri Tanneau Mercatoris & ciuis Parisiensis Pergamenarij Iurati Vniuersitatis supplicauit pro adiunctione aduersus Iurisperitum & scientificum virum D. Procuratorem regis in Castelleto Parisiensi in causa appellationis pendente indecisa in supremo Senatu ratione oneris candelarum dicto Tanneau per Prœtorem ciuilem Parisiensem impositi.

Dixit etiam dictus Vigner se conuenisse D. Proprætorem ciuilem Parisiensem Conseruatorem priuilegiorum dictæ Vniuersitatis, *eumdemque monuisse, vt conseruaret iura, Priuilegia & immunitates dictæ Vniuersitatis. Insuper vt fidem daret Vni-*

uerſitati, *qui quidem D. Proprætor ciuilis & Conſeruator petiit copiam Priuilegiorum Academiæ & Statuti quo tenetur fidem dare Academiæ ; Supplicauit itaque vt liceret proferre librum D. Rectoris, in quo continentur eadem priuilegia, ſtatuta & iuramenta quæ tenetur præſtare idem D. Proprætor Conſeruator priuilegiorum.* Maturis deliberationibus ſuper adductis in medium præhabitis. Ipſa Vniuerſitas approbat ſupplicationes publicas à ſelectis decretas, pollicetur comitatum D. Rectori ad ædem diuo Euſtachio ſacram, concedit adiunctionem eidem Petro Tanneau ſuis expenſis. *Vult copiam priuilegiorum Academiæ & Statuti, quo tenetur idem D. Proprætor ciuilis Conſeruator Priuilegiorum Academiæ fidem dare Vniuerſitati, dari eidem D. Proprætori ciuili Conſeruatori Priuilegiorum Academiæ, ne ignorantiæ cauſam prætendere poſſit.* Et ita per D. Rectorem concluſum extitit.

Die Sabbati 18. Septembris 1574. apud S. Maturinum ſolenniter, vt moris eſt, horâ ſolitâ congregata extitit alma Pariſienſis Vniuerſitas ſuper ſupplicationibus publicis in ædem diui Victoris propter iucundum & felicem Regis aduentum indictis, & ſupplicationibus & iniuriis. Exponendo D. Rector cauſam Congregationis, ſupplicauit pro comitatu ad ædem diuo Victori ſacram & vt ſupplicationes publicæ decretæ ratæ & gratæ habeantur. Deinde ſupplicationibus & iniuriis locum eſſe dixit. *M. Nicolaus Vigner Fiſcalis ſupplicauit vt gratiæ agantur D. Chriſtophoro de Thou ſupremæ Curiæ primo Præſidi, ſimiliter etiam D. Delaquelle Procuratori Generali Regis : propterea quod priuilegia Vniuerſitatis & Nuntiorum tutati fuerint aduerſus Prætorem Ciuilem & Procuratorem Regis in Caſtelleto Pariſienſi.* Præterea vt D. de la Corde Doctor Medicus vocetur ad Deputatos, vt his quæ ab iiſdem DD. Deputatis ſtatuta fuerint, pareat. Interea tamen nullas pecunias à D. Decano ſaluberrimæ Facultatis Medicinæ accipiat. Supplicauerunt pro literis gradus Magiſtri.

Maturis deliberationibus inter *DD. Decanos ſingularum Facultatum & Procuratores Nationum ſuper adductis in medium* præhabitis, Ipſa Vniuerſitas cenſet congratulatorias preces D.O.M. *propter felicẽ Regis Henrici è Regno Poloniæ aduentum fundendas.* Concedit comitatum D. Rectori ad ædem diuo Victori facram. Primo *Præfidi de Thou & Procuratori Generali Regis D. de la Guelle gratias habendas, eofdemque nomine Academiæ falutandos. Negotium D. de la Corde deferendum ad Deputatos vt coram eifdem compareat, interea tamen nullas pecunias à D. Decano Facultatis Medicinæ accipiat.* Conceffit literas gradus fupplicantibus. Et ita per D. Rectorem conclufum extitit.

Die Dominica 12. Decembris 1574. apud S. Maturinum congregata fuit folenniter, vt moris eft, horâ folitâ alma Parif. Vniuerfitas fuper fupplicationibus publicis D. Ioannis Denifet Rectoris in facrofanctam Regalis Palatij Capellam indictis, & fupplicationibus & iniuriis.

Exponendo per eumdem D. Denifet Rectorem caufam congregationis, fupplicauit idem D. Denifet acta per eum tempore fui Magiftratus rata & grata haberi, nec-non pro literis commendatitiis, & comitatu ad eandem Capellam, *nec non etiam conclufionem apud S. Iulianum pauperem die 5. menfis Nouembris nouiffimi lapfi contra Iefuiftas habitam, ratam & gratam haberi & confirmari.* Venerabilis & fcientificus vir M. Io. Paradis pro & nomine M. Iofephi Bazot Doctoris Theologi fupplicauit pro adiunctione aduerfus M. Stephanum Laurens & Tiflanum Miller ratione Canonicatus & Præbendæ Ecclefiæ Cathedralis Eduenfis. Supplicauerunt pro literis gradus Magiftri.

Maturis deliberationibus *inter DD. Decanos fingularum Facultatum, & Procuratores Nationum præhabitis.* Ipfa Vniuerfitas habet rata, grata & accepta quæ geffit D. Rector tempore fui Magiftratus, proinde literas commendatitias eidem concedit, & comitatum ad facrofanctam Regalis Palatij Capellam pollicetur. *De Iefuiftis ad Deputatos remittit,* annuit etiam fupplicationi Domini impenfis tamen fupplicantis; literas gradus fupplicantibus concedit. Et ita per eumdem D. Rectorem conclufum extitit.

Die Martis 2. Octobris anno Domini 1576. apud S. Maturinum folenniter, vt moris eft, horâ folitâ congre-

gata extitit alma Parif. Vniuerfitas fuper fupplicationibus
publicis D. Fra. Moreau in Ædem diuæ Genouefæ in Monte
Parifienfi indictis, & fupplicationibus & iniuriis. Expofuit
D. Moreau Rector caufam congregationis, & fupplicauit
acta per eum tempore fui Magiftratus, rata & grata haberi,
nec-non literas commendatitias, & comitatum ad ædem
diuæ Genouefæ facram fibi concedi. Deinde fupplicationibus & iniuriis locum effe dixit. Supplicauerunt pro literis
gradus Magiftri.

Maturis deliberationibus *inter DD. Decanos & Procuratores
Nationum fuper adductis in medium pro more præhabitis*, ipfa
Vniuerfitas habet grata & rata ea quæ gefta funt à D Rectore tempore fui Magiftratus; proinde literas commendatitias
& comitatum ad ædem diuæ Genouefæ facram in Monte
Parifienfi pollicetur, concedit quoque literas gradus fupplicantibus. Et ita per eumdem D. Moreau Rectorem
conclufum extitit.

Die Lunæ 20. menfis Martij 1581. apud S. Maturinum
folenniter, vt moris eft horâ folitâ congregata extitit
alma Parifienfis Vniuerfitas fuper fupplicationibus publicis
D. Ioannis Boucher Rectoris in ædem diuo Paulo indictis,
& fupplicationibus & iniuriis.

Expofuit Dominus Ioannes Boucher Rector caufam Congregationis, & fupplicauit acta per fe tempore fui Magiftratus rata & grata haberi. Literas commendatitias fibi
concedi, nec-non comitatum ad ædem diuo Paulo facram fibi concedi. Deinde fupplicationibus & iniuriis
locum effe dixit. Tunc fupplicauerunt pro literis gradus
Magiftri.

Maturis deliberationibus fuper adductis in medium *inter
DD. Decanos fuperiorum Facultatum, nec-non DD. Procuratores
Facultatis Artium præhabitis*. Vniuerfitas habet grata & rata
quæ gefta funt à D. Rectore tempore fui Magiftratus. Proinde literas commendatitias & comitatum ad ædem diuo
Paulo facram, nec-non literas gradus Magifterij fupplicantibus concedit. Et ita per eumdem Dominum Boucher Rectorem conclufum extitit.

Die Mercurij 20. Iunij 1584. apud S. Maturinum congregata Vniuersitate super supplicationibus publicis D. Nicolai Dadon Rectoris in ædem diui Victoris indictis, & super supplicationibus & iniuriis. Exponendo per D. Dadon Rectorem causam congregationis, & loco supplicationibus & iniuriis accommodato, supplicauit idem D. Rector ea quæ tempore sui Magistratus gesta & acta fuerunt, eadem rata & grata haberi, literas commendatitias & comitatum ad ædem diui Victoris sibi concedi. Deinde supplicationibus & iniuriis locum esse dixit. Venerabilis & discretus vir M. Ioa. Dupont Doctor & Decanus Theologiæ Prouisor Collegii Harcuriæ Parisiis fundati supplicauit pro adiunctione in certa causa mota & pendente indecisa in supremo Senatu Parisiensi inter se ex vna parte, & M. Thomam Lami eiusdem Facultatis Doctorem ex altera, ratione officii Prouisoris dicti Collegii Harcuriani suis impensis & suo periculo.

D. Vigner Procurator Fiscalis dixit quemdam Oliuarium de Quiquebeuf eiusdem Collegii Prouisorem fuisse absentem per aliquot menses. Ad superiores iure deuoluto I. Lamy impetrauit. Idem de Quiquebeuf reuersus euincit dictum officium Prouisoris. Electores nominarunt eundem D. Dupont. Esse D. Rectoris confirmare.

Maturis deliberationibus super adductis in medium præhabitis, ipsa Vniuersitas rata & grata habet ea omnia quæ gesta sunt in Magistratu D. Dadon Rectoris: proinde amplissimum comitatum pollicetur ad ædem diuo Victori sacram, nec non literas commendatitias, descendit in causam D. Dupont eius sumptibus, impensis & periculo. Et ita per D. Rectorem conclusum extitit.

Die Lunæ 11. mensis Augusti 1589. apud S. Maturinum solenniter vt moris est, horâ solitâ maturinâ congregata extitit alma Vniuersitas Paris. super duobus articulis. Prior de Processione itura ad ædem diuo Germano Antisiodorensi sacram ad exorandum Altissimum pro calamitate huius temporis. Posterior communis supplicationibus accommodatus. Exposuit D. Rector causam congregationis,

tionis, & eâ expositâ locum supplicationibus esse dixit. Supplicuerunt pro literis gradus Magistri.

Maturis deliberationibus præhabitis, Vniuersitas ipsa ex maturis omnium sententiarum deliberationibus deliberauit paratam esse comitari D. Rectorem ad ædem diuo Germano Antissiodorensi sacram ad exorandum Altissimum pro causis contentis in scedulis, valuis Ecclesiarum in quadriuiis huius vrbis Parisiensis affixis. Et ita per D. Rectorem conclusum extitit.

Die Mercurij 20. mensis Iunij 1590. apud S. Maturinum solenniter vt moris est, horâ solitâ matutinâ congregata extitit alma Vniuersitas Parisiensis super supplicationibus D. Ioannis de Magneus Rectoris in ædem Iacobitarum sacram indictis. Exponendo causam congregationis petiit D. Rector rata & grata haberi ea omnia quæ gesta sunt tempore sui Magistratus, & ob id literas commendatitias sibi concedi supplicauit, & communem supplicationibus locum esse dixit.

Maturis deliberationibus super præmissis præhabitis, Vniuersitas ipsa ex maturis omnium consiliis & deliberationibus rata & grata habet quæ tempore Magistratus D. Rectoris gesta sunt.

Anno Domini 1593. die Iouis 7. mensis Octobris apud S. Maturinum solenniter vt moris est, horâ solitâ matutinâ congregata extitit alma Vniuersitas studij Parisiensis super supplicationibus publicis D. Petri Cagnyé Rectoris ad ædem diuo Ludouico sacram in ædibus Nauarricis. Exponendo causam congregationis petiit D. Rector rata & grata haberi ea omnia quæ gessit tempore sui Magistratus eoque nomine literas commendatitias sibi concedi & comitatum amplissimum ad ædem diuo Ludouico sacram: deinde locum supplicationibus esse dixit. Supplicauerunt pro literis gradus.

Maturis deliberationibus super præmissis præhabitis, Vniuersitas ipsa ex omnium deliberationibus & sententiis habet rata & accepta ea omnia quæ gessit D. Rectorem tem-

H

pore fui Magiftratus, & literas commendatitias pollicetur ac comitatum ampliffimum ad ædes Nauarricas illi
concedit, annuit quoque fupplicationi eorum qui fupplicauerunt pro literis gradus. Et ita per D. Rectorem conclufum extitit.

ANno Domini 1595. die Sabbati 28. menfis Ianuarij apud
S. Maturinum folenniter, vt moris eft, horâ folitâ matutinâ congregata extitit alma Vniuerfitas Parif. fuper publicis fupplicationibus eiufdem Vniuerfitatis ad ædem diuo
Martino facram indictis *pro profperitate, conferuatione & felici
fucceffu fereniffimi & Chriftianiffimi D. noftri Regis, ac faufta huius
Academiæ reformatione.* Expofuit D. Rector caufam congregationis & ea expofita locum cõmunem fupplicationbus effe
dixit. Supplicauit D. Procurator Fifcalis vt cerei offerantur
Chriftianiffimo D. noftro Regi, & DD. Reformatoribus huius
Academiæ. Supplicauerunt quoque pro literis gradus.

Maturis deliberationibus fuper præmiffis præhabitis Vniuerfitas ipfa cenfuit offerendos effe cereos Regiæ Maieftati, & DD. Reformatoribus huius Academiæ, pollicetur comitatum D. Rectori ad ædem diuo Martino facram ad exorandum Altiffimum, & annuit fupplicationibus eorum qui fupplicauerunt pro literis gradus. Et ita
per eumdem D. Rectorem & eaindem Academiam conclufum extitit.

ANno Domini 1603. die Mercurij 19. menfis Martij
apud S. Maturinum folenniter vt moris eft, horâ folitâ
matutinâ congregata extitit alma Vniuerfitas Parifienfis
fuper publicis fupplicationibus D. Ioannis Grangier Rectoris ad ædem Auguftinenfium indictis & aliis ordinariis fupplicationibus. Exponendo caufam congregationis petiit
D. Rector rata & grata haberi ea omnia quæ geffit toto tempore fui Magiftratus, eoque nomine literas commendatitias fibi concedi, & comitatum ampliffimum ad ædem
Auguftinenfium polliceri: deinde locum fupplicationibus effe dixit.

Maturis deliberationibus vt moris eft præhabitis, Vniuerſitas ipſa rata & accepta habet ea quæ geſſit D. Rector tempore ſui Magiſtratus, & eo nomine literas commenda-titias illi concedit, & ampliſſimum quàm fieri poterit co-mitatum ad ædem Auguſtinenſium. Et ita per D. Rectorem concluſum extitit.

ANno Domini 1610. die 17. Martij alma Vniuerſitas Pa-riſienſis apud S. Maturinum congregata ſuper publicis ſupplicationibus D. Iacobi le Vaſſeur Rectoris ad ædem diuo Andreæ ſacram indictis. Exponendo cauſam congre-gationis. Supplicauit D. Procurator Fiſcalis vt concedatur adiunctio D. Primario, Procuratori & Burſariis Collegij de d'Inuille Pariſiis fundati contra Seuerinum Pameau Chi-rurgicum huius Vrbis.

Maturis deliberationibus præhabitis eadem Vniuerſitas rata & grata habet & comitatum dat. Adiunctionem con-cedit dictis Primario, Procuratori & Burſariis de d'Inuille.

DIe 4. menſis Octobris 1612. apud ſanctum Maturi-num ſolenniter vt moris eſt, horâ ſolitâ matutinâ congregata extitit alma Vniuerſitas Pariſienſis ſuper pu-blicis ſupplicationibus D. Petri Hardiuillier Rectoris ad ædem Carmelitarum indictis. Exponendo cauſam congregationis petiit dictus Rector rata & grata haberi ea omnia quæ geſſit dictus D. Rector tempore ſui Magi-ſtratus, eoque nomine literas commendatitias ſibi conce-di, & comitatum ampliſſimum ad ædem Carmelitarum polliceri: deinde locum communibus ſupplicationibus eſſe dixit.

Maturis deliberationibus præhabitis Vniuerſitas ipſa rata & grata habet ea omnia quæ geſſit dictus D. Rector tempore ſui Magiſtratus, literas commendatitias illi con-cedit, & comitatum ampliſſimum ad ædem Carmelita-rum pollicetur. Et ita per dictum D. Rectorem conclu-ſum extitit.

ANno Domini 1614. die prima menſis Octobris, apud S. Maturinum ſolenniter, vt moris eſt, horâ ſolitâ marutinâ, congregata extitit alma Vniuersitas Parisiensis super publicis Supplicationibus D. Caroli Pescheur Rectoris ad ædem Carmelitarum indictis. Exponendo causam Congregationis petiit dictus D. Rector rata & grata haberi ea omnia, quæ gessit tempore sui Magistratus, eóque nomine literas commendatitias sibi concedi, & comitatum amplissimum ad ædem Carmelitarum sibi polliceri : deinde locum Supplicationibus esse dixit.

Deliberationibus præhabitis *tres Decani Superiorum Facultatum* Comitatum pollicentur amplissimum dicto D. Rectori, rata habent quæ gessit D. Rector tempore sui Magistratus, vno excepto, *videlicet sine præiudicio litis pendentis in Senatu Parisiensi inter eos ipsos & eundem D. Rectorem & Facultatem Artium, ratione Officij Quæstoris Vniuersitatis :* literas commendatitias denegarunt dicto D. Rectori.

D D. autem Procuratores quatuor Nationum pollicentur Comitatum eidem D. Rectori ad ædem Carmelitarum, & rata & grata habent ea omnia, quæ gessit dictus D. Rector tempore sui Magistratus, eóque nomine literas commendatitias illi concedunt.

Tum dictus D. Rector interpellauit D D. Decanos superiorum Facultatum vt rationem redderent, quare illi denegauerint literas commendatitias, & si se opponere voluerint Senatus-consulto & petiit actum.

Deinde D D. *Richer, Beze, Dupuis* Doctores Theologi, improbauerunt sententiam D. Decani Facultatis Theologiæ, & declarauerunt Facultatem Theologorum nunquam approbasse huiusmodi rem. Sicuti D. *Blacao* Doctor Medicus, improbauit sententiam Decani suæ Facultatis, qui actum petiit. Dicti vero D D. Decani Superiorum Facultatum perstiterunt in eadem opinione & sententia. Denique dictus D. Rector retulit Facultatem Theologorum, ex relatione dictorum D D. Doctorum Theologorum, improbare sententiam D. Decani eiusdem Facultatis, & Facultatem Artium rata habere ea, quæ gessit tempore sui Magistratus, & literas commendatitias illi concedere. Itaque cum dictis Facultatibus conclusit.

Anno

ANno Domini 1615. 2. Aprilis alma Vniuersitas Paris. apud S. Maturinum solenniter, vt moris est, hora solita matutina congregata super publicis supplicationibus eiusdem Vniuersitatis ad ædem diuo Victori sacram indictis. Exposita per D. Ioannem Hollandre Rectorem congregationis causa. Maturis deliberationibus præhabitis, eadem Vniuersitas ratam & gratam habet designationem huiusmodi supplicationis, & pollicetur amplissimum comitatum dicto D. Rectori ad ædem diuo Victori sacram. Et ita per eumdem Rectorem conclusum extitit.

ANno Domini 1616. die 21. mensis Iunij apud S. Maturinum solenniter, vt moris est, hora solita matutina congregata extitit alma Vniuersitas Parif. super publicis supplicationibus D. Ioannis Hollandre Rectoris ad ædem diuo Saluatori sacram indictis. Exponendo causam congregationis. Supplicauit M. Franciscus Riolanus *nominationem sibi de parochiali Ecclesia S. Germani veteris per saluberrimam Facultatem Medicinæ factam comprobari, ipsumque per Vniuersitatem præsentari more solito.*

De capitibus propositis ita censetis, primum probatis quæ gesta sunt in meo Magistratu, & literas mihi commendatitias amplissimumque comitatum ad ædem diuo Saluatori sacram pollicemini: *Confertis Capellam seu Capellaniam de Sauoisy vulgo nuncupatam in alma Vniuersitate fundatam & vacantem in turno Facultatis Iuris Canonici per obitum M. Simonis Sympson vltimi possessoris, honesto adolescenti Petro Guijon Clerico Parisiensi præsenti & acceptanti per dictam Facultatem Iuris Canonici nominato. Ratam & gratam habetis nominationem factam per Facultatem Medicinæ de persona M. Francisci Riolani Presbyteri Parisiensis in Facultate Artium Magistri ad parochialem Ecclesiam S. Germani veteris vacantem in turno dictæ Facultatis per obitum Nicolai du Mesnil, ipsumque Riolan præsentatis venerabili viro D. Archidiacono maiori in Ecclesia Parisiensi. Conceditis adiunctionem M. Io. Gerardo Pillidie Artium Doctori & Baccalaureo Theologo contra* ipsius *tamen Pillidie impensis, & annuitis supplicationi D. Procuratoris à fisco supplicantis vt Apparitores diligentiores*

L

diligentiores sint in suis officiis sub pœna arbitrio DD. Procuratoru Nationum relicta. Et ita conclusit dictus D. Rector.

ANno Domini 1617. die 5. mensis Octobris apud S. Maturinum solenniter, vt moris est horâ solitâ matutinâ congregata extitit alma Vniuersitas Parisiensis super publicis supplicationibus D. Ioannis Ruaut Rectoris ad ædem diuo Stephano de Græcis sacram indictis. Exponendo causam congregationis, petiit dictus D. Rector rata & grata haberi ea omnia quæ gessit tempore sui Magistratus eoque nomine literas commendatitias sibi concedi, & comitatum amplissimum ad dictam ædem diuo Stephano de Græcis sacram polliceri. Deinde locum communibus supplicationibus esse dixit. Supplicauit honorandus D. Io. de Moranuillier Doctor Theologus adiunctionem sibi concedi in certa causa mota & pendente in supremo Senatu Parisiensi inter eumdem ex yna, & Ioa. l'Anglois se dicentem graduatum dictæ Vniuersitatis, & tamen nunquam studuit Parisiis.

Maturis deliberationibus præhabitis, eadem Vniuersitas ea omnia quæ gessit tempore sui Magistratus rata habet, literas commendatitias illi concedit & pollicetur comitatum ad ædem diui Stephani Græcorum. Remittit supplicationem dicti D. de Moranuillier ad priuata comitia.

ANno Domini 1618. die 4. mensis Octobris apud sanctum Maturinum solenniter, vt motis est, horâ solitâ matutinâ congregata extitit alma Vniuersitas super publicis supplicationibus D. Rectoris ad ædem diuo Germano a Pratis sacram indictis. Exposita per dictum D. Rectorem congregationis causa, & audito Procuratore à Fisco dictæ Vniuersitatis, & deliberationibus præhabitis super propositis & obiectis, eadem Vniuersitas inter alia proposita censet nullos vel Regentes, vel Bursarios maiores admittendos esse ad Regentias & Bursas Theologales, nisi prius fuerint Magistri in Artium Facultate. Et ita per dictum D. Rectorem conclusum fuit anno & die prædictis. Signatum G. DV VAL cum syngrapha.

ANno Domini 1619. die 20. menſis Iunij alma Vniuerſitas Pariſienſis apud ſanctum Maturinum horâ ſolitâ matutinâ congregata ſuper ſupplicationibus D. Caroli
le Clerc Rectoris ad ædem Sorbonæ indictis. Expoſita per
eumdem D. Rectorem congregationis cauſa, & audita ſupplicatione D. Procuratoris à fiſco poſtulantis adiunctionem
concedi M. Iac. Petit in cauſa pendente in magno Regis
Concilio inter eumdem &   pro conſeruatione priuilegiorum dictæ Vniuerſitatis.

Maturis deliberationibus præhabitis, eadem Vniuerſitas
rata & grata habet ea omnia quæ geſſit dictus D. Rector
tempore ſui Magiſtratus eoque nomine literas commendatitias illi concedit, & pollicetur ampliſſimum comitatum ad
ædem Sorbonæ, & cenſet adiunctionem concedendam eſſe
prout concedit dicto D. Petit ſuis tamen ſumptibus &
impenſis.

ANno Domini 1621. die 14. menſis Decembris alma
Vniuerſitas Pariſienſis apud S. Maturinum horâ ſolitâ
matutinâ congregata ſuper publicis ſupplicationibus D.
Ioa. Potier Rectoris ad ædem diuo Seuerino ſacram indictis.

Eadem Vniuerſitas deliberationibus præhabitis rata habet ea quæ geſſit dictus D. Rector tempore ſui Magiſtratus,
literas commendatitias illi concedit, & pollicetur comitatum ad dictam ædem diui Seuerini. Et ita concluſum fuit.

ANno Domini 1622. die 16. Martij ex mandato D. Rectoris Ioannis Potier indicta ſupplicatio ad ædem
Deo ſacram ſub inuocatione S. Andreæ, vbi perorauit Rector in Maturinenſi, ampliſſimum ſibi comitatum depo-
poſcit, quæcumque geſſit grata haberi poſtulauit, ſibi literas commendatitias impertiri rogauit. *Denique gratias egit
pro triplici prorogatione Rectoratus.*

Sacer Ordo Theologorum & ſaluberrimus Medicorum,
*nec non quatuor Nationum Procuratores, qui ſeparatim ſententiam
protulerunt, poſtulationibus D. Rectoris annuerunt.* Omnes Ordines Ampliſſimum D. Rectorem ad diui Andreæ proce-
dentem eâ quâ ſolent celebritate & frequentiâ proſecut

sunt, præterquam Medici, qui quòd præclaræ Facultatis Artium Procuratores quatuor sigillatim sententiam dixissent, noluerunt supplicationi interesse.

Die 6. Octobris 1622. in xisto Maturinensi habita sunt centuriata comitia Vniuersitatis, in quibus M. Petrus Padet Rector de pristino Academiæ splendore orationem habuit, singularibus verbis gratias egit supremo Senatui pro suis in Academiam meritis. Proceres Vniuersitatis rogatos voluit, *vti labantem pro virili sustentent Academiam*, literas commendatitias postulauit & comitatum ad ædem Deo sacram sub inuocatione S. Sulpicij in suburbio S. Germani; *denique viros prudentes deligi, qui curent statuta Academiæ seruari.* Omnes & singuli Ordines præclara D. Rectoris facinora amplissimis verbis prosecuti sunt, codicillos singulari verborum formulâ conceptos decreuerunt, frequentissimum comitatum ad prædictam ædem polliciti sunt. *Vltimum caput D. Censoris præclaræ Facultatis Artium & DD. Procuratorum prudentiæ commiserunt.* Vbi per D. Rectorem ita conclusum fuit, Vniuersitas solenniter processit ad prædictam ædem supplicatura.

Vigesima prima Martij 1623. in Maturinensi maiora habita sunt comitia in quibus omnes & singuli Ordines affuerunt, Deo sub inuocatione S. Pauli supplicaturi, illic D. Rector M. Iac. Ducheureul, de his quæ in suo Magistratu gesta fuissent, dixit.

Sacer Theologorum Ordo omnes prosperos Academiæ euentus in vnam D. Rectoris laudem cedere dixit, *Cùm eius vnius operâ ac diligentiâ Respublica salua esset & in veterem fundum restituta:* ideoque ei comitatum & literas commendatitias singularibus verbis conceptas non posse denegari. Idem omnes censuerunt.

Qvinta Octobris 1623. in Maturinensi maiora habita sunt comitia, in quibus priusquam ad locum dicendi accederet, M. Ioannes Aubert Rector Amplissimus, exposuit Academiæ Proceribus priuato colloquio in subselliis selitis sibi ab ipsius Academiæ nuntiis redditum esse decretum, quo exterarum Nationum nuntij ex Regis voluntate, rescinderentur; proinde eos admonere se, vti viderent quid ea in re faciendum esset. Omnes & singuli censuerunt eiusmodi diplomati Regio esse intercedendum cauendumque ne malum diù neglectum longiùs serpat. His peractis è loco orationi dicendæ præscripto de peste quæ longè lateque grassata fuerat multa dixit D. Rector, & Deo, quòd furentes illius pestis impetus compressisset, gratias immortales agendas censuit, Ideoque ad B. Vrsulæ frequentem Academiam postulauit.

Sacer Theologorum Ordo, cùm quæ gessisset in suo Magistratu D. Rector comprobasset, literas ei amplissimis verbis decreuit comitatumque pollicitus est. Idem omnes vna voce censuerunt.

ANno Domini 1624. die 20. Martij in Maturinenses conuocatâ Academiâ D. Rector oratione non iniucundâ de veteri Academiæ splendore, de victoria causæ Pontœsianæ, & de coniungendis viribus in restituendâ Academiæ dignitate dixit. Quibus actis comitatum sibi ad ędem Deo sub inuocatione S. Seuerini sacram postulauit. Omnes & singuli Ordines, laudatis vehementer iis quæ gessisset D. Rector, literas commendatitias decreuerunt, & comitatum amplissimum sunt polliciti. *DD. Procuratores seorsim sententiam dixerunt, reclamantibus DD. Decanis*, & concedentibus solùm Procuratorem Galliæ pro more loqui nomine præclaræ Facultatis Artium.

ANno Domini 1624. 12. Decembris ornatè dixit D. Rector de iis quæ à se in suo Magistratu gesta fuissent, de quibus cum singulos voluisset sententiam ferre, supplicationem ad SS. Cosmæ & Damiani indixit.

Sacer Theologorum Ordo res præclare gestas ab Amplissimo Rectore maximè laudauit, modo statuta Academiæ curet seruari, *nec singulos Procuratores singula suffragia ferre patiatur, sed pro more antiquo Galliæ Procurator quid tota sen-*

ciat Facultas referat, comitatum pollicitus est. Idem omnino confultiffimus Decretorum Ordo, idem faluberrimus Medicorum.

D. Yon honorandæ Nationis Procurator his verbis fententiam tulit, Ampliffime D. Rector quoniam cæteri conueniunt Procuratores, præclara Artium Facultas per me tibi gratias agit immortales pro rebus à te præclarè geftis, codicillos commendatitios decernit, & comitatum pollicetur, modo non fit aliis Nationibus fraudi. Quam loquendi formulam improbarunt Doctores Theologi contendentes Procuratorem Galliæ fententiam debere pronunciare nomine præclaræ *Facultatis Artium, non autem Procuratorum.*

ANno Domini 1625. 19. Iunij in Maturinenfi Ampliffimus D. Rector ad ædem S. Ludouici Collegij Nauarrici Patroni folenniter fupplicaturus, de iis quæ in fuo Magiftratu geffiffet dixit, comitatúque fibi poftulauit. Demum conqueftus eft *de Iefuitis qui fibi in Thefibus nuper editis nomen Scholæ Mathematicæ Parifienfis arrogarent:* hunc enim titulum infcripferunt, SCHOLA MATHEMATICA PARISIENSIS.

Sacer Theologorum Ordo quæ geffit D. Rector fuo calculo confirmauit, codicillos commendatitios decreuit, ampliffimumque comitatum pollicitus eft, de ifto titulo fuperbiæ & fupercilij pleno voluit amplius in priuatis comitiis deliberari. Idem confultiffima & faluberrima Facultates.

Magifter Quintinus Theuenin nomine præclaræ Facultatis Artium his verbis fententiam tulit, Præclara Facultas Artium compendij ergo & non in illius difpendium per me folum loquitur, & cenfet delendum fuperbum illum titulum atque de eo maturiùs deliberandum in priuatis comitiis. Et ita D. Rector concludit, folenniterque ad prædictam ædem proceffit.

ANno Domini 1625. 11. Decembris M. Ioannes Tarin Rector in Maturinenfi de iis quæ in fuo Rectoratu geffit orationem habuit, & de Facultate Medicorum grauiter conqueftus eft, qui cum fupplicationi adeffe tenerentur *eofque etiam admonuiffet die Mercurij proximo fupplicandum,* contra Academiæ ftatuta, eo ipfo die fupplicationis publicis disputationibus operam darent. *Tum sacræ Theologorum Facultati gratias egit quæ famosum quemdam libellum qui inscribitur,* ADMONITIO AD REGEM, *pro sua singulari sapientia, & in rem cùm Christianam tùm Gallicam fide damnarit grauique censura notarit.*

Sacer Theologorum Ordo gesta D. Rectoris comprobauit, *& vt cum Facultate Medicinæ benignè ageret obnixè rogauit, eiusque Decanum amicè moneret vti prouideret ne imposterum celebrarentur actus tempore supplicationis.*

Idem consultissima Decretorum Facultas.

Facultas Artium florentissima, *compendij ergo per Mag. Quintinum Theuenin Galliæ Procuratorem sententiam tulit & idem censuit.* Itaque per D. Rectorem conclusum fuit. Tum ad ædem S. Vrsulæ sacram apud Sorbonam solenni & solito ornatu supplicatum est.

ANno Domini 1626. 18. Martij in Maturinensi omnes & singuli Ordines rite affuerunt, vbi D. Rector singulorum suffragiis sua facta comprobari voluit, & sibi ad ædem S. Andreæ comitatum præberi.

Omnes & singuli Ordines literas D. Rectori commendatitias decreuerunt comitatumque polliciti sunt, *Galliæ Procuratore nomine Facultatis Artium breuitatis causa sententiam ferente.*

DEcima quarta Decembris 1627. in Maturinensi M. Michaël du Chesne Rector Amplissimus ad ædem SS. Cosmæ & Damiani supplicaturus literas sibi commendatitias decerni & comitatum præberi postulauit.

Sacer Theologorum Ordo probauit, literasque commendatitias & comitatum decreuit. Idem omnes. Et ita per D. Rectorem conclusum fuit.

VIgesima prima Iunij 1628. in Maturinensi D. Rector Michaël du Chesne sibi comitatū ad ædem S. Andreæ postulauit, *dixitque nominatum fuisse D. Pietre in locum M. Renati Chauuelin nuper defuncti, quam electionem voluit, vt & ea quæ in suo Rectoratu gesserat omnium suffragiis confirmari.*

Omnes & singuli Ordines, laudatis D. Rectoris gestis *probataque electione D. Pietre*, comitatum amplissimū polliciti sunt, sicque solenniter ad prædictam ædem supplicatum est.

DEcima quarta Martij 1629. in Maturinensi omnes & singuli Ordines laudatâ clarissimi viri M. Nicolai le Maistre Academiæ Rectoris fide diligentiâ & industriâ ei literas commendatitias decreuerunt, comitatumque ad ædem S. Bartholomæi polliciti sunt. Quo peracto supplicatum est.

OCtaua Octobris 1629. in Maturinensi probata sunt acta M. Alphonsi le Moine Rectoris, eique literæ commendatitiæ decretæ.

Deinde D. Rector, Decani, Procuratores censuerunt rogandum esse D. Gallot Normaniæ Procuratorem, ne palam & publicè de D. Ruaut conqueratur, sed expostulationem reiiciat in diem Sabbati proximum, ad quem ex decreto indicta fuere comitia priuata, quibus D. Gallot audiens fuit. Tum maximo comitatu ad ædem SS. Cosmæ & Damiani supplicatum est.

OCtaua Octobris 1630. in Maturinensi Vniuersitas congregata, quicquid D. M. Ioannes Canel Rector gesserat maximè comprobauit literasque decreuit commendatitias. Quod cùm Rector audisset annuissetque cuidam religioso S. Martini à Campis postulanti, vti prouideret Academia ne Religiosi S. Martini à Campis eiusdem Academiæ clientes à priuilegiis arcerentur, solenniter ad SS. Geruasij & Prothasij processit.

QVarta Octobris 1632. in Maturinensi M. Ioannes Granger de his quæ in suo Magistratu gesta fuerant cōpiosè dixit, præsertimque *de iure instituendi Nuntios*, *quod nuper confirmatum est sententia Iudicum rebus fisci vendendis apud Augustinenses præfectorum*, quos magnis laudibus exornauit. *Imprimis præsides DD. Duret & de Maupiou. D. Hebert litis interpretem, DD. Barthelemy, Lormier, Gorreau & Sanguin.* Quibus peractis supplicandi locum fecit.

Procurator

Procurator Fisci postulauit, *vti decretum fieret in quo nomina Iudicum, qui secundùm Academiam iudicauerunt, iusque Nuncios nominandi ac instituendi confirmarunt, inscribantur; rem agente Amplissimo Rectore M. Ioanne Grangerio, sollicitante & procurante Petro Padetio.*

Omnes & singuli postulationi annuentes, pro rebus à D. Rectore præclarè gestis, gratias amplissimas egerunt, ad ædem Carmelitarum iam iam solenniter processuri.

DEcima sexta Martij 1633. in Maturinensi M. Gislenus Mabile Rector orationem habuit de cladibus nouissimi belli ciuilis, de deditione vrbis Lutetianæ, gratiasque egit Deo præpotenti, quòd extinctum esset funestum illud bellum. Comprobata sunt gesta D. Rectoris, indeque ritè ad Beatæ Mariæ supplicatum. Vbi verò Academiæ Proceres *cum D. Rectore sederunt pro more, antequam adirent xistum, in loco, vbi Natio Germaniæ sua habet comitia,* lecta est & comprobata quam D. Aubert Vniuersitatis nomine scripsit Epistolam ad Academiam Tholosanam, *vti velit Senatui Tholosano commendare causam grauiss. D. de S. Marthe prætoriani Concilij Patroni de studiorum Vniuersitate præclarè meriti;* quam Epistolam placuit mitti. Delecti sunt DD. Morel Doctor Theologus & Grangier Exrector, qui adeant Eminentissimum Cardinalem, *ve cum eo agant de re Nuntiorum maximè periclitante, ostendantque, quòd illud ius creandorum Nuntiorum possit conseruare, Vniuersitatem ex animo velle quæ inde procedunt emolumenta suis Professoribus addicere, vt sic à publicanorum incursibus vindicetur.*

DEcima secunda Decembris 1633. in Maturinensi M. Eustachius le Clerc de Lesseuille nobilis Parisiensis, Baccalaureus Theologus, Philosophiæ Professor & Rector orationem habuit de pristina Academiæ dignitate, multaque, quæ ad rem pertinerent ex Monstreleto vernaculè, quod nouum, protulit.

Singuli Ordines gesta D. Rectoris comprobarunt; *deindeque pluuioso & intempestiuo admodum tempore ad SS. Geruasij & Prothasij, sic volente D. Rectore, processerunt.*

K

QVinta Octobris 1634. in Maturinensi Vniuersitas Parisiensis censuit *gratias immortales agendas esse Maiori Concilij Iudicibus, maxime verò D. Lanerio Decano Amplissimo, & D. Reginaldo Regiæ cognitionis Principi eiusdem Consilij, qui, licet Rex iuberet vt authoritas eiusdem Consilij edictum comprobaret, quo publicanus le Barbier nititur & Nuntios Vniuersitati vrget, nihilominus iura eorumdem Nantiorum ipsi Vniuersitati asseruerunt.* Deind probatis gestis D. Rectoris ad S. Nicolai de Cardineto solenniter processit.

ANno Domini 1634. 13. Decembris in Maturinensi M. Petrus Loisel habita eleganti de Academia oratione, quam conferebat cum paradiso vnde emanabant quatuor flumina, postulauit, vt quæ gesserat in re Nunciorum probarentur, sibique literæ commendatitiæ decernerentur.

Dominus Filesac Decanus Theologiæ vehementer laudauit tum eloquentiam D. Rectoris, tum ea quæ hactenus ab eo gesta essent de re Nunciorum; *& addidit ipse, pro suo dicendi grauitate, septemplicis ostia Nili posse conferri cum illis Academiæ superioribus Ordinibus & quatuor Nationibus.*

Cæteri Ordines idem præstiterunt, indeque ad diuæ Vrsulæ Sorbonicæ solenniter supplicatum est.

ANno Domini 1635. 14. Martij in Maturinensi D. Rector orationem elegantissimā habuit *de publicanis Barbier & de Nouueau, qui recenti edicto conati sunt obruere ius Academiæ, creandis Nunciis ordinariis,* vsus est allegoria Susannæ. Singuli Ordines gesta D. Rectoris maximè comprobarunt, præsertimque D. Filesac Decanus Theologiæ, vir ætate, sapientia & doctrina venerabilis addidit orationi D. Rectoris descriptionem publicani, *ex Laurentio Episcopo Mediolanensi, Publicanus est caput ruinæ, lex violentiæ, prædo sine rubore, medium exterminij.*

DEcima Decembris 1636. M. Iacobus Mareschaux Baccalaureus Theologus & Professor Philosophiæ, Rector è Maturinensi, vt moris est, cum frequenti omnium Ordinum comitatu ad Diui Landerici solenniter processit.

DEcimaquinta Decembris 1637. in Maturinensi M. Renatus Robeuille rector accurate, grauiter & copiosè dixit de Gallis, qui pro sua præstanti fortitudine & singulari in patriâ charitate Hispanos Leucatensem vrbē mari mediterraneo imminentem obsidione prementes ac propemodū opprimentes nuper profligarunt & maxima clade affecerunt; quique nobile oppidum Danuillerium ac egregiè munitum apud Batauos ad deditionem compulerunt. Vbi perorauit, omnes & singuli illius acta rata esse voluerunt, & literas commendatitias decreuerunt. Quibus peractis ad S. Ioannis in Grauia solenni pompa supplicatum.

SExta Septembris 1638 apud Harcurium de mandato D. rectoris conuenerunt Academiæ Proceres. Exposuit D. rector esse è pietate Academiæ, quæ ad pium Dei cultum cæteris Ordinibus facem præferre debet, pro serenissimi Delphini natali fœlicissimo, qui fuit heri sub horam vndecimam matutinam, solennes Deo præpotenti agat gratias. Quamobrem omnibus & singulis placuit extraordinariam haberi supplicationem die 11. huiusce mensis ad sancti Eustachij, vt ibi omnes & singuli Ordines amplissimo comitatu pro vtriusque parentis & filij incolumitate, Regni salute, fœlicique studiorum progressu vota ritè pièque concipiant. Ibi tum apud Academiam frequentissimam, tum apud maximum populi conuentum sacram habuit concionem, eamque eloquentissimam de eiusdem Principis natali M. Io. Loisel doctor Sorbonicus, Pastor Ecclesiæ S. Ioannis in Grauia, cuius argumentum fuit ex Isaiæ 55. gaudiū & lætitia inuenietur in ea, ostendit gaudiū oriri ex cognitione & amore & possessione, præclaraque morum addidit documenta. Rem diuinam fecit D. Tonnelier Doctor Theologiæ Nauarricus, S. Eustachij pastor dignissimus, qui grauiter respondit M. Ioa. Trotin Harcuriano Professori qui Academiæ nomine luculenter gratias egit.

QVinta Octobris 1638 in Maturinensi comprobatis M. Renati Robeuille Amplissimi Academiæ rectoris gestis, Vniuersitas solenniter processit ad B. Iacobi de Carnificeria.

DEcima quinta Decembris 1638. ex mandato D. Ioannis Canel Rectoris, habita est solennis supplicatio Academiæ, ad S. Stephani in Monte.

DEcima sexta Martij 1639. studiorum Vniuersitas in Maturinensi comprobatis rebus ab Amplissimo D. Rectore Renato Robeuille præclarè gestis, solenniter processit ad SS. Geruasij & Prothasij. Sacram habuit concionem sapientissimus Doctor Sorbonicus M. Petrus Hardiuillier Ecclesiæ Parochialis sancti Benedicti Pastor vigilantissimus.

VIgesima Iunij 1640. in Maturinensi Vniuersitas Parisiensis, decretis literis commendatitijs, pro rebus clarissimo viro M. Renato Robeuille Rectore Amplissimo præclarè gestis, supplicationem habuit solennem ad sancti Augustini. D. Hennequin *sedens pro Decano, sacri Theologorum Ordinis nomine, oratam voluit præclaram Facultatem Artium, vt prorogaret imperium M. Renato Robeuille, vt grauiora quæ iam affecit Academiæ negotia, tandem conficiat.*

TErtia Octobris 1640. Vniuersitas studiorum in Maturinensi vehementer probauit quæ gessit M. Petrus Bourg Rector, *& gratis concessit Roberto le Cuyrot, & eius filio duobus Nationis Normaniæ Apparitoribus, pro magnis illorum Academiam officiis & obsequiis,* duo officia Religatorum iam pridem vacua & caduca. Deinde ritè pièque processit ad ædem S. Iacobi Suburbani.

QVinta Octobris 1641. cùm DD. Rector, Decani & Procuratores *in angulo xisti Maturinensis de more consedissent,* M. Petrus Halley tertij Ordinis Harcuriani Professor designatus exhibuit literas, prout supra conclusum fuerat, & communi consensu eadem conditione admissus est. Deinde in loco solenni Maturinensi, comprobatis M. Petri le Bourg Rectoris Amplissimi gestis, Vniuersitas studiorum solennem habuit supplicationem ad B. Stephani in Monte, ybi D. Percyret Doctor & Professor Theologiæ Nauarricus sacrum Pontificis munus obiuit.

VNdecima Decembris 1641 Vniuersitas studiorum in Maturinensi laudauit vehementer quæcumque gessit M. Antonius Gode in Magistratu trimestri, & postea pie rite-que processit ad S. Iacobi de Laniena.

DEcimaoctaua Iunij 1642. in Maturinensi Vniuersitas studiorum probauit inprimis quæ gessit D. le Bourg Rector, deinde rite pieque processit ad S. Seuerini.

VNdecima Decembris 1642. Vniuersitas studiorum in Maturinensi rata & grata habuit quæcumque gessit M. Ludouicus de S. Amour hocce trimestri Amplissimo Magistratu, & rite pieque processit ad S. Bartholomæi.

DEcimaseptima Martij 1644. *cum ad angulum Claustri Maturinensis conuenissent de more Proceres Academiæ*, M. Iosephus Dize Diœcesis Aquensis Baccalaureus Theologus supplicauit pro literis nominationis, & admissus est. Deinde in xisto Maturinensi M. Franciscus du Monstier Rector orationem habuit elegantissimā *de libello supplice quem Academia Senatui Parisiensi obtulit, vt eum de perniciosa, quam in Collegio Claromontano Iesuitæ proposuerant, doctrina certiorem faceret: atque adeo de doctrina Iesuitica, de qua iam monuit tum serenissimam Reginam, tum Celsissimos Principes 14. Martij 1644. & postridie Eminentiss. Cardinalem Mazarinum, & de ea priuatim egit cum D. Galliæ Cancellario 16. eiusdem mensis, eodem anno.*
    Omnes & singuli Ordines comprobarunt vehementer, quæ gessit D. Rector toto trimestri Magistratu, postea rite pieque processit Academia ad S. Seuerini.

VIgesima prima Iunij 1644. M. Franciscus du Monstier eloquentissime pro more perorauit in Maturinensi de rebus Academicis; *de nobilissimo viro D. de Perefix Abbate de Beaumont Doctore Sorbonico, qui nuper ascitus est in Præceptorem Regis nostri Christianissimi Ludouici XIV, de Apologia Caussini Iesuitæ, atque adeo de artibus Iesuitarum.*
    Hanc D. Rectoris orationē, & quæ ipse gessit in Amplissimo Magistratu exquisitis verbis laudarūt omnes & singuli Ordines. Postea studiorum Vniuersitas rite pieque processit ad S. Eustachij.

Vigesimaprima Martij 1645. *in angulo Claustri Maturinensis quo solet conuenire D. Rector cum Decanis & Procuratoribus, antequam descendat dicturus in xisto Maturinensi, delecti sunt DD. de Robeuille & Aubert cum D. de S. Amour Procuratore Galliæ, qui exempla instrumentorū Academiæ, quæ comprobant ordinem sessionis eiusdem Academiæ in conuentibus publicis, ad illustrissimum Galliæ Cancellarium D. Seguyer deferrent, qui ea postulauit libro ceremoniali, quem meditatur, inscribenda.* Postea D. du Monstier in xisto Maturinensi Academiæ Rector *apud eamdem frequentissimum de Iesuitis, & eorum Emissariis grauiter expostulauit, qui quædam verba illius orationis nouissima pessimè interpretati sunt, & testes ad Tabellionem deduxerunt, qui sua syngraphâ confirmarēt, Rectorem sua oratione Iesuitas impiè admodum excepisse. quare conati sunt isti patres in inuidiam atque adeò in odiū Rectorem apud principes viros adducere. Verùm eorumdem verborum repetitio ostendit meram esse calumniam; Cui addiderunt fasciculum quemdam apprimè complicatum, quem ad Rectorem deferri curarūt quo quidem contentus erat famosus quidam libellus, isque anonymus, & Gallico idiomate conscriptus, quem his in Comitiis D. Rector protulit, & ex eo quædam legit maledicta & conuitia eaque grauissima, tum aduersus Rectorem, tum aduersus D. du Hamel Doctorem Theologum nunc Pastorem sancti Mederici Parisiensis dignissimum; Dixitque in eo pessime haberi viros Academicos, sed & illustrissimos Præsules; quod oratoriè tractauit* D. Rector. *Deinde monuit hanc præsertim institui supplicationem, vti solennes præmittat cæteris Ordinibus gratiarum actiones ad* S. Medericum *pro foelici Henrici magni in hanc vrbem ingressu. Deinde postulauit* D. Rector, *quæ gessit nouissimo Magistratu rata haberi & comitatum ad ædem prædictam.*

Omnes & singuli Ordines *nõ vulgari laudatione prosecuti sunt quæ dixit & gessit Amplissimus* D. Rector, *& ipsi codicillos, vt vocant, cõmendatitios verbis singularibus conceptos decreuerūt, eumque obnixè rogarunt, vti velit in eodem Magistratu permanere, vt quæ auspicatus est, feliciter conficiat. Præterea censuerunt famosum illum libellum & similes apud Scribam Academiæ deponendos, vt in eorum authores inquiratur, & apud Curiam agatur. Denique comitatum polliciti sunt amplissimum. Et ita conclusit* D. Rector. *Tum Academia longo ordine pro-*

cessit ad sancti Mederici. Idem D. du Hamel rem diuinam fecit.

Die Mercurij 5. Iulij 1645. M. Franciscus du Monstier Rector in Maturinensi *apud Vniuersitatem frequentissimam, causam Academiæ de prato Clericorum cum illustrissimo Abbate & Monachis Sangermanis nuper in magno Consilio disceptatam, & secundum Academiam iudicatam* * *accurate & ornate exposuit,* Abbatem Principem Serenissimum Borbonium honoris causa semper nominauit. *Deinde planum fecit, quantum magno Consilio debeat Academia, ac imprimis D. de Pommereux huiusce Consilij integerrimo Præsidi & D. de Bezon Patrono Regio, illisque Academiæ nomine & generatim & sigillatim gratias egit amplissimas.* Præterea comprobatis ab omnibus & singulis Ordinibus *exquisito verborum apparatu, non vulgaribus honorum titulis, encomiis & elogiis, Rectoris Amplissimi gestis, desponsa ipsi & destinata ex ærario Vniuersitatis annua pensione sc. 600. lib.* Vniuersitas frequentissima solenniter processit ad S. Germani Antissiodorensis, gratias immortales Deo præpotenti bonorum omnium fonti & auctori impensius acrura, vbi sacris operatus est D. Pereyret summus Regiæ Nauarræ moderator & Theologiæ Professor, D. Brousse Doctor Theologiæ Nauarricus sacram habuit concionem: *Vniuersitatem vero Ecclesiam eiusdem S. Germani subeuntem pie admodum & honorifice excepit D. Seguir dignissimus eiusdem S. Germani Decanus, decenti vęste, thuribulo & peniculo lustrali ornatus cum Canonicis & Sacerdotibus Ecclesiæ hinc inde decenter compositis.*

DEcima quarta Decembris 1645. clarissimus vir M. Franciscus du Monstier Amplissimus Academiæ Rector in Maturinensi apud Vniuersitatem frequentissimam grauiter in quemdam inuectus est Iesuitam, eumque primæ notæ non obscure significabat, tametsi non nominatim compellaret, *qui de viris Sorbonicis male sensit, vt illustrissimus Poloniæ Legatus, qui apud Iesuitas extollebant præclaram, quam modo audierant D. Godin Prioris Sorbonici orationem in vltima Sorbonica, in conspectu Cleri Gallici plurimorumque virorum clarissimorum, dixe.*

* Die 27. Iunij postremi.

rit. GAVDEO VEL VNVM VOS INVENISSE IN SORBONA, QVI LATINE LOQVATVR. Quin de iisdem grauiter expoſtulauit, *qui hæreſeos atque adeò nouæ doctrinæ inſimularant M. Franciſcum Fleury Doctorem Sorbonicum, quem ſibi Confeſſarium delegit auguſtiſſima Aloizia de Gonzagues Poloniæ Regina. Cum* verò intelligerent illum non poſſe arceri ab illa Prouincia, vt aliquis è Societate Ieſuitica in illius locum ſufficeretur, *tum eumdem D. Fleury, adeo ſunt illi ingenio verſatili, apud eandem Sereniſſimam Reginam non mediocriter laudarunt.*

Omnes & ſinguli Ordines mirificè laudarunt quæcumque geſsit in ampliſsimo Magiſtratu, eumque tanquam heroëm fortiſsimum prædicarunt. Quibus peractis Vniuerſitas ſtudiorum ampliſsimo comitatu rite piéque proceſsit ad Regiæ Nauarræ, vbi D. Pereyret Doctor Nauarr. & magnus eiuſdem Nauarræ moderator & Theologiæ Profeſſorem diuinam fecit, D. Chappelas Doctor Nauarricus ſacram habuit concionem.

Vigeſima prima Iunij 1646. in Maturinenſi, quæ gratia facta eſt ſuperioribus Comitiis D. de Breteuille amplioris Concilii Senatori obuentionũ cenſualiũ, *eadem confirmata eſt in Angulo, in quem ſolet imprimis conuenire Rector cum Decanis & Procuratoribus;* tametſi contractus acquiſitionis alio nomine initus fuerit, ſc. D. Noël, quòd idem Noël ſtatim declararit apud Tabellionem, rem pertinere ad eumdem D. de Breteuille. Deinde Rector in xiſto, piè grauiter ornatè dixit, tum aduerſus Turcas, qui potentiſsimo exercitu diuexant Chriſtianorum, ac præſertim Venetorum regiones, atque adeò Vniuerſæ imminent Italiæ, dum Chriſtiani Principes ſe ſe mutuis laceſſunt armis; *tum aduerſus impiam doctrinam Chriſtianæ Fidei infeſtiſſimam à ſummo Pontifice Innocentio X. damnatam, apud Indos celebratam, quâ quidem prohibetur exponi Gentibus imaginem Ieſu Chriſti Crucifixi, ne à fide Chriſtiana deterreantur, amouetur vſus olei ſancti in Baptiſmo & Sacramentum extremæ vnctionis, &c.*

Omnes & ſinguli Ordines comprobarunt quæ geſsit Ampliſsimus Rector, & literas commēdatitias pro more decreuerunt, & ſolenniter ad B. Bartholomæi proceſſerunt, vbi

vbi D. Roulé Doctor Sorbonicus, Paftor illius Eccleſiæ di-
gniſsimus rem diuinam fecit, D. Mauger Doctor Theologiæ Choletæus ſacram habuit concionem.

Qvarta Octobris 1646. in Maturinenſi M. Franciſcus du
Monſtier Rector graui & eleganti ſtylo inuectus eſt *in
quendam librum anonymum*, *cuius authorem ferunt quendam ex
Ieſuitis, Gallico idiomate conſcriptum, & ita inſcriptum*; LES RE-
LIQVES DE SAINCT CYRAN, *mortuis, ac præſertim
Reuerendiſſimis DD. Archiepiſcopis & Epiſcopis Senonenſi, Bur-
digalenſi, Bazatenſi & Aurelianenſi, quod nefas, contumelioſum,
nec-non Sorbonæ iniurioſum; atque adeò Sorbonicis, imprimis verò
clariſſimo viro Godefrido Hermant, qui multas pro Academia ſcri-
pſit Apologias* tot tantiſque rationum momentis munitas, vt
iis confutandis præſtantiſſimi quique Ieſuitæ impares fuerint; *Hic vero quam optime de Academia meritus hoc famoſo libello probris & conuitiis oneratur, atque adeò modis accipitur indi-
gniſſimis.* Quod vt percelebris corona intelligeret, D. Rector
librum protulit, ac verba impia & contumelioſa perlegit,
*quæ omnibus & ſingulis bilem mouerunt aduerſus libri tam impij
authorem.*

Vbi D. Rector perorauit, omnes & ſinguli ordines quam-
maximè probarunt, quæ ab ipſo geſta ſunt hoc trimeſtri
Magiſtratu. His peractis ſtudiorum Vniuerſitas ſolenniter
proceſsit ad S. Andreæ de Arcubus, vbi D. Brouſſe Doctor
Theol. Nauarr. S. Honorati Canonicus ſacram habuit concionem de triplici iugo Chriſtianæ religionis impoſito in-
tellectui, voluntati & corpori. M. Antonius de Breda Doctor
Sorbonicus Paſtor S. Andrææ digniſſ. ſacris operatus eſt.

Die vndecima Decembris 1646. in Eccleſia Maturinenſi Vniuerſitas ſtudiorum *frequentiſſimâ coronâ,
quam xiſtum capere non potuiſſet, audita cum ſtupore elegantiſſima
oratione, pigmentis oratoriis concinnata de fœlici armorum Gallicorum ſucceſſu, de pace tum à Gallis tum ab Hiſpanis tandiu expe-
tita; denique de quodam famoſo libello vniuerſo Clero Gallico
iniurioſo; ac inprimis Reuerendiſſimo D. D. Godeau Graſſenſium
Epiſcopo, qui vniuerſi Cleri Gallicj nomine, elogium addidit alteri
impreſſioni, iuſſu & impenſis eiuſdem Cleri factæ egregij operis*

L

Petri Avrelii, (qui libellus Curiæ decreto manu Carnificis nuper laceratus fuit & igni traditus) quæ geſſit vir clariſſimus M. Godefridus Hermant Rector Ampliſſimus hoc trimeſtri maximè comprobauit, & ſolenniter proceſſit ad B. Ioannis in Grauia, vbi D. Loyſel Doctor Sorbonicus & Paſtor rem diuinam fecit. D. Feydeau Doctor Sorbonicus ſacram concionem habuit. D. le Blond Baccalaureus Theologus Academiæ nomine gratias egit Pontifici.

Die Mercurij 11. Decembris 1647. in Maturinenſi, placuit Academiæ proceribus deſcendere in cauſam Doctorum, Licentiatorum, Baccalaureorū & ſtudentium Prouinciarum Auguſtinenſium Regni Galliæ, atque adeo totius Auguſtinianæ Religionis in maiori Collegio Pariſienſi in Curia motam, aduerſus vndecim Conuentuales, vt aiunt, Profeſſores eiuſdem Collegij & aliquot Religioſos communitatis Biterrenſis, qui literarum ſtudium & æmulationem in eodem maiori Collegio extinguere conantur. Deinde in loco ſolenni M. Godefridus Hermant Rector ornate & copioſè dixit de morbo Regis Chriſtianiſſimi Ludouici XIV. quo iam ſingulari Dei Beneficio conualuit.

Decani verò Theologiæ, Decretorū & Medecinæ probarunt quæ geſſit D. Rector, exceptis iis quæ geſta ſunt non conſentientibus Decanis ſuperiorum Facultatum & earum deputatis * Verum quatuor Procuratores Nationum referunt M. Franciſco Ormancey Galliæ Procuratore ſummis laudibus extulerunt quæcumque geſſit D. Rector, illiuſque exceptionis nullam haberi rationem voluerunt. Concluſit D. Rector ſe nihil à Rectoria dignitate alienum geſſiſſe, tum ſolenniter proceſſit ad ſancti Benedicti.

Decima ſeptima Martij 1648. in locum ſolitum apud Maturinenſes conuenerunt D. Rector, Decani & Procuratores, vbi præuia ſupplicatione ad nominationes admiſſus eſt M. Ægydius Guerin Presbyter Diœc. Bajocenſis. Et poſtea ijdem DD. in xiſtum proceſſerunt, vbi apud frequentem Academiam M. Godefridus Hermant Rector elegantem orationem habuit. Omnes verò & ſinguli quæcumque ab eodem D. Rectore geſta ſunt, ſumma animorum conſenſione comprobarunt. Quibus peractis ſtudiorum Vniuer-

---

* Hæc controuerſia orta eſt ex Academiæ computis apud Sorbonam affectis eodē anno 1647. die 17. Octobris, in quibus Decani prætendebant Procuratores quatuor Nationum ſingulos non debere pares eſſe ſportulis ſeu diſtributionibus, ſingulis Decanis.

ſitas pro ſua pietate ad ſancti Bartholomæi ſolenniter proceſſit.

Vigeſima ſecunda Iunij, 1648. in Maturinenſi, omnes & ſinguli Ordines comprobarunt quæcumque M. Petrus des Chaſteaux Rector Academiæ geſſit in ſuo trimeſtri Magiſtratu ampliſſimo. Verum DD. Decani ſuperiorum Facultatum perſtiterunt in iam conteſtatis denunciationibus, *ſcilicet impediendi quominus Procurator Galliæ qui his in Comitiis quatuor Procuratorum Nationum, atque adeò præclaræ Facultatis Artium nomine loquitur, ſententiam dicat operto capite:* Tum M. Iacobus du Cheureul Procurator Fiſci eiuſmodi Decanorum nouitati interceſſit. Deinde ſtudiorum Vniuerſitas frequens piè riteque proceſſit ad S. Ioãnis in Grauiâ.

Octaua Octobris 1648. apud Vniuerſitatem ſtudiorum ſolenniter congregatam M. Petrus des Chaſteaux eiuſdem Vniuerſitatis Rector Ampliſſimus, *præclarè dixit de pietate cum ſcientia coniungenda, nec-non de ſtudiis à ſanctis precibus auſpicandis.* Denique vbi perorauit, pro more poſtulauit quæcumque geſſit rata & grata haberi, & comitatum ad S. Germani veteris ampliſſimum.

Tum tres eiuſdem Vniuerſitatis ſuperiores Ordines ſtantes, de more, inter ſe de poſtulatione D. Rectoris deliberarunt, & ita per ſuos Decanos cenſuerunt, nimirùm ſacer Theologorũ Ordo per D. Meſſier decreuit D. Rectori pro rebus præclarè geſtis literas, vt aiunt, commendatitias & comitatũ ampliſſimũ ad ædem Deo ſacrã ſub inuocatione S. Germani veteris, *ſed addidit ſe perſiſtere in iam conteſtatis denunciationibus, ſcilicet impediendi quominus Procurator Galliæ, qui his in comitiis quatuor Procuratorum Nationum, atque adeò præclaræ* Facultatis Artium nomine loquitur, ſententiam dicat cooperto capite. Conſultiſſimus Ordo iuris Canonici per D. d'Artis, & ſaluberrimus Ordo Medicorum per D. Perreau lubentes volentesque eidem ſupplicationi ſubſcripſerunt.

MM. Franciſcus Ormancey, Iacobus du Mets, Franciſcus Guillou & Rogerus Omoloy quatuor Nationum Galliæ, Picardiæ, Normaniæ & Germaniæ Procuratores purpureis veſtibus induti de iiſdem ſeorſim pro præclaro Ar-

* Les Assemblées de l'Vniuersité se font par l'ordre & authorité de M le Recteur : Neantmoins apres la séace du Cloistre, faisant en cette Assemblée icy vne Oraisó dãs le Chapitre, il est debout au pulpitre, accópagné de M. Lantique Recteur. Et à costé droiçt de sa chaire, qui est vis à vis de luy, sont assis sur des bancs Messieurs les Doyens & Docteurs des Facultez de Théologie & Medecine ; & de l'autre costé Messieurs les Doyen & Docteurs de la Faculté de droit Canon, & Messieurs les Docteurs és Arts. Messieurs les quatre Procureurs des Nations, & les trois Officiers de l'Vniuersité sont aussi assis sur des bancs adossés contre ledit pulpitre, d'où M le Recteur fait son Oraison; & quãd ils doiuét parler, ils se leuent de leur place, s'en esloignent, & se tournant deuers ledit sieur Recteur, ils vsent, ainsi que font Messieurs les Doyens, de ces termes, *amplissime D. Rector, Decani dignissimi, Procuratores ornatissimi,* puis s'estans couuerts continuent leurs discours. Aux autres Assemblées M. le Recteur est assis, & à vn de ces costez deux Doyens, & deux Procureurs; & à l'autre vn Doyen & deux Procureurs ordinairement; Et ledit sieur Recteur donne pouuoir de supplier, entend les Supplians, propose, reçoit les trois suffrages des Doyens, & les quatre suffrages des Procureurs, puis conclud sans qu'aucun d'eux se leue. Il arriue quelquefois, des occasions pour lesquelles ledit Sieur Recteur enuoye Messieurs les Doyens consulter leurs Facultez, & les Procureurs leurs Nations, lesquelles Nations ont leurs bancs aux quatre costez du Cloistre des Maturins.

tium Collegio stantes pariter consultarunt, & postea sedes repetierunt; Vbi vero sententiam dixerunt sedentes. DD. Decani, surrexit de more idem Procurator Galliæ *, atque tum Amplissimum D. Rectorem, tum DD. Decanos, tum DD. Procuratores, tum percelebrem cætum vrbanè consalutauit; sed vix dum caput operuerat, cum DD. Decani simulque Doctores superiorum Facultatum, vno excepto M. Ludouico de sainct Amour Doctore Sorbonico, discesserunt, dicentes, *non te audiemus dicentem operto capite*; neque expectarunt donec absoluisset idem Procurator Galliæ, & conclusisset D. Rector, *quod omnibus & singulis minus probatum fuit.* Nihilominus idem D. Ormancey Galliæ Procurator ab incepto sermone non destitit, sed coram Amplissimo D. Rectore, & eodem D. de sainct Amour & præclara Artium Facultate, atque adeò coram percelebri corona, eiusdem Facultatis nomine maximè comprobauit quæ gessit Amplissimus D. Rector eidemque Codicillos, vt aiunt, commendatitios singularibus verbis conceptos decreuit, & comitatum ad prędictam ędem amplissimũ. Postea palam & publicè denunciauit, contestatas earumdem Facultatum denunciationes & intercessiones, quibus quidam conantur impedire quominus Galliæ Procurator, qui nomine quatuor Nationum Facultatis Artium eiusdem Vniuersitatis loquitur, cooperto capite sententiam dicat, fieri præter morem & dignitatem eiusdem Facultatis; Atque adeò, è quorundam prædictarum Facultatum Magistrorum factione oriri, quod cæteri DD. Procuratores alternis aduersus easdem Facultates palam & publicè denunciarunt. Tum D. Rector, qui in suo steterat loco, cui adstabat pro more Exrector D. du Monstier, omnibus & singulis Ordinibus gratias egit amplissimas, & è xisto Maturinensi solenni comitiorum loco discessit atque adeò, ritè & piè frequenti omnium Ordinum comitatu ad S. Germani veteris processit, Vbi D. Pereyret Doctor & summus Moderator Nauarricus & Theologiæ Professor sacris operatus est. D. Feydeau Doctor Sorbonicus sacram habuit concionem.

DEcima quinta Decembris 1648. in Maturinensi apud Vniuersitatem studiorum frequentissimam, M. Petrus des Chasteaux Rector ornatam & copiosam habuit orationem de rebus Academicis, *nec non de infinita Iesuitarum cupiditate vniuersas inuadendi Scholas, vt nuper Pontæsianam; tametsi iam alias ab eadem solenni sanctioris Consilij Decreto deiecti fuerint Rectore viro clarissimo M. Ioanne Alberto 1624.* & præuia postulatione, ab omnibus & singulis Ordinibus codicillos obtinuit commendatitios sui studii, fidei & diligentiæ testes locupletissimos. Verum superiores Ordines seu Facultates, *in sententiis ferendis nullam prorsus mentionem fecerunt supradictarum contestationum. M. Petrus Daniel Galliæ Procurator veste solenni seu purpura indutus, salutato Amplissimo D. Rectore & DD. Decanis & Procuratoribus, operto capite, nemine reclamante, sententiam dixit* pro præclara Artium Facultate. Quibus peractis eadem Vniuersitas ritè piéque processit ad nouam ædem Sorbonicam.

DEcima quinta Decembris 1649. cum in Maturinensi M. Petrus des Chasteaux Rector apud Vniuersitatem studiorum solennem habuit orationem, postulauit vt ab eadem Vniuersitate comprobarentur quæcumque gesserat nouissimo trimestri Magistratu. Verum quòd viri Academici iniquiori tulissent animo, quòd D. du Laurens Religiosus Benedictinus, tametsi Doctor Sorbonicus, sederet inter Doctores sæculares dùm Rector oraret, ipse ex hoc confessu sponte exiuit dum Doctores ad deliberandum conuenerunt. Postulauit etiam D. Rector ab eadem Vniuersitate comitatum ad S. Andræ de Arcubus. Vniuersitas studiorum vtrique postulationi libentissimè annuit, atque adeò piè & ritè processit ad eumdem Titulum. His in comitiis, *Postulante M. Samuële d'Acole Quæstore Academiæ & Procuratore in Curia, placuit DD. Rectori, Decanis & Procuratoribus M. Rochum du Bois designatum illius generum admitti ad officium procuratoris eiusdem D. d'Acole ad designatam successionem, seu, vt vocant, superuiuentiam.*

DEcima tertia Decembris 1650. cum Vniuersitas studiorum apud Maturinenses solenniter conuenisset, ad

L iij

quemdam exedræ Maturinenſis Angulum, quo Natio Germaniæ
conuenire ſolet, pro more acceſsit; facta verò per Ampliſſ. D. Rectorem ſupplicandi poteſtate M. Io. Tillette Clericus Diœc.
Ambianenſis Baccal. Theol. præuia ſupplicatione ad nominationes admiſſus eſt. Deinde eadem Vniuerſitas xiſtum
pro more petiit, vbi M. Io. Courtin Rector præclare dixit de
ſummis illuſtriſſimi viri D. de Meſme d'Auaux nuper defuncti meritis, cuius obitum vniuerſa dolet maximè Gallia; quippe qui tot annos
elaborauit in diuturnis bellis, iiſque teterrimis opprimendis, atque
adeò in pace ineunda inter Gallos, Germanos & Hiſpanos hoſtes
acerrimos. Tum D. Rector dixit de ſubſcriptione conceſſa D. Nicolai primario Pictauienſi aduerſus Ieſuitas, qui gradum Magiſterij conferunt, neglectis ſtudij Pictauienſis ſtatutis. Quamobrem monuit eſſe ère Academiæ prouidere, ne qui ex alijs Vniuerſitatibus in
hanc adueniunt, tam facilè admittantur. Præterea D. Rector ab
eadem Vniuerſitate, pro more poſtulauit vti probarentur
quæcumque geſsit hoc trimeſtri Magiſtratu. Tum D. Hennequin Theologiæ Prodecanus, M. Philippus de Buſine Decanus Decretorū & M. Guido Patin Medicorum Decanus,
vocatis in conſilium frequentibus tum Theologis, tum Medicis Doctoribus, ita retulerunt, nimirum D. Hennequin, Ampliſſ. D. Rector,
ſacra Facultas approbat quæcumque geſta ſunt à te, & à quatuor
Facultatibus; D.D. de Buſine & Patin iiſdem prorſus verbis vſi
ſunt, mutato ſolùm cuiuſque Facultatis epitheto. Tum M. Petrus
le Cocq Galliæ Procurator, quatuor procuratorum, atque
adeò præclari Artium Collegij nomine comprobauit quæcumque geſsit Ampliſſ. D. Rector, ſimulque interceſsit illis plane
nouis & inauditis verbis, nimirum quæcumque geſta ſunt à te &
quatuor Facultatibus, quibus vſi fuerant Decani, cui interceſsioni
alternis ſubſcripſerunt Picardiæ, Normaniæ & Germaniæ Procuratores. His peractis ſtudiorum Vniuerſitas de mandato
D. Rectoris ad S. Landerici ritè & piè proceſsit.

Cét Acte
deuoit eſtre
en la page
20.

ANno Domini 1538. die Dominica 15. menſis Decembris
apud S. Maturini cœnobium congregata extitit alma
Vniuerſitas Pariſienſis ſuper duobus articulis. Primus eſt
ſuper ſupplicationibus generalibus ipſius D. Rectoris Antonij Herbout Prioris Sorbonici, ad diuæ Opportunæ ædem
faciendis. Secundus verò communis ſupplicationibus & in-

iuriis accommodus. D. Rector expofuit caufam congregationis, & dixit duos effe articulos ob quos ipfam Vniuerfitatem hac die in hæc comitia conuocauerit. Et quantum ad
priorem articulum attinet, *dixit vnumquemque Rectorem in fui
Magiftratus calce, progreffus fupplicatorios ad ipfius Dei optimi
maiorem laudem indicere confuetudinis & quidem probatæ fuiffe*. Et
quos progreffus in diuæ Opportunæ ædem indixerat, & id
ne moleftum fieret, ipfius Vniuerfitatis Ordines, vt fupplici
progreffu in diuæ Opportunæ ædem eumdem concomitari
non recufarent fupplicauit. Verū dixit, *fe in huius almæ Academiæ nuper Rectorem licet immeritum, ipfius tamen Vniuerfitatis
gratia & beneficio felectum & creatum fuiffe*; quo nomine ipfi,
quas potuit & poteft gratias habet, & quem Magiftratum
menfes duos & dimidium non qua debuit, fed qua potuit diligentia geffit. Et quia muneris huiufmodi iam prope finis
adeft & iam prope functus munere videatur, quæ in Rectorio Magiftratu geffit, rata & grata haberi pariter & confirmari, denique literas commendaticias fibi concedi fupplicauit. Quod fi fiat, ipfum perpetuo Vniuerfitati deuinctum fore
plurimumque eidem debere pollicetur. Infuper D. de la
Barde virum Senatorium ad Arreftum ☆ *inter ipfius Vniuerfitatis omnes Ordines & Iuris-peritorum Facultatem Senatus
authoritate deputatū, hac die hora fecunda pomeridiana apud Sorbonam comparere, ipfumque Senatus-confultum expleturum & exe-
cuturum*: Et idcirco ipfius Vniuerfitatis Magiftratus coram eo comparere indixit. Cæterum iniuriis & querelis locum effe dixit.
M. Arnulphus Monart Vniuerfitatis Procurator generalis
dixit in comitiis nouiffimis, *Breuiarium Romanum nouum & de
nouo in lucem emiffum fore per facræ Facultatis Theologiæ deputatos
vifitandum, erroresque annotandos ftatutum fuiffe, quod exinde peractum extiterit, & ob id fupremæ Curiæ fupplicationem porrigendam effe* dixit; tamen, fi nomine ipfius Vniuerfitatis porrigenda fit ipfius Vniuerfitatis Scribæ manu pariter & figno obfi-
gnanda, confulere haberet ipfa Vniuerfitas. His fic in medium adductis, *& inter ipfius Vniuerfitatis Facultatum Decanos
& Procuratores mature pro more confultis matureque difcuffis*.

Decanus facræ Facultatis Theologiæ dixit ipfam facrofanctam Facultatem habere rata & grata, quæ per ipfum D.

☆ Voyez cét
Arreft dans
la feüille
fuiuante.

rectorem in suo magistratu feliciter acta fuere, & de rebus feliciter gestis gratias agere, cumdemque ad diuæ Opportunæ sacram ædem supplici progressu concomitari paratam esse. *Insuper supplicationem supremo Senatui ipsius Vniuersitatis nomine porrigendam, illamque manu Scribæ subsignandam censere.*

Decanus Facultatis decretorum dixit ipsam Facultatem errores in *Breuiario contentos non nouisse: & ideo negotium ad D.D. Theologos, qui rei huiusmodi prouideant, vt æquum eis videbitur, remisisse.* In cæteris est Facultati Theologiæ conformis.

Decanus Facultatis medicinæ dixit ipsam Facultatem, *libellam supplicem Vniuersitatis & publico nomine esse ipsi Curiæ tradendum, Scribæque Vniuersitatis manu obsignandum ordinasse. Insuper literas commendatitias ipsi D. Rectori concedere.* In cæteris est aliis Facultatibus conformis.

Procurator Nationis Franciæ dixit *ipsam Nationem in Breuiarij materia nihil temere agi velle: & ideo negotium ad D.D. Theologos, qui super eo, vt sibi æquum videbitur, prouideant remittere.* Insuper ipsi D. Rectori commendatitias literas concedere. In cæteris est aliis Facultatibus conformis.

Natio Picardiæ est Nationi Franciæ conformis.

Natio Normaniæ est Facultati Theologiæ conformis.

Natio Germaniæ est Nationi Gallicanæ conformis.

Ex præmissis consultationibus Vniuersitas ipsa omnia & singula acta per D. Rectorē in suo Rectorio magistratu rata habet pariter & confirmat. Præterea supplici progressu in diuæ Opportunæ ædem ipsum D. Rectorem esse concomitandum, ibidemque preces debitas pro more esse fundendas statuit, ipsique D. Rectori literas commendatitias fore concedendas, prout concedit. *Libellum præterea illum supplicem ipsi Curiæ porrigendum manu Scribæ fore obsignandum. Et ita conclusit D. Rector.* Cui conclusioni reclamauerunt Decanus Facultatis decretorum, ac Nationum Franciæ, Picardiæ & Germaniæ Procuratores.

Hæc omnia Acta collata & recognita fuere per me Scribam eiusdem Vniuersitatis Parisiis anno Domini 1651. die 20. Nouembris.

QVINTAINE.

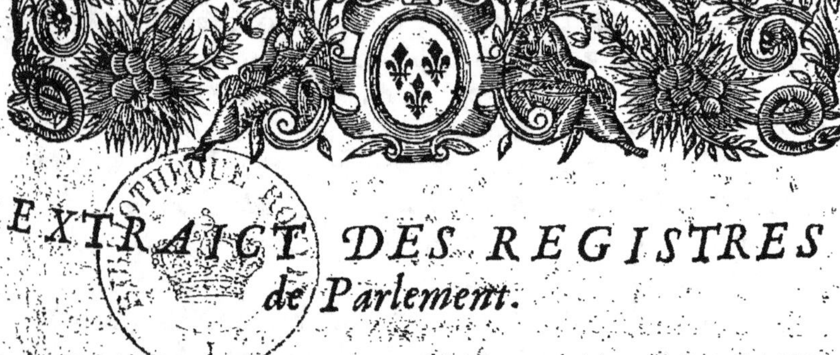

EXTRAICT DES REGISTRES
de Parlement.

FRANCISCVS DEI GRATIA
Francorum Rex, Vniuersis præsentes literas inspecturis, Salutem. Notum facimus quòd de licentia & authoritate nostræ Parlamenti Curiæ, ac mediantibus
literis nostris, hunc tenorem qui sequitur,
continentibus. François par la grace de
Dieu Roy de France, à nos Amés & Feaux Conseillers tenans nostre Cour de Parlement à Paris, Salut & dilection.
Receu auons l'humble supplication de nos bien-amés les
Recteur, Maistres, Docteurs des Facultez de Theologie,
Medecine, des Arts, Et les Doyen, & Maistres, Docteurs de
la Faculté de Decret en l'Vniuersité de Paris : Nous a esté
exposé que pour raison de plusieurs procez & differends
pendans en ladite Cour entre lesdits Supplians, le Samedy
vigille de Pasques Florie 3. iour d'Auril l'an 1537. eux congregés & assemblés en la salle des Mathurins, pour traitter
des affaires & negoces de ladite Vniuersité, pour éuiter les
inconueniens qui pourroient sourdre entre les Escholiers
estudians en icelle Vniuersité au moyen desdits procez &
differens, auroient accordé entr'eux C'est à sçauoir, *que la-*
dite Faculté de Decret pourra nommer par chacun an à tousiours le
nombre de quarante Bacheliers d'icelle Faculté, ayans estudié par
le temps introduit contenu par les saincts Decrets, qui est cinq ans
pour les non-Nobles, & trois ans pour les Nobles sans fraude, &
autres choses contenuës au contract & transaction sur ce
faits. Et au surplus que, pour les causes contenuës en ladite
transaction, & autres causes à ce mouuantes ladite Vni-

A

(21.)

uersité, ne sera expedient limiter le nombre de ceux qui seront à nommer en ladite Faculté des Arts. Et ce seroient lesdits Recteur, & quatre Facultez supplians, desisté & departis desdits procez & differends qu'ils auoient entr'eux les circonstances & dependances, consentans & accordans que cette presente Trāsaction & accord soit homologué en nostre dite Cour, & ailleurs où besoin seroit, s'il nous plaisoit surce leur donner & octroyer nostre congé & licence de ce faire, humblement requerant sur ce nostre prouision. Pourquoy nous ce consideré, voulant obuier à plaids & procez, & nourir paix & amour entre nos suiets, ausdites parties, aux cas desusdits, auons donné & octroyé, donnons & octroyons de grace specialle, par ces presentes, congé & licence d'accorder & pacifier ensemble sur & touchant lesdits procez, circonstances & dependances, & d'elles partir franchement & quittement de nostre dite Cour & desdits procez sans amende. Si vous mandons & expressément enioignons par ces presentes, que de nos presentes graces, congé, licence & octroy vous faites, souffrez & laissez lesdites parties, iouïr & vser pleinement & paisiblement sans leur faire, mettre ou donner, ne souffrir estre fait, mis ou donné aucun destourbier ou empeschement au contraire, pourueu toutefois que lesdites parties seront tenus rapporter l'accord deuers nostre dite Cour tel que sur ce elles l'auront fait. Car ainsi nous plaist-il estre fait, nonobstant quelconques lettres à ce contraires. Donné à Paris le huictiesme iour de May, l'an de grace mil cinq cens trente-huict, & de nostre Regne le vingt-quatre. Sic signatum par le Conseil, le Picart. Inter Magistros Iacobum Lerousse dilectorum nostrorum Decani, Magistrorum & Doctorum Facultatis Decreti Vniuersitatis Parisiensis ex vna, & Ioannem Deluc dilectorum etiam nostrorum Rectoris, Magistrorum & Doctorum Facultatum Theologiæ, Medicinæ & Artium in prædicta Vniuersitate ex altera partibus, Procuratores per literas Accordi inferius insertas specialiter fundatos, presente pro nobis, & non contradicente Procuratore nostro Generali in quantum tangit interesse partium, ac prouiso quòd non habeamus aliud interesse, actum, tractatum, concordatum & pacificatum extitit, prout & quemadmodum in quadam scedula , & prædictis literis Accordi per ipsas partes, dictofue earum Procuratores vnanimiter & concorditer dictæ Curiæ noftræ traditis partes iam dictas, alias inuicem concordaffe continetur quarum fcedulæ & literarum Accordi tenores funt tales. Entre les Doyen, Maiftres & Docteurs de la Faculté du Decret en l'Vniuerfité de Paris d'vne part , & les Recteur, Maiftres & Docteurs des Facultez de Theologie, Medecine, & des Arts en ladite Vniuerfité d'autre. Appointé eft , en enterinant les lettres Royaux en forme de cõgé d'accorder obtenuës par lefdites parties que la Cour à emologué & emologue l'accord fait entr'elles le 13 iour d'Auril dernier paffé, & les à cõdamné & cõdamne à iceluy entretenir felon fa forme & teneur, nonobftant oppofitiõs ou apellations quelconques ; en ce faifant les à mis & met hors de Cour & de procez. Sic fignatum Deluc & Lerouffe.

Item pardeuant Yues Bourgeois, & François Crozon Clercs Notaires Iurez du Roy noftre Sire de par luy ordonnez & eftablis en fon Chaftelet de Paris , furent prefens les Venerables Doyen, Maiftres & Docteurs de la Faculté de Decret en l'Vniuerfité de Paris d'vne part , & les Venerables Recteur, & Maiftres des Facultez de Theologie, Medecine, & des Arts en icelle Vniuerfité de Paris , Monfeigneur Maiftre Claude Berthot à prefent Recteur d'icelle Vniuerfité, d'autre part, tous deuëment congregez au Cloiftre des Mathurins à Paris, ou lieu où quel ils ont accouftumé d'eux congreger & affembler pour traitter des befongnes , negoces & affaires de ladite Vniuerfité, difantes lefdites parties efdirs noms; Comme procez fut meu & pendant en la Cour de Parlement entre lefdits Doyen , & Docteurs de ladite Faculté de Decret en l'Vniuerfité de Paris d'vne part ; & lefdits Recteur, & Facultez de Theologie, Medecine, & des Arts en ladite Vniuerfité d'autre, fur l'execution de deux Arrefts de ladite Cour , par le premier defquels donné le 3 iour d'Auril l'an 1535 auant Pafqnes, eftoit dit , *que fuiuant les Sainíts Decrets, ladite Faculté de Decret pourroit prefenter certain nombre non effrené de Bacheliers en icelle deuëment qualifiés felon lefdits fainíts Decrets , aufquels ledit Recteur feroit tenu bailler nominations.* Et eftoit enioinc:

aufdits Recteur, & quatre Facultez s'Assembler dedans certain temps apres, pour aduiser entr'eux, prefens & affistans deux de Messeigneurs les Conseillers de ladite Cour, qui à ce par elle seroient commis, certain nombre non effrené de Graduez en chacune desdites Facultez, qui d'o refnauant seroient nommez par ladite Vniuersité, pour ce fait & rapporté pardeuers ladite Cour, en estre par elle ordonné ainsi que de raison. Et par le deuxiesme donné le seiziesme iour de Mars mil cinq cens trente six, estoit dit entre autres choses, que le precedent Arrest desusdit seroit executé, & en ce faisant s'assembleroient lesdits Recteur, quatre Facultez en la presence desdits deux Conseillers, & aduiseroient sur ledit nombre, suiuãt lesquels Arrests s'estoient lesdits Recteur, & quatre Facultez assemblées en la presence de Messeigneurs Maistre Iacque de la Barde, & Nicole Sanguin Conseillers en ladite Cour, Commissaires de par icelle en cette partie, elles leurs auroient lesdites trois Facultez de Theologie, Medecine & des Arts, declaré & baillé par escrit leurs deliberations, desquelles la resolution estoit telle. Que ladite Faculté de Theologie CONSIDERE L'EXCELLENCE D'ICELLE, ET QV'ELLE ESTOIT DE L'ANCIENNE AVGMENTATION DE LADITE VNIVERSITE' pourroit bien auoir vingt-cinq nommez par chacũ an. Celle de Medecine, qui en sa qualité n'estoit pas moins requise & necessaire, dix. Celle de Decret qu'ils disoient estre la moins necessaire de ladite Vniuersité, seize. Lequel nombre, ils pretendoient estre plus que suffisant disans que si plus grand estoit, il pourroit nuire à ladite Vniuersité pour la facilité d'y acquerir degré, consequemment nominations pour laquelle facilité les autres Facultez plus difficiles & laborieuses pourroient estre delaissez ou grandement diminuées. Et quand à ladite Faculté des Arts, *qu'elle deuoit demeurer en son ancien estat sans prefinition ne limitation des nominations, car elle estoit quasi infinie, comme celle pour laquelle on affluoit en ladite Vniuersité de toutes les parties de la Chrestienté, & estoit le Seminaire & la voye de toutes les autres Facultez,* ET EN LAQVELLE LADITE VNIVERSITE

AVOIT ESTE PREMIEREMENT FONDEE ; n'y
auoit en ce Royaume Vniuerſité en laquelle la Faculté des
Arts fut ainſi limitée. Au moyen dequoy, ſi on le faiſoit en
cette dite Vniuerſité, ſe feroit commencer la ruine d'icelle,
& faire grand dommage à la ville de Paris, & conſequem-
ment à tout le Royaume : *car bonne partie de l'entretene-*
ment d'icelle ville procedoit des eſtudes & choſes qu'y ſont ne-
ceſſaires. Et que ceux qui deſiroient ſçauoir les Lettres &
Sciences, ſe retiroient communement & le plus ſouuent és
Vniuerſitez les plus fameuſes, & ou il y auoit le plus de pri-
uilleges & libertez. Et ſi ladite Faculté des Arts eſtoit ainſi
aſſeruie & limitée en ſes nominations, & les autres Vniuerſitez demeuroient en leur liberté, pluſieurs qui ja eſtoient
en cette dite Vniuerſité, & les autres qui deſiroient y venir,
prendroient chemin ailleurs. Et s'il falloit que ladite Faculté fut ainſi limitée, faudroit auſſi qu'on ne receuſt en
ladite Vniuerſité Eſcholiers ſinon iuſques à certain nombre, qui ne ſe pourroient bonnement limiter, meſmement
ſans euident peril de tomber és inconueniens deſſuſdits, &
encore en vn autre, c'eſt à ſçauoir en infinies querelles &
debats qui pourroient ſourdre entre les eſtudians pour eſtre
du nombre limité, qui feroit vne choſe moult dangereuſe.
Dauantage le nombre des nommez en ladite Faculté des
Arts quel qu'il fut, ne pourroit nuire à perſonne, ſinon que
l'on vouſit dire que les Collateurs des benefices en fuſſent plus trauaillez, mais il ne s'en plaignoient ne plaigni-
rent oncques, & ne pourroient eſtre greuez au plus que de
garder s'ils vouloient quelque plus grand nombre de nominations, & faire quelque plus long regiſtre lequel ladite
Faculté deuroit plutoſt payer, que ce petit inconuenient
fut cauſe de ladite limitation, & icelle limitation le moyen de la ruine de ladite Vniuerſité, & autres pluſieurs cauſes, & raiſons ſur ce deduites & alleguez par leſdits Recteur, & trois Facultez, & qu'elles entendoient encore plus
amplement deduire quand il plaiſoit à ladite Cour à ce les
receuoir. Et quand à ladite Faculté de Decret, elle auoit
ſemblablement deliberé, dudit nombre en chacune deſdites Facultez. Et que tout bien conſideré meſme la quali-

A iij

té & excellence d'elle *qui est coniointe à la dite Faculté de Theo-*
logie, elle pouuoit bien auoir la moitié du nombre de ladite Faculté des Arts, soit que le nombre fut finy ou in-
finy; quoy que soit en pourroit bien auoir quatre-vingts par
chacun an. Et pourroit ladite Faculté des Arts estre aussi
bien limitée que les autres pour plusieurs causes & raisons,
aussi deduites & alleguées par ladite Faculté de Decret, surquoy les parties estoient en voye de demeurer longuement
audit procez & y faire grand frais & dépens à la grande foul-
le de ladite Vniuersité & detourbier des estudes d'icelle.
Pour à quoy obuier, & nourrir paix & amour, ladite Vniuersité pour ce Assemblée au lieu & Cloistre desdits Mathurins, lesdits Recteur, & quatre Facultez sous le plaisir & authorité de ladite Cour ont transigé & accordé ce
que dessus est dit en la maniere qui s'ensuit. *C'est à sçauoir que*
ladite Faculté de Decret pourra nommer par chacun an à tousiours
le nombre de quarante Bacheliers d'icelle Faculté, ayant estudié par
le temps introduit & contenu par les saints Decrets & Conciles, qui
est cinq ans pour les non Nobles & trois ans pour les Nobles sans
fraude, lesquels saints Decrets & Conciles icelle Faculté en la pro-
motion desdits Bacheliers sera tenuë, comme si feront les autres Fa-
cultez de leur regard, entretenir, garder, & obseruer selon leur for-
me & teneur. Et au surplus que *pour les causes dessusdites & au-*
tres bonnes & iustes considerations à ce mouuantes ladite Vniuersité,
n'est expedient limiter le nombre de ceux qui sont à nommer en la-
dite Faculté des Arts, laquelle partant demeurera en son entier &
ancien estat sans aucune limitation. Et partant se sont lesdits
Recteur,& quatre Facultez desistées & departies dudit procez, ses circonstances & dependances quelconques sans dépens, dommages & interests d'vne part & d'autre, consentans & accordans que cette presente Transaction & Accord
soient emologuez en ladite Cour de Parlement, & par tout
ailleurs ou besoin sera. A laquelle fin ils ont constitué &
constituent leurs Procureurs, c'est à sçauoir lesdits Recteur,
& trois Facultez honorable homme Maistre Iean Deluc, &
ladite Faculté de Decret, honorable homme Maistre Iacque Lerousse Procureur en ladite Cour de Parlement ausquels ils ont donné & donnent plein pouuoir, puissance,

authorité & mandement ſpecial de conſentir ladite emo-
logation, & eſtre condamnez à entretenir ledit Accord ſelon ſa forme & teneur & generallement, &c. Promettant,
&c. obligeant eſdits noms chacun en droit ſoy renonçant,
&c. Fait & paſſé audit Cloiſtre des Mathurins, l'an mil cinq
cens trente-ſept, le Samedy vigille de Paſque-florie trei-
zieſme iour d'Auril. Sic ſignatum, BOVRGEOIS, & CRO-
ZON. Et eſt ſubſcriptum, viſo preſenti concordato cum literis Regiis, & ſcedula eidem alligatis, ſi placet Curiæ,
mihi placet dicti concordati emologatio, Prouiſo quod Rex
non habeat aliud intereſſé quàm intereſſe dictarũ partium.
Sic ſignatum NICOLAS THIBAVT. FAIT & paſſé en parlement, par Maiſtre Iacques Lerouſſe Procureur des Doyen,
Maiſtres & Docteurs de la Faculté de Decret en l'Vniuerſité de Paris d'vne part, & par Maiſtre Ieán Deluc Procureur
des Recteur, Maiſtres & Docteuts des Facultez de Theologie, Medecine & des Arts en ladite Vniuerſité d'autre, le
dixſeptieſme iour de Iuin l'an mil cinq cens trente-huict.
Ad quod quidem Accordum, ac omnia & ſingula in eo contenta ſpecificata & declarata attendendum, tenendũ, com-
plendũ, firmiterque & inuiolabiliter obſeruandum, præfata
Curia noſtra prædictas partes, & earum quamlibet, quatenus
vnamqamque ipſarum tangit & tangere poteſt per Arreſtum
condemnauit & condemnat ac ea vt eiuſdem Curiæ noſtræ
Arreſtum fieri, teneri, attendi, firmiterque & inuiolabiliter obſeruari, ac executioni demandari voluit, & præcepit
partes ipſas à Curia & proceſſu imprimis abire & recedere,
permittendo iuxta præinſertarum literarum continentiam
& tenorem. In cuius rei teſtimonium, noſtrum preſentibus
iuſſimus apponi ſigillum. Datum Pariſius in Parlamento noſtro 17. die Iunij anno Domini 1538. & Regni noſtri 24.

EXTRAIT d'vne lettre en parchemin, tirée des Archiues de
l'Vniuerſité, ſeellée de cinq Sceaux en cire iaune, dont il
y en a quatre aux deux coſtés, & le cinqieſme au bas de la

Lettre, vis à vis desdits quatre Sceaax est signé, DV TILLET *auec Paraphe,* Et au bas sur le reply sont escrits ces mots, *Concordatum in Curia, Signé,* DV TILLET, *auec Paraphe.*

Le present Extraict a esté Collationné par moy Greffier de ladite Vniuersité, sous-signé à Paris le dix-septiesme Iuillet mil six cens cinquante vn.

QVINTAINE.

ANno Domini 1537. die vltima mensis Decembris conuocata Facultate* per iuramentum apud S. Maturinum, Theologiæ.
ad prouidendum super responsione danda honorandis D D.
Commissariis supremæ Curiæ Parlamenti, qui ex parte ipsius
Curiæ die Sabbati præcedente ad Vniuersitatem ad eundem
locum congregatam pro executione quorundam Arrestorum
à DD. Canonistis impetratorum venerant, iniungentes Vniuersitati, vt pro qualibet Facultate designarent certum numerum non effrænatum Suppositorum nominandorum ; à
quibus DD. Commissariis, vt super hac re haberemus consilium petiimus inducias, qui ad hoc peragendum triduanum
nobis imposuerunt terminum : vnde *audita lectura aduisamenti
trium Facultatum & suorum Consiliariorum*, fuit pacifice deliberatum à singulis Magistris tunc existentibus vnanimi consensu;
Visum est illis *propter rationes multas, quòd in Facultate Artium
numerus nominandorum nullo pacto limitari debet : quia hoc esset omnino ipsam Vniuersitatem eneruare & funditus destruere in graue
præiudicium Fidei Catholicæ, maximumq; dedecus Regni Christia-
missimi.* Quantum autem ad Facultatem nostram Theologicam, ad quam nullus assumitur, nisi prius multiplici rigoroso
examine palam fuerit probatus, non videtur numerum habere Suppositorum effrænatum ; neque habet ipsa saluber-
rima Medicorum Facultas. Quantum verò ad consultissimam
Decretorum Facultatem videtur, quòd debent esse contenti
sicut laudatissimæ recordationis Patres eorum Antecessores
magni certe nominis & authoritatis suis temporibus fuerunt,
& ipsorum pacificis ambulare vestigiis.

IN NOMINE DONINI AMEN, Anno ab Incarnatione eiusdem Domini millesimo trecentesimo
octuagesimo nono, Indictione duodecima, mensis Aprilis
die vltima, Pontificatus sanctissimi in Christo Patris & Domini nostri Domini Clementis diuinâ prouidentiâ Papæ 7. anno vndecimo. In congregatione generali Vniuersitatis studij
Parisiensis Regentium & non Regentium per iuramentum
celebrata apud S. Maturinum Parisius horâ Primæ S. Iacobi
in mei Notarij publici & testium infra scriptorum ad infra
scripta vocatorum & rogatorum præsentia personaliter constitutus vir venerabilis & discretus Magister ac Dominus Ma-

gister Robertus Cardon Rector Vniuersitatis studij Parisiensis proposuit in prædicta congregatione articulos sequentes. Primus fuit super aliquibus tangentibus priuilegia Vniuersitatis, ac etiam super aliquibus de nouo emergentibus, quem articulum declarauit atque specificauit dicendo quòd intellexerat & audierat quòd vnus nominatus M. Ioannes Courtecouxe debebat immediatè in Primis nostræ Dominæ licentiari in Theologia per Dominum Cancellarium Ecclesiæ Parisiensis. Secundus articulus fuit super supplicationibus & iniuriis. Quibus sic propositis per D. Rectorem prædictum, *Facultates & Nationes se traxerunt ad partem, prout consuetum est fieri in talibus, quibus sic ad partem Facultatibus & Nationibus retractis, vt inter se deliberarent* quid agendum esset, & demùm ad inuicem insimul congregatis *fuit* deliberatum per tres facultates videlicet per facultatem Theologiæ, per facultatem Decretorum & etiam Medicinæ, *& per tres Nationes Facultatis Artium videlicet Picardiæ, Normaniæ & Angliæ, & per consequens per totam Vniuersitatem,* quòd quoad Baccalarios in Theologia licentiandos seruaretur punctum seu statutum bonæ memoriæ Vrbani V. adiuncto statuto & declaratione facta per facultatem Theologiæ. Insuper etiam quòd inhiberetur dicto M. Ioanni Courtecouxe, si reperiri posset, *quòd Licentiam à D. Cancellario non reciperet sub omni pæna & specialiter sub pæna, contenta in statuto & declaratione factis per Facultatem Theologiæ,* quod quidem punctum seu statutum seu priuilegium bonæ memoriæ Vrbani V. declaratum & specificatum per facultatem Theologiæ tale est. Quia Baccalarij *post lecturam Sententiarum* se absentare consueuerunt à Villa Parisiensi, quod cedit in detrimentum & deturpationem Scholæ non modicam, vult facultas Theologiæ quòd quoad hoc teneatur statutum summi Pontificis alibi expressum, vbi sic dicitur, *quod Baccalarij qui Sententias legerint, si gradum obtinere desiderant, stare in studio tempore solito inter lecturam & Magisterium intermedio teneantur, vt eorum scientia, mores & vita certius comprobentur. Per tempus autem solitum intelligitur tempus quinq; annorum, annis lectura Sententiarum ac etiam Licentiæ computatis. Quòd si Præsentati Ordinum ratione præsentationis citius expediantur, vult dicta Facultas quòd tales Præsentati vltra responsiones eis alibi aut aliis de causis inpositas bis habeant de Ordinaria respondere. Si vero contingat ali-*

quem Baccalarium Præsentatum vel alium huic statuto contraire, nulli Magistrorum liceat pro tali deponere. Et si forte contingeret, quòd Magistri aut eorum aliqui pro ipso deponerent, aut quòd sine depositione Magistrorum per Cancellarium licentiaretur, quòd absit, *talis sic licentiatus nunquam imposterum ad Facultatem, & eius Actus admittatur omni dispensatione seclusa.* Quibus sic, vt præmittitur, deliberatis prædictus D. Rector *conclusit dictum punctum Bullæ, adiuncto statuto & declaratione factis per Facultatem Theologiæ, præcise, adæquate & ad vnguem debere obseruari.* De qua quidem deliberatione & conclusione sic, vt præmittitur, factis *dictus D. Rector nomine & vice Rectoris & Vniuersitatis studij Parisiensis* omniumque & singulorum quorum interest vel intererit aut qui sua interesse putauerint seu crediderint quomodolibet in futurum, à me Notario publico subscripto petiit sibi fieri vnum vel plura publica originalia instrumenta, personas adstantes inuocando in testes. Acta fuerunt hæc Parisius multum solemniter anno, indictione, mense, die, hora, loco & Pontificatu prædictis, præsentibus venerabilibus ac circumpectis viris *MM. ac DD. Herueo Sulmen loco Decani Facultatis Theologiæ ac M. Guilelmo de Gardino in Facultate Theologiæ Magistris, Galtero Grassi, Decano Facultatis Decretorum ac etiam Decretorum Doctore, Goffredo Malpomre in Medicina Magistro loco Decani Facultatis Medicinæ: Simone le Renuoisie, Petro de Bosto, Petro Barbarie Henrico de Herlem Franciæ, Picardiæ, Normaniæ ac Angliæ Nationum Procuratoribus,* M. Io: Sanere, Gauffredo Morelli, Firmino Oliuerij Notariis Apostolicis & quamplurimis aliis testibus ad præmissa vocatis specialiter & rogatis.

Et ego Io. *Cardonis de Craona Magister in Artibus, Presbyter Laud. diæc. publicus authoritate Apostolica ac Imperiali Notarius quia prædictæ congregationi præsens interfui eaq; omnia & singula supradicta, vt præmittitur, proponi, deliberari & concludi vidi & audiui: idcirco meum solitum signum huic præsenti publico instrumento manu propria scripto, hîc me etiam subscribens apposui requisitus & rogatus in testimonium veritatis & præmissorum.*

ANno Domini 1613. die 1. Iulij Sacra Theologiæ Facultas post Missam solennem de Spiritusancto sua ordinaria habuit comitia in aula Collegij Sorbonæ. 1° M. N. Syndicus nihil superioribus comitiis mensis Iunij conclusum fuisse recensuit: 2° significatum est Facultati adesse amplissimum D. Rectorem, qui quædam dictæ Facultati dicenda haberet. Tum Apparitor supremi Senatus qui aderat, Decretum dicti Senatus ex parte D. Rectoris datum die 26. Iunij super controuersia Presbyterorum Congregationis Oratorij, & quibusdam aliis factis in Facultate Kal. Iunij perlegit ac significauit. Quibus auditis *statim D. Syndicus, & Seniores dictæ Facultatis obuiam exeuntes eum honorificè exceperunt, eique locum dederunt, quo sedente hon. M. N.* Filesac Syndicus *eum obnixè nomine Facultatis rogauit, iuxta prædictum Decretum Senatus, vt quæ contra eius dignitatem dicta factaque fuerant à quibusdam priuatis obliuioni traderet: deinde omnes & singulos Magistros hortatus est, vt vbique & in omnibus dignitati Rectoriæ debitum honorem deferrent.* His auditis amplissimus D. Rector sibi factum satis respondit, omnesque illas sibi illatas à quibusdam iniurias libenter obliuione sepelire, eiusq; rei actum fieri & sibi dari postulauit.

ENtre les trois Doyens des superieures Facultez de l'Vniuersité de Paris, sçauoir de Decret, de Theologie & Medecine, demandeurs à l'enterinement d'vne Requeste par eux presentée à ladite Cour le 15. Auril 1614. d'vne part, & Maistre Charles Pescheur Recteur de ladite Vniuersité, & les Procureurs des quatre nations de ladite Vniuersité, defendeurs d'autre, sans que les qualitez puissent nuire ny preiudicier aux parties. Apres que Mauguin pour les demandeurs a conclud en leur Requeste, *A ce que suiuant la disposition de droit & leur Statut, le Recteur soit condamné deliurer prouision à Chauuin, nommé par la pluralité des voix, & les profits de l'Vniuersité partis & diuisez entre le Recteur & ceux qui ont part en ce qui est du reuenu commun.* Et que de la Marthiliere pour les defendeurs a dit, qu'il est chef de l'Vniuersité, auquel appartient la collation & prouision du Receueur & autres choses, dont luy & ceux auant luy ont tousiours iouy, & aux demandeurs confirmé, prenans pour tous droicts leur assistance. Seruin pour le Procureur General du Roy dit, que la contention est d'honneur fondée par les demandeurs sur vn article de la derniere Reformation, & le Recteur au contraire sur l'ancien

Statut, & par l'argumēt des Benefices, & neantmoins, parce que les vns & les autres ont nommé vn Procureur, seroit plus à propos d'y mettre l'vn de ceux de l'Vniuersité, cōme estoit le precedent & autres auant luy. LA COVR sur la Reque-ste presentée, *par les Doyens, desdites trois Facultez, à ce que le Recteur soit tenu conclure à la pluralité des voix en l'eslection du Re-ceueur, & sur la part par eux pretenduë aux émolumens d'iceluy,* ap-pointe les parties à escrire & produire pardeuers elle ce que bon leur semblera dans huictaine, a ioint à l'instance dont Maistre Charles le Preuost Conseiller est Rapporteur pour y faire droict conjointement ou separément ainsi qu'il appar-tiendra, cependant sans prejudice de leurs droicts, par ma-niere de prouision ordonne que la nomination & presenta-tion faite par le Recteur de la personne de Maistre Samuel d'Acolle pour Receueur tiendra. Fait en Parlement le 9. iour d'Aoust l'an 1614. Signé du Tillet.

ENTRE Maistre Pierre du Val, soy pretendant nommé par les trois superieures Facultez de l'Vniuersité de Pa-ris, Scribe de ladite Vniuersité, demandeur en Requeste par luy presentée à la Cour le 4. Feurier dernier d'vne part, & Maistre Iean Potier Recteur de ladite Vniuersité, & Mai-stre Nicolas Quintaine Prestre, Bachelier en Theologie, Scribe de ladite Vniuersité de paris & Faculté des Arts d'i-celle defendeurs d'autre, & entre *les Procureurs des Nations de France, Picardie & Allemagne* en ladite Vniuersité inter-uenans, & ledit du Val defendeur, & encore entre *les Doyens & Docteurs Licentiez, & Bacheliers des trois superieures Facultez, Theologie, Droict Canon & Medecine,* fondées en ladite Vni-uersité, demandeurs en Requeste presentée à ladite Cour le 16. dudit mois de Feurier, & lesdits Potier & Quintaine de-fendeurs, & encore entre Maistre Iean Granger, Principal des Colleges de Beauuais & de Presle, Sous-Doyen de la Pro-uince de Reims en ladite Vniuersité, *appellans de la nomination & eslection dudit Quintaine audit office de Scribe* d'vne part, & lesdits Potier & Quintaine intimez d'autre, sans que les qua-litez puissent preiudicier. Apres que Cornoaille pour du Val a dit que feu Maistre Guillaume du Val son pere, qui auoit esté pourueu de l'Office de Scribe & Greffier de l'Vniuersité,

apres l'auoir exercé l'espace de trente-quatre ans, luy auroit
passé procuration *ad resignandum*, pour succeder en sa charge:
en suite dequoy, y ayant eu assemblée faite aux Maturins pour
admettre ladite resignation, *sur les contestations des trois Doyens
des superieures Facultez*, *& empeschemens formez par les Procureurs
des quatre Nations*, le Recteur auroit fait difficulté de conclurre; c'est pourquoy ledit du Val a presenté sa Requeste à
la Cour, à laquelle il conclud, à ce qu'attendu les longs seruices rendus par feu son pere, le Recteur soit condamné luy
bailler prouision desdits offices de Scribe & Greffier, *comme
appartenant, & estant en la nomination de ladite Vniuersité*. Gautier pour *les Doyens des trois Facultez & Supposts de l'Vniuersité*
aussi conclur en sa requeste, à ce qu'il plaise à la Cour ordonner que ledit du Val qui exerce demeurera purement & simplement, en tout cas par prouision. De la Marteliere le ieune
*pour les Recteur de l'Vniuersité, & Procureurs des Nations interue-
nans*, dit qu'au Recteur appartient de donner la prouision des
Offices de l'Vniuersité, il a pourueu de celuy dont il s'agit,
M. Nicolas Quintaine Prestre, Bachelier en Theologie,
qui a rendu de grands seruices à ladite Vniuersité, homme
capable de tenir ledit Office, *soustient lesdits Doyens & Supposts
non receuables, & que la Nomination faite par le Recteur doit demeurer*. TILLIER pour ledit Quintaine, conclut à mesme
fin, & demande congé contre Granger appelé & rapporté
par Hegron Huissier. *Le Recteur & Guijon Doyen de la Faculté
en Droict Canon aussi ouïs*, ensemble TALON pour le Procureur
General du Roy, qui a supplié la Cour *maintenir le Recteur, Supposts & Procureurs des quatre Nations, à ce qu'aucun preiudice ne
leur soit fait, & qu'ils pourront pouruoir & nommer à tous les Offices
qui sont à pouruoir en l'Vniuersité*. LA COVR a donné congé
ausdits Recteur & Quintaine contre ledit Granger, & sur
son appel appointe les parties au Conseil, & joint à autre appointé au Conseil pendant en icelle. Et sur les Requestes res-
pectiuement presentées appointe les parties en droict à escrire & produire ce que bon leur semblera dans huictaine, &
joint aussi audit appointé au Conseil & en droict pour l'Office
de Receueur de ladite Vniuersité, en datte du 9. iour d'Aoust
1614. pour estre fait droict conioinctement sur ledit appel &
requestes ainsi que de raison. Et cependant sans preiudice de

leurs droicts, *ordonne que ledit Quintaine nommé par le Recteur exercera la charge de Scribe*, iusques à ce qu'autrement par la dite Cour en ait esté ordonné. Fait en parlement le 9. iour de Mars 1622. Signé **GALLARD**.

Extraict des Regiſtres de Parlement.

VEu par la Cour la Requeſte a elle preſentée par le Procureur general du Roy, contenant que l'Vniuerſité de Paris, decorée de beaux priuileges, ayant en ſoy les Facultez de Theologie, Decret, Medecine, & les Arts, ſe ſoit touſiours maintenuë en bon & ſincere ordre, chaſſant d'aupres d'elle les heretiques & ſchiſmatiques, &c. LADITE COVR A ORDONNE' ET ORDONNE que tous ceux qui enſeignent, & qui enſeigneront, & ferõt lecture tant és Eſcholes priuées que publiques, meſme les Lecteurs du Roy, Principaux, Regens, Precepteurs, Pedagogues, Officiers, & Suppoſts de ladite Vniuerſité ſerõt de Religion Catholique, Apoſtolique & Romaine, & obeïront aux Loix, Statuts & Ordonnances de ladite Vniuerſité, tant en vie, mœurs, que decence d'habits, aſſiſteront le Recteur aux actes Chreſtiens & Catholiques, ſoit en Proceſſions generales, ou ſemblables Actes. Et où il s'en trouuera qui n'auront voulu, & ne voudront encore de preſent obſeruer & garder ce que deſſus, *à ladite Cour permis & permet au Recteur de l'Vniuerſité & autres qu'il appartiendra pouruoir en leurs places autres perſonnes de la qualité que deſſus.* FAIT en Parlement, le 21 iour d'Aouſt 1568. Signé, DV TILLET.

Extraict des Regiſtres de Parlement.

ENTRE les Recteur, Doyens des Facultez de Decret, & de Medecine, Procureurs des quatre Nations, conſtituans la Faculté des Arts, repreſentans la plus grande & ſaine partie de l'Vniuerſité de Paris, demandeurs à l'entherinement de deux Requeſtes par eux preſentées à la Cour, les quatorze, & vingt-vniéme de ce mois, tendans à ce qu'il ſoit permis d'informer contre les Docteurs particuliers qui *ont commis inſolence contre la perſonne dudit Recteur, le premier iour dudit mois de Iuin, à l'aſſemblée de la Faculté de Theologie de*

A

ladite Vniuersité, & qu'il soit commis deux Conseillers de ladite Cour, pour se transporter en ladite Faculté, à l'Assemblée du 1. Iuillet prochain, pour faire dōner Audience audit
Recteur, & estre en leur presence deliberé sur sa propositiō,
d'vne-part ; & les *Doyen, Sindic & Senieurs de la Faculté de
Theologie de ladite Vniuersité*, deffendeurs d'autre, sans que
les qualitez puissent nuire ny preiudicier aux parties : Apres
que Saulmon Recteur de l'Vniuersité, Roguenant Doyen
de la Faculté de Theologie, & Fillesac Docteur Sindic de
ladite Faculté ont esté ouys ; *Et lesdits Doyen & Sindic, prié
le Recteur, oublier ce qui s'estoit passé en l'Assemblee derniere, faite
le premier iour du present mois*, & que ledit Recteur a declaré
qu'il n'entendoit s'opposer à la verification des Lettres Patentes obtenuës par les Prestres de l'Oratoire, ains seulement empescher que la Faculté de Theologie ne puisse deliberer de la promotion aux degrez pour les Prestres de l'O-
ratoire, qu'en l'Assemblée, & par l'aduis commun des autres Facultez, Le Bret pour le Procureur general du Roy,
ouy ; *La Cour, apres que les Doyen, Sindic de la Faculté de Theologie, ont prié le Recteur present d'oublier ce qui s'estoit passé en
l'Assemblée de la Faculté tenuë au College de Sorbone le premier
iour du present mois ;* A ORDONNÉ ET ORDONNE,
*qu'en se transportant par le Recteur à l'Assemblée, qui se tiendra de
la Faculté audit College de Sorbone, le premier du mois de Iuillet
prochain, il y sera receu auec le respect, l'honneur, & recognoissance
deuë à sa qualité : & apres qu'il se sera mis en sa place, le Sindic de
la Faculté luy reïterera les mesmes prieres d'oublier ce qui se passa en
l'Assemblée que dessus : En outre exhortera les assistans à rendre en
toutes occurrences au Recteur l'honneur & respect deu à sa qualité:*
Ce fait sur la Requeste presentée par le Recteur, afin d'a-
uoir commission pour informer de ce qui s'estoit fait à son
preiudice, en l'Assemblée du premier iour du present mois:
Ensemble pour deputer deux Conseillers, en la presence
desquels se tiendroit l'Assemblée du premier iour du prochain mois, a mis & met les parties hors de Cour & de procez ne proposera ledit Recteur de viue voix en l'Assemblée
prochaine, chose concernant les Prestres de l'Oratoire,
ains s'il pretend & desire quelque chose pour ce regard, le
baillera par escrit, qui sera communiqué à la Faculté, la-

quelle apres en auoir deliberé baillera pareillement fes refponces par efcrit, pour le tout communiqué au Procureur
general, & veu par ladite Cour, y eftre pourueu ainfi qu'il
appartiendra. *Fait en Parlement le vingt-fixiéme Iuin mil fix
cens treize. Signé par Collation* Dv TILLET.

✺❀✺❀✺❀✺❀✺❀✺❀✺❀✺❀✺❀✺❀✺❀

Extraict des Regiftres du Conſeil d'Eftat.

SVR la Requefte prefentée au Roy eftant en fon Conſeil
par les Recteur, Doyens des Facultez, Procureurs des
Nations & Suppofts de fon Vniuerfité de Paris, tendante
à ce que pour les caufes y contenuës : Il pleuft à fa Majefté
reuoquer les Lettres patentes du 14. Decembre 1626. par
lefquelles entr'autres chofes, il eft defendu audit Recteur
& Vniuerfité prefents & à venir, d'agiter, difputer, ny refoudre aucune propofition ny queftion concernante la fainte
Efcriture, la Foy Catholique, Apoftolique & Romaine, la
doctrine de l'Eglife & la Theologie, & qui les puiffe toucher
principalement, ny par confequence en quelque forte &
maniere que ce foit, à peine d'eftre punis comme feditieux
& perturbateurs de l'Eftat & repos public. Mefmes audit
Recteur, Regens, Suppofts de ladite Vniuerfité, Docteurs,
& tous autres tels qu'ils puiffent eftre, de compofer, traitter,
& difputer, determiner, ny refoudre aucune chofe touchant
l'affirmatiue ou negatiue des propofitions concernantes le
pouuoir & authorité fouueraine de fa Couronne & des
Roys de France, ny des autres Roys & Souuerains, fans
l'expreffe permiffion de fa Majefté, portée par Lettres patentes en commandement de ladite Majefté, à peine d'eftre
femblablement punis, comme feditieux & perturbateurs
du repos public, *Enfemble reuoquer tous Arrefts & Declara-*
tions contraires à l'inftitution, droicts, couftumes, vfages, Facultez
& priuileges de ladite Vniuerfité, aufquels lefdits Supplians feront
maintenus : Veu lefdites Lettres du 14. Decembre 626. l'ex-
ploict de fignification d'icelles au Recteur en l'affemblée
de ladite Vniuerfité du quinziéme dudit mois de Decem-

bre, Theses de Theologie publiées & souftenuës par Frere
Iean Teftefort, le vingt-deuxiéme Nouembre audit an,
Conclufion de la Faculté de Theologie du deuxiéme dudit
mois de Decembre. Decret de ladite Vniuerfité du troi-
fiéme dudit mois. Autre Decret de ladite Vniuerfité du
vingt-troifiéme Octobre 627. Autre Conclufion de ladite
Faculté de Theologie du deuxiéme Decembre audit an.
Autre Decret de ladite Vniuerfité du quatriéme dudit
mois; Oüy le Rapport du Sieur d'Irual, Confeiller de fa
Majefté en fes Confeils, Maiftre des Requeftes ordinaires
de fon Hoftel; Tout confideré. LE ROY ESTANT EN
SON CONSEIL, *Ayant efgard à ladite Requefte, a mainte-
nu & gardé, maintient & garde lefdits Recteur, Doyens des Facultez & Suppofts de ladite Vniuerfité en la poffeffion & iouiffance
de leurs Priuileges, Facultez, Exemptions & Immunitez, veut &
entend qu'ils en jouiffent, comme bien & deüement,* ils ont fait par
cy deuant, auant lefdites Lettres, & nonobftant icelles. Fait
au Confeil d'Eftat du Roy, tenu à fainct Germain en Laye,
fa Majefté y feant, le huictiéme iour de Iuillet mil fix cens
trente-vn. Signé, PHILIPPEAVX.

LOVIS PAR LA GRACE DE DIEV, ROY DE FRANCE
ET DE NAVARRE, Au premier noftre Huffier ou Sergent fur ce requis: Nous te mandons, & expreffément commandons que l'Arreft, dont l'extraict eft cy-attaché fous le
contreféel de noftre Chancellerie, cejourd'huy obtenu en
noftre Confeil d'Eftat par nos chers & bien amés les Recteur, Doyens des Facultez, Procureurs des Nations, &
Suppofts de noftre Vniuerfité de Paris: Tu fignifies à tous
qu'il appartiendra, à ce qu'ils n'en pretendent caufe d'ignorance, & ayent & à y obeïr; leur faifans de par nous, comme
nous leurs faifons tres-expreffes inhibitions & deffenfes d'y
contreuenir en aucune maniere que ce foit, à peine de tous
defpens, dommages & interefts, & plus grande peine s'il y
efchet. De ce faire te donnons plein pouuoir, fans que tu fois
tenu demander aucun congé ne pareatis: Car tel eft noftre
plaifir. Donné à S. Germain en Laye, le huitiéme iour de
Iuillet, l'an de Grace 1631. & de noftre Regne le 21.
Signé LOVIS, Par le Roy, PHILIPPEAVX. Et fcellé.

REFORMATIO VNIVERSITATIS
Parisiensis facta à Cardinale Totauilleo anno Domini 1452.

GVILIELMVS miseratione diuina tituli S. Martini in Montibus sacro sanctæ Romanæ Ecclesiæ Presbyter Cardinalis, de Estoutouilla vulgariter nuncupatus, in Regno Franciæ singulisque Galliarum Prouinciis Apostolicæ Sedis Legatus. Maiores nostri, summi illi priscique Philosophi maximam edendis conscribendisque legibus operam ac studium impenderunt, existimantes nullam Vrbem, nullum hominum cœtum, nullam denique benè viuendi rationem posse subsistere, nisi æquis legibus ac salubribus institutis constituta firmataque sit. Quippe cum lex, ratio suma, sit insita à natura quæ iubet ea quæ facienda sunt, prohibetque contraria, quod sine authoritate cuiusquam, satis experientia magistra rerum edocuit. Constat namque maximas Respublicas ac ciuitates legum obseruantia floruisse, transgressione verò penitùs decidisse. Sed cum omnibus legum institutio atque obseruatio sit necessaria, qui vitam honestam ingredi cogitant, nullis tamen expeditior aut decentior esse videtur, quàm doctis ac litteratis viris, qui studio sapientiæ & virtutis incumbunt, omnibus scilicet qui abiectis illecebris, bonis artibus atque optimis disciplinis se se tradiderunt. Hos enim cùm oporteat cæteris moribus & vita præire, & aliis rectè viuendi lumen ostendere, ipsi se primùm institutis legibusque cohibeant necesse est. *Legem enim, vt Cicero inquit, vitiorum emendatricem esse oportet, commendatricemque virtutum, vt ob ea bene viuendi ratio ducatur.* Quæ alma Parisiensis Vniuersitas sapienter ac diligenter attendit, quæ quàquam priscis temporibus saluberrimis institutis ac legibus *diuinissimè*

recta & gubernata fuerit, tamen vel bellicis cladibus, quæ
tam Vrbem quàm doctos & studiosos homines distraxerunt,
vel hominum arrogatâ licentiâ, ab illa scholastica disciplina ac viuendi institutione aliquantulum declinasse videbatur, sensimque ad id deuentum fuerat, vt viri scolastici pri-
scas illas & honestissimas institutiones aut de consuetudine
pro abrogatis haberet, aut illas temerè violarent, aut, quod
grauius erat, earum plurimis vt priuilegiis atque indultis
abuterentur. Quæ clari ac docti viri indignè ferentes, ex
aduentu nostro ad hanc florentissimam Parisiense Vrbem,
omnia in melius reformari posse sperauerunt, eamque spem
nobis etiam certis indiciis ac votis significauerunt. Quam
quidem spem honestissimam esse putantes, adiuuandam atque ad effectû deducendam esse censuimus: attendentes ad
id nos iure Legationis adstringi, vt hominum vitam ac mores in melius reformemus, vt ministerium illud impleamus,
quod Legatis incumbere propheticus Sermo declarat, vt
scilicet euellant & dissipent, ædificent & plantent. Et cûm
omnibus prouidere & prospicere iniunctû nos coarctet officium; eis tamen specialius intendere, inuigilare, consulere-
que debemus, quorum aliquando præceptis ac disciplinis
imbuti confirmatique fuimus: Nam cùm *in ipsa alma Vni-*
uersitate in minoribus annis studentes fuissemus, & ab illa quan-
tamcumque disciplinam ac doctrinam, & in Artibus Magistratû
honorem accepimus, debemus vtique diuinitus nobis collatæ in-
dustriæ fructum rependere iis à quibus illam accepimus; remini-
scentes insuper nobis à Sede Apostolica, & à SS. D. N. Ni-
colao diuinâ prouidentiâ Papa V. ex cuius latere licet immeriti sumus emissi, id specialiter fuisse commissum, vt Studia, Collegia, Capitula, atque Vniuersitates visitaremus ac
reformaremus Statuta, & noua condendo & vetera corri-
gendo, ad ipsam reformationem faciendam omnem operam curamque conuertimus. Et quoniam Legislatorem in
ipsa legum constitutione ante omnia considerare decet, vt
Canonis testatur authoritas, quòd iusta & honesta sit lex,
vt patriæ, loco, temporique conueniens, vtilis vel necessaria, & id præmeditari oportet, antequam sanciat: quoniam,
cùm semel fuerint institutæ & firmatæ leges, non licebit, vt beatus

Augustinus ait, iam amplius de ipsis iudicare, sed secundum ipsas. Idcirco vt clarius & commodius prospicere & considerare possemus quæ reformanda, aut immutanda viderentur, veterum Statutorum singularum Facultatū volumina curiosè ac diligenter euoluimus atque perlegimus ; presertim autē *aliqua reformationū statuta, quæ quondā bonæ memoriæ Reuerendissimi in Christo Patres Ioannes S. Marci, & Ægidius S. Martini in Montibus Presbyteri Cardinales Apostolicæ Sedis Legati exactissimè ediderunt*, cæteraque omnia quæ ad rem pertinere videbantur, studiosè ac diligenter attendimus. Considerantes autē, quòd iuxta Apostoli sententiam, non sumus sufficientes ex nobis aliquid cogitare, sed sufficientia nostra ex Deo est, ipsius summi Legislatoris optimique Parentis præsidium inuocauimus, ex cuius vultu iustum prodit iudicium, & per quem legum conditores iusta decernunt, illiusque ope freti quasdā Reformationes, Decreta & Leges edidimus, sollicitique curauimus id in illis contineri, quod in Legibus canonica sanctorum Patrum instituta requirunt, *vt scilicet Religioni congruant, rationi consentiant, disciplinæ conueniant & saluti proficiant.* Et quoniam ex omnibus Artibus ac Facultatibus, Theologia vna est quæ circa rerum diuinarum & omnipotentis Dei cognitionem contemplationemque versatur, ritè ab illa & eius Professoribus sumemus exordium.

Reformatio Facultatis Theologiæ.

QVàm graues moribus & vita integros esse deceat illos, qui hanc diuinam sapientiam omnium doctrinarum dominam Reginamque virtutum Theologiam profitentur, ipsius sapientiæ præcipuus & peculiaris fructus manifestat. Ex aliis enim Artibus & disciplinis cùm fauor, laus, aut gratia humana requiratur, ex hac vna mirabilis & præcellens fructus exoritur, vt Deum Creatorem nostrum cognoscamus, cognitum amemus, & amato fruamur. Quocirca totius Religionis, cōtinentiæ atque virtutis stola, Professores illius debent sese contegere, vt ad cœnam summi Regis securi procedant, Ne iuxta Dominicam parabolam, aliena veste, leuitate scilicet & scurrilitate sordidi inter discum-

bentes agniti, iure merito repellantur. Cupientes igitur
decori & grauitati Facultatis opportune prouidere, *Ad cuius
gradus & honores prouehi non debent nisi graues & moribus com-
mendabiles viri*, statuimus & ordinamus, vt Scholares, etiam
Magistri in Artibus non admittantur ad primum cursum
Theologiæ, si rixas aut clamores insolentes in suis *Nationibus* excitare aut alias dissoluti, vagabundi aut malæ conuersationis esse dicantur, & super eo sint notorie diffamati.
Item cùm maximè deceat Theologos Sapientiæ diuinæ
Professores, iuxta Apostolum ab omnibus comessatio-
nibus & ebrietatibus abstinere, ne iuxta verbum Saluatoris lumen, quod in eis est præclaræ doctrinæ, tenebræ sint
exemplo turpitudinis & vitæ inhonestæ. Hinc est quod
eorum honestati consulere cupientes, statuimus & ordinamus districtiùs inhibentes Magistris eiusdem Facultatis, ne Baccalarios eiusdem Facultatis, prætextu cuiuscumque Actus scholastici compellant verbo vel facto,
aut quouis alio quæsito modo, ad prandia seu conuiuia facienda, non obstante quacumque consuetudine, imò verius
corruptelâ, Quin potius moneantur per ipsos Magistros
Baccalarij, prout & eos monemus, ne occasione prædictorum Actuum faciant sumptus immoderatos, sed ab iis
abstineant potius; cùm cedant in prædictæ Facultatis non
modicum dedecus, & grauamen ipsorum studentium. Si qui
autem circa prædicta prandia excedant, contra hanc nostram ordinationem & prohibitionem venientes, per Cancellarium, ad quem spectat ipsos Baccalarios promouere,
authoritate Apostolica compescantur & reprimantur de
consilio Magistrorum Facultatis.
Item non liceat quoquo modo Baccalario seu Baccalariis Cursoribus vel Formatis accedere, aut in publicū pro-
dire ad communes Congregationes Vniuersitatis cum tu-
nica curta aut desuper succincta, sed cum veste honesta &
decenti, talari & clausa atque discincta, similiter cum capitio honesto & decenti ac breui corneta, absque farcitura
seu burreleto ad modum Armigerorum vel histrionum, nec
habeant sotulares rostratos aut alias inhonestos, statuentes generaliter, vt in omni incessu, gestu, victu, vestitu

omnimoda seruetur honestas , & scholastica respondeat
disciplina, volentes dissolutius se gerentes in prædictis grauiter coerceri.

Item statuimus & ordinamus conformiter ad antedicta
Statuta, quòd Baccalarius siue sit Cursor, siue Formatus, aut
etiam Licentiatus, si vocatus fuerit ad Facultatem, aut etiam
si præsente Facultate loqui , aut aliquid dicere seu proponere debeat in Vniuersitate, accedat cum epitogio, vel cappa si fuerit Formatus , provt antiquitus extitit obseruatum,
alias per Facultatem puniatur.

Item circa congregationes magistrorū Facultatis statuimus
& ordinamus, quòd de cætero celebrentur grauiter & honeste secundum condecentiā Facultatis, quòdque fiat deliberationes Magistrorum ordinatè & cum omni pace, nec vnus
votum alterius interrumpat, sed suæ sessionis ordinem quisque expectet ad loquendum. Quòd si contingat aliquem
Magistrorum suæ grauitatis oblitum temerè prorumpere
ad alterius contumeliam vel iniuriam , cæteri Magistri talem sic blasphemum vel iniuriosum à suo repellant consortio, donec satisfecerit parti læsæ ad arbitrium Facultatis,
nec ad congregationes admittatur, donec iniuriam passo
conciliatus illi etiam pro iniuria satisfecerit.

Item statuimus & ordinamus, *antiqua illa Statuta* inno-
uantes , quoad Scholares, qui nouiter incipiunt audire
Theologiam , vt quatuor primis annis portent vel portari
faciant ad Scholas Biblici *Bibliam* , & qui audiunt Sententias *librum Sententiarum* , provt in *Reformatione & statutis
antiquis habetur*.

Item addendo ad prædicta , statuimus & ordinamus
authoritate Apostolica circa prædictos Scholares , quòd
priusquam admittantur Scholares in Theologia ad Baccalariatum fidem faciant in Facultate , quòd per tempus statutum frequentauerint lectiones Biblicorum & legentium
Sententias, & hoc per scedulas Biblicorū & Baccalariorum
sub quibus *Bibliam & Sententias* audiuerint vna cum iuramento & testibus, provt est de more Facultatis.

Item innouamus Statutum de quinque annis ante primum cursum , & quoad sextum annum additum per Statu-

A iij

rum Facultatis non dispensetur faciliter aut passim, sed oc-
currente materia, ex bona & sufficienti causa ad arbitrium
maioris partis Facultatis super hoc specialiter conuocatæ.
Per hoc autem non intendimus consuetudinibus obseruatis
hactenus Religiosorum Mendicantium & aliorum priuilegiatorum pro Baccalariis ad lecturas Sententiarum & Bibliæ aut cursum præsentandis per suum Ordinem, & quibus hactenus pacificè vsi sunt, in aliquo derogare.

Item circa Statutum quòd quilibet Cursor ante lecturam
Sententiarum respondeat semel ad minus, statuimus & ordinamus, quòd quilibet Baccalarius Cursor qui debet respondere de Quæstione Tentatiua, supplicet pro Magistro
in Facultate, nec procuret sibi directè vel indirectè per se
vel per alium sibi dari Magistrum ad votum suum, sed liberè per Magistros eligatur, qui sit alterius Domus, Nationis & Collegij secũdum Statutũ Facultatis super hoc editũ.

Statuimus quod iuxta morem antiquitus obseruatum in
hoc Studio, quilibet Ordo quatuor Mendicantium & Collegium S. Bernardi omninò & absque vllo defectu habeat
Baccalarium Biblicum, qui ordinariè secundùm Statuta sua
habeat legere *Bibliam* regulariter & absque interruptione
per tempus statutum & horâ consueta: alioquin si quis Ordinum, aut Collegium prædictum dare aut præsentare neglexerit Biblicum, priuetur pro anno illo Baccalario Sententiarum in suis Scholis. Si verò Biblicus præsentatus &
receptus in sua lectura defecit, ad lecturam Sententiarum
postmodùm non recipiatur quoquo modo.

Statutum illud quod in reformatione prædicta reperimus, quòd nullus legens Sententias legat Quæstionem
suã aut Principium per quaternionẽ aut alias in scriptis, & ci
moderandum censemus, Cùm huiusmodi lectiones ad profectum Studentium & Auditorum ex rationabili causa sint
introductæ, ita faciendæ sunt, vt eo exerceantur modo &
ordine, quo magis ad finem studij proficere comperiuntur.
Igitur quia ex virorum Doctorum & fide dignorum relatione didiscimus fore magis certum, & ad Auditorum erudi-
tionem vtilius ac securius in hac Facultate, si Baccalarius
bonas & vtiles lectiones in quaternione faciat & legat, quàm

si sola mente illas tenendo pronunciet; cùm memoria hominum labilis, maximè circa subtiles Theologiæ materias plerumque deficiat, præfatum Statutum declarando statuimus, vt si quis Baccalarius suum Principium aut Sententias legere per Magistros fuerit admissus, possit in quaternione legere, tali tamen conditione, & non aliàs, vt sibi non liceat legere in codice alieno, nec lectionem transcriptam à præcedentium Baccalariorum lectura de verbo ad verbum transcriptam facere seu legere, sed elaborato studio ipse Baccalarius componat suas lectiones per se ipsum iuxta capacitatem sui intellectus, scribendo vel dictando ex proprio studio & labore, cum perquisitione ac reuolutione librorum & voluminum, quos subseruire sibi videbit; alioquin talis lectura non illi proficiat quoquo modo ad gradum; super quo fiat diligens inquisitio per Decanum Facultatis & vnum Magistrum ad hoc specialiter deputandos per Facultatem.

Item ordinamus & statuimus quod Sermones & Responsiones quos ex statutis prælibatis facere tenentur dicti Baccalarij tam Cursores quàm Formati, & etiam Magistri, nullatenus per eos omittantur. Specialiter autem de Sermonibus & Collationibus ita duximus statuendum, vt omni excusatione cessante, præterquam ægritudine aliqua præpediente, fiant Sermones tam Magistrales quam alij secundùm morem antiquum laudabilem: alioquin si Magister Sermonem sibi assignatum neglexerit & omiserit, Regentia illius anni, & Baccalarius vno Iubilæo absque relaxatione priuetur, & hoc Statutum authoritate Apostolica districtius obseruari mandamus sub pœna periurij, quam transgressores Magistri, seu Baccalarij, seu etiam dissimulantes illud obseruare ipso facto incurrant.

Item statuimus circa lectiones Magistrorum, quatenus legant ad minus de quindecim diebus in quindecim dies, provt antiquitus extitit consuetum; nisi hoc impediat frequentia & multitudo Actuum Scholasticorum Facultatis, quicquid sit tamen non differatur lectio Magistrorum vltra tres septimanas.

Statuimus circa Bidellos Facultatis Theologiæ, vt com-

pareant in Actibus Facultatis in habitu decenti, & specialiter ordinamus vt maior Bidellus habeat epitogium cum
capitio foderato in Actibus solemnibus, prout ante ista
tempora fuit obseruatum ad honorem Facultatis. Cætera
autem Statuta tam Apostolica quàm etiam per Facultatem
facta, eaque nominatim, quæ exquisito studio ad reformationem edita sunt à bonæ memoriæ Reuerendissimis
Patribus D.D. Ioanne S. Marci, & Ægidio tituli S. Martini in Montibus S. Romanæ Ecclesiæ Cardinalibus, Apostolicæ Sedis Legatis, dummodo nostris suprascriptis non
repugnent institutis, laudamus, approbamus & authoritate
Apostolica roboramus. Contraria verò supradictis nostris
reformationum Statutis, eadem authoritate penitus quassamus, abrogamus & abolemus. Volumus autem & districtè
præcipimus supra scripta nostra Reformationum Statuta in
libris Statutorum Facultatis ad perpetuam memoriam inseri & annotari, vt eò firmius obseruentur, quo sæpius fuerint memoriæ repetita, mandamus in virtute sanctæ obedientiæ, ea Statuta per singulos annos in principiis Ordinariorum publicari.

Reformatio Facultatis Decretorum.

POst Theologiæ Facultatem studium Decretorum in
alma hac Parisiensi Vniuersitate vigere ac florere pro-
speximus, cuius quidem Facultatis honori ac decori consulere, & eorum Mores atque Statuta reformare æquum &
necessarium duximus. Eius enim Facultatis Professores mo-
deratissimos esse decet, cùm Iuri operam dent, quod teste
Iurisconsulto est ars boni & æqui, cuius eos merito quis Sa-
cerdotes appellat. Taliter ergo vita & moribus eos se gerere
oportet, vt dignè tam præclarum nomen videantur esse
sortiti, præsertim cùm hoc aliis imperent atque præci-
piant. Iuris enim illa præcepta notissima sunt, *honeste viuere, alterum non lædere, ius suum vnicuique tribuere.* Igitur circa
dictam Decretorum Facultatem reformanda & statuenda
videntur quæ sequuntur.

    Multorum abusum reformare volentes, qui re & nomine se Scholares profitentur, vt priuilegia & immunitates assequantur. Qui tamen nec Scholas frequentant nec de Scholastica disciplina quicquam ostendunt: Cùm iis tantùm priuilegia concedantur qui verè studiis & disciplinis incumbunt; nec præmia non nisi legitimè decertantibus debeantur; renouamus vetus Statutum, & id authoritate Apostolica approbantes decernimus neminem de cætero censendum esse Scholarem Facultatis Decretorum, vt priuilegiis Vniuersitatis immunitatibusque fruatur, nisi ter aut bis ad minus per singulas hebdomadas Legentium de mane Scholas frequentauerit, & more Scholarium lectiones audierit. Vt autem hoc nulla possit tergiuersatione celari, *prohibemus ne Rector Vniuersitatis* pro tempore, cuiquam literam testimonialem det, quâ declaret ipsum esse Scholarem, & vt vulgò dicunt, super Scholaria scedulâ tradat aut sigillet, nisi illi per scedulam sui Legentis de mane, de audientia frequentiaque Scholarum præmissa sibi constiterit vnà cum scedula sui Doctoris.* Circa Licentiatos tamen continuam in Vniuersitate Parisiensi moram trahêtes & Baccalarios ter ad minus in hebdomada legentes, quos constat priuilegiis gaudere debere; *Cùm gradus & residentia* satis apertum afferant testimonium, volumus scedulam ipsorum Doctorum illis ad priuilegia assequenda & retinenda sufficere. Interdicimus tamen districtè ipsis Legentibus de mane, atque Doctoribus, ne pro huiusmodi traditiône scedularum testimonalium à Scholaribus aliquid exigant aut recipiant, sub excommunicationis & periurij pœnis: Ne quod ad prouisionem constituimus, ad quæstum referatur. *Et ne passim scedulæ à Doctoribus concedantur, & omnia clariùs ordinatiùsque procedant, inhibemus quoque ipsis Doctoribus, ne scedulas ad Baccalariatû volentibus promoueri concedât, nisi priùs eis literæ Legentium exhibeantur de prædicta frequentatione Scholarum, & sedulitate lectionum testimonium perhibentes. Mandamus autem, ne quisquam prætendere possit ignorantiam, hoc saluberrimum Statutum nostrum per annos singulos in principiis Ordinariorum publicari.*

Item statuimus & ordinamus, quòd ipsi Baccalarij loca inhonesta fugiant: & habitus deferant honestos, & talares vestes non apertas, & ex toto in parte anterio-

B

* Par Arrest du dernier Decébre 1613. il a estéordóné qu'aucun ne pourra estre promeu aux degrez de la Faculté de Droict Canon, pour obtenir des Ordinaires benefices, qu'il n'aye obtenu du Recteur des Lettres d'Escholier Iuré dont il fera apparoir. De plus, que pour éuiter aux fraudes, seront tenus ceux qui se voudront aider en Iustice des Lettres de leurs degrez de ladite Faculté, obtenir l'annéequ'ils voudront produire vn certificat du Doyen qui sera en charge, contenât la verification par luy faite sur le Registre, du iour & datte de l'expedition faite desdites Lettres. Et qu'aucun ne pourra iouyr du benefice desdites Lettres de Nominations, s'il n'a esté receu aux degrez de la Faculté dont il fera profession auec les solemnitez requises, conformémét aux statuts & Reglemés de la derniere Reformatié de l'Vniuersité faite és années 1598. & 1600.

* Par Arrest du 13. Iuin 1534. la Cour ordonne que les Docteurs Regens serôt tenus lire & côtinuer leurs leçons par chacun iour, s'ils ne sont empeschez par maladie, ou autre empeschemét legitime. En ce cas pourront lire par Substitud, & où ils discontinuerôt leursdites leçons par quinze iours, les a priuez & priue ladite Cour de leursdites Regen-ces, & en leurs lieux sera pour-ueu d'autre Do-cteur Regent.

* Par Arrest du 13. Iuin 1534 il est or-donné que six Do-cteurs Regens se-rôt leçon chaque iour, ausquels sôt prescrites les heu-res, le lieu, la me-thode, les liures qu'ils doiuent re-nir & lire,

* Le mesme Ar-rest ordonne que celuy, qui aspire au degré de Ba-chelier, aye pre-mierement, con-tinuellemét estu-dié en la Faculté de Decret durant deux ans, & qu'il responde en pu-blic;

ri fissas, neque etiam in superiori parte fissas vel in cola-ribus apertas, neque sotulares rostratos, neque capitia cum burreletis aut indumentis gibbum supra spatulam habentibus vtantur, aut aliis dissolutis vestibus. Quòd si in tali indecenti habitu deprehensi, & à Decano Facul-tatis ad quem volumus huius rei curam pertinere, tertiò commoniti non resipuerint, ipso iure ab omnibus Vniuer-sitatis priuilegiis, honoribus, immunitatibus censeantur esse priuati.

Statuimus & ordinamus, quòd omnes & singuli Docto-res Facultatis Decretorum teneantur legere & continuare suas lectiones secundùm antiqua ipsius Facultatis Statuta, ita tamen quòd vltra quindecim dies * nullatenus eorum lectiones differantur. Et ne Lectio matutinalis ipsius Facul-tatis impediatur, praefati Doctores in pulsu Primae Ecclesiae Parisiensis suas Scholas intrabunt lecturi bene & conde-center per horam, vt antiquitus fieri solitum erat, alias minime Regens contra faciens reputetur.

Item vt Lectio matutinalis, quae ab antiquo vsque ad mo-derna tempora refloruit, in melius reformetur, statuimus vt omnes & singuli de mane Legentes *, lectionem ipsam bene mane in horâ Statutis expressâ habeant inchoare, eam vsque ad pulsum horae Primae in Ecclesia Parisiensi bene & fru-ctuosè continuando & finiendo.

Item quia profectus studentium in auditione Lectionum potissimè consistit, statuimus vt nullus ad Baccalariatum admittatur *, nisi dictam Lectionem matutinalem audierit, vt praefertur, debitè & continuè per tempus in Statutis ex-pressum vna cum proprij lectione Doctoris, nec possit super hoc per Facultatem dispensari.

Item quia saepissimè *fraudes* in praedictis committuntur, & plerumque minimè Legentes pro Legentibus reputantur & econtra, statuimus vt super informatione circa tales baccalarios facienda duo Doctores per Facultatem depu-tentur, qui super hoc fidele perhibebunt testimonium ve-ritati.

Item quia plerumque propter materiarum cumulum, processus librorum per Legentes de mane quolibet anno secundùm antiqua Facultatis Statuta legendorum impeditur, statuimus vt cum diligenti modestia dictam Lectionem cum materia rectè occurrenti expediant absque verborum superfluitate, peregrinas materias minimè, aut etiam parùm textum concernentes omittendo; nec modo pronunciantium resumptione secundùm statutorum antiquorum tenorem.

Item quia sæpissimè furtiuè & per surreptionem, aliqui inuenti sunt gradum Baccalariatus * obtinuisse, *statuimus vt nullus Legens de mane litteram certificatoriam suæ auditionis lecturæ alicui concedat, nisi veraciter informatus sciuerit, ipsum Scholarem eandem lectionem audiuisse, & debitè continuasse absque fraude & cum librorum delatione.*

Item quia disputationes quamplurimum solent ingenia studentium excitare, statuimus vt quilibet ipsius Facultatis Doctor, siue habeat Baccalarium sub se respondentem siue non, teneatur semel in anno vnam solemnem *Repetitionem* publicam facere, conclusiones, notabilia super Decretali ac Canone ad eius arbitrium eligenda, seu eligendo & ponendo omnibus & singulis Baccalariis in prædicta Facultate legentibus respondendo.

Item quia in Actibus Graduandorum virtus & scientia comprobatur, statuimus vt baccalariandi de cetero suum faciant Propositũ & Orationem corde tenus, iuxta morem antiquum, suas lectiones durante suo cursu in vico Clausi Brunelli horis debitis, & per horam ad minus textum, glossam & materiam libri, quam duxerunt eligendum absque vllo quaternione siue codicello legendo siue expediendo.

Item & quia omnis ars & doctrina per exercitium suscipit incrementum, statuimus *vt * nullus ad examen seu Licentiam admittatur, nisi primitus in disputatione publica & solenni Parisius responderit sub Doctore:* super quo tamen possit, iusta subsistente causa, per Facultatem dispensari.

Item statuimus & ordinamus, *quòd singuli ipsius Facultatis Doctores cum grauitate solita in congregationibus Vniuersitatis & aliis scholasticis Actibus cæterarũ ipsius Vniuersitatis Facultatum cum cappa ordinaria, aut epitogio bene & condecenter compareant.*

Item ne ex inordinata Bidellorum ad aliquem particula-

B ij

rem Doctorem affectione cæteris præjudicium afferatur, inhibemus ne Bidellus aliquis in fauorem alicuius Docteris ipsius Facultatis, nouum scholarem in proprium Doctorem eligendi sollicitare, monere, aut quouis modo inducere præsumat, aliàs si super hoc fuerit per Facultatem conuictus, ab officio toraliter repellatur.

Cùm non sumptuum vanitate, sed virtutis ac doctrinæ merito debeat scholastici viri ad honores attolli, non modicus videtur in alma Parisiensi Vniuersitate circa Canonicæ Facultatis Suppositos abusus inoleuisse, quòd ij qui ad Baccalariatus vel Licentiæ assumuntur honorem, ita sub specie quarumdam, quas vulgò Bursas appellant, immoderatos sumptus facere cogantur, vt & ipsi hac vanitate facultatibus exhauriantur, & cæteri qui nolunt vel nequeunt consimiles expensas facere, hac occasione frequenter ab assumptione huiusmodi honoris retrahantur. Sanè licet ex veteri Statuto quædam huic abusui prouisio videretur adhibita, quo cauebatur vt Baccalariandi & Licentiandi quatuor cum dimidia Bursas persoluerent, earumque singulas per proprium iuramentum æstimarent quantùm vnâ hebdomadâ verisimiliter essent exposituri. Quia tamen percepimus variis modis exquisitisque coloribus huiusmodi Licentiandos *ac Baccalariandos à Magistris & Doctoribus fuisse compulsos, plerumque etiam dejerando præfatam æstimationem excedere; Nos volentes certiùs ac salubriùs prouidere, & exactionibus immoderatis occurrere, certum modum duximus statuendum, easque bursas ad certam æstimationem duximus prætaxandas. Quam quidem æstimationem non licet Graduandos prædictos excedere ad instar iuramenti in litem, in quo licet interesse iuramento declaretur, Iudicem tamen prætaxare oportet, quantum in causa iuretur iuxta legitimas Sanctiones, statuimus itaque circa Licentiandos maiores ac sublimiores personas quacumque nobilitate & dignitate præfulgeant, etiam si Prælati & Principum filij existant, non licere eis quatuor Bursas cum dimidia tam pro Facultate, Doctoribus, quàm Bidellis, quas ex Statuto præstare tenentur, vltra duodecim scutorum numerum æstimare: ita quod nec Licentiandus vltra illam summam, earum

Bursarum prætextu vel loci præeminentia, acceleratione examinis, vel alia quacumque occasione soluere possit, nec Doctores siue Magistri aliquid vltra ab illis exigere, petere, nec à sponte dantibus recipere possint. Circa baccalariandos similiter maiores & quacumque præditos dignitate, nolumus vltra septem scutorum vel aureorum numerum nec à baccalariando persolui, nec à Doctoribus vel Magistris bursarum, præeminentiæ, accelerationis, vel alterius rei occasione exigi vel recipi; quam summam tanquam maiorem maioribus etiam personis præfinimus, eamque nulla ratione vel causa excedi permittimus; hoc solo excepto quod circa Licentiandos toleramus, vt pro collatione examinis, similiter pro potu & confectionibus vnus aureus tantùm exigatur, interdicentes aliquid amplius ea occasione recipi, exigi, vel etiam sponte persolui. Non tamen mediocres & inferiores aut pauperiores personas ad tantam summam volumus coarctari, sed ab illis iuxta vetus Statutum nihil amplius exigatur & recipiatur pro vnaquaque bursa quàm quod iurauerit, & quod verisimile est vna hebdemada illos fuisse expensuros. Itaque prædicta summa nullatenus excedatur. Si qui autem huius nostræ ordinationis, taxationis siue statuti transgressores reperiantur, dantes & sponte etiam vltra præordinatam summam per se vel per alium offerentes, à Licentiæ & baccalariatus gradibus pro illo anno repellatur, Doctores autem & Magistri aliquid amplius directè vel indirectè exigentes, petentes, vel à sponte dantibus recipientes, tanquam perjuri & infames ab honore Regentiæ, & omnibus Vniuersitatis honoribus, priuilegiis & emolumentis sint tamdiu suspensi, donec & quousque duplum illius pluris exacti vel recepti persoluerint, simplum scilicet Vniuersitati, & alterum simplum Hospitali domus Dei Parisiensis. Quòd si suspensione durante & ante præmissam satisfactionem se Regentiæ & honoribus, emolumentis Vniuersitatis ingesserint, *tunc sint ipso facto excommunicati,* à qua excommunicatione ab alio quàm à Cancellario Parisiensis Ecclesiæ absolui non possint, qui tamen Cancellarius absolutionem impendere nequeat, nisi supradicta dupli satisfactione præmissa. *Quod si contigerit, quod absit, omnes & singulos Doctores*

L'Arrest du 17. Iuin 1538 porte ces termes, que la Faculté de Decret pourra nòmmer par chacun an à tousiours le nombre de quarante Bacheliers d'icelle Faculté, ayás estudié par le temps introduit & contenu par les SS. Decrets & Conciles, qui est cinq ans pour les non Nobles, & trois ans pour les Nobles sans fraude, lesquels saincts Decrets & Conciles icelle Faculté en la promotió desdits Bacheliers sera tenuë, cóme si seront les autres Facultez de leur regard entretenir, garder & obseruer selon leur forme & teneur.

*& Magistros Facultatis in præmissis excessisse, & animo indurato
satisfacere nolle, tunc imminente tempore Iubilæi Vniuersitas possit
alios Doctores vel Licentiatos substituere pro Actibus illius Facultatis, qui Doctoribus incumbunt, exercendis.* Mandamus quoque,
& districtè præcipimus, vt veritas clariùs elucescat, ipsos
Licentiandos vel Baccalariandos post examinationem &
præsentationem in ipsa gradus collatione per Cancellarium
Parisiensis Ecclesiæ per iuramentum interrogari, an aliquid
per se vel alium Doctoribus & Magistris vltra summam sol-
uerint memoratam. Nec antè gradus Licentiæ & Baccalariatus illi vel illis debere conferri, quàm corporale in manibus Cancellarij prædicti præstiterint iuramentum, quòd
dictam summam non excesserint nec per se vel per alium vltra persoluerint, fraudemve commiserint, volentes eos qui
veritatem indicauerint proprio sacramento, & illicitam ex-
actionem reuelauerint, si coacti vel inducti id fecerint, prædictam pœnam repulsionis euadere. Vt autem hæc nostra
Statuta, Ordinationes ac Reformationes districtiùs obseruetur, præcipimus atque mandamus, vt intra decem dies à die
publicationis ipsarum, omnes Doctores Regentes ac Magistri Facultatis Decretorum præstent in manibus Reuerendorum in Christo Patrum DD. Patriarchæ Antiocheni Archiepiscopi Rhemensis, Abbatis S. Germani de pratis, Archidiaconi Belgenciacensis, Archidiaconi Antissiodorensis,
quos simul vel separatim singulos eorum, ad recipiendum
dictum corporale iuramentum deputamus de obseruandis
suprascriptis Statutis & Ordinationibus nostris, & nihilominus præcipimus quòd in libris Statutorum dictæ Facultatis
de verbo ad verbum in scriptis redigantur, ad perpetuam rei
memoriam. Mandantes in virtute sanctæ obedientiæ ea Statuta atque Ordinationes per singulos annos *in principiis Ordinariorum publicari.*

Reformatio Facultatis Medicinæ.

POST sacræ Theologiæ & Iurium eminentissimas Facultates, succedit illa salutaris humano generi Medicina, salutem incolumitatemque nostram & seruare & resti-

tuere profitens, *circa quam pauca quædam reformanda & cor-*
rigenda videntur.

Vetus Statutum, quo coniugati à Regentia in Facultate
Medicinæ prohibentur, impium & irrationabile reputan-
tes, cùm ipſos maximè ad eam Facultatem docendam &
exercendam admitti deceat, corrigentes & abrogantes ſan-
cimus deinceps coniugatos, ſi docti & ſufficientes appa-
reant, & morum grauitate decenter ornati, ad regendum in
dicta Facultate admittendos, niſi eos leuitas aut vitium aliquod reddat indignos, ſuper quo iudicium & correctionem
relinquimus Facultati.

Item cùm *Artium ſtudium*, ad cognitionem Medicinæ
vtile & expediens videatur, præſertim autem *Philoſophiæ*,
ex qua *principia* ſumantur ad Medicinam, quam conſtat
etiam in rerum naturalium cognitione fundatam, nimis du-
rum videtur eſſe Statutum illud antiquum, quo ſtatuitur Regentes in Facultate Artium non acquirere tempus in ſtudio
Medicinæ. Nos igitur antiqui ſtatuti ſeueritatem temperan-
tes, ne Medici neceſſariis careant principiis, nec admodum
peregrinis ſtudiis à principali ſtudio Medicinæ diſtrahan-
tur: Statuimus Regentes in Artibus ante Baccalariatum, dimidium temporis in Regentia Artium impenſi in Medicinæ
Facultate lucrari. Itaque pro duobus annis in Artibus vnus
annus in Facultate Medicinæ computetur; poſt Baccalariatum autem prohibemus eos alteri quàm Medicinæ intendere Facultati, ſi tempus ſibi computari voluerint.

Item ſtatuimus & ordinamus quòd cum à principio Qua-
drageſimæ vſque ad feſtum omnium Sanctorum, nulli vel
pauci admodum fiant Actus in Facultate Medicinæ præter
lectiones ordinarias & extraordinarias, quas nolumus inter-
mitti, decernimus id in hac Facultate ſeruandum quod in
aliis Facultatibus laudabiliter inſtitutum; videlicet quod
Baccalarius Licentiandus infra prædictum tempus publice in diſputatione ordinaria reſpondeat, vbi ad vtramque
partem propoſitarum quæſtionum arguatur, Baccalariis
quoque argumenta proponatur. Baccalarij replicent etiam
decenter & modeſte iuxta morem in Facultate Medicinæ
hactenus obſeruatum. Interdicimus tamen huius diſputa-

tationis prætextu, baccalarios ad sumptus aliquos vel expensas adstringi vel coarctari; intersint autem dictis disputationibus Magistri Regentes ordinarij, vt de baccalariorum sufficientia rectius perhibeant testimonium, quod perhiberi volumus & mandamus antequam admittantur. Inhibentes præterea Cancellario in virtute sanctæ obedientiæ, ne quemquam baccalarium admittat, nisi prius sibi de dicta disputatione constiterit. Hæc autē nostra Statuta & Ordinationes in libris antiquorum ipsius Facultatis Statutorum inseri volumus, & annotari de verbo ad verbum, & per singulos annos in principiis Ordinariorum solenniter publicari.

Reformatio Facultatis Artium.

EXACTIS authore Deo quæ circa Studia grauiora atque maiora instauranda videbantur, consequens est vt Artium Facultatem arduam illam quidem & pernecessariam, *in qua superiorum studiorum quasi moles quædam basisque consistit, super quam maioris ædificij altitudo consurgit, aggrediamur*, in qua tantò etiam vtilior reformatio necessariorque videtur, quantò illius Facultatis studentium ætas infirma maiori disciplina strictioribusque præceptis est conformanda; in quibus licet solerti studio & peruigili cura intenderint bonæ memoriæ Reuerendissimi in Christo Patres Ioannes tituli S. Marci, & Ægidius S. Martini in Montibus, S. Romanæ Ecclesiæ Presbyteri Cardinales Sedis Apostolicæ Legati, à quibus multæ salubres editæ Constitutiones, quæ in voluminibus Statutorum Facultatis ipsius redactæ extiterunt; temporis tamen conditio atque varietas ex quibus non iniuriâ statuta alterantur, humana pleraque immutanda, quædam etiam innouanda, plura instauranda ac reformanda suadent. Primò circa noui Rectoris electionem innouamus antiquum Statutum, mandantes illud in sua integritate obseruari cum iuramentis & modis, tam per Reuerendissimum Patrem Simonem dudum tituli S. Cæciliæ Presbyterum Cardinalem Apostolicę Sedis Legatum, quàm etiam per Facultatem prædictam traditum. Adjicientes ad prædicta, vt omnis tollatur abusus, *quòd nullus Magistrorum,*

ad

ad ipsius Rectoris electionem per Nationes singulas deputatorum,
quocumque ausu temerario præsumat aliquid accipere auri, argenti, aut aliquid licet exile munus, prout devotum suum alicui Magistro quantumcumque digno vel notabili cuiuscumque Nationis aut
status existat, sub perjurij, infamiæ & excommunicationis pœnis,
quas incurrere volumus ipso facto. Quòd ne valeat aut aliqua
tergiuersatione celari, aut sub dissimulatione transiri, volumus quatuor Procuratores Nationum sollicitam huius rei curam gerere,
mandantes illis in virtute sanctæ obedientiæ, vt huiusmodi
vænalitatis sordes cautè & diligenter inquirant, & quos inuenerint turpitudinis illius reos atque culpabiles, sub eisdem pœnis Facultati non differant indicare, qui taliter indicati atque conuicti, vti perjuri & infames ab omnibus
Vniuersitatis muneribus & honoribus repellantur, & tanquam excommunicati ab omnibus euitétur, donec ad ipsius
Facultatis arbitrium condignè mulctati atque puniri, ab eadem reconciliationis gratiam mereantur; sed reconciliati,
absolui non possint ab alio quàm à Cancellario Parisiensi,
præterquam in mortis articulo. Quoniam verò, multorum
& fide dignorum relatu percepimus, nouum quoddam in
dicta electione illicitæ pactionis genus irrepsisse, vt electores
vel alij studentes mutuas sibi operas repromittant, quosdam, qui in
iure innominati contractus vocantur, facientes do, scilicet vt des, &
conditionaliter vota sua conferentes alicui, si q̄ fautoribus illius
alteri quem cupiunt suffragia & vota cominittantur, tales
pactiones tanquam illicitas & detestabiles, ac sacris Canonibus
contrarias penitus reprobamus, easque conuentiones fieri de cætera
penitus interdicimus. Mandantes iuxta iuraméta prædictorum
Magistrorum fiat simplex & canonica electio, non habito
respectu ad personam seu Nationem, sed ad eum qui magis
vtilis & idoneus videbitur, prout in iuramétis & statutis cauetur. Electionem autem talibus conuentis & illicitis pactionibus celebratam ex nunc irritam decernimus & inanem,
statuentes electum taliter pro Rectore non esse censendum,
nec tanquam Rectori ab aliquo illi fore parendum.

Item statuimus & ordinamus, vt de cætero nullus ad regimen Puerorum se ingerat, qui non fuerit bonæ fumæ & conuersationis honestæ, alioquin si fama contra petoris laboret, cum

non honestè conuersari. Mandamus ipsam per Rectorem Vniuersitatis qui pro tempore fuerit, adhibitis quatuor Nationum Procuratoribus admoneri; Quòd si monitione prædicta non corrigatur, significetur suis Scholaribus, quòd tempus non ac-
quirent in Facultate quamdiu sub illo erunt, qui à sua tur-
pitudine non desistit, monitus & requisitus.

Item statuimus & ordinamus, ac sub interminatione diuini iudicij præcipimus & monemus, ne quis Pædagogus, Magister aut Regens Pueris aut Discipulis sub eo degentibus efficiatur,
aut sit alicuius mali aut turpitudinis author, consultor, siue patra-
tus: cùm enim Pueros Magistri debeant, non tam scientia ac doctrina, quàm moribus atque virtutibus erudire, graui nimis sunt ani-
maduersione plectendi, qui quos docere debent ad bonum, seducunt
ad vitium: muneribus & honoribus repellantur ab...

Item statuimus, vt singulis annis Rector qui pro tempore fuerit, congreget Facultatem Artium inter festum sancti Dionysij & omnium Sanctorum, vt à dicta
Facultate quatuor viri ex singulis Nationibus Magistri
in Artibus, Graduati in aliqua superiorum Facultatum
homines boni testimonij, Deum timentes & solertes in rebus agendis eligantur, quibus iniungimus, & authoritate
Apostolica committimus atque mandamus, vt singula Collegia atque Pædagogia, in quibus commorantur Artistæ, visitent
ibique sedulo ac diligenter inquirant, quæ sit vitæ & conuersationis
honestas, quæ communis ac victus, quæ docendi solertia, quæ regendi modestia, quæ denique scolastica disciplina seruetur, vt quicquid
viderint aut perceperint reformandum secundum Deum ac Iustitiam
& Statutorum obseruationem, nostra & Apostolica authoritate freti, reforment atque restaurent. Mandantes vt in illis iniuncti
reformationis officium diligenter ac fideliter exequantur.
Quòd si in prædictis negligentes extiterint aut remissi, eorum negligentiam per Reuerendum in Christo Patrem Episcopum Parisiensem pro tempore existentem suppleri volumus, ita quod prædictus Episcopus authoritate Apostolica
quatuor viros probatissimos, Graduatos, & Deum timentes
possit dictæ inquisitioni præficere, qui, vt præmissum est,
inquirant & inuestigent diligenter, & inquisita quæ reformanda putauerint, Episcopo fideliter referant, vt is Apo-

stolica authoritate ac nostra, provt secundùm Deum & honestatem putauerit expedire, opportunè debitèque prouideat, contradictores & rebelles per Censuras Ecclesiasticas
compescendo.

Item monemus omnes & singulos Pædagogos præsentes & fu-
turos in virtute sanctæ obedientiæ, vt sic intendant regimini suorum
domesticorum Puerorum & Scholarium, vt coram supremo Iudice
de profectu eorum tam in scientia quàm in moribus exigendam ab eis
reddere possent rationem: quia, vt ait Apostolus, qui suorum, ma-
ximè domesticorum curam debitam non habet, est omni infideli de-
terior.

Item mandamus & præcipimus, vt quilibet Magister Pæ-
dagogus assumat sibi Regentes & Submonitores viros bonos, graues
& doctos, qui sint suis Discipulis ad exemplum, & qui tales sint vt
eos pro merito virtutum & scientiæ Scholares reuereantur. Est
enim metus ac reuerentia neruus scholasticæ disciplinæ. Et vt tales
apud se teneant & habeant, volumus eisdem Regentibus &
Submonitoribus per principales Pædagogos de competenti
salario cum victu prouideri, nec liceat quoquo modo principali Pædagogo aliquem in Submonitorem assumere, à quo
pensionem vel quantamcumque summam pecuniæ pro suo
victu cum labore docendi exigat aut recipiat. *Nec enim fa-*
cilè est putandus idoneus, qui non suæ industriæ mercedem expetit, sed
ipse suo laboris soluit vsuram. Quòd si quis reperiatur qui pro
docendo vel regendo quicquam dederit, à Regentia & omni
honore Facultatis arceatur.

Item statuimus & mandamus, vt Actus ille solennis de
disputatione Quolibetorum, qui dudum ad decus Facultatis, exercitium studiorum ac ingenia excitanda fuit laudabiliter institutus, obseruetur, mandantes id in virtute sanctæ
obedientiæ exercitium iuxta veterem morem apud S. Iulianum, omni excusatione postposita, reintegrari ac renouari
per præstantes ipsius Facultatis Magistros per singulas Nationes eligendos.

Item circa prædictos Pædagogos & domorum principales Magistros, statuimus & ordinamus, *ne tanquam ambitiosi,*
qui quæstui turpiter inhiantes permansiones & loca concurrant, aut
Tabernas & Hospitia circumeant per se vel per alios, ad rogandos

vel exquirendos sibi Scholares. Quodque iustam & moderatam pretium provisu secundum rerum & temporum qualitatem à Scholaribus exigant, victualia munda, sana atque salubria Scholaribus subministrent, & ex illis, honesta frugalitate servata, praesentent eis que congruam portionem.

Item inhibemus districtius sub poena excommunicationis, quam ipso facto incurrant, ne praesentes Paedagogi, aut etiam futuri faciant inter se collusiones, conventicula, aut monopolia super determinatione, aut praefixa quota pensionis soluendae à Scholaribus, sed vnusquisque quod iustum & honestum fuerit plus minusve recipiat secundum portionem ad quam Scholaris voluerit expensas facere. Quod si tales suae salutis immemores reperiantur, qui similia monopolia fecerint contra bonos mores & Rempublicam, decernimus eos esse grauiter puniendos, & ab aliorum consortio tanquam excommunicatos excludi, à qua quidem excommunicatione absolui non possunt ab alio quàm à Cancellario Parisiensi, praeterquam in mortis articulo, & competenti prius ad arbitrium Vniuersitatis satisfactione praemissa.

Item eisdem in virtute sanctae obedientiae mandamus & praecipimus, *quatenus correctiones & disciplinas scholasticas faciant erga suos Scholares secundum exigentiam culparum, ne eorum damnationem, vitia suorum Scholarium per dissimulationem nutriant, sed non liceat Scholari iuste ob culpam, negligentiam correcto, ad euitandam disciplinam ac correctionem, nisi alia causa sufficiens & honesta suppetat, ad alium transire Paedagogum, inhibentes ne talis ab alio Paedagogo recipiatur in domo sua, qui propter correctionem debitam prioris Magistri domum exierit, alioquin prior Magister qui correctionem fecit, ius habeat illum repetendi coram Cancellario vel eius Officiali.*

Item, quia ex bonorum virorum fida relatione accepimus nonnullos Magistros Regentes in Artium Facultate ab antiquo more legendi & regendi non minus in eorum vituperium quàm Scholarium damnum decidisse, mandamus, & districtius in virtute sanctae obedientiae praecipimus omnibus & singulis Magistris Regentibus & Docentibus, quatenus circa textum Aristotelis Scholaribus suis exponant dum de puncto in punctum intendant, siue de capitulo in capitulum diligenter commenta & expositiones Philoso-phorum & Doctorum studeant & exquirant: ita quod lec-tiones suas elaborato studio suis Discipulis ore proprio di-cant & pronuntient: quia, vt Hieronymus ait, *habet nescio quid latentis energiæ viuæ vocis actus, & in aures discipuli de au-thoris ore transfusa fortius sonat.*

Item præfatis Regentibus inhibemus, ne legant de ver-bo ad verbum in quæstionibus alienis, sed intendant labori & studio taliter quod per seipsos sciant & valeant lectio-nem facere, & discipulis tradere sufficientem, siue legant ad pennam siue non, nonobstante antiquo Statuto de non le-gendo ad pennam, super quo dispensamus, dummodo ita suas componat lectiones, quod ex eorum scientia & labore per exquisitionem librorum procedere videantur. Speciali-ter autem & sub pœna excommunicationis, inhibemus ne quasdam quæstiones, quamuis bene compilatæ existant, tradant vni de Scholaribus suis ad legendum & nominan-dum cæteris studentibus, quod, vt accepimus, quidam fa-cere non erubescunt in damnum Scholarium, & graue scan-dalum Facultatis Artium.

Item monemus prædictos Regentes conformiter ad præ-dicta Statuta & laudabiles consuetudines Facultatis Ar-tium obseruandas, vt cessante legitimo impedimento, sin-gulis diebus & horis statutis ad vicum Straminis se transfe-rant lecturi modo & forma, quibus supra regulariter & or-dinate, absque hoc quod reseruent sibi textus plures vna vi-ce legendos, sed secundum Statuta libros legant ad pro-fectum Auditorum, vt præmisimus, regulariter & ordi-nate.

Statuta autem quæ in prædicta reformatione præfato-rum Reuerend. Patrum & D.D. Cardinalium Ioannis & Ægidij habentur, ipsos Scholares & Auditores Artium con-cernentia rationabilia laudamus. Verùm quoniam ab vsu recessit, primum illud Statutum de epitogiis portandis ad Scholas, quando Determinantes & Licentiandi in Artibus vadunt ad lectiones suas, etiam in Sermonibus, quod qui-dem Statutum, vt accepimus, minimè pro nunc valeat obseruari, ideo super illo dispensamus, nec ad id eos volumus obligari.

Item statutum illud quòd Scholares audientes lectiones suas *sedeant in terra coram Magistro, vt occasio superbiæ à Iuuenibus secludatur,* laudamus & volumus illud obseruari.

Item Statutum illud quod in dicta reformatione reperimus tanquam pernecessarium, districtius volumus & mandamus obseruari, eadem authoritate, videlicet, quod Scholares antequam ad determinandum in Artibus admittantur, congruè sint in Grammatica edocti, & Doctrinale ac Græcismum legerint vel audierint, dummodo in Studiis aualiis locis, vbi Grammaticam didicerunt, dicti libri legantur. Ad prædicta verò adjicimus districtius inhibentes Magistris, ne permittant Scholares ad Logicales lectiones conscendere, nisi prius in prædictis, & in arte metrificandi fuerint competenter edocti.

Item sequens approbamus Statutum, quòd Scholares priusquam admittantur ad determinandum, audiant veterem Artem totam, librum Topicorum potissimè quoad quatuor libros, & libros Elenchorum, Priorum & Posteriorum completè, etiam librum de Anima in toto vel in parte. *Adjicimus autem, vt super auditione prædictorum librorum teneantur facere fidem Rectori & Procuratori suæ Nationis per scedulam sui Magistri, antequam determinent in vico Straminis, alias pro Determinantibus non habeantur.* Ab ipsis autem Scholaribus propter hoc quidquam à quoquam exigi districtius inhibemus.

Item laudamus & approbamus illud Statutum quoad Determinantes, quòd *nullus admittatur ad determinandum in Artibus, nisi fuerit studens Parisius per duos annos omni dispensatione interdicta.* Declaramus autem omnem dispensationem interdici, nisi in casu quo talis Scholaris fuisset *in alio generali studio, in quo duo anni in omni Facultate pro uno Parisius solent computari.* Volumus tamen quòd talis Scholaris, *qui in alio generali studio fuerit, condignam super hac, aut per litteras aut per Testes fidem faciat Procuratori suæ Nationis* antequam determinet.

Item quia Baccalariatus in Artibus videtur esse ianua

prima pro cæteris Gradibus suscipiendis, & melius est indignos ab ingressu arceri, quàm, postquam ingressi sunt, ignominiosè repelli, statuimus & ordinamus, vt Magistri, qui per singulas Nationes ad examen Baccalariandorum solent eligi, de cætero eligantur cum bona deliberatione, nec sint eligibiles Magistri cuiuscumque Nationis ad illud examen faciendum, nisi sint in tertio anno à gradu Magisterij suscepto, & hoc absque vlla dispensatione volumus, & authoritate Apostolica observari mandamus.

Item statuimus, & in virtute sanctæ obedientiæ mandamus & præcipimus huiusmodi Magistris Examinatoribus, sic vt præmittitur, & non aliàs electis, quatenus sub debito iuramenti, quod in manu Procuratoris suæ Nationis præstare habeant de non admittendo indignos, fideliter & diligenter intendant ad probationem Scholarium examinandorum. Et fiat examen istud de congruitate Grammaticali, De primis Logicalibus, & aliis libris quos audivisse debuerunt, vt experimento habito de illis secandum exigentiam & sufficientiam quæ ad Baccalariatum requiritur: si quos incongruè loquentes & aliàs non idoneos repererint, omnino sub pœna perjurij illos repellant, & ad feruentius studendum sub Magistris remittant.

Item statuimus & mandamus singulis Magistris Pædagogis & Regentibus, vt diligenter intendant circa disputationes Baccalarioru prædictorum in vico Straminis per tempus Quadragesmæ, prout est de Statuto & more antiquo observatum; quatenus de qualibet Domo seu de quolibet Pædagogio vnus assistat Magister Regens, qui non permittat in dictis Disputationibus, aut eundo aut redeundo aliquas insolentias fieri, sed ex ipsorum Magistrorum Regentium præsentiâ vel assistentiâ dictæ Disputationes magis ordinatè & absque dissolutis fiant clamoribus, & id districtiùs mandamus observari ad ipsorum tam Baccalariorum quàm Magistrorum honestatem & profectum.

Item ordinamus & statuimus, vt in Domibus seu Collegiis Artistarum fiant disputationes & exercitia secundùm prædictorum Collegiorum & Domoru ordinationes & statuta, quas omninò ad intentionem Fundatorum tam in victu quam in sociali conuersatione volumus observari.

Item circa taxationes burlarum Baccalariandorum mandamus & ordinamus, quatenus Magiſtri, qui ad hoc per Nationes fuerint deputati, ſecundùm Deum & conſcientiam abſque grauamine Scholarium modo & forma debitis, *& ſecundùm proportionem burſarum ſuæ expenſæ tam in domibus Pædagogorum, quàm ſecundùm exigentiam burſæ Collegiorum, in quibus habitant, illas taxare habeant*, inhibentes. diſtrictiùs ne circa prædictos Scholares aliquas exactiones faciant, *ſed piè & miſericorditer ſecundùm qualitatem perſonarum & ſuarum facultatum*, illos pertractent.

Item illud Statutum innouamus, quòd nullus admittatur ad Licentiam in dicta Facultate, nec in examine beatæ Mariæ, nec in examine beatæ Genouefæ, niſi vltra prædictos libros audierit *Pariſius*, vel in alio Studio generali librum Phyſicorum, de Generatione & corruptione, de Cœlo & mundo, parua Naturalia, videlicet libros de ſenſu & ſenſato, de ſomno & vigilia, de memoria & reminiſcentia, de longitudine & breuitate vitæ, librum Metaphyſicæ, vel quod actu audiat eundem, & quod aliquos libros Mathematicales audierit, quodque audiuerit libros Morales, ſpecialiter librum Ethicorum quantum ad maiorem partem. Ad hoc autem Statutum quod perneceſſarium eſt, adjicimus præcipientes, vt prædicti libri audiantur non curſim & tranſcurrendo, ſed ſtudioſè & grauiter. Specialiùs autem *monemus Magiſtros, vt non permittant ſuos Scholares & Baccalarios ad Tentamen exhiberi, niſi ſciuerint ipſos ſufficienter in prædictis eſſe inſtructos.* Specialiùs autem mandamus quatenus ipſi Scholares diligentiùs inſiſtant Metaphyſicalibus libris & Moralibus addiſcendis, alioquin in Tentamine volumus & mandamus illos, vt merentur, repelli.

Item conformiter ad aliud Statutũ ſequens, ordinamus & ſtatuimus, vt nullus ad Licentiam in examine aliquo admittatur, niſi frequentauerit diſputationes Magiſtrorũ, & cum hoc bina vice reſpõderit in vico Straminis iuxta morem Facultatis, ſuper quo, prout in Statuto, fidem faciat. Declaramus autem prædictas diſputationes fieri abſque fraude & dolo, ſed grauiter ad profectum Audientium, nec habeat Magiſter Præſidens reſpondere pro Baccalariis, ſed permittat eos Magiſtro arguenti prout ſciuerint, reſpondere, quia

præfata

præfata responsio ad probationem Respondentis introducta fuisse dignoscitur. Poterit tamen ex officio Præsidentiæ
Respondentem monere honestè ac dirigere provt oportet
in talibus, omni maturitate ac honestate seruata. Statuimus
etiam vt Determinantes quæstiones morales grauiùs illas
de cætero ante Baccalariatum habeant determinare, &
protensiusnec ita perfunctoriè aut currèter pro ipsius Actus,
qui ex antiquitate fuit introductus, condecenti grauitate.

Item circa ista districtiùs inhibemus in virtute sanctæ
obedientiæ, ne Determinantes in suis determinationibus
conuiuia faciant, nisi admodùm modesta & temperata, &
hoc suis dumtaxat Sociis & Magistris conformiter ad Statutum. Inhibemus etiam excessus aut excessiuas expensas
fieri in responsionibus seu disputationibus prædictis, ne pau-
peres Scholares grauentur quoquo modo.

Item inhibemus Magistris, Pædagogis in virtute sanctæ
obedientiæ, ne expensis suorum Scholarium faciant extra-
ordinaria conuiuia prætextu acquirendæ notitiæ aut famæ
apud extraneos, aut etiam causâ aggregandi sibi Scholares,
sed, si quæ prandia vel conuiuia solita in Gradu, aut aliàs
ipsi Scholares faciant, Magistri teneantur omnem excessi-
uam expensam reprimere.

Item specialiùs inhibemus ne permittant ipsi Magistri
Scholaribus suis in Festis Nationum, aut aliàs, choreas disso-
lutas & inhonestas ducere, ludos etiam inhonestos & prohi-
bitos agere, habitus indecentes & laïcales deferre, maximè
qui ad luxum prouocent Adolescentes: quin potiùs permittant eos virtuosè & eutrapelicè ludere, ad laboris leua-
men & solatium honestum; nec eis permittatur in prædictis Festis liberè per Vrbem, aut de domo in domum circui-
re, provt ipsam Facultatem, nuper honestati eorumdem
consulentem, intelleximus statuisse, quod laudamus & approbamus.

Item innouamus illud Statutum dictæ Reformationis,
quo cauetur in forma, quòd in tentamine examinis sanctæ
Genouefæ quatuor Magistri intersint cum Cancellario vel
Subcancellario *Iurati in præsentia Facultatis* sæpe dictæ, quòd
fideliter tentabunt, dignos admittendo, & indignos repel-

D

...endo, sicut sunt quatuor Magistri per Cancellarium beatæ
Mariæ ad tentandum iurati & electi. Hoc quidem Statutum in prædicta reformatione, vt retulimus in forma positum, eadem authoritate innouamus, & inuiolabiliter volumus & mandamus obseruari. Verùm quia in prædicto Statuto non reperimus nec in illo cauetur, quòd prædicti quatuor Tentatores tam in examine beatæ Mariæ quàm in examine sanctæ Genouefæ debeant per dictos Cancellarios de
anno in annum in eisdem personis continuari, & multæ ad
nos querimoniæ factæ sunt, multaque inconuenientia fuerunt coram nobis, vicibus iteratis tam verbo quàm scripto
per viros etiam graues in Theologia Magistros & alios de
omni Facultate, & præsertim ex parte venerabilium Collegiorum huius Vniuersitatis, & in magno numero fuerit nobis expositum, quòd antedicti Tentatores prætextu suæ
continuationis & quasi perpetuationis in dictis Officiis, cùm
tamen per ipsos Cancellarios possint & debeant annuatim
mutari, in dicta Facultate multos abusus commiserunt, &
plurima Vniuersitati obuenire dispendia. Nam cùm prædicti Pædagogi suos Baccalarios habentes domesticos & com-
mensales ad id Officium præficerentur immoderato fauore & inordinato affectu suos etiam indignos attollebant,
dignis & benemeritis præferentes. Collegiorum verò
Baccalarios & alios qui de suo grege non erant, quàn-
tumque dignos & doctos per iniuriam repellebant, quæ res
graues discordias ac seditiones posset excitare. Nos autem
volentes huiusmodi abusibus obuiare, & scandala, quantum in nobis est, submouere, attendentes Officia ac Magistratus annuos esse debere, eamque etiam in Tentatoribus
istis fuisse mentem statuentium, & continuationem ac per-
petuationem Officiorum nihil aliud quàm insolentias & iniurias Officialium in subditos confouere. Hoc consultissimo
declaramus edicto dictos Tentatores de cætero annuos esse
debere, & vtrosque Cancellarios, scilicet beatæ Mariæ &
sanctæ Genouefæ, & quemlibet ipsorum pro suo examine
per annos singulos quatuor nouos Magistros eligere debere ad examen & approbationem dignorum, & repulsionem
indignorum iuxta vetus Statutum faciendam, ita quòd non

poſſint veteres confirmare, & illis Officium continuandum
permittere. Eligant autem viros doctos, expertos & graues,
qui per ſex annos ante ad minus fuerint Graduati, proprios Baccalarios non habentes. Vocamus autem proprios qui ſunt
iurati ſub eis, aut qui in ſuis domibus commenſales vel commorantes exiſtunt. Inhibemus autem vtrique Cancellario
tam beatæ Mariæ quàm ſanctæ Genouefæ ſub pœna excommunicationis quam incurrant ipſo facto, ne à Magiſtro
Examinatore ſic & ſecundùm conditiones prædictas electo
vel eligendo aliquid exigat ob cauſam electionis prædictæ
factæ vel faciendæ, nec ad hoc vt eligatur etiam ſponte
oblatum ab eo recipiat, ſed abſque prece vel pretio liberè
habeat vterque Cancellarius in ſuo Tentamine prædictos
Magiſtros eligere, ſub modo tamen, forma & circunſtan-
tiis ſupradictis, à qua quidem excommunicatione ab alio
quàm ab Epiſcopo Pariſienſi abſolui non poſſint, qui tamen
Epiſcopus dictam abſolutionem non impendet, niſi duplum illius recepti perſoluerint, ſimplum ſcilicet Vniuerſitati, & alterum ſimplum Hoſpitali Domus Dei Pariſienſis
applicandum.

Item ſtatuimus & ordinamus vetera renouando tam Facultatis quàm ipſius Vniuerſitatis Statuta, quatenus ad Cõ-
gregationes Facultatis aut etiam Vniuerſitatis, vel etiam
Nationis non præſumant Magiſtri Artium comparere in
veſte curta, aut deſuper cincta, nec cum capitio farciato,
aut, vt vulgò dicitur, burreleto, nec cum ſotularibus roſtra-
tis aut liripipiatis: ſed omninò volumus, & diſtrictiùs in virtute ſanctæ obedientiæ obſeruandum præcipimus ſub pœna
perjurij & ſuſpenſionis à Gradibus ſuperiorum Facultatum,
ad quos non poſſint promoueri, ſi per Rectorem aut Procuratores Nationum ſuarum ter moniti, à talibus non deſti-
terint, quodque quandiu ſtabunt in veſte cincta aut curta,
aut aliis habitibus inhoneſtis prædictis, nullum penitùs votum habeant in ſuis Nationibus, nec inter vota Nationis
talium vota computentur quoquo modo.

Item circa eaſdem Congregationes Facultatis, Vniuerſitatis, aut etiam Nationis ſeu Nationum ſtatuendum & ordinandum duximus, prout ſtatuimus & ordinamus, & au

D ij

thoritate Apostolica præcipimus, vt honestè & grauiter
secundùm condecentiam Facultatis & Vniuersitatis, aut
etiam Nationis celebrentur, fiantque deliberationes Magistrorum ordinatè, nec vnus votum alterius interrumpat,
sed suæ sessionis ordinem, & gradus antiquitatem ad loquendum omni modo expectet. Quòd si contingat, quod absit,
vt aliquis Magistrorum in manifestam iniuriam aut contumeliam vel conuitium prorumpat alterius, quamdiu deliberatio in sua Natione procedit, Procurator & Magistri talem sic blasphemum, conuiciantem & iniuriosum à suo repellant consortio, *donec satisfactione facta parti iniuriatæ ad
arbitrium Rectoris & quatuor Procuratorum reconciliari mereá-
tur.* Quòd si à clamoribus, seditionibus aut iniuriis *præfati
moniti per Rectorem vel Procuratorem non desistant*, excommunicationis sententiæ vinculo authoritate Apostolica innodamus, à qua non possint absolui, nisi à Cancellario Parisiensi, præterquam in mortis articulo, nec eorum votum in
conclusione facienda dictæ Congregationis vsque ad eorum absolutionem computetur.

Item statuimus & ordinamus nihilominus districtiùs inhibentes omnibus & singulis eiusdem Facultatis Bidellis
cuiuscumque Nationis existant, ne à Scholaribus determinantibus, Baccalariis, Licentiandis, aut etiam Magistrandis
aliquid exigant præter iura antiqua, quæ debent & consueuerunt per eosdem illis, ratione suorum Officiorum, & non
aliàs, debitè persolui. Cætera autem Facultatis Statuta quæ
ad honorem & decentiam Facultatis conducere videntur,
& quæ commodè secundùm rerum & temporum exigentiam honestè & absque scandalosa nouitate, possunt obseruari, commendamus & approbamus, & exhortamur illa obseruari, dummodò talia non sint, quæ supra scriptis nostris
Statutis & Ordinationibus obstent. Contraria enim & re-
pugnantia nostris Ordinationibus authoritate Apostolica
ex certa scientia reuocamus, quassamus & abrogamus. Specialiter autem volumus aliquem, qui de nouo in dicta Facultate sit incepturus, obligari ad iuramenta quæ sequuntur. 1º. Ad iuramentum illud secundum in ordine iuramentorum in manu Rectoris faciendorum, videlicet de disputa-

tione quadraginta dierum, & determinatione Quæstionum post incœptionem in dicta Facultate. 2° Ad iuramentum sequens de eundo in habitu per quindecim dies.

Item de interessendo in habitu sepulturæ Scholarium diebus festiuis & aliis diebus. Sed, licet iuramento eos nolumus adstringi, tamen ad tam pium & humanum officium Sodalibus impendendum per viscera pietatis Saluatoris nostri, cunctos obtestamur & inuitamus.

Item de legendo Psalterium in morte actu Regentis Magistri remittimus arbitrio & deuotioni superstitum Magistrorum.

Item iuramentum de incipiendo in cappa noua non accommodata non conducta.

Item iuramentum de legendo per sex annos continuè.

Item iuramentum de habendo cappā propriam nigram.

Item in prædictis Statutis nostris dispensamus & declaramus, ne ab aliquo exigatur iuramentum de non legendo ad penn. Super omnibus suprascriptis quæ commodè pro conditione personarum & temporum minimè nouimus obseruanda, authoritate Apostolica dispensamus, nec ad illa de cætero per iuramentum volumus aliquem Magistrorum Artium arctari. Vt autem præsens Reformatio & Statuta & Ordinationes nostræ, imò verius Apostolicæ futuris temporibus ad profectum, decus & honorem Facultatis prædictæ Artium obseruentur, volumus, & in virtute sanctæ obedientiæ præcipimus, *quatenus in Rectoris Vniuersitatis prædictæ Parisiensis, & in singularum Nationum libris; in quibus Statuta Facultatis & Vniuersitatis descripta tenentur, de verbo ad verbum inscribantur,* eadem authoritate Apostolica mandantes, *vt in qualibet Natione ad hæc specialiter per Procuratorem congregata in principio singulorum Ordinariorum publicè legantur, ne quisquam ignorantiam prætendere valeat prædictorum.* Nec enim decet quæ tanta deliberatione gesta sunt, è memoriâ obliterari, quin potius per singulos annos ad memoriam perpetuam publicari. Ea enim facilius memoriæ commendantur, quæ sæpius repetuntur, & frequentius in publicum releguntur. Hæc sunt salubria instituta, quæ ad almæ Vniuersitatis huius decus, Reformationem mo-

D iij

rum, & ſtudiorum incrementum magno ſtudio elaborata ac
digeſta conſcripſimus, aſſiſtentibus nobis Reuerendis Patribus D.D. Guilelmo Pariſienſi & Ioanne Meldenſi Epiſcopis & clariſſimis viris in Iure peritiſſimis, Arnoldo de Marle
Regij Parlamenti Præſidente, Georgio Hauart Magiſtro
Requeſtarum, Guilelmo Cotin in camera Inqueſtaru Præſidente, Milone Dilliers Decano Carnotenſi & Regij Parlamenti Conſiliario, Roberto Cibole Eccleſiæ Pariſienſis
Cancellario, M. Ioanne Simonis Regio Aduocato, omnibus prædictis à Chriſtianiſſimo & excellentiſſimo Principe
D. Carolo Francorum Rege ad Regia Priuilegia reformanda deputatis, quorum in prædictis Statutis edendis conſilium adhibuimus; Eaque Statuta atque Decreta noſtra ſingulis Facultatibus ſeorsùm ad nos euocatis, ipſis præſentibus tradidimus, inſinuauimus & publicauimus, harumque
ſerie illis in perpetuum valitura tradimus, inſinuamus, atque ſub authentico ſigillo noſtro transmittimus, cernentes, vt etiam ſuprà mandauimus, in volumini- ſtatuto-
rum ſingularum Facultatum ea redigi fideliterque transcribi. Datum Pariſius anno Incarnationis Dominicæ milleſimo quadringenteſimo quinquageſimo ſecundo, die prima
menſis Iunij, Pontificatus ſanctiſſimi in Chriſto Patris &
Domini noſtri Domini Nicolai diuina prouidentia Papæ
quinti anno ſexto.

hoc Inſtrumentum collatum fuit et
cognitum per me ſcribam dieſdem
Vniuerſitatis et ſubſignatum parifiis
Anno Dñi milleſimo ſexcenteſimo quin-
quageſimo ſecundo die decimaquarta
Nouembris.   Quintaine

DISCOVRS SOMMAIRE

Pour l'Vniuersité de Paris sur le different des Doyens,
Docteurs, & Suppofts des trois Facultés Superieures, fçauoir de Theologie, Droict Canon, & Medecine.

Contre les iniuftes pretentions de la Faculté des Arts inferieure,
& des quatre Procureurs des Nations de France, Picardie,
Normandie, & Allemagne, qui la compofent.

E different qui fe prefente à iuger entre les parties, con-
fifte en deux points.

LE PREMIER, en ce que les quatre Procureurs de la
Faculté des Arts, fe font aduifé depuis peu *de pretendre
auoir quatre fuffrages és deliberations de ladite Vniuerfité*, quoy qu'ils reprefentent la feule Faculté des Arts: Et
au contraire les trois Facultés Superieures fouftiennent felon l'vfage de ladite Vniuerfité, obferué de tous temps depuis l'eftabliffement des quatre
Facultés dont elle eft compofée, que *ladite Faculté des Arts ne doit
auoir qu'vne voix*: ainfi que chacune des autres Facultés, quoi que Superieures, n'y en a qu'vne.

LE SECOND, en ce que lefdits Procureurs de la Faculté des Arts, par
vne autre nouuelle entreprife, *ont voulu debattre aufdites Facultés Superieures, le droict de confirmer les Recteurs nouuellement éleus*; De
forte qu'au mois de Decembre dernier 1652. Les Doyens des trois Facultés Superieures, appellés pour la confirmation d'vn Recteur nouueau,
en l'Affemblée tenuë aux Mathurins pour cét effet, ne iugeant pas à propos
de confirmer celuy qui auoit efté éleu par la Faculté des Arts : lefdits Procureurs de la mefme Faculté le voulurent emporter par deffus lefdits
Doyens: Et au contraire lefdites trois Facultés Superieures fouftiennent,
*Que lefdits Procureurs de la Faculté des Arts, n'ont aucun droit de con-
firmer lefdites Elections*, attendu que c'eft leur Faculté des Arts qui fait
lefdites Elections, en fon Affemblée de S. Iulien le Pauure, & partant la
confirmation appartient feulement aux Facultés Superieures, *cuius eft
eligere, non eius eft confirmare.*

La preuue du premier chef refulte des Actes & Regiftres anciens,
efquels il eft dit que le Recteur formoit & rapportoit l'aduis de la Faculté
des Arts, pour laquelle il parloit le premier, comme pour la derniere &
inferieure de toutes les Facultés. Puis apres luy le Doyen de Medecine.

A

Enſuite le Doyen de Droict Canon. Et enfin le Doyen de Theologie pour ſa Faculté, qui a le pas & la preſeance ſur toutes les autres.

Cela ſe voit dans vne concluſion de l'Vniuerſité du 25. Aouſt 1315. conçeuë en ces mots. Nos Rector prædictvs deliberationem Facvltatis Artivm retvlimvs et referimvs, in hvnc modvm, &c. Deliberationem vero Facultatis Medicinæ retulit Decanus eiuſdem in hunc modum, &c. Deliberationem vero Facultatis Decretorum retulit. M. I. De Villa roſa ſub hac forma, &c. Deliberationem verò Facultatis Theologiæ retulit M. Guillelmus de Narhonæ actu regens in Facultate prædicta in hunc modum, &c.

Item, par vn acte du 16. Auril 1331. Signé Odrin de Prouins Nottaire Apoſtolique, lequel porte. 1. Reddidit Rector deliberationem Facvltatis Artivm hoc modo, &c.

Deinde diſcretus vir M. L. de Cornamara ſubſtitutus loco Decani Medicinæ, reddens deliberationem ſuæ Facultatis, dixit Facultas noſtra, &c.

Deindè vir ven. & diſcretus M. Robertus Montelon Decanus in Decretis reddens deliberationem ſuæ Facultatis dixit, &c.

Deindè Decanus in Theologia M. Simon de Menelijs, dixit &c.

Item, par le quinziéme des Articles ſignifiés au Recteur le deuxiéme Octobre mil trois cens cinquante-neuf. Quod Rector prædictus in congregatione dicta Vniuerſitatis habet & conſueuit proponere illa negotia quæ occurrunt vel incumbunt proponenda & dicenda coram Magiſtris dicta Vniuerſitatis, & deliberatione habitâ ſuper propoſitis, habet exponere quid faciendum vel dicendum, Vbi svpra pro parte sva, et Magistrorvm Facvltatis Artivm, palam & publicè vna cum dictis procuratoribus prædictarum Nationum Facultatis artium, stando, non sedendo, et cvm reverentia, ad instar partis, vel cuiuslibet officiarij vel Miniſtri dicens; Decano & Magiſtris Facultatis Theologiæ ad inſtar Iudicum cum aliis Magiſtris, ſed in locis præcipuis & honorabilioribus, ſeu maioris reuerentiæ ſedentibus, & ſuas deliberationes etiam ſedendo datâ opportunitate exponentibus, ſeu dicentibus, &c.

Et le ſeiziéme deſdits articles. Quod illi qui vltimo loco vel vltima vice in dicta congregatione Vniuerſitatis dicunt vel exponunt ſuam deliberationem in dicta Vniuerſitate, reputantur magis præcipui, & magis honorabiles, & maioris præcellentia, &c.

Item, par l'acte du dernier iour de Ianuier 1371. Signé Guerin de Boucahou Nottaire Apoſtolique, portant qu'en l'Aſſemblée tenuë ledit iour aux Bernardins, M. Martinus de Herſino Rector dicta Vniuerſitatis, pro et nomine Facvltatis Artivm, facultatibus primitus ad partem ſubſtractis, & habita inter ipſas bona & diligenti deliberatione & poſt modum recongregatis ad deliberationes ſuas reddendas, deliberauit per hunc modum, &c. Iſta verò deliberatione ſic per dictum Rectorem reddita, venerabilis & diſcretus vir M. R. Biardi Decanus Facultatis Medicorum, pro & nomine dicta ſua Facultatis deliberauit, & eodem modo quo dictus Rector antea deliberauerat, &c. Et in fine dictarum deliberationum notatur

ꝗ prudentiæ vir M. P. de Corbetonno pro & nomine Facultatis Theo-
logorum deliberauit in hunc modum, &c.

Item, par vn autre acte de production des Docteurs de Droict Canon, en datte du Vendredy apres la Conuersion de saint Paul 1375. lequel par rapport au precedent, soustient, que, *Rector dictæ Vniuersitatis, ac dicta Facultas artium: Decanusque dictæ Facultatis Medicinæ seu ipsius vices gerens, ac ipsa Medicinæ Facultas in huiusmodi negotio inique & per-peram procedentes* iuris ordine non seruato pronuntiauerunt, &c.

En second lieu, [a] le premier point se prouue par les actes de ladite Vni-uersité, faisans mention que l'aduis de la Faculté des Arts, est rapporté par le Procureur de France dans les Assemblées generalles de l'Vniuersité. Il se voit par l'acte du Vendredy 11 Iuin 1557. Portant ces mots, *Galliæ, Pi-cardiæ, Normaniæ & Germaniæ Nationes*, referente D. Stephano Lasilé *Procuratore Nationis Gallicanæ, sunt conformes aliis Superioribus.*

Item, Par les Actes qui tesmoignent la nouuelle entreprise des quatre Procureurs de la Faculté des Arts, lesquels commencerent l'an 1622 le 16. Mars, à vouloir dire leurs aduis separément és assemblées generalles de l'Vniuersité, afin de s'attribuer quatre suffrages. [b] Ce qui causa tel desor-dre dés la premiere fois, que les Docteurs de la Faculté de Medecine se retirerent tous, & ne voulurent assister à la Procession, tesmoignans au Recteur qu'ils ne pouuoient aggréer cette nouueauté, c'est pourquoy les Procureurs de la Faculté des Arts ne ne firent plus rien paroistre de leur dessein és assemblées suiuantes, iusques au 20. Mars de l'an 1624. L'acte duquel iour porte, *DD. Procuratores seorsim sententiam dixerunt, re-clamantibus dominis Decanis, & concedentibus solum procuratorem Galliæ pro more loqui nomine præclaræ Facultatis Artium.*

Le 12. Decembre de la mesme année 1624. les Facultez Superieures tesmoignerent [c] encores ne vouloir souffrir cette innouation; c'est pour-quoy le Procureur de la Nation de France parla pour tous les quatre Procureurs [d]: mais il fut dit qu'il deuoit parler pour la Faculté des Arts, & non pour les quatre Procureurs,

Le 19. Iuin 1625. le Procureur de France parla au nom de la Faculté des Arts, [e] adioustant qu'il le faisoit seulement pour abreger, ce qui a conti-nué enuiron vne année, iusqu'en Mars 1626. depuis lequel temps les Pro-cureurs de la Nation de France se sont remis à parler seuls pour la Facul-té des Arts en ces termes ordinaires & accoustumez; *Facultas Artium censet*, purement & simplement. Ce qui a fait cesser les plaintes des Fa-cultez Superieures iusques à l'année 1647. que les Procureurs declare-rent à l'audition des comptes, vouloir estre comptez pour quatre aiant suffrages, & neantmoins és Assemblées generalles le Procureur de France a continué de parler seul pour la Faculté des Arts, ainsi qu'il est porté par les Conclusions imprimées à la diligence des Suppsts de ladite Faculté, dressées & signées par Quintaine Greffier, establi par eux, & à l'occa-sion duquel les Procureurs commencerent de pretendre quatre voix, afin d'emporter au fonds l'office dudit Greffier, duquel la seule proui-

A ij

a *Ces preuues sont ti-rées du Liure intitulé, Partie des pieces & Actes : imprimé l'an 1652. à la diligence de la Faculté des Arts.*

b *Medici, &c. Quod præclaræ Artium Fa-cultatis Procuratores quatuor sigillatim sententiam dixissent, noluerunt supplica-tioni interesse.*

c *Sacer Theologorū ordo res præclarè ge-stas ab Amplissimo Rectore maximè laudauit, modo sta-tuta Academiæ cu-ret seruari, nec singu-los Procuratores sin-gula suffragia ferre patiatur, sed pro mo-re Antiquo Galliæ Procurator, Quid to-ta sentiat Facultas. referat.*

d *Quam loquendi formulam improba-runt Doctores Theo-logi cõtendentes Pro-curatorē Galliæ sen-tentiam debere pro-nūtiare nomine præ-claræ Facultatis Ar-tium, non autem procuratorum.*

e *Præclara Facultas Artium Compendij ergo, & non in illius dispendium per me solum loquitur.*

sion auroit esté accordée audit Quintaine sous le faux exposé, qu'il appartenoit au Recteur d'y pouruoir : & lesdits Procureurs n'ayans pas encores commencé leur entreprise des pretendus quatre suffrages, n'oserent se seruir de ce moien deuant la Cour, lequel toutesfois eust esté certain & infaillible, pour emporter au fonds ledit Office, si lesdits Procureurs eussent eu lors autant de bonnes raisons pour deffendre lesdits quatre suffrages, qu'ils eurent de hardiesse de les pretendre incontinent apres.

Pour troisiéme preuue, on employe les Actes qui portent que le Recteur a conclud en egalité ou pluralité de Facultés: tantost auec la Faculté des Arts, iointe auec vne autre Faculté: tantost contre elle; ce qu'il n'eust pû faire, si ladite faculté des Arts eust eû quatre suffrages.

L'Acte du 21. Nouembre 1525. porte qu'en l'Assemblée de l'Vniuersité tenuë pour pouruoir à l'Office de Receueur vaccant par le deceds de M. Robert Carlin, auquel pretendoient les nommez Deschamps & Thiuet, la Faculté des Arts esleut ledit Deschamps. *Artium humanarum* ‡ *Classis, de Campis jam adhaserat multo cum clamore & tumultu.* Mais les trois Facultez Superieures nommerent Thiuet, qui fut pouruev dudit Office ; ce qui n'auroit esté si la Faculté des Arts eust eu quatre suffaages.

L'Acte du 8. May 1552. de l'Assemblée tenuë aux Mathurins pour la collation d'vn Office d'Escriuain, demandé par les nommez Roullant & le Lievre fait voir qu'il y eust deux Facultez pour l'vn, & deux pour l'autre, & que le Recteur conclud contre sa propre Faculté, c'est à dire celle des Arts. *Ab aqualitatibus Facultatum conclusit Rector pro Claudio le Lievre, & contra Facultatem propriam.*

Item, L'Acte de l'Assemblée tenuë aux Mathurins le 24. Auril 1528. en laquelle sur la proposition de faire des Prieres particulieres en chacun College, ou publiques par l'Vniuersité assemblée, les Facultez de Decret & de Medecine aians esté d'aduis de les faire seulement aux Colléges particuliers, le Recteur conclud auec les Facultez de Theologie, & des Arts, que l'Vniuersité feroit ses Prieres allant Processionnellement en l'Eglise des Augustins, ce qu'elle fit le Mardy ensuiuant, *Et pro eis ab aqualitate conclusit Rector.*

Item, Le 4. Nouembre 1556. dans l'Assemblée de l'Vniuersité faite au sujet de la vacance de l'Office de Greffier, & M. Simon Lassilé le demandant auec M.   Cordonnier Notaire Apostolique, la Faculté de Medecine & celle des Arts furent pour Lassilé, & le Recteur conclud auec ces deux Facultez.

Item, Le resultat de l'Assemblée tenuë le 17. Mars 1498. en laquelle entre autres choses, fut proposé de faire vne Procession à S. Iacques de l'Hospital la Faculté de Medecine fut d'aduis de n'y point aller à cause du temps pluuieux, mais les trois autres Facultez ayans esté d'aduis contraire on y alla *Verum quia alia Facultates aliter censuerunt, Itum est.* &c

On adiouste icy ce qui fut fait dans l'Assemblée aussi tenuë ausdits

5

Mathurins le 13. Decembre 1606. pour la Procession ordinaire de l'Vniuersité, où le Recteur doit rapporter toutes les choses qu'il a gerées pendant son Rectorat, lesquelles ne sont tenuës pour ratifiées, iusques à ce qu'elles aient esté approuuées publiquement dans les Mathurins és iours des Processions solemnelles & ordinaires de toute l'Vniuersité; c'est pourquoi en celle dudit iour 13. Decembre le Recteur demanda l'approbation à l'Vniuersité des choses par lui faites pendant son Rectorat, laquelle lui fut refusée par les trois suffrages des Facultez Superieures, de Theologie, Decret & Medecine. Touchant la vente du Pré aux Clercs par luy faite mesme de l'aduis de toute la Faculté des Arts. *Acta in suo Magistratu approbantur excepta venditione Prati Clericorum, quæ licet à Facultate Artium probetur, à Decanis tamen trium Superiorum Facultatum, vnanimi consensu valdè improbatur. Rector nihil conclusit.* C'est à dire qu'il ne voulut pas prononcer le Iugement rendu contre lui: au lieu que si la Faculté des Arts laquelle approuuoit cette vente, eust eu les quatre suffrages, qu'elle ose pretendre auiourd'huy; Il n'eust pas manqué de conclure auec elle. Si ces sortes de preuues si conuaincantes ne suffisent, on apportera pour quatriéme preuue le procedé mesme de l'Vniuersité & des Recteurs. Le Factum de l'Vniuersité contre M. Nicolas Tanneguy Curateur créé par le Roy à la succession de la feuë Reyne Marguerite, à laquelle le Recteur Engouleuent & la Faculté des Arts auoient vendu le Pré aux Clercs, monstre qu'és Assemblées de l'Vniuersité il n'y a que les quatre Facultez qui aient pouuoir aux affaites de l'Vniuersité: car la mesme Reyne ayant pratiqué vn autre semblable Recteur, & aucuns de ses adherans obtint d'eux vn cõsentement de faire homologuer le contract de ladite vente : Ce qu'elle fit en la Cour de Parlement. Pourquoi ainsi qu'il est porté dans ledit Factum; L'Vniuersité se pouruent de Lettres de Rescision, par lesquelles il est mandé à la Cour, *Qu'en cas où les Facultez, & plus grande partie de l'Vniuersité,* n'y aient consenti, le tout soit cassé & tenu pour nul. La Faculté des Arts y auoit consenti comme il paroist dans la preuue precedente, & si elle eust eu quatre suffrages en l'Vniuersité, il auroit esté vrai de dire, que la plus grande partie de l'Vniuersité y auoit consenti, puis que les trois Facultez Superieures n'ont ensemble que trois Suffrages, c'est à dire chacune vn. Et la Cour a si bien reconnu la verité de l'Exposé esdites Lettres par l'Vniuersité, & que la Faculté des Arts ne faisoit que la quatriesme & derniere partie de l'Vniuersité & n'auoit qu'vn suffrage; qu'elle a cassé ladite vente, & remis l'Vniuersité dans la iouïssance de son ancien Patrimoine.

Item, La seconde Harangue faite en la Cour de Parlement par M. Iacques Damboise Recteur, le 13. Iuillet 1594. Imprimée à Paris l'an 1595. chez Metayer & Lhuillier, porte; *aiunt ergo Claromontani Facultatem Theologiæ resipuisse, & aliter sensisse die nonâ Iulij, quàm prioribus decretis senserat, nimirum non amandandos Iesuitas sed emendandos, in ordinem redigendos, & Ciuitate literariâ donandos, sed quale hoc artifi-cium P. C. agnoscite.* Vniuersitas nostra quatuor Facultatibus constat, Theologiâ, iure Pontificio, vtraque Medicinâ, & Artibus, *nec mirum si hoc Claromontani qui omnem politeian interturbant, ignorent. Iam dis-cant esse hoc in more positum institutoque majorum, vt Academiæ comi-tia calata & maxima in Claustris Maturinensium, & non alibi habean-tur,* si è quatuor Facultatibus duæ ex hac parte stabunt, duæ ex altera, si paria hinc inde suffragia sunt,

> *Ipse duas Rector æquato examine lances,*
> *Sustinet & fata imponit diuersa duorum.*

Liberum est Rectori in quam velit Sententiam inclinare, *& omnes ad se tanquam ex Iouis aurea catena attrahere.*

g On fera voir que le Recteur ne doit mesme conclurre que par l'aduis des trois Facultez, & c'est encore vne de ses vsurpations.

Enfin entre les raisons alleguées le 16. Decembre 1617. par M. I. Ruault Recteur, pour maintenir qu'en cas d'egalité entre les Electeurs à cet Office il auoit la voix conclusiue pour se nommer vn Successeur, celle qui suit ne fut-elle pas l'vne des principales, & laquelle obligea la Cour de prononcer en faueur dudit Ruault? *En toutes les Assemblées de l'Vniuersité s'il y a deux Facultez d'vn aduis, & deux d'vn autre, le Recteur conclud du costé que bon luy semble, mesme quand il s'agist de son propre interest.* De mesme aux Assemblées de la Faculté des Arts, si les Procureurs sont mi-partis, le Recteur termine le different, se met-tant du costé qu'il iuge le meilleur : Pourquoy doncques ne le fera-il pas aussi en l'election de son successeur ?

LA PREVVE du second chef se tire des conclusions ou actes de l'Vni-uersité qui portent les approbations & confirmations faites de chacune election de Recteur.

L'acte du 10. Octobre 1490. *Fuit congregatio Vniuersitatis ad audien-dum ea quæ facta erant in electione noui Rectoris scilicet M. Antonij de Vvorse,* qui in eadem congregatione recitauit electionem de se factam, quam approbauit concorditer Vniuersitas.

Item, le 3. Auril 1497. *Fuit congregata Vniuersitas in S. Mathurino super duobus articulis, &c. Secundus art. erat communis super suplicatio-nibus, &c. Quantum ad secundum* suplicuit Rector vt eius electio habe-retur grata.

Les actes suiuants sont aussi imprimez, comme il a esté dit à la dili-gence de la Faculté des Arts.

Item, l'acte du 25. Iuin 1574. porte que dans l'Assemblée tenuë aux Mathurins, D. Bourceret Rector *supplicuit eius electionem ratam & gratam haberi, dispensari de Cappa, &c. Maturis deliberationibus su-per adductis in medium inter ipsos DD. deputatos præhabitis,* Ipsi DD. deputati habent gratam electionem D. Bourceret Rectoris, *dispensari de Cappa, auxilium pollicentur in rebus agendis, &c.*

Item, l'acte du 15. Iuin 1540. *DD. deputati conuocati fuerunt apud Cænobium Mathurini horâ tertiâ à prandio, &c. D. Rector. exposuit causam conuocationis* petiitque suam electionem ratam & gratam haberi, &c.

Item, l'acte du 25. Iuin 1618. porte *an. D. 1618. die 25. mensis Iunij, apud S. Mat. horâ 7. matutinâ, congregati fuerunt Deputati Vniuersitatis Parisiensis, super instructione D. Ioachimi du Val noui Rectoris. Expositâ per eundem D. Rectorem congregationis causâ. Deliberationibus præhabitis, dicti DD. deputati comprobant electionem dicti D. du Val in Rectorem Vniuersitatis ipsumque dispensant, &c.*

Item, celuy du 27. Mars 1632. *in Maturinensi Vniuersitas Parif. ex mandato D. Grangier Rectoris adfuit D. Canel ex rector, laudauit prudentiam quatuor virorum qui tantum virum sibi successorem elegissent. De duobus D. Grangier instructum voluit quæ sibi præstanda erant. Hoc Rectoris instructionem vocant, &c. His expositis D. Amyot Theologiæ Prodecanus cæterique eam electionem comprobarunt.*

Maintenant qu'il soit vray (qui est la derniere partie du second poinct) que la Faculté des Arts auec ses quatre Procureurs, élit, approuue & confirme lesdits Recteurs, entant qu'il est en elle, à l'instant mesme de leur eslection, laquelle se fait ordinairement vn iour auant que toute l'Vniuersité en corps la confirme par ses Deputez assemblez aux Mathurins. On le voit par la conclusion suiuante de la Faculté des Arts.

Die Lunæ, &c. Iunij 23. 1539. apud S. Iuliani pauperis ædem congregata extitit veneranda Artium Facultas super duobus articulis: prior est super futuri Rectoris electione, &c. Hoc facto, intrantes iuramenta per eos præstari solita in D. Rectoris manibus præstiterant, & sic Conclaue intrauerunt, &c. è quo quidem Conclaui postmodum egressi. Nationis Alemaniæ intrans dixit, ipsos designatores Quadrumuiros, &c. ad huiusmodi munus obeundum, &c. in vnum, &c. M. G. Tislinum aliàs Tislet denuere & quem in huiusce Vniuersitatis Rectorem delegerunt, &c. Cæterum electionem ipsius ratam & gratam haberi confirmari (idem D. nouus Rector) &c. supplicauit. His in medium adductis, & in Nationibus maturè consultis: Facultas ipsa Procuratorum Nationum relationibus auditis, & de eiusdem Facultatis Magistrorum & Præceptorum in copioso numero astantium consensu, Ipsius Rectoris electionem ratam & gratam habuit, &c. & ita conclusit Rector.

Item, l'acte de semblable election du 24. Mars 1556. faite par la Faculté des Arts, de la personne de M. I. Hariel, apres laquelle dans la mesme Faculté ledit Hariel aiant demandé qu'elle confirme son election, les Procureurs rapportent sur le champ ladite confirmation. *Procurator Galliæ ratam habet electionem, Procurator Picardiæ idem, Procurator Normaniæ idem, Procurator Germaniæ, idem. D. Rector conclusit in hunc modum. Grata vobis est mea electio.*

Enfin, si les Facultez Superieures ont à deffendre leurs droicts deuant la Cour, n'a-elle pas prononcé contre ces entreprises dans le 21. des Articles adioustez à la reformation derniere de vostre Faculté des Arts, puis qu'elle deffend au Recteur de rien ordonner des affaires de l'Vniuersité, à peine de nullité; que par l'aduis des Doyens des Facultez Superieures, *De rebus ad Academiam pertinentibus, Rector nihil statuat inconsultis Superiorum Facultatum Decanis, si quid secus fiat, id irritum habeatur.* Mais pour eluder ces Arrests le Recteur respondra, qu'à present la seule Faculté inferieure, la moindre & la derniere des quatre Facultez, a seule quatre suffrages és affaires de l'Vniuersité, portez par quatre Maistres és Arts, ses Procureurs, & que les trois Facultez Superieures de Theologie, Decret & Medecine n'en ont ensemble que trois portées par leurs trois Doyens, & que luy Recteur est obligé de conclurre à la pluralité, c'est à dire, auec les quatre Procureurs de la Faculté des Arts. Côme si la Cour n'auoit pas sçeu lors de son Ordonnâce en l'an 1600. que le Recteur estoit Chef & Doyen de la Faculté des Arts, & que par luy & les trois Doyens Chefs des trois Superieures Facultez estoient portez les aduis des quatre Facultez, lesquelles font & composent le corps de l'Vniuersité, ainsi que ladite Cour a-elle mesme remarqué au 50. & dernier article de ladite reformation. *Hæ sunt quatuor Facultates ex quibus tanquam ex partibus totum constituentibus Parisiensis Academiæ corpus conflatum est & perfectum.*

Voila vne partie des pieces qui seruiront à découurir les entreprises & le mauuais droict de la Faculté des Arts & de son chef, desquelles s'ils ne se departent, on destruira au long le memoire de feu M. Iacques du Cheureuil, qui n'est qu'vn tissu de faussetez, par vn Volume aussi vtile à maintenir les droits des Facultez Superieures, que celuy des pieces imprimées par la Faculté des Arts chez I. Iulien en 1652. est inutile pour appuyer leurs pretentions.

Vniuersis & singulis Ioannes miseratione diuina Episcopus Ostiensis, sanctæ Romanæ Ecclesiæ Cardinalis &
Vicecancellarius, salutem in Domino. Et præsentibus fidem
indubiam adhibere : quia pium existimamus & rationi fore
consonum perhibere testimonium veritati, ad Vniuersitatis vestræ notitiam tenore præsentium deducimus & firmiter attestamur, quòd sanctissimus in Christo Pater & D.
noster Martinus diuina prouidentia Papa V. in fauorem &
pro incremento Vniuersitatis Studij Parisiensis, Doctoribus
& Magistris in Rotulo dicti Studij per eundem D. nostrum
Papam sub Data 4. Kal. Aprilis Pontificatus sui anno 7. signato descriptis concessit certos articulos, qui de mandato ipsius D. nostri Papæ die 15. mensis Maij Pontificatus eiusdem anno prædicto in Camera Apostolica publicati fuerunt,
& quorum tenores sequuntur in hunc modum. Ad vestræ Sanctitatis celsitudinem, Beatissime Pater, *præsentem Rotulum sup-*
plicationum quarumdam generalium & specialium transmittit vestra humilis ac deuota Filia primogenita Vniuersitas Parisiensis, quæ quanquam ob ipsius in Ecclesiam labores æqualem
præmij dulcedinem à munifica vestra Sanctitate reportare non
dubitet, plus tamen in paterna beneuolentissimæ liberalita-
tis vestræ gratia, quàm in meritis propriis, post Deum spem re-
ponit, & eo ipso confidentius quia gratiarum ab ipsa petita-
rum obtentu Ecclesiæ commodo & pacis eiusdem integræ re-
formationi amplius, quam propriæ vtilitati, studet inseruire.
Inprimis igitur paterna vestra dilectio suscipere dignetur supplicationes infra scriptas & manu vestra beatissima signare,
& prout petitur concedere, ac literas Apostolicas super eisdem
expediri mandare cum prærogatiuis inferius scriptis & clau-
sulis opportunis, vt in forma, nec non & ipsius Portitores ad
vestram Sanctitatem pro parte præfatæ humilis ac deuotæ Filiæ vestræ Vniuersitatis Parisiensis destinatos solitæ Paterni-
tatis vestræ beneplacito suscipiat, placidè audiat, benignè
foueat eadem Sanctitas vestra, eorum dictis fidem plenariam
abhibendo. Sequuntur articuli communes. Primo dignetur
Sanctitas vestra *præsentem Rotulum* & contenta in eo solito more suæ clementiæ benigne recipere, & defectus tam iuris
quàm facti & ignorantiæ, si qui forsan in eo reperiantur, misericorditer supplere *Fiat vt petitur pro porrigentibus supplicatio-*
nem etiam Vicecancellario. Item dignetur eadem Sanctitas vestra

C

Cet Acte deuoit estre en la page 12.

omnibus & singulis Magistris & Doctoribus, Graduatis in
praesenti Rotulo contentis & descriptis concedere facultatem
eligendi, quotiescumque voluerint, Confessorem idoneum,
vel plures simul, vel successiue, qui possit eos & eorum singulos absoluere ab omnibus peccatis suis, & etiam plenam in-
dulgentiam, saltem semel in mortis articulo eisdem concedere
*Fiat de omnibus in forma
& pro omnibus in forma.* Item dignetur eadem Sanctitas vestra
supplicationes pro gratiis obtinendis infra scriptas & praesen-
tem Rotulum sub Data competenti, solitaque Romanorum
Pontificum praedecessorum vestrorum clementia cum praerogatiua Datae ante omnes Vniuersitates quorumcunque Studiorum generalium signare & literas expediri mandare. *Fiat
vt in primo Rotulo.* Item quòd omnes & singuli Magistri, Doctores & Graduati in praesenti Rotulo descripti, qui post Datam huiusmodi Rotuli à Sanctitate vestra, vt speratur, obtinendam, Dignitates in Ecclesiis Cathedralibus aut Collegia-
tis, vel Beneficia curata obtinuerint, possint & valeant vti
cum effectu gratiis in praesenti Rotulo per eamdem Sanctitatem, vt speratur, sibi faciendis, etiam quoad Dignitates &
Beneficia sic prius obtenta similia, vel de iure statuto, vel de
consuetudine incompatibilia sub suis gratiis cadentia, nec
quoad ea censeantur eorum gratiae expirasse, imò potius in
sui roboris firmitate manere, quodque huiusmodi incompatibilia simul assequi & retinere valeant ysque ad quinquen-
nium; & interim alterum ipsorum quod maluerint cum alio
vel aliis beneficio seu beneficiis compatibili seu compatibili-
bus permutare. *Fiat pro omnibus vt petitur.* Item *cum praesens
Rotulus pro praesentibus in Studio Parisiensi, & in eorum fauorem,
qui ibidem se, sua exponunt, studiis inuigilando* principaliter San-
ctitati vestrae praesentetur. Dignetur Sanctitas vestra concedere, quòd in assecutione Beneficiorum quorumcunque qualiumcumque & vbicumque consistentium *praesentes in dicto
Studio Parisiensi,* vigore gratiarum in praesenti Rotulo, vt speramus faciendarum, *absentibus quibuscumque praeferantur, quacumque iuris aut concessionis specialis praerogatiua dictorum absentium
non obstantibus,* dicti tamen absentes in praesenti Rotulo descripti omnibus & singulis concessionibus & antelationibus
praesentium vti & gaudere valeant cum effectu, *absque praeiu-
dicio dictorum praesentium, illis duntaxat exceptis, qui praesentes pri-

ma præsentia in præsenti Rotulo à Sanctitate vestra signato sub Data
4. Kal. Feb. anno primo, per ipsam Vniuersitatem reputentur,
quibus tempore præsentationis huius Rotuli de beneficio vel
de beneficiis Ecclesiasticis vigore gratiarum in dicto primo
Rotulo à Sanctitate vestra factarū nunc prouisum extitit. *Fiat
vt petitur.* Item quòd Magistri, quos Vniuersitas reputat præsentes,
omnibus absentibus præferantur, cum ... articuli præcedētis. *Fiat
vt petitur, & nominentur infra annum.* Item cùm eadem Vniuersitas dictorum Magistrorum, Doctorum & Graduatorum in
præsenti Rotulo descriptorum *præsentiam vel absentiam cognouerit*, dignetur eadem S. V. *illos solum reputare in præsenti Rotulo præsentes, quos Vniuersitas conformiter ad suas Constitutiones præsentes reputauit, aut reputabit. Fiat.* Item cùm tempore Datæ præsentis Rotuli à S. V. vt speramus, obtinendæ, nonnulli de Magistris antedictis in eodem Rotulo descriptis, Magistri, Doctores aut aliàs prout in eorum supplicationibus nominantur,
Graduati Presbyteri aliisue sacris Ordinibus constituti, aut
alio quocumque prærogatiuarum genere communiti minime
fuissent aut essent, prout sunt tempore præsentationis eiusdem, dignetur Sanctitas vestra decernere gratias in eodem
Rotulo sibi concedendas & literas inde conficiendas prouidere, quoad earum totalem effectum valere, ac si tempore Datæ
huiusmodi Rotuli gradibus, ordinibus aut qualitatibus constituti essent tempore præsentationis eiusdem. *Fiat singulariter
pro omnibus.* Item dignetur eadem S. V. concedere omnibus
Doctoribus, Magistris, Graduatis & Scholaribus Parisiensibus, *quòd tam agendo quàm defendendo in caussis beneficialibus seu
aliis spiritualibus finis perpetuo Parisius imponatur, ad hoc dando
tres Iudices Apostolicos puta, Conseruatorem priuilegiorum Vniuersitatis Parisiensis, Abbates S. Germani de pratis & S. Genouefæ, &
vltra non protendatur appellatio, nec alibi quam ad eos fiat in prima
instantia.* Item quòd si forsan nonnullos in præsenti Rotulo
descriptos, de beneficiis quibuscumque & qualibuscumque
etiam vbicumque locorum consistentibus, quæ tamen tempore Datæ præsentis Rotuli obtinebant seu obtinere contendebant de aliisue qualitatibus, quibuscumque personis eorum
aut gratias per respectum ad Datam huiusmodi concernentibus, & de gratiis sibi faciendis, vt petunt, si fuissent expres-
sæ, Sanctitatem vestram quomodolibet retrahere valentibus,
quæ tamen qualitates & beneficia tempore præsentationis

eiusdem Rotuli sibi competere personas seu gratias eorumdem concernere non . . . . in supplicationibus suis mentionem seu expressionem minime fecisse, aut etiam
de beneficiis huiusmodi, quæ tempore confectionis eiusdem
Rotuli obtinebant seu obtinere contendebant de aliisue qualitatibus quibuscumque personas eorum aut gratias, per respectum ad Datam, vt præfertur, concernentibus & ad gratias
obtinendas, vt petunt vestram eamdem Sanctitatem quouis
modo mouere valentibus, quæ tamen qualitates & beneficia
tempore Datæ huiusmodi Rotuli nec sibi competebant nec
eorum gratiis aut personis, vt præfertur, conueniebant in suis
dictis supplicationibus mentionem per inaduertentiam fecisse contigerit, per huiusmodi veritatis suppressionem vel for-
malitatis expressionem per respectum ad Datam huiusmodi
contingentibus, gratiæ eorum minime subreptitiæ aut alias
inualidæ censeantur : quimimo robur firmitatis his non obstantibus obtinere censeantur. *Fiat.* Item quòd omnes & singuli Magistri, Doctores & Graduati in præsenti Rotulo contenti, quibus per eamdem Sanctitaté vestram fuerunt gratiæ
cócessæ in hoc Rotulo de beneficio Ecclesiastico cum cura vel
sine cura, etiamsi Canonicatus & Præbenda, Dignitas, Personatus, Officium vel Administratio &c. fuerint, vigore gratiarum huiusmodi Dignitatem, Personatum, Administrationem vel Officium sub huiusmodi gratiis eadem vna cum Canonicatu & Præbenda vnius & eiusdem Ecclesiæ siue simul
siue successiue vacauerint, obtinere valeant & retinere : sic
quod Dignitas, Personatus, Officium aut Administratio, huiusmodi ac Canonicatus & Præbenda pro vno beneficio reputantur *Fiat.* Item quòd in assecutione eorum beneficiorum
quorumcumque qualiumcumque & vbicumque locorum
existentium vigore gratiarum in præsenti Rotulo conceden-
darum, *magis Graduatus minus Graduato præferatur*, qualibet
iuris aut concessionis specialis prærogatiua minus Graduati
non obstante, saluo tamen perintegre articulo de præsentibus reputatis absentibus quibuscumque præferendis. *Fiat pro*
omnibus. Item *quòd IN SINGVLIS FACVLTATIBVS*
ET NATIONIBVS ordo Rotuli, & Inrotulatorum seruetur,
duobus autem aut pluribus diuersarum FACVLTATVM AVT
NATIONVM concurrentibus, ordo inter eos penes antiquitatem
gradus attendatur: sic quòd antiquior in gradu, ratione cuius

In Rotulo deſcribitur iuniori, in eodem gradu præferatur, quacumque iuris aut conceſſionis ſpecialis prærogatiua iunioris,
aut poſterius Inrotulatorum non obſtante; ſaluis tamen in
omnibus articulis ſupra ſcriptis de magis Graduatis, & minus
Graduatis, & pro præſentibus reputatis, abſentibus quibuſcumque præferendis. *Fiat vt petitur.* Item quòd omnibus &
ſingulis Magiſtris in præſenti Rotulo deſcriptis, liceat abſque
noua ſupplicatione ſeu reformatione in leuatione Bullarum
circa collationem petitam variare & ad aliam, ſi ſibi placuerit,
Bullas expediri facere. *Fiat in eadem Natione.* Item dignetur
V.S. cum non habentibus ætatem debitam ad beneficia cum
cura, Dignitates vel Perſonatus, Adminiſtrationes ac Officia obtinenda, de tribus annis diſpenſare, cum non obſtantibus . . . vt in forma. *Fiat ſingulariter pro indigentibus.* Item *quòd*
Religioſi cuiuſcumque Monaſterialis aut alias Regularis Ordinis Ma-
giſtri in Theologia, vel Doctores in Decretis, aut alias Graduati &
in præſenti Rotulo deſcripti gaudeant gratiis expectatiuis, *& ad*
quæcumque Officia & Beneficia Regularia, & etiam omnibus ſimi-
libus & ſingulis prærogatiuis, quibus vti & gaudere valebunt Ma-
giſtri & Doctores ſæculares in eiſdem Gradibus conſtituti & in præſen-
ti Rotulo deſcripti. Fiat. Item ſi aliquis Magiſtrorum in ſcriptorum ad eandem collationem duas vel plures diſiunctiue ſeu copulatiue ſibi prouideri ſupplicauerit, dignetur S. V. concedere quòd præfati Magiſtri Bullas ſuas poſſint leuare ad duas
collationes copulatiue & obtinere ad duas collationes, etiam ſi
illud in ſupplicatione ſpeciali non fuerit expreſſum. *Fiat pro*
omnibus ſcriptis in Rotulo. Item quòd Magiſtri infra ſcripti poſſint & valeant literas Apoſtolicas ſub gratiis per Sanctitatem
veſtram ſibi faciendis ad quamcumque taxam expedire aut
expediri facere. *Fiat pro omnibus ſecundum regulas Cancellariæ.*
Item cum nonnulli Doctores & Magiſtri infraſcripti à S. V.
gratias expectatiuas obtinuerint in primo & principali Rotulo dictæ Vniuerſitatis per Sanctitatem veſtram ſub Data 4.
Kal. Feb. anno primo ſignato, quibus vigore earumdem gratiarum de Beneficiis Eccleſiaſticis minime prouiſum extitit,
dignetur V. S. eiſdem concedere quòd dictis gratiis vti &
gaudere valeant vna cum gratiis in præſenti Rotulo per
veſtram Sanctitatem, vt ſperamus, faciendis ſaluis tamen
perintegre articulis ſuperius expreſſis. *Fiat pro omnibus & qui-*
bus non eſt prouiſum in primo Rotulo. Item dignetur S. V. conce-

dere, *quòd quatuordecim Bedelli principales dictæ Vniuersitatis* in suis personis Beneficiorum Ecclesiasticorum capaces vti & gaudere valeant prærogatiuis per S. V. Doctoribus & Magistris infrascriptis, vt speramus, concedendis, absque tamen præiudicio dictorum Magistrorum infrascriptorum. *Fiat si alias fuerunt exempti.* Publicatæ & mihi traditæ in Cancellaria quintadecima die, quæ fuit prædicti Maij anno septimo 3. die Nonarum. Præscriptos autem articulos, *ad venerabilis viri M. Ioannis Heruei Corisopitensis diœc. Magistri in Artibus & Baccalarij in Theologia, qui eisdem articulis indigere se asserebat, instantiam,* ex certo libro dictæ Cancellariæ de verbo ad verbum transcribi, & præsentibus nostris literis annotari fecimus easdemque præsentes in testimonium præmissorum præfato M. Ioanni concessimus nostri sigilli munimine roboratas. Datum Romæ in domo habitationis nostræ, Anno à natiuitate Domini 1424. Indictione 2. die verò 25. mensis Maij, Pontificatus præfati D. nostri Papæ anno septimo. Signatum Furseug.

Exscriptum ex instrumento deprompto è tabulario ipsius Vniuersitatis, munito ceræ rubeæ sigillo pendente è filis sericis & notato hisce maioribus elementis A. 20. N.

QVINTAINE

IN nomine Domini nostri Iesu Christi Amen. Anno eiusdem 1267. Indictione 10. die Iouis proxima post festum beati Martini æstiualis, scilicet die 7. ineuntis mensis Iulij. In præsentia Boni-Amici Clerici authoritate Apostolica publici Notarij & testium subscriptorum ad hoc specialiter vocatorum & rogatorum, pateat vniuersis hoc publicum instrumentum inspecturis, quòd nos *MM. Oddo de Carnoto Decanus Magistrorum Parisius Regentium in Decretis, Petrus Lemouicensis Decanus Magistrorum Parisius Regentium in Physica, Robertus de Vumchelis Rector Vniuersitatis Parisiensis, Oddo de Polengeio Procurator Nationis Gallicorum Parisius, Petrus Cornuluensis Procurator Nationis Anglicorum Parisius, Matthæus Argenis Procurator Nationis Picardorum Parisius, Guilelmus de Insulis Procurator Nationis Normanorum Parisius,* constituti nostro & Nationum prædictarum nomine, *ac etiam de assensu & consensu Magistrorum omnium Parisius Regentium in dictis Facultatibus & in Artibus ad hoc specialiter vocatorum, ac etiam de assensu & consensu Magistrorum Parisius Regentium in Theologica*

Facultate, quorum nomina inferius sunt expressa. M. Oddonem de Bella-valle Clericum & Guilelmum Picardum Bedellum Vniuersitatis quemlibet eorum in solidum; ita quod non sit melior conditio occupantis, & quòd vnus incœperit, alius possit illud idem exequi cum effectu, facimus constituimus & ordinamus Procuratores legitimos & Nuncios speciales ad prosequendum appellationem Sententiæ à venerabili Patre D. Simone tituli S. Cæciliæ Presbytero Cardinali Apostolicæ Sedis Legato datæ contra M. Gaufridum Canonicum Parisiensem quondam Officialem eiusdem loci pro Vniuersitate Parisiensi, seu ad instantiam Vniuersitatis Parisiensis, à qua Sententia idem Officialis ad Sedem Apostolicam dicitur appellasse, & ad impetrandum literas super contributione, ad contractum contrahendum pro soluendis debitis Vniuersitatis Parisiensis, de quibus constiterit per legitima documenta seu instrumenta, ac etiam super mutuo contrahendo pro prosecutione negotij appellationis prædictæ, & pro alijs negotiis, rebus & causis Vniuersitatis licitis & rationabilibus expediendis & procurandis, necnon ad impetrandum literas in Curia D. Papæ super præmissis cuiuscumque tenoris existant & super eis videlicet, quæ in dictis articulis occurrere seu emergere possent principaliter vel incidenter & contradicendum, Iudices eligendum, recusandum & conueniendum in ipsos. Dantes eisdem procuratoribus & cuilibet eorum in solidum plenariam potestatem & speciale mandatum agendi, excipiendi, proponendi, defendendi, petendi, recipiendi, iurandi in animas nostras, & prædictorum de calumnia seu de veritate dicenda, & faciendi cuilibet alterius generis sacramentum, secundum quod in causis exigitur & ordo postulat rationis, Ponendi, positionibus respondendi, expensas petendi & recipiendi easdem & ... super eisdem si sibi fuerint adiudicatæ, litem contestandi, acta, instrumenta, testes producendi, appellandi, appellationem prosequendi & eidem renunciandi, alium Procuratorem cuilibet eorum constituendi loco sui cum voluerit & sibi viderit expedire, qui eandem seu consimilem in prædictis omnibus habeat potestatem, omnia alia & singula faciendi super præmissis articulis, quæ nos faceremus seu facere possemus si præsentes essemus. *Promittentes pro nobis dictisque Magistris, Nationibus & Vniuersitate prædictis nos predictos Magistros, Vniuersitatem & Nationes prædictas,* ratum & firmum habere & non contrauenire, quicquid per dictos Procuratores in solidum & per constitutum seu substitutum ab ipsis seu ab altero ipsorum super præmissis articulis, & quodlibet præmissorum factum fuerit seu etiam procuratum, & pro ipsis & ipsorum quodlibet, si necesse fuerit iudicatum solui. Interfuerunt testes præsentes venerabiles viri MM. Ioannes de Siuriaco Archidiaconus Carnotensis, Raymundus de Caturco Capricetus Aurelianensis, Ioannes de Hetefort Decanus eiusdem loci, Ioannes de Chamlayo Canonicus Altissiodorensis, Stephanus de Bona-valle Clericus, Stephanus de Aluernia Canonicus de Gornayo & alij quamplures. Præsens autem publicum instrumentum seu scriptum fieri fecimus per Notarium supradictum, qui precibus nostris ac rogatus à nobis dictisque Magistris, prædictis omnibus præsens interfuit & scripsit. *Ad maiorem autem cautelam & securitatem omnium præmissorum sigilla quatuor Nationum ab antiquo Parisius distinctarum præsenti publico instrumento duximus apponenda.* Nomina verò Doctorum Theologicæ Facultatis, qui præmissis consenserunt sunt hæc, frater Guilelmus de Baslo Ordinis FF. Minorum, frater Balduinus de Tornaco Ordinis Fratrum prædicatorum, F. Gregorius, Ordinis Vallis Scholarium, M. Galdaricus Monachus niger, M. Giraldus de Abbatis-villa Archidiaconus de Pontano in Ecclesia Ambianensi, M. Guilelmus de Aluma, M. Ioannes de Allodio Aurelianensis diœc. Et sciendum est quòd dicti Religiosi Ordinis Minorum, Prædicatorum & Vallis-Scholarium coram dicto Notario consenserunt præmissis, alij verò Magistri Theologiæ prædicti coram nobis. Actum Parisius præsentibus testibus suprascriptis ad hoc specialiter vocatis & rogatis.

Ego Bonus-Amicus Bononiensis Clericus quondam Roberti filius authoritate Apostolica publicus Notarius prædictis interfui, vt scripta leguntur scripsi, publicaui, & prædicta omnia in hanc publicam formam redegi, compleui, rogatus me subscripsi, & signum meum apposui. Ad maiorem autem cautelam omnium præmissorum prædicti Magistri vidente me Notario & præsente *sigilla quatuor Nationum ab antiquo Parisius distinctarum* præsenti publico instrumento apposuerunt.

Exscriptum ex instrumento deprompto è tabulario ipsius Vniuersitatis & notato hisce maioribus elementis A. 18. G.

QVINTAINE.

VNIVERSITAS Magistrorum & Scholarium Parisius, ad perpetuam rei memoriam. Quoniam ager ille fructus vberes afferre noscitur, cui curâ coloni cautius vndique prouidetur; ne nos Dominico laborantes in agro, ad fructum centenum virtutibus & scientiis Domino disponente quærendum vtcumque molestari vel impediri contingat, *ab illis maximè qui circa Parisiense Studium, propter quæstum in operibus mercenariis, & ministerio quod impendunt, malo more versantur,* Ordinamus statuendo & statuimus ordinando, vt Stationarij, QVI VVLGÒ LIBRARII APPELLANTVR, annis singulis, vel de biennio in biennium, aut alias quando ab Vniuersitate fuerint requisiti, corporale præbeant iuramentum, *quod libros recipiendo vænales, custodiendo, exponendo, vendendo eosdem, & aliàs suum ministerium circa studium exhibendo, fideliter & legitimè se habebunt.* Item quia nonnulli de Librariis supradictis, *insatiabili cupiditati studentes, ipsi studio ingrati quodammodo sunt & graues, dum in libris habendis, quorum vsus maximè necessarius est studiosis, difficultatem inducunt, & emendo vilius, vendendo carius, & aliis excogitatis fraudibus libros ipsos cariores efficiunt;* licet ad instar eorum qui ex officio administrant, *in his debeant se habere palam & bonâ fide,* quam vtique melius obseruarent, *si simul emptoris & venditoris officio nullatenus vterentur.* Statuimus vt ipsi Librarij iurent, sicut superius est expressum, quòd infra mensem à die quo libros vænales recipient numerando, *de libris illis vt sibi habeant nullum celebrabunt aut simulabunt contractum, nec ipsos libros supprimént, aut celabunt, vt postmodum sibi emant siue retineant, sed* bona fide, statim libris receptis, vel alias quocumque loco & tempore opportuno ipsos ad vendendum exponent: Et si requisiti fuerint à venditoribus, æstimabunt & dicent bona fide quantum credent in veritate libros ad vendendum oblatos iusto & legitimo pretio posse vendi, libri etiam venalis pretium & nomen illius cuius liber est ponent in aliqua parte, vt pateat intuenti. Iurabunt etiam quòd cùm libros vendiderint, eos non assignabunt ex toto, nec transferent in emptores, nec pretium recipient pro eisdem, donec denuncient venditori vel mandato suo quod pretium veniat accepturus; & quòd de pretio pro libris oblato puram & simplicem sine fraude dicent & sine mendacio veritatem, nec alias quoquomodo cupiditate vel dolo circa suum officium aliquid attentabunt, vnde posset studio vel studentibus irrogari aliquod detrimentum. Item licet dignus operarius sit mercede, quam & lege ciuili petit licitè: quia tamen à Librariis frequenter modus exceditur, qui in talibus est habendus, statuimus vt Stationarij iurent, quòd vltra quatuor denarios de libra & de minori quantitate pro rata de salario pro libris venditis non exigent, & illos non à venditore exigent, sed emptore. Item quoniam ex corruptis exemplaribus & mendosis dispendia multa proueniunt, statuimus quòd dicti Librarij iurent se præstaturos curam & operam efficacem cum omni diligentia & labore, quòd exemplaria vera habeant & correcta, & quòd pro exemplaribus aliquid vltra iustum & moderatum salarium vel mercedem, seu vltra id quod ab Vniuersitate vel deputatis ab ea taxatum fuerit non exigent à quocumque. Item statuimus quòd si forte Librarij supradicti præmissa, vel aliqua de præmissis iurare noluerint, aut circa prædicta, postquam iurauerint, fraudem commiserint, aut ipsa omnia & singula diligenter non obseruauerint, non solù Vniuersitatis gratia & fauore sint penitus alieni, sed & officium quod prius ratione studij exercebant, exercendi liberam non habeant de cætero facultatem: ita quòd nullus Magister aut Scholaris cum Librariis supradictis vllum prorsus commercium aut contractù habere præsumat, postquam dictos Librarios circa præmissa vel aliqua de præmissis constiterit commisisse. Si verò Magister aliquis aut Scholaris contrauenire præsumpserit, beneficio societatis Magistrorum & Scholarium sit eoipso priuatus, donec per ipsam

A 3

Vniuersitatem fuerit restitutus. Acta ex deliberatione & statuta sunt hæc, in congregatione generali Parisius in Capitulo FF. Prædicatorum & sigillo Vniuersitatis sigillata 6. Id. Dec. anno Domini 1275.

Exscriptum ex instrumento deprompto è tabulario ipsius Vniuersitatis munito Vniuersitatis sigillo pendente è filis sericis, & notato hisce maioribus elementis D. 18. QQ.

VNiuersis præsentes literas inspecturis. Vniuesitas Magistrorum & Scholarium Parisius studentium, salutem in Domino sempiternam. Cùm per Librarioru & Stationariorum quàmplurimas versutias & abusiones, à multis retroactis temporibus, circa eorum officia Parisius exercenda negligentia tolerante diuturna, freno nondum correctionis adinuento, quo mediante ad ipsius Vniuersitatis nostræ matris honorem & commodum regulari possent aptiùs & deberent, *infinitis infinita Magistris & Scholaribus illata sint grauamina, ipsaque mater innumeris hactenus extiterit exposita dispendiis, ex illorum multiplici distractione qui commoda sibi, non se commodis studentium applicabant. Cupientes igitur tam præsentium quàm futurorum in exercendis officiis prælibatis, opportunum pro viribus adhibendo remedium, versutiis obuiare, præsenti statuto sancimus.* In primis, *vt nullus ad præfata officia Parisius exercenda deinceps admittatur, nisi vir bonæ famæ, sufficientis literaturæ* quoad librorum notitiam in valore, & ex proborum & fide dignorum testimonio, supra infra scriptis articulis & statutis & aliis aliàs ordinatis tenendis & obseruandis, ad cautionem præstandam sufficiens, *& nisi sit per Vniuersitatem, ad hoc primitùs admissus & iuratus.* Item nullus *Stationarius habeat Clericum ad liberandum exemplar, nisi, priusquam officium exerceat, sit coram Vniuersitate vel saltem coram Rectore & quatuor Procuratoribus iuratus fideliter exercere officium secundum ordinem Vniuersitatis.* Et Rector qui pro tempore fuerit, teneatur nomen iurantis, & tempus præstiti iuramenti reponere in Registro. Item quòd nullus Stationarius exemplar aliquod alienabit, sine eo quòd prius notificet Vniuersitati in congregatione generali, *vt Vniuersitas ordinet viam per quam ipse Stationarius à profectu suo non impediatur, & Vniuersitas exem-*

A ij

plaris, vsu non defraudetur. Item nullus Stationarius denega-
bit exemplaria alicui etiam volenti per illud aliud exemplar
facere, dum tamen pro eo pignus sufficiens exponat & satisfaciat secundum ordinationem Vniuersitatis. *Item nullus*
Stationarius alicui carius locet exemplaria quàm taxata fuerint
per Vniuersitatem, nec conditionibus grauioribus quàm per Vniuer-
sitatem fuerit ordinatum, nisi pretia vltra hebdomadam tenue-
rit. Item si pignora obligata Stationario non leuantur infra
annum, liceat Stationario post annum pignora vendere, per
visum tamen Vniuersitatis. Item *nullus Stationarius exemplar*
locet antequam corrigatur & taxetur per Vniuersitatem. Item ordinauit Vniuersitas quòd quilibet Rector faciet proclamari per
Scholas, si quis inueniat exemplaria corrupta, illa offerat publicè
coram Rectore & Procuratoribus, vt exemplaria corrigantur, &
Stationarij qui talia locat iudicio Vniuersitatis puniantur & Scholaribus emendare cogantur. Item quatuor erunt deputati per Vniuersitatem annuatim ad taxandum libros, & nulli liceat libros taxare, nisi illis quatuor, vel duobus illorum ad minus praesentibus &
taxantibus, & si duo eorum absentes sint vel vnus absens,
tantum percipiet quantum alius praesens & taxans, nisi requisitus ad taxandum venire recusauerit. Item, si contingat
dictos taxatores vel eorum aliquos duci ad aliquam taxationem faciendam per aliquem alium de Librariis, tantum percipiet ille ductor quantum vnus taxatorum, & si plures fuerint ductores, quantum ad perceptionem salarij omnes loco
vnius habeantur. Item *nullus Librarius alij Librario vendat*
librum, nisi prius fuerit per quatuor dies publicè expositus venditioni
apud Fratres, nisi in praesentia vel de voluntate venditoris, nec alicui alij absente venditore, nisi in praesentia duorum testium
fide dignorum. Item quilibet Librarius requisitus per ven-
ditorem vel per aliquem de Deputatis, *teneatur dicere nomen*
emptoris & pretium libri, & emptorem ostendere si fuerit requisitus,
& hoc post venditionem. Item nullus admittatur ad officium Li-
brarij, nisi habito testimonio Deputatorum suae fidelitatis, & data
cautione centum librarum Paris. de respondendo fideliter de sibi
commissis. Item quòd ipsi quatuor Deputati inquirent, si aliquis
non iuratus vtatur officio Librarij vel Stationarij, & habeant po-
testatem capiendi pignora non iuratorum vtentium officiis praedictis.

& ea præsentare coram Vniuersitate in proxima congregatione generali. Et si dicti Deputati, in his exequendis, seruiente indigeant, quilibet seruiens Vniuersitatis iuratus tenebitur per iuramentum suum astare eis, & officium suum gratis & sine difficultate impendere, si fuerit per eorum aliquem requisitus. Item, nullus non iuratus habeat aliquem librum vænalem vltra valorem decem solidorum, nec sub tecto sedeat. Item quilibet Librarius & Stationarius iurabit, quòd dictas ordinationes, quatenus ad se pertinet, obseruabit, & si sciuerit aliquem de dictis officiis dictæ Vniuersitatis ordinationi contrauenire, vel aliquem ad inopiam vergere, illud reuelabit vel reuelari faciet Vniuersitati. Quibus quidem statutis à nobis sic ordinatis.

Et demum anno Domini 1323. die Lunæ ante festum beati Michaëlis Archangeli apud S. Maturinum, in nostra congregatione generali tunc inibi facta, coram nobis singulis, per discretum virum Mag. Ioannem de Achyes tunc nostræ Vniuersitatis Rectorem vocatis, & personaliter comparentibus Stationariis & Librariis infra scriptis, videlicet Thoma de Malbodia, Ioanne Britone alias de S. Paulo, Thoma Normano, Gaufrido Britone Notario publico, Gaufrido de S. Leodegario, Guillelmo le Grand de vico nucum, Anglico, Stephano dicto Sauuage, Gaufrido Lotharingo, Petro dicto Bon-enfant, Thoma de Senonis, Nicolao dicto petit Clerc, Ioanne dicto de Guyuendale Anglico seruiente Vniuersitatis, Ioanne de Meillac, Petro de Perona, eius vxore, Nicolao de Scotia, Radulpho de Varedis, Guillelmo dicto cum Bacculo, Pontio Gilboso de Noblans, Ioanne Ponchet, Ægidio de Viuars, Ioanne Britone Iuuenis, Ioanne de Remis, Nicolao dicto Challamame, Nicolao de Ybuna, Gaufrido dicto le Noymant, Margareta vxore cuiusdam Iacobi de Troancio, & Matthæo de Attrebato, ac Thoma de Wymondlkold Anglico, sponte & ex certa scientia sufficienti deliberatione præhabita super articulis supra scriptis, manibus omnium & singulorum eorumdem ad Crucifixum eleuatis, omnia & singula in supra scriptis articulis seu statutis nostris contenta & aliàs facta, iurauerunt inuiolabiliter obseruare ex tunc in futurum, & non contra facere vel venire, aliqua cautela, vel ingenio, per se, vel per alium, vel alios in futurum. Se, & omnia bona sua mobilia & im-

A iij

mobilia, præsentia & futura vbicumque reperientur, prout
in literis Curiæ Parif. plenius contineri dicitur, penitus
obligantes, & quas literas penes nos reseruamus ad cautelam. *De quo quidem numero Iuratorum quatuor deputatos, de qui-*
bus superius fit mentio, pro anno præsenti eligimus Ioannem de Gey-
uendale prædictum, Ioannem de S. Paulo, Ioannem Britonem Iu-
uenis & Petrum dictum de Perona supradictos, pro taxandis libris
& cæteris supradictis, prout eis competit faciendum ordinamus; &
reseruata nobis potestate anno reuoluto de quatuor aliis ad hæc de-
putandis, prout nobis libuerit pro anno exinde sequenti & sic deinceps.
Quibus sic actis, Nos omnes & singulos supradictos nostros
Iuratos benignè admisimus ad officia supradicta exercenda,
volentes ipsos, & eorũ quemlibet tanquã fideles nostros nostris gaudere priuilegiis, libertatibus & immunitatibus, sic &
prout decet in futurum ipsos sub protectione nostra per præsentes reponendo. In cuius rei testimonium sigillum nostrum
præsentibus literis duximus apponendum. Datum vt supra.
  Exscriptum ex instrumento deprompto è tabulario ipsius Vniuer-
sitatis, & notato hisce elementis D. 18. RR.

Vniuersis præsentes literas inspecturis, Officialis Curiæ
Parisiensis, salutem in Domino. Notũ facimus quòd in
nostra præsentia propter hoc personaliter constitutus Henricus de Corinuia Clericus Librarius Iuratus Vniuersitatis
Parisiensis, volens & concedens sub protectione matris suæ
Vniuersitatis Parisiensis prædictæ viuere, & officiũ Librariæ
bene & fideliter in Villa Parisiensi gerere, nolens nec intendens aliquem Magistrũ vel Scholarem per factum & culpam
ipsius, damnum aliquod incurrere nec etiam detrimentum,
nec quòd magistri nec Scholares dictæ Vniuersitatis per amis-
sionem vel celationem librorum suorum ab ipsis sibi traditorum, per fraudem vel dolum ipsius defraudarentur ac
etiam aliquo modo læderentur, vt dicebat, promisit coram
nobis per ipsius iuramentum se dictum officium Librariæ in
dicta Villa Parisiensi bene & fideliter gerere iuxta posse. Pro
quibus omnibus & eorum singulis adimplendis & etiam obseruandis, dictus Henricus vna cum Ioanne dicto Vachet
ciue Parisiensi commorante ad præsens in vico nucum eius

fideiuſſore, obligauerùnt omnia bona ſua hæredumque ſuorum mobilia & immobilia præſentia & futura, quatenus ad
hoc, iuriſdictioni Curiæ Pariſienſis ſe efficaciter ſupponendo. In cuius rei teſtimonium, ſigillum Curiæ Pariſienſis
prædictæ, literis præſentibus duximus apponendum Datum
anno Domini 1338. die Mercurii ante feſtum beati Remigii.

Exſcriptum ex inſtrumento deprompto è tabulario ipſius Vniuer-
ſitatis, & notato hiſce characteribus. D. 18. N N.

VNiuerſis præſentes literas inſpecturis, Vniuerſitas
Magiſtrorum & Scholarium Pariſius ſtudentium, ſalutem in Domino. Graui querimonia aures noſtras ſæpius
propulſante, ſuper eo quòd per dolum & fraudem Stationariorum & Librariorum, quamuis contra eorum iuramenta contingebat, Magiſtros & Scholares quamplurimùm de-
fraudari, *Præfatos Librarios & Stationarios prout ad nos perti-*
net, coram deputatis à nobis fecimus conuocari, vt iuxta verbum
Saluatoris ſic dicentis, deſcendam & videbo vtrum clamo-
rem, qui venit ad me, opere compleuerint, viderent ſi prædicta veritate niterentur. Coram quibus Deputatis comparentes, & eis diligenter expoſitis articulis eorum officia
tangentibus, ſuper quibus aliàs præſtiterant iuramenta, reperti fuerunt quidam eorum erraſſe & peccaſſe tam ex Statutorum ignorantia, vt dicebant, quàm interpretatione quorumdam Statutorum per eos facta, contra mentem & conſcientiam ſtatuentis. *Et qui anno quolibet, vel quotiéns nobis pla-*
cuerit, tenentur, vt ipſis ſit recens memoria, reuocare iuramenta,
quatuorque principales per nos eligi debent, vel aliàs electi confirma-
ti, ad taxandum libros: ita quod nulli alij liceat libros taxare Pari-
ſius, niſi talibus quatuor duntaxat, ſecundum quod hoc in Statutis
aliàs per nos ſuper hoc factis, latiùs continetur. Hinc eſt quòd,
nos ſuper prædictis ſalubre remedium adhibere cupientes,
Prædictos Librarios & Stationarios ad noſtram congregationem ge-
neralem celebratam, more ſolito apud S. Maturinum, anno Domini
1342. ſexta die Octobris fecimus conuocari, & cuilibet ipſorum,
prout ſuo incumbit officio, tactis ſacroſanctis Euangeliis, fecimus iurare iuramenta, quæ ſequuntur. Primò, *quòd fideli-*
ter & legitimè habebunt libros vænales recipiendo, cuſtodiendo, ex-

ponendo & vendendo eosdem. Item *quòd libros vænales non suppri-*
ment nec celabunt, sed ipsos semper loco & tempore exponent, quando
petentur. Item quòd si à vēditoribus super venditione libri vel Libro-
rum, vocati fuerint vel requisiti, æstimabunt, & dicent bona fide, me-
diante salario, quantū credent librum vel libros ad vendendum obla-
tū vel oblatos iusto & legitimo pretio posse vendi, vt pro eis emere
vellent si Facultas se offerret. Item quòd pretium libri væna-
lis, & nomen illius cuius est liber, in aliqua parte libri patēte
intuenti ponent si velit venditor. Item quòd cum libros vendiderint, eos non assignabunt ex toto, nec transferent in emptores, nec pretium recipiēt pro eisdem, donec denunciaue-
rint venditori vel mandato suo quòd pretium veniat recepturus si velit, & eius copia commodè possit haberi. *Item*
quòd de pretio pro libro vel libris oblato puram & simplicem, sine
fraude & mendacio, dicent veritatem. Item quòd nullus Librarius librum vænalem expositum ab alio Librario, Magistro,
vel Scholari Parisiensi emat, nisi primitùs fuerit portatus
publicè per quatuor dies in sermonibus apud Fratres, &
venditioni expositus, & ostensus petentibus, omni fraude
amotâ: ita tamen quòd si Scholaris vel Magister compulsus
necessitate propter recessum vel aliud, non possent tantum
expectare, *de consensu Rectoris Vniuersitatis qui pro tempore erit,*
Magister vel Scholaris poterunt vendere libros, facta fide de con-
sensu Rectoris per signetum, Librarij poterunt emere libros
sine hoc quod in sermonibus apportentur. *Item quòd nullus*
intromitet se de taxatione librorum quoquomodo, nisi vocatus per
aliquem de principalibus Iuratis. Item quòd ratione libri vel
librorum à venditore, Magistro, vel Scholare nihil exigent,
nec ab emptore actu studente Parisius vltra quatuor denarios de libra, & ab extraneis sex denarios tantum. Item
quòd nullum pactum facient per se vel per alium, directè vel
indirectè de vino recipiendo, vltra illud quod ab Vniuersitate est taxatum, nec occasione maioris vel minoris pretij
pro eorum vino librorum venditio differatur quoquomodo.
Item *de Stationariis, quòd exempla quæ habent, sunt vera & cor-*
recta pro posse. Item *quòd pro exemplaribus vltra id quod ab Vni-*
uersitate taxatum est, non exigent à Scholaribus vel Magistris. Item
quòd pro exemplaribus ab Vniuersitate non taxatis vltra iustum &
moderatum

9

moderatum salarium non exigent. Item quòd non attentabunt aliquid doli vel fraudis circa officium suum, vnde possit studentibus aliquod detrimentum euenire. Item quòd quilibet habeat tabulam de pergameno scriptam in bona litera & patente positam ad fenestram, in quâ scripta sint omnia exemplaria quibus vtitur, & quæ ipse habet cum pretio taxationis eorum. Item si habeant aliqua exemplaria non taxata, ea non communicabunt, donec dictæ Vniuersitati oblata fuerint seu taxata. Item quòd ipsi librorum vtilium pro studio cuiuscumque Facultatis exemplaria, prout meliùs & citiùs poterunt, procurabunt ad commodum studentium, & Stationariorum vtilitatem. Item quòd si contingat quòd habeant aliqua exemplaria noua, ea non communicabunt nec pro se ipsis nec pro aliis, donec fuerint approbata per Vniuersitatem, correcta & taxata. Item quòd non vendent seu alienabunt exemplaria sua, sine consensu Vniuersitatis. Si verò Stationarij contra prænominatos articulos, vel aliquem eorum, aliquid attentare præsumpserint seu contrauenerint, à suo officio sit ille qui hoc fecerit, alienus penitùs & priuatus, vsque ad satisfactionem condignam & reuocationem Vniuersitatis. Nomina verò Librariorum & Stationariorum qui iurauerunt, sunt hæc. Thomas de Senonis, Nicolaus de Branchiis, Ioannes Vachet, Ioannes Parui Anglicus, Guillelmus de Aurelianis, Robertus Scoti, Ioannes dictus Prestre Iean, Ioa. Poniton, Nicolaus Tuel, Gauffridus le Cauchois, Henricus de Cornubia, Henricus de Nenanne, Ioannes Magni, Conrardus Alemanus, Gilbertus de Hollandia, Ioannes de Fonte, Thomas Anglicus, Richardus de Montbaston, Ebertus dictus du Martray, Yuo Greal, Guillelmus dictus le Bourguignon, Matthæus le Vauassor, Guillelmus de Caprosia, Yuo dictus le Breton, Simon dictus l'Eschoiier, Ioannes dictus le Normant, Michaël de Vaqueria & Guillelmus Herberti. Et pro isto anno præsenti eligimus in quatuor principales Librarios taxatores librorum Ioannem de Fonte, Yuonem dictum Greal, Ioannem Vachet & Alanum Britonem seruientem principalem Decretorum Facultatis: ità quòd istis quatuor duntaxat liceat libros taxare, vel saltem duobus ipsorum præsentibus & taxantibus. Et si duo eorum absentes sint, vel vnus tantum absens percipiet quantum alius presens & taxans, nisi requisitus ad taxandum venire recusauerit; Et si contin-

B

gat taxatores & eorum aliquos duci ad aliquam taxationem
faciendam per aliquem alium de Librariis, tantum percipiet
ille ductor quantum vnus taxatorum ; & si plures ductores
fuerint quantum ad participationem salarii omnes loco
vnius habeantur. *Et etiam isti quatuor Deputati inquirant, si
aliquis non Iuratus vtatur officio Librarij vel Stationarij, & habeant potestatem capiendi pignora non Iuratorum vtentium officiis
prædictis & ea præsentare in prima congregatione generali coram
Vniuersitate.* Et si Deputati prædicti in his exequendis seruiente indigeant, quilibet seruiens Vniuersitatis tenebitur
per suum iuramentum adstare eis, & officium suum gratis &
sine difficultate impendere si fuerit per aliquem eorum requisitus. *Et non liceat aliis Librariis non Principalibus taxare
libros quoquomodo, nobis potestatem reseruantes de aliis quatuor pro
anno futuro eligendis, si nobis placuerit & visum fuerit expedire.*
Quibus sic actis, nos omnes & singulos Iuratos nostros benigne admisimus ad officia supradicta exercenda, volentes
ipsos & eorum quemlibet tanquam fideles nostros nostris
gaudere priuilegiis, libertatibus & immunitatibus sic &
prout decet in futurum ipsos sub protectione nostra per præsentes reponendo. In cuius rei testimonium his præsentibus
literis sigillum Vniuersitatis est appensum. Datum anno
Domini 1342. die sexta Octobris.

*Exscriptum ex instrumento deprompto è tabulario ipsius Vni-
uersitatis, & notato hisce characteribus.* D. 18. VV.

Vniuersis præsentes literas inspecturis Officialis Curiæ
Parisiensis, salutem in Domino. Notum facimus, quòd
coram nobis propter hoc personaliter constituti Nicolaus
de Zelandia aliàs Martel & Margareta eius vxor commorantes in quadam domo, sita in magno vico S. Iacobi Parisiensis
tenente ex vna parte domum Millonis dicti le Barbier, & ex
alia parte domum Thomæ de Mendane, tenente retrò domum nobilis & patentis viri D. de Reuello *in censiua Hospi-
talis ac Vniuersitatis Parisiensis,* vt dicebant, iurati asseruerunt
& bona fide promiserunt coram nobis, quòd cùm *dicta Vniuersitas ipsos ad officium Librariæ & Stationariæ librorum receperit.* Ipsi sub dicta Vniuersitate matre sua, volentes & inten-

dentes legaliter viuere, & nullum Magiſtrum, Scholarem,
nec alium in amiſſione vel celatione librorum, nec aliorum,
per ipſorum dolum ſeu culpam lædi vel fraudari, dictum officium ſine damno, cauſis, fraude vel deceptione alicuius Magiſtri vel Scholaris nec alicuius cuiuſcumque perſonæ, ſed
bene & fideliter facient & exercebunt. Pro quibus omnibus & ſingulis adimplendis dicti coniuges prædictæ Vniuerſitati prædictam domum, in qua ad præſens inhabitant, ſpecialiter obligarunt, ac etiam omnia alia bona ſua, mobilia &
immobilia, præſentia & futura vbicumque exiſtentia & poterunt inueniri, iuriſdictionique noſtræ Pariſienſis Curiæ
ſupponendo vbicumque ſe duxerint transferendos. In cuius
rei teſtimonium, ſigillum Curiæ Pariſienſis præſentibus literis duximus apponendum. Datum anno Domini 1350. die
Veneris poſt feſtum beatæ Mariæ Magdalenæ. Signatum
Iaxarest cum ſyngrapha.

*Exſcriptum ex inſtrumento è tabulario ipſius Vniuerſitatis de-
prompto, & notato hiſce characteribus* D. 18. D.

Vniuerſis præſentes literas inſpecturis Ioannes Diaconi de Rhemis Rector Vniuerſitatis Magiſtrorum &
Scholarium Pariſius ſtudentium, ſalutem in Domino ſempi-
ternam. Noueritis quòd in noſtra præſentia perſonaliter
conſtituti Nicolaus de Zelandia aliàs Martel & Margareta
eius vxor Pariſius commorantes, cupientes & deſiderantes
ſub protectione Vniuerſitatis matris noſtræ viuere, & officium Librariæ & Stationariæ ibidem fœliciter exercere,
*nobis humiliter ſupplicarunt quatenus vellemus eoſdem ad iura-
menta, quæ iurauerunt alij Librarij & Stationarij officium
prædictum Pariſius exercentes, admittere. Nos eorum ſupplicationi fauorabiliter annuentes eiſdem expoſuimus & iurare fecimus
omnia iuramenta, aliàs per Vniuerſitatem matrem noſtram antedictam ordinata, quoad officium Librariæ & Stationariæ Pariſius exercendum.* Quibus factis & iuratis nos quantum in
nobis eſt eiſdem conceſſimus, damus & dedimus licentiam emendi & vendendi libros Pariſius & alibi ſecundum
ordinationes & modificationes Vniuerſitatis matris noſtræ
ſæpe dictæ. Ponentes eoſdem tenore præſentium in pro-

B ij

tectione eiufdem Vniuerfitatis matris noftræ, volentes
eofdem tanquam Iuratos noftros gaudere priuilegiis, libertatibus & franchifiis quibus alii Librarii & Stationa-
rii prædictum officium Parifius exercentes, gaudere hactenus confueuerunt. In cuius rei teftimonium figillum Re-
-ctoriæ dictæ Vniuerfitatis præfentibus literis duximus apponendum. Datum anno Domini 1351. die 8. menfis Iunii,
Signatum P. C. DEDVRAN cum fyngrapha.

*Exfcriptum ex inftrumento è tabulario ipfius Vniuerfitatis de-
prompto, & notato hifce characteribus.* D. 18. OO.

VNiuerfis præfentes literas infpecturis Officialis Parifienfis, falutem in Domino Notum facimus, quòd coram nobis perfonaliter conftitutus Stephanus de Fontanis
commorans Parifius diu, *eft de nouo receptus & admiffus per Rectorem Vniuerfitatis Parifienfis ad officium Librariæ in Vrbe Parifienfi exercendum, priùs ad hoc fufficiens & idoneus repertus ex
relatione Iuratorum in tali officio* Quapropter dictus Stephanus quoad prædictum officium fideliter excercendum, &
Scholaribus venditorum & emptorum ab eodem librorum,
ratione dictæ mercaturæ, de vicio & emptione & aliis, indemnes penitus obferuando, fpontanea voluntate obligauit
coram nobis omnia bona fua mobilia & immobilia quocumque & vbicumque exiftentia poterunt inueniri, vfque ad
fummam & valorem 40. lib. par. Se quoad hoc, iurifdictio-
ni & coercitioni Curiæ Parifienfis fpecialiter fupponendo,
vbicumque fe duxerit transferendum; renuncians in hoc
facto per eius fidem & iuramentum ad fancta Dei Euange-
lia, ab eodem corporaliter coram nobis præftitum, omnibus exceptionibus quibufcumque tam iuris quam facti Ca-
nonici & Ciuilis, quæ contra tenorem præfentium dici poffent modo quolibet vel opponi; iuri etiam dicenti generalem renunciationem non valere. In cuius rei teftimonium,
figillum Curiæ Parifienfis præfentibus literis duximus apponendum. Datum anno Domini 1367. die Lunæ poft feftum beati Michaëlis Archangeli. Signatum I. DEFONCE,
cum fyngrapha.

Exscriptum ex instrumento è tabulario ipsius Vniuersitatis de-
prompto, & notato hisce characteribus. D. 18. OO.

A Tous ceux qui ces presentes lettres verront, Hugue
Aubriot Garde de la Preuosté de Paris, salut. Sçauoir
faisons que pardeuant nous vint en Iugement *Henry Luillier*
Libraire demourant à Paris Iuré de l'Vniuersité de Paris, & afferma en bonne verité pardeuãt nous, *que de nouuel ladite Vni-*
uersité de Paris l'auoit ordõné & institué vn des quatre principaux
Libraires Iurez de ladite Vniuersité, pour priser & taxer Liures en
ladite Ville de Paris de l'authorité de ladite Vniuersité de Paris.
Et pour ce ledit Henry Luillier de son bon gré & bonne
voulanté, sans contrainte, ou aucune deceuance, de son
propre mouuement & certaine science promit & iura en
nostre presence, *que bien iustement & loyaument tous les Liures*
qui monstrés luy seront, à son poüuoir taxera & prisera, ledit office
gardera, fera, exercera bien & loyaument, sans fraude, ne faueur, &
à ladite Vniuersité obeïra, & l'ordonance de Libraire Iuré gardera
bien & loyaument sans enfraindre. Et à ce fut presens pardeuant Nous Robert l'Escuier Libraire & Raoul d'Orliens
demourans à Paris, qui de leur bonne voulanté, sans contrainte ou aucune deceuance, à la priere & requeste dudit
Henry Luillier, s'establirent pleiges chacun pour le tout &
s'obligerent enuers ladite Vniuersité chacun pour le tout
iusques à la somme de cent liures par. que ledit Henry fera
& exercera bien, loyaument, sans fraude; promettans lesdits
Henry Robert & Raoul d'Orliens par leur serment, & par
la foy de leur corps pour ce donnée corporellement en nostre main, que contre les choses contenuës en ces presentes
ils n'iront, aller n'y venir feront par eux, ne par autres ou
temps aduenir au contraire, & rendront & payeront tous
cousts, dommages, despens, interests qui faits seroient par
leur defaut. Et pour tout ce que dit est enteriner & accomplir les dessusdits nommés, & chacun deux pour le tout, ont
obligé & obligent eux, leurs hoirs, tous leurs biens, & les
biens de leurs hoirs, meubles & immeubles, presens & aduenir quels qu'ils soient, lesquels ils ont sousmis quand à ce à
la iurisdiction, execution & cõtrainte de nous & de nos Suc-

B iij

cesseurs Preuosts de Paris, & à toutes autres Iustices & Iu-
risdictions, où ils seront & pourront estre trouués, pour ces
lettres accomplir, & mesmement ledit Henry son corps,
pour se mettre & tenir prison fermée outre le guichet du
Chastelet de Paris, & par tout ailleurs où il pourra estre
trouué, à ses cousts & despens ; renonçant en ce fait lesdits
obligés par leur foy & serment à tout ce qui tant de fait
comme de droit, l'on pourroit dire & alleguer contre la teneur de ces lettres, & contre aucune choses des choses dessus-dites, & au droit disant generalle renonciation non valoir. En tesmoin de ce nous auons mis à ces Lettres le seel
de ladite Preuosté l'an 1370. le Lundy 10. iour de Mars.
Signé F O V R Q V A V T auec paraphe.

*Extraict d'vne lettre tirée des Archiues de l'Vniuersité de Paris,
& cottée D. 18. O O.*

ANno Domini 1370. congregatione Vniuersitatis generali facta apud S. Maturinū per iuramentum 23. Nouembris, Rector duos articulos proposuit ibidem determinan-
dos. Primus articulus fuit, super *punitione Librariorum delin-*
quentium in suis Officiis iniuste gubernatis, quibus correctis super
eorum admissione, & cęterorū consimilia habentium officia,
ad renouationem audiendam iuramentorum super obligationibus
suis fide-iussoriis exhibendis à quibuscumque aliquos receperint
libros vendendos. Cui articulo cum suis membris seruandis
Natio nostra deliberando assentiebat. Secundus articulus concernens *appellationem quandam factam per Collegium Facultatis*
Decretorum, nullius virtutis in Natione reputabatur.

VNiuersis præsentes literas inspecturis Officialis Curiæ
Parisiensis, salutem in Domino. Notum facimus quòd
coram nobis Ioanne Cardonis & Nicolao Charronis Clericis Notariis nostris Iuratis, propter hoc personaliter constitutus M. Guidomarus Senis *Magister in Artibus* in vico nucum citra apud pontem Paris. commorans *Stationarius Iu-*
ratus, & vnus de quatuor Librariis superioribus Iuratis ab Vni-
uersitate Parisiensi quoad taxandum, cognoscendum & appretian-
dum libros Magistrorum & Scholarium cuiuslibet Facultatis, quo-

tiescumque à dicta Vniuersitate, vel aliquo ab eadem, seu quocumque alio requisiti fuerint, deputati, volens & cupiens sub protectione matris suæ Vniuersitatis prædictæ viuere, & officium
Librariæ, Stationariæ, & officium prædictorum quatuor Librariorum superiorum Iuratorum bene & fideliter in Villa Parisiensi gerere. Nolens nec intendens aliquem Magistrum seu Scholarem
per culpam & factum ipsius, damnum aliquod incurrere nec etiam
detrimentum; nec quòd Magistri seu Scholares dictæ Vniuersitatis
per umissionem, celationem vel taxationem seu appretiationem librorum suorum ab ipsis eidem traditorum vel per eum cum aliis Iuratis taxatorum, per culpam vel dolum ipsius defraudarentur, vel
in aliquo læderentur, vt dicebat, promisit coram nobis per ipsius
iuramentum, quòd dictum officium Stationariæ & Librariæ
in Villa Parisiensi bene & fideliter ac solicite faciet & exer-
cebit, ac libros appretiandos fideliter appretiabit & taxabit secundùm quod iustitia suadebit, & omnia alia dicto officio annexa seu
pertinentia fideliter faciet pro posse suo secundùm quòd hactenus in
talibus est fieri consuetum. Pro quibus omnibus & singulis adimplendis & etiam obseruandis dictus M. Guidomarus obligauit domum suam de Vannis, vineas & reditus suos ac omnia bona sua hæredumque suorum mobilia & immobilia
præsentia & futura. Et cum hoc Ioannes Corderij Cordu-
benarius iuxta scutum S. Georgij in vico Citharæ, Martinus
Adestre in domo FF. Carmelitarum & eorumdem Bidellus
commorantes Parisius coram nobis Notariis Iuratis, propter hoc personaliter constituti, pro præmissis omnibus &
eorum quolibet tenendis & obseruandis, obligauerunt se &
eorum quemlibet in solidum coram nobis Iuratis Notariis
prædictis, fide data in manibus nostris in plegiis & fideiusso-
ribus, pro dicto M. Guidomaro vsque ad summam ducentarum librarum par. obligantes etiam omnia bona sua hæredumque suorum mobilia & immobilia præsentia & futura, vsque ad prædictam pecuniæ summam, pro dicto M. Guidomaro reddendam, & si necesse fuerit, persoluendam. Et
quoad hoc supposuerunt se iurisdictioni & coercitioni Curiæ Parisiensis, vbicumque se duxerint transferendos; renunciantes in hoc facto omni exceptioni doli mali, fraudis,
læsionis, deceptionis, omni actioni iuris vel facti, & omni-

busaliis exceptionibus, defensionibus & cauillationibus quibuscumque, quæ contra præmissa dici possent vel opponi. In cuius rei testimonium, sigillum Curiæ Parisiensis præsentibus literis duximus apponendum. Datum anno Domini 1377. die 21. mensis Octobris. Signatum I. CHARRONIS cum syngrapha ita est. I. ARDONIS cum syngrapha ita est.

Escriptum ex instramento è tabulario ipsius Vniuersitatis deprompto, & notato hisce characteribus D. 18. XX.

G Villelmus Gorran Rector Vniuersitatis Magistrorum & Scholarium Parisius studentium, Vniuersis præsentes literas inspecturis, salutem in Domino. Noueritis quòd in nostra præsentia personaliter constitutus Stephanus dictus Angeuin Scriptor Parisius commorans Clericus Senonensis Diœc. Volens & desiderans sub protectione Vniuersitatis matris nostræ viuere, *ac officium Scripturæ & Librariatus ibidem exercere*, nobis humiliter supplicauit, quatenus eumdem vellemus ad officium prædictum exercendum admittere. *Nos autem super bona fama, bonaque vita, conuersatione ac sufficienti literatura ipsius primitùs, vt decebat informati, habitaque cautione sufficienti ab eodem, prædictum Stephanum iurari fecimus iuramenta in officio Scripturæ & Librariatus in Vniuersitate prædicta iurari consueta.* Et ad requisitionem nostram omnia eius bona mobilia & immobilia nobis obligauit per suum iuramentum, Nobisque & Vniuersitati promisit & asseruit de reddendo Magistros & Scholares indemnes, qui libros sibi tradiderint ad vendendum. Quare ipsum gaudere volumus tenore præsentium franchisiis, libertatibus, priuilegiis & immunitatibus, quibus alij Librarij & Scriptores officium prædictum in Vniuersitate prædicta exercentes gaudere consueuerunt. Datum sub sigillo Rectoriæ Vniuersitatis prædictæ anno Domini 1378. die 5. mensis Iunij. Signatum I. GORELLI cum syngrapha.

Exscriptum ex instrumento è tabulario ipsius Vniuersitatis deprompto, & notato hisce characteribus. D. 18. T.

A Tous ceux qui ces Lettres verront, Hugue Aubriot Cheualier Garde de la Preuosté de Paris, salut. Sçauoir

17

uoir faisons, que pardeuant Estienne de Mirabel & Nicaise
le Muſnier Notaires du Roy nostre Sire au Chaſtelet de Paris fut preſent *Gaucher Beliart Libraire demourant à Paris,*
lequel Gaucher afferma en bonne verité pardeuant leſdits Notaires comme en droit pardeuant Nous que com-
me le Recteur apreſent de l'Vniuerſité de Paris le ait fait, crée &
ordonné Libraire pour ladite Vniuerſité pour faire bien & loyaument, ſans aucune deception ou fraude tout ce qui en tel cas eſt accou-
ſtumé à faire & appartient & qu'vn Libraire de ladite Vniuerſité
peut & doit faire &c. Ce que iceluy Gaucher a promis
& iuré, & encore par la teneur de ces preſentes Lettres pro-
met & iure par ſon ſerment, & par la foy de ſon corps pour
ce baillée corporellement és mains deſdits Notaires comme en la noſtre de iceluy office de Libraire de ladite Vniuerſité &
toutes les appartenances d'iceluy office, faire & exercer bien & loyaument ſans y faire ou ſouffrir eſtre fait à ſon pouuoir aucune deception &
fraude ou mauuaitié qui ſoit ou puiſſe eſtre ou dommage, preiudice,
lezion ou villennie de ladite Vniuerſité des Eſcholiers ou frequentans
icelle, &c. & ſur peine de 50. liur. par. qu'il engagea és mains deſdits Notaires comme en la noſtre, & promit deſmaintenant
pour lors & delors côme maintenant payer & rendre au Recteur de ladite Vniuerſité qui eſt apreſent, & qui ſera pour le temps
aduenir ou au porteur de ces Lettres pour ladite Vniuerſité,
ou cas que defaut y auroit de bien & loyaument exercer
iceluy office comme dit eſt. A ce vint & fut preſent pardé-
uant leſdits Notaires Giraut Iulien Courtier de Vin demeurant à Paris ſi comme ils dit, lequel pleigea ledit Gaucher de toute loyauté, & à la premiere requeſte d'iceluy
Gaucher ſe conſtitua & conſtituë principal payeur de ladite ſomme de 50. liur. par. ou cas deſſus-dit, promettent
leſdits Michel & pleige par leurs ſermens & par la foy de
leurs corps, & chacun pourtât comme il luy touche, à auoir
& tenu faire tout ce que dit eſt, & à non venir ne faire ou
ſouffrir, aller ou venir au contraire comment que ce ſoit,
& rendre & payer tous couſts, deſpens, dommages & inte-
reſts qui faits ſeroient par defaut de ce que deſſus non ac-
comply ſur l'obligation de tous leurs biens, meubles & immeubles, preſens & aduenir qu'il en a ſouſmis quand à ce à

C

Iustice, & par toutes Iustices où ils seront trouués pour ces
Lettres, & leur contenu du tout enteriner & accomplir, re-
nonçeants en ce fait expressément lesdits Gaucher, pleige
par leurs dits serment & foy à toutes exceptions & autres
choses quelconques, qui ayder & valoir leurs pourroient
ou à l'vn d'eux à venir & dire contre ces Lettres, ou l'execution ou effet d'icelles, & au droit disants general renonciation non valoir. En tesmoin de ce, Nous à la relation desdits Notaires, auons mis à ces Lettres le seel de la Preuosté
de Paris, l'an 1378. le Mardy dernier iour d'Aoust. Signés,
N. LEMVNIER, MIRABEL, auec paraphes.

Vniuersis literas inspecturis, Thomas de Bencuriâ
Rector Vniuersitatis Magistrorum & Scholarium Parisius studentium, salutem in Domino sempiternam, *Vt ait*
Seneca, non amicitiæ reddas testimonium, sed veritati : Et huic
consonat verbum Philosophi primo Ethicorum dicentis,
quòd ambobus existentibus amicis sanctum est præhonorare verita-
tem. Hinc est quòd nos non solùm amicitia moti, sed etiam
veritate verum testimonium perhibemus, quòd dilectus noster Petrus Dareynes *Illuminator librorum fuit & est ac esse in-*
tendit verus Illuminator Iuratus & de numero Iuratorum Vniuer-
sitatis Pariensis matris nostræ. Et hoc omnibus & singulis quorum interest tenore præsentium significamus : *Quare ipsum*
Petrum & omnia bona sua quæcumque sint sub nostra & dicta Vni-
uersitatis protectione, tuitione, tutela & custodia ponimus per præ-
sentes, volentes ipsum Petrum ac eius Familiam occasione ipsius
priuilegiis, franchisiis & libertatibus nostris gaudere, tueri & de-
fendere vbicumque se duxerit transferendum. In cuius rei testimonium, sigillum Rectoriæ dictæ Vniuersitatis præsentibus
literis duximus apponendum. Datum Parisius anno Domini 1383. die 12. mensis Septembris. Signatum A. ODONIS
cum syngrapha.

Exscriptum ex instrumento è tabulario ipsius Vniuersitatis de-
prompto, & notato hisce elementis D. 18. OO.

Vniuersis præsentes literas inspecturis Ioannes Mo-
ràme Rector Vniuersitatis Magistrorum & Schola-

rium Parisius studentium, salutem in Domino sempiternam.
Notum facimus, quòd in nostra præsentia propter hoc personaliter constitutus discretus vir Ioannes Monachi Clericus Pergamenarius & Librarius Vniuersitatis Parisiensis matris nostræ, cupiens & desiderans sub protectione & custodia dictæ Vniuersitatis matris nostræ viuere, *& officium Librariatus ibidem fideliter & legaliter exercere, nobis humiliter supplicauit quatenus ipsum vellemus* ad iuramenta quæ iurauerunt
alij Librarij & Pergamenarij prædictum officium exercentes.* Nos
autem ipsius supplicationi fauorabiliter annuentes, eidem
exposuimus *& iurare fecimus omnia iuramenta aliàs per dictam
Vniuersitatem matrem nostram ordinata, quoad officium prædictum
Parisius exercendum.* Omnibus factis & iuratis, nos inquantum nobis est eidem concessimus, dedimus, & tenore præsentium *damus & concedimus licentiam emendi, & vendendi libros
Parisius, secundùm ordinationes & modificationes aliàs per dictam
Vniuersitatem factas, & fieri consuetas.* Ipsum ponentes sub nostra & dictæ Vniuersitatis protectione, tutela & custodia per
præsentes, *volentes ipsum tanquam Iuratum nostrum, & eius Familiam occasione ipsius priuilegiis, franchisiis & libertatibus gaudere quibus alij Librarij Iurati prædictum officium exercentes gaudere hactenus consueuerunt.* In cuius rei testimonium, sigillum
Rectoriæ dictæ Vniuersitatis præsentibus literis duximus
apponendum. Datum Parisius anno Domini 1386. die 23.
mensis Februarij. Signatum I. GORELLI cum syngrapha.
*Exscriptum ex instrumento è tabulario ipsius Vniuersitatis de-
prompto, & notato hisce characteribus.* D. 18. P.

V Niuersis præsentes literas inspecturis Hugo de Lan-
dau Rector Vniuersitatis Magistrorum & Scholarium
Parisius studentium, salutem in Domino sempiternam. Notum facimus, quòd in præsentia nostra personaliter constitutus Robertus Iacquin Parisius commorans, & Librarius
Vniuersitatis nostræ Parisiensis, cupiens & desiderans sub
nostra protectione & custodia viuere, *& officium Librariæ,
Stationariæ, ac papyriæ exercere, nobis humiliter supplicauit quatenus vellemus ipsum admittere ad iuramenta quæ iurauerunt alij
Librarij officium prædictum exercentes.* Nos autem eius suppli-

cationi in hac parte fauorabiliter annuentes, *eidem exposui-*
mus & iurare fecimus ea quæ in talibus sunt iuranda, ac omnia
alia & singula per matrem nostram Vniuersitatem ordinata, quo ad
dictum officium Parisius exercendum. Quibus sic factis, & coram nobis iuratis, nos inquantum in nobis est, eidem Roberto concessimus, dedimus, & tenore præsentium inuesti-
mus, *damusque eidem Roberto licentiam ac plenam & liberam po-*
testatem libros emendi & vendendi Parisius, secundum ordinatio-
nes, modificationes & statuta matris nostræ Vniuersitatis prædictæ,
volentes quod eumdem Robertum tanquam Iuratum nostrum priui-
legiis, franchisiis & libertatibus nostris, & quibus alij Librarij
prædictum officium exercentes gaudere hactenus consueuerunt. Pro
quibus omnibus & singulis firmiter tenendis & inuiolabiliter obseruandis, dictus Robertus obligauit omnia bona sua
quæcumque, vsque ad valorem seu summam in Statuto Vniuersitatis contentam. In omnium & singulorum testimonium præmissorum & certitudinem pleniorem, sigillum Rectoriæ dictæ Vniuersitatis præsentibus literis duximus apponendum. Datum Parisius anno Domini 1387. die penultima
mensis Nouembris. Signatum Ioannes Socii cum
syngrapha.

Exscriptum ex instrumento è tabulario ipsius Vniuersitatis de-
prompto, & notato hisce characteribus. D. 18. Y.

Vniuersis præsentes literas inspecturis Petrus de Ruella Rector Vniuersitatis Magistrorum & Scholarium
Parisius studentium, salutem in Domino sempiternam. *Vt*
ait Seneca, non amicitiæ reddas testimonium, sed veritati. Et huic
consonat verbum Philosophi primo Ethicorum dicentis,
quòd ambobus existentibus amicis sanctum est præhonorare verita-
tem. Hinc est quòd nos, non solùm amicitia moti, sed etiam
veritate verum testimonium perhibemus, quòd dilectus noster Simon Millon Parisius commorans *fuit & est verus Li-*
brarius & Ligator Librorum Iuratus & de numero Iuratorum
Vniuersitatis Parisiensis matris nostræ. Et hoc omnibus quorum interest, tenore præsentium significamus: *quare ipsum*
Simonem Librarium, & omnia bona sua quæcumque sint sub no-
stra & dictæ Vniuersitatis protectione, tuitione, tutela & custo-

dia ponimus per præsentes, volentes ipsum Simonem ac eius Familiam occasione ipsius priuilegiis, franchisiis, & libertatibus nostris gaudere, tueri & defendere vbicūmque se duxerit transferendum. In cuius rei testimonium, sigillum Rectoriæ dictæ Vniuersitatis præsentibus literis duximus apponendum. Datum Parisius anno Domini 1388. die 3. mensis Septembris. Signatum F. OLIVERII cum syngraphā.

Exscriptum ex instrumento è tabulario ipsius Vniuersitatis depromto, & notato hisce elementis. Du 18. F.

ANdry Leureux Marchand Bourgeois de Paris, & Gilr de Pauillon Tailleur de Robes Bourgeois de Paris, confessent que de nouuel M. Michel du Riez *Maistre en Arts, Licentié en Loix, & Bachelier en Decret,* a esté fait & créé vn des quatre Libraires Principaux de l'Vniuersité de Paris. Et pour ce qu'il est accoustumé, que iceux Iurez à leur creation baillent caution de deux cens liures par. qu'eux Andry & Gille, à la requeste & priere dudit M. Michel s'establissent & constituent pleiges & cautions enuers nostre mere l'Vniuersité de Paris iusques à ladite somme de deux cens liures parisis, pour fournir droit, restituer & reparer toutes fautes, mesprises & interests, que ladite nostre mere l'Vniuersité, ou autres auroient & soustenus de par le fait dudit M. Michel, ou fait & dependences de son dit Office. Et icelle somme de deux cens liures parisis iceux Andry, Gille & chacun pour le tout, gaigent & promettent payer à ladite nostre Mere ou au porteur, toutes fois que besoin en sera. Promettent & obligent vn chacun pour le tout, &c. Renonçant, Fait l'an 1408. le Ieudy 18. iour d'Octobre. Signé, G. PORET, & M. BREIVL auec paraphes.

Extraict d'une Lettre en parchemin tirée des Archiues de l'Vniuersité & cotté D. 181. YY.

CHarles par la grace de Dieu Roy de France, au Preuost de Paris, ou à son Lieutenant, salut. De la partie de nostre tres-chere & tres amée Fille l'Vniuersité de Paris, Nous a esté exposé en complaignant, que iaçoit que par les Priui-

C iij

leges par nos Predecesseurs & nous, à nostre dite Fille donnés & octroyés, & autrement duëment à icelle nostre Fille,
& non à autre, compete & appartient *de mettre & instituer
tous les Libraires vendans & achetans liures, soient en François ou
en Latin en nostre dite Ville de Paris, & d'iceux Libraires receuoir le serment en tel cas accoustumé, & apres ledit serment ainsi receu, iceux Libraires ainsi Iurés, examinés & approuués, & non autres, peuuent achepter tous liures tant en François qu'en Latin &
les vendre,* & sont tenus de les mettre auant, & porter par
trois iours de feste en trois sermons publics de nostre
dite Fille, afin que chacun les puisse voir & aduiser, pour obuier à plusieurs inconueniens, qui y sont auenus ou temps
passé, & aduiennent de iour en iour par le fait & coulpe de
plusieurs mauuaises personnes, qui en plusieurs Eglises &
autres lieux de nostre Royaume ou autre part, ont plusieurs
fois autrement que duëment pris & emporté plusieurs liures, desquels les aucuns qui sont venus és mains desdits
Libraires Iurés, & par eux mis en vente publiquement par
la fourme & maniere dessus declarée, ont esté trouués & re-
couurés par ceux qui perdu les auoient, & les mal faicteurs
qui les auoient emblés ou induëment pris ont esté punis. Et
les autres Liures qui par auenture ont esté vendus clandestinement, & ne sont point venus és mains desdits Libraires
Iurés, ont esté & sont perdus à ceux de qui ils estoient, & est
en auenture que iamais ne viennent à leur connoissance.
Pour lesquels & plusieurs autres inconueniens eschiuer, &
que si autres personnes que lesdits Libraires Iurés auoient
loy d'acheter Liures, & les reuendre à leur plaisir, plusieurs
en acheteroient, sans enquérir ne sçauoir de quel lieu ils
viendroient, ne s'ils seroient bien ou mal pris & les reuen-
droient clandestinement & en tapinage, que iamais ne viendroient à la connoissance de ceux qui perdus les auroient,
dont plusieurs grands inconueniens s'en pourroient ensuit,
& si seroit contre le bien de la chose publique, *fut ja pieça
ordonné & aduisé, que nuls autres que ceux qui par nostre dite Fille
auroient esté & seroient examinés, approuués & Iurés par la maniere, que dit est, peussent ne deussent acheter Liures autans fussent en
François, ou en Latin pour les reuendre.* Et neantmoins, il est

venu à la connoissance de nostre dite Fille, que plusieurs
personnes de ladite Ville de Paris ou d'ailleurs non Iurés ne
approuués par icelle nostredite Fille, ne connoissans ou du
fait de Libraires les aucuns Frippiers, les autres Ferrons,
Merciers, Pelleriers, & aussi plusieurs ieunes Venderesses
de plusieurs denrées, *en venants formellement contre lesdits Pri-*
uileges, & attentants folement contre iceux, se sont efforcés &
efforcent de iour en iour d'acheter & reuendre plusieurs Liures tant en François qu'en Latin, & de eux mesler dudit fait
de Libraires, & iceux Liures dont ils ont souuentefois grand
marché, pour ce que ceux qui leurs vendent, les peuuent
auoir soustrais, emblés ou induëment pris, comme il est aduenu & aduient souuent, ils vendent clandestinement, sans
les porter ne mettre à vante esdits sermons, ne és autres places & lieux publics & ordonnés en nostre dite Ville de
Paris, dont plusieurs personnes ont esté deceus & grandement endommagés. Et plusieurs grandes plaintes en sont
venus à nostre dite Fille, & lesdits Libraires Iurés en ont
plusieurs fois esté mescreus de auoir eu la connoissance desdits Liures ainsi perdus & adirés, jaçoit ce qu'il n'en fut rien.
Lesquelles choses ont esté & sont faites contre raison, la
fourme & teneur desdits Priuileges octroyés à nostre dite
fille, & autrement en son tres-grand preiudice & dommage
& de la chose publique, & seroient encore plus, se par nous
n'y estoit pourueu de remede conuenable, si comme nostre
dite Fille dit requerant humblement iceluy. *Pource est il que*
nous les choses dessus-dites attenduës & considerées voulant à nostre
pouuoir obseruer & garder les priuileges, franchises & libertez par
nosdits Predecesseurs & Nous octroyés à nostre dite fille, &
obuier aux dessus-dits inconueniens & autres semblables,
Vous mandons & estroitement enjoingnons, & pource que
vous estes deputé Conseruateur de parnous desdits priuileges, fran-
chises & libertez octroyez à nostre dite Fille & aux Suppostz d'icelle,
& si estes nostre plus prochain Iuge desdites parties, com-
mettons si mestier est, que vous faites ou faites faire tantost &
sans delai, inhibitions & deffenses de parnous publiquement & so-
lennellement, par les lieux & places publiques de nostre dite Ville de
Paris, & partout ailleurs ou il appartiendra, sur certaines &

grosses peines à appliquer à nous, ausdits Frippiers, Merciers, Ferrons, Pelletiers, Vendeurs & Venderesses de quelconques autres denrées, & généralement à tous autres à qui il appartiendra, & dont par nostre fille vous serez requis, que nul ne soit si osé ne si hardi, que dudit fait de Libraire, ne de vendre ne acheter pour reuendre Liures aucuns, soient en François ou en Latin; ils ne aucun d'eux se entremettent, ou entremette aucunement doresnauant, sur peine d'amende voluntaire à nous, & de perdre lesdits Liures qui trouuez seront en leur puissance, se non premierement & auant tout œuure, ils ayent esté ou soient duëment examinés & approuués par nostre dite Fille l'Vniuersité de Paris, & Iurés à icelle; & que de ce faire ils ayent de nostre dite Fille lettres de congé & licence, Ne vous souffrés ces choses estre autrement faites, mais se aucuns sont trouués faisans le côtraire, corrigés les, & punissés selon l'exigence des cas, si & par telle maniere, que ce soit exemple à tous autres : Car ainsi le voulons & nous plaist estre fait, & à nostre dite Fille l'auons octroyé & octroyôs de grace specialle par ces presentes, nonobstât quelcôques lettres subrepticement imperrées ou à impetrer au contraire. Mandons & commandons à tous nos Iusticiers, Officiers & Sujets que à vous & à vos Commis & deputés en ce faisant obissent & entendent diligemment. Donné à Paris le 20. iour de Iuin, l'an de grace 1411. & de nostre Regne le 31. Par le Roy en son Conseil, & plus bas IEBVNEL, auec paraphe, & seellée de cire iaune en queuë de parchemin & cottée D. 18. D D D.

IEan Pocquet L'aisné Libraire Iuré en l'Vniuersité de Paris du nombre des vingt-quatre, & Pierre Bourdaut Marchand Parcheminier Iuré en ladite Vniuersité demeurant à Paris en la ruë de Quinquempoix, se constituent & establissent chacun deux pour le tout pleiges & cautions, iusques à la somme de cent liures parisis, ou telle autre somme au dessous, que mestier sera, à & enuers Monsieur le Recteur de l'Vniuersité de Paris, & Messieurs les Docteurs, Maistres, Regens & Escholiers estudians en icelle Vniuersité, & autres personnes qu'il appartiendra. Pour l'exercice dudit office de Libraire deuement exercer par ledit Iean Pocquet, & pour rendre & restituer

& reſtituer à iceux Docteurs, Maiſtres, Regens & Eſcholiers ou autres perſonnes qu'il appartiendra les liures qui
audit Pocquet ſeroient ou ſeront baillés à vendre ou autrement, ou les deniers de la vente d'iceux & autrement en la
maniere accouſtumée ; *& tout ſelon ce qu'il eſt en ce tenu par les*
Statuts & Ordonnances dudit Office de Librairie ſur ce eſcrits &
enregiſtrés en ladite Vniuerſité. Et laquelle ſomme de cent liures pariſis, ou telle autre ſomme ou au deſſous que meſtier
ſera ou ſeroit, pour fournir, payer, enteriner & accomplir
les choſes deſſus-dites, ils gagent & promettent chacun
pour le tout rendre, reſtituer & payer *à iceux Monſieur le*
Recteur de ladite Vniuerſité preſent & aduenir, Docteurs, Mai-
ſtres, Regens & Eſcholiers, ou autres perſonnes qu'il appartiendra ;
au cas que à la cauſe deſſus-dite ledit Iean Pocquet ſeroit
ou ſera trouué eſtre tenu à ce, & ſi toſt & quand le cas auien-
droit ou aduiendra, promettans, &c. obligeans chacun pour
le tout, renonçans. Fait l'an 1448. le Ieudy 18. iour d'A-
vril apres Paſques. Signé I A Q V E T & I. Q VATRELIVRES
auec paraphes.

A Nno Domini 1456. 19 Iunij congregata fuit Vniuerſitas apud S. Maturinum, *ad reformandum Librarios*
Vniuerſitatis, & ad conferendum officium Librariatus
vacans. Vniuerſitas confert illud officium Librariatus Martino Guignon. Et placet, *quòd alij Librarij, qui non debitè*
exercent ſua officia, citentur & moneantur, & maximè illi qui ſe
immiſcent miniſteriis vilibus.

A Nno Domini 1458. 19. Septembris congregata erat
alma Vniuerſitas Pariſienſis, *ſuper reformatione Libra-*
riorum, Placuit *reformare Librarios, & quòd Librarij conuoca-*
rentur ad audienda eorum ſtatuta.

A Nno Domini 1465. 24. menſis Ianuarij quæ fuit dies
Veneris honorandus D. Rector conuocauit ſolennes
Deputatos apud S. Maturinum hora ſecunda, *ad viſitandum*
articulos & iuramenta Librariorum per D. Rectorem de latino in
gallicum tranſlata, & ad inueniendum modum procedendi contra

abusores illi us officij. Super quo extitit conclusum quòd copia dictorum articulorum dictis Librariis dabitur, *& venient*
in prima congregatione præstitum iuramenta, & qui non fuerint
capaces, priuabuntur.

ANno Domini 1475. die verò 6. Aprilis congregata fuit
veneranda Parif. Vniuerfitas apud S. Maturinum, super
collatione aliquorum officiorum videlicet *magni Librarij &*
parui Librarij. Electus eft difcretus vir nomine Bon-homme
filius Afpafi *in magnū Librarium, Et in paruum* electus fuit Renaldus moram ducens prope vicum ftraminis. Supplicauerunt præfati viri scilicet filius Afpafi & Renaldus pro officiis
Librariorum, quorum fupplicationes fuerunt conceffæ.

ANno Domini 1475. die Martis 18. Iulij fuit alma Parif.
Vniuerfitas apud S. Bernardum super duobus articu-
lis folenniter congregata. Primus fuit, *super collatione Officij*
magni Librarij. Secundus fuit *super fupplicationibus & iniu-*
riis. Quantum ad primum articulum placuit Nationi hoc officium
alicui viro ad hoc exercendum idoneo conferre, deditque venerabili
& fcientifico viro M. Petro Noagenar. Quantum ad fecundum articulum, supplicauerunt duo pro ifto officio videlicet M. Petrus Noagener & Ia. in vico Carmelitarum commorans. Sed, vt dictum eft, *hoc officium eft M. Petro à Natio-*
ne collatum.

ANno Domini 1486. die verò 4. Ianuarij fuit alma Parif. Vniuerfitas per D. Rectorem apud S. Maturinum
folenniter congregata super duobus articulis. Primus fuit,
ad difponendum de officio magni Librariatus vacante per mortem
Guymer. Et quantum ad hoc fuerunt plures pro dicto officio
fupplicantes, quorum vnus fuit Alanus Spinefort qui tene-
bat officium parui Librariatus, alter fuit Mag. Ia. Morart,
quòd quidem officium Natio dedit dicto Morart quem reputauit
idoneum ad illud exercendum. Voluit infuper, quòd fi aliæ Natio-
nes & Facultates fuperiores conferrent dictum officium prædicto
Alano, quòd Mag. Ia. Morart prænominatus haberet offi-
cium dicti Alani; & fi contingeret, quòd Vniuerfitas con-

ferret dictum officium alicui minimè ad hoc idoneo secundum reformationem Curiæ Parlamenti super hoc à paucis annis factam, Natio appellabat ad quem vel ad quos. Quantum ad secundum supplicauit D. Rector pro consilio, auxilio & fauore in agendis Vniuersitatis, *cuius supplicationi annuit Natio.* Supplicauerunt insuper Carolus Fernandus, & Io. eius frater Oratores egregij pro literis commendatitiis ad supremam Regiam Maiestatem, quorum supplicationi annuit Natio, *dummodo essent Iurati Vniuersitatis Parisiensis.* Actum præsentibus notabilibus viris MM. Io. de Campis, Eleutherio Audacis, Ioa. Helle, & multis aliis teste signo meo manuali hîc apposito anno & die suprádictis. G. BACHELEROT cum syngrapha.

ANno Domini 1488. die verò 21. Iunij fuit alma mater Vniuersitas in S. Maturino horâ septimâ matutinâ solenniter congregata, super collatione seu prouisione cuiusdã officij parui Librariatus vacantis *per decessum M. Michaëlis de Pons, dum viueret, Aduocati Regij in Curia Parlamenti. Veneráda Picardorum Natio mater mea retracta ad partem, more solito, voluit & decreuit,* quòd huiusmodi officium parui Librariatus conferretur seu daretur M. Iacobo Morart Diœc. Tornac. *& quantum in se fuit dedit & contulit.* Acta fuerunt hæc, præsentibus venerabilibus & circumspectis viris ac Magistris Michaële Pame Receptore, Petro Ruimont, Petro Gouy, Petro Bouuart, Bertrando Pigonce, Eligio de Vangernes, Io. de Campis & pluribus aliis, teste signo meo manuali hîc apposito, anno, mense & die prædictis. Signatum GVARD cum syngrapha.

ANno Domini 1504. 19. mensis Martij fuit alma Parisiensis Vniuersitas accersita per D. Rectorem apud S. Maturinum *super collatione cuiusdam parui Librariatus vacantis per mortem M. Reginaldi du Hamel. Veneranda Picardorum Natio liberè contulit dictum officium parui Librariatus seu Stationarij supplicanti in propria scilicet Ioanni* . Signatum P. DE RVELLA cum syngrapha.

ANno Domini 1507. die mensis Februarij 28. alma Parisiorum Vniuersitas apud S. Maturinum per D. Rectorem conuocata extitit, super prouisione officij Librariatus vacantis per obitum defuncti . . . . *Placuit venerandæ Nationi Picardiæ matri meæ conferre officium Librariatus, vt præmittitur vacans, soli supplicanti, videlicet Io. Barbier.* Acta fuerunt hæc præsentibus scientificis & grauissimis viris & Magistris Antonio Pelin dictæ Nationis Receptore, Ioa. de Campis teste signo meo manuali hic apposito anno & die prædictis. Signatum POTEE cum syngrapha.

LOVIS XII. *par sa Declaration du* 9. *Avril* 1513. *sur la remonstrance & exposition de l'Vniuersité de Paris, que de tous temps & d'ancienneté ont esté establis & ordonnés certains Libraires, Relieurs, Enlumineurs & Escriuains, comme Supposts & Officiers d'icelle Vniuersité: lesquels ont accoustumé aussi de tout temps & d'ancienneté estre tenus francs, quittes & exempts de toutes tailles, imposts, dons, prests, octrois, impositions & autres aydes quelsconques: lequel nombre desdits Supposts a esté limité, moderé & reduit au nombre de trente par ses Predecesseurs Roys. C'est à sçauoir vingt-quatre Libraires, deux Relieurs, deux Enlumineurs & deux Escriuains Iurés en ladite Vniuersité; les declara quittes & exemts de contribution, octroy & impost: Comme aussi declara les liures soient en Latin ou François, reliez ou non reliez, estre francs, quittes & exemts de tous peages, chef-d'œuure, chaussée, imposition foraine ou priuée, quelque part qu'ils soient transportés, soit par eaüe ou par terre.* Ce que François premier ratifia & confirma par sa Declaration du 20. Octobre 1516.

DIe 8. Octobris anni 1521. *super instructione D. Rectoris* fuerunt conuocati & congregati DD. Deputati Vniuersitatis. D. antiquus Rector instruxit *de libro contra F. Lutherum. De Librariis & Impressoribus. De requesta porrigenda Dominis de Curia Parlamenti contra Impressores & Librarios. De Librariis qui vendunt librum intitulatum aduersus Theologastros furiosos. Comparuit Coráldus Librarius . . . assertus vendere libros per Vniuersitatem vetitos,* qui allegauit non fuisse à decem septimanis Parisiis; & de libro Lutheri & maximè de libro intitulato aduersus furiosos, &c. numquam aliquid sciuisse,

ſed dixit patrẽ ſuæ vxoris qui moratur Lugduni ipſos miſiſſe
vna cum aliis libris, & dixit ſine facultate vendidiſſe. DD.
Decani Facultatum Theologiæ & Medicinæ,& Procuratores quatuor Nationum poſt relationem D. antiqui Rectoris
de requeſta porrigatur,compareant Librarij in Vniuerſitate.

ANno Domini 1522. Ianuarij inſignis & ſcientifica Pariſiorum Vniuerſitas apud ædes diui Maturini congre-
gata eſt *ſuper prouiſione & collatione officij magni Librariatus per
mortem quondam   tunc vacantis & alterius officij parui*
Librariatus per reſignationem. *Placuit Nationi conferre officium illud magni Librariatus prouido & diſcreto viro Ioa. Neoſ-
ſert: Officium verò parui Librariatus Petro Viart cuius in fauorem reſignatum eſt.*

ANno Domini 1527. prid. No. Iunij alma Pariſiorum
Academia in ædibus Maturinis per digniſſimum D.
Rectorem conuocata eſt. Supplicauit D. Procurator Fiſcalis,*vt quidam Librarius vocaretur qui priùs citatus fuerat nomine
Vniuerſitatis. Fuit concluſum quòd Theologi viderent de illo
libro, cùm Theologiam tractaret.* Signatum BERNARDI
cum ſyngrapha.

ANno Domini 1530. 22. Maij in diui Maturini æde Pariſienſium Academia florentiſſima conuocata eſt hono-
rabiliter. Tertius articulus concernit *Ioa. Parui Bibliopolæ
ſupplicationem ſuper Vniuerſitatis adiunctione obtinenda, ad procedendum in quodam proceſſu eius & ſuæ facultatis.* Huic tertio
ſic dictum eſt, proſequatur.

ANno Domini 1531. 4. Kal. Martias habita ſunt flo-
rentiſſimæ Vniuerſitatis comitia, *poſtulantibus Librariis Iuratis, vt ſuo ſolito iure, quo nunc plane defraudantur, gaudeant. Annuerunt omnes,voluereque quia hæreſeos notis contaminati libri huc deferri alibi impreſſi ſolent, vt non priùs diuendantur
quàm ab ipſis (de nouis loquor) viſitentur, & à Theologorum
Collegio fuerint iudicati, alienum à ſanâ doctrinâ nihil continere.*
Quòd vt commodiùs fieret peti voluit *Vniuerſitatis nomine*

D iij

Senatus authoritate id licere & sanciri. Signatum R. HEROT cum syngrapha.

ANno Domini 1538. 7. Kal. Nouembris *Natio contulit officium Librariatus vacans per mortem Guillelmi Hardouin Guillelmo Merlin.* In reliquis consensit Nationibus.

ANno Domini 1538. Id. Dec. conuocabatur Vniuersitas super admittendis resignationibus duabus, altera erat *vnius Papietarij in fauorem cuiusdam cognomine Niuelles, altera vnius Librarij in fauorem Keruer iunioris, vtramque admisit Natio.*

ANno Domini 1538. 21. Februarij conuocata fuit tota Academia Parisiensis. Supplicauit D. Procurator publicus, vt omnes dicerent quidnam sentirent *de officio excudendi libros Græcos D. Conrado Neobario à Regia Maieftate concesso.* Quibus auditis mox post consilium hac de re habitum, conclusit D. Rector ex omnium suffragiis *Vniuersitatem congratulari prædicto Conrado* : sperabat enim non parùm commodi exinde totam rem nostram literariam consecuturam.

DIe Veneris in crastino festi diui Ioannis 25 mensis Iunij anno Domini 1540. DD. Deputati conuocati fuerunt apud coenobium diui Maturini hora tertia à prandio *super inftruttione D. Nicolai Martimbos moderni Rectoris.* D. Rector expoſuit cauſam conuocationis. D. Vigoreus antiquus Rector *instruxit* eumdem D. modernum Rectorem *de querimonia Librariorum qui quotidie coguntur per Præfectum Parisiensem custodias feu vigilias facere, vti alij Mechanici huius Vrbis, contra priuilegia Vniuersitati & eisdem Librariis à Regibus Franciæ concessis:* Propterea die Lunæ vltima ipse ac duo Notarij Castelleti Parif. arcam communem dictæ Vniuerfitatis adierunt, exemplaque siue copiam nonnullorum priuilegiorum de exemptione custodiæ mentionem facientium acceperunt, *vt confirmatio siue noua declaratio à D. nostro Rege obtineatur si commodè fieri poterit.*

François premier par sa Declaration du 5. Iuin 1543. sur la remonstrance de l'Vniuersité, apres auoir veu ses priuileges, & confirmation d'iceux, exemta du guet, garde des portes, & toute contribution à iceux les Libraires, Relieurs, Enlumineurs, Escriuains Iurez, qui sont en nombre trente. Les quatre Papetiers & quatre Parcheminiers.

Die Mercurij 31. mensis Maj 1559. apud cœnobium sancti Maturini in aula eiusdem cœnobij horâ secundâ à meridie congregati fuerunt DD. Deputati Vniuersitatis Parisiensis. Ibidem comparuerunt venerabiles & circumspecti viri DD. Petrus Ramyn Rector, D. de Courcelles Doctor Theologus loco sui Decani, Franciscus Brigard Doctor & Decanus Facultatis Medicinæ, Procurator Franciæ & Martinus Mesnart Procurator Fiscalis eiusdem Vniuersitatis, Exposuit D. Rector causam congregationis his verbis, scitis superioribus comitiis statutum fuisse, vt renouarentur iuramenta Librariorum, & darent fide-iussores.

D. de Courcelles rogat vt diligentissimè curet imposterùm ea iuramenta renouanda per Librarios eiusdem Vniuersitatis.

D. Brigard de Librariis eiusdem sum opinionis cuius eram, vt imposterùm cogantur Librarij quotquot admittentur vt dent fide-iussores & præstent iuramenta.

D. Procurator Franciæ idem censet cum DD. Decanis de Librariis.

Deinde comparuerunt *quatuor maiores Librarij eiusdem Vniuersitatis, & eis iniunctum vt obseruent Statuta Vniuersitatis, & maximè Ioa. le Preux, vt secundùm Ordinationem & Decretum Vniuersitatis det fide-iussorem ducentarum librarum par. Qui vero ante recepti sunt non cogantur dare fide-iussores, sed hi tantùm qui recipiendi sunt.* Et ita conclusum extitit.

ANno Domini 1566. die 23. mensis Iulij apud S. Maturinum solenniter, vt moris est, horâ secundâ à meridie congregati fuerunt DD. Deputati Vniuersitatis *ad recipiendum iuramentum à Librariis de adeundis Processionibus.* Ibidem comparuerunt Michaël Vascosan, Ioannes de Roigny,

Guillelmus Merlin, Hieronymus de Marnef, Ioannes Foucher, Sebaftianus Niuelle, Guillelmus Cauellat, Dionyfius Pauger, Ægidius Gourbin, Thomas Bremon, Stephanus Petit, Guillelmus Guillart, Petrus Drouart, Guillelmus Merlin innior, Michaël Sonnius, Galliotus du Pré, Gabriel Buon, Ioannes Ricouart Librarij Iurati & Ioannes Caniuet Religator prædictæ Vniuerfitatis, qui iuramentum prædictum præftiterunt.

ANno Domini 1567. die 12. Ianuarij horâ octauâ matutinâ apud S. Maturinum folenniter, vt moris eft, congregata fuit alma Vniuerfitas ftudij Parifienfis, fuper libello fupplici Regiæ Maieftati porrecto pro impreffione librorum. Exponendo caufam congregationis D. Rector conqueftus eft *de Librariis & aliis Officiariis, qui fupplicationibus publicis non adfunt.*

Ipfa Vniuerfitas vnanimi confenfu *Librarios & Impreffores cenfet monendos, vt in fuis Officinis tabellas ponant, quibus pretium fuorum librorum appareat, iuxta Vniuerfitatis antiquum Detretu. Illos & alios Officiarios mulctandos, qui non adfuerunt publicis fupplicationibus.* Et ita per D. Rectorem conclufum extitit.

Du Vendredy 3. iour de Septembre 1568.

INformation faite. Honorable homme Henry de Marnef Marchand Libraire Iuré de l'Vniuerfité de Paris, demeurant au clos Bruneau, âgé de 53. ans ou enuiron, tefmoin produit de la partie du Procureur Fifcal, iuré, ouy & examiné pardeuant nous, apres le ferment par luy fait, a dit qu'il a bonne cognoiffance de Pierre Ricouart long-temps, parce qu'il eft fon parent & allié; Et fçait que ledit Ricouart a . . . efté pourueu de l'Eftat de Libraire Iuré de ladite Vniuerfité par la refignation de fon deffunt pere, & qu'il a exercé ledit eftat auparauant & depuis fa reception, & ne fçait s'il exerce à prefent ledit eftat de Libraire, & qu'il eft à prefent pourueu d'vn eftat de Mefureur de Charbon de la Ville de Paris, duquel il iouït à prefent. Et eft tout ce qu'il a dit & depofé diligemment enquis & examiné. Signé H. DE MARNEF auec paraphe.

Honorable

Honorable homme Michel Iullien Marchand Libraire Iuré de l'Vniuerfité de Paris, demeurant au clos Bruneau, âgé de 35. ans ou enuiron, tefmoin produit de la partie dudit Procureur Fifcal, iuré, ouy & examiné pardeuãt nous, apres ferment a dit qu'il à connoiffance de Pierre Ricouart, pour l'auoir veu ce iourd'huy peu auparauant fa depofition, & qu'il a ouy dire audit Ricouart qu'il eft Libraire Iuré de ladite Vniuerfité. Enquis s'il fçait qu'il tient boutique, à dit qu'il ne fçait, & qu'il a ouy dire audit Ricouart qu'il eft Charbonnier, & à vn Commis pour fon eftat de Libraire, & à payé fon ouuerture de boutique à la Confrairie, & eft tout ce qu'il a dit. Signé M. IVLLIEN auec paraphe.

Honorable homme Sebaftien Niuelle Marchand Librai-re Iuré en l'Vniuerfité de Paris demeurant ruë S. Iacques à l'enfeigne des Cycognes pres fainct Benoift âgé de 43. ans ou enuiron, tefmoin produit, iuré, ouy & examiné comme les precedens, apres fermẽt à dit auoir bonne cõnoiffance de Pierre Ricouart il y a 10. ou 12. ans, fçait ou il demeure: parce qu'il a veu ledit Ricouart faire exercice de l'eftat de Librai-re en la maifon de defunct Iean Ricouart fon pere. Et dit fçauoir ledit Ricouart eftre pourueu de l'eftat de Libraire Iuré par la refignation dudit deffunct fon pere. Ne fçait s'il tient boutique, & s'il exerce l'eftat de Libraire en ladite Vniuerfité pour le prefent, & dit fçauoir ledit Ricouart auoir efté pourueu de l'eftat de mefureur de Charbon en l'Hoftel de Ville de Paris, & qu'il a ouy dire audit Ricouart qu'il a vn Commis audit eftat de Charbonnier. Et eft tout ce qu'il a dit. Signé SEB. NIVELLE auec paraphe.

Honorable homme Iean Ricouart Libraire Iuré de l'V-niuerfité de Paris, demeurãt ruë Iean de l'Efpine au Barillet âgé de 38. ans ou enuiron, apres ferment par luy fait, inter-rogé s'il eft pas pourueu de l'eftat de Libraire Iuré en ladite Vniuerfité, a dit que ouy par la refignation de deffunct Pierre Ricouart fon pere, il y a 12. ans & plus; & que lors de fa prouifion il fe tenoit au logis de defunct fon pere, & fai-foit l'exercice de l'eftat de Libraire auec ledit deffunct, & que fon dit pere eft decedé il y a douze ans & plus, & qu'il a depuis ledit deced.   en la maifon dudit

E

deffunct, & icelle delaiſſée quatre ou cinq ans ou
enuiron, & qu'il a fait exercice de l'eſtat de Libraire, &a
tenu boutique à la Tabletterie, & au bout du pont Noſtre-
Dame. Enquis s'il a fait imprimer aucuns liures, à dit depuis
quatre ou cinq ans, & par quel Imprimeur a dit qu'il a fait
imprimer aucuns liures: mais ne ſçait quels, & par quel Imprimeur, & ne luy ſouuient quel argent il bailla aux Imprimeurs pour iournée; qu'il a acheté la rame de papier à imprimer quinze ſols ou vingt ſols; qu'il n'achete, & ne vend
que des Heures & du papier, & tient ſa boutique auec vne
ſienne ſœur ſur le Pont Noſtre Dame, & eſt aſſocié auec
elle depuis trois mois en ça; Et auparauant qu'il tenoit ſa
boutique à l'entrée de la ruë de la Vannerie, & que les Heures qu'il vend, ne ſont imprimez en ſon nom, mais qu'il les
achete & les reuend, & qu'il achete des liures chez ſa mere,
& non à autres perſonnes pour reuendre. Enquis s'il eſt pas
pourueu d'vn eſtat de meſureur de Charbon en l'Hoſtel de
Ville, a dit que ouy, & qu'il en a eſté pourueu depuis cinq
ou ſix mois. Enquis s'il a exercé ledit eſtat en perſonne, a
dit qu'il a bien pû mettre la main à faire ledit exercice, &
qu'il va ordinairement tous les iours à la Gréve pour ſes affaires. Enquis s'il va pas en Gréve principallement pour
faire l'exercice dudit eſtat de Meſureur de Charbon, & non
pour autre, a dit qu'il y va pour ſes affaires, & n'a voulu autrement reſpondre, interrogé pour quelles affaires & interpellé de reſpondre, n'a voulu ce faire, & dit qu'il a reſpondu;
interpellé de ſigner ſa confeſſion a eſté de ce faire refuſant,
& a dit que s'il eſtoit beſoin de la ſigner qu'il la ſignera, &
ne la voulu à preſent ſigner.

ANno Domini 1568. die Veneris 17. Septembris apud
Collegium Sorbonæ, in Sacello eiuſdem Collegii congregati fuerunt horâ primâ à meridie D. Rector & Deputati almæ Vniuerſitatis Pariſienſis, *ſuper optione faciendâ â*
Ioanne Ricouart Librario Iurato Vniuerſitatis de officio Libra-
riatus vel Carbonariatus quod exercet. Expoſitâ per dictum
D. Rectorem congregationis cauſâ, petrus Ricouart vocatus comparuit, qui adiuratus à D. Rectore, a dit qu'il eſt Li-

braire demeurant ruë Iean de l'Espine exerçant ledit estat de Libraire, & a loué vne boutique en la ruë de la Iurie depuis quinze iours ença, & n'est encore dressée, & qu'il á tousiours demeuré chez sa mere ; & a tousiours tenu boutique, & vendu des Heures, & qu'il a pris l'estat de Mesureur de Charbon, lequel il n'exerce, ains qu'il le fait exercer par son Homme ; & neantmoins qu'ayant temps competant, se demettra dudit estat de Charbonnier, & a opté ledit estat de Libraire, & a requis vn an de delay, pour soy demettre dudit estat de Charbonnier.

Maturis deliberationibus inter ipsos DD. *Deputatos præhabitis, iidem* DD. *Deputati iniunxerunt Ioanni Ricouart Librario, vt desistat intra tres menses ab arte Carbonaria quam exercet, & die diui Remigij proxima Librariatus officium exerceat, & officinam habeat sub pœna priuationis.* Et ita conclusit D. Rector.

Die Sabbati 27. Ianuarii 1571. congregati DD. Deputati horâ octauâ apud S. Maturinum, comparuerunt DD. de Berenne Rector, Faber Doctor Theologus, Suger Doctor & Decanus Iuris Canonici, de la Croix, Pilaguelle Doctores eiusdem Facultatis : Franciæ, Picardiæ Procuratores. Exposuit D. Rector causam congregationis *de manibus auxiliaribus porrigendis Officiariis Vniuersitatis aduersus Præfectum Vrbis & Decuriones.* D. Vigner dixit se audiuisse D. Præfectum Vrbis & Decuriones curauisse *vt Librarij expuncti à Regiftris contribuant pro sumptibus,* supplicauit *vt viri authoritatis ad eos mittantur, qui cum illis possint pacisci de his quæ agenda sunt.*

D. Faber probat consilium D. Procuratoris vt conueniamus Præfectum Vrbis & Decuriones, mittendos viros authoritatis.

D. Sugerius res est magni momenti, officium est Vniuersitatis eos vindicare, ne distrahantur à gremio Vniuersitatis quando procedemus ad Regiam Maiestatem. De impositionibus & distractione Officiariorum, omnia exquirenda antequam veniamus ad Iudicem, Conueniendum D. Præfectum Mercatorum.

E ij

D. de la Croix duos deligendos ex singulis Ordinibus, nominat D. Fabrum, Pilaguelle.

D. Pilaguelle supplicat vt fines deligantur quibus poterit se continere.

D. Procurator Picardiæ, ad adeundum Præfectum Vrbis, nominat D. Fabrum, Pilaguelle, de la Croix.

Ex his deliberationibus, non est opus vt censeatis rogandos esse D D. Fabrum, Pilaguelle & de la Croix vt adeant cum Procuratore Fiscali   qui tractent negotium, Datis illis vestram de hac re potestatem.

Le Parlement par Arrest du 23. Mars 1574. fit inhibitions & deffenses aux Fermiers, leurs Successeurs & Commis de plus prendre, leuer, ne exiger aucun droict, ne deniers sur les especes de liures, Librairie.

Iacques Keruer Imprimeur par la recommandation du Cardinal de Rambouillet, auoit obtenu à Rome de nostre S. Pere le Pape le priuilege confirmé de l'authorité du Roy, d'imprimer seul dans le Royaume de France les Breuiaires & Heures de Nostre-Dame, selon la regle & vsage du Concile de Trente, Et ce priuilege auoit esté authorisé par le Roy.

Vniuersis præsentes literas inspecturis Rector & Vniuersitas studii parisiensis salutem in Domino. Notum facimus, quòd die datæ præsentium apud S. Maturinũ soleniter, vt moris est, debitè conuocati & cõgregati, de nonnullis rebus honorẽ Vniuersitatis tangentibus deliberaturi ; ex nostris certis sententiis & spontaneis voluntatibus nostros fecimus, cõstituimus, creauimus & ... facimusque constituimus & ... Procuratores speciales & generales, ita tamẽ quòd specialitas generalitati non deroget nec econtra, venerabiles viros & Magistros   absentes tanquam præsentes, latores seu exhibitores præsentiũ & eum quemlibet in solidum, ad specialiter & expressè supplicandum & impetrandum à SS. D. nostro Papa, *quatenus Breuiaria, Missalia, Diurnalia & Officium beatæ Mariæ Virginis ad Tridentinæ Synodi regulam examinata & diligentissimè reformata typis committantur ab omnibus Librariis, qui eadem excudere priùs soliti sunt : ita tamen quòd præfati Librarij hæreticæ prauitatis non sint labe & macula contaminati, omnique suspicione vacent & careant, habeantque locupletissimum testimonium Pastorum suorum Ecclesiasticorum Parochialium, Vicariorum vicem gubernatorum, duorum in sacra Theologiæ Facultate Doctorum, simul etiam suorum Episcoporum itemque Rectoris suæ Vniuersitatis. Id autem ita fieri, vt omnia priuilegia anteà impetrata reuocentur tanquam obreptitia & con*

tia vtilitatem publicam, quæ non patitur vt dictorum Breuia-
riorum, Missalium, Diurnalium & Officiorum beatæ Mariæ
venditio & commercium penes vnum solum Mercatorem maneat,
ne monopolium exerceatur; & ne dicti libri omnibus Fidelibus neces-
sarij longè cariori pretio venderentur; & generaliter omnia alia
& singula circa præmissa necessaria & opportuna faciendum, dicendum, gerendum & exercendum, & quæ nos met-
ipsi faceremus & facere possemus, si præmissis omnibus &
singulis præsentes & personaliter interessemus, etiamsi talia
fierent quæ mandatum exigerent magis speciale. Promittentes sub nostrorum mobilium & immobilium præsentium
& futurorum hypotheca & obligatione, omnia nos rata &
grata habere ac perpetuò habituros circa id & quicquid
per dictos Procuratores nostros & eorū quemlibet actum,
dictum, factum gestumve per Scribam nostrum fieri & signa-
ri, sigilliqueRectoriæ nostræ Vniuersitatis iussimus & fecimus appositione muniri. Acta fuerunt hæc Parisiis in dicta
nostra congregatione generali apud S. Maturinum solenniter celebrata anno 1572. die 2. mensis Octobris.

Die Veneris 23. Nouembris 1576. congregati DD. Deputati horâ secundâ à meridie apud Collegium Sorbonæ in aula eiusdem Collegij. Exposuit D. Rector causam
congregationis. *Librarij Iurati conqueruntur quòd multi me-
chanicæ artis venditioni exponunt libros, & furtim rapiuntur libri,
prouidendum huic morbo. Lectus fuit libellus supplex Librariorum. Censuerunt adiunctionem illis concedendam.*

Alius articulus *de Librariis qui typis exponunt libros depra-
uatæ Religionis;* vocaui Librarios quosdam non Iuratos qui
nolunt respondere. Quidam typis mandauit librum quemdam perniciosum, vocatur Borel Librarius, non ipse per se,
sed per quemdam nomine Richer. Videndum quomodo
prohibeatur ille liber. Liber supplex porrigatur Senatui, vt
prouideat Senatus in eos Librarios non Iuratos qui nolunt
comparere.

Censetis aduersus Librarios non Iuratos, qui dicunt se
non velle profiteri coram D. Rectore, libellum supplicem
Senatui porrigendum.

E iij

La Cour par son Arrest du 27. Iuin 1577. donné sur la Requeste des Recteur, Docteurs, Regens & ses vingt-quatres Libraires Iurez, fit inhibitions & deffenses d'acheter aucuns liures, que premierement l'on n'ayt asseurance ou adueu de ceux qui les font vendre; de n'acheter liures des Escholiers sans adueu de leurs Peres, Maistres, Regens & Pedagogues, à peine de punition corporelle. Fit aussi deffenses à toutes personnes de faire aucune prisée ou inuentaire d'aucuns liures blancs ou reliez, neuf ou frippez, sinon ausdits vingt-quatre Iurez.

ANno Domini 1582. die 24. Octobris horâ primâ pomeridiana D. Blasius Martinus *secundùm* Academiæ Rector in ædes Cœnomanas conuocandos curauit Deputatos Academiæ, & quatuor Procuratores deliberaturos, *quid statui debebat de Librariis, Pergamenariis & cæteris Academiæ Officiariis, à quibus Rex petebat sexaginta aureos.* Statutum autem est libellum supplicem Regiæ Maiestati esse porrigendum, quo immunitatem Officiariorum, quam promiserat se daturum, dum rediret è Polonia in Galliam doceretur.

Henry III. par sa Declaration du dernier Avril 1583. ne voulut que les Imprimeurs & Fondeurs fussent compris entre les Artisans Mechaniques, & les exemta de contributions.

DIe Veneris 11. Maij 1584. apud Collegium Cardinalis Monachi horâ secundâ à meridie, in aula congregati fuerunt DD. Deputati Vniuersitatis Parisiensis. Comparuerunt DD. Damon Rector, Ioannes Faber Doctor & Syndicus Theologiæ loco eius Decani, Picardiæ, Normaniæ Nationum Procuratores, Vigner Procurator Fiscalis & Geruais Quæstor. Exposuit D. Rector causam congregationis. *De Librariis an eodem iure debeant frui hi qui non sunt Iurati.* Supplicauit D. Rector deliberari siue importentur siue exportentur libri debeant esse immunes: an velitis iuxta diploma Regium libellum supplicem porrigi Regi.

D. Faber non existimo libellum porrigendum Regi, nisi ipsi conditioni addatur clausula, *vt libri non sint contra Religionem.*

D. Procurator Picardiæ porrigendum libellum, modò addatur hæc particula, *ne libri sint contra Religionem.*

D. Procurator Normániæ omnes libri sunt immunes, dummodo non sint *contra Religionem Catholicam, Apostolicam & Romanam.*

Censetis libellum supplicem concedendum Librariis Iuratis, ea lege vt contineatur particula de libris hæreticis, *vt puniantur si euehant aut exportent libros contra Religionem Catholicam.*

Par Arrest du Conseil d'Estat du 22. Septembre 1587. sur la Requeste de l'Vniuersité, conformément aux priuileges a elle octroyez, tous les liures reliez & non reliez qui seront apportez en ce Royaume de païs estrange, ou transportez d'iceluy par les Libraires de l'Vniuersité sans fraude, sont declarez quittes & exempts de tous droicts d'entrée, issuë, impositions, peages, trauers, & generalement de tous subsides mis sur toutes autres especes de marchandise. Et sous les liures apportez ou transportez hors du Royaume, par autres Marchands & Libraires non priuilegiez sous le nom supposé ou accommodé des Libraires de ladite Vniuersité, sont declarez acquis & confisquez au Roy.

Die Lunæ 20. mensis Iunij 1594. apud S. Maturinum solenniter, vt moris est, horâ solitâ matutinâ congregata extitit alma Vniuersitas studij Parisiensis, *super preuisione quatuor officiorum Librariorum Iuratorum eiusdem Vniuersitatis vacantium per mortem seu obitum nunc defunctorum Iacobi Dupuis, Baptistæ Dupuis, Nicolai Niuelle Felicique le Magnier, dum viuerent, eorumdem officiorum possessorum pacificorum.* Supplicauit honestus vir Ioa. Feurier Librarius, ad officium Librarij eiusdem Vniuersitatis vacans per mortem seu obitum nunc defuncti Nicolai Niuelle admitti & illud sibi conferri. Supplicauit Ioa. Housse ad officium Librarii dictæ Vniuersitatis vacans per mortem nunc defuncti Iac. Dupuis admitti & illud sibi conferri. Supplicauit Petrus Berthault ad officium Librarii dictæ Vniuersitatis vacans per mortem Felici le Magnier admitti & illud sibi conferri. Item etiam supplicauit Stephanus Vallet ad officium Librarii eiusdem Vniuersitatis vacans per mortem deffuncti Baptistæ Dupuis admitti & illud sibi conferri. M. Nicolaus Vigner Procurator Fiscalis Vniuersitatis supplicauit, *vt qui admittuntur ad huiusmodi officia Librarij, curent inscribi intra mensem in libris Curiæ Dominorum Iuuaminum seu Generalium, aliàs vacent eorum officia & producant testes suæ Religionis.* Maturis deliberationibus præhabitis ipsa Vniuersitas vnanimi voto & consensu censuit *admittendos & sufficiendos ad officia Librariorum Iuratorum eiusdem Vniuersitatis honestos viros Ioa. Feurier, Ioa. Housse, Petrum Bertault & Stephanum Vallet, ea conditione vt producant testes suæ Religionis, & curent inscribi intra mensem in libris & registris Curiæ DD. Generalium; ita vt vacent eorum officia.* Nec non descendit in causam Pergamenariorum eiusdem Vniuersitatis, qui supplicauerunt pro adiunctione, eorum tamen sumptibus & impensis. Et ita per D. Rectorem & eandem Vniuersitatem conclusum extitit.

Par Arrest du Conseil d'Estat du 17. Decembre 1594. les Imprimeurs, Libraires & Relieurs de l'Vniuersité, en consequence des priuileges, & qu'ils ne sont qu'vn corps non d'Artisans, mais de ladite Vniuersité, furent deschargez des sommes qu'on leur demandoit pour le droit de confirmation de leurs priuileges ou autrement, à cause du nouuel aduenement du Roy à la Couronne.

Die Sabbati 15. mensis Februarii 1603. alma Vniuersitas Parisiensis apud S. Maturinū congregata horâ octauâ matutinâ *contulit officia Illuminatorum Iuratorum eiusdem Vniuersitatis vacantia per mortem seu obitum Bardini Auffroy & I. Gossart prouidis viris Antonio Touda & Simoni Guerrin.*

Die 18. Iunii apud S. Maturinum solenniter, vt moris est, horâ solitâ matutinâ congregata extitit alma Vniuersitas Parisiensis, super publicis supplicationibus D. Nicolai Beuger Rectoris ad ædem diuorum Geruasii & Prothasii indictis. Exposuit D. Rector causam congregationis. Supplicauit D. Procurator Fiscalis, *vt cura habeatur de Librariis in excudendis libris.*

Vniuersitas ipsa censet *curam habendam de Librariis in excudendis libris.* Et ita per D. Rectorem conclusum extitit.

De

DE l'Ordonnance de Nous Recteur de l'Vniuersité de Paris, Il est enjoint à Dauid Douceur Libraire Iuré en ladite Vniuersité, de comparoir ce iourd'huy à vne heure de releuée en nostre Hostel au College de Boncour, pour respondre sur certaines plaintes à nous faites, touchant l'impression d'vn certain liure intitulé la Sagesse composé par deffunct Maistre Pierre Charron. Lequel liure, ledit Douceur se veut ingerer d'imprimer, sans auoir esté veu & approuué des Docteurs en Theologie; lequel mesmes n'a esté receu par ledit deffunct Charron; Et à faute de comparoir par ledit Douceur, & où il voudroit passer outre à l'impression dudit liure, sera procedé à l'encontre de luy ainsi que de raison, & soit signifié. Du Mercredy 31. iour de Decembre 1603. Signé LETVS Recteur, DVVAL. Par commandement dudit Sieur Recteur.

Les an & iour que dessus, la presente Ordonnance à esté signifiée & d'icelle baillé copie à Dauid Douceur, parlant à sa femme en son domicile, à ce qu'il n'en pretende cause d'ignorance, & luy ay donné assignation à estre & comparoistre ce iourd'huy à vne heure de releuée en l'Hostel, & pardeuant ledit sieur Recteur au College de Boncour, pour respondre sur le contenu en ladite Ordonnance. Fait par moy Charles Maheu Bedeau de la Nation d'Allemagne, en presence d'Estienne Robert & Claude Scipion tesmoins. Signé MAHEV.

Du Mercredy 31. iour de Decembre l'an 1603.

AViourd'huy Messieurs les Recteur & Deputés de l'Vniuersité de Paris, assemblés & congregés au College de Boncour en la Chambre de Monsieur Maistre Iacques Leheu Recteur en ladite Vniuersité, apres que Dauid Douceur Libraire en ladite Vniuersité pour ce mandé, & ouy; il a esté ordonné, que deffenses luy sont faites d'imprimer le liure pretendu intitulé de la Sagesse, fait par deffunct Maistre Pierre Charron, iusques à ce que ledit liure ait esté diligemment veu & approuué par Messieurs de la Faculté de Theologie de Paris, ou les Deputez d'icelle. Fait les an & iour que dessus. Signé DVVAL.

Le contenu cy-dessus a esté signifié, & baillé copie à Dauid Douceur Libraire, parlant à Gabriel l'Espine fils de sa femme, à ce qu'il n'en pretende cause d'ignorance. Fait les an & iour que dessus, presens Iean le Long & Christofle Girard, par moy soubs-signé Bedeau d'Allemagne. MAHEV.

E

ANno Domini 1605. die Sabbati 2. mensis Iulii apud Collegium Nauarræ in cubiculo D. Rectoris horâ secundâ à meridie congregati fuerunt DD. Deputati almæ Vniuersitatis Parisiensis super nonnullis Academiæ rebus agendis deliberaturi. Maturis deliberationibus præhabitis censuerunt inter cætera dicti D D. Deputati *prouidendum cum omni diligentia, ne imprimantur & vendantur libri in hac vrbe qui sint contra Religionem Catholicam, Apostolicam & Romanam. Et vt facilius præstetur, elegerunt D. Syndicum sacræ Facultatis Theologiæ, qui vna cum alio vel aliis quos arbitrio suo secum assumpserit, adeat D. Procuratorem Generalem Regium rogaturus, vt præfatæ conclusionis executionem supremi Senatus authoritate roborare manumque Regiam admouere velit.* Et ita per eosdem DD. Deputatos præsente D. Procuratore Fiscali eiusdem Vniuersitatis conclusum extitit.

DIe 30. mensis Ianuarii 1610. alma Vniuersitas Parisiensis apud S. Maturinum solenniter, vt moris est, horâ solitâ matutinâ congregata *contulit officium vnius viginti quatuor Librarioru Iuratorum eiusdem Vniuersitatis liberum nunc & vacans per mortem prouidi Abelis l'Angelier illius vltimi & immediati possessoris pacifici, prouido viro & honesto Sebastiano Cramoisy Mercatori Librario & Ciui Parisiensi præsenti & acceptanti tanquam sufficienti, capaci & idoneo, qui solita iuramenta præstitit.*

Decretum D. Rectoris & DD. Deputatorum Vniuersitatis Parisiensis.

CVm aliquos incerti & ignoti Auctoris quendam libellum, aliquot abhinc diebus, nomine Academiæ Parisiensis, euulgasse accepissemus, Nos Rector Academiæ, super ea re conuocatis superiorum Facultatum Decanis & Nationum Procuratoribus, ac sententiam rogatis, *prædictum libellum, falsò Acedemiæ nomine editum, improbauimus, nec-non omnes alios, si qui fortè posthac inscio Rectore & inconsulta Academia in lucem prodeant.* Datum in congregatione D. Rectoris & DD. Deputatorum habita in Collegio Sorbonæ-Caluico, die 16. Septemb. An. 1610. Signatum DVPVYS Rector, & DVVAL cum syngraphis.

REctor & Vniuersitas Parisiensis Amplissimi Senatus Decreto obsequentes examinauerunt accuratè *articulos in supplice libello ipsi Senatui à Bibliopolis, Typographis & Compactoribus oblato comprehensos*, censueruntque inprimis gratias esse agendas Amplissimo ipsi Senatui, quòd rem eam Rectori & Academiæ statuerit exhiberi, & super propositis articulis suam ab iis dari opinionem. Deinde censuerunt ex *vndecim articulis* aliquot admittendos non videri; vtpotè secundum articulum, qui vxoratis tyrocinij faciendi facultatem denegat; qui tamen peritiores esse solent & maioris industriæ. Tertium quo retardantur multorum studia, dum prohibentur Bibliopolæ & Compactores Librorum habere tyrones plures duobus, & Calcographi exercere typographiam, nisi cum duobus vtminimùm prelis, aut retinere tyrones plures tribus. Quartum, quo tyrocinia quatuor annis constituuntur, cùm tribus tantùm annis opus esse videatur, vt etiam *Senatus-consultis & Edictis* stabilitum est. Sextum quo non prosunt tempora tyrocinij iis qui tres menses abfuerint, cùm mitius cum iis agendum videatur. 10. quo filii Bibliopolarum, Typographorum & Compactorum non coguntur tyrocinii fidem facere aut sumptus vllos impendere; eximantur quidem omni sumptu, sed non examine, cui omnes subditi esse debent. 11. quo priuilegia Collegiorum & Communitatum Rectori & Academiæ addictarum & subditarum videntur obliterari. Suam autem super articulis prædictis opinionem Amplissimi Senatus arbitrio iudicioque Rector & Vniuersitas subiiciunt, rogantque humillimè Iudices æquissimos, ne quid rei literariæ communique & publico bono noxium, libertatique, quæ in re libraria & typographia esse debet, aduersum Bibliopolis & compactoribus permittatur. Datum in Collegio Caluico anno Domini 1614. die 18. Iunii.

Par Arrest de la Cour des Aydes du 24. Mars 1616. sur l'interuention des Recteur & Suppofts de l'Vniuersité; la saisie faite à la requeste d'Vrbain de la Motte Fermier general des cinq grosses Fermes de France & de la Doüane de Lyon, sur plusieurs Liures de Laurens Sonnius portez en la ville de Lion, fut declarée inurieuse, tortionnaire & desraisonnable; & defenses furent faites aux Fermiers de la Doüane de Lion, & à tous autres , de rien prendre , n'y exiger pour les Liures.

ANno Domini 1616. 30. Iunij D. Rector comitantibus Proceribus Academiæ *& Bibliopolis, Communitatem Bibliopolarum singulis ferè Senatoribus commendauit. (Eiusdem anni 2. & 6. Iulii, lis inter Bibliopolas in Senatu acta est, sed dilata.*

ANno Domini 1630. 16 Februarii Vniuersitas parisiensis apud S. Maturinum congregata. *Placuit Vniuersitati in quorumdam Bibliopolarum causam descendere , qui à cæteris in ius vocati erant, vti supra ædem S. Yuonis domicilium sibi eligerent, & vt deinceps nulli infra eiusmodi ædem habitare liceret.*

ANno Domini 1634. 7. Ianuarii in comitiis priuatis apud Becodium Chartarii prouinciæ Normaniæ molesto, *vt & cæteri, tulerūt tributum nuper impositum in chartam, quod summo est Academiæ, atque adeò Literatis omnibus detrimento, & Vniuersitatis auxilium implorarunt. Delecti sunt viri clarissimi DD. Grangier, Aubert, Padet & Cagnie, qui hac de re agerent cum D. Cardinali. Visum est etiam offerre libellum supplicem sanctiori Consilio cum Chartariis & Bibliopolis Parisiensibus , ad arcendum recens illud tributum in Chartam impositum, quo quinta pars pretij exigitur.*

ANno Domini 1634. Iulii apud Becodium placuit, si ita Patronis visum fuisset, *descendere in causam Librariorum Vniuersitatis, in quatuor alios qui magno Literatorum damno priuilegium obtinuerunt Breuiarij. Concilij Tridentini typis excudendi.*

PAr Arrest du Conseil du mois de Decembre 1651. sur l'interuention des Recteur & Suppoſts de l'Vniuersité , le Fermier de la Doüane ayant arresté des liures, & les voulans visiter, l'affaire fut renuoyée au Parlement ; & cependant ordonné que les liures seroient exemts, & que la visite s'en feroit conformément aux anciennes Ordonnances & Arrests.

Hæc omnia Acta collata fuerunt & recognita per me Scribam eiusdem Vniuersitatis subsignatum Parisiis anno Domini 1652. die 16. Ianuarij. *QVINTAINE.*

Lettres obtenuës par aucuns des Imprimeurs & Libraires de Paris en l'année 1649.

LOVIS PAR LA GRACE DE DIEV, ROY DE FRANCE ET DE NAVARRE. A tous presens & à venir, Salut. Reconnoissant les grands desordres qui se sont introduits en l'Imprimerie, comme elle se pratique auiourd'huy en nostre Royaume; Et qu'au preiudice de nos Reglemens, on reçoit tous les iours en cette profession des personnes du tout incapables de l'exercer : Nous auons pensé qu'vn abus de si grande consequence meritoit bien que nous prissions le soin de le corriger; afin que d'oresnauant nostre Regne que nous esperons auoir signalé par de semblables Reglemens remplis de iustice & d'honneur, soit encores consideré pour l'auantage que les bonnes lettres receuront de cettuicy. On imprime à Paris si peu de bons Liures ; & ce qui s'en imprime, paroist si manifestement negligé pour le mauuais papier que l'on y employe, & pour le peu de correction que l'on y apporte, que nous pouuons dire que c'est vne espece de honte, & recognoistre que c'est vn grand dommage à nostre Estat; Et d'auantage ceux de nos Subiets qui embrassent la profession des Lettres, n'en ressentent pas vn petit preiudice, quand ils sont obligés de rechercher les anciennes impressions auec vne despence tres-notable. De cét abus n'aist vn autre mal, qui est que le mauuais exemple des Peres éleuans leurs enfans en l'Imprimerie, plus pour seruir à l'auarice que pour l'exercer honorablement ; Cette profession s'aneantit de iour en iour & de plus en plus ; mesmes bien souuént au lieu de les nourrir en cét exercice qui a besoin d'vne longue experience, & de beaucoup de cognoissance, sont contraints de les en retirer par le grand mespris auquel il est descheu; La misere des Apprentifs est encores si grande sous les Maistres, si peu soigneux de leur Art, que malaisément il s'en rencontrent qui soient d'esprit & de courage, capables de s'y employer auec l'honneur que meriteroit vne si belle & si necessaire Profession : Au lieu *qu'au Siecle passé des*

A

plus grands & des plus sçauans personnages tenoient à grand
honneur de seruir le public en cette occupation qui a tant obli-
gé les bonnes Lettres ; De cette source procede encore vn autre malheur, Qui est qu'vn Libraire ou vn Imprimeur faisant
estat de son exercice, & en recognoissant le merite & la dignité,
entreprenant vn ouurage digne de voir la lumiere, auec despence & diligence, aussi tost on verra naistre mille auortons contrefaits de gens qui en la concurrence de cettuy-là feront imprimer le mesme œuure en mauuais papier, de caractere tous
vsez, & sans correction ; En sorte que par vn soin preiudiciable
au public, ils portent dommage aux Ouuriers fidels, nuisent à
ceux qui auroient dessein de bien faire, & s'incommodent eux-
mesmes. Ce desordre en la police de nostre Estat donne de
grands aduantages aux Estrangers, quand pour mieux faire, ils
attirent chez eux le negoce ; mesmes se portent plus auant, &
ont des Boutiques dans nos bonnes Villes ; Au moyen dequoy
soubs noms empruntez, ils emportent l'argent du Royaume,
ou au contraire, ils auoient coustume de prendre de nous, non
seulement les papiers blancs, (dont encores ils ne sçauroient
se passer) mais aussi toute sorte de Liures qui s'imprimoient en
nostre Royaume d'vne façon plus agreable & plus correcte
qu'elle ne se faisoit en nulle autre part. Il a esté aisé a iuger que
ces grands abus se sont introduits par l'incapacité des Maistres,
qui a procedé de leur multitude , & du peu d'intelligence qu'ont
entre eux les Imprimeurs & les Libraires de nostre Royaume ; Encores que nous y eussions suffisamment pourueu par les Reglemens, & par les deffenses que nous auons faites cy-deuant,
d'en receuoir aucun qui ne fut capable, ny plus d'vn par chaque
années. Ces Maistres encores se sont emancipés de predre pour
Aprentifs vn nombre de petites gens incapables , mal nourris
& mal nays ; en telle quantité que les inconueniens & la honte
en parroissent de iour en iour plus insupportables ; Pour les faire cesser, & remettre le plus beau & le plus vtile de tous les Arts
en son lustre ; Nous nous sommes fait representer en nostre
Conseil, les Ordonnances des Roys nos Predecesseurs, & de
Nous sur le sujet de l'Imprimerie, *auec les Estats & les Regle-*
mens qui de temps en temps ont esté faits pour sa reformation ; Lesquels veus & oüis, encores quelques-vns des plus intelligens
Imprimeurs & Libraires de nostre bonne Ville de Paris, Nous
auons resolu de faire estroitement obseruer le present Regle-

3

ment, & de chaftier felon la rigueur de nos Ordonnances, ceux qui en quelque maniere que ce foit, y contreuiendront à l'aduenir.

PREMIEREMENT.

LEs Marchands Libraires, Imprimeurs & Relieurs feront toufiours cenfés du corps de noftre bien-aymée fille aifnée, l'Vniuerfité; du tout feparés des Arts mechaniques, & autres Corps de Meftiers ou Marchandifes; & comme tels conferués en la jouïffance de tous les droicts, priuileges, franchifes, libertez, prefeances & prerogatiues attribuées à ladite Vniuerfité, & à eux par les Roys nos Predeceffeurs, & par nous.

II. Deffendons à toutes perfonnes d'exercer n'y auoir aucune Imprimerie dans nos Royaumes & Eftats, finon dans nos bonnes Villes, & en celles où il y à Vniuerfité.

III. Et parce qu'il s'eft fait quantité de mauuais liures, fans en auoir peu defcouurir les Autheurs, ny les Imprimeurs, pour auoir efté imprimés en lieux où les Syndic & Adjoints n'ont pas la liberté defaire leurs vifites; Nous faifons tres-expreffes deffenfes à toutes perfonnes particulieres de quelque qualité & condition quelles foient, Conuent, Colleges, ou autres Communautez, de tenir Imprimerie dans leurs Maifons, Conuens, Colleges, ou Communautez pour quelque caufe, & foubs quelque pretexte que ce foit, fur les peines portées par les Ordonnances, confifcation des Imprimeries, & de tous les Liures qui s'y trouueront imprimés, & autres peines que de raifon.

IV. Deffendons à toutes perfonnes de tenir Imprimerie ou Boutique, qu'il n'ait fait fon apprentiffage en cette Ville, chez vn Libraire, Imprimeur ou Relieur de la qualité cy-apres, pendant l'efpace de quatre ans, & qu'il n'ait feruy les Maiftres auffi l'efpace de trois ans apres fon dit Aprentiffage.

V. Nous deffendons auffi aux Imprimeurs, aux Libraires, & Relieurs fuiuant l'ancien Reglement de s'obliger pour Aprentif aucune perfonne mariée; Ains leur enjoignons à l'aduenir de prendre feulement vn Apprentif, jeune, de bonne vie & mœurs, Catholique, originaire François, capable de feruir le public, congru en la langue Latine, & qui fçache lire le Grec, dõt il aura certificat du Recteur de l'Vniuerfité, à peine de trois cens liures, & de nulité dudit Breuet; Et au cas qu'il y euft à prefent quelque Aprentif qui ne fçache pas lire & efcrire, chez vn Imprimeur,

A ij

ou chez vn Libraire ou Relieur, Nous declarōs son Breuet d'apprentissage nul ; Deffendons tres-expressément aux Syndic, & Adjoints de les receuoir en leurs Corps, à peine d'en respondre en leurs noms, & de pareille amande au profit de l'Hostel-Dieu.

VI. Enioignons au Maistre d'aller inscrire l'Apprentif qu'il se sera obligé sur le liure du Syndic, où sera fait mention du Notaire pardeuant qui l'obligé aura esté passé : Ensemble du certificat du Recteur, vn mois au plus tard apres la passation d'iceluy, à peine de nullité dudit Breuet, & de pareille amande applicable de mesme.

VII. Afin que nostre volonté soit executée, nous voulons que coppie de l'article concernant les qualités que doiuent auoir les Apprentifs Libraires, Imprimeurs & Relieurs soit signifiée à tous les Notaires, & à leur Syndic, à ce qu'ils n'ayent à l'aduenir à passer aucun Breuet d'apprentissage de Libraire ou Imprimeur, qu'il ne leur soit apparu comme celuy qui se presente pour Apprentif est capable, & qu'il en a le certificat du Recteur, que lesdits Notaires qui passeront lesdits Breuets seront tenus d'y inserer, à peine de nullité, & d'en respondre en leurs noms.

VIII. Deffendons aux Syndics & leurs Adioints de receuoir plus de Maistres chaque année que le nombre porté par l'ancien Reglement, qui est de trois; Sçauoir, vn Libraire, vn Imprimeur, & vn Relieur, lequel sera obligé de donner pour les affaires de la Communauté *la somme de trois cens liures lors de sa reception*, de donner à l'aduenir aucune lettre d'ouuerture de Boutique, de Libraire Imprimeur, ou Relieur, qu'à ceux qui auront fait ledit Apprentissage, seruy le temps porté cy-dessus ; Et que l'Imprimeur n'ayt pour le moins deux presses garnies de bonnes fontes, & de toutes choses necessaires pour les faire trauailler, & qu'il n'ayt aussi certificat du Recteur, comme il est congru en la langue Latine, & qu'il sçait lire le Grec; Mesmes les fils des Maistres qui toutesfois ne seront sujets à faire aucune apprentissage, ny payer aucune chose que leur volonté, non plus que ceux qui prendront en mariage quelques filles de Maistres ; Les Syndic & Adjoints estans obligez de les receuoir gratis, ayans ledit certificat & quittance de leur Apprentissage, & du temps qu'ils doiuent seruir les Maistres apres leurdit Apprentissage.

IX. Deffendons à tous Imprimeurs, Libraires, & Relieurs, de tenir & auoir plus d'vne Boutique & Imprimerie, laquelle

5

ils tiendront és lieux cy-aprés designées seulement, ou au dedans du Palais, & non ailleurs, sinon ceux qui voudront se restraindre à ne vendre que des vsages.

X. Les Veufues des Libraires, Imprimeurs & Relieurs pourrôt
continuer à tenir Librairie, Imprimerie, ou Relieure, & auoir des
Compagnons, mesme faire acheuer aux Apprentifs de leurs maris deffuncts le temps de leur Apprentissage, le temps duquel
expiré pour leur soulagement, elles pourront aussi prendre vn
Apprentif de la qualité cy-dessus, sans quelles puissent pretendre affranchir leurs nouueaux maris (en cas qu'elles se remariét)
pour tenir Librairie, Imprimerie ou Relieure, au preiudice de
l'apprentissage, du temps que l'on doit seruir les Maistres apres
ledit Apprentissage, & certificat cy-dessus, duquel nous ne voulons personne estre dispensé, pour quelque cause que ce soit.

XI. Deffendons à tous Libraires, aux Imprimeurs & Relieurs
conformément aux Ordonnances, Arrests de nostre Conseil, &
de nostre Parlement, d'imprimer aucuns nouueaux Liures, soit
en vers, soit en prose, sans en auoir nos Lettres de permission
scellées de nostre grand Sceau, sur les peines portées par nosdi-
tes Ordonnances.

XII. Les Autheurs ou Correcteurs des Liures ne pourront
auoir d'Imprimeries ny presses dans leurs maisons ny ailleurs,
pour imprimer ou faire imprimer leurs Liures, ains leur sera permis les faire imprimer en Imprimeries publicques où les Syndic
& Adjoints puissent faire leurs visites en pleine liberté, à peine
de confiscation des Imprimeries, Liures imprimés, & d'amende aux contreuenans, à quoy nous mandons ausdits Syndic &
Adjoints de tenir la main à peine d'en respondre.

XIII. Seront tenus tous Marchands Forains qui auront fait
venir des Liures de dehors nostre Ville de Paris, de les faire apporter dans la Chambre de la Communauté des Libraires, soit
par balles, tonnes, quaisses, bahuts ou pacquets, blancs ou reliez, lesquels ils ne pourront retirer de la Doüanne, sans auoir le
tillet des Syndic & Adjoints, n'y faire l'ouuerture d'iceux qu'en
la presence desdits Syndic ou Adjoints, ou l'vn d'eux qui les visi-
terôt, encores qu'elles fussent enuoyées à quelques particuliers,
en la maniere accoustumée, pour voir s'il y a point de Liures ou
libelles diffamatoires, contre l'honneur de Dieu, bien & repos
de l'Estat, ou autres Liures imprimés, sans nom d'Autheur, & le
nom du Libraire de la Ville, où ils auront esté imprimés ou

contrefaits fur ceux qui auront efté imprimés auec Priuilege par
aucuns Libraires de cette Ville de Paris ; Et où il s'en trouueroient aucuns, enioignons aufdits Syndic & Adjoints de faifir
& arrefter toutes lefdites Marchandifes, & faire affigner ceux à
qui elles feront enuoyées, pour fe voir condamner en l'amende,
& confifquer lefdits Liures au profit des pauures de la Communauté, à peine d'en refpondre en leurs propres & priués noms.

XIV. Ne pourront lefdits Libraires Forains venir qu'vne fois
l'année en cette Ville ; ne pourront tenir Boutique, Magazin,
ou Imprimerie, ny faire imprimer ny afficher leurs Liures en ladite Ville de Paris, par le moyen de Facteurs, ou autres perfonnes qu'ils pourroient interpofer, *ny vendre mefmes ny diftribuer les
Liures qu'ils apporteront à autres qu'aux Libraires, aufquels feulemét ils
les pourrôt vendre ou efchanger contre leurs Liures*; Comme auffi nous
deffendôs à tous Libraires, Imprimeurs & Relieurs de cette dite
Ville de faire aucune facture pour les Libraires tant de déhors
que dedans le Royaume, *& ne fejourneront lefdits Marchands Forains plus de trois femaines pour tous delais*, à compter du iour de l'ouuerture & vifite de leurfdits Liures pour la diftribution d'iceux, à
peine de confifcation des Marchandifes qui fe trouueront ledit
temps expiré, & d'amende arbitraire aux contreuenans.

XV. Nous deffendons à tous Marchands tant de cette Ville
de Paris que Forains, ayans fait amener Liures en cettedite Ville, de les vendre & debiter qu'ils n'ayent efté vifités par lefdits
Scindic & Adjoints, ny les retirer de la Douanne qu'auec le
tillet dudit Syndic ou Adjoints, lefquels Syndic & Adjoints
feront auffi tenus de prendre tillet les vns des autres, pour eftre
leurs marchandifes vifitées ainfi que les autres Libraires fur les
mefmes peines que deffus.

XVI. Aufquels Syndic & Adjoints faifons tres-expreffes
inhibitions & deffenfes d'acheter ny mettre à part, pour acheter aucuns Liures en faifant la vifite des balles des Marchandifes Foraines, fi ce n'eft vingt-quatre heures apres ladite vifite.

XVII. Enioignonns aufdits Syndic & Adjoints vifiter les
Dominotiers, Imagers & Tapiffiers, à ce qu'ils n'ayent à imprimer ny vendre aucuns placards, ou peintures diffolues ; Et s'ils
ont des preffes en leurs maifons, de voir qu'elles ne foient garnies que de grands timpans propres à imprimer hiftoires & planches, fans auoir d'auantage de lettres que ce qui leur eft ordonné par l'Edict, & par l'Arreft de noftre dite Cour.

XVIII. Nous faisons inhibitions & deffenses à toutes personnes de quelque qualité, & condition qu'elles soient, s'ils ne
sont Libraires, Imprimeurs ou Relieurs, de faire description &
prisée de Liures qui seront exposez en vente ny en quelque sorte & maniere que ce soit, à peine de nullité desdites descriptions
& prisées, & d'amande aux contreuenans.

XIX. Le semblable sera gardé par les Imprimeries qui seront
inuentoriées & prisées par deux Marchands Libraires ou Imprimeurs, sans qu'aucun puisse faire lesdites prisées sinon lesdits
Libraires & Imprimeurs, ainsi qu'il est accoustumé, pour estre
lesdites inuentaires & prisées tant de Liures que d'vstencilles
d'Imprimerie jointes en vn seul article aux Inuentaires des autres meubles suiuant l'Arrest de nostre Parlement du dix-neu-
fiéme Decembre mil six cens quatorze.

XX. Nous deffendons tres-expressément à tous Libraires,
Imprimeurs & Relieurs, de prendre le nom ny la marque les vns
des autres, ny de faire imprimer aucuns Liures hors nostre
Royaume, pays & terre de nostre obeïssance, de supposer ou
déguiser le nom, la marque, ou le lieu ou lesdits Liures auront
esté imprimés, à peine de trois mil liures d'amende, & de confiscation des Liures, desquels la marque ou le nom aura esté supposé, moitié aux malades de la contagion, & l'autre au profit des
pauures de la Communauté, sans esperance d'aucune grace.

XXI. Enioignons tres-expressément aux Syndics & leurs
Adjoints de faire exactement les visites par les Imprimeries,
comme ils sont obligés, au moins deux fois l'année, & auoir l'œil
que les Liures qui seront soubs les presses soient sur de beau, &
bon papier, de bons caracteres qui ne soient pas vsez, & qu'il ne
s'impriment aucuns Liures contre les bonnes mœurs, la Religion ou l'Estat, à peine d'en respondre en leurs propres & priuez noms, dont ils certifieront nostre Lieutenant Ciuil ou Procureur au Chastelet.

XXII. Et par ce que lesdites visites sont absolument necessaires, & que ce qui les a fait cesser a esté la difficulté d'en venir
à bout, depuis que les Libraires, les Imprimeurs, & les Relieurs
se sont licentiez de se loger par tous les endroits de la Ville, au
mespris de nos Ordonnances & Arrests de nostre Conseil & de
Parlement, qui leur deffendent de se loger ailleurs que dans
l'Vniuersité, pour faciliter lesdites visites, contenir chacun en
son deuoir, & empescher qu'il ne s'imprime ny se debite à l'ad-

uenir rien qui ſoit contraire à nos intentions. Nous deffendons
à tous Libraires, Imprimeurs & Relieurs de prendre des Boutiques aux Foires de ſainct Germain & ſainct Laurens, ny de ſe
loger ailleurs que dans ladite Vniuerſité (lieu deſtiné pour les
perſonnes de lettres) ou dans l'enclos du Palais ſeulement, Or-
donnant à tous ceux qui en ſont hors, d'y retourner dans le iour
de Noël prochain pour tous delais, à peine aux contreuenans,
outre celles portées par nos Ordonnances & Arreſts, de confiſcation des Imprimeries ou Marchandiſes qui ſe trouueront és
Boutiques & Eſtalages en quelque lieu qu'ils ſoient hors leſdites limites, au profit des denonciateurs, ſans autre forme ny figure de procés, & d'eſtre deſcheus de tous leurs priuileges,
franchiſes & libertez, meſmes d'eſtre priués de pouuoir iamais
faire aucun Apprentif, ny d'auoir voix actiue ou paſſiue dans les
Aſſemblées de leur Communauté; Et pour couper la racine à
toutes leurs diuiſions, & à tous les procés qu'ils ont eu entr'eux
iuſques icy pour raiſon deſdites limites, Nous voulons qu'ils
puiſſent ſe loger depuis la ruë de la Bucherie, ruë de la Huchet-
te, ruë de la vieille Bouclerie en montant, iuſques aux Portes
S. Michel, S. Iacques, S. Marcel & S. Victor.

XXIII. Que s'il s'en trouue quelqu'vn demeurer hors leſdites
limites, ou qui attende à ſortir aprés ledit iour de Noël prochain, qu'on l'aille contraindre en vertu des preſentes, aprés
que le preſent Reglement ſera ſignifié, Nous l'auons dés à preſent declaré deſcheu de tous les priuileges & graces cy-deſſus,
& priué de pouuoir faire aucun Apprentif, outre la confiſcation
de ſon Imprimerie ou Marchandiſe, ſans autre forme ny figure
de procés au profit de celuy qui les denoncera.

XXIV. Pour remettre autant que nous le pourrons l'Imprimerie & la Librairie en honneur, & retrancher les choſes qui
tendent à ſon auiliſſement: Nous deffendons (conformément
aux Ordonnances, Arreſts de noſtre Conſeil & de noſtre Parlement) à toutes perſonnes pour quelque cauſe & ſoubs quelque pretexte que ce ſoit d'auoir aucune Boutique portatiue, ny
d'étaller aucuns Liures; Enioignant à tous les Marchands, Libraires & Imprimeurs, & toutes autres perſonnes qui ont Eſtal-
lage, principallement ſur le Pont-Neuf ou és enuirons, ou en
quelque autre endroit de la Ville que ce puiſſe eſtre, de ſe retirer
& prendre Boutique dans le iour de Noël aux lieux cy-deuant
deſignés, & non ailleurs, à peine ledit temps paſſé d'eſtre chaſtiés
comme

comme refractaires à nos Ordonnances, outre la confiscation
de leur marchandise, que nous voulons estre adiugée au profit
du premier qui les denoncera, sans autre forme ny figure de procés, & nonobstant oppositions ou appellations quelconques,
dont nous rendons les Syndics & Adjoints responsables en cas
de contrauention.

XXV. Et parce qu'il est important au bien de nostre seruice,
& pour l'vtilité publique, que ceux que l'on eslira Syndics ou
Adjoints soient des personnes de suffisance & probité, Nous
voulons qu'à l'aduenir ladite eslection soit faite non plus parmy
vne si nombreuse Assemblée, que d'ordinaire pour éuiter les desordres qui s'y commettent, conformément à l'Arrest de nostre
Conseil du   ains que d'oresnauant, il ne puisse
y auoir que les anciens Syndics & Adjoints qui ont esté en charge, & qui ont actuellement Boutique ou Imprimerie ouuerte,
auec huict Libraires, huict Imprimeurs & huict Relieurs, qui seront choisis; Sçauoir les Libraires par les Libraires, les Imprimeurs par les Imprimeurs, & les Relieurs par les Relieurs; Pour
faire lequel choix, lesdits Libraires Imprimeurs & Relieurs
pourront s'assembler en mesme lieu, ou chacun separément à
leur choix huict iours auant que l'on doiue proceder à nouuelle
election, dont le Syndic en charge sera tenu leur faire donner
aduis; Lesquels anciens Syndics & Adjoints, & ceux qui seront
en charge auec les huict de chacun corps choisis, comme
nous l'ordonnons, feront tous les ans l'eslection des nouueaux,
en la presence de nostre Lieutenant Ciuil & Procureur au Chastelet le huictiéme iour de May, ainsi qu'il est accoustumé.

XXVI. Pour donner courage à ceux d'entre les Libraires &
les Imprimeurs qui voudront r'imprimer quelquesquels vns des
Peres de l'Eglise, Grecs ou Latins, ou d'autres œuures des bons
Autheurs de l'antiquité en quelque langue qu'ils soient, leur
donner aussi moyen de retirer leurs frais, & de continuer de bien
en mieux, Nous voulós qu'ils puissent en obtenir le Priuilege de
nostre grand Sceau pour tel temps que nous iugerons raisonnable selon le merite de l'Autheur, & ce en vne sorte de volume
seulement, sçauoir *in folio, in quarto, in octauo*, ou autres; Permet-
tans aux autres Libraires, Imprimeurs ou Relieurs d'obtenir nos
Lettres de priuilege pour les imprimer en vne autre sorte de volume, sans que pendant ledit temps qui leur sera par nous accordé, aucun autre Imprimeur ou Libraire le puisse contrefaire, imprimer ny vendre dans nos Royaumes, sous pretexte que la copie
vient des pays Estrangers, qu'il n'y ait iamais eu de priuilege, ou
qui en ayent eu il soit de long-temps expiré, nonobstant toutes

Lettres & Reglemens à ce contraires sur les peines portés par
ledit Priuilege ; à la charge que ledit Liure sera imprimé sur de
bon papier, de bonne lettre, & qu'il sera bien correct, dont seront
données deux espreuues pour voir le papier & la lettre, l'vne desquelles espreuues demeurera par deuers nostre Chancelier, &
l'autre sera attaché sous nostre côtreseel pour y auoir recours, au
cas qu'on imprimast autrement ledit liure, faute dequoy ledit
Priuilege sera nul, excepté toutesfois les Vies des Saincts, si elles
ne sont de nouüelle inuention ou traduction, Tous les vsages Romains reformés ou non reformés, comme Missels, Breuiaires,
Diurnaux, Psautiers, Graduels, Antiphonaires & autres, les
Prieres & les Catechismes qui pourront estre imprimés par tous
les Libraires ou Imprimeurs, à la charge qu'ils seront faits sur de
bon papier, de bonne lettre & corrects, & outre qu'ils prendront
approbation à chacune impression qu'ils en feront auec vn certificat comme il n'y aura point de faute importante, & qui puisse
gaster le sens & intention de l'Eglise, Les anciens Despautaires,
les Dictionnaires, les Grammaires, & les autres petits liures des
basses Classes, pourront aussi estre imprimés par tous les Libraires & Imprimeurs, pourueu que le Recteur de l'Vniuersité ou
quelqu'vn des Regens commis par luy donne certificat que lesdits liures sont bien & correctement imprimez, faute de laquelle approbation pour les vns, & de certificat pour les autres inserés dans lesdits liures, nous les auons dés à present declarés con-
fisqués au profit des pauures de leur Communauté. Pour les Almanachs, ils pourront estre imprimés tout de mesme, à la charge
qu'il n'y aura aucune pronostication, conformément à ce que
nous auons desia ordonné, sur peine de punition corporelle.

XXVII. Afin qu'il ny puisse auoir de surprise, & que tous les
Libraires & Imprimeurs sçachent de quels liures on aura demandé le priuilege, celuy qui en aura obtenu quelqu'vn sera tenu
d'en faire donner copie par vn Officier de Iustice au Syndic ou à
l'vn des Adjoints qui seront aussi obligés de l'inscrire sur le liure
de la Communauté, lequel liure sera communiqué à ceux qui le
voudront voir, afin qu'il n'arriue plus de concurrence, & que
deux Libraires ou Imprimeurs ne se rencontrent pas à demander priuilege d'vn mesme liure.

XXVIII. Comme nostre dessein est de donner moyen aux Libraires & Imprimeurs de viure honnestement de leur trafic, aussi
est-il principalement de faire que ceux qui s'adonnent aux lettres ayent des liures bien imprimés, bien corrects, & à prix raisonnable ; Pour cét effect, nous deffendons aux Imprimeurs &
aux Libraires de vendre plus cherement les vieux Autheurs

qu'ils r'imprimeront ſous pretexte de la grace, & priuilege qu'ils
obtiendront de nous, ains leurs enjoignons de les bailler ſelon
le prix des autres liures.

XXIX. Et pour ne rien obmettre de ce que nous eſtimons neceſſaire, & faire que perſonne n'abuſe de noſtre grace, & que
ceux qui ont plus de commodité que les autres n'entreprennent
pas pluſieurs liures à la fois au preiudice des pauures, auſquels
nous voulons auſſi donner moyen de gagner leur vie en trauail-
lant, nous voulons que les Imprimeurs ou Libraires qui auront
obtenu priuilege d'aucun des anciens liures de la qualité cy deſſus, ſoiét obligés de cómencer à l'imprimer trois mois apres qu'il
l'aurót obtenu, & le cótinuer ſans intermiſſion à peine de nullité
dudit priuilege, le téps duquel courra du iour qu'il ſera expedié.

XXX. Nous deffendons à tous Compagnons Imprimeurs, Libraires ou Relieurs de faire aucunes aſſemblées, tant en general
qu'en particulier, ny de porter aucunes armes offenſiues ny def-
fenſiues de iour ou de nuit, ſeuls ou en compagnie, & pour quelque cauſe que ce ſoit, ny de faire aucun tric dans les Imprimeries
ny ailleurs: Comme auſſi ils ne feront aucun ſerment entr'eux, &
n'exigeront argent pour faire bourſe commune, comme ils ont
cy deuant fait, ſur les peines portées par l'Edict de l'an cinq cens
ſeptante deux, & autres plus grande peines s'il y eſchet.

XXXI. Les Compagnons Imprimeurs trauaillans chez leurs
Maiſtres, garderont & conſerueront les Coppies ſur leſquelles
ils trauaillent, tant manuſcrites qu'imprimées, pour enfin des
labeurs eſtre par eux renduës & miſes és mains de leurs Maiſtres
pour y auoir recours quand beſoin ſera, ſans que pour raiſon de
ce, ils puiſſent pretendre aucune recompence que leurs gages, &
meſmes feront tenus de paracheuer les labeurs par eux commen-
cées, ſur les peines portées par nos Ordonnances.

XXXII. Les Colporteurs ne pourront tenir Apprentifs, Magazin, Boutique, ny Imprimerie, ny faire imprimer en leurs noms,
mais porteront au col vne balle, pour vendre des Almanachs,
Edicts, & petits liurets qui ne paſſeront huict feuilles brochez &
imprimés par vn Libraire ou Maiſtre Imprimeurs de cette Ville
de Paris, auquel ſera ſon nom, ſa marque & la permiſſion, le tout
à peine de confiſcation, & de dix eſcus d'amande.

XXXIII. Aduenant le deceds de l'vn deſdits Colporteurs, ſera
pris & preferé en ſon lieu à tous autres, vn ancien, ou inualide,
ſoit Maiſtre, ſoit Compagnon, Libraire, Imprimeur ou Relieur,
qui ne pourra plus trauailler, dont il aura certificat de quatre
Maiſtres gens de biens, lequel ſera preſenté par les Syndic &
Adjoints à noſtre Lieutenant Ciuil & Procureur au Chaſtelet,

pour estre registré sur le liure du Syndic en la maniere accoustumée, sans qu'aucun puisse colporter qu'il n'ayt fait son apprentissage desdits Estats, & qu'il ne soit ancien ou inualide comme
il a esté dit cy-dessus.

XXXIV. Nous faisons deffences à tous Compagnons Imprimeurs, Libraires ou Relieurs de Colporter ny vendre par la Ville
s'ils n'ont attestation desdits Syndic & Adjoints qu'ils ne sont
rien de leurs Estats, à peine d'estre punis, & leur marchandise
confisquée.

XXXV. Les Syndic & Adjoints rendront leurs comptes trois
mois apres qu'ils serõt sortis de la charge en la presence de ceux
qui seront esleus en leurs places, & de dix-huict personnes de
ceux qui auront assisté à leur estection; Que les nouueaux Syndic & Adjoints choisiront sans assembler la Communauté pour
éuiter les frais, pourueu qu'ils prennent six Libraires, six Imprimeurs & six Relieurs en la maniere accoustumée.

XXXVI. Et parce qu'il se passe vn grand nombre de fautes
aux liures, à cause de ce que les Compagnons pour gagner temps
ne laissent pas de tirer tousiours sans que les tierces ayent esté
collationnées, nous leur enjoignons selon l'ancienne pratique
d'auoir soin de les faire collationner & retenir comme accoustumé leur tierce marquée de la main du Correcteur ou du Maistre pour leur descharge, à peine de respondre des fautes qui seront passées pour n'auoir attendu que l'on ait collationné.

XXXVII. Nous enjoignons tres-expressément aux Syndic &
Adjoints de tenir la main à l'execution du present Reglement,
selon sa forme & teneur, à peine de trois mil liures d'amende, &
d'estre honteusement depossedés du Syndicat. Si donnons en
mandement à nos Amés & Feaux Conseillers les Gens tenans
nostre Cour de Parlement à Paris, Preuost dudit lieu, ou son Lieutenant, & à tous nos autres Iusticiers & Officiers qu'il appartiendra, que ce present nostre Edict, Statuts & Articles, ils fassent enregistrer, & le contenu en iceux faire garder & obseruer inuiolablement sans souffrir qu'il y soit aucunement contreuenu; Et
ce faisant en fassent jouir & vser lesdits Libraires, Imprimeurs &
Relieurs plainement & paisiblement, cessant & faisant cesser
tous troubles & empeschemens au contraires, nonobstant quelconques Lettres & Reglemens à ce contraires. Car tel est nostre plaisir. Et afin que ce soit chose ferme & stable à tousiours,
Nous auons fait mettre nostre Séel à cesdites presentes. Donné
à   au mois de   l'an de grace mil six cens qua-
arnte-neuf, Et de nostre Regne le

Nouueaux Articles presentés le 17. Mars dernier suiuant le Resultat de l'Assemblée de ladite Communauté, aussi interloquez.

Du Ieudy 17. Mars 1650.

NOus Syndic & Adjoints de la Communauté des Marchands Libraires, Imprimeurs & Relieurs de cette Ville de Paris, Auons conuoqué la presente Assemblée, pour prendre aduis, & déliberer sur ce que nous aurions à faire, en execution de l'Arrest de la Cour par nous obtenu le douzième du present mois de Mars, contenant plusieurs Chefs, Entr'autres, que plusieurs particuliers de la Communauté ont esté receus opposans à la verification, & enregistrement en la Cour de Parlement, tant du nouueau Statut, que des Lettres obtenuës en Chancellerie le   pour raison des Priuileges, tant des anciens que nouueaux Liures; comme aussi pour sçauoir si l'on trouuera à propos de supplier nos Seigneurs de la Cour de Parlement en prononçant sur ladite verification, d'ordonner que les Articles suiuans seront adioustés audit nouueau Statut, qui sont pour l'vtilité & l'aduantage de ladite Communauté.

PREMIEREMENT.

POvr empescher que les Libraires, Imprimeurs & Relieurs ne fassent & ne prennent à l'aduenir plus grand nombre d'Apprentifs que celuy porté par ledit nouueau Reglement, & de la qualité requise, suiuant l'article cinquiéme d'iceluy. Que les breuets d'apprentissage ne se pourront faire desormais qu'en la Chambre de la Communauté, en presence des Syndic & Adjoints, qui en signeront la minute, à peine de nullité dudit breuet, de trois cens liures d'amande contre le Maistre lequel y auroit contreuenu, desquels breuets en sera fait vn registre particulier qui seruira d'enregistrement.

C

II. Ne pourront lesdits Libraires, Imprimeurs ou Relieurs, & autres de quelque qualité & condition qu'ils soient, demeurans en cette Ville, faire imprimer hors de cette Ville de Paris, à peine de confiscation des liures qu'ils auront fait imprimer dehors, & de cinq cens liures d'amande.

III. Et dautant que plusieurs particuliers & Marchands, tant de cette Ville de Paris que forains, font venir des liures sans estre visitez, & dont le nom des Villes, & de ceux qui les ont imprimez est falsifié, au desçeu des Syndic & Adjoints, & au preiudice des Reglemens. Pour empescher telles surprises, tous Marchands Libraires, Imprimeurs, & Relieurs, tant de cette Ville de Paris, forains, que particuliers, qui feront venir des liures de dehors, tant par balles, tonnes, que pacquets, seront tenus en venant prendre le Tillet, de donner coppie de la Facture du contenu en iceux, signée deux pour y auoir recours, & sçauoir les liures qui se distribuent, & où il se trouueroit en visitant lesdites balles, tonnes ou pacquets, autres liures que ceux mentionnez en ladite facture par eux baillée, ils demeureront confisquez au profit de ladite Communauté.

IV. Deffenses seront pareillement faites à tous Libraires, ou Relieurs de cette Ville, d'achepter des Marchands forains, ou particuliers estant en cette Ville de Paris, aucuns liures, lesquels ils auroient fait venir de dehors, qu'ils ne sçachent auoir esté visités par les Syndics ou Adjoints, à peine de confiscation desdits liures, & de deux cens liures d'amande, sauf leurs recours contre lesdits Marchands forains ou particuliers.

V. Comme aussi deffenses seront faites à tous Marchands Libraires, Imprimeurs & Relieurs, de prester leur nom, soit aux Marchands forains ou particuliers Autheurs, qui auront fait imprimer leurs œuures pour afficher ou faire addresse de la vente desdits liures, à peine de cinq cens liures d'amande, & de confiscation desdits liures qui se trouueront chez eux ; Et ne pourront lesdits Autheurs mettre au bas de la premiere page, ou autre endroit dudit liure autre chose que à Paris, de l'Imprimerie d'vn tel, aux despens de l'Autheur, sans aucune autre addresse, sur les mesmes peines.

VI. Et dautant que l'Exemplaire que l'on donne à la

Communauté de chacun liure qui s'imprime, ne suffir a beaucoup prés pour subuenir aux affaires d'icelle, & auffi qu'il n'y a autre fonds pour faire quelque Charité aux paures Maiftres qui font tombez en neceffité. Que tous Marchands Libraires, Imprimeurs ou Relieurs, feront obligez à l'aduenir de donner & mettre és mains du Syndic qui en tiendra compte, au lieu dudit exemplaire, fçauoir, de tous les Volumes *Infolio* qui s'imprimeront, deux exemplaires, quatre des Volumes *Inquarto*, & fix des autres liures de diuerfes grandeurs, tant Vfages Romains que particuliers.

VII. Tout particulier Autheur, ou autre non Libraire qui fera imprimer vn liure à fes defpens, fera obligé d'en donner vne douzaine d'exemplaires à ladite Communauté, de quelque grandeur & marge qu'il puiffe eftre; & pour cét effect: Tous Libraires, Imprimeurs ou Relieurs qui feront imprimer, ou imprimeront pour lefdits Autheurs ou particuliers, feront obligez de retenir lefdits douze exemplaires, pour eftre mis entre les mains du Syndic, qui en tiendra compte, defquels douze exemplaires, ils feront refponfables en leur propre & priué nom, & feront tenus d'en donner aduis aufdits Autheurs ou particuliers, auant que de proceder aufdites impreffions, à peine d'en refpondre comme deffus; & feront lefdits exemplaires, tant defdits Marchands Libraires, Imprimeurs & Relieurs, que des particuliers, déliurez audit Syndic auant que d'eftre mis en vente à peine de payer le double.

VIII. Que deffenfes feront faites à tous les Libraires, Imprimeurs & Relieurs de mettre aucun Efcriteau portant. Ceans il y a Imprimerie où l'on imprime Factums, Arrefts, & autres œuures, ou quelque autre Efcriteau que ce foit tendant à mefme fin, qu'au lieu où fera actuellement leur Imprimerie.

IX. Que procedant à l'Election & nomination des Syndics, il fera mis fur la feüille le nom de trois Libraires & trois Imprimeurs, duquel nombre fera efleu le Syndic.

X. Que tous Libraires, Imprimeurs ou Relieurs, qui obtiendront prolongation de Priuilege, ou Priuilege d'vn ancien Liure, mefme des liures qui auront efté imprimez hors le Royaume, feront tenus de donner pour fubuenir aux affaires de la Communauté, & à la neceffité des paures d'icelle, six exemplaires de chacun Volume *Infolio*, douze des *Inquarto*, & vingt-cinq de toutes les autres grandeurs, lesquels Exemplaires ils mettront és mains du Syndic qui en tiendra compte, & desquels sera fait Registre : ce qui sera executé auant de les exposer en vente, à peine de payer le double, & ce pour vne fois seulement à chacune obtention ou prolongation du Priuilege susdit, sans que pour ce on soit dispensé de fournir à la Communauté les Exemplaires que l'on doit fournir à chacune reimpression, suiuant l'article cy-deuant.

Responses aux Moyens d'opposition des Recteur, Doyens, Procureurs & Supposts de l'Vniuersité de Paris Interuenans ; Que mettent & baillent par-deuant vous Nosseigneurs de Parlement, les Syndic & Adjoints des Libraires, Imprimeurs & Relieurs de cette Ville de Paris Deffendeurs.

A ce que s'il plaist à la Cour, il soit dit que les Demandeurs & Interuenans seront deboutés de leur interuention, fins & conclusions, & condamnez aux despens.

SVr le premier Article du Reglement qui porte que les Marchands Libraires, Imprimeurs & Relieurs seront censés du corps de l'Vniuersité, &c. Lequel Article les Demandeurs soustiennét estre contraire aux Edicts & Declarations des Roys, qui ont limité & reduit les Libraires au nombre de trente ; les Deffendeurs disent que ledit Article est conforme aux Lettres patentes du Roy du mois de Iuin 1618. verifiées en Parlement le 9. Iuillet de la mesme année, qu'il loüe, approuue & homologue le Reglement fait pour raison des Libraires, Imprimeurs en l'année 1618. par le premier Article duquel il est expressément porté en ces termes, que tous les Libraires, Imprimeurs & Relieurs seront tousiours censés & reputés du corps des Suppostz de l'Vniuersité, du tout separés des Arts Mechaniques, & qu'ils seront maintenus & conseruès en la oüissance de tous les droicts, priuileges, franchises & prerogatiues à eux attribués par nous ou par les Roys nos Predecesseurs. Et quand au nombre de vingt-quatre Libraires Iurés qui disent auoir esté limités pour joüir des droicts de l'Vniuersité à l'exclusion des autres ; C'est inutilement que les Demandeurs en parlent, puis qu'il n'est point question quand à present, & que le Statut dont l'on poursuit l'omologation n'en parle point.

Sur le deuxiéme Article, les Deffendeurs disent que l'intention du Statut, n'est point d'empescher l'vsage de l'Imprimerie dans les bonnes Villes du Royaume, où elles ont accoustumé d'estre ; puis que precisément il est porté par ledit Article, que la deffense d'exercer l'Imprimerie, n'est pas à l'esgard des bonnes Villes, mais bien d'empescher que les petits Bourgs ou Villages l'on y dresse des Imprimeries, où l'on pourroit imprimer des liures contre l'honneur de Dieu & le seruice du Roy ; ainsi l'on voit que le raisonnement que font les Deffendeurs, est contraire au texte du Statut qu'ils rapportent eux mesmes.

Sur le quatriéme Article, les Deffendeurs disent que ledit Article est conforme aux Lettres patentes du Roy Henry III. sur le Reglement de la Librairie & Imprimerie du 12. Octobre 1589. aux Ordonnances du Roy Charles IX. l'an 1571. & aux Arrests de la Cour du 27. Iuin 1577. par lesquels il est expressément deffendu à toutes personnes de tenir Imprimerie ny de vendre des liures en cette Ville, s'il n'y ont fait apprentissage. Que si la pretention dudit Recteur auoit lieu, il donneroit la liberté à toutes personnes de se venir establir à Paris, & aussi tost aux ignorans qu'aux habilles, & en vain seroit-on obligé de faire vn si long-temps d'apprentissage. C'est inutilement qu'il allegue les Crancs, les Fribourgs & les Gerincs qui ont esté les premiers qui ont apporté l'vsage de l'Imprimerie en France, puis que de ce temps-là il ne pouuoit y auoir aucun reglement.

Sur le cinquiéme, les Deffendeurs disent qu'il suffit qu'vn Libraire ou Imprimeur soit congru en la langue Latine, sans qu'il soit obligé d'estre Maistre és Arts, veu que les Reglemens precedens ne les obligoient qu'à sçauoir lire & escrire, & que les termes qu'ils alleguent de 1323. commençans *vt nullus ad præfata Officia Librariorum*, &c. ne se peuuent entendre que des

C iij

Scribes ou des Copistes qui estoient en ce temps-là auant l'inuention de l'Imprimerie.

Sur le huictiéme Article qui oblige les nouueaux Maistres à
payer la somme de trois cens liures pour subuenir aux affaires
de la Communauté, & aux necessitez des pauures Maistres, lequel Article ledit Recteur dit n'estre à propos, & qu'il suffit de
la somme de trente liures, suiuant le Reglement de 1618 les Deffendeurs disent que ladite Communauté ne possedant aucun
fonds ny reuenu que la reception des Maistres, desquels on ne
peut receuoir que trois par chacun an seulement, ne peut fournir aux frais qu'il conuient faire iournellement pour les affaires de la Communauté, & ne receuant qu'vne somme si medio-
cre chacun an ; C'est pourquoy procedant à vn nouueau Reglement, il a esté necessaire d'augmenter ladite somme iusques
à trois cens liures, d'autant que depuis le Reglement de 1618 la
Communauté s'est acreuë, & la misere du temps en a reduit
plusieurs à vne extréme pauureté, lesquels ne pourroient estre
soulagés ny secourus, si ce n'estoit par ce moyen; Et sur ce que
par le mesme Article le Recteur se plaint de ce que les Libraires
& Imprimeurs ne peuuët auoir qu'vn Apprétif, les Deffendeurs
respondent que le grand nombre qui en a esté fait iusques à
present est en partie cause de l'indigence & de la grande necessité qui se rencontre parmy les Libraires, Imprimeurs & Relieurs, & c'est ce qui a obligé de les reduire à ce nombre.

Sur l'Article neufiéme, les Deffendeurs disẽt que la Librairie
& l'Imprimerie ayãt esté de tout temps conjointes & insepara-
bles, en sorte que qui est Libraire est Imprimeur, & qui est Imprimeur est Libraire, il est par consequent hors de propos à present de dire qu'vn Libraire ne peut pas exercer l'Art d'Imprimerie, & qu'il doit estre obligé de faire imprimer par vn Maistre Imprimeur, parce qu'il ne fait pas actuelle profession d'imprimer, l'intention dudit Article, n'estant que d'empescher
vn Libraire de tenir deux Boutiques, ny vn Imprimeur deux
Imprimerie.

Sur l'Article vnziéme, les Deffendeurs disent que Monsieur
le Chancellier ne donne point permission d'imprimer quelque
liure que ce soit qu'il n'ait auparauant le certificat des Docteurs qu'il a deputez pour cét effect, & partant il est inutille
de reformer ledit article.

Sur l'Article douze, disent les Deffendeurs que le Recteur

ne respond nullement audit Article, lequel n'est couché que pour empefcher les Autheurs, Correcteurs ou particuliers d'auoir des Preffes & Imprimeries en leurs maifons ny ailleurs, & non pour la capacité des Correcteurs qui doiuët fans contredit eftre gens capables pour proceder à la correction des liures, côme il eft plus amplement porté par les articles dudit Statut.

Sur l'Article treize concernant la vifite des liures, les Deffendeurs difent, que fi les Syndic & Adjoints des Libraires ne pouuoient faire vifite des liures qui arriuent iournellement & à tous momens en cette Ville qu'en prefence de deux perfonnes de la Faculté de Theologie deputez par la Sorbonne, ce feroit reduire lefdites vifites à l'impoffible qu'il y auroit d'affembler lefdites perfonnes, & de les tirer de leurs eftudes pour les faire venir au College Royal à la vifite defdits liures ou on eft fouuent obligé de fe transporter cinq ou fix fois le iour felon les occurrences, outre que c'eft vne innouation ; & que par le reglement de 1618. verifié à la Cour Article 68. il eft dit que les Syndic & Adjoints des Libraires feront ladite vifite de tous les liures venans en cette Ville, foit par balles, tonnes ou pacquets en ladite Chambre de la Communauté des Libraires fans les obliger d'appeller auec eux deux perfonnes de la Faculté de Theologie comme pretend le Recteur, & puis outre que les Syndics & Adjoints ont vne affez ample cognoiffance des liures pour en fçauoir faire le difcernement dans la vifite qu'ils en font, C'eft que s'il s'en rencontrent quelqu'vn qui foit mauuais, & duquel ils doutent, ils ne manquent point de le faire voir aux Magiftrats qui en ordonnent ce qu'ils trouuent à propos & raifonnable; & partant la demande du Recteur n'eft pas receuable.

Sur l'Article quatorze concernans les Marchands Forains, les Deffendeurs difent, que fi la pretention du Recteur auoit lieu & qu'il fuft permis à tous les Libraires forains de venir en cette Ville, & y eftre auffi long-temps que bon leur fembleroit, ce feroit leur donner le mefme priuilege qu'aux Maiftres Libraires de la Ville, qui ont efté obligés de rendre dix ou douze ans de feruice auant que de pouuoir acquerir la qualité de Maiftre; & ainfi ce feroit ofter aux Habitans du pays le moyen & l'vfage de gagner leur vie, parce que fans doute fi lefdits Marchands forains auoient cette faculté, ils auroient toufiours Boutiques & Magazins ouuerts en cette Ville, ou ils y auroient des Facteurs, ce qui cauſeroit la ruine totale des Maiſtres; ce qui eſt deffendu par l'Article 61. du Reglement de 1618. auquel ledit Article 14. du nouueau Statut eſt entierement conforme, & puis ledit Recteur demande pour leſdits Marchands forains ce qu'ils n'ont iamais oſé demander ny pretendre, & ne ſe pratique point, ſoit dãs ce Royaume n'y dans les pays eſtrangers, dans leſquels lieux ſi vn Marchand de cette Ville porte de la marchandiſe vne fois l'an pour la diſtribuer ou troquer aux autres Marchands, il n'a pas la liberté d'y demeurer pour la diſtribution de ſa marchandiſe plus de quinze iours, & ſi ladite pretenſion auoit lieu, il ne ſeroit plus neceſſaire de faire apprentiſſage, puis qu'il ſeroit libre à vn chacun de venir demeurer en cette Ville & tenir Boutique tant que bon luy ſembleroit.

Sur l'Article dix huict qui concerne la priſée des liures, les Deffendeurs diſent qu'il eſt conforme à l'Article 81. du Reglement de 1618. qui donne la faculté à tous les Maiſtres Libraires ou Imprimeurs de faire la priſée & eſtimation des liures, & non particulierement aux vingt quatre Librairés Iurés comme le pretend ledit Recteur, ce qui eſt touſiours obſerué iuſqu'à preſent, il n'a point de droict de pretendre de donner aux Libraires Iurez ce qu'eux-meſme ne pretendent pas au preiudice de leurs Confreres.

Sur l'Article dix-neuf, les Deffendeurs employent les meſmes raiſons que ſur l'Article 18. cy deſſus.

Sur l'Article 11. concernant les viſites des Libraires par les Imprimeurs pour l'impreſſion des liures, les Deffendeurs diſent que ladite viſite ce fait par leſdits Syndic & Adioints, & non par les Libraires Iurez qui n'en ont le pouuoir comme pretend ledit Recteur, & ce trois ou quatre fois l'année, & non ſeulemẽt d'eux; que ſi dans la viſite ils deſcouurent quelque maluerſation, ils en font leur rapport à Monſieur le Lieutenant Ciuil, ſuiuant ce qui eſt porté par le Reglement de 1618. article 67. ce qui a eſté pratiqué iuſques à preſent. La Cour conſiderera, s'il luy plaiſt, que toutes les pretenſions du Recteur à l'eſgard des Libraires Iurés, ne regardant que ſon intereſt particulier; & parce qu'il voit qu'il y a fort peu de Libraires qui ſoient à preſent Libraires Iurés, il voudroit trouuer moyen d'obliger les Libraires d'achepter de luy des Lettres vacantes de Libraires Iurés, afin que le nombre qui manque eſtant remply, il en peuſt receuoir vne ſomme conſiderable.

Sur

Sur l'Article 22. qui regarde les Marchands venans aux Foi-res, disent que si la pretension du Recteur auoit lieu, elle seroit entierement contraire à l'Article 62. du Reglement de 1618. qui ne donne liberté aux Marchands Forains de venir en cette Ville qu'vne fois l'année, & d'y demeurer quinze iours ou trois semaines tout au plus. S'ils auoient lieu de venir à toutes les Foires, ce seroit leur donner moyen d'estre tousiours en cette Ville, ce qu'ils n'ont iamais pretendu & ne peuuent pretendre. A l'esgard des Libraires de cette Ville, l'on a eu grande raison de leur deffendre d'aller prendre des demeures dans les Foires S. Germain & S Laurens, attendu les mauuais liures qui s'y di-stribuent, & où lesdits Syndic & Adjoints n'ont pas la liberté de faire leur visite sans auoir hazard de leurs personnes, & puis la liberté d'aller prendre Boutique ausdites Foires ne s'est pra-tiqué que depuis peu de temps en çà.

Sur l'Article 25. qui traite de l'ellection des Syndic & Ad-joints, les Deffendeurs disent que l'Article est conforme au 64. Article du Reglement de 1618. qui n'oblige point les Libraires Syndic & Adjoints du nombre des 24. Libraires Iurés, & que ladite ellection se fait en la Chambre de la Communauté des Marchands Libraires en presence de Monsieur le Lieutenant Ciuil le Procureur du Roy, les anciens Maistres ayans esté en charge assemblés auec huict autres Libraires, huict Imprimeurs & huict Relieurs conformement à l'Arrest du Conseil du & non pour vne assemblée generalle, comme elle s'est faite autre-fois, à cause du desordre & de la confusion que le grand nombre des Maistres assemblés apportoit à ladite ellection, ce qui a obligé plusieurs fois Messieurs les Lieutenant Ciuil, de Mesme, Moreau, Laffemas & Procureur du Roy, de se retirer sans pouuoir proceder à ladite ellection, & ce qui a donné lieu audit Arrest du Conseil, & à l'execution d'iceluy. De plus, les Deffendeurs disent que toutes les Citations & Reglemens de l'Vniuersité & cottations d'Arrests que fait le Recteur sur le susdit Article, ne sont à propos, attendu qu'ils sont auparauant la naissance & l'vsage de l'Imprimerie : C'est pourquoy ils ne iugent pas qu'il soit besoin d'y faire aucune response.

Sur l'Article 26. où il est dit qu'il est necessaire d'obtenir des priuileges pour la reimpression des liures anciens, les Deffen-deurs disent que tant s'en faut qu'il soit mis pour encherir la vente des liures, ny pour faire aucun monopole comme pretend

D

le Recteur, qu'au contraire il n'est point inseré à autre intention que pour faire que les anciens liures qui se vendent fort
cher pour leur rareté se reimpriment & se puissent donner aux
deux tiers moins de ce qu'ils se vendent à present, & donner
moyen aux personnes de lettre d'auoir les liures à meilleur
compte; ce qui est si veritable, que chacun sçait que lors qu'vn
liure est reimprimé, & il se trouue auec facilité, que le prix en
est beoucoup moindre que lors qu'il est rare; Mais il n'est pas
raisonnable que quand vn Libraire a reimprimé vn Autheur, &
employé vne grande somme d'argent pour la reimpression d'i-
celuy, qu'il soit loisible à vn autre de luy faire concurrence, &
de le faire imprimer & contrefaire aussi tost, ce qui a causé la
ruine de plusieurs Libraires, & donné sujet d'inserer ledit Article au nouueau Reglement, parce qu'il est necessaire. La Cour
pour s'esclaircir plus precisément sur la commodité ou incommodité dudit Article, a interloqué & ordonné en verifiant le
nouueau Reglement, que conformément aux conclusions de
Monsieur le Procureur general, assemblée seroit faite de douze
personnes de litterature pour prendre leurs aduis sur la necessité dudit Article, ce qui a esté executé, & le procez verbal de
l'aduis & sentiment desdits 12. personnes de litterature del-
nommés par ledit sieur Procureur general, suiuant ledit Arrest
est joint au procez, pour en jugeant les Articles interloquez
y auoir tel esgard que la Cour trouuera à propos.

Sur l'Article 27. la Cour remarquera s'il luy plaist, que ledit
Recteur recognoist que pour empescher les concurrences des
autres Libraires des diuerses Villes du Royaume, il est necessaire qu'vn Libraire qui commence l'impression de quelque liure,
en dône aduis au Libraires Iurés pour l'inscrire sur le liure de la
Communauté, afin que deux Libraires ne se rencontrent dans
le mesme dessein de l'Imprimerie, & que l'on luy accorde 2. ou
3. ans de priuilège selon le merite de l'ouurage, sentiment qui
est tout contraire à celuy de l'Article cy-dessus, par lequel il
veut empescher que les Libraires ne puissent obtenir priuilege
des anciens liures qu'ils imprimeront; En quoy la Cour remarquera, s'il luy plaist, la contradiction du Recteur sur lesdits
deux Articles, & l'interest qu'il a que l'on s'addresse plustost à
des Libraires Iurés qui ne tiennent point les liures de la Communauté plustost qu'aux Syndic & Adjoints qui ont les Registres d'icelle, pour escrire sur les liures & inserer les impressions

que les Libraires voudront entreprendre pour empescher qu'ils ne se rencontrent en concurrence en vn mesme dessein : Ainsi la Cour remarquera qu'il est necessaire d'obtenir des priuileges, & que l'Article a esté bien & iudicieusement couché ; Elle remarquera aussi s'il luy plaist, que ledit Article est conforme aux Arrests & Ordonnances qui deffendent à tous Libraires de rien Imprimer sans priuilege.

Sur l'Article 28. auquel il s'agist du prix des liures, les Deffendeurs ne s'arrestent point aux grandes citations & rapports que ledit Recteur fait sur ledit Article, attẽdu qu'ils sont auparauant l'vsage de l'impression ou peu apres, & que cét vsage est entierement aboly, & que ledit Article du noũeau Statut portant deffense de vendre plus cherement les liures sous pretexte de la grace & priuilege que l'on en obtiendra y a pourueu.

Sur les noũeaux Articles presentés à la Cour du 17. Mars 1650.

SVr l'Article 2. les Deffendeurs soustiennent que ledit Article est tres-iniuste, & qu'il n'est pas raisonnable qu'vn Autheur demeurant en cette Ville de Paris fasse imprimer ses ouurages en vne autre Ville, pour les faire vendre par apres en cette Ville, & les y distribuer, parce que si cela auoit lieu chacun auroit la liberté de faire imprimer des liures, où bon luy sembleroit, ce qui seroit entierement contraire, & au preiudice des Reglemens ou Statuts des Libraires & Imprimeurs, ce seroit à leur ruine totalle; c'est pourquoy ils soustiennent que ses mots & autres doiuẽt demeurer comme ils sont audit Article.

Sur l'Article 5. les Deffendeurs disent que l'intention des Libraires ny des Imprimeurs n'est point d'establir vne tyrãnie sur les Autheurs ny tacher de tirer les frais qu'ils auront faits pour l'impression de leurs ouurages, comme l'on a malicieusement dit; mais ils soustiennent qu'il n'est pas raisonnable qu'vn Autheur vende luy-mesmes des liures, & les fasse afficher en son nom, d'autant que ce seroit la fonction des Libraires, dont ils n'ont pas le pouuoir ny le caractere, mais demeurẽt d'accord & consentent que conformément à l'Article 6. du Reglement de 1618. les Autheurs puissent faire imprimer leurs liures en cette Ville de Paris, pour estre vendus par des Libraires, Imprimeurs ou Relieurs, tels qu'ils voudront choisir, & non par d'autres, à peine de confiscation des liures & d'amande aux contreuenans,

Sur les Articles 6. & 7 les Deffendeurs disent que l'Article six ne regardant que l'interest des Libraires, le Recteur & les Autheurs n'y ont que voir, & ne se doiuent donner que pour la charité des pauures Maistres, & pour les affaires de la Communauté. Et soustiennent que l'Article sept doit demeurer comme il est, estant tres-raisonnable qu'vn Autheur qui fait imprimer ses œuures, ou autre non Libraire qui fera imprimer vn liure à ses despens soit obligé d'en donner vne douzaine d'exemplaires à la Communauté, puis qu'ils occupent les presses & les caracteres qui trauaillent pour des Libraires, donneroient pour faire ladite charité & les affaires de ladite Communauté, veu mesme que les Autheurs ne faisans imprimer leurs ouurages, & les particulieres non Libraires des liures à leurs despens que pour y profiter & gagner, il est bien raisonnable qu'ils contribuent quelque chose pour la necessité des pauures Maistres de la Communauté, puis qu'ils gagnent ce que lesdits pauures Maistres deuroient gagner, ce que la necessité les empeschent de pouuoir faire.

Sur l'Article 9. concernant l'ellection du Syndic & Adjoints, les Deffendeurs employent les raisons qu'ils ont desduites cy deuant sur l'Article 25. dudit nouueau Reglement.

Sur le 10. & dernier Article, les Deffendeurs disent que ledit Recteur n'a point d'interest audit Article, & que ne regardant aucuns que les Libraires, il n'a que faire de se mettre en peine de ce qu'ils veulent donner pour subuenir aux affaires de leur Communauté; & il est hors de propos d'alleguer & prendre pretexte pour blasmer ledit Article, qu'il est à la foule du public & pour vendre les liures plus cher, puis que le nombre que l'on donne par ledit Article n'est pas considerable, pour faire que les liures s'en vendent plus chers, & que s'il y auoit à se plaindre dudit article, ce seroit aux Libraires, & non pas audit Recteur.

Partant par ses raisons soustiennent les Deffendeurs que les Demandeurs doiuent estre deboutés de leur interuention auec despens. Pour copie. Signé, DE LORME, auec paraphe.

REPLIQVES DE L'VNIVERSITÉ

aux Responses faites par les soy-disants Syndic & Adjoints des Imprimeurs, Libraires & Relieurs, aux Moyens qu'elle a presentés à la Cour sur des Lettres Patentes du mois de Decembre 1649. Lesquelles Repliques contiennent lesdits Moyens suiuant les Articles desdites Lettres Patentes.

LEs Recteur, Doyens, Procureurs & Suppost de l'Vniuersité disent sur le premier Article, que par la Declaration de Charles VIII. du mois de Mars 1488. l'Edict de Louis XII. du 9. Avril 1513. les Declarations de François I. du 20. Octobre 1516. & du 5. Iuin 1543. vingt quatre Libraires seulement, deux Relieurs, deux Enlumineurs & deux Escriuains Iurez doiuent jouïr des priuileges de l'Vniuersité; Et neantmoins au preiudice de ces Ordonnances & Edicts, il y a maintenant vn nombre prodigieux d'Imprimeurs & Libraires, qui sans auoir esté receus par le Recteur de l'Vniuersité, & sans luy auoir presté le serment, ny rendu l'obeïssance & la soûmission qui luy sont deubs, & sans reconnoistre lés Loix de l'Vniuersité, iouïssent de tous ses priuileges. Que ce grand nombre d'Imprimeurs & Libraires, n'est estably que sur des Lettres patentes, qui n'ont esté obtenuës & verifiées par la Cour qu'en l'année 1618. qui ne peuuent empescher l'effet de ces Edicts & de ces Ordonnances.

1°. Par ce qu'elles ont esté obtenuës & verifiées par subreption, & sous de faux exposés; puisque les pieces qui sont enoncées dans ces Lettres, ne disent point ce pourquoy on les y a employées; & que les Libraires pour les obtenir ont representé au Roy *que le Recteur & les Suppost de l'Vniuersité estoient tous disposez à les receuoir.*

2°. Par ce que les Libraires n'ont point appellé les Recteur & les Suppost de l'Vniuersité, lors qu'ils ont poursuiuy la verification de ces Lettres, de crainte qu'ils ne remonstras-

A

sent à la Cour l'interest public, & qu'ils auoient de temps immemorial la direction sur les Imprimeurs & Libraires, comme estant soûmis aux Ordres & aux Regles de l'Vniuersité. Que le Roy Charles IX. ne fit son Edict touchant l'Imprimerie & Librairie, qu'apres que les articles en furent veus *par les Recteur, Regens, & principaux Suppofts de l'Vniuersité de Paris, & par eux trouués vtiles, & necessaires.* Et que le Parlement en 1614. ne voulut iuger d'vn affaire concernant les Imprimeurs & Libraires, qu'apres en auoir donné connoissance à l'Vniuersité, & pris son aduis.

3°. Par ce que les choses qui sont obtenuës par suprise, & sous des alleguez faux, ne peuuent subsister suiuant la Loy 7. tit. 26. *de diuersis Rescriptis & Pragmaticis Sanctionibus lib. 1. Cod. edicatur. Vniuersa Rescripta, siue in personam precantium, siue ad quemlibet Iudicem manauerint, quæ vel Annotatio, vel quæuis Pragmatica Sanctio nominetur, sub ea conditione præcepimus, si preces veritate nitantur: Nec alium fructum precator mendax Oraculi percipiat impetrati, licet in Iudicio asserat veritatem, nisi quæstio fidei precum Imperiali beneficio monstretur inserta.* Et cette autre Loy, *l.etsi legibus 5. C. Si contra ius vel vtil.publ. vel per mendacium fuerit aliq. postul. vel impetr. etsi legibus consentaneum sacrum oraculum mendax precator attulerit, careat penitus impetratis: & si nimia mentientis inueniatur improbitas, etiam seueritati subiaceat iudicantis.* Et encore suiuant la Loy *Si quis* 29. *De leg. Corn. de falsis. Si quis obrepserit Præsidi Prouinciæ tàm per Acta, quàm per libelli interpellationem, nihil agit: Imo si accusatus fuerit, pœnam temeratoris luit: Perinde enim punitur, atque si falsum fecerit.* Et partant ces lettres qui ont esté obtenuës par vne surprise si manifeste, & qui paroist par la seule lecture, ne peuuent preiudicier au droit du Recteur & de l'Vniuersité.

Sur le 2. article, l'Vniuersité se contente de ce que les Libraires ont declaré dans leur Response, que par ces mots, *sinon dans nos bonnes Villes, & en celles où il y a Vniuersité,* ils pretendent seulement empescher, que l'on ne dresse des Imprimeries *dans les petits Bourgs & Villages.*

Sur le 4. article, l'Vniuersité soustient que les Moyens qu'elle a produits, sont tres-propres pour entretenir l'émulation, qui est necessaire pour conseruer l'Art de l'Imprimerie dans sa vigueur. Qu'ils sont conformes à l'Edict du Roy Charles IX. quoy que les Libraires s'efforcent de monstrer le contraire corrompant le sens des termes les plus clairs, & les plus exprés des Edicts & des Declarations de nos Rois. Car cét Edict porte en l'article 9. *Que moyennant ladite attestation l'Apprentif de là en auant, sera receu à besongner tant és impressions de Paris que de Lion, & par tout ailleurs, encore qu'il eust fait son apprentissage en autre part.*

D'où l'on peut conclure que c'est à tort que les Libraires disent, qu'il estoit permis à vn chacun de trauailler dans Paris à l'Imprimerie, *ce seroit admettre aussi tost les ignorans que les habilles*, puis que personne ne doit estre receu dans l'Imprimerie, qu'ils n'ayt la qualité & les conditions requises, & que ce ne soit dans toutes les solemnitez prescrites. Et puis vn homme ne s'expose pas temerairement à venir dans vne Ville pour y exercer vn Art, s'il ne croit exceller par dessus tous ceux qui y exercent le mesme Art.

De plus, ce long-temps que les Libraires soustiennent estre necessaire pour l'instruction des Apprentifs, ne rend pas plus habilles les Libraires de Paris, que ceux des autres Villes, puis que l'on void ordinairement que les Imprimeurs des autres Villes ne cedent en rien à ceux de Paris, & qu'on déplore maintenant les defauts que l'ignorance & l'auarice des Libraires ont introduits dans l'Imprimerie, & qui ne seront iamais corrigés, * si Dieu ne donne à quelques particuliers, le mesme esprit & les mesmes inclinations qu'il a autresfois données aux Crants, aux Vlrics, aux Gerincs, Manuces, Bades, Dolets, Tiletans, Neobares, Oporins, aux Estiennes, Turnebes, Griffes, Morels, Vascosans, Plantins, & plusieurs autres, dont la memoire sera glorieuse, tant que l'histoire de Monsieur le President de Thou se lira, & que leurs ouurages se trouueront dans les Bibliotheques.

Sur le 5. article, la Cour est suppliée de considerer, si outre l'attestation des 4. Iurés touchât la capacité des Apprentifs, il ne seroit pas necessaire d'obliger les Imprimeurs & leurs Correcteurs à estre Maistres és Arts de l'Vniuersité de Paris, puis que le bien & la perfection de l'Art de l'Imprimerie

A ij

deſpend de la capacité & de l'intelligence de celuy qui en
eſt le Directeur & le Maiſtre; Comme au contraire, le meſpris & la ruine de cèt Art vient de l'ignorance du Directeur.
Car iamais l'Imprimerie n'a eſté ſi floriſſante que lors qu'elle
a eſté exercée par des perſonnes ſçauantes & bien verſées
dans l'intelligence des Langues ; Et iamais elle ne fut ſi meſ-
priſable qu'elle eſt à preſent, par le manque de tels perſonnages. Et on ne peut pas eſperer que ceux qui ſe preſenterõt
pour eſtre admis au rang de ceux qui font profeſſion de l'Imprimerie, s'appliquent à l'eſtude des lettres humaines & des
ſciences plus ſublimes, s'ils ne ſe ſentent obligez de rendre
compte de leur eſtude, & de donner des marques certaines
de leur ſuffiſance dans vn examen reglé, & deuant des perſonnes qui ayent authorité. Ce qui ſe peut bien & commo-
dement faire dans l'examen qui eſt eſtably pour ceux qui
doiuent eſtre admis à la Maiſtriſe des Arts. Puis que meſmes nous voyons par des prouiſions anciennes que pluſieurs auoient cette qualité, & apprenons par des liures, que
ceux qui les ont imprimez eſtoient Maiſtres és Arts, comme dans le Liure intitulé *Manipulus Curatorum Guidonis de*
monte Rocherij, qui fut imprimé en l'année 1473. il y a *per vé-*
nerabilem virum Petrum Cæſaris in Artibus Magiſtrum, ac huius
artis induſtrioſum Artificem ; Et dans le Liure intitulé *Conſe-*
quentiæ Martini Magiſtri, il y a *has conſequentias Antonius De-*
nidel in Artibus Magiſter, nec non ciuis Pariſienſis in monte ſancti
Hilarij prima concurrente causâ, miro charactere exarauit anno
1501.

Les Deffendeurs ont tort d'employer dans cèt article
des paroles de meſpris, diſans *que les termes des lettres de 1323,*
concluants, vt nullus ad præfata officia Librariorum & Statio-
riorum Pariſius exercenda deinceps admittatur, niſi vir bonæ famæ
& ſufficientis literaturæ, ne ſe peuuent entendre que des Scribes &
des Copiſtes qui eſtoient dans ce temps-là auant l'inuention de l'Im-
primerie.

Il ſeroit à deſirer qu'ils fuſſent auſſi habilles & capables
en leur profeſſion qu'eſtoient ceux qu'ils veulent meſpri-
ſer ; Car il eſt certain que ces anciens Eſcriuains & ces Libraires de l'Vniuerſité eſtoient beaucoup plus intelligens

dans les lettres, & dans les sciences, que les Libraires de
ce temps, qu'ils estoient plus capables de produire d'eux-
mesmes de nouueaux ouurages, d'adiouster ou de diminuer
à ceux qu'ils d'escriuoient, que ceux d'auiourd'huy, qui demeurent courts aux moindres difficultez qu'ils rencontrent,
& qui sont tellemét attachez aux lettres & syllabes, qu'ils ne
peuuent ou retrancher celles qui sont superfluës, suppler
celles qui manquent, n'y adiouster celles qui seroient vn
meilleur sens. La capacité de ces anciens Escriuains se void
encore par les Actes qui ont esté rapportés sur cét Article,
par les termes d'vne Prouision de l'année 1378. *Nos autem
super bona fama, bonaque vita, conuersatione, ac sufficienti literatura ipsius primitus, vt decebat, informati.* Et par les Vers de
Iean l'Anglois en son liure intitulé Architrenius, qui viuoit
il y a pres de six cens ans,

> *Altera Regia Phœbi,*
> *Parisius Cyrrhæa viris, Chryfæa metallis*
> *Græca libris, Inda studiis, Romana Poëtis.*

Et encore par le tesmoignage de Richard de Buris Euef-
que & Chancelier d'Angleterre, qui viuoit en 1350, qui dans
le chapitre 8. de son liure intitulé Philobiblion fait cette
exclamation. *O beate Deus Deorum in Sion quantus
fluminis impetus voluptatis lætificauit cor nostrum, quo-
tiens paradisum mundi Parisius visitare vacauimus moratu-
ri, vbi nobis semper dies pauci præ amoris magnitudi-
ne videbantur. Ibi Bibliothecæ iocundæ super cellas aroma-
tum redolentes, ibi virens viridarium vniuersorum voluminum.
Ibi prata Academica terræ motu trementia Athenarum, Pe-
ripateticorum diuerticula, Parnassi promuntoria & porticus
Stoicorum. Ibi reuera thesauris apertis & facculorum
corrigiis resolutis pecuniam læto corde dispersimus, atque
libros impretiabiles luto redemimus & arena.*

Sur le 8. Article, l'Vniuersité dit, que par l'Arrest du
vingt-sixième May de l'année 1615. il a esté ordonné que
l'Imprimeur ou le Libraire, ne payeroit pour les frais de sa
reception que la somme de vingt liures, & depuis quelques

A iij

Libraires ayant exigé dans leurs pretendus Statuts de l'année 1618. pour ladite reception la somme de soixante liures, il fut ordonné qu'on ne payeroit que trente liures. C'est donc vne exaction intolerable de prendre à present la somme de trois cens liures. Et ainsi empescher que les pauures n'y puissent estre receus, quoy qu'ils soient les mieux instruicts & les plus propres pour les exercer. Ce qui est vne grande iniustice, puis qu'ils ont employé plus de temps, & plus de soin, pour se rendre habiles dans cer Art, que les plus riches & les mieux accommodés. C'est pourquoy l'Vniuersité supplie la Cour par sa prudence d'y vouloir mettre ordre. Attendu mesmes que les Imprimeurs & Libraires doiuent estre receus en leur exercice par le Recteur, qui les fait iurer, estant deuëment informé de leur capacité en leur Art par les quatre Iurez de l'Vniuersité, ainsi qu'il appert par vne infinité d'Actes & Lettres patentes, & nommément par ceux de 1323. 1351. 1367. 1378. 1386. 1387. 1411. 1456. 1477. & par les prouisions qui leurs en sont données.

Comme aussi touchant le nombre des Apprentifs, l'Vniuersité supplie la Cour de considerer les termes des Edicts de François premier du 28. Decembre 1541. & de Charles IX. de 1571. qui portent, *Que les Maistres fassent & puissent faire & prendre autant d'Apprentifs que bon leur semblera.*

Sur le 9. Article, l'Vniuersité soustient que l'Imprimerie & la Librairie ne doiuent point s'exercer par vne mesme personne; Autrement on verra vne horrible confusion, & il arriuera tousiours ce qui se voit maintenant, que que des Libraires qui ne recherchent que leur interest particulier, & qui ne considerent iamais le bien public & l'honneur des Lettres employeront seulement les Compagnons Imprimeurs les plus ignorans pour l'impression des Liures, à cause que leur peine & leur recompense est beaucoup moins chere que n'est celle des Imprimeurs les plus sçauants & les plus exacts. Il est plus à propos que l'Imprimerie ne s'exerce que par les Imprimeurs sçauants & instruits dans l'Art, & qui auront esté receus selon les regles prescrites.

Et il est certain que la science la plus commune & or-

Vtcumque au-tẽ sit typographia non solùm à nobi-libus & eruditis vi-ris ac doctissimis quidem fuit inuen-ta, sed etiam ab hu-ius generis homini-bus diu exculta. Hac autem tempe-state, in qua per to-tum ferè terrarum Orbem vilissimus quisque, perpaucis exceptis, egenus praeterea nulliuf-que eruditionis ho-munculus eam illo-tis tractat manibus.

iij A

dinaire des Libraires, c'est de sçauoir escrire les noms sur le dos des liures, & de sçauoir quels sont les liures les plus rares, ou qui se debitent le mieux, c'est le fruict de leur apprentissage & du temps qu'ils employent pour s'instruire dans le fait de la Librairie. Et neantmoins ce sont eux qui remportent auiourd'huy tout l'honneur & tout le profit de l'Imprimerie. Anciennemét le public connoissoit non seulement celuy qui debitoit les liures, mais encore l'Imprimeur qui les auoit imprimés; & par ce moyen l'Imprimeur estoit piqué de generosité, pour rendre son impression considerable, ou bien la crainte d'estre repris par ceux qui estoient preposez pour la police des liures, le retenoit & l'obligeoit de ne rien obmettre de ce qui estoit necessaire pour rendre ses ouurages plus accomplis. Aussi l'on voit dans les anciens Liures les noms du Libraire & de l'Imprimeur dont ceux-cy font foy.

Acutissimi & quàm maximè succincti & ordinatissimi Doctoris Dionysij Cisterciensis liber in quatuor Sententiarum, venundantur Parisius à Ponceto le Preux in vico diui Iacobi sub intersignio potti stagnei. Ad calcem, in alma Parisiorum Schola per Ioannem Higmanum & Volfgangum Hopylium artis formulariæ socios. Anno ab Incarnatione eiusdem Domini nostri Iesu Christi 1498. die 6. Februarij.

Liber quartus Doctoris subtilis, &c. impressaque est tabula quamemendatissimè Parisiis Ioannis Granion almæ Vniuersitatis Bibliopolæ Iurati cura atque impensis. Ad calcem, Venundantur Parisiis à Ioa. Granion eiusdem ciuitatis Bibliopola in Claustro Brunello prope Scholas Decretorum è regione diuæ Virginis Mariæ.

Rectè tecum iri existimabimus, si te beneuolum, officiosumque Gallioto à Prato Bibliopolæ Lutetiano præstiteris, *qui vt hæc tibi Reique conferret publicæ, nummis vacuauit marsupia, vt antiquata puluerulenta, & iam semesa compararet, restitueret exemplaria*, industria Ioa. Cornicularij Calcographi Parisiensis solertissimi anno 1524. vltimo Idus Octobris.

Libri de re rustica M. Catonis, M. Terentij Varronis, L. Iunij, Moderati, Collumellæ, Palladij Rutilij, quorum summam pagina sequenti reperies. Parisiis apud Io. Paruum

spe tantùm lucri & mercaturæ excedæ gratia ductus. Hinc factum est, vt soli ferè Mercatorú quorú multi nullú norunt literarum elementum, pauperrimis hanc arté hominibus exercendam committant, quæstum inde omnem desumentes, & nonnisi labores literarum concinnatoribus, qui & Compositores dicuntur, nec-non iis qui prælo præsunt & Torculares vocantur, relinquétes. Correctores insuper vel satis mediocriter eruditi ob tenuissimam mercedem ad corrigendi artem eliguntur, vel si eruditi sint, accurati esse non possunt ob ingentem sarcinam humeris imparem, quam tamen sponte susceperunt, vt die nocteque allaborantes victum quotidianum sibi comparare queant. Id quod etiã Compositoribus, Torcularibusac Proto cæterisque huiusce artis operariis euenire solet. Dira igitur lucri cupido, pace bonorum dixerim, hanc nobilissimam artem & omni laude dignã deturpauit vilissimanique reddidit. Angelus Roccha in Appendice Bibliæ Vaticanæ.

sub flore lilio, via ad S. Iacobum. Ad calcem impreſſum Lutetiæ præló Antonij Angerelli, impenſis autem Ioa. Parui, & Galeoti à Prato menſe Februario 1533.

Sur l'Article 11. l'Vniuerſité auoit repreſenté à la Cour, qu'il eſtoit à propos que nul ne peuſt imprimer de nouueaux liures, ſans auoir l'approbation de la Faculté & Deputez d'icelle Faculté, à laquelle appartient la matiere dont les liures traittent. A quoy les deffendeurs ont reſpondu que *Monſieur le Chancelier ne donne point permiſſion d'imprimer quel-que Liure que ce ſoit, qu'il n'aye auparauant le certificat des Docteurs qu'il a deputez pour cét effet.*

L'Vniuerſité maintient que ce droit luy appartient & à ſes Facultez, elle en produit de bons tiltres, & en fait voir la poſſeſſion de pluſieurs ſiecles.

En vn Acte de ladite Vniuerſité de l'an 1323. ſont ces termes. Nullus Stationarius exemplar locet *antequam corrigatur & taxetur per Vniuerſitatem.* Item ordinauit Vniuerſitas quòd quilibet Rector faciet proclamari per Scholas, ſi quis inueniat exemplaria corrupta, *illa offerat publicè coram Rectore & Procuratoribus, vt exemplaria corrigantur,* & Stationarij qui talia locant, iudicio Vniuerſitatis puniantur, & Scholaribus emendare cogantur.

En vn autre acte du 6. Octobre 1342. ſi contingat quòd habeant (Stationarij & Librarij) aliqua exemplaria noua, ea non communicabunt nec pro ſeipſis nec pro aliis, *donec fuerint approbata per Vniuerſitatem correcta & taxata.*

En vn Arreſt du 18. Mars 1521. poſtquam iidem intimati (Rector & Vniuerſitas) inter cætera omnibus Impreſſoribus, ne nouos libros & opera, *niſi per dictæ Vniuerſitatis Deputatos priús viderentur & viſitarentur, imprimerent inhibitiones fieri requiſierunt* … Curia prælibatis Impreſſoribus ſub pœna quingentarum librarum ac bannimenti ab huiuſmodi Villa noſtra Pariſius, ne libros in vulgari aut latino *Fidem Chriſtianam aut interpretationem ſacræ Scripturæ concernentes imprimant, quin priùs illi per Facultatem Theologiæ aut illius Deputatos viſi fuerint,* eis quatenus bene, diligenter ipſi illorum quando ſibi præſentabuntur videant, *nec aliquid pro illorum viſitatione capiendo.*

En

En vn autre Arreſt du 4. Nouembre auſſi 1521. pro parte
dilectorum noſtrorum *Rectoris & Vniuerſitatis Pariſienſis* noſtræ Cameræ Parlamenti tempore vacationum ordinaræ
fuit humiliter expoſitum, quòd per noſtræ dicti Parlamenti
Curiæ Arreſtum 18. die nouiſſimè præteriti menſis Martij
datum, omnibus Impreſſoribus & Librariis, ne libros Fidem
Catholicam aut expoſitionem ſacræ Scripturæ concernentes, *niſi illis primitùs per Deputatos Facultatis Theologiæ aut al-*
terius Facultatis cui ſpectaret, viſis & approbatis, imprimerent
aut imprimere facerent. Quapropter præmiſſis attentis vi-
ſaque per iam dictam dicti Parlamenti noſtri Cameram prædicta Requeſta, & audito ſuper hoc Procuratore noſtro Generali, tibi tenore præſentium committimus & mandamus,
quatenus ſupradictis Impreſſoribus ſub pœna quingentarum librarum par. nobis applicandarum & bannimenti ab
huiuſmodi Villa noſtra Pariſius, ne libros in vulgari aut Latino *Fidem Chriſtianam & interpretationem ſacræ Scripturæ con-*
cernentes, quin prius illi per prædictam Facultatem Theologiæ aut
illius Deputatos viſi fuerint, imprimant.

En vn autre Arreſt du 7. Ianuier 1523. En tant que touche les Paraphraſes d'Eraſme in Lucam & Marcum, La Cour
a ordonné & ordonne que ledit liure *ſera monſtré & communi-*
qué aux Recteur, Doyen & Faculté de Theologie de ladite Vniuer-
ſité de Paris, pour eux ouïs en ordonner comme de raiſon.

En vn autre Arreſt du 2. May 1535. *Pour l'inconuenient que*
la Cour a veu aduenir pour l'impreſſion des liures de Medecine, ladite Cour en entherinant ſemblablement la Requeſte faite
par le Procureur General du Roy, & par ladite Faculté de
Medecine, a fait & fait inhibitions & deffenſes à tous les
Subjets du Roy demeurans dedans les fins & limites du reſſort d'icelle de ne compoſer & faire imprimer ; *Et à tous Li-*
braires & Imprimeurs de n'imprimer & expoſer en vente aucuns
liures compoſez en la ſcience de Medecine, qu'ils n'ayent eſté pre-
mierement veus & viſitez par trois bons & notables Docteurs en
ladite Faculté, & approuuez par icelle, ſur peine de confiſcation
de la marchandiſe, priſon, amende arbitraire, & autres peines que la Cour verra eſtre à faire.

L'Edict de Henry II. du 27. Iuin 1551. porte deffenſes

B

d'imprimer ne vendre aucuns Liures, Comments, Scholies, Annotations, Tables, Indices, Epitomes & Sommaires concernans la saincte Escriture & Religion Chrestienne, faits & composez depuis quarante ans en ça en Latin, Grec, Hebreu, & autres langues mesme Françoise, *que premierement il n'ayent esté veus & visitez:* C'est à sçauoir, ceux qui sont imprimez és Villes de Paris, Lyon & autres Villes circonuoisines dudit Paris où il n'y a Faculté en Theologie, *par la Faculté de Theologie dudit Paris, & és Villes où il y a Faculté de Theologie par les Docteurs & Deputez d'icelle.*

En deffendant tres-expressément à toutes nos Cours de Parlement, Maistres des Requestes, & autres gardans les Sceaux des Chancelleries, Iuges Presidiaux & autres nos Officiers & Magistrats quels qu'ils soient, de donner par cy-apres aucune permission d'imprimer liures, *que premierement ceux qui demanderont ladite permission, n'ayent certification desdites Facultez de Theologie, que lesdits liures ont esté veus & approuüés desdites Facultez, au rapport desquelles icelles Facultez certificront que lesdits Liures sont bons & legitimes, & sans vice, & comme tels les approuueront,* laquelle certification sera enregistrée au commencement desdits liures auec ladite permission.

Et retiendront lesdits Deputez pardeuers eux la copie des liures ainsi par eux approuuez, signée du la main du Libraire requerant, & auquel sera baillée ladite permission d'imprimer, afin que ledit Imprimeur ne puisse varier ne changer aucune chose en procedant à l'impression d'iceux.

Outre les Actes susrapportés & mentionnés, l'Vniuersité en a fait imprimer depuis peu plus de deux cens dans diuers recueils pour prouuer qu'elle a le droit & pouuoir, & qu'elle est en possession de iuger de la Doctrine. Et la Cour est aussi tres-humblement suppliée de considerer que l'Vniuersité a rendu de grands seruices à l'Eglise & à l'Estat par ses Censures doctrinales, & qu'il seroit tres-pernicieux de luy oster ce droit, & de l'attribuer seulement à quelques Docteurs choisis, Surquoy l'on peut icy rapporter les Lettres patentes du mois d'Aoust 1624. &

ce qui s'est fait en consequence en la Faculté de Theologie de ladite Vniuersité.

Lovis par la grace de Dieu, Roy de France & de Nauarre. A tous presens & à venir, Salut. Le feu Roy Charles IX. nostre Predecesseur que Dieu absolue par Edict de l'année   auroit fait deffenses à tous Libraires, Imprimeurs & autres d'imprimer, ou faire imprimer aucun liure sans permission scellée en nostre grande Chancellerie, mais iceluy Reglement n'ayant esté exactement gardé à cause que les Gardes des Sceaux, & Officiers des Chancelleries de nos Cours Souueraines se sont dispensez durant les troubles de donner icelle permission. En vertu desquelles, plusieurs ont pris liberté de faire imprimer ce que bon leur a semblé, tant pour la doctrine & mœurs, que affaires de nostre Estat, auec vn tel débordement que nous auons iugé necessaire d'y remedier & empescher tel desordres & confusions. Ce qui ne se peut que par des personnes capables pour les voir, corriger & y prendre soigneusement garde. Et pour cét effet, Auons de grace speciale, pleine puissance, & authorité Royalle par ces presentes pour ce signées de nostre main, créé & erigé & establi, creons, erigeons & establissons quatre Censeurs & Examinateurs qui seront pris du corps & Faculté de la Theologie de nostre Vniuersité de Paris, pour doresnauant voir, lire & examiner toutes sortes de liures nouueaux concernans la Theologie, deuotion & bonnes mœurs, qui doresnauant s'imprimeront en ce Royaume, & en cas qu'ils les trouuent dignes d'estre mis en lumiere & donnez au public, seront tenus d'en bailler leur attestation & approbation, Seront expediées en nostre grande Chancellerie & non ailleurs permissions de les imprimer, faisant tres-expresses inhibitions & deffenses aux Officiers des Chancelleries d'icelles Cours Souueraines d'accorder iceux priuileges, & à tous Imprimeurs d'imprimer aucuns liures en consequence d'icelles, & aux Libraires de les exposer en vente à peine de confiscation & de trois mil liures d'amande pour chacun contreuenant, & afin qu'en iceux liures approuués par lesdits exa-

minateurs il ne se puisse rien alterer ny falsifier, voulant que
ceux qui presenteront des liures pour examiner, soient obligez d'en bailler deux coppies, l'vne desquelles demeurera
par deuers lesdits examinateurs signée de l'Autheur & paraphée de luy en tous les feuillets & l'autre luy sera renduë
signée & paraphée de cesdits examineurs, *les deux plus anciens
desquels quatre examinateurs par nous nommez feront l'vn en l'absence de l'autre la distribution des liures nouueaux qui leurs seront presentez, & apres que celuy qui aura esté chargé d'vn liure,
l'aura veu & examiné, il en confererà auec les autres pour le moins
auec l'vn des deux anciens, afin qu'ils en donnent ensemblement leurs
aduis, & sera l'approbation d'iceux liures, signée de celuy qui les
aura veus, & par l'vn de ces deux Anciens, si luy-mesme n'en est l'vn.*
Et afin de decorer lesdits Examinateurs de quelque honneur & profit, ensemble en consideration de leurs peines &
trauaux és choses tant importantes à nostre seruice & au public. Voulons & nous plaist que lesdits quatre Docteurs par
nous nommez & leurs successeurs esdites charges iouïssent
des mesmes honneurs, priuileges, immunitez, franchises,
exemptions & prerogatiues dont iouïssent nos Ausmoniers
ordinaires, & autres nos Domestiques & Commençaux,
ainsi que s'ils estoient icy par le menu specifiés, Ausquels
quatre Censeurs nous auons attribué par chacun an, à compter du premier iour de Ianuier dernier deux mil liures de
gages & pension pour estre distribuez entr'eux, à sçauoir à
chacun des deux plus anciens six cens liures, & aux deux autres chacun quatre cens liures.

Et d'autant qu'il est necessaire de faire le plus promptement qu'il nous sera possible iceluy establissement, sur le
bon tesmoignage qui nous a esté rendu de la probité, pieté,
doctrine, experience & affection à nostre seruice, & au bien
public de nos chers & bien amez Maistres André du Val,
Pierre Quedarne, Iacques Messier, & François de S. Pere
Docteurs en Theologie de la Faculté de Paris, Nous les
auons pour cette premiere fois choisis & nommez par ces
presentes pour tenir lesdites quatre places de Censeurs &
Examinateurs desdits liures nouueaux esquels il sera traité
de la Theologie, Religion, pieté & bonnes mœurs.

Donné à S. Germain en Laye au mois d'Aoust, l'an de grace 1614. & de nostre regne le quinziéme. Ainsi signé LOVIS. Et sur le replis, DE LOMENIE. Et à costé Visa, & scellé du grand Sceau de cire sur lacqs de soye.

ANno Domini 1626. die 1. mensis Decembris Sacra Theologiæ Facultas post Missam de Sancto Spiritu ex more celebratam, ordinaria habuit comitia in aula Collegij Sorbonæ, &c. Secundo H. M. N. Petrus de Besse dixit persequendam esse intercessionem contra quatuor librorum Censores, quos resciuerat pecuniam ex parte Regis, titulo Censorum accepisse; Cuius audita expostulatione H. M. N. Andræas du Val protestatus est se & alios prædicto iuri penitùs renunciasse & renúnciare.

Sur le 12. Article, l'Vniuersité dit que les Libraires n'ont point parlé de la capacité ou de l'incapacité des Correcteurs dans leurs pretendus Statuts, quoy que par leurs Responses ils soustiennent, *qu'ils en ont parlé plus amplement dans les autres articles*, sans en cotter aucun, ce qui leurs estoit impossible.

L'Vniuersité estime qu'il est si necessaire d'apporter le remede au mal que l'ignorance des Correcteurs a causé dãs l'impression, que si on le neglige encore quelque temps il deuiendra incurable. C'est vne chose pitoyable de voir que les Correcteurs des Imprimeries de Paris n'entendent pas le Latin, & pour la langue Grecque ordinairement les plus sçauants d'entr'eux en ignorent les characteres. De ce defaut naissent presque tous ceux qui détruissent entierement le bien & les aduantages de l'impression; Car l'Imprimerie n'a esté instituée que pour donner au public les excellens ouurages que l'antiquité a produit, & que les grands hommes composent tous les jours, sans les corrompre, ny alterer, & sans diminuer ny adiouster aux expressions des Autheurs. Et nous voyons auiourd'huy que les ouurages qui s'impriment sont tellement dissemblables de ceux qui ont esté autrefois imprimez, qu'il est presque impossible de les reconnoistre, pour les ouurages de ceux dont ils portent le nom. Les Autheurs mesmes qui viuent encore mesconnoissent leurs ouurages lors qu'ils ont esté im-

primés. Et ils sont contraints le plus souuent de les changer entierement dans vne seconde impression ; & ainsi de
donner à la correction des secondes impressions le temps
qu'ils pourroient employer à en composer d'autres. Et ces
grands hommes peuuent faire à present les mesmes plaintes
que faisoit autresfois Quintilien en relisant ses Oraisons.
*Cæteræ quæ sub nomine meo feruntur, negligentia excipientium in
quæstum Notariorum corruptæ, minimam partem mei habent.*
Et vser de ces termes de sainct Hierosme qui parloit contre
les mauuais Escriuains de son temps, *Ea quæ, vel à vitiosis interpretibus malè reddita, vel à præsumptoribus imperitis emendata
peruersiùs, vel à Librariis dormitantibus, addita sunt aut mutata,
corrigimus.* Henry Estienne dans son liure intitulé, *Artis
Typographicæ querimonia de illiteratis quibusdam Typographis, propter quos in contemptum venit,* vse de ces termes.
Itane verò librorum editio pro dignitate ab iis elabora-
ri poterit quibus nihil cum Musis commune est ? Itane
verò artem cuius velut tutelæ ac fidei literæ hoc seculo
commissæ sunt, fideliter tractare literarum imperitus poterit ? Ecquid obsecro dicturum putamus Aldum, si nunc
reuiuiscens videat successisse sibi *Typographos quorum non
minima pars vix pene aliud in libris, quàm quomodo alba pagina discernenda sit à nigra, intelligit?* (Nam qui tantum pro-
fecerunt, vt Græca literarum elementa possint à Latinis,
Hebraïca à Græcis discernere, atrocem sibi fieri iniuriam
existiment si in numero indoctorum habeantur.) Quid verò
dicturos M. illum Musurum & Ianum Lascarin putamus, in
quibus primis Græcia reuiuiscere cœpit, & qui principes in
pandendo nobis ad linguæ Græcæ adyta itinere fuerunt?
quid, inquam, dicturos remur, si, cum ipsi *tantum honoris arti
typographicæ detulerint, vt non indignam existimarint cui suam
operam nauarent, fungentes munere Correctorum* (liceat enim de
rebus typographicis typographicè loqui) eò rem deuenisse
videant, vt si quis tria Latinæ linguæ verba totidemque
Græcæ norit, typographicæ illius correctioni nobilissimi
quique vtriusque linguæ scriptores committantur? Quid enim
obsecro, aliud est, hanc in illos scriptores potestatem eiusmodi hominibus permittere, quam gladios furiosis in manus
tradere?

Quint.
lib. 7.
cap. 2.

S. Hier.
in præf.
Euang.
ad Da-
masum.

Et Charlemagne esgalement grand , en courage &
science , & auquel l'Vniuersité de Paris doit sa fondation,
ordonne dans ses Capitulaires , que *Libros Catholicos bene* Lib. 1.
cap. 72.
emendatos habeant ; quia sæpe dum bene aliquid Deum rogare cu-
piant , per inemendatos libros malè rogant. Et pueros vestros non
sinatis eos vel legendo vel scribendo corrumpere. Et si opus est
Euangelium & Psalterium & Missale scribere , perfectæ ætatis
homines scribant cum omni diligentia.

François premier dans vn Edict de 1541. & Charles IX.
dans vn autre de l'année 1571. ordonnent que *si les Maistres*
Imprimeurs des liures en Latin ou autre langage , ne sont sçauans
& suffisans pour corriger les liures qu'ils imprimeront , seront tenus
auoir Correcteurs suffisans sur peine d'amende arbitraire. Et seront
tenus lesdits Correcteurs bien & soigneusement corriger les liures,
rendre leurs corrections aux heures accoustumées d'ancienneté , & en
tout faire leur deuoir. Autrement seront tenus aux interests &
dommages qui seront encourus par leur faute & coulpe.

Pour corriger cét abus , la Cour pourroit ordonner sous
de grandes peines que les Imprimeurs prendroient des
Correcteurs tres-instruits dans les langues , & tres-intelli-
gens dans les liures des Autheurs , & qui fussent approüuez
par l'Vniuersité ; ausquels les Imprimeurs seroient obligez
de donner des gages honnestes & suffisantes pour les entretenir dans le seruice , qu'ils rendroient au public. De plus,
leurs faire deffenses de se seruir d'vn Correcteur qui seroit
desia occupé dans vne Imprimerie.

Sur l'Article 13. touchant la visite des liures qui viennent de dehors. Vne grãde capacité estant necessaire pour
voir & discerner les liures , l'Vniuersité a demandé que conformément à ses Statuts & Arrests du Parlement, cette visite soit faite par ses quatre principaux Iurez, en presence de
personnes sçauantes par elle deputez pour assister aux visites
des liures.

Le Reglement fait de 12. Decembre 1403. porte , *Item*
quòd si contingat eum (Librarium Iuratum) scire aliquem
extraneum attulisse libros venales Parisius , illud statim vel
quamcitiùs poterit, denunciabit Rectori , vt ad communem Ma-

giftrorum & Scholarium vtilitatem poſſit de illis ordinari iuxta
ipſius Rectoris bonam diſcretionem.

L'Arreſt du 1. Iuillet 1542. fait deffenſes ſur peine de confiſcation de la marchandiſe, & autres peines à la diſcretion
de la Cour, à tous Libraires & autres Marchãds de quelque
qualité qu'ils ſoient, d'expoſer en vente aucuns Liures en cette
Ville ou autres Villes de ce reſſort, s'ils n'ont eſté viſitez: quant à la
Ville de Paris, en la maniere qui s'enſuit. C'eſt aſçauoir,
que les Libraires ou autres Marchands qui voudront expoſer en vente aucuns liures, qui leurs ſeront venus de nouueau,
auant qu'ouurir leurs balles, ſeront tenus appeller quatre Libraires
Iurez pour aſſiſter à ladite ouuerture, & voir les liures qui y ſont. Et
ſelon la ſcience & qualité dont leſdits liures ſeront, leſdits
quatre Libraires Iurez aduertiront le Recteur de l'Vniuerſité de
Paris, & Doyens des trois Facultez d'icelle pour voir & viſiter
leſdits liures. Et à cette fin ſera tenu le Recteur commettre pour la
viſitation des Liures de Grammaire, Logique, Rhetorique, Philo-
ſophie & Lettres humaines, deux Maiſtres és Arts, bons perſonnages, ſçauans & non ſuſpects. Et quand aux liures concernans la
Theologie & Religion Chreſtienne, la Faculté d'icelle commettra
auſſi deux notables Docteurs vacans de toute ſuſpicion pour voir &
viſiter leſdits liures. Et la Faculté de droit Canon en commettra auſſi
deux autres non ſuſpects pour la viſitation des liures en droict Canon
& Ciuil. Et pareillement la Faculté de Medecine, quant aux liures
de Medecine pour viſiter leſdits liures.

L'Edict de Henry II. du 27. Iuin 1551. deffend à tous Libraires, Imprimeurs, & vendeurs de liures, qu'ils n'ayent à
ouurir aucunes balles de liures, qui leurs ſont apportez de
dehors, ſinon en preſence de deux bons perſonnages qui ſeront commis par les Facultez de Theologie, és Villes où il y
aura Faculté, & où il n'y en aura, en la preſence de l'Official & Iuge Preſidial s'il y a ſiege d'Officialité & Preſidial.
Et aux autres Villes auſquelles ne ſeront leſdits Sieges,
en la preſence du Iuge & du Procureur audit Siege; à laquelle aſſiſtance, ouuerture & viſitation deſdits liures les
deſſuſdits, & chacun deux reſpectiuement ſeront tenus ſans
aucun ſalaire vaquer incontinent qu'ils y ſeront appellez, &
le pluſtoſt que faire ce pourra.

A ces

A ces Arreſt & Edict les Deffendeurs reſpondent *que ce ſeroit rendre les viſites impoſſibles, puis qu'il ſeroit tres-difficile d'aſſembler leſdites perſonnes, & de les tirer de leurs eſtudes pour les faire venir au College Royal à la viſite deſdits liures;* outre que c'eſt *vne innouation;* & partant *que la demande du Recteur n'eſt pas raiſonnable.* Surquoy l'on ſe contente de leur dire, qu'il n'y a rien de ſi facile, & que l'heure de la viſite ayant eſté preſcrite, les perſonnes qui auront eſté commiſes s'y trouueront, & obligeront meſme les Libraires Iurez d'y eſtre aſſidus; De plus ceſdits Arreſt & Edict font voir que cette demande eſt tres-iuſte & tres-raiſonnable, & qu'elle n'a rien qui la puiſſe faire paſſer pour *vne innouation.*

Sur l'Article 14. par lequel les Deffendeurs pretendent *que la Cour doit deffendre aux Marchands de dehors de venir plus d'vne fois l'année à Paris, & d'y demeurer plus de trois ſemaines;* L'Vniuerſité adiouſte aux Moyens qu'elle a produits que cette pretenſion eſt contraire aux Edicts des Roys & aux Arreſts du Parlement, & particulierement aux Lettres Patentes de Henry II. du 23. Septembre 1553. dont les termes ſont; *Faiſant inhibitions & deffenſes à tous nos Officiers ſur le fait & reglement de nos droicts de la traite & impoſition foraine, reſue, Domaine forain & haut paſſage, & à tous autres qu'il appartiendra, de ne leuer ou exiger aucune choſe deſdits droicts pour raiſon deſdits liures,* EN QVELQVE TEMPS QVE CE SOIT. A l'Arreſt du Parlement du 23. Mars 1574. aux Lettres Patentes de Henry III. du 16. Nouembre 1582. Arreſt du Conſeil du 22. Septembre 1587. aux Lettres patentes de Henry IV. du 20. Février 1595. & de 1599. données au mois de Decembre, & à celles de Louis XIII. de glorieuſe memoire, leſquelles ont toutes preſque la meſme expreſſion que celles de Henry II.

Surquoy la Cour remarquera, s'il luy plaiſt, le deſſein des Libraires d'auiourd'huy, qui pour eſtre les ſeuls Maiſtres de l'Imprimerie, & pour ruiner tous les aduantages qu'elle apporte au public par le commerce que les Excellens Imprimeurs ont eſtably auec tant de peines dans les autres Villes du Royaume, veulent ſe ſeruir des Lettres Patentes qu'ils ont obtenuës par surprise en l'année 1618. sans que l'Vniuersité en ait eu connoissance, & de celles qu'ils ont obtenuës en l'année 1649. par lesquelles il est dit que *les Libraires forains ne pourront venir qu'vne fois l'année* ; Car si ces Lettres auoient lieu, les Marchands forains ue se mettroiēt plus en peine de venir en cette Ville & d'y apporter leur liures, puis qu'il ne seroit pas eu leur liberté d'y venir aux temps les plus commodes pour la vente de leurs liures, & d'y seiourner autant de temps qu'il seroit necessaire pour les debiter.

Les Deffendeurs ne se contentent pas de cette entreprise, ils en adioustent vne autre qui est beaucoup plus preiudiciable au Commerce; car ils demandent, *que les Marchands forains ne puissent vendre ny distribuer les liures qu'ils apporteront à d'autres qu'aux Libraires, ausquels seulemēt ils pourront les vendre, ou si mieux n'ayment les eschanger contre leurs liures.* Mais cette iniustice est trop grossiere pour n'estre pas apperçeuë : car qui ne sçait par experience que les liures que l'on imprime à present à Paris, sont presque tous les plus mal imprimez & les moins corrects, & que par ce moyen les bons liures ne seroiēt iamais apportez n'y dans le Royaume n'y dās la Ville de Paris; C'est pourquoy l'Vniuersité espere de la iustice de la Cour, qu'elle ordonnera que les Marchāds forains auront à l'aduenir la mesme liberté qu'ils ont tousiours euë pour le Commerce de leurs liures, sans qu'on les puisse obliger à ne venir qu'vne fois l'année ; leur industrie, leurs soins, leur diligencē demandent cette iustice de la Cour ; autrement l'auarice & la negligence des Libraires de Paris triompheroient au mespris des Lettres, & enfin corromperoient tout ce qui reste de beau & d'excellent dans l'Art de l'Imprimerie.

L'Vniuersité supplie encore la Cour de remarquer que par ces mots *ne pourront* (les Marchands forains) *ny vendre mesmes ny distribuer les liures qu'ils apporteront à d'autres qu'aux Libraires*, les Deffendeurs veulent establir sur les Lettres, la plus grande tyrannie qu'on y puisse exercer. Car non contens de corrompre les Autheurs par leurs impressions

déplorables, ils veulent deplus oster aux personnes d'estude la seule resource qui leur reste ; sçauoir les impressions
belles & curieuses qui se font tant dedans que dehors le
Royaume ; ou bien les empescher d'en joüir, qu'en exer-
ceans sur eux vne exaction intolerable. Parce qu'outre
le gain des Marchands de dehors, il faudroit que les Particuliers fussent encore surchargés du gain que les Libraires
feroient ; Souuent l'on esprouueroit la rareté des bons
liures pour assouuir l'auarice desdits Libraires, & par ce
moyen les Escholiers & les personnes d'estude seroient priuées du secours necessaire.

Sur les Articles 18. & 19. concernans le pouuoir de faire
les descriptions & prisées des liures, les Inuentaires des Imprimeries & de leurs vstancilles.

Les Deffendeurs n'ayans respondu aux Moyens de l'V-
niuersité, elle y persiste, à ce que ladite visite soit
faite selon les anciens Reglemens & Arrests de la Cour. Le
Reglement du neufiéme de Decembre 1275. porte, Et si
requisiti Stationarij fuerint à venditoribus, æstimabunt &
dicent bona fide quantum credent in veritate libros ad vendendum oblatos iusto & legitimo pretio posse vendi. L'acte
de l'année 1323. porte, quatuor erunt deputati per Vniuersitatem annuatim ad taxandos libros, & nulli liceat libros taxare, nisi illis quatuor vel duobus illorum adminus præsentibus & taxantibus. L'acte du 6. Octobre 1342. porte, Ita
quod istis quatuor duntaxat liceat libros taxare, vel saltem
duobus ipsorum præsentibus & taxantibus. L'acte du 12.
de Nouembre 1403. quòd non intromittet se de taxatione
seu etiam æstimatione librorum quoquomodo, nisi sit vnus
de principalibus quatuor Iuratis, aut ab aliquo ipsorum vocatus. Les Lettres patentes de Charles VI. du 20. Iuin
1411. que nul ne soit si osé ne si hardy que dudit fait de
Libraire, ne de vendre ne achepter aucuns liures se entremette . . . . . se non premierement il ayent esté examinés &
approuués par nostre dite Fille l'Vniuersité de Paris & Iurez à icelle. Enfin pour n'apporter plusieurs autres Actes,
la Cour par son Arrest, du 27. Iuin 1577. fait deffenses, à
toutes personnes de faire aucune prisee ou inuentaire d'aucuns liures

blancs ou reliez, neufs ou frippez, sinon ausdits vingt-quatre Iurez
de l'Vniuersité.

Sur l'Article 21. qui porte inionction aux pretendus Syndic & Adioints de faire exactement les visites par les Imprimeries, *au moins deux fois l'année*. Les deffendeurs ont seulement respondu aux Moyens de l'Vniuersité, *que ladite visite se fait par lesdits Syndic & Adjoints, & non par les Libraires Iurez, qui n'en ont le pouuoir comme pretend le Recteur, & ce trois ou quatre fois l'année, & non seulement deux*.

L'Vniuersité maintient que non seulement les Imprimeries, mais principalement les Boutiques des Marchands Libraires doiuent estre visitez, pour connoistre & discerner la condition & qualité des liures par les quatre Iurez, & autres Deputez par elle. Et pour prouuer le droit lesdits quatre Iurez desia suffisamment estably par les pieces rapportées sur les 18. & 19. Articles, elle adiouste les termes des Reglemens de 1323 & de 1342. *Item quòd ipsi quatuor Deputati inquirent si aliquis non Iuratus vtatur officio Librarij vel Stationarij, & habeant potestatem capiendi pignora non Iuratorum vtentium officiis prædictis & ea præsentare coram Vniuersitate in proxima congregatione generali*. Charles VI. par ses Lettres Patentes du 20 Iuin 1411. fait inhibitions & deffenses en ces termes, que nul ne soit si osé ne si hardy que du fait de Librairie, ne de vendre ne achepter pour reuendre liures aucuns, soient en François ou en Latin, ils ne aucun deux se entremette ou entremettent aucunement doresnauant, sur peine d'amande volontaire à nous, & de perdre lesdits liures qui trouués seront en leur puissance, se non premierement & auant tout œuure, *ils ayent esté ou soient duëment examinés & approuués par nostre Fille l'Vniuersité de Paris, & Iurés à icelle, & que de ce faire ils ayent de nostre dite Fille lettres de congé & licence*.

L'Arrest du 30. Octobre 1542. sur la Requeste de Iacques Nymerd & Iean André *Libraires Iurez en l'Vniuersité de Paris*, le Procureur general du Roy ioint auec eux à l'encontre de François Estienne aussi Libraire Iuré en ladite Vniuersité, fait inhibitions & deffenses audit Estienne de doresnauant vser de rebellions & des obeissances *aux Arrests &*

*Ordonnances de ladite Cour à visiter les liures mentionnez en l'Or-
donnance sur ce par elle faite, de representer, exhiber & mettre entre les mains desdits Demandeurs tous & chacuns les liures qui seront par eux demandez, pour estre veus & visitez suiuant ladite*
Ordonnance, sur peine de prison, d'amende arbitraire, & punition corporelle, si mestier est; & si condamne ledit Estienne és despens de ce present procez, & de tout ce qui s'en est
ensuiuy enuers lesdits Nymerd & André Demandeurs.

Henry II. par son Edict du 27. Iuin 1551. ordonne que deux
fois en l'an pour le moins, és Villes où il y a Vniuersité & Faculté de Theologie, soient visitées les officines & boutiques
des Imprimeurs, Libraires & vendeurs de liures. Et où il n'y
a Vniuersité & Faculté de Theologie, par ceux & ainsi qu'il
est declaré au precedent article. *Ausquels Deputez lesdits
Imprimeurs & Libraires seront tenus & contraints par toutes voyes
en tel cas requises, faire ouuerture de leursdites boutiques & officines,
pour saisir & mettre en nostre main tous les liures qu'ils trouueront
censurez & suspects de vice, & ce sans aucun salaire.*

Sur l'Article 22. par lequel les Deffendeurs pretendent que
deffenses soient faites tant aux Libraires de dehors, qu'à
ceux de cette Ville d'aller aux Foires de sainct Germain &
de sainct Laurens, l'Vniuersité Replique qu'à l'esgard des
Libraires de cette Ville leurs raisons sont inutiles, par ce
qu'ils ne peuuent point exposer en vente d'autres liures que
ceux qui ont esté visitez dans leurs Boutiques; Et quant aux
Libraires forains, les Deffendeurs ayans respondu que ce
seroit contreuenir à l'Article 62. des Reglemens de 1618. la
Cour est suppliée de considerer ce qui a esté rapporté sur le
premier Article touchant la nullité des pretendus Reglemens de 1618. Lesdits Deffendeurs adioustent *que si les Marchands forains auoient lieu de venir à toutes les fois, ce seroit leur
donner moyen d'estre tousiours en cette Ville.* A quoy l'Vniuersité
a satisfait en repliquant sur l'Article 14.

Sur l'Article 25. l'Vniuersité replique que les Deffendeurs ont seulement rapporté la maniere selon laquelle ils
font à present l'élection de leurs pretendus Syndic & Adjoints, pour respondre à ce qu'elle auoit dit dans ses Moyens
que ses quatre Iurez ayant esté establis, conserués & main-

C iij

tenus, choisis & esleus du nombre de ses vingt-quatre Imprimeurs & Libraires pour faire les visites & toutes autres fonctions concernantes l'Imprimerie & la Librairie, comme il a esté prouué par plusieurs Réglemens de l'Vniuersité, Declarations des Roys & Arrests de la Cour sur les articles precedants: Et ainsi ne restant aucun employ ny fonction au pretendu Syndic: L'Vniuersité supplie la Cour pour oster entierement les desordres & confusions, pour remettre les choses dans leur ancienne & premiere institution, & empescher la multiplication d'Officiers, que l'Office de Syndicat soit supprimé ou en tout cas attribué à celuy des quatre Iurez que l'Vniuersité en iugera le plus capable. Elle est aussi suppliée d'esteindre & abolir les tiltres & noms d'Adjoints, pour lesquels faire subsister les Libraires se sont seruis d'adresse, les Appellans dans leurs pretendus Statuts de l'année 1618. tantost Iurez, tantost Gardes de l'Vniuersité, & enfin Adjoints; terme qu'ils ont retenu, parce qu'il estoit plus propre pour procurer le mespris des Imprimeurs & Libraires Officiers de l'Vniuersité, & fauorisoit le dessein qu'ils auoient de se soustraire peu à peu de la direction de ladite Vniuersité; rendoit les quatre Iurez inferieurs au pretendu Syndic, qui s'attribuë vne domination absoluë sur tout le fait de l'Imprimerie & Librairie; quoy que sa principalle fonction soit de faire quelques significations de l'Edict de Charles IX. aux Compagnons des Imprimeurs, comme il se voit par cét Arrest du premier Octobre 1571.

Extraict des Registres de Parlement.

VEuë par la Chambre ordonnée au temps des Vacations, la Requeste presentée par le Procureur general du Roy, par laquelle attendu l'Edict du Roy n'agueres fait sur la reformation des Impressions de ce Royaume verifié & publié en la Cour le 7. de Septembre dernier, à ce qu'il ne demeure illusoire, & que le Suppliant est aduerty que en haine de l'Edict, aucuns des Compagnons Imprimeurs auroient commencé à faire quelques monopoles & assem-

blées illicites auec armes, & que mesmes ledit iour de ladite
publication lesdits Compagnons Imprimeurs auroient
voulu outrager l'vn desdits Maistres Imprimeurs, & quelques-vns desdits Maistres qui ont deliberé se regler suiuant
ledit Edict, il requeroit pour éuiter à plus grands inconueniens VN PROCVREVR SYNDIC *estre esleu par les Mai-*
stres Imprimeurs & Libraires de cette Ville, pour faire les diligences
necessaires pour la poursuite & execution de l'Edict, & ce qui reste à
faire, & pour faire informer des contrauentions & infractions à
iceluy, & tout consideré, ladite Chambre ayant esgard à
ladite Requeste, *a ordonné & enioint aux vingt-quatre Librai-*
res Iurez & à tous les Maistres Imprimeurs de cette Ville, lesquels
s'assembleront deuers l'vn des Conseillers de la Cour qui à ce sera
commis, & en la presence du Suppliant, ou l'vn de ses Substituts,
esliront VN PROCVREVR SYNDIC *pour faire les diligen-*
ces necessaires pour les significations, & ce qui est à faire pour l'exe-
cution de l'Edict cy-dessus mentionné, & faire informer des contra-
uentions faites à iceluy. Fait en Parlement le premier iour d'O-
ctobre 1571. Collation a esté faite auec paraphe.

Tant que les anciens Reglemens de l'Vniuersité & les
Arrests du Parlement ont esté executés, & que les quatre
principaux Iurez de l'Vniuersité ont fait leur charge dans
toute leur estenduë, l'on n'a point veu les desordres que
l'on voit à present; Et l'Imprimerie a esté dans vne grande
estime. Et il est certain qu'elle sera negligée & mespri-
sée tant qu'elle sera sous la direction de Libraires ignorans,
& qui ne rechercheront l'vtilité publique, mais seulement leur commodité particuliere.

Les Deffendeurs se contentent de dire à tous ces Reglemens & à tous ces Arrests, *qu'ils ne trouuent pas à propos a'y*
respondre, attendu qu'ils sont auparauant la naissance & l'vsage de
l'Imprimerie, C'est pourquoy ils ne iugent pas qu'il soit besoin de
faire aucune Response. L'Vniuersité replique qu'elle a eu de
tout temps & en tout temps ce droict, comme il appert par
le tesmoignage de Iean Langlois en son liure intitulé Architrenius, rapporté sur l'Article 5. par les prouisions qu'elle
a données des Offices de Stationaires & Libraires; par
l'Acte de l'année 1275. par lequel l'Vniuersité reformoit

les abus des Stationaires, qui estoient les Escriuains des liures, comme aussi ceux des Libraires qui exposoient les liures en vente ; par les Lettres des années 1323. 1342. 1403.
par les Patentes du Roy Charles VI. de l'année 1411. & par
les Conclusions de l'Vniuersité des années 1456. 1458. &
1467. Et depuis ce temps elle est demeurée dans ce droict, &
en a continué la possession : Car l'Imprimerie ayant esté
apportée en France sous le regne de Louis XI. enuiron l'an
1470. par trois Alemans nommés Martin Crants, Vlric Gerinc, & Michel Friburger, Pierre Cæsaris *Libraire Iuré*
de l'Vniuersité imprima en l'année 1473. le liure intitulé
Manipulus Curatorum. Pasquier Bonhomme fut pourueu de
l'Office de l'vn des 4. Principaux Libraires de l'Vniuersité
de Paris, par Acte du 6. Avril 1475. & imprima la Chronique
de S. Denis en l'an 1477. Ce droict de l'Vniuersité paroist encore par l'Acte du 16. Avril 1477. & par celuy du 21. Iuin 1488.
par lequel l'Vniuersité a conferé à Maistre Iacques Morat
vn Office de petit Libraire vaquant par la mort de Michel
de Pons Aduocat du Roy. De plus par l'Acte du 19. Mars
1505. par lequel vn semblable office vaquant par la mort de
Maistre René du Hamel fut conferé par l'Vniuersité à vn
nommé Laurens. Item par l'Acte du 28. de Février de l'année 1507. l'Vniuersité confere vn Office de Libraire a vn
nommé Barbier ; par les Actes du mois de Ianuier 1522. du
22. May 1530. par lequel l'Vniuersité donna sa protection à
Iean Petit son Libraire qui agissoit au nom de tous les Imprimeurs & Libraires. Enfin par Actes du 15. Aoust de l'année
1530. du 25. Iuin 1540. du 8. Mars 1554. du 4. Mars 1559. du 23.
Iuillet 1566. du 12. & 16. Ianuier 1567. des 16. & 19. Aoust &
17. Septembre 1568. du 27. Ianuier 1571. du 10. Iuillet 1572.
du 23. Nouembre 1576. du 19. Iuillet 1578. du 24. Octobre
1582. du 20. Iuin 1594. du 30. Ianuier 1599. Février & 5.
Avril 1601. 18. Iuin 31. Decembre 1603. 2. Iuillet 1605. des 18.
Mars & 15. Iuin 1609. 30. Ianuier & 16. Septembre 1610. 18.
Iuin 1614. 30. Iuin 1616. 16. May 1626. & 13. Février 1644.
Ces Actes sont autant de preuues manifestes que depuis
que l'Art de l'Imprimerie a esté mis en vsage dans la France, l'Vniuersité a tousiours conserué le mesme droict & direction

rection sur les Imprimeurs & Libraires qu'elle auoit sur les Escriuains. Et les Deffendeurs l'ont recogneu par leurs notes sur leurs pretendus Statuts de l'année 1618. *Auparauant, disent-ils, que l'Art de l'Imprimerie eust esté inuenté, il y auoit grand nombre d'Escriuains qui estoient censez estre du corps de l'Vniuersité: & depuis que ledit Art d'Imprimerie a esté mis en lumiere, les Imprimeurs ont succedé au lieu desdits Escriuains; & n'a iamais esté l'Art de l'Imprimerie mis au nombre des Mestiers mechaniques, ains tenu en tel honneur & reputation, que plusieurs personnages de grande literature & erudition ont bien eux-mesmes voulu prendre qualité d'Imprimeurs, tant en ce Royaume que dehors, comme entr'autres de nostre siecle Iodocus & Ascensius Badius, Estienne Dolet, ce grand Turnebus, Robert & Henry les Estiennes, Vuechel, Morel & infinis autres grands hommes de nostre France.*

L'Vniuersité espere que quand les Imprimeurs, Libraires & Relieurs auront veu & consideré ces Actes, en imitans leurs predecesseurs, ils se soumettront librement & sans contrainte sous sa direction; & confesseront ingenuëment que leurs priuileges & franchises leurs ont esté acquis & conseruez par l'Vniuersité, & qu'ils n'ont esté deshonorez que lors qu'ils se sont soustraits de la direction du Recteur & Vniuersité, & se sont abandonnez à leur propre conduite.

Sur l'Article 16. qui concerne l'obtention des Priuileges du Roy pour imprimer les liures des Autheurs anciens, & de ceux qui ont desia esté imprimez, les Deffendeurs ne disent autre chose aux raisons de l'Vniuersité, & aux Arrests du Parlement, sinon *que d'autant plus qu'vn liure est rare, d'autât plus il est cher.* A quoy l'Vniuersité replique que cette rareté des bos liures est causée en partie par l'artifice des Libraires qui ramassent auec grand soin ce qui reste des belles impressions pour les reuendre excessiuement, sous pretexte qu'ils sont rares. Et pour auoir cette occasion de rançonner les personnes d'estude, nous voyons qu'ils ont l'addresse de mettre la rareté mesme sur les impressions nouuelles, en celant les exemplaires, & faisans croire qu'il n'en restent que fort peu. Ce qui est vn desordre dont le public & les gens de lettres souffrent extrémément, & lequel neantmoins ne

D

sera pas osté, mais pluftost augmenté par l'obtention des Priuileges ; par ce qu'vn seul ayant la liberté d'imprimer vn liure, il le rendra aussi rare que bon luy semblera; Et si la premiere edition est presque debitée, il sera autant de temps sans le reimprimer qu'il voudra; Ainsi le public en sera priué durant ce temps là, ou l'achetera autant qu'il plaira à l'auare Libraire de le vendre, sous ce pretexte de rareté. Au lieu que tous les Imprimeurs ayans la faculté d'imprimer les bons liures, ils seront communs, & bien imprimez, par l'interest qu'vn chacun aura que son impressiõ surpasse celle des autres, pour auoir plus de debit.

A ce qu'ils disent, *qu'il n'est pas raisonnable que quand vn Libraire a reimprimé vn Autheur, & employé vne grande somme d'argent pour la reimpression d'iceluy, qu'il soit loisible à vn autre de luy faire concurrence, & de le faire imprimer & contrefaire aussitost, ce qui a causé la ruine de plusieurs Libraires,* l'Vniuersité replique 1. que la poursuite ardente des Priuileges ne tend que pour enrichir quelques Libraires qui la font, & les mettre en estat d'opprimer leurs Confreres qui ont moins de credit qu'eux. 2. Que ce n'est que par le debit qu'ils recouurent les sommes qu'ils ont employées aux frais de l'impression, & ce debit est d'autant plus grand que les liures sont plus corrects & mieux imprimez, & le priuilege ne sert qu'à fomenter les desordres & les dereglemens des Imprimeurs & Libraires, d'autant que sur l'asseurance qu'ils ont que par le moyen de leurs priuileges, leurs liures ne peuuent estre imprimez qu'apres vn long temps de 10. 15. ou 20. ans, ils n'apportent le soin & l'industrie de bien faire, & surpasser leurs Confreres. 3. Ils diminuent les graces du Prince, & empeschent par leurs Priuileges particuliers qu'elles n'ayent toute leur estenduë; C'est pourquoy Henri le Grand dit en termes formels, *que l'intention de ses Predecesseurs a esté de priuilegier tous ceux qui feroient lesdits exercices dans le Royaume, & non pas de restraindre leurs graces aux personnes de cette vacation.* 4. Ces Priuileges ostent toute l'emulation, qui est presque le seul moyen qui puisse restablir l'Art de l'Imprimerie. 5. Par tels Priuileges on éloigne plusieurs personnes qui pourroient s'adonner à l'Imprimerie, on priue le Royaume d'vn grand nombre de liures tres-vtiles qui se debiteroient tant aux Estrangers qu'aux Subjets du Roy, comme il paroist par les Lettres patentes de Henry II. du 23. Septembre 1553. *Nous deuément aduertis du grand profit & emolument qu'apporte en nostre Royaume, & à nos Subjets l'Art d'Imprimerie, tant pour la grande quantité des liures qui s'impriment és Villes de nostre Royaume, qui se vendent & debitent aux Estrangers en diuers lieux, païs & Prouinces, dont viennent gros deniers en iceluy nostre Royaume.*

On peut encore adiouster contre ces Priuileges plusieurs Arrests du Conseil & du Parlement, par lesquels les Priuileges sont reiettez, comme estant tres-preiudiciables au bien public, seulement ils les permettent pour les liures que l'on imprime pour la premiere fois, afin que l'Imprimeur qui a fait des frais extraordinaires, soit enuers l'Autheur ou Traducteur qui a composé ou traduit vn liure, soit enuers quelque homme docte, lequel ait employé beaucoup de temps & de peine pour reuoir vn liure, l'enrichir d'Annotations, & le faire imprimer auec plus de soin, d'exactitude, & plus correctement qu'il n'auoit esté imprimé auparauant.

Le premier des Arrests du Conseil du quatorziéme iour de Mars 1583. porte que le Recteur de l'Vniuersité, & Marion pour les Libraires de ladite Vniuersité ouïs sur leur Requeste tendante *afin que sans auoir esgard au priuilege obtenu sous le nom de Guillaume Rouille, n'y autres quelconques pretendus priuileges, il soit permis ausdits Libraires d'imprimer le Cours Canon, reueu & corrigé de l'authorité de nostre S. Pere le Pape.* Et Estienne Michel tant en son nom & de ses Compagnons Libraires ont esté ouïs, que comme ayant charge de Rouille assisté d'Atheau son Aduocat & conseil ont esté semblablement ouïs. Le Roy en son Conseil, *a permis & accordé ausdits Libraires, tant de Paris qu'autres Villes de ce Royaume, d'imprimer ledit Cours Canon, Annotations & Additions faites par l'authorité de sa Saincteté.*

Le 2. Arrest du Conseil est du 2. Iuin 1603.

Le 3. Arrest est du 23. Décembre 1611. donné entre Pierre Mettayer & Clouis Eue Imprimeurs requerans l'entherinement d'vne Requeste du 30. Iuillet 1611 il soit ordonné qu'ils iouïront du priuilege a eux accordé par les Breuets & Lettres patentes de sa Maieste d'imprimer ou faire imprimer les Messels, Diurnaux, Breuiaires, Heures, & autres liures pendant le temps de douze ans. Et les Syndic & Gardes opposans à l'execution desdites Lettres patentes. Les Agens generaux du Clergé de France, & les Recteur, Doyens, Procureurs & Supposts de l'Vniuersité parties interuenantes. Veu l'Arrest du deuxiéme Iuin 1603. par lequel sa Maiesté auroit fait deffenses à tous les Libraires, Imprimeurs & autres de poursuiure à l'aduenir sous quelque pretexte que ce soit, prolongation du Priuilege desdits Messels, Breuiaires & Diurnaux, n'y nouueaux Priuileges pour aucune correction, ny augmentation qui en pourroit cy-apres estre faite par sa Saincteté. LE ROY EN SON CONSEIL a reuoqué & reuoque ledit priuilege accordé ausdits Mettayer & Eue, & conformément audit Arrest du deuxiéme Iuin, fait inhibitions & deffenses à tous Libraires, Imprimeurs & autres de poursuiure à l'aduenir aucune prolongation ou nouueaux priuileges d'imprimer lesdits Messels, Breuiaires & Diurnaux, & autres liures concernans l'vsage dudit Concil, pour aucunes corrections & augmentations qui s'en pourroient faire cy-apres.

Le premier des Arrests de la Cour du 3. Aoust 1579. porte, qu'apres auoir ouy le Procureur general du Roy, LA COVR ordonne que l'on n'aura aucun esgard aux Priuileges, sinon pour les liures qui n'ont esté encore imprimez par cy-deuant. Et pour le regard des autres ja imprimez, qu'ils seront imprimez par tous les Imprimeurs qui les pourront & voudront imprimer en pleine liberté.

Le deuxiéme du quinziéme Mars 1586. la Cour sans auoir esgard aux Lettres patentes verifiées en ladite Cour, obtenuës par Nicolas Niuelle portantes priuilege audit Niuelle d'imprimer le liure intitulé L. Annæus Seneca A. M. A. Mureto correctus & notis illustratus, apres que Marion pour Dupuis & Beys, & Choppin pour ledit Nicolas Niuelle ont esté ouïs, ensemble Faye pour le Procureur general du Roy. LA COVR ayant esgard à l'opposition formée par lesdits Dupuis & Beys, ordonne que l'exemplaire du liure de Sene-

que corrigé & illustré par deffunct Maistre Marc Antoine de Mu-
ret apporté de Rome, pourra estre imprimé par lesdits Dupuis
& Beys.

Le 3. est du 7. Février 1612. par lequel, apres que Moussi-
got pour le Syndic, &   Aduocat pour l'intimé
ont esté ouïs . . . . Et que le Bret pour le Procureur general
du Roy a dit, qu'ils ont veu *les Lettres de priuilege de l'appellant verifiées, mais sans que personne representast l'incommodité
publique, laquelle est en ce fait particuliere,* le Lieutenant Ciuil a
iugé conformement à l'usage. LA COVR *sur lesdites appellations à mis & met les parties hors de Cour & de procez.*

Le 4. du 19. Aoust 1617. donné sur la Requeste de qua-
rante-sept tant Imprimeurs que Libraires; apres que de la
Martilliere, l'Abbé & de saincte Marthe ont esté ouïs. LA
COVR *faisant droit sur l'opposition & requeste, a ordonné & ordonne, que la vefue l'Angelier iouïra pour six mois seulement du delay à elle accordé,* pour imprimer & vendre le liure de Seneque . . . . Et apres lesdits six mois expirés. Ladite Cour
*leurs a permis & permet vendre & debiter ledit liure de Seneque
concurremment.*

Les Deffendeurs ne disent rien à ces raisons & à ces
Arrests, sinon *que la Cour pour s'instruire mieux de la commodité ou de l'incommodité dudit Article a ordonné qu'il seroit fait
vne assemblée de douze personnes de litterature, pour sçauoir d'eux
leur sentiment là dessus.* Mais l'Vniuersité replique, que les
libraires ont surpris la Cour, & ne l'ont pas voulu aduertir
du droict que l'Vniuersité a tousiours eu sur la direction des
liures: Car la Cour auroit eu la bonté de renuoyer ce fait
à l'Vniuersité, puis qu'elle luy a tousiours fait cét hôneur de
luy renuoyer les choses qui concernoient les liures, ou pour
le moins elle eust ordonné qu'elle seroit appellée & ouïe.

Sur l'Article vingt septiéme la contradiction que
les Deffendeurs se sont efforcez de remarquer dans les
Moyens de l'Vniuersité sur cét Article & sur le precedent, est imaginaire, & ils ne l'ont inuentée que pour
couurir leur dessein, & maintenir l'entreprise qu'ils font
contre la liberté publique, & lors que l'Vniuersité a obserué à la Cour, *qu'il seroit à propos qu'vn Imprimeur com-*

D iij

mençant vn ouurage le fist inserer dans les liures de la Communauté pour preuenir les concurrences, elle a pris ces termes dans leur vray sens, & en la mesme façon qu'elle les auoit expliqués sur l'Article precedent; lors qu'vn Imprimeur a fait des frais extraordinaires, soit enuers l'Autheur ou Traducteur, qui a composé ou traduit vn liure, soit enuers quelque homme docte, lequel ait employé beaucoup de temps & de peine pour reuoir vn liure, l'enrichir d'Annotations, & le faire imprimer auec plus de soin, d'exactitude, & plus correctement qu'ils n'auoit encore esté imprimé auparauant.

Sur l'Article 28. l'Vniuersité ne diroit rien du gain excessif que font les Libraires sur les liures qu'ils exposent en vente, s'il n'estoit tres-preiudiciable au bien public reduisant la pluspart des estudians & gens de lettres dans l'impuissance d'auoir les liures qui leur sont necessaires.

L'Vniuersité auoit dit dans ses Moyens, qu'il estoit impossible que les liures soient donnés à prix raisonnable, à moins que le prix en soit reglé & taxé par l'Vniuersité; appellez les quatre principaux Iurez d'icelle conformément à la pratique, comme il paroist par ces termes du Reglement de ladite Vniuersité de 1275. *Quòd Librarij pro exemplaribus aliquid vltra iustum & moderatum salarium, seu vltra id quod ab Vniuersitate vel Deputatis ab ea taxatum fuerit, non exigant à quocumque.* Dans le Reglement de 1328. il est porté que *Quatuor erunt Deputati per Vniuersitatem annuatim ad taxandam libros, & nulli liceat taxare libros nisi illis quatuor, vel duobus illorum ad minus præsentibus & taxantibus.* Dans celuy de 1342. *Et pro isto anno præsenti eligimus in quatuor principales Librarios, &c. ita quòd istis quatuor duntaxat liceat libros taxare, vel saltem duobus ipsorum præsentibus & taxantibus.* Et dans celuy de 1403. *Quòd non intromittet se de taxatione seu etiam æstimatione librorum quoquomodo, nisi sit vnus de principalibus quatuor Iuratis, aut ab aliquo ipsorum vocatus.* Et afin que le prix des liures fut cogneu à vn chacun, les Reglemens de 1342. & 1403. portent, *Quilibet (Stationarius vel Librarius) habeat tabulam de pergameno scriptam in bona litera & patente positam ad fenestram, in qua scripta sint omnia exemplaria quibus vtitur, & quæ ipse habes cum pretio taxationis eorum.*

A quoy les Deffendeurs ont respondu, *qu'ils ne s'arrestent point aux grandes citations & rapports que le Recteur fait sur ledit article, attendu qu'ils sont auparauant l'vsage de l'impression, ou peu apres, & que cet vsage est entierement aboli,* l'Vniuersité replique, primò que les Reglemens qui ont esté faits auparauant que l'Imprimerie ait esté en vsage dans la France, n'estoient pas fondez sur des necessitez plus pressantes que sont celles qui se rencontrent dans l'Imprimerie & Librairie. 2. L'Vniuersité soustient que ces Reglemens ont tousiours esté obseruez depuis que l'Imprimerie a esté establie en ce Royaume, iusqu'à ce que le desir insatiable du gain ait ietté les Libraires dans le desordre : C'est pourquoy l'Vniuersité pour remedier a cet abus, leur ordonna le 12 du mois de Ianuier 1567. cent ans apres l'vsage de l'Imprimerie en France, de mettre dans leurs Boutiques, selon la coustume ancienne, vn tableau sur lequel ils escriroient le prix des liures qu'ils exposeroient en vente.

Henry II. par son Edict du 27. Iuin 1551. ordonne *que tous Imprimeurs, Libraires, Marchands & Vendeurs de Liures en quelques Villes & lieux ou ils soient demeurans, seront tenus & contraints d'auoir vn catalogue, & le tenir en leurs Boutiques affiché en lieu euident, de tous les liures qu'ils auront en leursdites Boutiques, lequel ils seront tenus de communiquer ausdits Visiteurs toutes & quantes fois qu'ils en seront requis. Et où il se trouueroient en leursdites Boutiques autres liures qui ne soiét contenus audit catalogue, ils seront punis de telles peines que lesdits Iuges verront estre, à l'exemple de tous autres leurs semblables.* Et nous voyons dans les Catalogues des liures de Louis Tiltan, de Regnauld Chaudiere, Robert Estienne, Simon de Coline dit vulgairement Colinet, & de Christian Wechel imprimez en l'année 1546. *que le prix de chaque liure y estoit marqué.*

Charles IX. dans son Edict de l'année 1571. ordonne *que les Libraires ne puissent vendre la fueille des liures de Classes, Latin, de grosses Lettres, sans commentaires ne Grec, plus de trois deniers tournois, le Grec plus de six, & autres liures de menuë*

* Le salaire des Compagnons de Paris estoit taxé à dix-huict liures par mois, comme il appert par l'Article 5. de l'Edict de Charles IX du 10. Septembre 1572.

lettres, ou de plus grand papier que celuy de Classe au pro-rata. En sorte qu'aduenant que lesdits Libraires ayent meilleur marché des iournées & salaires des Compagnons *, seront tenus de diminuer le prix des liures selon l'aduis des Recteurs, Doyens, Maistres, & vingt-quatre Libraires Iurez de ladite Vniuersité. Et l'on peut adiouster que les liures qui s'impriment en Espagne portent la taxe de leur iuste prix.

SVR LES NOVVEAVX ARTICLES
présentez à la Cour l'année 1650. par les soy-disans Syndic & Adjoints.

L'Vniuersité s'oppose au premier Article, & dit pour Moyens de son opposition. Primò que les Libraires ayans surpris la Cour en 1618. en la verification de leurs prerendus articles, & ayans tasché de la surprendre en 1649. pour faire verifier quantité d'Articles encore plus odieux que les premiers, ils en ont presenté de tous nouueaux & de tres-pernicieux vn an apres, au lieu de se soûmettre aux Loix & à la directiõ de l'Vniuersité, trauailler serieusement, & se seruir des inuentions & aduantages, que leurs ont laissé ces celebres Imprimeurs, qui fournissoient non seulement les Subjets du Roy par leurs correctes & elegantes Impressions, mais encore entreprenoient auec les Estrangers vn commerce qui estoit profitable & honorable à tout le Royaume, pour lequel faire subsister les Roys par plusieurs Lettres Patentes, & le Parlement par ses Arrests, ont declaré les liures francs & quittes de tous imposts & peages, qui estoient transportez aux autres Villes & hors du Royaume; & il leurs suffisoit de monstrer le passeport qu'ils prenoient du Recteur de l'Vniuersité, comme il se voit par ces termes de l'Arrest du deuxième Mars 1564. LA COVR ayant esgard à la Requeste & conclusion du Procureur general du Roy, ordonne que dedans trois iours

pour

pour tout delay, sera informé par M.M. *Charles de Dormant & Robert Bouette Conseillers* en icelle, qu'elle a commis & commet à la Requeste dudit Procureur general du Roy, pour sur la forme & maniere du seellé & Visa qui se mettent sur les passe-ports des liures transportez hors cette Ville ; & de l'émolument que le Recteur à accoustumé de prendre pour seeller lesdits passe-ports, pour ce fait & rapporté, & veuë l'information qui sur ce sera faite, ordonner ce que la Cour verra estre à faire. Cependant par maniere de prouision, & sans preiudice des droicts des Parties au principal, sera le Recteur de l'Vniuersité payé ainsi qu'és dernieres années luy & ses predecesseurs ont accoustumé estre payez, qui est à raison de douze deniers parisis pour le seel, & quatre deniers pour le Visa.

Secondement cét Article est contraire aux Lettres patentes de Henry II. qui portent, *que plusieurs de ses Subjets en bien grand nombre, seront employez pour la perfection de l'Imprimerie*, Et aux Edicts de François I. & Charles IX. rapportés sur l'Article 8. Neantmoins les Libraires détournent plusieurs ieunes gens qui pourroient s'adonner à l'Imprimerie, par les difficultez qu'ils mettent dans l'apprentissage.

L'Vniuersité s'oppose aussi au second article estant dressé pour oster le droit & la liberté aux Autheurs de faire imprimer leurs ouurages par tel Imprimeur qu'il leur plaira, & en telle Ville qu'il leur plaira. *Ce qui est d'autant plus necessaire à present que les liures imprimez à Paris sont pour l'ordinaire tous corrompus, tres incommodes pour l'estude; parce que le papier en est mal fabriqué, & est d'vne couleur grise, les characteres tres vsez, l'ancre si mal composé qu'en peu de temps il perd sa couleur & deuient iaunatre: ainsi il est presque impossible de lire tels liures, sans y apporter vne contention d'esprit extraordinaire, d'estre dans vne deffiance & gesne continuelle, pour pouuoir connoistre & éuiter les fautes & erreurs qui presque à chaque mot arrestent le Lecteur.*

Robert Gaguin ayant trouué que son Histoire auoit esté mal imprimée à Paris, voulut qu'on la reimprimat à Lion, pour cette seule consideration qu'elle seroit plus nette & mieux corrigée; ce qui se voit par ces termes, *Quod vitium cum in multis tum in compendio quod de Francorum Annalibus edi-*

E

*Verum enim verò ad eorum *ignorantiã plerumq; accedit auaritia, (malum in arte typographica magis quàm in alia vlla formidandũ)* & quidem cui illam ipsam cuius eos pudere deberet ignorantiam prætexunt. Dum enim ignorare se dicunt quid vtilitatis editioni suæ afferre possit impensa in hoc vel illud opera, quis ex recognitione aût ex variorum exemplarium collatione ad literarum studiosos diturus sit fructus, *lubenter sumptibus parcunt, & suam interim editionem iis qua requirit adminiculis fraudant: illad in ore semper habentes,* NON MINORIS PROPTEREA VÆNIET. Henricus Stephanus epistola in qua quam misera sit veterum Scriptorum conditio, in quorumdam Typographorum prela incidentium, exponit.

deram, supra quam vellem compertum habeo, IDQVE INPRIMIS
EX EO, QVOD PARISIIS IMPRESSVM EXTITIT, *vel volumine
peruidere potuit Lector eruditus. Eapropter secundò imprimendum
curaui, idque Lugduni,* VT ILLVMINATIVS VERIVSQVE OPVS
HABERETVR. *Ex iis igitur quæ Lugduni meo iussu impressa sunt,
vnum tuæ dignationi volumen mitto, vt illud primum multis obscu-
rum mendis omninò abiicias,* ep. 52. ad Matiscon. Episcopum.

Messieurs de l'Eglise de Paris firent imprimer leur Messel
à Venise en l'année 1487. Incipit Missale secundùm vsum
Ecclesiæ Parisiensis. Et à la fin, Ad laudem Dei omnipotentis eiusque intemeratæ genitricis & Virginis. In cuius honorem fundata est sacra Ecclesia Parisiensis, totiusque Curiæ cælestis, &c. Actum & completum extat arte impresso-
ria in Venetiarum præclara vrbe, &c. Impressoribus quidem Io. Hammani de Landoia & Io. Emerich de Vdenhem,
anno Domini 1487. die 10. mensis Nouembris.

La response des Deffendeurs est que *cela seroit entierement
contraire & au preiudice des Reglemens & Statuts des Libraires
& Imprimeurs, & seroit à leur ruine totale.* L'Vniuersité soustient que leurs pretendus Reglemens sont des dereglemens & imaginations de particuliers, qui s'establissent en
Magistrats sur le fait de l'Imprimerie & Librairie; & que
leur response est entierement contraire aux Reglemens &
Statuts legitimes des Imprimeurs & Libraires, qui ne doiuent estre autres que ceux qui ont esté faits par l'Vniuersité,
& authorisez par les Rois & par le Parlement.

Sur l'Article 5. l'Vniuersité replique qu'il suffit pour faire
connoistre à la Cour comme les Deffendeurs veulét traiter
les Autheurs, de rapporter les termes de l'Article, *Comme
aussi deffenses serot faites à tous Marchands Libraires, Imprimeurs
& Relieurs de prester leur nom, soit aux Marchāds forains ou particuliers Autheurs qui auront fait imprimer leurs œuures, pour afficher, ou faire adresse de la vente desdits liures, à peine de cinq cens liures d'amende, & de confiscation desdits liures qui se trouueront chez
eux, Et ne pourront lesdits Autheurs mettre au bas de la premiere
page, ou autre endroit dudit liure autre chose que à Paris, de l'Imprimerie d'vn tel, aux despēs de l'Autheur, sās aucune autre adressa,
sur les mesmes peines.* Cet article fait voir manifestement que

des Libraires de Paris veulent que tous les Autheurs de la France, pour l'impression & vente de leurs ouurages, pas-sent par leurs mains; afin que n'ayans la liberté de faire de-biter leurs liures, ils puissent plus facilement remporter tout le gain; Et desia leur pratique est, que les Autheurs leurs ayans donné leurs liures à vendre, ils les gardent long-temps, & leurs font entendre, qu'ils n'en peuuent auoir le debit : & enfin ils les contraignent de leurs laisser, & leurs en faire telle composition qu'il leur plaist.

Sur les Articles 6. & 7. l'Vniuersité replique 1. que les Deffendeurs ne deuoient point vser de ces termes *l'Article six ne regardant que l'interest des Libraires, le Recteur & les Autheurs n'y ont que voir*, particulierement leurs ayant si suf-fisamment iustifié le droict & la direction qu'elle a sur eux, par vne infinité d'Actes, Declarations & Arrests. 2. Que c'est vne surcharge insuportable *de vouloir obliger tous les Autheurs de donner à la Communauté des Libraires vne douzaine d'e-xemplaires de leurs liures de quelque grandeur & marge qu'ils puisse estre, auec inionction aux Libraires, Imprimeurs & Relieurs de retenir lesdits douze exemplaires;* Car il n'est pas iuste que les Libraires qui ne trauaillent point à l'impression, iouïssent du trauail & des soins des Autheurs & en emportết le fruict: Il n'est pas raisonnable, que des personnes qui ne sont que pour la pluspart des reuẽdeurs de liures, qui sont entretenus dans leurs trafic & marchandise par l'industrie & trauail des Autheurs & Imprimeurs, & qui souuent ne meritent du public que de l'indignation & du mespris, emportent la plus belle partie d'vn bien qui ne doit estre que la recompense de ceux qui seruent vtilement. 3. C'est vne temerité qui deuroit estre punie exemplairement, que d'oser pretendre à vn droit que nos Rois se sont reseruez, & n'ont voulu communiquer qu'à leur Chancelier, quelques instances qu'on leur en ait fait; encore ne s'en sont ils reseruez que deux exemplaires; C'est vn droict qui est tout Royal & qui marque vn pouuoir & vne authorité dans la personne qui le possede qui oblige à la reconnoissance; & puis comme il n'est estably que pour contribuer à l'ornement de la Biblio-theque du Roy, qui est ouuerte à tous les gens d'estude,

c'eſt vn aduantage d'y fournir des exemplaires, & c'eſt vn
des grands honneurs qui puiſſe arriuer aux Autheurs. Et ils
ne doiuent pas dire que c'eſt à cauſe *que les Autheurs occupent*
les Preſſes & les Charaĉteres qui trauaillent pour des Libraires,
parce que l'employ qu'ils font des Imprimeries eſt ſi miſerable & ſi contraire aux regles de la Iuſtice, qu'on deuroit
les priuer de ce droit s'ils le poſſedoient : Deplus, on leurs
ſouſtient qu'ils n'occupent les preſſes que lors que les Imprimeurs manquent d'ouurages d'ailleurs.

Sur l'article 9. l'Vniuerſité outre les repliques qu'elle a
fait ſur le 25. Article, ſupplie la Cour d'obſeruer que cét article n'a eſté dreſſé, que pour oſter entierement la liberté
des ſuffrages, & eſt contraire à l'Arreſt de la Cour du premier iour du mois d'Oĉtobre de l'année 1571. & ne tend
qu'à en empeſcher l'effet.

Sur l'Article 10. qui eſt le dernier, l'Vniuerſité replique
qu'il n'a eſté fabriqué, que pour couurir vn deſſein tres-
dangereux, qui eſt d'auoir touſiours vn fonds pour fournir aux frais que font les ſoy-diſans Syndic & Adjoints,
qui ne ceſſent de vexer leurs Confreres moins adroits &
moins inſtruits dans les procedures de Iuſtice, par des procez qu'ils intentent induëment contr'eux. Deplus, ſi cét
Article auoit lieu, les Libraires s'en ſeruiroient pour encherir les Liures, comme l'Vniuerſité la obſerué ſur l'article 26. faiſant voir combien ces Priuileges pour reimprimer eſtoient nuiſibles au public, & combien ils ſont
contraires à la raiſon, à toutes les Regles de la Iuſtice, &
aux Arreſts du Conſeil & de la Cour.

POur ces raiſons & autres que la Cour ſuppleera ſelon ſa prudence, l'Vniuerſité conclud à ce qu'il luy plaiſe la remettre en tel eſtat qu'elle eſtoit auparauant l'Arreſt de verification des Lettres patentes obtenuës par les pretendus Syndic & Libraires en l'année 1618. Debouter les ſoy-diſans Syndic, Adjoints & aucuns des Libraires de l'effet & verification de la Declaration du mois de Decembre 1649. d'autre Declaration du 20. du meſme mois & an, dès Articles dreſſez par leſdits pretendus Syndic, Adjoints & Libraires le 17. Mars 1650. & depuis par eux preſentez à la Cour. Et faiſant droit ſur les demandes, fins & concluſions de ladite Vniuerſité, ordonner que les Edicts & Declarations des Roys, & nommément celles du 20. Iuin 1411. 11. Decembre 1547. 27. Iuin 1551. 27. Septembre 1553. 20. May 1571. verifiées au Parlement. Arreſts du Conſeil, & particulierement ceux du 14. Mars 1583. 1. Iuin 1603. 23. Decembre 1611. Arreſts de la Cour, principalement ceux des 18. Mars, 4. Nouembre 1521. 7. Ianuier 1523. 1. May 1535. 1. Iuillet & 30. Octobre 1542. 2. Mars 1564. 17. Iuin 1577. 3. Aouſt 1579. 15. Mars 1586. 7. Fevrier 1612. 19. Aouſt 1617. Et Reglemens d'icelle Vniuerſité, entr'autres de 1275. 1323. du 6. Octobre 1342. 12. Decembre 1403. 19. Iuin 1456. 19. Septembre 1458. 24. Ianuier 1464. du 9. Avril 1513. 23. Iuillet 1566. 12. Ianuier 1567. 18. Iuin 1603. 2. Iuillet 1605. 16. Septembre 1610. & pluſieurs autres ſemblables concernans le fait de l'Imprimerie & Librairie, ſeront executez & obſeruez ſelon leur forme & teneur, Et leſdits Recteur & Vniuerſité maintenus en l'intendance & direction de l'Imprimerie & Librairie.

Et partant que ſans s'arreſter à la limitation des Apprentifs contenuë en l'art. 8. des pretendus Reglemens de 1618. & 1649. *Les Maiſtres Imprimeurs*, conformément aux Edicts de François premier du 28 Decembre 1541. & de Charles IX. 1571. *faſſent & puiſſent faire & prendre autant d'Apprentifs que bon leur ſemblera*; pourueü qu'ils ayent eſté preſentez au Recteur & Vniuerſité, & par elle trouuez ſuffiſamment verſez és Langues Grecque & Latine, & ayent preſté ſerment audit Recteur, ſelon ces termes du Reglement de 1323. *Item*

F

vt nullus Stationarius habeat Clericum ad liberandum exemplar, nisi priusquam officium exerceat, sit coram Vniuersitate, vel saltem coram Rectore & quatuor Procuratoribus Iuratus fideliter exercere officium secundum ordinem Vniuersitatis. Lesquels aprés auoir fait trois années d'apprentissage, & serui les Maistres deux ans, aux termes de l'Arrest de la Cour du dernier Fevrier 1609. Et que ledit Recteur aura esté suffisamment certifié par les quatre principaux Iurez d'icelle Vniuersité de leurs suffisance & capacité en l'Art d'Imprimerie, seront receus Maistres Imprimeurs Libraires.

Que les Maistres Imprimeurs qui ne pourront suffire à la correction des liures, auront des Correcteurs bien versez dans les Langues & sciences, & intelligens és liures des Autheurs, lesquels Correcteurs seront approuuez par le Recteur d'icelle Vniuersité, & leurs noms seront mis auec celuy de l'Imprimeur à la fin du liure selon l'ancienne coustume, afin qu'ils reçoiuent l'honneur que merite leur diligence & trauail, & demeurent responsables auec l'Imprimeur des fautes & erreurs, conformément aux Edicts de François I. de 1541. & de Charles IX. de 1571.

Que l'Vniuersité conformément aux Edicts de Charles VI. du 20. Iuin 1411. de Henry II. du 27. Iuin 1551. Arrests de la Cour du 1. Iuillet & 30. Aoust 1542. 27. Iuin 1577. Reglemens d'icelle Vniuersité de 1275. de 1313. 1342. 1463. & plusieurs autres, sera maintenuë dans le droict d'elire tous les ans, ou de deux ans en deux ans, ou quand elle le iugera à propos, quatre principaux Iurez qu'elle prendra du nombre de ses vingtquatre Iurez Libraire. Et qu'à celuy desdits quatre principaux Iurez sera attribuée la qualité de Syndic, que l'Vniuersité en iugera le plus capable.

Que pour empescher que l'on apporte de dehors aucuns liures contre l'honneur de Dieu & de l'Eglise, le seruice du Roy, & repos de l'Estat, & contre les bonnes mœurs, & que ceux qui auront apporté de bons liures bien & correctement imprimez, ne soient troublez & inquietez. Pour empescher aussi que trois ou quatre Libraires sous ombre de les visiter, ne s'en attribuent les plus beaux & meilleurs, au desauantage des autres Imprimeurs & Libraires leurs con-

freres, des gens de lettres & Escholiers, les quatre principaux Iurez d'icelle Vniuersité les visiteront en la presence
de personnes deputées par l'Vniuersité pour ce sujet, sans
que les balles puissent estre ouuertes qu'en la presence desdits quatre principaux Iurez & des Deputez. Le tout suiuant
& conformément aux Arrests des 1. Iuillet, & 30. Aoust 1542.
Edict de Henry II. du 27. Iuin 1551. Reglemens de l'Vniuersité du 12. Decembre 1403. & autres.

Que les Imprimeries & Boutiques des Imprimeurs & Libraires seront visitées par lesdits quatre principaux Iurez en
la presence des Deputez d'icelle Vniuesité, pour prendre
garde qu'il ne soit imprimé ny vendu aucun mauuais liure,
& que les impressions soient bien correctes, sur de bon papier, characteres de bonne fonte, bien faits, & qui ne soient
pas trop vsez, suiuant l'Arrest de la Cour du 30. Octobre
1542. & l'Edict de Henry II. du 27. Iuin 1551.

Que les descriptions & prisées des liures, les inuentaires
des Imprimeries & de leurs vtensiles seront faites par les
quatre principaux Iurez de l'Vniuersité, qui en diront fi-
dellement le prix & valeur, ausquels, sous de grandes peines, il sera fait defenses qu'en faisans les pacquets des liures
d'vn mesme Autheur diuisé en plusieurs tomes, de les se-
parer, ny les mettre (comme ils font) dans diuers pacquets
pour tromper les acheteurs. Lesdits principaux Iurez prendront garde exactement que les Imprimeurs & Libraires
n'achetent ny ne fassent acheter aucuns liures blancs ny reliez, neufs ny frippez, papiers blancs ny imprimez d'aucunes personnes, qu'ils n'ayent asseurance ou adueu de ceux
qui les font vendre, comme aussi qu'ils n'achetent des Escholiers, enfans ou seruiteurs aucuns liures ny autre chose
sans adueu de leurs Maistres, Peres, Regens & Pedagogues,
le tout conformément à l'Arrest de la Cour du 17. Iuin 1577.

Que les Imprimeurs & Libraires ne pourront obtenir aucuns Priuileges pour l'impression des liures imprimez hors
le Royaume, ny de ceux dont les Priuileges sont expirez, ny
aussi des liures anciens, mais toutes ces sortes de liures seront imprimez en pleine liberté par tous les Imprimeurs qui
les pourront & voudront imprimer, conformément aux Ar-

rests du Conseil du 14. Mars 1583. 2. Iuin 1603. 23. Decembre 1611. Arrests de la Cour, 3. Aoust 1579. 15. Mars 1586. 7. Feurier 1612. 19. Aoust 1617. donné sur la Requeste de 47. Imprimeurs Libraires, à condition qu'ils les imprimeront auec soin & fidelité, en imitans les exemplaires les plus beaux & les plus corrects, sur peine de confiscation de leurs ouurages qui se trouueront mal conditionnez, mal corrigez, de mauuais papier, ou de characteres vsez,

Que pour remedier à l'abus pernicieux par lequel on imprime impunément toutes sortes de mauuais liures contre Dieu & la Religion, le seruice du Roy & repos de l'Estat, des liures lascifs & impudiques, & libelles diffamatoires qui ne seruent qu'à corrompre les mœurs de la Ieunesse, & la porter à la debauche & au libertinage, il ne sera obtenu aucuns Priuileges pour aucuns nouueaux liures, soit en vers, soit en prose, en quelque langue que ce soit, que lesdits liures n'ayent esté veus & approuuez par l'Vniuersité, ou par celle des Facultez à laquelle appartient la matiere dont les liures traittent, & seront tenus d'inserer l'Approbation au commencement des liures, le tout conformément aux Reglemens de 1323. du 6. Octobre 1342. Arrests de la Cour des 18. Mars, 4. Nouembre 1521. 7. Ianuier 1523. du 2. May 1535. & plusieurs autres Edicts de Henry II. du 11. Decembre 1547. 27. Iuin 1551.

Que pour obuier aux fautes, corruptions & falsifications qui se commettent le plus souuent aux impressions de l'Escriture saincte, Breuiaires, Heures, & autres Vsages Ecclesiastiques, que ceux qui sont desia imprimez, seront exactement reueus & visitez, & en cas qu'il s'y trouue des fautes & des falsifications, que tels liures seront corrigez, & imprimez de nouueau sur le modele des exemplaires anciens & corrects.

Que les Imprimeurs & Libraires ne pourront exposer aucun liure en vente, qu'auparauant le prix n'y ait esté mis par les Recteur, Doyens des Facultez & Procureurs des Nations de ladite Vniuersité, appellez les quatre principaux Iurez, auec l'Imprimeur qui aura imprimé le liure, & celuy qui l'aura fait imprimer, le tout conformément à l'Edict de

Charles IX. de 1571. Reglemens de ladite Vniuersité de 1275. 1323. 1341. 1403. 1567. Et selon la coustume qui se voit par les catalogues contenans le prix des liures : lequel prix sera mis raisonnablement, pour ne frustrer leur trauail ; & pour obuier à l'excez qui se commet dans la vente des liures, au grand prejudice & oppression des gens de lettres & Escholiers,

Et que pour cet effet les Imprimeurs & Libraires exposeront en lieu apparent de leurs Boutiques vn catalogue, qui contiendra fidélement le nombre & le prix des liures qu'ils veulent mettre en vente, lequel ils seront tenus de communiquer aux Visiteurs toutesfois & quantes qu'ils en seront requis, suiuant l'Edict de Henry II. du 27. Iuin 1551. Reglemens de 1341. 1403. & plusieurs autres.

Que les Imprimeurs seront tenus de faire registre des liures qu'ils imprimeront, contenant le temps & les personnes pour lesquelles ils les auront imprimez, & le nombre des exemplaires qu'ils en auront tirez, lequel Registre ils seront tenus d'exhiber audit Recteur quand ils en seront requis.

Que les Fondeurs & Tailleurs de lettres auront vn estat & registre de toutes les frappes, matrices & fontes qu'ils fourniront, en quel temps & à qui, & en quelle quantité ils les auront fournies. Et attendu qu'ils iouyssent des Priuileges de l'Vniuersité suiuant l'Edict de Henry III. du dernier Avril 1583, ils seront tenus d'obeyr & reconnoistre les quatre principaux Iurez de ladite Vniuersité.

Que les Imprimeurs & Libraires ne pourront transporter ou faire transporter aucuns liures hors la ville de Paris, qu'apres auoir pris vn passe-port du Recteur de l'Vniuersité selon l'ancienne coustume, & conformément à l'Arrest de la Cour du 2. Mars 1564. pour certifier aux Fermiers des Doüanes qu'il n'y a point d'autre marchandise dans les balles & pacquets sinon des liures, & pour empescher les peines & vexations qu'iceux Fermiers leur font, au prejudice de leurs exemptions & franchises, conformément aux Priuileges d'icelle Vniuersité.

Et dautant que c'eſt vn abus inſupportable que des Relieurs & Libraires, qui à peine ſçauent lire, prennent neantmoins la qualité d'Imprimeurs, Libraires & Relieurs tout
enſemble; qu'à l'aduenir il ſera fait defenſes aux Relieurs &
Libraires de ſe dire Imprimeurs, & pareillement de tenir
Imprimerie, ſelon l'ancienne couſtume; mais les Relieurs
ſeront ſeulement employez à relier les liures; & les Libraires voulans faire imprimer, ſeront obligez de ſe ſeruir
d'vn Maiſtre Imprimeur receu ſelon les formes preſcrites,
dont le nom auec celuy du Libraire ou Autheur pour qui il
aura imprimé, ſera mis à la fin du liure pour demeurer re-
ſponſable des defauts & manquemens.

Qu'à l'eſgard du trauail, viure, comportemens & gages
des Compagnons Imprimeurs & des Tireurs à la Preſſe, les
Declarations de 1541. 1542. 1571. & 1572. ſeront bien &
deüement obſeruez.

MOYENS D'OPPOSITION
fournis par les soy-disans Syndic & Adjoints des Libraires, opposans, à la verification des Lettres patentes obtenuës par l'Vniuersité, pour la confirmation de ses Priuileges,

LES Syndic & Adjoints de la Communauté des Marchands Libraires, Imprimeurs & Relieurs de cette Ville de Paris opposans, contre les Recteur & Suppoſts de l'Vniuersité de Paris demandeurs en Lettres.

Diſent pardeuant vous Noſſeigneurs de Parlement, pour moyens d'oppoſition, que les Demandeurs ayans obtenu Lettres pour renouueller & confirmer les Priuileges octroyez à l'Vniuersité, deſquels pourſuiuans l'enregiſtrement à la Cour, les Oppoſans y auroient formé oppoſition pour ce qui les regarde, *& qui eſt contraire aux Reglemens faits par les Roys & par la Cour pour le fait de la Librairie & Imprimerie, aux Statuts & Police qui s'obſeruent pour le fait dudit Art.*

Et par la communication qu'ils ont eu deſdites Lettres, ils ont trouué qu'elles contiennent des defenſes à tous Imprimeurs & Libraires d'imprimer & vendre aucuns liures concernans la Religion & les mœurs; meſmes expoſer en vente ceux qui ſont apportez des pays eſtrangers, que premierement ils n'ayent eſté veus & examinez de la Faculté de Theologie, ſous les peines portées par l'Edict du 11. Decembre 1547. Comme auſſi contiennent des defenſes d'imprimer, & auoir en leur poſſeſſion aucuns liures, leſquels par Cenſure & Iugement de la Faculté ont eſté & ſeroient reprouuez. Enſemble d'ouurir aucunes Balles des liures qui leur ſeront apportez de dehors, ſinon en preſence de deux perſonnages qui ſeront commis par la Faculté de

A

Theologie, que deux fois l'an pour le moins, les Officines & Boutiques des Imprimeurs & Libraires & Vendeurs de liures, soient visitez par les Deputez de ladite Faculté, & qu'iceux Imprimeurs & Libraires seront tenus de tenir deux catalogues, l'vn des liures censurez & reprouuez, & l'autre de tous ceux qu'ils auront en leurs Boutiques, qu'ils seront tenus de communiquer toutes & quantesfois qu'ils en seront requis par lesdits Visiteurs. Qui sont *cinq articles*, lesquels ont donné sujet à l'opposition desdirs Opposans, *à quoy ils sont tres-bien fondez, pour l'interest d'en empescher la verification & execution pour plusieurs raisons tres-importantes, qu'ils deduiront sommairement.* Quant est du premier, *il est inutil,* (sauf correction;) *parce que iamais il n'a esté autrement pratiqué, qu'on imprime aucuns liures concernans la Religion & conscience, qu'il n'y aye approbation par les Docteurs de Sorbonne deputez par Monsieur le Chancelier ou Monsieur le Garde des Seaux, pour cet effet n'estant iamais octroyé aucun priuilege d'imprimer que ladite Approbation n'ait esté veüe.* Et à l'esgard des liures qui viennent de dehors, *concernans la Religion pretenduë reformée,* LA COVR SCAIT, *que par les Edicts de pacification, qui permettent la liberté de conscience,* ILS PERMETTENT AVSSI L'IMPRIMERIE ET LA VENTE DE TELS LIVRES. Ce qui sert de raison contre les deux articles; *parce que tous les liures, dont se seruent ceux de la pretenduë Religion reformée, sont censurez & reprouuez, ce neantmoins* LE DEBIT S'EN FAIT PVBLIQVEMENT *en consequence desdits Edicts.* A l'esgard du trois concernant l'ouuerture des Balles qui viennent de dehors, les Edicts & les Arrests de la Cour en ont donné la charge au Syndic, *lequel s'en est tres-bien acquité;* & ne s'est point veu de memoire d'homme, qu'il y ait eu aucun de la part de l'Vniuersité. Et que quand ainsi seroit, que cela seroit porté en quelques anciennes Ordonnances, il a esté abrogé par les Edicts & Arrests de la Cour, comme estant vne chose inutile, puis que cela regarde la fonction du Syndic & des Adjoints de la Communauté, comme il se iustifie par l'Edict & Lettres patentes faites pour le fait de la Librairie, verifiez en la Cour en 1618. Pour ce qui est des 4. & 5. concer-

dans la visite dans les Boutiques, & les memoires de tous les liures qui sont dans lesdites Boutiques & Magazins, soustiennent que cette visite ne leur appartient point, *AV MOYEN DE LA LIBERTE' PORTEE PAR LES EDICTS DE PACIFICATION.* Mais qu'il est d'ailleurs inoüy & n'a iamais esté pratiqué, depuis que l'imprimerie a esté inuentée; & seroit mesme impossible de pouuoir satisfaire à faire & donner les memoires de tous les liures qui sont chez les Marchands; parce que tous les iours il y a nouuel achat & nouueau debit.

Et partant soustiennent qu'ils sont bien fondez en leur Opposition, estant impossible de pouuoir executer la pretension de ladite Vniuersité; & que ce seroit ruiner le commerce de la Librairie, pour lequel il y a plusieurs Ordonnances, Reglemens & Arrests de la Cour, qui ont pourueu à tout, & sont executez, & pourroient estre aneantis en plusieurs choses, si l'intention de ladite Vniuesité auoit lieu. Signé M. Guillemot Syndic, Georges Iosse Adjoint, Iean Roger Adjoint. A. de Sommauille, auec paraphes. Signé Delorme, auec paraphe. Signifié le 16. Mars 1652. Laurens auec paraphe.

RESPONSES AVX MOYENS D'OPposition des soy-disans Syndic & Adjoints de la Communauté des Marchands Libraires, Imprimeurs & Relieurs de Paris, que mettent & baillent pardeuant vous Nosseigneurs de Parlement, les Recteur, Doyens, Procureurs & Supposts de l'Vniuersité de Paris.

A ce que s'il plaist à la Cour, il soit dit que sans auoir esgard à l'opposition desdits Opposans, dont ils seront deboutez, les Lettres obtenuës par ladite Vniuersité au grand Seau pour la confirmation de ses Priuileges, seront enregistrées, & les Opposans condamnez en l'amende, despens, dommages & interests.

L'Opposition qu'ont formé les soy-disans Syndic & Adjoints des Imprimeurs & Libraires de Paris, & ces termes qu'ils employent au commencement de leurs Moyens, que les Priuileges de ladite Vniuersité *sont contraires aux Reglemens faits par les Roys, par la Cour pour le fait de la Librairie & Imprimerie, aux Statuts & Police qui s'obseruent pour le fait & police dudit Art*, pourroient faire croire que l'Vniuersité auroit voulu s'attribuer des choses qui ne luy appartiennent point, & qui sont injustes; & que lesdits Opposans produiroient quantité d'Actes authentiques, & qu'ils feroient voir par vn grand nombre d'Edicts & d'Arrests de la Cour la contrarieté qu'ils disent estre entre des Priuileges de l'Vniuersité, les Reglemens & les Statuts faits par les Roys & par la Cour; puis qu'il semble que des personnes qui employent des Moyens deuant Messieurs du Parlement, & qui tirent tout leur honneur, profit & aduantage de ladite Vniuersité, ne voudroient rien alleguer qui ne fust veritable, & dont ils n'eussent des preuues tres-solides: principalement quand il s'agit d'empescher la verification des Priuileges & des Graces Royales qui ont esté tant de fois confirmez & verifiez par la Cour, & dont la moindre atteinte ne peut estre que tres-nuisible & tres-pernicieuse. Neantmoins il se trouue que les Opposans, au lieu de preuues solides, de raisons conuainquantes, & d'Actes authentiques, n'ont allegué que des paroles; & que tous les Edicts, Arrests de la Cour, & Statuts dont ils pretendent auoir appuyé leurs Moyens, se reduisent seulement aux Edicts de Pacification, qui leurs sont entierement contraires; & qui mesmes confirment le droit de l'Vniuersité sur les Imprimeurs, les Libraires & Relieurs; & à des Lettres patentes qu'ils ont obtenuës en l'année 1618. par subreption, & sous des alleguez faux, & qu'ils ont fait verifier à la Cour le 9. Iuillet de la mesme année, apres auoir surpris malitieusement sa religion, sans auoir ouy ny appellé l'Vniuersité, qui sont contraires aux Edicts & Declarations des Roys, Arrests du Parlement, & Reglemens de ladite Vniuersité.

Il faut que les Opposans croyent qu'à force de redire la mesme chose, ils la pourront persuader; puis que l'ayans allegué dans leur Response sur l'Article 11. qu'ils ont faite aux Moyens d'Opposition de ladite Vniuersité, qui

s'est opposée à la verification des Lettres patentes obtenuës par lesdits Libraires au mois de Decembre 1649. de
laquelle instance Monsieur Doujat est Rapporteur, l'Vniuersité dans ses Repliques sur ledit Article 11. qui leur ont
esté signifiez le treiziesme de Ianuier 1652. a fait voir que de
temps immemorial le droit d'examiner la doctrine, & d'approuuer les liures luy appartient, & à ses Facultez. C'est
dans cet endroit qu'elle a rapporté les termes de plusieurs
Reglemens, entr'autres de ceux de 1323. 1342. de plusieurs
Arrests de la Cour, & principalement des Arrests du 18.
Mars, & du 4. Nouembre 1521. du 7. Ianuier 1523. du 2. May
1535. des Edicts des Roys, & particulierement de ceux de
Charles VI. du 20. Iuin 1411. de Henry II. du 11. Decembre 1547. & du 27. Iuin 1551. Et mesmes sur ledit Article 11.
desdites Repliques elle a rapporté des Actes, qui font voir
comme la Faculté de Theologie a fait ses plaintes contre
quelques Docteurs, qui au deshonneur de ladite Faculté,
contre l'ordre & la discipline, & par vne nouueauté inouye,
depuis quelques années disoient auoir esté comis par Monsieur le Chancelier, lesquels Docteurs reconnoissans l'inju-
stice qu'ils commettoient, le tort qu'ils faisoient aux Priuileges de ladite Vniuersité & Faculté, aux droits de leurs
Confreres, ont desisté de leur entreprise.

Les Moyens sur cet Article monstrent que les Opposans
n'ont pas eu assez de prudence, de sincerité & de respect:
Car ils ne craignent point de violer les Edicts & Declarations des Rois, leur attribuans des choses qui n'y sont point,
& les citans en des termes qui disent toute autre chose que
ce qu'ils leur font dire: Et adjoustans à ces faussetez le mespris de l'authorité de la Cour, ils ont la hardiesse de luy attribuer la plus grande partie de leurs excez: Car ils disent,
Qu'à l'esgard des liures qui viennent de dehors concernans la Reli-
gion pretenduë reformée, la Cour sçait que par les Edicts de pacifi-
cation, qui permettent la liberté de conscience, ils permettent aussi
l'Imprimerie & la vente de tels liures, parce que tous les liures, dont
se seruent ceux de la pretenduë Religion reformée, sont censurez &
reprouuez, ce neantmoins le debit s'en fait publiquement en conse-
quence desdits Edicts.

A iij

Dans le premier des Edicts de pacification des troubles
donné au mois d'Aoust de l'année 1570. il n'est point parlé
ny de l'impression, ny de la vente des liures. En suite de cet
Edict sur la Requeste du Recteur & Vniuersité interuint vne
Declaration du 4. Octobre de la mesme année, dont les
termes sont : *N'entendons qu'aucun Officier ou Suppost de ladite
Vniuersité soit d'autre Religion que de la Catholique. Faisant pareillement defenses à tous Libraires & Imprimeurs d'imprimer ou
faire imprimer, ny mettre en vente aucuns liures censurez par la
Faculté de Theologie, permettant aux Docteurs qui seront par
elle esleus de faire la recherche & visitation és maisons des Libraires.*

Dans le dernier des Edicts de pacification donné à Nantes au mois d'Avril de l'année 1598. il est porté par l'Article
21. *Ne pourront les liures concernans ladite Religion pretenduë reformée estre imprimez & vendus publiquement, qu'és villes & lieux
où l'exercice public de ladite Religion est permis. Et pour les autres
liures qui seront imprimez és autres villes, seront veus & visitez par
par les Theologiens, ainsi qu'il est porté par nos Ordonnances. De-
fendons tres-expressément l'impression, publication & vente de tous
liures, libelles & escrits diffamatoires, sur les peines contenuës en
nos Ordonnances : Enioignons à tous nos Iuges & Officiers d'y tenir
la main.*

Par l'Article 13. du mesme Edict il est encore porté : *De-
fendons tres-expressément à tous ceux de ladite Religion, faire aucun exercice d'icelle, tant pour le Ministere, Reglement, Discipline
ou Instruction publique d'Enfans & autres en cetuy nostre Royaume & pays de nostre obeyssance, en ce qui concerne la Religion, fors
qu'és lieux permis & octroyez par le present Edict.*

En l'Article 14. il est porté : *Comme aussi de faire aucun exercice de ladite Religion en nostre Cour & suite, ny pareillement en nos terres & pays qui sont delà les Monts, ny aussi en nostre ville de Paris, ny à cinq lieües de ladite ville : Toutesfois ceux
de ladite Religion demeurans esdites terres & pays delà les Monts,
& en nostre dite ville, & cinq lieües autour d'icelle, ne pourront estre
recherchez en leurs maisons, ny astrains à faire chose pour le regard
de leur Religion, contre leur conscience, en se comportans au reste selon qu'il est contenu en nostre present Edict.*

Et mesmes Louys XIII. d'heureuse memoire a confirmé l'Edict de Nantes par ses Edicts & Declarations du 11. Mars & du 10. Nouembre 1615. 20. Iuillet 1616. & du 19. Octobre 1622. Et sa Maiesté à present heureusement regnante l'a aussi confirmé par sa Declaration du 8. Iuillet 1643.

L'Vniuersité adiouste à ces Edicts les Reglemens de 1323. de 1342. la Declaration de Charles VI. du 20. Iuin 1411. les Arrests du 18. Mars & du 4. Nouembre 1521. du 7. Ianuier 1523. du 2. May 1535. les Edicts de Henry II. du 11. Decembre 1547. & du 27. Iuin 1551. Et les autres Reglemens du 2. Octobre 1572. 23. Nouembre 1576. 11. May 1584. 18. Iuin 1603. & du 2. Iuillet 1605. qui sont tous imprimez dans vn Recueil intitulé: *Actes concernans le pouuoir & la direction de l'Vniuersité de Paris sur les Escriuains des liures, & les Imprimeurs qui leur ont succedé; comme aussi sur les Libraires, Relieurs & Enlumineurs.*

Apres des defenses si expresses & des Actes si formels, les Opposans deuroient conceuoir vn tres-grand regret de l'excez qu'ils ont commis en disans, *que tous les liures dont se seruent ceux de la pretenduë Religion reformée sont censurez & reprouuez, ce neantmoins le debit s'en fait publiquement, en consequence desdits Edicts.*

Sur l'Article 3. qui concerne l'ouuerture des Balles des liures qui sont apportez de dehors, qui a tousiours esté faite selon l'accoustume en la presence des Deputez de l'Vniuersité, sçauoir de ses quatre principaux Iurez, & des autres Deputez des Facultez d'icelle, les Opposans disent pour Moyens d'Opposition, *que les Edicts & Arrests de la Cour en ont donné la charge au Syndic, lequel s'en est tres-bien acquité, que de memoire d'homme il n'y a eu aucun de la part de l'Vniuersité. Et quand bien cela seroit porté en quelques anciennes Ordonnances, il a esté abrogé par les Edicts & Arrests de la Cour, comme estant vne chose inutile, ainsi qu'il se iustifie par l'Edict & Lettres patentes verifiées en la Cour en 1618.*

Contre plusieurs Reglemens, Edicts & Declarations des Roys, & Arrests du Parlement, & principalement contre ceux du 11. Nouembre 1403. Arrests du Parlement du pre-

mier Iuillet, & du 27. Septembre 1542. Edicts de Henry II.
du 11. Decembre 1547. & du 27. Iuin 1551. dont les termes
ont esté rapportez & imprimez dans lesdites Repliques sur
l'Article 13 lesdits Opposans alleguent seulement leurs pretendus Reglemens contenus en des Lettres patentes du 1.
Iuin, & verifiez le 9. Iuillet de l'année 1618. sans auoir ouy
ny appellé l'Vniuersité, ainsi qu'il a esté dit au commencement de ces Responses, & contre lesquelles l'Vniuersité a
obtenu Requeste Ciuile le 28. Février dernier, côme estans
(outre ce qui a esté dit cy-dessus) tres-pernicieuses à l'Imprimerie, & preiudiciables au bien public, qui en a souffert
de tres-grands scandales, des pertes tres-notables, & des
dommages irreparables : Car depuis ce temps les Imprimeurs & les Libraires s'estans peu à peu retirés de la direction de l'Vniuersité, les liures ont esté tres-mal imprimés,
remplis de fautes & d'erreurs côsiderables, imprimés sur de
mauuais papier ; Plusieurs ont esté imprimés & apportés de
dehors contraires à l'honneur de Dieu, la Religion, Hierar-
chie de l'Eglise, le seruice du Roy & repos de l'Estat, & aux
bonnes mœurs, en si grand nombre que la Faculté de Theologie par ses Censures, l'Vniuersité par ses Decrets, & mesmes le Parlement par ses Arrests, n'en ont pû arrester le
cours. Neantmoins apres tant de desordres si funestes à la
Religion, à l'Eglise, au Roy & à l'Estat, ledit soy-disant
Syndic des Libraires croit auoir suffisamment iustifié ces
excez en disant, *qu'il s'est tres-bien acquité de sa charge.*

Que si ces dereglemens prodigieux qui se rencontrent
dans l'Imprimerie & Librairie ne sont capables de diminuer
sa satisfaction, & de luy faire tenir vn autre langage que celuy qu'il a tenu dans sesdits Moyens : Peut-estre que les propres termes qu'il a luy-mesme employé auec quelques-vns
de ses affidés, dans les Lettres patentes qu'il a obtenu au
mois de Decembre 1649. le jetteront dans la confusion, &
modereront vn peu sa complaisance. Car dans lesdites Lettres il fait dire à sa Majesté que *reconnoissans les grands desor-*
dres qui se sont introduits en l'Imprimerie, comme elle se pratique
auiourd'huy ; Qu'on imprime à Paris si peu de bons liures, & ce
qui s'en imprime paroist si manifestement negligé pour le mauuais

papier

papier que l'on y employe, & pour le peu de correction que l'on y
apporte, que nous pouuons dire que c'est vne espece de honte, & reconnoistre que c'est vn grand dommage à nostre Estat. On y lit, que
les peres éleuent leurs enfans en l'Imprimerie plus pour seruir à l'a-
uarice que pour l'exercer honorablement. Que cette profession s'a-
neantit de iour en iour & de plus en plus ; mesmes bien souuent au
lieu de les nourrir en cét exercice, qui a besoin d'vne longue experience & de beaucoup de connoissance, sont contraints de les en retirer par le grand mespris auquel il est descheu.

Ce que les opposans disent, qu'il ne s'est point veu de memoire d'homme qu'il y ait eu aucun de la part de l'Vniuersité, à faire
l'ouuerture des Balles, est si peu vray, qu'eux-mesmes dans
leurs pretendus Reglemens de l'année 1618. bien qu'ils les
eussent fabriqués à dessein de se soustraire peu à peu de la
direction de l'Vniuersité, ils n'en ont osé oster tout a fait la
qualité d'Officiers de l'Vniuersité, les y appellans encore
Gardes & Iurez de l'Vniuersité ; quoy qu'ils y ayent conioin-
tement glissé par souplesse les noms *de Syndic & d'Adioints*,
afin de surprendre plus aisement la religion de la Cour, en
adioustans aux anciennes qualitées connus de ladite Cour
ces nouuelles & inoüis, pour les faire passer comme anciens Officiers de l'Vuiuersité.

Les Moyens dont se seruent les Opposans sur les articles
quatre & cinq, & qui sont enoncés en ces termes. *Pour ce*
qui est du quatriéme & du cinquiéme concernans la visite dans les
Boutiques, & les memoires de tous les liures qui sont dans lesdites
Boutiques & Magazins, soustiennent que cette visite ne leurs ap-
partient point, au moyen de la liberté portée par les Edicts de paci-
fication ; Mais qu'il est d'ailleurs inoüy, & n'a iamais esté prati-
qué depuis que l'Imprimerie a esté inuentée ; & seroit mesme impos-
sible de pouuoir satisfaire à faire & donner les memoires de tous les
liures qui sont chez les Marchands : parce que tous les iours il y a nou-
ueau achapt & noüueau débit, font cõnoistre que les Opposans
ont pris resolution de continuer leurs desordres ; puis qu'ils
y rapportent les mesmes Edicts de pacification, quoy que
ces Edicts soient aussi contraires à leur pretension sur cét
Article que sur le second, ainsi qu'il y a esté iustifié. Et s'ils
n'estoient aueuglez par leur propre interest, ils auroient

B

confideré ce grand nõbre de Reglemens, d'Edicts & Declarations des Roys & d'Arrests du Parlemẽt, qui ont efté faits pour corriger les fautes & abus qui fe commettoient dans le fait de l'Imprimerie & Librairie, & qui ont efté rapportés dans lefdites Repliques fur l'Article 21. ou pour faire voir le droit que poffede l'Vniuerfité de vifiter les Boutiques des Imprimeurs & des Libraires, l'on a rapporté au long les propres termes des Reglemens de 1323. & de 1342. des Lettres patentes de Charles VI. du 20. Iuin 1411. des Arrefts de la Cour du 27. Septembre & 30. Octobre 1542. donné fur la Requefte de deux des quatre principaux Iurez de l'Vniuerfité, le Procureur general du Roy joint auec eux, de l'Edict de Henry II. du 27. Iuin 1551.

Et pour monftrer que les Imprimeurs & Libraires doiuent auoir dans leurs Boutiques deux Catalogues, l'vn des liures cenfurez & reprouuez, & l'autre contenant le nombre & le prix, felon la taxe faite par l'ordre de l'Vniuerfité, de tous les liures qu'ils ont en leurs Boutiques & Magazins, pour empefcher la vente des mauuais liures, & empefcher que les Imprimeurs & Libraires ne vendẽt exceffiuemẽt les liures, mais afin qu'il les donnent à prix raifonnable, dans les Repliques fur l'Article 28. de leurs pretendus Reglemens de 1649. l'on a rapporté les termes des Reglemens de 1275. de 1323. de 1342. de 1403. & particulierement du Reglement de 1567. qui a efté fait cent ans apres l'vfage de l'Imprimerie, qui a efté introduite en France par Martin Crants, Vlric Gerinc & Michel Friburger tous trois Allemans, qui floriffoient enuiron l'an 1470. Deplus de l'Edict de 1551. de l'Edict de Charles IX. de 1571. les termes duquel touchant le prix des liures ayant efté rapportés dans lefdites Repliques fur ledit Article 28. on peut encore adioufter ceux-cy qui portent, *qu'aux iours de Feftes les Maiftres Imprimeurs ne feront tenus ouurir Imprimerie pour befongner, fi n'eftoit pour faire chofe preparatiue & legere pour le lendemain, & par permiffion du Recteur ou Doyen de la Faculté, felon la qualité du liure,*

Deplus pour faire voir que la pratique a efté de mettre les Catalogues dans les Boutiques, & que les Imprimeurs & les Libraires n'y ont point trouué *d'impoffibilité,* on a rap-

porté dans lesdites Repliques & produit au procez les Catalogues des liures faits en l'année 1546. de Louis Tiltan,
Regnauld Chaudiere, Robert Estienne, Simon de Colines,
de Christian Wechel, où le prix de chaque liure estoit marqué & apposé. Dauantage les Libraires forains ont accoustumé d'auoir le Catalogue des liures qu'ils apportent : Et
mesmes les Marchands font vn Iournal de la recepte, vente
& débit de leur Marchandise. Neantmoins quoy que lesdites Repliques ayét imprimées & signifiées aux Opposans
dés le 13. de Ianuier 1652. & produites au procez ainsi qu'il
a esté dit, les Opposans & quelques-vns des Libraires, pour
continuer d'imprimer, vendre & faire venir dans cette Ville
vne infinité de liures mauuais & pernicieux, & pour se maintenir dans le pouuoir de vendre les liures à prix excessif, ils
ont la hardiesse de dire, *que si la pretension de l'Vniuersité auoit
lieu,* (laquelle n'est autre que l'execution des Reglemens,
des Edicts & Declarations des Roys, & Arrests du Parlement) *ce seroit ruiner le commerce de la Librairie; & que les Ordonnances, Reglemens & Arrests de la Cour pourroient estre aneantis.* Ce qui est vn attentat manifeste sur la puissance du Roy,
& l'authorité de la Cour, & vn manquement de respect enuers l'Vniuersité. Ce qui fait voir, qu'il est tres-necessaire de
faire obseruer & executer aux Imprimeurs & Libraires tous
les Reglemens qui ont esté faits pour la direction de l'Imprimerie & Librairie, ensemble les Edicts & Declarations
des Roys & Arrests. Partant pour ces raisons l'Vniuersité
soustient, que les Opposans doiuent estre deboutés de leur
opposition, & persiste en ses fins & conclusions.

REPLIQVES DE L'VNIVERSITÉ

aux Responses faites par les soy-disants Syndic & Ad-
joints des Imprimeurs, Libraires & Relieurs, aux
Moyens qu'elle a presentés à la Cour sur des Lettres
Patentes du mois de Decembre 1649. Lesquelles Re-
pliques contiennent lesdits Moyens suiuant les Ar-
ticles desdites Lettres Patentes.

LEs Recteur, Doyens, Procureurs & Suppofts de l'V-
niuerfité difent fur le premier Article, que par la Declaration de Charles VIII. du mois de Mars 1488. l'E-
dict de Louis XII. du 9 Avril 1513. les Declarations de François I. du 20 Octobre 1516. & du 5 Iuin 1543. vingt quatre
Libraires feulement, deux Relieurs, deux Enlumineurs &
deux Efcriuains Iurez doiuent jouïr des priuiléges de l'Vniuerfité ; Et neantmoins au preiudice de ces Ordonnances
& Edicts, il y a maintenant vn nombre prodigieux d'Imprimeurs & Libraires, qui fans auoir efté receus par le
Recteur de l'Vniuerfité, & fans luy auoir prefté le ferment,
ny rendu l'obeïffance & la foûmiffion qui luy font deubs, &
fans reconnoiftre les Loix de l'Vniuerfité, iouïffent de tous
fes priuileges. Que ce grand nombre d'Imprimeurs & Libraires, n'eft eftably que fur des Lettres patentes, qui n'ont
efté obtenuës & verifiées par la Cour qu'en l'année 1618.
qui ne peuuent empefcher l'effet de ces Edicts & de ces
Ordonnances.

1°. Par ce qu'elles ont efté obtenuës & verifiées par fu-
breption, & fous de faux expofés ; puifque les pieces qui
font enoncées dans ces Lettres, ne difent point ce pourquoy
on les y a employées, & que les Libraires pour les obtenir
ont reprefenté au Roy *que le Recteur & les Suppofts de l'Vni-*
uerfité eftoient tous difpofez à les receuoir.

2°. Par ce que les Libraires n'ont point appellé les Recteur
& les Suppofts de l'Vniuerfité, lors qu'ils font pourfuiuy la
verification de ces Lettres, de crainte qu'ils ne remonftraf-

A

sent à la Cour l'interest public, & qu'ils auoient de temps immemorial la direction sur les Imprimeurs & Libraires, comme estant soûmis aux Ordres & aux Regles de l'Vniuersité. Que le Roy Charles IX. ne fit son Edict touchant l'Imprimerie & Librairie, qu'apres que les articles en furent veus *par les Recteur, Regens, & principaux Supposts de l'Vniuersité de Paris, & par eux trouués vtiles & necessaires*. Et que le Parlement en 1614. ne voulut iuger d'vn affaire concernant les Imprimeurs & Libraires, qu'apres en auoir donné connoissance à l'Vniuersité, & pris son aduis.

3°. Par ce que les choses qui sont obtenuës par surprise, & sous des alleguez faux, ne peuuent subsister suiuant la Loy 7. tit. 26. *de diuersis Rescriptis & Pragmaticis Sanctionibus lib. 1. Cod. edicatur. Vniuersa Rescripta, siue in personam precantium, siue ad quemlibet Iudicem manauerint, quæ vel Annotatio, vel quæuis Pragmatica Sanctio nominetur, sub ea conditione præcepimus, si preces veritate nitantur : Nec alium fructum precator mendax Oraculi percipiat impetrati, licet in Iudicio asserat veritatem, nisi quæstio fidei precum Imperiali beneficio monstretur inserta.* Et cette autre Loy, *l. eisi legibus 5. C. Si contra ius vel vtil. publ. vel per mendacium fuerit aliq. postul. vel impetr. etsi legibus consentaneum sacrum oraculum mendax precator attulerit, careat penitus impetratis : & si nimia mentientis inueniatur improbitas, etiam seueritati subiaceat iudicantis.* Et encore suiuant la Loy *Si quis 29. De leg. Corn. de falsis. Si quis obrepserit Præsidi Prouinciæ tam per Acta, quàm per libelli interpellationem, nihil agit : Imo si accusatus fuerit, pœnam temeratoris luit : Perinde enim punitur, atque si falsum fecerit.* Et partant ces lettres qui ont esté obtenuës par vne surprise si manifeste, & qui paroist par la seule lecture, ne peuuent preiudicier au droit du Recteur & de l'Vniuersité.

Sur le 3. article, l'Vniuersité se contente de ce que les Libraires ont declaré dans leur Response, que par ces mots, *sinon dans nos bonnes Villes, & en celles où il y a Vniuersité*, ils pretendent seulement empescher, que l'on ne dresse des Imprimeries *dans les petits Bourgs & Villages*.

Sur le 4. article, l'Vniuersité soustient que les Moyens qu'elle a produits, sont tres propres pour entretenir l'ému lation, qui est necessaire pour conseruer l'Art de l'Imprimerie dans sa vigueur, Qu'ils sont conformes à l'Edict du Roy Charles IX. quoy que les Libraires s'efforcent de monstrer le contraire, en corrompant le sens des termes les plus clairs, & les plus exprés des Edicts & des Declarations de nos Rois. Car cét Edict porte en l'article 9. *Que moyennant ladite attestation l'Apprentif de là en auant, sera receu à besongner tant és impressions de Paris que de Lion, & par tout ailleurs, encore qu'il eust fait son apprentissage en autre part.*

D'où l'on peut conclure que c'est à tort que les Libraires disent, qu'il estoit permis à vn chacun de trauailler dans Paris à l'Imprimerie, *ce seroit admettre aussi-tost les ignorans que les habilles*, puis que personne ne doit estre receu dans l'Imprimerie, qu'ils n'ayt la qualité & les conditions requises, & que ce ne soit dans toutes les solemnitez prescrites. Et puis vn homme ne s'expose pas temerairement à venir dans vne Ville pour y exercer vn Art, s'il ne croit exceller par dessus tous ceux qui y exercent le mesme Art.

De plus, ce long-temps que les Libraires soustiennent estre necessaire pour l'instruction des Apprentifs, ne rend pas plus habilles les Libraires de Paris, que ceux des autres Villes, puis que l'on void ordinairement que les Imprimeurs des autres Villes ne cedent en rien à ceux de Paris, & qu'on déplore maintenant les defauts que l'ignorance & l'auarice des Libraires ont introduits dans l'Imprimerie, & qui ne seront iamais corrigés, * si Dieu ne donne à quelques particuliers, le mesme esprit & les mesmes inclinations qu'il a autresfois données aux Crants, aux Vlrics, aux Gerincs, Manuces, Bades, Dolets, Tiletans, Neobares, Oporins, aux Estiennes, Turnebes, Griffes, Morels, Vascosans, Plantins, & plusieurs autres, dont la memoire sera glorieuse, tant que l'histoire de Monsieur le President de Thou se lira, & que leurs ouurages se trouueront dans les Bibliotheques.

Sur le 5. article, la Cour est suppliée de considerer, si outre l'attestation des 4. Iurés touchãt la capacité des Apprentifs, il ne seroit pas necessaire d'obliger les Imprimeurs & leurs Correcteurs à estre Maistres és Arts de l'Vniuersité de Paris, puis que le bien & la perfection de l'Art de l'Imprimerie

* Eodẽ anno 1559. viuis exemtus est Robertus Stephanus Parisiensis Typographus Regius, secundùm Aldum Manutium Romanum qui Venetiis, & Ioannem Frobennium, qui Basileæ eamdem artem summa laude exercuerũt, clarissimus: quos ille longo spatio supergressus est acri iudicio, diligẽtia accurata & artis ipsius elegãtia : Cui ob id non solùm Gallia, sed vniuersus Christianus Orbis plus debet, quã cuiquam fortissimorum belli Ducum ob propàgatos fines patria vnquã debuit : maiusque ex eius vnius industria, quàm ex tot præclarè bello & pace gestis ad Franciscum decus & nunquam interitura gloria redũdauit. Thuanus in sua historia ad annũ 1559.

Scaliger in ep. 36. vocat Sebastianum Gryphium bonarũ vindicem literarũ; Et in ep. 85. ad Ferronũ Vascosani honorificè meminit, eum ait, nõ dubitaui committere eas fidei excellentissimi Calcographi Michaëlis Vascosani viri & diligentia insigni & doctrina singulari & fide incomparabili.

defpend de la capacité & de l'intelligence de celuy qui en
eft le Directeur & le Maiftre; Comme au contraire, le mefpris & la ruine de cèt Art vient de l'ignorance du Directeur.
Car iamais l'Imprimerie n'a efté fi florifsáte que lors qu'elle
a efté exercée par des perfonnes fçauantes & bien verfées
dans l'intelligence des Langues; Et iamais elle ne fut fi mé-
prifable qu'elle eft à prefent, par le manque de tels perfonnages. Et on ne peut pas efperer que ceux qui fe prefenteröt
pour eftre admis au rang de ceux qui font profeffion de l'Imprimerie, s'appliquent à l'eftude des lettres humaines & des
fciences plus fublimes, s'ils ne fe fentent obligez de rendre
compte de leur eftude; & de donner des marques certaines
de leur fuffifance dans vn examen reglé, & deuant des perfonnes qui ayent authorité. Ce qui fe peut bien & commo-
dement faire dans l'examen qui eft eftably pour ceux qui
doiuent eftre admis à la Maiftrife des Arts. Puis que mefmes nous voyons par des prouifions anciennes que plufieurs auoient cette qualité, & apprenons par des liures, que
ceux qui les ont imprimez eftoient Maiftres és Arts, comme dans le Liure intitulé *Manipulus Curatorum Guidonis de
monte Rocherij,* qui fut imprimé en l'année 1473. il y a *per venerabilem virum Petrum Cæfaris in Artibus Magiftrum, ac huius
artis induftriofum Artificem;* Et dans le Liure intitulé *Confe-
quentiæ Martini Magiftri,* il y a *has confequentias Antonius De-
nidel in Artibus Magifter, nec-non ciuis Parifienfis in monte fanEti
Hilarij prima concurrente causa, miro charaEtere exarauit anno
1501.*

Les Deffendeurs ont tort d'employer dans cèt article
des paroles de mefpris, difans *que les termes des lettres de 1323.
concluants, vt nullus ad præfata officia Librariorum & Stationariorum Parifius exercenda deinceps admittatur, nifi vir bonæ famæ
& fufficientis literaturæ,* ne fe peuuent entendre que des *Scribes &
des Copiftes qui eftoient dans ce temps-là auant l'inuention de l'Im-*
primerie.

Il feroit à defirer qu'ils fuffent auffi habilles & capables
en leur profeffion qu'eftoient ceux qu'ils veulent mefprifer; Car il eft certain que ces anciens Efcriuains & ces Libraires de l'Vniuerfité eftoient beaucoup plus intelligens

dans les lettres, & dans les sciences, que les Libraires de
ce temps; qu'ils estoient plus capables de produire d'eux-
mesmes de nouueaux ouurages, d'adiouster ou de diminuer
à ceux qu'ils d'escriuoient, que ceux d'auiourd'huy, qui demeurent courts aux moindres difficultez qu'ils rencontrent,
& qui sont tellemét attachez aux lettres & syllabes, qu'ils ne
peuuent ou retrancher celles qui sont superfluës, suppler
celles qui manquent, n'y adiouster celles qui seroient vn
meilleur sens. La capacité de ces anciens Escriuains se void
encore par les Actes qui ont esté rapportés sur cét Article,
par les termes d'vne Prouision de l'année 1378. *Nos autem
super bona fama, bonaque vita, conuersatione, ac sufficienti literatura ipsius primitus, vt decebat, informati.* Et par les Vers de
Iean l'Anglois en son liure intitulé Architrenius, qui viuoit
il y a pres de six cens ans,

Altera Regia Phœbi,
Parisius Cyrrhæa viris, Chrysæa metallis
Græca libris, Inda studiis, Romana Poëtis.

Et encore par le tesmoignage de Richard de Buris Euef-
que & Chancelier d'Angleterre, qui viuoit en 1350. qui dans
le chapitre 8. de son liure intitulé Philobiblion fait cette
exclamation. O beate Deus Deorum in Sion quantus
fluminis impetus voluptatis lætificauit cor nostrum, quo-
tiens *paradisum mundi Parisius* visitare vacauimus moratu-
ri; vbi nobis semper dies pauci præ amoris magnitudi-
ne videbantur. Ibi *Bibliothecæ iocundæ super cellas aroma-
tum redolentes, ibi virens viridarium vniuersorum voluminum.*
Ibi prata Academica terræ motu trementia Athenarum, Pe-
ripateticorum diuerticula, Parnassi promuntoria & porticus
Stoicorum . . . . Ibi reuera thesauris apertis & sacculorum
corrigiis resolutis pecuniam læto corde dispersimus, atque
libros impretiabiles luto redemimus & arena.
Sur le 8. Article, l'Vniuersité dit, que par l'Arrest du
vingt-sixiéme May de l'année 1615. il a esté ordonné que
l'Imprimeur ou le Libraire, ne payeroit pour les frais de sa
reception que la somme de vingt liures; & depuis quelques

A iij

Libraires ayant exigé dans leurs pretendus Statuts de l'année 1618. pour ladite reception la somme de soixante liures, il fut ordonné qu'on ne payeroit que trente liures. C'est donc vne exaction intolerable de prendre à present la somme de trois cens liures. Et ainsi empescher que les pauures n'y puissent estre receus, quoy qu'ils soient les mieux instruicts & les plus propres pour les exercer. Ce qui est vne grande iniustice, puis qu'ils ont employé plus de temps, & plus de soin, pour se rendre habiles dans cét Art, que les plus riches & les mieux accommodés. C'est pourquoy l'Vniuersité supplie la Cour par sa prudence d'y vouloir mettre ordre. Attendu mesmes que les Imprimeurs & Libraires doiuent estre receus en leur exercice par le Recteur, qui les fait iurer, estant deuëment informé de leur capacité en leur Art par les quatre Iurez de l'Vniuersité, ainsi qu'il appert par vne infinité d'Actes & Lettres patentes, & nommément par ceux de 1323. 1351. 1367. 1378. 1386. 1387. 1411. 1456. 1477. & par les prouisions qui leurs en sont données.

Comme aussi touchant le nombre des Apprentifs, l'Vniuersité supplie la Cour de considerer les termes des Edicts de François premier du 28. Decembre 1541. & de Charles IX. de 1571. qui portent, *Que les Maistres fassent & puissent faire & prendre autant d'Apprentifs que bon leur semblera.*

Sur le 9. Article, l'Vniuersité soustient que l'Imprimerie & la Librairie ne doiuent point s'exercer par vne mesme personne ; Autrement on verra vne horrible confusion, & il arriuera tousiours ce qui se voit maintenant, que que des Libraires qui ne recherchent que leur interest particulier, & qui ne considerent iamais le bien public & l'honneur des Lettres employeront seulement les Compagnons Imprimeurs les plus ignorans pour l'impression des Liures, à cause que leur peine & leur recompense est beaucoup moins chere que n'est celle des Imprimeurs les plus sçauans & les plus exacts. Il est plus à propos que l'Imprimerie ne s'exerce que par les Imprimeurs sçauans & instruits dans l'Art, & qui auront esté receus selon les regles prescrites.

Et il est certain que la science la plus commune & ordinaire des Libraires, c'est de sçauoir escrire les noms sur le dos des liures, & de sçauoir quels sont les liures les plus rares, ou qui se debitent le mieux; c'est le fruict de leur apprentissage & du temps qu'ils employent pour s'instruire dans le fait de la Librairie: Et neantmoins ce sont eux qui remportent auiourd'huy tout l'honneur & tout le profit de l'Imprimerie. Anciennemét le public connoissoit non seule-ment celuy qui debitoit les liures, mais encore l'Imprimeur qui les auoit imprimés; & par ce moyen l'Imprimeur estoit piqué de generosité, pour rendre son impression conside-rable, ou bien la crainte d'estre repris par ceux qui estoient preposez pour la police des liures, le retenoit & l'obli-geoit de ne rien obmettre de ce qui estoit necessaire pour rendre ses ouurages plus accomplis. Aussi l'on voit dans les anciens Liures les noms du Libraire & de l'Imprimeur dont ceux-cy font foy.

Acutissimi & quàm maximè succincti & ordinatissimi Do-ctoris Dionysij Cisterciensis liber in quatuor Sententiarum, venundantur Parisius à Ponceto le Preux in vico diui Iaco-bi sub intersignio potti stagnei. Ad calcem, in alma Parisio-rum Schola per Ioannem Higmanum & Volfgangum Ho-pylium artis formulariæ socios. Anno ab Incarnatione eius-dem Domini nostri Iesu Christi 1498. die 6. Februarij.

Liber quartus Doctoris subtilis, &c. impressaque est ta-bula quam emendatissimè Parisiis Ioannis Granion almæ Vniuersitatis Bibliopolæ Iurati cura atque impensis. Ad calcem, Venundantur Parisiis à Ioa. Granion eiusdem ciui-tatis Bibliopola in Claustro Brunello prope Scholas De-cretorum è regione diuæ Virginis Mariæ.

Rectè tecum iri existimabimus, si te beneuolum, officio-sumque Gallioto à Prato Bibliopolæ Lutetiano præstiteris, *qui vt hæc tibi Reique conferret publicæ, nummis vacuauit marsu-pia, vt antiquata, puluerulenta, & iam semesa compararet, restitue-ret exemplaria,* industria Ioa. Cornicularij Calcographi Pari-siensis solertissimi anno 1524. vltimo Idus Octobris.

Libri de re rustica M. Catonis, M. Terentij Varronis, L. Iunij, Moderati, Collumellæ, Palladij Rutilij, quorum summam pagina sequenti reperies. Parisiis apud Io. Paruum

spe tantùm lucri & mercaturæ exer-cédæ gratia ductus. Hinc factum est, vt soli ferè Mercatorú quorú multi nullú norunt literarum elementum, pau-perrimis hanc ar-te hominibus exer-cendam commit-tant, quæstum inde omnem deiumen-tes, & nonnisi labo-res literarum con-cinnatoribus, qui & Compositores di-cuntur, nec non iis qui prælo præsunt & Torculares vo-cantur, relinquétes. Correctores insuper vel satis mediocri-ter eruditi ob te-nuissimam merce-dem ad corrigendi artem eliguntur, vel si eruditi sint, accurati esse non possunt ob ingen-tem sarcinam hu-meris imparem, quam tamen spon-tè susceperunt, vt die nocteque alla-borantes victum quotidianum sibi comparare queant. Id quod eria Com-positoribus, Torcu-laribusac Proto cæ-terisque huiusce artis operariis eue-nire solet. Dira igi-tur lucri cupido, pace bonorum di-xerim, hanc nobi-lissimam artem & omni laude dignã deturpauit vilissi-mamique reddidit, Angelus Roccha in Appendice Bibliæ Vaticanæ.

ſub flore lilio, via ad S. Iacobum. Ad calcem impreſſum Lutetiæ prælo Antonij Angerelli, impenſis autem Ioa. Parui,
& Galeoti à Prato menſe Februario 1533.

Sur l'Article 11. l'Vniuerſité auoit repreſenté à la Cour,
qu'il eſtoit à propos que nul ne peuſt imprimer de nouueaux
liures, ſans auoir l'approbation de la Faculté & Deputez
d'icelle Faculté, à laquelle appartient la matiere dont les
liures traittent. A quoy les deffendeurs ont reſpondu que
Monſieur le Chancelier ne donne point permiſſion d'imprimer quel-
que Liure que ce ſoit, qu'il n'aye auparauant le certificat des Do-
cteurs qu'il a deputez pour cét effet.

L'Vniuerſité maintient que ce droit luy appartient & à
ſes Facultez, elle en produit de bons tiltres, & en fait voir la
poſſeſſion de pluſieurs ſiecles.

En vn Acte de ladite Vniuerſité de l'an 1323. ſont ces termes. Nullus Stationarius exemplar locet *antequam corriga-*
tur & taxetur per Vniuerſitatem. Item ordinauit Vniuerſitas
quòd quilibet Rector faciet proclamari per Scholas, ſi quis
inueniat exemplaria corrupta, *illa offerat publicè coram Re-*
ctore & Procuratoribus, vt exemplaria corrigantur, & Stationarij qui talia locant, iudicio Vniuerſitatis puniantur, &
Scholaribus emendare cogantur.

En vn autre acte du 6. Octobre 1342. ſi contingat quòd
habeant (Stationarij & Librarij) aliqua exemplaria noua,
ea non communicabunt nec pro ſeipſis nec pro aliis, *donec*
fuerint approbata per Vniuerſitatem correcta & taxata.

En vn Arreſt du 18. Mars 1521. poſtquam iidem intimati
(Rector & Vniuerſitas) inter cætera omnibus Impreſſoribus, ne nouos libros & opera, *niſi per dictæ Vniuerſitatis De-*
putatos priùs viderentur & viſitarentur, imprimerent inhibitiones
fieri requiſierunt . . . Curia prælibatis Impreſſoribus ſub pœna
quingentarum librarum ac bannimenti ab huiuſmodi Villa
noſtra Pariſius, ne libros in vulgari aut latino *Fidem Chri-*
ſtianam aut interpretationem ſacræ Scripturæ concernentes impri-
mant, quin priùs illi per Facultatem Theologiæ aut illius Deputa-
tos viſi fuerint, eis quatenus bene, diligenter ipſi illorum
quando ſibi præſentabuntur videant, *nec aliquid pro illorum*
viſitatione capiendo.

En

En vn autre Arreſt du 4. Nouembre auſſi 1521. pro parte
dilectorum noſtrorum *Rectoris & Vniuerſitatis Pariſienſis no-*
ſtræ, Cameræ Parlamenti tempore vacationum ordinatæ
fuit humiliter expoſitum , quòd per noſtræ dicti Parlamenti
Curiæ Arreſtum 18. die nouiſſimè præteriti menſis Martij
datum, omnibus Impreſſoribus & Librariis, ne libros Fidem
Catholicam aut expoſitionem ſacræ Scripturæ concernentes, *niſi illis primitùs per Deputatos Facultatis Theologiæ aut al-*
terius Facultatis cui ſpectaret , viſis & approbatis , imprimerent
aut imprimere facerent. Quapropter præmiſſis attentis vi-
ſaque per iam dictam dicti Parlamenti noſtri Cameram prædicta Requeſta, & audito ſuper hoc Procuratore noſtro Generali, tibi tenore præſentium committimus & mandamus,
quatenus ſupradictis Impreſſoribus ſub pœna quingentarum librarum par. nobis applicandarum & bannimenti ab
huiuſmodi Villa noſtra Pariſius, ne libros in vulgari aut Latino *Fidem Chriſtianam & interpretationem ſacræ Scripturæ con-*
cernentes , quin priùs illi per prædictam Facultatem Theologiæ aut
illius Deputatos viſi fuerint , imprimant.

En vn autre Arreſt du 7. Ianuier 1523. En tant que touche les Paraphraſes d'Eraſme in Lucam & Marcum, La Cour
a ordonné & ordonne que ledit liure *ſera monſtré & communi-*
qué aux Rectcur, Doyen & Faculté de Theologie de ladite Vniuer-
ſité de Paris, pour eux ouïs en ordonner comme de raiſon.

En vn autre Arreſt du 2. May 1535. *Pour l'inconuenient que*
la Cour a veu aduenir pour l'impreſſion des liures de Medecine, ladite Cour en entherinant ſemblablement la Requeſte faite
par le Procureur General du Roy , & par ladite Faculté de
Medecine , a fait & fait inhibitions & deffenſes à tous les
Subjets du Roy demeurans dedans les fins & limites du reſſort d'icelle de ne compoſer & faire imprimer , *Et à tous Li-*
braires & Imprimeurs de n'imprimer & expoſer en vente aucuns
liures compoſez en la ſcience de Medecine , qu'ils n'ayent eſté pre-
mierement veus & viſitez par trois bons & notables Docteurs en
ladite Faculté, & approuuez par icelle , ſur peine de confiſcation
de la marchandiſe, priſon, amende arbitraire , & autres peines que la Cour verra eſtre à faire.

L'Edict de Henry II. du 27. Iuin 1551. porte deffenſes

d'imprimer ne vendre aucuns Liures, Comments, Scholies, Annorations, Tables, Indices, Epitomes & Sommaires concernans la saincte Escriture & Religion Chrestienne, faits & composez depuis quarante ans en ça en Latin, Grec, Hebreu, & autres Langues mesme Françoise, *que premierement il n'ayent esté veus & visitez:* C'est à sçauoir, ceux qui sont imprimez és Villes de Paris, Lyon & autres Villes circonuoisines dudit Paris où il n'y a Faculté en Theologie, *par la Faculté de Theologie dudit Paris, & és Villes où il y a Faculté de Theologie par les Docteurs & Deputez d'icelle.*

En deffendant tres-expressément à toutes nos Cours de Parlement, Maistres des Requestes, & autres gardans les Sceaux des Chancelleries, Iuges Presidiaux & autres nos Officiers & Magistrats quels qu'ils soient, de donner par cy-apres aucune permission d'imprimer liures, que premierement ceux qui demanderont ladite permission, *n'ayent certification desdites Facultez de Theologie, que lesdits liures ont esté veus & approuuès desdites Facultez, au rapport desquelles icelles Facultez certifieront que lesdits Liures sont bons & legitimes, & sans vice, & comme tels les approuueront* laquelle certification sera enregistrée au commencement desdits liures auec la dite permission.

Et retiendront lesdits Deputez par deuers eux la copie des liures ainsi par eux approuuez, signée du la main du Libraire requerant, & auquel sera baillée ladite permission d'imprimer, afin que ledit Imprimeur ne puisse varier ne changer aucune chose en procedant à l'impression d'iceux.

Outre les Actes sus rapportés & mentionnés, l'on en a fait imprimer depuis peu plus de deux cens dans diuers recueils, par lesquels il paroist que l'Vniuersité a le droit & pouuoir, & qu'elle est en possession de iuger de la Doctrine. Et la Cour est aussi tres humblement suppliée de considerer que l'Vniuersité a rendu de grands seruices à l'Eglise & à l'Estat par ses Censures doctrinales, & qu'il seroit tres-pernicieux de luy oster ce droit, & de l'attribuer seulement à quelques Docteurs choisis; Surquoy l'on peut icy rapporter les Lettres patentes du mois d'Aoust 1624. &

ce qui s'eſt fait en conſequence en la Faculté de Theologie
de ladite Vniuerſité.

LOVɪs par la grace de Dieu, Roy de France & de Nauarre. A tous preſens & à venir, Salut. ʟe feu Roy
Charles. IX. noſtre Predeceſſeur que Dieu abſolue par
Edict de l'année   auroit fait deffenſes à tous Libraires,
Imprimeurs & autres d'imprimer, ou faire imprimer aucun
liure ſans permiſſion ſcellée en noſtre grande Chancellerie,
mais iceluy Reglement n'ayant eſté exactement gardé à
cauſe que les Gardes des Sceaux, & Officiers des Chancelleries de nos Cours Souueraines ſe ſont diſpenſez durant
les troubles de donner icelle permiſſion. En vertu deſquel-
les, pluſieurs ont pris liberté de faire imprimer ce que bon
leur a ſemblé, tant pour la doctrine & mœurs, que affaires
de noſtre Eſtat, auec vn tel débordement que nous auons
iugé neceſſaire d'y remedier & empeſcher tel deſordres &
confuſions. Ce qui ne ſe peut que par des perſonnes capables pour les voir, corriger & y prendre ſoigneuſement garde. Et pour cét effet, Auons de grace ſpeciale, pleine puiſ-
ſance, & authorité Royalle par ces preſentes pour ce ſignées de noſtre main, crée & erigé & eſtably, creons, erigeons & eſtabliſſons quatre Cenſeurs & Examinateurs qui
ſeront pris du corps & Faculté de la Theologie de noſtre
Vniuerſité de Paris, pour doreſnauant voir, lire & examiner toutes ſortes de liures nouueaux concernans la Theologie, deuotion & bonnes mœurs, qui doreſnauant s'imprimeront en ce Royaume, & en cas qu'ils les trouuent dignes d'eſtre mis en lumiere & donnez au public, ſeront tenus d'en bailler leur atteſtation & approbation, Seront expediées en noſtre grande Chancellerie & non ailleurs per-
miſſions de les imprimer, faiſant tres-expreſſes inhibitions
& deffenſes aux Officiers des Chancelleries d'icelles Cours
Souueraines d'accorder iceux priuileges, & à tous Imprimeurs d'imprimer aucuns liures en conſequence d'icelles,
& aux Libraires de les expoſer en vente à peine de confiſcation & de trois mil liures d'amande pour chacun contreuenant. Et afin qu'en iceux liures approuués par leſdits exa-

- minateurs il ne se puisse rien alterer ny falsifier, voulant que ceux qui presenteront des liures pour examiner, soient obligez d'en bailler deux coppies, l'vne desquelles demeurera par deuers lesdits examinateurs signée de l'Autheur & paraphée de luy en tous les feuillets & l'autre luy sera rendue signée & paraphée de cesdits examineurs, *les deux plus anciens desquels quatre examinateurs par nous nommez feront l'vn en l'abscence de l'autre la distribution des liures nouueaux qui leurs seront presentez, & apres que celuy qui aura esté chargé d'vn liure, l'aura veu & examiné, il en conferera auec les autres pour le moins auec l'vn des deux anciens, afin qu'ils en donnent ensemblement leurs aduis, & sera l'approbation d'iceux liures, signée de celuy qui les aura veus, & par l'vn de ces deux Anciens, si luy-mesme n'en est l'vn.* Et afin de decorer lesdits Examinateurs de quelque honneur & profit, ensemble en consideration de leurs peines & trauaux és choses tant importantes à nostre seruice & au public. Voulons & nous plaist que lesdits quatre Docteurs par nous nommez & leurs successeurs esdites charges iouïssent des mesmes honneurs, priuileges, immunitez, franchises, exemptions & prerogatiues dont iouïssent nos Aufmoniers ordinaires, & autres nos Domestiques & Commençaux, ainsi que s'ils estoient icy par le menu specifiés; Ausquels quatre Censeurs nous auons attribué par chacun an, à compter du premier iour de Ianuier dernier deux mil liures de gages & pension pour estre distribuez entr'eux, à sçauoir à chacun des deux plus anciens six cens liures, & aux deux autres chacun quatre cens liures.

Et d'autant qu'il est necessaire de faire le plus promptement qu'il nous sera possible iceluy establissement, sur le bon tesmoignage qui nous a esté rendu de la probité, pieté, doctrine, experience & affection à nostre seruice, & au bien public de nos chers & bien amez Maistres André du Val, Pierre Quedarne, Iacques Messier, & François de S. Pere Docteurs en Theologie de la Faculté de Paris, Nous les auons pour cette premiere fois choisis & nommez par ces presentes pour tenir lesdites quatre places de Censeurs & Examinateurs desdits liures nouueaux esquels il sera traité de la Theologie, Religion, pieté & bonnes mœurs.

Donné à S. Germain en Laye au mois d'Aoust, l'an de grace 1614. & de nostre regne le quinziéme. Ainsi signé LOVIS. Et sur le replis, DE LOMENIE. Et à costé Visa, & scellé du grand Sceau de cire sur lacqs de soye.

ANno Domini 1616. die 1. mensis Decembris Sacra Theologiæ Facultas post Missam de Sancto Spiritu ex more celebratam, ordinaria habuit comitia in aula Collegij Sorbonæ, &c. Secundo H. M. N. Petrus de Besse dixit persequendam esse intercessionem contra quatuor librorum Censores, quos resciuerat pecuniam ex parte Regis, titulo Censorum accepisse; Cuius audita expostulatione H. M. N. Andræas du Val protestatus est se & alios prædicto iuri penitùs renunciasse & renunciare.

Sur le 12. Article, l'Vniuersité dit que les Libraires n'ont point parlé de la capacité ou de l'incapacité des Correcteurs dans leurs pretendus Statuts; quoy que par leurs Responses ils soustiennent, *qu'ils en ont parlé plus amplement dans les autres articles*, sans en cotter aucun, ce qui leurs estoit impossible.

L'Vniuersité estime qu'il est si necessaire d'apporter le remede au mal que l'ignorance des Correcteurs a causé dās l'impression, que si on le neglige encore quelque temps il deuiendra incurable. C'est vne chose pitoyable de voir que les Correcteurs des Imprimeries de Paris n'entendent pas le Latin, & pour la langue Grecque ordinairement les plus sçauants d'entr'eux en ignorent les characteres. De ce defaut naissent presque tous ceux qui détruissent entierement le bien & les aduantages de l'impression; Car l'Imprimerie n'a esté instituée que pour donner au public les excellens ouurages que l'antiquité à produit, & que les grands hommes composent tous les iours, sans les corrompre, ny alterer, & sans diminuer ny adiouster aux expressions des Autheurs. Et nous voyons auiourd'huy que les ouurages qui s'impriment sont tellement dissemblables de ceux qui ont esté autrefois imprimez, qu'il est presque impossible de les reconnoistre, pour les ouurages de ceux dont ils portent le nom. Les Autheurs mesmes qui viuent encore mesconnoissent leurs ouurages lors qu'ils ont esté im-

primés. Et ils sont contraints le plus souuent de les changer entierement dans vne seconde impression ; & ainsi de
donner à la correction des secondes impressions le temps
qu'ils pourroient employer à en composer d'autres. Et ces
grands hommes peuuent faire à present les mesmes plaintes
que faisoit autresfois Quintilien en relisant ses Oraisons.
*Cæteræ quæ sub nomine meo feruntur, negligentia excipientium in
quæstum Notariorum corruptæ, minimam partem mei habent.*
Et vser de ces termes de sainct Hierosme qui parloit contre
les mauuais Escriuains de son temps, *Ea quæ, vel à vitiosis interpretibus malè reddita, vel à præsumptoribus imperitis emendata
peruersius, vel à Librariis dormitantibus, addita sunt aut mutata,
corrigimus.* Henry Estienne dans son liure intitulé, *Artis
Typographicæ querimonia de illiteratis quibusdam Typographis, propter quos in contemptum venit.*, vse de ces termes.
*Itane verò librorum editio pro dignitate ab iis elabora-
ri poterit quibus nihil cum Musis commune est ? Itane
verò artem cuius velut tutelæ ac fidei literæ hoc seculo
commissæ sunt, fideliter tractare literarum imperitus poterit ? Ecquid obsecro dicturum putamus Aldum, si nunc
reuiuiscens videat successisse sibi Typographos quorum non
minima pars vix pene aliud in libris, quàm quomodo alba pagina discernenda sit à nigra, intelligit?* (Nam qui tantum pro-
fecerunt, vt Græca literarum elementa possint à Latinis,
Hebraïca à Græcis discernere, atrocem sibi fieri iniuriam
existiment si in numero indoctorum habeantur.) Quid verò
dicturos M. illum Musurum & Ianum Lascarin putamus, in
quibus primis Græcia reuiuiscere cœpit, & qui principes in
pandendo nobis ad linguæ Græcæ adyta itinere fuerunt?
quid, inquam, dicturos remur, si, cum ipsi *tantum honore arti
typographicæ detulerint, vt non indignam existimarint cui suam
operam nauarent, fungentes munere Correctorum* (liceat enim de
rebus typographicis typographicè loqui) eò rem deuenisse
videant, vt si quis tria Latinæ linguæ verba totidemque
Græcæ norit, typographicæ illius correctioni nobilissimi
quique vtriusque linguæ scriptores committantur? Quid enim
obsecro, aliud est, hanc in illos scriptores potestatem eiusmodi hominibus permittere, quàm gladios furiosis in manus
tradere?

Et Charlemagne esgalement grand en courage &
science, & au quel l'Vniuersité de Paris doit sa fondation,
ordonne dans ses Capitulaires, que *Libros Catholicos bene* Lib. 1.
emendatos habeant ; quia sæpe dum bene aliquid Deum rogare cu- cap. 72.
piant , per inemendatos libros malè rogant. Et pueros vestros non
sinatis eos vel legendo vel scribendo corrumpere. Et si opus est
Euangelium & Psalterium & Missale scribere , perfectæ ætatis
homines scribant cum omni diligentia.

François premier dans vn Edict de 1541. & Charles IX.
dans vn autre de l'année 1571. ordonnent que *si les Maistres*
Imprimeurs des liures en Latin ou autre langage , ne sont sçauans
& suffisans pour corriger les liures qu'ils imprimeront , seront tenus
auoir Correcteurs suffisans sur peine d'amende arbitraire. Et seront
tenus lesdits Correcteurs bien & soigneusement corriger les liures,
rendre leurs corrections aux heures accoustumées d'ancienneté , & en
tout faire leur deuoir. Autrement seront tenus aux interests &
dommages qui seront encourus par leur faute & coulpe.

Pour corriger cét abus, la Cour pourroit ordonner sous
de grandes peines que les Imprimeurs prendroient des
Correcteurs tres-instruits dans les langues, & tres-intelli-
gens dans les liures des Autheurs, & qui fussent approuuez
par l'Vniuersité; ausquels les Imprimeurs seroient obligez
de donner des gages honnestes & suffisans pour les entretenir dans le seruice qu'ils rendroient au public. Deplus
leurs faire deffenses de se seruir d'vn Correcteur qui seroit
desia occupé dans vne Imprimerie.

Sur l'Article 13. touchant la visite des liures qui viennent de dehors. Vne grãde capacité estant necessaire pour
voir & discerner les liures, l'Vniuersité a demandé que conformément à ses Statuts & Arrests du Parlement, cette visite soit faite par ses quatre principaux Iurez, en presence de
personnes sçauantes par elle deputez pour assister aux visites
des liures.

Le Reglement fait le 12. Decembre 1403. porte, *Item*
quòd si contingat eum (Librarium Iuratum) scire aliquem
extraneum attulisse libros vanales Parisius , illud statim vel
quamcitiùs poterit, denunciabit Rectori , vt ad communem Ma-

*giftrorum & Scholarium vtilitatem poffit de illis ordinari iuxta
ipfius Rectoris bonam difcretionem.*

L'Arreft du 1. Iuillet 1542. fait deffenfes fur peine de confifcation de la marchandife, & autres peines à la difcretion
de la Cour, à tous Libraires & autres Marchãds de quelque
qualité qu'ils foient, *d'expofer en vente aucuns Liures en cette
Ville ou autres Villes de ce reffort, s'ils n'ont efté vifitez* : quant à la
Ville de Paris, en la maniere qui s'enfuit. C'eft afçauoir,
que les Libraires ou autres Marchands qui voudront expofer en vente aucuns liures, *qui leurs feront venus de nouueau,
auant qu'ouurir leurs balles, feront tenus appeller quatre Libraires
Iurez pour affifter à ladite ouuerture, & voir les liures qui y font. Et
felon la fcience & qualité dont lefdits liures feront, lefdits
quatre Libraires Iurez aduertiront le Recteur de l'Vniuerfité de
Paris, & Doyens des trois Facultez d'icelle pour voir & vifiter
lefdits liures. Et à cette fin fera tenu le Recteur commettre pour la
vifitation des Liures de Grammaire, Logique, Rhetorique, Philo-
fophie & Lettres humaines, deux Maiftres és Arts, bons perfonnages, fçauans & non fufpects. Et quand aux liures concernans la
Theologie & Religion Chreftienne, la Faculté d'icelle commettra
auffi deux notables Docteurs vacans de toute fufpicion pour voir &
vifiter lefdits liures. Et la Faculté de droit Canon en commettra auffi
deux autres non fufpects pour la vifitation des liures en droict Canon
& Ciuil. Et pareillement la Faculté de Medecine, quant aux liures
de Medecine pour vifiter lefdits liures.*

L'Edict de Henry II. du 27. Iuin 1551. deffend à tous Libraires, Imprimeurs, & vendeurs de liures, qu'ils n'ayent à
ouurir aucunes balles de liures, qui leurs font apportez de
dehors, finon en prefence de deux bons perfonnages qui feront commis par les Facultez de Theologie, és Villes où il y
aura Faculté, & où il n'y en aura, en la prefence de l'Official & Iuge Prefidial s'il y a fiege d'Officialité & Prefidial.
Et aux autres Villes aufquelles ne feront lefdits Sieges,
en la prefence du Iuge & du Procureur audit Siege, à laquelle affiftance, ouuerture & vifitation defdits liures, les
deffufdits, & chacun d'eux refpectiuement feront tenus fans
aucun falaire vaquer incontinent qu'ils y feront appellez, &
le pluftoft que faire ce pourra.

A ces

A ces Arrest & Edict les Deffendeurs respondent *que ce
seroit rendre les visites impossibles, puis qu'il seroit tres-difficile
d'assembler lesdites personnes, & de les tirer de leurs estudes pour les
faire venir au College Royal à la visite desdits liures;* outre que c'est
vne innouation, & partant que la demande du Recteur n'est pas
raisonnable. Surquoy l'on se contente de leur dire, qu'il n'y
a rien de si facile, & que l'heure de la visite ayant esté pres-
crite, les personnes qui auront esté commises s'y trouueront, & obligeront mesme les Libraires Iurez d'y estre assi-
dus; De plus cesdits Arrest & Edict font voir que cette demande est tres-iuste & tres-raisonnable, & qu'elle n'a rien
qui la puisse faire passer pour *vne innouation.*

Sur l'Article 14. par lequel les Deffendeurs pretendent
*que la Cour doit deffendre aux Marchands de dehors de venir
plus d'vne fois l'année à Paris, & d'y demeurer plus de trois semaines;* L'Vniuersité adiouste aux Moyens qu'elle a produits
que cette pretension est contraire aux Edicts des Roys &
aux Arrests du Parlement, & particulierement aux Lettres
Patentes de Henry II. du 23. Septembre 1553 dont les termes sont; *Faisant inhibitions & deffenses à tous nos Officiers sur
le fait & reglement de nos droicts de la traite & imposition foraine, resue, Domaine forain & haut passage, & à tous autres
qu'il appartiendra, de ne leuer ou exiger aucune chose desdits droicts
pour raison desdits liures,* EN QVELQVE TEMPS QVE CE SOIT.
A l'Arrest du Parlement du 23. Mars 1574. aux Lettres Patentes de Henry III. du 16. Nouembre 1582. Arrest du Conseil du 22. Septembre 1587. aux Lettres patentes de Henry
IV. du 20. Février 1595. & de 1599. données au mois de Decembre, & à celles de Louis XIII. de glorieuse memoire,
lesquelles ont toutes presque la mesme expression que celles
de Henry II.

Surquoy la Cour remarquera, s'il luy plaist, le dessein
des Libraires d'auiourd'huy, qui pour estre les seuls Maistres
de l'Imprimerie, & pour ruiner tous les aduantages qu'elle
apporte au public par le commerce que les Excellens Imprimeurs ont establ y auec tant de peines dans les autres
Villes du Royaume, veulent se seruir des Lettres Patentes

qu'ils ont obtenuës par surprise en l'année 1618. sans que l'Vniuersité en ait eu connoissance, & de celles qu'ils ont obtenuës en l'année 1649. par lesquelles il est dit que *les Libraires forains ne pourront venir qu'vne fois l'année*, Car si ces Lettres auoient lieu, les Marchands forains ne se mettroiēt plus en peine de venir en cette Ville & d'y apporter leur liures, puis qu'il ne seroit pas en leur liberté d'y venir aux temps les plus commodes pour la vente de leurs liures, & d'y seiourner autant de temps qu'il seroit necessaire pour les debiter.

Les Deffendeurs ne se contentent pas de cette entreprise, ils en adioustent vne autre qui est beaucoup plus preiudiciable au Commerce; car ils demandent, *que les Marchands forains ne puissent vendre ny distribuer les liures qu'ils apporteront à d'autres qu'aux Libraires, ausquels seulemēt ils pourront les vendre, ou si mieux n'ayment les eschanger contre leurs liures.* Mais cette iniustice est trop grossiere pour n'estre pas apperçeuë : car qui ne sçait par experience que les liures que l'on imprime à present à Paris, sont presque tous les plus mal imprimez & les moins corrects, & que par ce moyen les bons liures ne seroiēt iamais apportez n'y dans le Royaume n'y dās la Ville de Paris; C'est pourquoy l'Vniuersité espere de la justice de la Cour, qu'elle ordonnera que les Marchāds forains auront à l'aduenir la mesme liberté qu'ils ont tousiours euë pour le Commerce de leurs liures, sans qu'on les puisse obliger à ne venir qu'vne fois l'année; leur indústrie, leurs soins, leur diligence demandent cette iustice de la Cour; autrement l'auarice & la negligence des Libraires de Paris triompheroient au mespris des Lettres, & enfin corromperoient tout ce qui reste de beau & d'excellent dans l'Art de l'Imprimerie.

L'Vniuersité supplie encore la Cour de remarquer que par ces mots *ne pourront* (les Marchands forains) *ny vendre mesmes ny distribuer les liures qu'ils apporteront à d'autres qu'aux Libraires*, les Deffendeurs veulent establir sur les Lettres, la plus grande tyrannie qu'on y puisse exercer. Car non contens de corrompre les Autheurs par leurs impressions

deplorables, ils veulent deplus oster aux personnes d'estude la seule resource qui leur reste ; sçauoir les impressions
belles & curieuses qui se font tant dedans que dehors le
Royaume, ou bien les empescher d'en joüir, qu'en exer-
ceans sur eux vne exaction intolerable. Parce qu'outre
le gain des Marchands de dehors, il faudroit que les Particuliers fussent encore surchargés du gain que les Libraires
feroient ; Souuent l'on esprouueroit la rareté des bons
liures pour assouuir l'auarice desdits Libraires, & par ce
moyen les Escholiers & les personnes d'estude seroient priuées du secours necessaire.

Sur les Articles 18. & 19. concernans le pouuoir de faire
les descriptions & prisées des liures, les Inuentaires des Imprimeries & de leurs vstancilles.

Les Deffendeurs n'ayans respondu aux Moyens de l'V-
niuersité, elle y persiste, à ce que ladite visite soit
faite selon les anciens Reglemens & Arrests de la Cour. Le
Reglement du neufiéme de Decembre 1275. porte, Et si
requisiti Stationarij fuerint à venditoribus, æstimabunt &
dicent bona fide quantum credent in veritate libros ad vendendum oblatos iusto & legitimo pretio posse vendi. L'acte
de l'année 1323. porte, quatuor erunt deputati per Vniuersitatem annuatim ad taxandos libros, & nulli liceat libros taxare, nisi illis quatuor vel duobus illorum adminus præsentibus & taxantibus. L'acte du 6. Octobre 1342. porte, Ita
quod istis quatuor duntaxat liceat libros taxare, vel saltem
duobus ipsorum præsentibus & taxantibus. L'acte du 12.
de Nouembre 1403. quòd non intromittet se de taxatione
seu etiam æstimatione librorum quoquomodo, nisi sit vnus
de principalibus quatuor Iuratis, aut ab aliquo ipsorum vocatus. Les Lettres patentes de Charles VI. du 20. Iuin
1411. que nul ne soit si osé ne si hardy que dudit fait de
Libraire, ne de vendre ne achepter aucuns liures se entremette . . . . se non premierement il ayent esté examinés &
approuués par nostre dite Fille l'Vniuersité de Paris & Iurez à icelle. Enfin pour n'apporter plusieurs autres Actes,
la Cour par son Arrest du 27. Iuin 1577. fait deffenses, à
toutes personnes de faire aucune prisée ou inuentaire d'aucuns liures

blancs ou reliez, neufs ou frippez, sinon aufdits vingt-quatre Iurez de l'Vniuerfité.

Sur l'Article 21. qui porte inionction aux pretendus Syndic & Adioints de faire exactement les visites par les Imprimeries, *au moins deux fois l'année.* Les deffendeurs ont feulement respondu aux Moyens de l'Vniuerfité, *que ladite vifité se fait par lefdits Syndic & Adjoints, & non par les Libraires Iurez qui n'en ont le pouuoir comme pretend le Recteur, & ce trois ou quatre fois l'année, & non feulement deux.*

L'Vniuerfité maintient que non feulement les Imprimeries, mais principalement les Boutiques des Marchands Libraires doiuent eftre visitez, pour connoiftre & difcerner la condition & qualité des liures par les quatre Iurez, & autres Deputez par elle. Et pour prouuer le droit fefdits quatre Iurez defia suffifamment eftably par les pieces rapportées fur les 18. & 19. Articles, elle adioufte les termes des Reglemens de 1323. & de 1342. Item quòd ipfi quatuor Deputati inquirent *fi aliquis non Iuratus vtatur officio Librarij vel Stationarij,* & habeant poteftatem capiendi pignora non Iuratorum vtentium officiis prædictis & ea præfentare coram Vniuerfitate in proxima congregatione generali. Charles VI. par fes Lettres Patentes du 20 Iuin 1411. fait inhibitions & deffenfes en ces termes, que nul ne foit fi ofé ne fi hardy que du fait de Librairie, ne de vendre ne achepter pour reuendre liures aucuns, foient en François ou en Latin, ils ne aucun deux fe entremette ou entremettent aucunement dorefnauant, fur peine d'amande volontaire à nous, & de perdre lefdits liures qui trouués feront en leur puiffance, fe non premierement & auant tout œuure, *ils ayent efté ou foient duëment examinés & approuués par noftre Fille l'Vniuerfité de Paris, & Iurés à icelle, & que de ce faire ils ayent de noftre dite Fille lettres de congé & licence.*

L'Arreft du 30. Octobre 1542. fur la Requefte de Iacques Nymerd & Iean André *Libraires Iurez en l'Vniuerfité de Paris,* le Procureur general du Roy ioint auec eux à l'encontre de François Eftienne auffi Libraire Iuré en ladite Vniuerfité, fait inhibitions & deffenfes audit Eftienne de dorefnauant vfer de rebellions & defobeiffances *aux Arrefts &*

Ordonnantes de ladite Cour à visiter les liures mentionnez en l'Or-donnance sur ce par elle faite, de representer, exhiber & mettre en-tre les mains desdits Demandeurs, tous & chacuns les liures qui se-ront par eux demandez, pour estre veus & visitez suiuant ladite Ordonnance, sur peine de prison, d'amende arbitraire, & pu-nition corporelle, si mestier est, & si condamne ledit Estien-ne és despens de ce present procez, & de tout ce qui s'en est ensuiuy enuers lesdits Nymerd & André Demandeurs.

Henry II. par son Edict du 27. Iuin 1551. ordonne que deux fois en l'an pour le moins, és Villes où il y a Vniuersité & Fa-culté de Theologie, soient visitées les officines & boutiques des Imprimeurs, Libraires & vendeurs de liures. Et où il n'y a Vniuersité & Faculté de Theologie, par ceux & ainsi qu'il est declaré au precedent article. *Ausquels Deputez lesdits Imprimeurs & Libraires seront tenus & contraints par toutes voyes en tel cas requises, faire ouuerture de leursdites boutiques & officines, pour saisir & mettre en nostre main tous les liures qu'ils trouueront censurez & suspects de vice, & ce sans aucun salaire.*

Sur l'Article 22 par lequel les Deffendeurs pretendent que deffenses soient faites tant aux Libraires de dehors, qu'à ceux de cette Ville d'aller aux Foires de sainct Germain & de sainct Laurens, l'Vniuersité Replique qu'à l'esgard des Libraires de cette Ville leurs raisons sont inutiles, par ce qu'ils ne peuuent point exposer en vente d'autres liures que ceux qui ont esté visitez dans leurs Boutiques; Et quant aux Libraires forains, les Deffendeurs ayans respondu que ce seroit contreuenir à l'Article 62. des Reglemens de 1618. La Cour est suppliée de considerer ce qui a esté rapporté sur le premier Article touchant la nullité des pretendus Regle-mens de 1618. Lesdits Deffendeurs adioustent *que si les Mar-chands forains auoient lieu de venir à toutes les fois, ce seroit leur donner moyen d'estre tousiours en cette Ville.* A quoy l'Vniuersité a satisfait en repliquant sur l'Article 14.

Sur l'Article 25. l'Vniuersité replique que les Deffen-deurs ont seulement rapporté la maniere selon laquelle ils font à present l'élection de leurs pretendus Syndic & Ad-joints, pour respondre à ce qu'elle auoit dit dans ses Moyens que ses quatre Iurez ayant esté establis, conserués & main-

C iij

tenus, choisis & esleus du nombre de ses vingt-quatre Imprimeurs & Libraires pour faire les visites & toutes autres fonctions concernantes l'Imprimerie & la Librairie, comme il a esté prouué par plusieurs Reglemens de l'Vniuersité, Declarations des Roys & Arrests de la Cour sur les articles precedants: Et ainsi ne restant aucun employ ny fonction au pretendu Syndic: L'Vniuersité supplie la Cour pour oster entierement les desordres & confusions, pour remettre les choses dans leur ancienne & premiere institution, & empescher la multiplication d'Officiers, que l'Office de Syndicat soit supprimé ou en tout cas attribué à celuy des quatre Iurez que l'Vniuersité en iugera le plus capable. Elle est aussi suppliée d'esteindre & abolir les tiltres & noms d'Adjoints, pour lesquels faire subsister les Libraires se sont seruis d'adresse, les Appellans dans leurs pretendus Statuts de l'année 1618. tantost Iurez, tantost Gardes de l'Vniuersité, & enfin Adjoints, terme qu'ils ont retenu, parce qu'il estoit plus propre pour procurer le mespris des Imprimeurs & Libraires Officiers de l'Vniuersité, & fauorisoit le dessein qu'ils auoient de se soustraire peu à peu de la direction de ladite Vniuersité, rendoit les quatre Iurez inferieurs au pretendu Syndic, qui s'attribuë vne domination absoluë sur tout le fait de l'Imprimerie & Librairie, quoy que sa principalle fonction soit de faire quelques significations de l'Edict de Charles IX. aux Compagnons des Imprimeurs, comme il se voit par cét Arrest du premier Octobre 1571.

Extraict des Registres de Parlement.

VEuë par la Chambre ordonnée au temps des Vacations, la Requeste presentée par le Procureur general du Roy, par laquelle attendu l'Edict du Roy n'agueres fait sur la reformation des Impressions de ce Royaume verifié & publié en la Cour le 7. de Septembre dernier, à ce qu'il ne demeure illusoire, & que le Suppliant est aduerty que en haine de l'Edict, aucuns des Compagnons Imprimeurs auroient commencé à faire quelques monopoles & assem-

blées illicites auec armes, & que mesmes ledit iour de ladite
publication lesdits Compagnons Imprimeurs auroient
voulu outrager l'vn desdits Maistres Imprimeurs, & quelques vns desdits Maistres qui ont deliberé se regler suiuant
ledit Edict, il requeroit pour éuiter à plus grands inconueniens *vn* PROCVREVR SYNDIC *estre esleu par les Maistres Imprimeurs & Libraires de cette Ville, pour faire les diligences
necessaires pour la poursuite & execution de l'Edict, & ce qui reste à
faire, & pour faire informer des contrauentions & infractions à
iceluy*, & tout consideré, ladite Chambre ayant esgard à
ladite Requeste, *a ordonné & enioint aux vingt-quatre Libraires Iurez & à tous les Maistres Imprimeurs de cette Ville, lesquels
s'assembleront deuers l'vn des Conseillers de la Cour qui à ce sera
commis, & en la presence du Suppliant, ou l'vn de ses Substituts,
esliront vn* PROCVREVR SYNDIC *pour faire les diligen-
ces necessaires pour les significations, & ce qui est à faire pour l'execution de l'Edict cy-dessus mentionné, & faire informer des contrauentions faites à iceluy*. Fait en Parlement le premier iour d'O-
ctobre 1571. Collation a esté faite auec paraphe.

Tant que les anciens Reglemens de l'Vniuersité & des
Arrests du Parlement ont esté executés, & que les quatre
principaux Iurez de l'Vniuersité ont fait leur charge dans
toute leur estenduë, l'on n'a point veu les desordres que
l'on voit à present; Et l'Imprimerie a esté dans vne grande
estime. Et il est certain qu'elle sera negligée & mespri-
sée tant qu'elle sera sous la direction de Libraires ignorans,
& qui ne rechercheront l'vtilité publique, mais seulement leur commodité particuliere.

Les Deffendeurs se contentent de dire à tous ces Reglemens & à tous ces Arrests, *qu'ils ne trouuent pas à propos d'y
respondre, attendu qu'ils sont auparauant la naissance & l'vsage de
l'Imprimerie, C'est pourquoy ils ne iugent pas qu'il soit besoin de
faire aucune Response*. L'Vniuersité replique qu'elle a eu de
tout temps & en tout temps ce droict, comme il appert par
le tesmoignage de Iean Langlois en son liure intitulé Architrenius, rapporté sur l'Article 5. par les prouisions qu'elle
a donnees des Offices de Stationaires & Libraires, par
l'Acte de l'année 1275. par lequel l'Vniuersité reformoit

les abus des Stationaires, qui estoient les Escriuains des liures, comme aussi ceux des Libraires qui exposoient les liures en vente, par les Lettres des années 1323. 1342. 1403.
par les Patentes du Roy Charles VI. de l'année 1411. & par
les Conclusions de l'Vniuersité des années 1456. 1458. &
1467. Et depuis ce temps elle est demeurée dans ce droict, &
en a continué la possession : Car l'Imprimerie ayant esté
apportée en France sous le regne de Louis XI. enuiron l'an
1470. par trois Alemans nommés Martin Crants, Vlric Gerinc & Michel Friburger, Pierre Chesaris *Libraire Iuré*
de l'Vniuersité imprima en l'année 1473. le liure intitulé
Manipulus Curatorum. Pasquier Bonhomme fut pourueu de
l'Office de l'vn des 4. Principaux Libraires de l'Vniuersité
de Paris, par Acte du 6. Avril 1475. & imprima la Chronique
de S. Denis en l'an 1477. Ce droict de l'Vniuersité paroist encore par l'Acte du 16. Avril 1477. & par celuy du 21. Iuin 1488.
par lequel l'Vniuersité a conferé à Maistre Iacques Morat
vn Office de petit Libraire vaquant par la mort de Michel
de Pons Aduocat du Roy, De plus par l'Acte du 19. Mars
1505. par lequel vn semblable office vaquant par la mort de
Maistre René du Hamel fut conferé par l'Vniuersité à vn
nommé Laurens. Item par l'Acte du 28. de Février de l'année 1507. l'Vniuersité confere vn Office de Libraire a vn
nommé Barbier, par les Actes du mois de Ianuier 1522. du
22. May 1530. par lequel l'Vniuersité donna sa protection à
Iean Petit son Libraire qui agissoit au nom de tous les Imprimeurs & Libraires. Enfin par Actes du 15 Aoust de l'ânée
1530. du 25. Iuin 1540. du 8. Mars 1554. du 4. Mars 1559. du 23.
Iuillet 1566. du 12. & 16. Ianuier 1567. des 16. & 19. Aoust &
17. Septembre 1568. du 27. Ianuier 1571. du 10. Iuillet 1572.
du 23. Nouembre 1576. du 19. Iuillet 1578. du 14. Octobre
1582. du 20. Iuin 1594. du 30. Ianuier 1599. Février & 5.
Avril 1691. 18. Iuin 31. Decembre 1603. 2. Iuillet 1605. des 18.
Mars & 15. Iuin 1609. 30. Ianuier & 16. Septembre 1610. 18.
Iuin 1614. 30. Iuin 1616. 16. May 1626. & 13. Février 1644.
Ces Actes sont autant de preuues manifestes que depuis
que l'Art de l'Imprimerie a esté mis en vsage dans la France, l'Vniuersité a tousiours conserué le mesme droict & direction

rection fur les Imprimeurs & Libraires qu'elle auoit fur les Efcriuains. Et les Deffendeurs l'ont recogneu par leurs nottes fur leurs pretendus Statuts de l'année 1618. *Aupa-rauant*, difent-ils, *que l'Art de l'Imprimerie euft efté inuenté, il y auoit grand nombre d'Efcriuains qui eftoient confez eftre du corps de l'Vniuerfité : & depuis que ledit Art d'Imprimerie a efté mis en lumiere, les Imprimeurs ont fuccedé au lieu defdits Efcriuains ; & n'a iamais efté l'Art de l'Imprimerie mis au nombre des Me-ftiers mechaniques, ains tenu en tel honneur & reputation, que plufieurs perfonnages de grande literature & erudition ont bien eux-mefmes voulu prendre qualité d'Imprimeurs, tant en ce Royau-me que dehors, comme entr'autres de noftre fiecle Iodocus & Afcen-fius Badius, Eftienne Dolet, ce grand Turnebus, Robert & Henry les Eftiennes, Vuechel, Morel & infinis autres grands hommes de noftre France.*

L'Vniuerfité efpere que quand les Imprimeurs, Libraires & Relieurs auront veu & confideré ces Actes, en imitans leurs predeceffeurs, ils fe foûmettront librement & fans contrainte fous fa direction, & confefferont ingenuëment que leurs priuileges & franchifes leurs ont efté acquis & conferués par l'Vniuerfité, & qu'ils n'ont efté deshonorez que lors qu'ils fe font fouftraits de la direction du Recteur & Vniuerfité, & fe font abandonnez à leur propre conduite.

Sur l'Article 16. qui concerne l'obtention des Priuileges du Roy pour imprimer les liures des Autheurs anciens, & de ceux, qui ont defia efté imprimez, les Deffendeurs ne difent autre chofe aux raifons de l'Vniuerfité, & aux Arrefts du Parlement, finon *que d'autant plus qu'vn liure eft rare, d'autât plus il eft cher.* A quoy l'Vniuerfité replique que cette rareté des bós liures eft caufée en partie par l'artifice des Libraires qui ramaffent auec grand foin ce qui refte des belles impref-fions pour les reuendre exceffiuement, fous pretexte qu'ils font rares. Et pour auoir cette occafion de rançonner les perfonnes d'eftude, nous voyons qu'ils ont l'addreffe de mettre la rareté mefme fur les impreffions nouuelles, en ce-lans les exemplaires, & faifans croire qu'il n'en reftent que fort peu. Ce qui eft vn defordre dont le public & les gens de lettres fouffrent extremément, & lequel neantmoins ne

D

sera pas ofté, mais pluftoft augmenté par l'obtention des Priuileges ; par ce qu'vn feul ayant la liberté d'imprimer vn liure, il le rendra auffi rare que bon luy femblera; Et fi la premiere edition eft prefque debitée, il fera autant de temps fans le reimprimer qu'il voudra; Ainfi le public en fera priué durant ce temps là, ou l'achetera autant qu'il plaira à l'auare Libraire de le vendre, fous ce pretexte de rareté. Au lieu que tous les Imprimeurs ayans la faculté d'imprimer les bons liures, ils feront communs, & bien imprimez; par l'intereft qu'vn chacun aura que fon impreffiõ furpaffe celle des autres, pour auoir plus de débit.

A ce qu'ils difent, *qu'il n'eft pas raifonnable que quand vn Libraire a reimprimé vn Autheur, & employé vne grande fomme d'argent pour la reimpreffion d'iceluy, qu'il foit loifible à vn autre de luy faire concurrence, & de le faire imprimer & contrefaire auffitoft, ce qui a caufé la ruine de plufieurs Libraires,* l'Vniuerfité replique 1. que la pourfuite ardente des Priuileges ne tend que pour enrichir quelques Libraires qui la font, & les mettre en eftat d'opprimer leurs Confreres qui ont moins de credit qu'eux. 2. Que ce n'eft que par le débit qu'ils recouurent les fommes qu'ils ont employées aux frais de l'impreffion, & ce débit eft dautant plus grand que les liures font plus corrects & mieux imprimez; & le priuilege ne fert qu'à fomenter les defordres & les déreglemens des Imprimeurs & Libraires; d'autant que fur d'affeurance qu'ils ont que par le moyen de leurs priuileges, leurs liures ne peuuent eftre imprimez qu'apres vn long temps de 10. 15. ou 20. ans, ils n'apportent le foin & l'induftrie de bien faire, & furpaffer leurs Confreres. 3. Ils diminuent les graces du Prince, & empefchent par leurs Priuileges particuliers qu'elles n'ayent toute leur prétenduë. C'eft pourquoy Henri le Grand dit en termes formels, *que l'intention de fes Predeceffeurs a efté de priuilegier tous ceux qui feroient lefdits exercices dans le Royaume, & non pas de reftraindre leurs graces aux perfonnes de cette vacation.* 4. Ces Priuileges oftent toute l'émulation, qui eft prefque le feul moyen qui puiffe reftablir l'Art de l'Imprimerie. 5. Par tels Priuileges on éloigne plufieurs perfonnes qui pourroient s'adonner à l'Impri-

merie, on priue le Royaume d'vn grand nombre de liures
tres-vtiles qui se debiteroient tant aux Estrangers qu'aux
Subjets du Roy, comme il paroist par les Lettres patentes
de Henry II. du 23. Septembre 1553. *Nous deuëment ad-*
uertis du grand profit & emolument qu'apporte en nostre Royau-
me, & à nos Subjets l'Art d'Imprimerie, tant pour la grande quan-
tité des liures qui s'impriment és Villes de nostre Royaume, qui se
vendent & debitent aux Estrangers en diuers lieux, païs & Pro-
uinces, dont viennent gros deniers en iceluy nostre Royaume.

On peut encore adiouster contre ces Priuileges plusieurs Arrests du Conseil & du Parlement, par lesquels
les Priuileges sont reiettez, comme estant tres-preiudiciables au bien public; seulement ils les permettent pour les
liures que l'on imprime pour la premiere fois, afin que
l'Imprimeur qui a fait des frais extraordinaires, soit enuers
l'Autheur ou Traducteur qui a composé ou traduit vn liure,
soit enuers quelque homme docte, lequel ait employé beaucoup de temps & de peine pour reuoir vn liure, l'enrichir
d'Annotations, & le faire imprimer auec plus de soin, d'exactitude, & plus correctement qu'il n'auoit esté imprimé
auparauant.

Le premier des Arrests du Conseil du quatorziéme
iour de Mars 1585. porte que le Recteur de l'Vniuersité, &
Marion pour les Libraires de ladite Vniuersité ouïs sur leur
Requeste tendante *afin que sans auoir esgard au priuilege obtenu*
sous le nom de Guillaume Rouille, n'y autres quelconques pretendus
priuileges, il soit permis ausdits Libraires d'imprimer le Cours Ca-
non, reueu & corrigé de l'authorité de nostre S. Pere le Pape. Et
Estienne Michel tant en son nom & de ses Compagnons
Libraires ont esté ouïs, que comme ayant charge de Rouille assisté d'Atheau son Aduocat & conseil ont esté semblablement ouïs. Le Roy en son Conseil, *a permis & accordé*
ausdits Libraires, tant de Paris qu'autres Villes de ce Royaume,
d'imprimer ledit Cours Canon, Annotations & Additions faites
par l'authorité de sa Saincteté.

Le 2. Arrest du Conseil est du 2. Iuin 1603.

Le 3. Arrest est du 23. Decembre 1611. donné entre Pierre
Mettayer & Clouis Eue Imprimeurs requerans l'entheri-

nement d'vne Requeſte du 30. Iuillet 1611. il ſoit ordonné qu'ils ioüiront du priuilege a eux accordé par les Breuets & Lettres patentes de ſa Maieſté d'imprimer ou faire imprimer les Meſſels, Diurnaux, Breuiaires, Heures, & autres liures pendant le temps de douze ans. Et les Syndic & Gardes oppoſans à l'execution deſdites Lettres patentes. Les Agens generaux du Clergé de France, & les Recteur, Doyens, Procureurs & Suppoſts de l'Vniuerſité parties interuenantes. Veu l'Arreſt du deuxiéme Iuin 1603. par lequel ſa Majeſté *auroit fait deffenſes à tous les Libraires, Imprimeurs & autres de pourſuiure à l'aduenir ſous quelque pretexte que ce ſoit, prolongation du Priuilege deſdits Meſſels, Breuiaires & Diurnaux, ny no, noueaux Priuileges pour aucune correction, ny augmentation qui en pourroit cy-apres eſtre faite par ſa Saincteté.* Le Roy en son Conseil a reuoqué & reuoque ledit priuilege accordé auſdits Mettayer & Eue, & conformément audit Arreſt du deuxiéme Iuin, *fait inhibitions & deffenſes à tous Libraires, Imprimeurs & autres de pourſuiure à l'aduenir aucune prolongation ou noueaux priuileges d'imprimer leſdits Meſſels, Breuiaires & Diurnaux, & autres liures concernans l'vſage dudit Concil, pour aucunes corrections & augmentations qui s'en pourroient faire cy-apres,*

Le premier des Arreſts de la Cour du 3. Aouſt 1579. porte, qu'apres auoir ouy le Procureur general du Roy, La Covr *ordonne que l'on n'aura aucun eſgard aux Priuileges, ſinon pour les liures qui n'ont eſté encore imprimez par cy-deuant. Et pour le regard des autres ja imprimez, qu'ils ſeront imprimez par tous les Imprimeurs qui les pourront & voudront imprimer en pleine liberté.*

Le deuxiéme du quinziéme Mars 1586. la Cour ſans auoir eſgard *aux Lettres patentes* verifiées en ladite Cour, obtenuës par Nicolas Niuelle portantes priuilege audit Niuelle d'imprimer le liure intitulé L. Annæus Seneca A. M. A. Mureto correctus & notis illuſtratus, apres que Marion pour Dupuis & Beys, & Choppin pour ledit Nicolas Niuelle ont eſté ouïs, enſemble Faye pour le Procureur general du Roy. La Covr *ayant eſgard à l'oppoſition formée par leſdits Dupuis & Beys, ordonne que l'exemplaire du liure de Sene-*

que corrigé & illustré par deffunct Maistre Marc Antoine de Mu-
ret apporté de Rome, pourra estre imprimé par lesdits Dupuis
& Beys.

Le 3 est du 7. Février 1612. par lequel, apres que Mousi-
got pour le Syndic, &   Aduocat pour l'intimé
ont esté ouïs .. Et que le Bret pour le Procureur general
du Roy a dit, qu'ils ont veu *les Lettres de priuilege de l'appellant verifiées, mais sans que personne representast l'incommodité
publique, laquelle est en ce fait particuliere,* le Lieutenant Ciuil a
iugé conformement à l'vsage. LA COVR *sur lesdites appellations a mis & met les parties hors de Cour & de procez.*

Le 4. du 19. Aoust 1617. donné sur la Requeste de qua-
rante-sept tant Imprimeurs que Libraires; apres que de la
Martilliere, l'Abbé & de saincte Marthe ont esté ouïs. LA
COVR *faisant droit sur l'opposition & requeste, a ordonné & ordonne, que la vefue l'Angelier ioüira pour six mois seulement du delay a elle accordé,* pour imprimer & vendre le liure de Seneque .... Et apres lesdits six mois expirés. Ladite Cour
*leurs a permis & permet vendre & debiter ledit liure de Seneque
concurremment.*

Les Deffendeurs ne disent rien à ces raisons & à ces
Arrests, sinon *que la Cour pour s'instruire mieux de la commodité ou de l'incommodité dudit Article a ordonné qu'il seroit fait
vne assemblée de douze personnes de litterature, pour sçauoir d'eux
leur sentiment là dessus.* Mais l'Vniuersité replique, que les
Libraires ont surpris la Cour, & ne l'ont pas voulu aduertir
du droict que l'Vniuersité a tousiours eu sur la direction des
liures : Car la Cour auroit eu la bonté de renuoyer ce fait
à l'Vniuersité, puis qu'elle luy a tousiours fait cét hôneur de
luy renuoyer les choses qui concernoient les liures; ou pour
le moins elle eust ordonné qu'elle seroit appellée & ouïe.

Sur l'Article vingt septiéme la contradiction que
les Deffendeurs se sont efforcez de remarquer dans les
Moyens de l'Vniuersité sur cét Article & sur le precedent, est imaginaire, & ils ne l'ont inuentée que pour
couurir leur dessein, & maintenir l'entreprise qu'ils font
contre la liberté publique; & lors que l'Vniuersité a obserué à la Cour, *qu'il seroit à propos qu'vn Imprimeur com-*

mençant vn ouurage le fist inserer dans les liures de la Communauté pour preuenir les concurrences, elle a pris ces termes dans leur vray sens, & en la mesme façon qu'elle les auoit expliqués sur l'Article precedent ; lors qu'vn Imprimeur a fait des frais extraordinaires, soit enuers l'Autheur ou Traducteur, qui a composé ou traduit vn liure, soit enuers quelque homme docte, lequel ait employé beaucoup de temps & de peine pour reuoir vn liure, l'enrichir d'Annotations, & le faire imprimer auec plus de soin, d'exactitude, & plus correctement qu'ils n'auoit encore esté imprimé auparauant.

Sur l'Article 28. l'Vniuersité ne diroit rien du gain excessif que font les Libraires sur les liures qu'ils exposent en vente, s'il n'estoit tres-preiudiciable au bien public reduisant la pluspart des estudians & gens de lettres dans l'impuissance d'auoir les liures qui leur sont necessaires.

L'Vniuersité auoit dit dans ses Moyens, qu'il estoit impossible que les liures soient donnés à prix raisonnable, à moins que le prix en soit reglé & taxé par l'Vniuersité ; appellez les quatre principaux Iurez d'icelle conformément à la pratique, comme il paroist par ces termes du Reglement de ladite Vniuersité de 1275. *Quòd Librarij pro exemplaribus aliquid vltra iustum & moderatum salarium, seu vltra id quod ab Vniuersitate vel Deputatis ab ea taxatum fuerit, non exigant à quocumque.* Dans le Reglement de 1323. il est porté que *Quatuor erunt Deputati per Vniuersitatem annuatim ad taxandum libros ; & nulli liceat taxare libros nisi illis quatuor, vel duobus illorum ad minus præsentibus & taxantibus.* Dans celuy de 1342. *Et pro isto anno præsenti eligimus in quatuor principales Librarios, &c. ita quòd istis quatuor duntaxat liceat libros taxare, vel saltem duobus ipsorum præsentibus & taxantibus.* Et dans celuy de 1403. *Quòd non intromittet se de taxatione seu etiam æstimatione librorum quoquomodo, nisi sit vnus de principalibus quatuor Iuratis, aut ab aliquo ipsorum vocatus.* Et afin que le prix des liures fut cogneu à vn chacun, les Reglemens de 1342. & 1403. portent, *Quilibet (Stationarius vel Librarius) habeat tabulam de pergameno scriptam in bona litera & patente positam ad fenestram,*

*in qua scripta sint omnia exemplaria quibus vtitur, & quæ ipse ha-
bet cum pretio taxationis eorum.*

A quoy les Deffendeurs ont respondu, *qu'ils ne s'arrestent
point aux grandes citations & rapports que le Recteur fait sur ledit
article; attendu qu'ils sont auparauant l'vsage de l'impression, ou
peu apres, & que cét vsage est entierement aboli;* l'Vniuersité replique, primò que les Reglemens qui ont esté
faits auparauant que l'Imprimerie ait esté en vsage dans la
France, n'estoient pas fondez sur des necessitez plus pressantes que sont celles qui se rencontrent dans l'Imprimerie
& Librairie. 2. l'Vniuersité soustient que ces Reglemens
ont tousiours esté obseruez depuis que l'Imprimerie a esté
establie en ce Royaume, iusqu'à ce que le desir insatiable
du gain ait ietté les Libraires dans le desordre : C'est pourquoy l'Vniuersité pour remedier à cét abus, leurs ordonna
le 12. du mois de Ianuier 1567. cent ans apres l'vsage de
l'Imprimerie en France, de mettre dans leurs Boutiques,
selon la coustume ancienne, vn tableau sur lequel ils escriroient le prix des liures qu'ils exposeroient en vente.

Henry II. par son Edict du 27. Iuin 1551. ordonne *que tous
Imprimeurs, Libraires Marchands & Vendeurs de Liures en
quelques Villes & lieux où ils soient demeurans, seront tenus & contraints d'anoir vn catalogue, & le tenir en leurs Boutiques affiché
en lieu euident, de tous les liures qu'ils auröt en leursdites Boutiques,
lequel ils seront tenus de communiquer ausdits Visiteurs toutes &
quantes fois qu'ils en seront requis. Et où il se trouueroient en
leursdites Boutiques autres liures qui ne soiët contenus audit catalogue, ils seront punis de telles peines que lesdits
Iuges verront estre, à l'exemple de tous autres leurs semblables.* Et nous voyons dans les Catalogues des liures de
Louis Tilran, de Regnauld Chaudiere, Robert Estienne,
Simon de Coline dit vulgairement Colinet, & de Christian
Wechel imprimez en l'année 1546. *que le prix de chaque
liure y estoit marqué.*

Charles IX. dans son Edict de l'année 1571. ordonne que
*que les Libraires ne puissent vendre la fueille des liures de Classes,
Latin, de grosses Lettres, sans commentaires ne Grec, plus de trois
deniers tournois, le Grec plus de six, & autres liures de menuës*

lettres, ou de plus grand papier que celuy de Classe au pro rata. En

* Le salaire des Compagnons de Paris estoit taxé à dix-huict liures par mois, comme il appert par l'Article 5. de l'Edict de Charles IX. du 10. Septembre 1572.

sorte qu'aduenant que lesdits Libraires ayent meilleur marché des iournées & salaires des Compagnons *, *seront tenus de diminuer le prix des liures selon l'aduis des Recteur, Doyens, Maistres, & vingt-quatre Libraires Iurez de ladite Vniuersité.* Et l'on peut adiouster que les liures qui s'impriment en Espagne portent la taxe de leur iuste prix.

SVR LES NOVVEAVX ARTICLES *presentez à la Cour l'année 1650. par les soy-disans Syndic & Adjoints.*

L'Vniuersité s'oppose au premier Article, & dit pour Moyens de son opposition. Primò que les Libraires ayans surpris la Cour en 1618. en la verification de leurs pretendus articles ; & ayans tasché de la surprendre en 1649. pour faire verifier quantité d'Articles encore plus odieux que les premiers, ils en ont presenté de tous nouueaux & de tres-pernicieux vn an apres; au lieu de se soûmettre aux Loix & à la directió de l'Vniuersité, trauailler serieusement, & se seruir des inuentions & aduantages, que leurs ont laissé ces celebres Imprimeurs; qui fournissoient non seulement les Subjets du Roy par leurs correctes & elegantes Impressions, mais encore entretenoient auec les Estrangers vn commerce qui estoit profitable & honorable à tout le Royaume; pour lequel faire subsister les Roys par plusieurs Lettres Patentes, & le Parlement par ses Arrests, ont declaré les liures francs & quittes de tous imposts & peages, qui estoient transportez aux autres Villes & hors du Royaume; & il leurs suffisoit de monstrer le passeport qu'ils prenoient du Recteur de l'Vniuersité, comme il se voit par ces termes de l'Arrest du deuxiéme Mars 1564. *L a C o v r ayant esgard à la Requeste & conclusion du Procureur general du Roy, ordonne que dedans trois iours*

pour

pour tout delay, sera informé par MM. Charles de Dormant &
Robert Bouette Conseillers en icelle, qu'elle a commis & commet à
la Requeste dudit Procureur general du Roy, pour sur la forme &
maniere du seellé & Visa qui se mettent sur les passe-ports des liures
transportez hors cette Ville; & de l'émolument que le Recteur à accoustumé de prendre pour seeller lesdits passe-ports, pour ce fait &
rapporté, & veuë l'information qui sur ce sera faite, ordonner ce
que la Cour verra estre à faire. Cependant par maniere de prouision,
& sans preiudice des droicts des Parties au principal, sera le
Recteur de l'Vniuersité payé ainsi qu'és dernieres années luy & ses
predecesseurs ont accoustumé estre payez, qui est à raison de douze
deniers parisis pour le scel, & quatre deniers pour le Visa.

Secondement cét Article est contraire aux Lettres patentes de Henry II. qui portent, *que plusieurs de ses Subjets en
bien grand nombre, seront employez pour la perfection de l'Imprimerie*; Et aux Edicts de François I. & Charles IX. rapportés
sur l'Article 8. Neantmoins les Libraires détournent plusieurs ieunes gens qui pourroient s'adonner à l'Imprimerie,
par les difficultez qu'ils mettent dans l'apprentissage.

L'Vniuersité s'oppose aussi au second article estant dressé pour oster le droit & la liberté aux Autheurs de faire imprimer leurs ouurages par tel Imprimeur qu'il leur plaira, &
en telle Ville qu'il leur plaira. * Ce qui est dautant plus necessaire à present que les liures imprimez à Paris sont pour
l'ordinaire tous corrompus, tres-incommodes pour l'estude; parce que le papier en est mal fabriqué, & est d'vne couleur grise, les characteres tres vsez, l'ancre si mal composé
qu'en peu de temps il perd sa couleur & deuient iaunatre:
ainsi il est presque impossible de lire tels liures, sans y apporter vne contention d'esprit extraordinaire, d'estre dans
vne deffiance & gesne continuelle, pour pouuoir connoistre
& éuiter les fautes & erreurs qui presque à chaque mot
arrestent le Lecteur.

Robert Gaguin ayant trouué que son Histoire auoit esté
mal imprimée à Paris, voulut qu'on la reimprimat à Lion,
pour cette seule consideration qu'elle seroit plus nette &
mieux corrigée; ce qui se voit par ces termes, *Quod vitium
tùm in multis tùm in compendio quòd de Francorum Annalibus edi-*

*Verum enim verò
ad eorum ignoran-
tiã plerumq; accedit
auaritia, (malum
in arte typographica
magis quàm in alia
vlla formidandũ) &
quidem cui illam
ipsam cuius eos
pudere deberet
ignorantiam præ-
texunt. Dum enim
ignorare se dicunt
quid vtilitatis edi-
tioni suæ afferre
possit impensa in
hoc vel illud ope-
ra, quis ex recogni-
tione aut ex vario-
rum exemplarium
collatione ad lite-
rarum studiosos re-
diturus sit fructus,
lubenter sumptibus
parcunt, & suam in-
terim editionem iis
quæ requirit admi-
niculis fraudant: il-
lud in ore semper
habentes,* Non mi-
noris propterea
væniet. *Henri-
cus Stephanus epi-
stola in qua quàm
misera sit veterum
Scriptorum con-
ditio, in quorum-
dam Typographo-
rum prela inciden-
tium, exponit.*

deram, supra quam vellem compertum habeo, IDQVE INPRIMIS
EX EO, QVOD PARISIIS IMPRESSVM EXTITIT, *vel volumine
peruidere potuit Lector eruditus. Eapropter secundò imprimendum
curaui, idque Lugduni,* vt ILLVMINATIVS VERIVSQVE OPVS
HABERETVR. *Ex iis igitur quæ Lugduni meo iussu impressa sunt,
vnum tuæ dignationi volumen mitto, vt illud primum multis obscu-
rum mendis omninò abiicias,* ep. 52. ad Matiscon. Episcopum.

Messieurs de l'Eglise de Paris firent imprimer leur Messel
à Venise en l'année 1487. Incipit Missale secundùm vsum
Ecclesiæ Parisiensis. Et à la fin, Ad laudem Dei omnipotentis eiusque intemeratæ genitricis & Virginis. In cuius honorem fundata est sacra Ecclesia Parisiensis, totiusque Curiæ cælestis, &c. Actum & completum extat arte impresso-
ria in Venetiarum præclara vrbe, &c. Impressoribus quidem Io. Hammani de Landoia & Io. Emerich de Vdenhem,
anno Domini 1487. die 10. mensis Nouembris.

La response des Deffendeurs est que *cela seroit entierement
contraire & au preiudice des Reglemens & Statuts des Libraires
& Imprimeurs, & seroit à leur ruine totale.* L'Vniuersité soustient que leurs pretendus Reglemens sont des dereglemens & imaginations de particuliers, qui s'establissent en
Magistrats sur le fait de l'Imprimerie & Librairie; & que
leur response est entierement contraire aux Reglemens &
Statuts legitimes des Imprimeurs & Libraires, qui ne doiuent estre autres que ceux qui ont esté faits par l'Vniuersité,
& authorisez par les Rois & par le Parlement.

Sur l'Article 5. l'Vniuersité replique qu'il suffit pour faire
connoistre à la Cour comme les Deffendeurs veulét traiter
les Autheurs, de rapporter les termes de l'Article, *Comme
aussi deffenses serót faites à tous Marchands Libraires, Imprimeurs
& Relieurs de prester leur nom, soit aux Marchãds forains ou particuliers Autheurs qui auront fait imprimer leurs œuures, pour afficher, ou faire adresse de la vente desdits liures, à peine de cinq cens liures d'amende, & de confiscation desdits liures qui se trouueront chez
eux; Et ne pourront lesdits Autheurs mettre au bas de la premiere
page, ou autre endroit dudit liure autre chose que à Paris, de l'Imprimerie d'vn tel, aux despẽs de l'Autheur, sãs aucune autre adresse,
sur les mesmes peines.* Cet article fait voir manifestement que

les Libraires de Paris veulent que tous les Autheurs de la
France, pour l'impreſſion & vente de leurs ouurages, paſ-
ſent par leurs mains ; afin que n'ayans la liberté de faire debiter leurs liures, ils puiſſent plus facilement remporter tout
le gain ; Et deſia leur pratique eſt, que les Autheurs leurs
ayans dóné leurs liures à vendre, ils les gardent long-temps,
& leurs font entendre, qu'ils n'en peuuent auoir le debit : &
enfin ils les contraignent de leurs laiſſer, & leurs en faire
telle compoſition qu'il leur plaiſt.

Sur les Articles 6. & 7. l'Vniuerſité replique 1. que les
Deffendeurs ne deuoient point vſer de ces termes *l'Article
ſix ne regardant que l'intereſt des Libraires, le Recteur & les Autheurs n'y ont que voir*, particulierement leurs ayant ſi ſuffiſamment iuſtifié le droict & la direction qu'elle a ſur eux,
par vne infinité d'Actes, Declarations & Arreſts. 2. Que
c'eſt vne ſurcharge inſuportable *de vouloir obliger tous les Autheurs de donner à la Communauté des Libraires vne douzaine d'e-
xemplaires de leurs liures de quelque grandeur & marge qu'ils
puiſſe eſtre, auec inionction aux Libraires, Imprimeurs & Relieurs
de retenir leſdits douze exemplaires*; Car il n'eſt pas iuſte que les
Libraires qui ne trauaillent point à l'impreſſion, ioüiſſent
du trauail & des ſoins des Autheurs & en emportét le fruict:
Il n'eſt pas raiſonnable, que des perſonnes qui ne ſont que
pour la pluſpart des reuédeurs de liures, qui ſont entretenus
dans leurs trafic & marchandiſe par l'induſtrie & trauail
des Autheurs & Imprimeurs, & qui ſouuent ne meritent du
public que de l'indignation & du meſpris, emportent la plus
belle partie d'vn bien qui ne doit eſtre que la recompenſe
de ceux qui ſeruent vtilement. 3. C'eſt vne temerité qui
deuroit eſtre punie exemplairement, que d'oſer pretendre
à vn droit que nos Rois ſe ſont reſeruez, & n'ont voulu
communiquer qu'à leur Chancelier, quelques inſtances
qu'on leur en ait fait; encore ne s'en ſont-ils reſeruez que
deux exemplaires ; C'eſt vn droict qui eſt tout Royal & qui
marque vn pouuoir & vne authorité dans la perſonne qui le
poſſede qui oblige à la reconnoiſſance ; & puis comme il
n'eſt eſtably que pour contribuer à l'ornement de la Biblio-
theque du Roy, qui eſt ouuerte à tous les gens d'eſtude,

c'eſt vn aduantage d'y fournir des exemplaires, & c'eſt vn des grands honneurs qui puiſſe arriuer aux Autheurs. Et ils ne doiuent pas dire que c'eſt à cauſe *que les Autheurs occupent les Preſſes & les Charaɛteres qui trauaillent pour des Libraires;* parce que l'employ qu'ils font des Imprimeries eſt ſi miſerable & ſi contraire aux regles de la Iuſtice, qu'on deuroit les priuer de ce droit s'ils le poſſedoient : Deplus, on leurs ſouſtient qu'ils n'occupent les preſſes que lors que les Imprimeurs manquent d'ouurages d'ailleurs.

Sur l'article 9. l'Vniuerſité outre les repliques qu'elle a fait ſur le 25. Article, ſupplie la Cour d'obſeruer que cét article n'a eſté dreſſé, que pour oſter entierement la liberté des ſuffrages, & eſt contraire à l'Arreſt de la Cour du premier iour du mois d'Oɛtobre de l'année 1571. & ne tend qu'à en empeſcher l'effet.

Sur l'Article 10. qui eſt le dernier, l'Vniuerſité replique qu'il n'a eſté fabriqué, que pour couurir vn deſſein tres-dangereux ; qui eſt d'auoir touſiours vn fonds pour fournir aux frais que font les ſoy-diſans Syndic & Adjoints, qui ne ceſſent de vexer leurs Confreres moins adroits & moins inſtruits dans les procedures de Iuſtice, par des procez qu'ils intentent induëment contr'eux. Deplus, ſi cét Article auoit lieu, les Libraires s'en ſeruiroient pour encherir les Liures, comme l'Vniuerſité la obſerué ſur l'article 26. faiſant voir combien ces Priuileges pour reimprimer eſtoient nuiſibles au public, & combien ils ſont contraires à la raiſon, à toutes les Regles de la Iuſtice, & aux Arreſts du Conſeil & de la Cour.

Sommaire des Moyens d'opposition de l'Vniuersité de Paris, aux Lettres patentes obtenuës par aucuns des Imprimeurs & Libraires au mois de Decembre de l'année 1649. à la Decla-ration du 20. dudit mois & an, & à dix nouueaux Articles: Comme aussi des Moyens & raisons de sa Requeste Ciuile, contre les Arrests du 7. Septembre 1649. & du 9. Iuillet 1618.

QVelques-vns des Imprimeurs, Libraires, & Relieurs ont obtenu des lettres Patentes contenantes 37. Articles au mois de Decembre 1649. vne Declaration le 20. du mesme mois & an; & encore ont fabriqué dix nouueaux Articles le 17. Mars 1650. & ayans esté presentés à la Cour, elle a par son Arrest du 7. de Septembre 1650. ordonné *Que douze personnes notables, de literature & experience au fait de la Librairie & Imprimerie donneroient leurs aduis sur la commodité ou incommodité que le public peut receuoir de l'execution du contenu aux Articles 26. 27. 28. & 29. dudit Edict conter-nans les nouueaux priuileges pour faire r'imprimer les anciens Liures cy-deuant imprimés: Ensemble sur ladite Declaration du 20. Decembre 1649. & nouueaux Articles du 17. Mars 1650.* L'Vniuersité en ayant esté aduertie & recogneu, que l'entreprise de cesdits Imprimeurs & Libraires estoit côtraire à ses droits, supprimoit non seulement les Offices de ses quatre principaux Iurez, mais de ses vingt-quatre Libraires, deux Relieurs, deux Enlumineurs, & deux Escriuains Iurez; qu'elle estoit aussi contraire aux Edicts & Declarations des Rois, Arrests du Conseil, & du Parlement; & estoit preiudiciable à l'Eglise & à l'Estat; ruinoit l'Imprimerie; couuroit les abus & maluersations de ces Imprimeurs & Libraires, fomentoit leur auarice, & opprimoit vn grand nombre de Familles, a formé opposition, & y a esté receuë par Arrest du 21. Ianuier 1651. en a donné ses Moyens le 2. May ensuiuant, & s'est pourueuë par Lettres en forme de Requeste ciuile, tant contre ledit Arrest du 7. de Septembre 1650. que celuy du neufiéme Iuillet 1618. par lequel des Lettres patentes auoient esté verifiez par surprise, & sans qu'elle eust esté oüie ny appellée; comme il est pleinement prouué dás ses Repliques signifiez aux parties le 13. Ianuier 1652. & dont quelques Moyens & raisons sont icy briéuemêt representés.

Par les premiers Articles de leurs pretendus Statuts des an-nées 1618. & 1649. *ils veulent jouir de tous les droicts, priuileges, fran-chises, libertez, preseances & prerogatiues attribuées à l'Vniuersité, sans estre receus par le Recteur,* luy prester le serment, deferer

Les Lettres Patentes, & les dix nou-ueaux Arti-cles se trou-uent impri-més en vn Recueil in-titulé, Actes concernans le pouuoir & la direction de l'Vniuer-sité, sur les Escriuains, & les Impri-meurs, &c.

à ſes ordres, ſans reconnoiſtre les loix de l'Vniuerſité, & ſans eſtre eſcrits ſur le Regiſtre de la Cour des Aydes. Ce qui eſt contraire aux Edicts & Declarations de Charles VIII. 1488. de Louis XII. 1513. & de François I. 1516. & 1543. confirmez de temps en temps par leurs ſucceſſeurs ; par leſquelles ſeulement vingt-quatre Libraires, deux Relieurs, deux Enlumineurs, & deux Eſcriuains Iurez doiuent ioüir des priuileges de l'Vniuerſité.

Le 4. qui eſt conforme au 2. Article de 1618. *& deffend à toutes perſonnes de tenir Imprimerie ou Boutique, qu'il n'ait fait ſon apprentiſage en cette Ville l'eſpace de quatre ans, & ſeruy les Maiſtres trois ans* ; eſt contraire à l'Arreſt du dernier Février 1609. qui oblige ſeulement à faire *trois années d'apprentiſage, & ſeruir les Maiſtres deux ans* ; & à l'Edict de 1571. qui porte que, *l'Apprentif de là en auant ſera receu à beſongner tant és impreſſions de Paris que de Lion, & par tout ailleurs, encore qu'il euſt fait ſon apprentiſſage autre part.*

L'injonction faite aux Imprimeurs par l'Article 5. *de prendre ſeulement vn Apprentif, qui ſoit congru en la langue Latine, & ſçache lire le Grec*, eſt contraire aux Edicts de François I. du 28. Decembre 1541. de Charles IX. de 1571. par leſquels *les Maiſtres Imprimeurs peuuent faire & prendre autant d'Apprentifs que bon leur ſemblera* ; De plus eſtre congru en la langue Latine, & ſçauoir lire le Grec, n'eſt pas aſſez pour vn Imprimeur, qui au moins doit eſtre ſuffiſamment verſé és lettres Grecques & Latines.

L'Article 8. *qui oblige les nouueaux Maiſtres à payer 300. liures à la Communauté*, fauoriſe les exactions de quelques particuliers ; fomente les procez, & eſt contraire à l'ordre de l'Vniuerſité, par lequel l'Apprentif trouué par le Recteur ſuffiſamment verſé és Lettres humaines, & les quatre principaux Iurez ayans certifié le Recteur de ſa capacité en l'Art de l'Imprimerie & Librairie, eſt receu Imprimeur Libraire. Et meſmes par Arreſt du 6. May 1615. il eſt ordonné que l'on payera ſeulement *quinze liures.*

Sur l'Article 9. qui eſt conforme au trentiéme de 1618. *& ne fait diſtinction de l'Imprimeur, Libraire, & Relieur* ; l'Vniuerſité à ſupplié la Cour, de defendre à ceux des Relieurs & Libraires, qui à peine ſçauent lire, de prendre la qualité d'Imprimeurs ; Autrement les abus, qui ont eſté rapportés dans les Repliques ſur le meſme Article 9. continueront touſiours.

L'Article 11. qui defend *d'imprimer de nouueaux liures, ſans premierement en auoir priuileges*, ne retranchant pas tous les abus pernicieux qui arriuent tous les iours : l'Vniuerſité à ſupplié la Cour d'ordonner, qu'il ne ſera point octroyé de priuilege, pour aucuns nouueaux liures, qu'ils n'ayent eſté veus & approuuez par l'Vniuerſité, ou par celle de ſes Facultez, à laquelle appartient la matiere dont les liures traittent, conformément aux Reglemens de 1323. 1342. Arrests de la Cour des 18. Mars & 4. Nouembre 1511. 7 Ianuier 1523 du 2. May 1535. & aux Edicts de 1547. & 1551.

L'Article 12. est semblable au 14. de 1618. *& deffend seulement aux Autheurs & Correcteurs des liures, de tenir Imprimeries ny Presses en leurs maisons;* sans parler des remedes, qu'il conuient necessairement apporter à l'ignorance, & autres defauts des Correcteurs, qui ont esté representez dans lesdites Repliques sur ledit Article 12. Et pource l'Vniuersité a conclud, à ce que les Maistres Imprimeurs, qui ne pourront suffire à la correction des liures, soient tenus d'auoir des Correcteurs approuuez par le Recteur de ladite Vniuersité, & qui soient bien versez dans les Langues & Sciences, & intelligens és liures des Autheurs, conformément aux Edicts de 1541. & de 1571.

L'Article 13. qui est conforme au 19. de 1618. *& concerne la visite des liures qui sont apportez de dehors;* est contraire au droit qu'à l'Vniuersité, de faire la visite des liures par ses quatre principaux Iurez, en la presence des personnes par elle deputez, conformément aux termes du Reglement de 1403. rapportés dans les Repliques sur le mesme Article; à l'Arrest du 1. Iuillet 1542. qui fait deffenses sur peine de confiscation de la Marchandise, & autres peines à la discretion de la Cour, à tous Libraires & autres Marchands de quelque qualité qu'ils soient, *d'exposer en vente aucuns Liures en cette Ville ou autres Villes de ce ressort, s'ils n'ont esté visitez* quant à la Ville de Paris, en la maniere qui s'ensuit. C'est asçauoir que les Libraires ou autres Marchands qui voudront exposer e vente aucuns liures, *qui leurs seront venus de nouueau, auant qu'ouurir leurs Balles, seront tenus appeller quatre Libraires Iurez pour assister à la dite ouuerture, & voir les liures qui y sont.* Et selon la science & quali. dont lesdits liures seront, *lesdits quatre Libraires Iurez aduertiront le Recteur de l'Vniuersité de Paris, & Doyens des trois Facultez d'icelle pour voir & visiter lesdits liures.* Et à cette fin sera tenu le Recteur commettre *pour la visitation des Liures de Grammaire, Logique, Rhetorique, Philosophie & Lettres humaines, deux Maistres és Arts, bons personnages, sçauans & non suspects. Et quand aux liures concernans la Theologie & Religion Chrestienne, la Faculté d'icelle commettra aussi deux notables Docteurs vacans de toute suspicion pour voir & visiter lesdits liures. Et la Faculté de droit Canon en commettra aussi deux autres non suspects pour la visitation des liures en droict Canon & Ciuil. Et pareillement la Faculté de Medecine, quant aux liures de Medecine pour visiter lesdits liures; &* à l'Edict de Henry II. du 27. Iuin 1551.

Par les Articles 14. & 15. semblables au 20. & 21. de 1618. & qui portent, *que les Libraires forains ne pourront tenir Boutique, Magazin,* *ny faire afficher leurs liures, demeurer plus de trois semaines à Paris*, & ausquels ils ont adiousté, *que les Libraires forains ne pourront venir qu'vne fois l'année, ny vendre mesmes, ny distribuer leurs liures à autres qu'aux Libraires, ausquels seulement ils les pourront vendre ou eschanger*; ces Libraires taschent de faire authoriser par la Cour ce qu'ils ont obtenu par Sentence du Lieutenant Ciuil le 27. Avril 1641. * sous de fausses suppositions; & d'estre les seuls Maistres de l'Imprimerie, empescher que les bons liures bien & correctement imprimez, ne soient apportés en cette Ville; & ainsi triompher des Imprimeurs & Libraires des autres Villes; continuer sur les Gens de lettres leurs exactions intolerables, & les obliger d'acheter les liures à leur mot. Et ces Articles sont contraires aux Lettres patentes de Henry II. du 23. Septembre 1553. par lesquelles, *il fait deffenses à tous ses Officiers, sur le fait & reglement des droicts de la traite & imposition foraine, resue, Domaine forain & haut passage, & à tous autres qu'il appartiendra, de ne leuer ou exiger aucune chose desdits droits pour raison des liures* EN QVELQVE TEMPS QVE CE SOIT. Et à plusieurs autres Declarations des Roys & Arrests du Parlement rapportez dans lesdites Repliques sur les mesmes Articles.

* Donnée sur Requeste des ...yndic & Ad...oints, *par laquelle ... exposent*, que ...ous Libraires fo...ins doiuent faire ...urs *changes* dans ...semaines, apres ...uoy ils sont obli...ez de fermer leur ...agazin; *& con...sions*, à ce que le ...ommé Elzeuir ...it condamné en ...mende; Que dãs ...ois semaines à ...nter du iour de ...uuerture de ses ...lles, il soit tenu ...fermer son Ma...zin; & que def...ses luy soient ...ssi faites de ven...e en gros, ny en ...tail aucuns li...s blancs ny re... conformémẽt ...dits Reglemẽs, *...ucun Reglement ...contient ces cho..., non pas mesmes ...retendu de l'an 1618.*) à peine ...confiscation, & ...tre priué, de ...s pouuoir ap...ter de liures en ...te Ville, *il fut ...int par ladite ...tence* audit El...ir de fermer ...Magazin trois ...aines apres ...uerture de ses ...es, auec def...es de vendre ...debiter aucuns ...es en blanc ou ...z, sinon aux ...aires, le tout ...formément ...Reglemens à ...e de cent li... d'amende, & ...fiscation de sa...chandise, sans ...e forme ny fi... de procez.

Les Articles 18. & 19. qui sont conformes aux 24. & 25. de 1618. & *par lesquels les Imprimeurs, Libraires & Relieurs*, au preiudice des quatre principaux Iurez de l'Vniuersité, *s'attribuent le pouuoir de faire les descriptions & prisées des liures, les inuentaires des Imprimeries & de leurs vtancilles*; sont contraires aux Reglemens de 1275. 1323. 1342. 1403. aux Lettres Patentes de Charles VI. du 20. Iuin 1411. à l'Arrest de la Cour du 27. Iuin 1577. qui fait deffenses *à toutes personnes de faire aucune prisée ou inuentaire d'aucuns liures blancs ou reliez, neufs ou frippez, sinon ausdits vingt-quatre Iurez de l'Vniuersité.*

L'Article 21. qui est conforme au 18. des pretendus Reglemẽs de 1618. *& enjoint aux Syndic & Adjoints de faire exactement les visites par les Imprimeries au moins deux fois l'année*; est contraire au droit qu'à ladite Vniuersité de visiter les Imprimeries & Boutiques des Libraires par ses quatre principaux Iurez, en la presence de ses Deputez. Est aussi contraire aux Reglemens de 1323. 1342. aux Lettres Patentes de Charles VI. & à l'Arrest du 30. Octobre 1542. qui enjoint *sur peine de prison, d'amende arbitraire & punition corporelle, de representer, exhiber & mettre entre les mains desdits demandeurs*, deux des quatre principaux Iurez, *tous & chacuns les liures qui seront par eux demandez, pour estre veus & visités*; & à l'Edict de 1551. qui contient presque semblables termes que le susdit Arrest.

L'Article 25. qui est conforme au 17. de 1618. *& qui concerne la maniere de l'eslection des pretẽdus Syndic & Adjoints*, est celuy pour lequel tant d'Articles ont esté fabriqués, tãt de machines remuées, & par

lequel les pretendus Syndic & Adjoints veulent vsurper vne domi-
natiõ absoluë, sur tout le fait de l'Imprimerie & Librairie ; oster
à l'Vniuersité les Offices de ses quatre principaux Iurez, qui les ont
tousiours fidelemēt exercé à l'honneur & aduantage du public, au
profit & contentement des Imprimeurs & Libraires, & supprimer
ensuite les Offices de ses 24. Libraires, deux Relieurs, deux Enlumineurs & deux Escriuains Iurez, pour se soustraire entierement
de sa direction, & acheuer hardiment ce qu'ils n'auoient commencé qu'auec timidité : Car dans leurs Reglemens de 1618. ils
n'ont osé oster tout à fait les qualitez des Officiers de l'Vniuersité, mais ils y ont retenu en plusieurs Articles les noms *de Gardes &*
Iurez de l'Vniuersité ; croyans auoir assez auancé leur dessein, de
ce qu'ils y auoient glissé les noms de Syndic & d'Adjoints, afin de
surprendre plus aisément la religion de la Cour, en adioustans aux
anciennes qualitez connuës de ladite Cour ces nouuelles &
inoüies, pour les faire passer sous le nom des anciens Officiers de
l'Vniuersité : & de ce qu'ils y auoient ietté le premier fondement
de leur vsurpation ; puis que iusques à ladite année 1618. ce terme
d'Adjoint auoit esté inoüy : Et celuy de Procureur Syndic est aussi
imaginaire, puis qu'il ne peut auoir de fondement que sur vn Arrest rendu par la Chambre des Vacations le 1. Octobre 1571. lequel
permit aux 24. Libraires Iurez d'eslire vn Procureur Syndic, *pour*
faire les diligences necessaires pour les significations de l'Edict de 1571. Desorte que ledit Procureur Syndic n'estoit *qu'vn Solliciteur de leurs*
affaires, sans qu'il se pût mesler du fait de l'Imprimerie & Librairie.
Et de fait dans les Arrests de la Cour du 27. Iuin 1577. du 3. Aoust
1579. Declaration de Henry III. du 16. Nouembre 1582. Arrest du
Conseil du 14. Mars 1583. Declaration du mois d'Auril 1583. Arrest
de la Cour du 14. Mars 1586. Arrest du Conseil du 22. Septembre
1587. Arrest du Conseil du 17. Decembre 1594. Lettres patentes de
Henry IV. du 20. Février 1595. Arrest du dernier Février 1609. qui
contiennent la plus grande partie des Reglemens de l'Imprimerie
& Librairie, & des frãchises & immunitez accordez ausdits Imprimeurs comme Supposts & Officiers de l'Vniuersité, il n'est fait aucune mention de Syndic, mais du Recteur & Vniuersité & de ses
Iurez. Et mesme depuis quelque temps aucuns d'eux, ayans voulu
introduire l'ellection dudit pretēdu Procureur Syndic, pour faire
les fonctions qu'il vsurpe auiourd'huy, cette nouueauté a causé les
desordres & les diuisions, qui se voyent parmy les Imprimeurs &
Libraires : Desorte que la Cour voit l'importance d'oster la cause
de tous ces desordres & confusiõs, & ne permettre à autres qu'aux
quatre principaux Iurez de l'Vniuersité de faire les fonctions concernantes l'Imprimerie & Librairie, que les pretendus Syndic &

Adjoints veulent aujourd'huy vsurper, sans aucun fondement, & contre leur propre Declaration, qui se voit par leur acte de l'année 1648. * Et au preiudice du droict de l'Vniuersité, qui a esté monstré par tous les actes icy rapportez sur chaque article, & par vne infinité d'authoritez, de Declarations des Roys, d'Arrests du Conseil & du Parlement, & d'autres Actes faits depuis 600. ans presque d'années en années sans intermission iusques à present, & dont l'on a cotté les dates dans lesdites Repliques sur le mesme Article 25. & vne partie a esté imprimée en vn Recueil intitulé, *Actes concernans le pouuoir & la direction de l'Vniuersité de Paris, &c.* Autrement on verra tousiours regner ces débats & contentions parmy les Imprimeurs & Libraires, qui les ruinent, & incommodent le public; & les liures seront tousiours tres-mal imprimez, remplis de fautes & erreurs imprimez sur de mauuais papier, & vendus à prix excessif; Et les Imprimeurs & Libraires, *chez lesquels la cherté fait l'estime & la bonté des liures,* & qui vendent ordinairement plus cher ceux qui sont faits contre l'honneur de Dieu, la Religion, le seruice du Roy, repós de l'Estat & bonnes mœurs; continueront à les imprimer, faire apporter & vendre, comme ils ont fait, en si grand nombre depuis le temps que quelques-vns taschét de se soustraire de la direction de l'Vniuersité, que la Faculté de Theologie par ses Censures, l'Vniuersité par ses Decrets, & mesme le Parlement par ses Arrests n'en ont pû arrester le cours; Aussi les Moyens des Deffendeurs signez de Guillemot Syndic & de trois Adjoints, & signifiez à l'Vniuersité le 26. Mars 1652. portent *qu'à l'esgard des liures qui viennent de dehors, concernans la Religion pretenduë reformée,* LA COVR SÇAIT *que par les Edicts * de pacification, qui permettent la liberté de conscience,* ILS PERMETTENT AVSSI L'IMPRIMERIE ET LA VENTE DE TELS LIVRES, & que LE DEBIT S'EN FAIT PVBLIQVEMENT *en consequence desdits Edicts.* Et *soustiennent que la visite dans les Boutiques, & les memoires des liures n'appartiennent à l'Vniuersité,* AV MOYEN DE LA LIBERTÉ PORTE'E PAR LES EDICTS DE PACIFICATION. Le pouuoir & l'obligation qu'à l'Vniuersité de visiter les liures, sont suffisamment prouuez; elle ne pretend rien contre les Edicts de Pacification, qu'elle a produits, pour faire paroistre la hardiesse & mauuaise foy de ses parties.

L'Article 16. qui concerne *l'obtention des priuileges du Roy, pour imprimer les liures des anciens Autheurs, de ceux imprimez hors le Royaume, & de ceux dont les Priuileges sont expirez,* a esté fabriqué par les nómmez Targa, * de la Perriere, Iean Iost, Rocolet, Bilaine, Chaudiere, Vitré, Chastelain, Pierre Blaise, Guedois, Aliot, Soly, Cramoisy, afin de joüir des priuileges qu'ils auoient obtenus, pour

---

Imprimer plusieurs *anciens Autheurs*, comme il appert par vne Commission du 13. Iuin 1643. pour les faire assigner en la Cour. Est entierement preiudiciable au bien & commodité du public, ruine les Gens de lettres & Escholiers, d'autant qu'vn seul ou quelques associez ayans priuatiuement à tous autres le pouuoir d'imprimer vn liure, ils le rendront aussi rare que bon leur semblera, ils opprimeront leurs Confreres, diminueront les graces du Prince, osteront l'émulation, s'entretiendront dans leur negligence, & empescheront plusieurs personnes de s'adonner à l'Imprimerie, & priueront le Royaume du profit des liures qui se débiteroient aux Estrangers. Tels priuileges sont contraires aux Arrests du Conseil du 14. Mars 1583. du 2. Iuin 1603. du 23. Decembre 1611. Aux Arrests de la Cour du 15. Mars 1586. du 7. Février 1612. du 19. Aoust 1617. du 3. Aoust 1579. par lequel la Cour ordonne, *que l'on n'aura esgard aux priuileges, sinon pour les liures qui n'ont esté encore imprimés par cy-deuant. Et pour le regard des autres ja imprimez, qu'ils seront imprimez par tous les Imprimeurs, qui les pourront & voudront imprimer en pleine liberté.* Les Deffendeurs, disent que la Cour a interloqué cét Article par Arrest du 7. de Septembre 1650. & qu'il y a vn procez verbal contenant l'aduis de douze personnes de literature; A quoy l'on respond que ledit Arrest est interuenu, & ledit procez verbal a esté dressé sur leurs seulles pieces le 29. Octobre 1650. l'Vniuersité n'estant entrée en cause qu'au mois de Ianuier 1651. & n'ayant donné ses Moyens, & produit ces Reglemens, Declarations & Arrests que le 2. May ensuiuant.

Sur l'Article 28. qui porte, *que l'intention de sa Majesté est, que les liures soient vendus à prix raisonnable*, l'Vniuersité a côclud à ce que le prix des liures soit reglé & taxé par le Recteur de l'Vniuersité, Doyens des Facultez, & Procureurs des Nations, appellés les quatre principaux Iurez, auec l'Imprimeur qui aura imprimé le liure, & celuy qui l'aura fait imprimer; & que les Imprimeurs & Libraires exposent en lieu apparent de leurs Boutiques, vn catalogue contenant ledit prix & taxe, comme ils y sont obligez par les Reglemés de 1275. 1323. 1342. 1403. & 1567. rapportés dans lesdites Repliques sur ledit Article 28. & par l'Edict de Henry II. qui ordonne *que tous Imprimeurs, Libraires Marchands seront tenus & contraints d'auoir vn catalogue, & le tenir en leurs Boutiques affiché en lieu euident, de tous les liures qu'ils auront en leursdites Boutiques.* Charles IX. dans l'Edict de 1571. ordonne *que lesdits Libraires ayans meilleur marché des iournées & salaires des Compagnons, seront tenus de diminuer le prix des liures selon l'aduis des Recteur, Doyens, Maistres, & 24. Libraires Iurez de la dite Vniuersité.* L'on a produit au procez les catalogues de plusieurs Imprimeurs, contenans le prix de leurs liures faits és années 1546.

an 1643. par laquelle il luy fust permis de faire assigner ledit Rocolet, Vitré, & tous autres qui auoient obtenu lesdits Priuileges, pour voir dire qu'ils seroient cassez & reuoquez. Ce qu'ayant esté fait dés lors, & lesdits Rocolet & Vitré ayás recogneu par la communication faite au Parquet, que leur cause n'estoit iugée ny iuste ny raisonnable, apprehendás leur confusion, leur entreprise estát contre la liberté publique, contraire à l'vsage & aux edits & Arrests celebres, ladite instance fust abandonnée de part & d'autre, iusques au mois de Decembre dernier 1649. qui sont sept années entieres d'interualle; Pendát lesquelles lesdits Rocolet & Vitré abusans de la faueur de M. le Chancelier auec quelques autres, fabriquerér à l'insçeu de lad. Communauté led. pretendu Reglemint de 1649..... Les Syndics ne peuuent ignorer lesdites oppositions, puis que du Bois Procureur de ladite Communauté, iustifie cinq cés signatures & dauantage pour ladite opposition. *Ce sont les termes de la Requeste de la Communauté des Imprimeurs de la Ville de Paris.*

1552. 1562. Et l'on peut adiouster que les liures, qui s'impriment en Espagne portent la taxe de leurs iuste prix.

Le 1. des 10. autres Articles est contraire aux Lettres patentes de Henry II. de François I. & de Charles IX. rapportez dans lesdites Repliques, auec vn Arrest du 2. Mars 1564. par lequel les Libraires faisans transporter des liures, doiuent prendre passe-port du Recteur de l'Vniuersité, afin qu'ils soient francs & exempts. Ce qui a esté pratiqué iusques à ce temps.

Le 2. Article *qui defend aux Imprimeurs, & à tous autres demeurans en cette Ville, de faire imprimer hors Paris, à peine de confiscation des liures, & de cinq cens liures d'amende ; & le 5. qui deffend à tous Libraires, Imprimeurs & Relieurs de prester leur nom aux Forains & aux Autheurs, pour afficher ou faire addresse de la vente de leurs liures, à peine de cinq cens liures ; & aux Autheurs de mettre au bas de la premiere page autre chose qu'à Paris, de l'Imprimerie d'vn tel, aux despens de l'Autheur sans aucune addresse ;* sont contraires à l'vsage & pratique, qui a esté rapporté dans lesdites Repliques, sur lesdits deux Articles; ostent la liberté aux Autheurs de pouuoir faire bien & correctement imprimer leurs Ouurages ; & fauorisent la negligence de ces Imprimeurs & Libraires.

Les 6. & 7. qui enjoignent *aux Imprimeurs, Libraires & Relieurs, de deliurer au Syndic deux exemplaires de tous les volumes* IN FOLIO, *quatre des* IN QVARTO, *& six des autres liures de diuerses grandeurs, tant vsages Romains que particuliers. Et que tout Autheur faisant imprimer vn liure à ses despens, sera obligé d'en donner* VNE DOVZAINE *d'exemplaires, à la Communauté de quelque grandeur qu'il soit, auec injonction aux Imprimeurs & Relieurs de les retenir.* La lecture seule de ces deux Articles seroit capable d'attirer la hayne publique sur les pretendus Syndic & Adjoints, qui veulent de leur propre authorité introduire vn monopole inoüy sur les Autheurs, & leurs Confreres, ausquels ils ont enuoyé ce Mandement. *

L'Article 9. qui porte, *qu'il sera mis sur la feüille le nom de trois Libraires & trois Imprimeurs, duquel nombre sera esleu le Syndic,* fait voir les nouueaux artifices qu'employent tous les iours les pretendus Syndic & Adjoints, pour effectuer leur vsurpation.

Le 10. qui enjoint *aux Libraires, Imprimeurs ou Relieurs qui obtiendront prolongation de Priuilege, ou Priuilege d'vn ancien liure, & des liures imprimez hors le Royaume, de donner six exemplaires de chacun volume* IN FOLIO, *& 25. de toutes les autres grandeurs,* a esté dressé par les pretendus Syndic & Adjoints, afin d'auoir vn fond tres ample pour paruenir à leurs desseins; est tres-preiudiciable au public, & contraire aux Arrests du Conseil & de la Cour.

NOs infrà scripti Baccalaurei Theologi primi Ordinis, proximéque Licentiandi, attendentes, quantum locorum Licentiæ nota ambitio Sapientissimis Magistris nostris molesta semper fuerit, qui sæpiùs quoque eam, tum sibi ingratam, tum etiam superuacaneam significarunt, cùm vniuscuiusque nostrûm illis sit satis perspecta industria & eruditio, vt possint, & in quibus summa æquitas vt velint, de nobis citra vllas ambitus turbas ferre iudicium: spectantes etiam pænè necessarium in locis ambiendis malum, vt de se quisque superbiùs sentiens, in suas laudes putidiùs, & in compositorum contemptum erumpat iniquiùs, non sine magno

(40)

CATALOGVS BACCALAVREORVM

qui subscripserunt, secundum ordinem principij.

Fr. IOANNES MALGOIRE'S, Cister.	NICOLAVS MANNESSIER , Sorb.
Fr. BONAVENT. MEVRISSE, Min.	IOANNES MANSVET, Nauarricus.
Fr. ANTONIVS DV FEV, Minor.	IOANNES PINSART.
Fr. LEONARDVS GAVLTIER. Cist.	NATALIS IHEAN.
ADRIANVS BENCE, Sorbonicus.	CLAVDIVS CORDON.
IOANNES BVRLOT,	PETRVS GAILLARD , Sorbonic.

Os infrà scripti Baccalaurei Theologi primi Ordinis, proximéque Licentiandi, attendentes, quantum locorum Licentiæ nota ambitio Sapientissimis Magistris nostris molesta semper fuerit, qui sæpiùs quoque eam, tum sibi ingratam, tum etiam superuacaneam significarunt, cùm vniuscuiusque nostrûm illis sit satis perspecta industria & eruditio, vt possint, & in quibus summa æquitas vt velint, de nobis citra vllas ambitus turbas ferre iudicium: spectantes etiam pænè necessarium in locis ambiendis malum, vt de se quisque superbiùs sentiens, in suas laudes putidiùs, & in competitorum contemptum erumpat iniquiùs, non sine magno modestiæ, honestatis, charitatísque Christianæ dispendio. His aliísque grauissimis de causis, re syncerè & maturè deliberatâ atque pensatâ, communi omnium nostrûm suffragio atque consensu, contestati sumus & contestamur, nos priuatim nullum locum petituros, neque directè, neque indirectè, nec per nos, nec per alios, velut per Magistros nostros studiorum Moderatores, Præsides, aut alios, siue Doctores, siue non Doctores. Abdicantes omne eiusmodi studium, etiamnum tranquillè ac modestè suscipimus, & amplectimur, omnem quemcumque locum nobis à Sapientissimis Magistris nostris assignandum. Hæc autem loca iuxtà Magisterij artium, vel etiam principij facti ordinem nobis adscribi exoptaremus, vt ambitionis, captationis, simultatis & offensionis radix omnis præscinderetur. Quod assequi cùm nostræ non sit potestatis, possimus autem ab omni tali importunâ petitione abstinere, ideo quæ superiùs contestati sumus & contestamur; Nósque in tantum Magistros nostros studiorum Rectores, Præsides, aut alios ad talem pro nobis postulationem non incitaturos, vt si nouerimus in id eos per se se sponte operas impendere, nos potiùs, vt à tali incœpto desinant, rogaturos, (sicut omnes & singulos his præsentibus enixè rogamus) ac significaturos nobis perinde esse loca quælibet, & ad nullum nobis procurandum grandi sponsione honoris nostri deuinctos: proinde non posse eos nisi in nostrum malum & nocumentum hoc officij genere fatigari, quoniam pro nobis laborantes non effu-

A

gient suspicionem, quin à nobis clam instigati contra nostram
fidem credantur. Notum autem vt sit omnibus quàm bonâ fide, & absque omni dolo quisque nostrûm hac in re ducatur,
consentimus omnes vt si innotescat, & constet (cui rei vnusquisque diligenter inuigilabit) aliquem ex infrà scriptis am-
biendo contestationem præsentem infregisse ac violasse, per-
fidus habeatur, nulliúsque famæ, & talis publicè denuntietur,
prout cæteris Baccalaureis videbitur, in eum finem conuenientibus, vt ne cui temere, inconsultè, aut iniustè infamiæ
nota inuratur. Et si nonnulli hoc se se iuramento adstringere
recusent, nolumus eos inde sibi quicquam assumere, vllámve
honoris prærogatiuam vendicare, quòd non subscripserint.
Denique Sapientissimis Dominis ac Magistris nostris supplicamus, huic nostro consilio vt annuere & fauere non dedi-
gnentur, quod quidem non immemores suscepimus summæ,
qua eos reueremur, sempérque reuerebimur, obseruantiæ,
sed firmissimè certi de summâ quæ in illis residet æquitate iu-
diciorum. Supplicamus pariter, vt quacumque viâ peruene-
rint ad eos, infrà scriptorum contra prædictam fidem petitio-
nes, eas respuant, vt hominum leuissimorum quibus nulla fides
vmquam, nullus honor habeatur. Hac tamen cónuentione,
postulationes excipimus primi & vltimorum locorum, quæ in-
culpatè ambiri propter rationes quasdam omnibus notas possunt. Actum Parisiis, & manu singulorum nostrûm in duabus distinctis cartis, subsignatum, die vigesimâ Nouembris
anni millesimi sexcentesimi quadragesimi noni, & publicè
confirmatum in Sorbonâ, die quartâ Ianuarij 1650. ab omnibus Baccalaureis conuocatis vt à Scholæ laboribus soluerentur.

CATALOGVS BACCALAVREORVM

qui subscripserunt, secundum ordinem principij.

Fr. IOANNES MALGOIRES, Cister.	NICOLAVS MANNESSIER, Sorb.
Fr. BONAVENT. MEVRISSE, Min.	IOANNES MANSVET, Nauarricus.
Fr. ANTONIVS DV FEV, Minor.	IOANNES PINSART.
Fr. LEONARDVS GAVLTIER. Cist.	NATALIS IHEAN.
ADRIANVS BENCE, Sorbonicus.	CLAVDIVS CORDON.
IOANNES BVRLOT,	PETRVS GAILLARD, Sorbonic.

24

Clavdivs Chapelier, Sorbon.
Lvdovicvs Vavltier, Nauarr.
Fr. Cyrillvs Morel, Carmel.
Ioannes de Cavmont, Nauar.
Petrvs Loysel, Sorbonicus.
Gvillelmvs Fernier.
Ambrosivs Froger, Sorbon.
Nicolavs de Lisle, Sorbonic.
Fr. Ioannes Condan, Praedicat.
Fr. Martinvs Cloppin, Minor.
Fr. Carolvs Vrvoy, Praedicat.
Ioannes Covrtin, Nauarr.
Carolvs de Rvols, Sorbonic.

Lvdovicvs Angran, Nauarric.
Fr. Seraphinvs Gestard, Cist.
Mavricivs Poervs.
Fr. Henricvs Desgorges, Praed.
Fr. Aegidivs Moisson, Praedic.
Renatvs Covtel, Sorbonic.
Ioannes Berthovlt.
Petrvs de Graves, Sorbonic.
Fr. Ioan. Favlconnier, Minor.
Fr. Simplicianvs Hevze', Aug.
Fr. Pavlvs Clivier, Augustin.
Fr. Simplicia. le Gros, August.
Caesar d'Estrees.

*Authentica exempla Gallicè scripta extant, alterum
in Sorbonâ, alterum in Regiâ Nauarrâ.*

PAVCI *infrà scripti, quorum suprà desunt nomina, aberant
ab vrbe, cùm res ad exitum deducta est. Subscribent verò si
maturè redierint, ut se facturos cùm res primùm tractaretur sunt
polliciti.*

Fr. Lvdovicvs Rvtin, Minor.
Fr. Mathaevs de Gavgy, Carm.
Fr. Stephanvs le Prestre, Cist.
Fr. Iacobvs le Clerc, Carmel.
Fr. Stephanvs dv Tovr, Min.

Clavdivs Saxi, Nauarric.
Fr. Bonaventvra Noel, Min.
Nicolavs Cochois, Nauarric.
Fr. Franc. Gabrieski, Praed.

DECRETVM VNIVERSITATIS STVDII PARISIENSIS.

ANNO DOMINI millesimo sexcentesimo quinquagesimo primo, die Sabbati quarta Martij in Comitiis ordinariis Vniuersitatis studij Parisiensis apud Amplissimum Dominum Rectorem in Regia Nauarra, exposuit Amplissimus D. Rector, cùm sibi renuntiatū esset nonnullos Hibernos à paucis mensibus sæpe congregari in Collegio Bonorum, vt vocant, puerorum Præside vno ex Missionariis, & eorumdem Hibernorum aliquos nuper inductos in cubiculum Magistri Nicolai Poëri Hiberni Baccalaurei Theologi & Philosophiæ Professoris in Gymnasio Lexouæo, vt illic de nonnullis quæstionibus in materia Gratiæ statuerent; se Rectorem statim illis significasse per vnum ex Apparitoribus Vniuersitatis vti abstinerent ab eiusmodi conuenticulis & ab omni iudicio doctrinali: Visos quidem illos parére, quia statim discesserint, sed itum paulo post ostiatim ad singulos, & vnicuique clanculum proposita tria aut quatuor subsignanda exemplaria Declarationis, cuius hic tenor est. *CVM noua irrepserint dogmata quorum aliqua publicè doceantur, alia colloquiis particularibus misceantur, alia rudi plebi in Catechismo proponantur imbuenda, & quia periculum est ne aliqui ex Hibernis qui nunc Parisiis student perniciosa dogmata loco auitæ fidei deferant in patriam Catholicæ Religionis, ex quo semel in ea incepit, tenacissimam. Nos infra scripti his malis maturè occurrere volentes firmiter statuimus ac promittimus nos semper adhæsuros Conciliis œcumenicis, præsertimque Tridentino, necnon omnibus Decretis ac Censuris Summorum Pontificum, nominatimque iis* quæ lata sunt à Pio V. Gregorio XIII. Vrbano VIII. et Innocentio X. contra Baïum, Jansenium, et sequaces eorum: insuper promittimus nos nunquam vllas doctrinas de hæresi suspectas, et quomodolibet à quocunque Summo Pontifice prohibitas defensuros, docturos, prædicaturos, multóque minus in Catechismo plebi proposituros, præsertimque sequentes propositiones. 1. Aliqua Dei præcepta iustis volentibus et conantibus secundum præsentes quas habent vires sunt impossibilia: Deest quoque eis Gratia, quâ possibilia fiant. 2. Interiori Gratiæ in statu naturæ lapsæ nunquam resistitur. 3. Ad merendum & demerendum in statu naturæ lapsæ non requiritur in homine libertas à necessitate, sed sufficit libertas à coactione. 4. Semipelagiani admittebant prævenientis Gratiæ interioris necessitatem ad singulos actus, etiam ad initium fidei; et in hoc erant hæretici, quod vellent eam Gratiam talem esse, cui posset humana voluntas resistere vel obtemperare. 5. Semipelagianum est dicere Christum pro omnibus omnino hominibus mortuum esse, aut sanguinem fudisse. Hibernorum autem prædictorum vnumquemque priuatim omni arte sollicitatum vt prædictæ Declarationi subscriberet, tandemque effectum vt subscripserint aliqui numero circiter viginti sex, quorum vnus tantum Doctor erat Theologus Parisiensis, duo Baccalaurei, duo Magistri in Artibus, cœteri nullius gradus & nominis in Academia, quorum alii vix Philosophiam salutauerint, alii vix Grammaticá. Ostendit dictus Dominus Rector quanti intererat, Vniuersitatis, arcere à Gymnasiis suis conuenticula eiusmodi, atque in eos animaduertere qui cótra quàm fuerat prohibitum in doctrinæ causâ sine vlla authoritate statuere ausi sint, præsertim verò de propositionibus in ea declaratione contentis, de quibus sacra Theologiæ Facultas tametsi deliberationi suæ ante octodecim menses propositis nihil decreuerit, neque Illustrissimus Parisiorum Archiepiscopus, neque Augustissimus, qui etiamnum Parisiis sedet, suaque habet comitia, Clerus Galliarum de iisdem propositionibus quicquam definierint. Obser-

uauit item Dominus Rector quædam in prædicta declaratione contineri, quibus Academiæ Parisiensis authoritas, ac
Regni & Ecclesiæ Gallicanæ iura & priuilegia maximè lædi
viderentur. Postremò dixit Academicos quatuor qui subscripserant adesse iussos, vt de re tota audirentur, exemplariaque
omnia Declarationis à se subscripta repræsentarent. PLACVIT
igitur primùm audiri illos ; quibus admissis perlecta est prædicta Declaratio, fassique sunt se illi subscripsisse priuatim &
absque vllo præuio examine communi, & subscripsisse tribus
quidem aut quatuor illius exemplaribus, quorum nullum penes se superesset, sed illorum vnum traditum Magistro Vincentio à Paulo Missionariorum Generali & supradicti Collegij Bonorum puerorum Primario ; paratos esse se reuocare
subscriptionem illam suam, si ita Vniuersitati videretur:
quæ omnia verè à se dici & promitti adhibito etiam suo syngrapho confirmarunt. Tum Dominus Rector exhibuit libellum supplicem sibi & D. D. Decanis & Procuratoribus oblatum ab aliis Hibernis Academicis Theologis, quo quidem Nationis suæ nomine vehementer obtestabantur, vti nè vniuersæ
Genti suæ imputaretur paucorum factum & temeritas, quorum alios ob inscitiam deceptos, alios ab Academiæ aduersariis seductos fuisse dicebant, postulabantque vt placeret Vniuersitati diligenter occurrere huic paucorum malo, quo quidem charitas fraterna dissoluitur, inuriturque nota quasi
omnes consenserint in paucorum istorum culpam, qui contra
Ecclesiæ Gallicanæ & Regni iura id ausi sint. Quo perlecto
libello supplici auditi sunt plures Hiberni Theologi, quorum
aliqui declararunt Iesuitas duos religiosissimè pollicitos fuisse
Hibernis domum, si prædictæ Declarationi subscriberent,
factam etiam spem fundationis ab aliquo alio viro, & Sacerdotiorum seu Beneficiorum Ecclesiasticorum à prædicto Magistro Vincentio à Paulo Missionariorum Generali. QVIBVS
omnibus auditis re in maturam deliberationem vocatâ,
CENSVERVNT omnes vnanimi consensu neminem,

qui priuatæ sit authoritatis, posse in Doctrinæ causa decernere, proptereaque factum esse temere & insolenter ab istis
paucis & priuatis hominibus nullius authoritatis, & maximam
partem nullius doctrinæ & nullius gradus in Academia, qui
contra quàm prohibitum illis fuerat ab Amplissimo Domino
Rectore doctrinale sibi iudicium arrogare ausi sint, & de
prædictis quæstionibus statuere, de quibus nec sacra Theologiæ Facultas, nec Illustrissimus Parisiorum Archiepiscopus,
nec Augustissimus Galliarum Clerus quicquam definierint.
QVOCIRCA VNIVERSITAS Declarationem istam damnat
& abrogat, eamque irritam esse vult & nullam, iudicat eam
authoritati suæ aduersam, ac moribus & iuribus Regni & Ecclesiæ Gallicanæ contrariam, iubetque exemplaria illius omnia vbicumque subscripta occurrerint ad Amplissimū Dominum Rectorem afferri & aboleri. Academicos qui prædictæ
Declarationi subscripserunt omni Academiæ gradu, iure &
priuilegio deijcit : cæteros verò omni spe & aditu Graduum
excludit, & Gymnasiis omnibus expellit, nisi intra diem octauum à significatione huius Decreti subscriptionem illam suam
scripto & syngrapho apud Scribam Vniuersitatis reuocaue-
rint, quo exacto tempore nullam spem futuram veniæ contu-
macibus. Vetat ne illi aut alii in Academia simile aliquid
priuatâ authoritate posthac vllatenus audeant; alioquin certis-
simam illis ab omnibus Academiæ Gradibus, priuilegiis, iuribus, & Gymnasiis ejectionem edicit, primo quoque tempore
significandum Decretum hoc censet omnibus Gymnasiarchis
& aliis quorum intererit. ET ITA à Domino Rectore conclusum fuit.

L'An mil six cens cinquante-vn, le   iour de Mars le
présent Decret de l'Vniuersité a esté par moy Grand Bedeau de la Nation
de France en ladite Vniuersité, sous-signé, signifié à

                                 en parlant

à

à ce que du contenu audit Decret il n'en pretende cause d'ignorance.

EXTRAICT DES REGISTRES de Parlement.

VEV par la Cour la Requeſte preſentée par Maiſtres Raymond de Roux, & Loüis de Saint Amour, Docteurs en Theologie de la Maiſon & Societé de Sorbonne, contenant, Que par les Statuts de la Reformation de l'Vniuerſité de Paris, faits par le commandement du Roy Henry IV. & verifiez en la Cour, Il auroit eſté arreſté en l'art. 15. des Statuts de la Theologie, qu'en chacune Licence il ne pourroit eſtre receu que cinq Bacheliers des Iacobins, quatre des Cordeliers, trois des Auguſtins & trois des Carmes ; auec clauſe expreſſe, qu'arriuant le deceds de l'vn deſdits preſentez, l'on ne pourroit pas en ſubroger vn autre à ſa place. Au prejudice duquel article en l'an 621. ayant eſté admis à la Licence plus grand nombre de Religieux. Sur la plainte qui en auroit eſté faite à la Cour par le Procureur General, ſeroit interuenu Arreſt le deuxiéme Iuillet de ladite année, par lequel auroit eſté ordonné, Que leſdits Statuts & Reformation, concernans le reſtabliſſement de l'ancienne diſcipline de ladite Vniuerſité, ſeroient gardez & obſeruez par toutes les Facultez d'icelle, meſme les art. 15. & 16. des Statuts de la Faculté de Theologie, contenans le nombre des Religieux qui pouuoient eſtre receus en ladite Faculté, auec defenſes au Doyen, Syndic & Docteurs de ladite Faculté, d'admettre plus grand nombre de Religieux que celuy preſcrit par leſdits articles. Et en l'an 1624. deux Religieux Cordeliers s'eſtans preſentez pour eſtre admis en la Licence, outre le nombre ordinaire, & ayans eſté receus par la concluſion de

A

(32.)

la Faculté, empeschée par le Doyen seul ; ils se seroient pour-
ueus en la Cour, pour voir dire que ladite conclusion seroit
executée, nononobstant l'opposition dudit Doyen. La cause
plaidée : l'Aduocat General auroit declaré qu'il ne pouuoit
adherer aux conclusions desdits deux Cordeliers ; Et sur ce,
seroit interuenu Arrest le quinziéme May 624. par lequel sur
les demandes desdits deux Cordeliers, les parties auroient esté
mises hors de Cour & de procez, & ordonné que les Statuts
de ladite Faculté de Theologie & l'Arrest confirmatif d'i-
ceux, seroient executez selon leur forme & teneur, & publiez
aux Assemblées qui seroient faites en ladite Faculté : Au prejudice desquels Statuts & Arrests, les Religieux Mendians
n'ont pas laissé, depuis quelque temps, de faire des entreprises injustes ; & notamment le second May, en l'Assemblée de la
Faculté tenuë en Sorbonne, deux Iacobins appellez Freres
Marchand & Quiqueran, se seroient presentez pour estre receus en Licence par-dessus le nombre prescrit ; & tant par le
moyen de tous les Mendians, qui s'y seroient trouuez en si
grand nombre qu'ils voulurent, & qui y eurent voix deliberatiue dans vne affaire où ils estoient parties ; (ce qui est vne
circonstance qui seule fait voir la nullité de la deliberation)
que aussi par la condescendance de quelques Docteurs Seculiers qu'ils auoient gaignez ou circonuenus, la pluralité des
suffrages auroit fauorisé leur demande. A laquelle conclusion
les Supplians se seroient opposez comme à vne contrauention
manifeste aux Arrests de la Cour, & à vne nouueauté dange-
reuse, pour toutes les raisons qui auroient porté la Cour à
donner tous les Arrests cy-dessus, afin de restraindre les Docteurs Mendians à vn nombre préfix & determiné. Et les Supplians auroient esté d'autant plus obligez de faire cette opposition, qu'ils ont veu de iour en iour commettre auec plus de
hardiesse, par lesdits Mendians, des attentats contre ces

Arrests inuiolables; & qu'ils apprehendent, auec raison, de voir venir l'abus à vn tel excez, qu'il soit presque sans aucun remede : Car lesdits Mendians non contens d'auoir, par leurs menées, introduit dans la derniere Licence deux Bacheliers surnumeraires, & dans la precedéte autant, ils en auoient déja fait admettre quatre pour celle-cy, dans l'Assemblée de la Faculté faite le premier Octobre dernier; sçauoir, trois Cordeliers appellez Freres, Noël, du Tour, & du Feu, & vn Iacobin nommé Frere Gabriecky; & ils y auroient pareillement fait entrer les susdits Marchand & Quiqueran, si les Supplians n'en eussent fait leur plainte à la Cour : Et si lesdits Mendians n'eussent point trouué cét obstacle dans le dessein qu'ils auoient de faire admettre ces six Bacheliers-là de surnumeraires, dans la presente Licence, il leur eût encore esté plus facile d'en auoir huict ou dix dans la prochaine; & ainsi de plus en plus. A CES CAVSES requeroient estre ordonné que lesdits Arrests seroient executez, defenses faites d'y contreuenir; ce faisant, les Supplians maintenus dans la justice de leur opposition; Et que sans auoir égard aux conclusions de ladite Faculté, dés premier Octobre & deuxiéme May derniers, lesdits Freres, Noël, du Tour, & du Feu, Cordeliers; & lesdits Freres Gabriecky, Marchand, & Quiqueran, Iacobins, qui estoient tous par-dessus le nombre reglé par lesdits Statuts & Arrests, ne pourroient estre admis à faire la presente Licence; Auec defenses aux Doyen, Syndic & Docteurs de ladite Faculté de Theologie de les y admettre, ny autres qui s'y pourroient presenter, au dessus dudit nombre, à peine de nullité, dépens, dommages & interests. VEV aussi lesdits Status, Arrests, pieces attachées à ladite Requeste; tout consideré : LADITE COVR A ORDONNE' ET ORDONNE, Que ladite Requeste sera communiquée ausdits Religieux Cordeliers & Iacobins, & au Doyen, Syndic & Docteurs de la

Faculté de Theologie ; Et viendront les parties plaider au premier iour, pendant lequel communiqueront aux gens du Roy. Cependant seront lesdits Statuts, Arrests & Reglemens de la Cour, executez. Fait defenses d'y contreuenir. FAIT en Parlement, le vingt-sixième May, mil six cens quarante-huict.   Signé,   GVYET.

EXTRAICT DES

Registres de Parlement.

VEV PAR LA COVR le procés criminel
fait de l'ordonnance d'icelle par l'vn des Con-
seillers à ce commis à la requeste de Me Iean
Chartier Conseiller & Medecin ordinaire du
Roy, Docteur Regent en Medecine en la
Faculté de Paris, & Professeur au College Royal de France
demandeur. Contre Me Guy Patin Docteur Regent, & cy-
deuant Doyen en la Faculté de Medecine, Mes Germain
Hureau & Daniel Arbinet aussi Docteurs Regens en ladite
Faculté, deffendeurs & accusez. Procés verbal fait par Nicolas
Doussin Huissier en lad. Cour, contenant les violances à luy
commises par lesdits accusez, & la rebellion par eux faite en
executant par ledit Doussin l'Arrest de ladite Cour du dix
Ianuier 1652. obtenu par ledit Chartier, ledit Arrest du dix
Ianuier par lequel auroit esté ordonné, que sur les appellations pendantes en la Cour les parties auroiét Audiance au
premier iour, cependant les deffences portées par les Arrests
du 16. Septembre cinquante vn, & 4. Ianuier ensuiuant reïte-
rées: Deffenses ausdits Patin, Hureau & Arbinet de proposer la These en question iusques à ce qu'autrement par la
Cour en eust esté ordonné, & en cas de contrauention permis
à l'Huissier porteur dudit Arrest d'en informer, pour l'information rapportée estre ordonné ce qu'il appartiendroit. Information faite par ledit Doussin Huissier en execution dudit
Arrest du 18. dudit mois de Ianuier. Arrest de ladite Cour du

(33.)

dix Feburier enfuiuant, par lequel auroit efté ordonné qu'i-
ceux Patin, Hureau & Arbinet feroient affignez à comparoir
en perfonne, pour eftre ouys & interrogez fur le côtenu en ladite informaiton. Autre Arreft du 6. Auril audit an cinquante
deux entre lefdits Patin, Hureau & Arbinet demandeurs en
Requefte du 24. Feurier precedent, à ce qu'ils fuffent reccus
oppofans à l'execution dudit Arreft d'adiournement perfon-
nel, ce faifant defchargez de l'affignation à eux donnée, d'vne
part; Et iceluy Chartier deffendeur, & demandeur en Requefte iudiciaire, à ce que toute Audiance leur fuft defniée
iufques à ce qu'ils euffent comparu, par lequel auroit efté ordonné qu'ils fubiroient l'interrogatoire, Interrogatoires à eux
faites par le Confeiller commis les 15. Auril, 6. & 7. May enfuiuant contenant leurs confeffions & denegations, Enfemble la declaration d'iceluy Patin qu'il n'auoit eu aucune
intention de contreuenir audit Arreft, ny mefprifer iceluy,
n'y auoir dit aucunes parolles injurieufes contre l'honneur
dudit Chartier. Arreft du deux Ianuier dernier, par lequel
auroit efté ordonné que les tefmoins feroient recollez en
leurs depofitions & conffrontez aux accufez. Recolemens des
tefmoins ouys en ladite information, & confrontations d'i-
ceux faites audit Patin & Arbinet le 10. dudit mois de Ianuier & 28. Feburier eufuiuant. Arreft du fix Mars audit an,
entre ledit Chartier, demandeur & accufateur & iceux Patin
Hureau & Arbinet deffendeurs & accufez, par lequel apres
la declaration faite par ledit demandeur qu'il prenoit droict
par l'interrogatoire dudit Hureau, les parties auroient efté
appoinctées à bailler Conclufions Ciuilles. Deffences par
attenuation, produire & ouyr droict. Conclufions ciuilles,
Deffences par attenuation dudit Patin, & Requefte dudit
Chartier employée pour refponces. Productions defdits
Chartier & Patin. Forclufions de fournir de deffenfes par

attenuation & produire par iceux Hureau & Arbinet:
Conclusions du Procureur General du Roy, ouys & interrogez lesdits Patin & Arbinet sur les cas à eux imposez: Tout
consideré. DICT A ESTE', apres la declaration dudit Patin portée par son interrogatoire, QVE LA COVR
a condamné & condamne iceluy Patin en quarante huict
liures parisis vers ledit Chartier pour toute reparation,
dommages & interests. Enjoint ausdits Patin, Hureau &
Arbinet d'obeïr à l'aduenir aux Arrests de la Cour. FAICT
deffenses à iceluy Patin de mesfaire ny mesdire audit
Chartier; mesmes audit Patin & tous autres de troubler à
l'aduenir ledit Chartier en la ioüissance des droicts de
Docteur Regent en ladite Faculté de Medecine, le tout à
peine d'amende arbitraire. Ordonne qu'aux frais & despens
dudit Patin le Nom dudit Chartier sera remis au Tableau des
Docteurs de ladite Faculté. Condamne en outre iceluy Patin
en deux tiers des despens du procés, & lesdits Hureau &
Arbinet en l'autre tiers chacun à leur esgard vers ledit
Chartier. FAICT en Parlement le quinziéme Iuillet mil six
cens cinquante trois. Signé par collation, GVYET.

... du Roy, ayant esgard à la declaration du-
... &c. ... ON LA COUR
condamne ledit Petit en quelque haut
lieu que ledit Chartier, pour toute reparation,
reprochés; Et, ... fait droit ..., Bureau &
... l'indemnité aux Arrests de la Cour, & ict
... à icelay, Faut de pratique, ... medicine, sera
... Chartier, pratiques ... de Paris, ... autres de troubler à
... Faculté ..., ... cultures des droicts de
... Docteur Regent en ladite Faculté de Medecine; les toutes
... l'amende ... Ordonne qu'aux frais & despens
... du Mont ... Chartier ... sera mis au Tableau des
... Bureau ... Confrontés ... le Roy Petit
en dépens des despens du procès, & lesdits. Bureau &
... Chambre, tous chacun à leur esgard, vers ledit
... Chartier. Extrait en Parlement le quinziéme Juillet mil
... Signé par collation, GVYET.

I

ENTRE Maistres Raymond de Roux & Louis de saint Amour, Docteurs en Theologie de la Maison & Societé de Sorbonne, demandeurs en Requeste par eux presentée à la Cour, le 26 May 1648. dernier; A ce qu'il soit dit, que l'article 15. des Statuts de l'Vniuersité pour la Faculté de Theologie & Arrests de ladite Cour des 2 Iuillet 1621. & 15 May 1624. confirmatifs d'iceluy, seront executez, auec defenses d'y contreuenir; & faisant droict sur l'opposition par eux formée à la conclusion de ladite Faculté du 2 May dernier, sans auoir egard à ladite conclusion, ny à celle du 1 Octobre precedent, les defendeurs qui estoient tous par-dessus le nombre reglé par lesdits Statuts & Arrests, ne pourroient estre admis à faire la presente Licence: Auec defenses aux Doyen, Syndic & Docteurs de ladite Faculté de Theologie, de les y admettre, ny autres qui s'y pourroient presenter au dessus dudit nombre, à peine de nullité, dépens, dommages & interests: Et en Requeste judiciaire à ce qu'il soit dit pareillement que l'Arrest du 24 Iuillet 1626. sera entretenu; & suiuant iceluy, Que de chacun Ordre des Religieux Mendians il ne pourra y en auoir que deux qui assistent & ayent voix deliberatiue aux Assemblées de ladite Faculté, d'vne part. Et Frere François Gabriesky Religieux Iacobin; Freres Bonnauenture Noël, Barthelemy du Tour, & Antoine du Feu, Religieux du grand Conuent des Cordeliers de Paris, presentez au mois d'Octobre, pour estre admis en Licence de ladite Faculté; & Freres Hugues Noël Marchand, & Dominique Quiqueran, aussi Re-

A

(34.)

ligieux Iacobins, presentez le 2 May dernier, pour estre aussi admis en Licence de ladite Faculté. Et les Religieux , Prieur, Gardien & Conuent des Iacobins, Cordeliers, Augustins & Carmes de Paris , interuenans, d'autre , sans que les qualitez puissent preiudicier. DE'FITA, pour les demandeurs, A dit que sa Requeste est fondée sur l'art. 15. du Statut de l'Vniuersité pour la Faculté de Theologie, qui porte ces termes, *Mendicantes quolibet anno nomina & cognomina Baccalaureorum suæ Licentiæ describant, ita vt. Ordinis prædicatorum sint tantùm quinque, minorum quatuor, Augustinorum tres, Carmelitarum tres; quòd si quis eorum ex hac vitâ decedat, nullus in demortui locum sufficiatur.* Lequel Statut auoit esté confirmé par vn premier Arrest rendu le deuxiéme Iuillet 1621. sur la remonstrance du Procureur general. Et par autre Arrest du 15 May 1624. rendu contradictoirement auec deux Cordeliers , lesquels auoient esté admis à la Licence outre le nombre prescrit par le Statut. Contre lesquels Statut & Arrests on objettoit pour les quatre Religieux admis à la Licence du mois d'Octobre , qu'ils auoient esté receus par la Faculté *nemine reclamante.* Qu'en suite ils auoient disputé depuis ce temps aux actes, qu'ils auoient leurs Theses signées du Syndic, qu'ils auoient leurs planches prestes, qu'il y auoit d'autres Statuts qui n'estoient pas obseruez: Et pour les deux admis le 2 May , que c'estoit vne chose accoustumée & pratiquée iournellement d'admettre des Religieux outre le nombre porté par ledit Statut. A quoy il répondoit, qu'à l'égard des deux receus au mois de May, lesdits demandeurs s'y estoient opposez à l'instant: Et quant aux autres ayans esté admis contre le Statut, ils ne se pouuoient preualoir de la conclusion. Que tous les Statuts n'estoient pas d'vne mesme consequence. Par exemple; Qu'il n'y auoit nul peril qu'vn jeune homme que la naissance illustre, le bon esprit, l'étude, & l'éducation aduantageuse mettent deuant les autres , soit auancé de Licence, quand la Faculté le veut, & qu'il en a la capacité ; Qu'on puiſſe à preſent paſſer Bachelier à l'âge de vingt-deux ans , au lieu qu'on ne le paſſoit autrefois qu'à trente ; Qu'on n'étudie dans les Eſcholes de Theologie que trois ans, au lieu qu'autrefois on y en étudioit cinq ; les profeſſions publiques n'eſtant pas ſi reglées en ce temps là, ny les diſputes & exercices ſi frequentes, qu'elles le ſont au-iourdhuy : Mais qu'il y auoit du danger de ſouffrir que les Religieux Mendians ſe rendiſſent plus puiſſans, ou deuinſſent les Maiſtres de la Faculté, au preiudice des Seculiers. Qu'il de-meuroit d'accord que ſouuent depuis les Statuts & Arreſts, la pluralité des voix dans la Faculté s'eſtoit trouuée fauoriſer les brigues, que les Religieux y auoient faites pour auoir plus des leurs en Licence que le nombre reglé par ledit Statut ; mais que cela eſtoit arriué parce que leur grand nombre ioint à ceux d'entre les Seculiers qu'ils auoient attirez à eux, l'auoit emporté ſur les autres qui leur auoient reſiſté. Que la Cour auſſi, afin de pouruoir à ces deſordres, & pour d'autres puiſ-ſantes conſiderations, en l'année 626. le 24 Iuillet , auoit donné vn Arreſt, & vn autre le premier Aouſt ſuiuant ; par leſ-quels auoit eſté ordonné que de chaque Ordre deſdits Men-dians ne pourroit aſſiſter ny auoir voix deliberatiue dans les Aſſemblées de la Faculté, que deux Religieux ſeulement. Leſ-quels Arreſts de 626. leſdits Religieux du depuis auoient vio-lé, c'eſt pourquoy il requeroit iceux eſtre executez auſſi-bien que l'article 15. dudit Statut , & les Arreſts de 621. & 24. qui en ſont confirmatifs. L'ANGLOIS, pour les ſix Religieux, A dit que quand aux quatre reçeus au mois d'Octobre, qu'ils eſtoient en poſſeſſion de la Licence qui commence effectiue-ment le premier Ianuier ; Qu'ils auoient eſté examinez ; Que leurs theſes auoient eſté approuuées par le Syndic ; Que l'vn d'eux auoit iour aſſigné au 28 de ce preſent mois pour répon-

dre de Sorbonnique; Que ce leur seroit vne honte extrême de
ne pas pourfuiure vne courfe dans laquelle ils eftoient fi fort
engagez. Pour les deux autres du 2 May; Que cette contef-
tation deuoit leur auoir efté faite par le Doyen ou le Syndic,
& non par deux jeunes Docteurs; Que quand ils auroient
trouué quelque difficulté à leur reception, elle auroit deu eftre
reglée fur le champ par les anciens; Que leur-dite reception
auoit efté agreée par toute la Faculté, fans qu'aucun d'eux y eût
reclamé; Que lors que ce Statut auoit efté fait, il y auoit moins
de Seculiers dans les Licences qu'il n'y en a à prefent; Que les
Arrefts de 621. & 24. auoient efté rendus en d'autres rencon-
tres & fur des conteftations differentes; Que pour celuy de
626. tant s'en faut qu'il fift à la caufe, qu'au contraire, s'il
auoit lieu, l'on ne deuoit rien craindre du nombre des Religieux en Licence, fi grand qu'il peuft eftre; Qui plus eft, que
dans le Conuent des Iacobins il n'y auoit que deux Docteurs
qui y fiffent leur demeure actuelle, & autát dans celuy des Cordeliers: Et partant conclud à déboutter les demandeurs de leur
Requefte, auec dépens. GAVLTIER, pour les Interuenans,
A dit que fa pretention n'eftoit pas feulement de faire valoir
les graces accordées aux fix Religieux pour lefquels l'Anglois
a plaidé, mais de iuftifier la poffeffion en laquelle fes parties
font, d'obtenir de la Faculté d'auoir dans les Licences plus
grand nombre de Religieux que celuy auquel on les veut reftraindre, Et encore d'eftablir & de faire continuer ce droict
là à l'aduenir, d'autant que lors que le Statut a efté fait, les Licences ne duroient qu'vn an, *mendicantes quolibet anno nomina*
& cognomina fua Licentiæ defcribant; qu'à prefent eftant de deux
années, ils auoient droict d'en mettre dans chaque Licence
vne fois autant que le Statut leur en accordoit; Et que neantmoins ceux qu'ils offroient à la Faculté par deffus le nombre,
luy eftant demandez de grace, au lieu qu'ils les pouuoient pre-

tendre de droiſt ; ces graces pour le moins, quand elle leur accordoit, ne deuoient point du tout eſtre conteſtées ; en outre
qu'il y auoit d'autres Statuts dont l'on diſpenſoit tous les iours ;
Par exemple, que l'âge de trente ans eſtoit requis pour eſtre
Bachelier, & que l'vn des demandeurs qui eſtoit Doſteur ne
les auoit pas encore ; En fin que l'Arreſt de l'année 626. ne
pouuoit donner en la preſente conteſtation aucun aduantage
contre ſes parties, & partant conclud auec dépens. TALON,
pour le Procureur general du Roy, A dit que l'on a voulu faire combattre en cette cauſe la grace & le priuilege, contre la
diſpoſition de la Loy, laquelle ayant eſté eſtablie pour des
conſiderations publiques & importantes, ne doit pas facilement eſtre reuoquée pour fauoriſer des particuliers, la Cour
ayant toûjours improuué la pretention de ceux qui ſe ſont
voulus diſpenſer de la rigueur du Statut, voire meſme ſur la
ſeule plainte du Doyen de la Faculté ; d'autant qu'il importe
que le nombre des Religieux ne préuale pas à celuy des Sécu-
liers dans les Aſſemblées ; eſquelles ſe traittant ſouuent des
poinſts de Doſtrine, il y auroit à craindre que les maximes
de l'Egliſe Gallicane ne receuſſent quelque atteinte par les
ſuffrages de ceux qui ont fait vœu d'obeïſſance, & qui ne
ſont pas eux-meſmes les maiſtres de leurs ſentimens particuliers. Ce qui a donné lieu à vn ancien Reglement, qui fut fait
dés l'année 1552. & qui a eſté renouuellé & expliqué plus
particulierement en l'année 1626. portant que dans les Aſſemblées de la Faculté il n'y pourroit aſſiſter que deux Doſteurs de chaque Maiſon des Mendians ; lequel Reglement
n'ayant pas toûjours eſté executé par l'indulgence de quelques particuliers, ils croyent eſtre obligez d'en demander le
renouuellement & l'execution préciſe, meſme la leſture en
eſtre faite tous les ans vne fois dans les Aſſemblées de la Faculté. Et pour ce qui regarde la grace qui a eſté faite à ſix Re-

ligieux, bien que la qualité de deux Estrangers, l'vn Polonois & l'autre Sauoyard, leur semble fauorable; que d'ailleurs ceux qui y ont esté admis au premier iour d'Ooctobre, soient entrez en quelque sorte de possession de la premiere Licence, neantmoins ils sont obligez de se tenir à la Regle, & de faire entendre aux Docteurs de la Faculté qu'ils ne peuuent ny ne doiuent donner de dispenses de cette qualité, qui aboutissent à la ruïne des anciennes maximes de leur Eschole. LA COVR, faisant droict sur les conclusions du Procureur general du Roy, ayant aucunement égard à la Requeste des parties de Defita, sans s'arrester à l'interuention, A ORDONNÉ ET ORDONNE que l'article 15. du Statut de l'Vniuersité, & les Arrests des années six cens vingt-vn, vingt-quatre, & vingt-six, seront executez. Et lesdits Arrests de six cens vingt-six leus & publiez en l'Assemblée de Sorbonne, par chacun an, au premier du mois d'Octobre: Enjoint aux Doyen & Syndic tenir la main à l'execution, à peine d'en répondre en leurs noms. Et neantmoins de grace, sans tirer à consequence, les quatre Religieux seulement, admis au mois d'Octobre dernier, demeureront: Fait defenses d'en admettre à l'aduenir plus grand nombre que celuy porté par ledit Statut, Sans dépens. FAIT en Parlement le vnziéme iour d'Aoust, mil six cens quarante-huict.

Arrests de la Cour de Parlement rendus les 24. Iuillet & premier Aouſt 1626. touchant le nombre des Docteurs que les Religieux Mandians peuuent deputer, pour ſe trouuer aux Aſſemblées de la Faculté de Theologie de Paris.

Extraict des Regiſtres de Parlement.

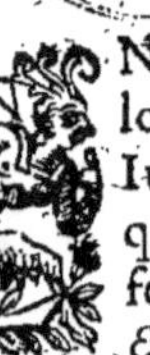

ENTRE les Doyen Docteurs & Regens de la Faculté de Theologie en l'Vniuerſité de Paris Demandeurs en Requeſte du 6. Iuillet 1626. d'vne part: Et les Superieurs des Maiſons des quatre Mandians, & les Docteurs de chacune d'icelles Deffendeurs: Les Grand Maiſtre & quelques particuliers Docteurs de Nauarre, M. Siluie de Pierreviue Chancellier de l'Egliſe & Vniuerſité de Paris, & M. George Froger Syndic de ladite Faculté Interuenans d'autre, ſans que les qualitez puiſſent preiudicier aux parties. Apres que PIERRE l'aiſné & FLACHER, Aduocat & Procureur des Demandeurs ont demandé deffaut, & pour le profit conclu à l'entherinement de leur Requeſte, à ce que ſuiuant les articles quinze & ſeize des Statuts de ladite Faculté verifiez en Parlement, Arreſts donnez en conſequence ez années 1621. & 1624. & la concluſion de ladite Faculté du 15. du precedent mois, les Religieux Deffendeurs ſoient condamnez ne preſenter au Cours de Theologie qui commence que cinq Bacheliers pour les Iacobins, quatre pour les Cordeliers, trois pour les Auguſtins, autant pour les Carmes, & que conformément à l'Arreſt de mil cinq cens cinquante-deux, & le ſerment preſté par leſdits Religieux lors de leur promotion à leur Doctorat, ils ayent à ſe retirer en leurs maiſons de profeſſion, & ou par neceſſité de leurs charges ou autrement, ils ſeroient en cette ville en ſi grand nombre, qu'ils excederoient le nombre des Docteurs Seculiers, Il ſoit du moins reglé quel nombre doit entrer és aſſemblées de ladite Faculté, de laquelle ils ne ſe peuuent dire Regens, ni auoir toutes les prerogatiues des autres Docteurs Seculiers, n'empeſchans qu'ils ne ſoient reſeruez aux autres droits qui leur appartiennent. Griſel Huiſſier rapporte auoir appellé les Superieurs Docteurs Religieux Mandians des Iacobins, Cordeliers, Carmes, & Auguſtins de cette ville de Paris. Le grand Maiſtre & particuliers Docteurs de Nauarre, Maiſtre Siluie de Pierre-Viue & Georges Froger Deffaillants, & de la Coüa, Bieray, Silvin & l'Amoureux leurs Procureurs. Talon pour le Procureur general du Roy, a dit, que pour ſatisfaire au deuoir de leur charge: ils ſont obligez de parler à la Cour de beaucoup de choſes, leſquelles concernent le bien du

A

seruice du Roy, & n'ont rien de commun auec les conclusions prises par l'Auocat qui demande defaut. C'est pourquoy, attendu que le requisitoire, qu'ils ont à faire presentement, est de telle qualité, qu'il ne doit estre fait en public, ils supplient la Cour d'ordonner que les parties, & leur Conseil se retireront pour estre pourueu par la Cour sur leur remonstrance, ainsi qu'elle iugera estre à faire par raison, LA COVR a ordonné, Qe les parties se retireront. Cefait, Talon pour le Procureur general du Roy, oüy, & apres que de l'Ordonnance de la Cour, les parties sont rentrées en la presence des Gens du Roy. LA COVR auant faire droit sur les conclusions prises par les parties de Pietre, & ayant égard aux conclusions du Procureur general du Roy, A ordonné & ordonne, que treshumbles Remonstrances seront faites au Roy sur le suiet de l'evocation, & ce pendant, sans prejudice de leurs droits, A ORDONNE & ordonne, *Qu'aux assemblées qui se font en la Faculté les superieurs des quatre Mandians ne pourront* DEPVTER *plus grand nombre que deux Docteurs en Theologie de chacun desdits Conuents pour* ASSISTER *& auoir voix deliberatiue ausdites assemblées.* Fait inhibitions & defenses aux parties de Pietre d'y admettre plus grand nombre, iusques à ce que autrement en ait esté par la Cour ordonné, Et sera le present Arrest *signifié à la requeste du Procureur general du Roy* aux Superieurs *des quatre Mandians.* Fait en Parlement le vingt-quatriesme iour de Iuillet, mil six cens vingt-six. Signé, DV TILLET.

Extraict des Registres de Parlement.

CE jour les Gens du Roy ont remonstré à la Cour, que presentement ils ont esté advertis par quatre Docteurs de Sorbonne, Qu'au prejudice de l'Arrest du vingt-quatriesme Iuillet dernier, par lequel auroit esté ordonné, que de chacune maison des quatre Mandians de cette ville de Paris, ne se pourroit trouuer que deux Docteurs aux assemblées qui se font en Sorbonne les premiers iours des mois: Et encores que ledit Arrest ait esté bien & deuëment signifié, neantmoins que de chacune desdites maisons s'en *estoit trouué* en la Faculté de Sorbonne beaucoup plus grand nombre *qui estoit vn attentat* contre l'autorité de la Cour, à quoy estoit besoin pouruoir. La matiere mise en deliberation, a esté arresté & ordonné que Messieurs Bernard, Defortia & René Pidoux Conseillers en ladite Cour, se transporteront presentement en Sorbonne pour faire procés verbal de ce qui s'est passé ce matin audit lieu, pour iceluy veu, y pouruoir par la Cour, ainsi qu'il appartiendra.

CE DIT iour apres auoir oüy le rapport des Conseillers de la Cour, qui se sont transportez en Sorbonne de l'Ordonnance d'icelle. Et veu leur procés verbal concernant la Requeste faite par aucuns des Docteurs de Sorbonne, de l'interpretation de l'Arrest du vingt-quatriesme Iuillet dernier, le Procureur general du Roy aussi ouy pour ce mandé, la matiere mise en deliberation. La Cour en interpretant ledit Arrest, a declaré & declare qu'elle n'entend *exclure* les Superieurs des maisons des quatre Mandians, qui seront Docteurs, *d'assister* en la Faculté de Sorbonne, *& y auoir seance & voix deliberatiue* comme les autres Docteurs, pourueu qu'ils soient du nombre des deux ordonnez de chacune maison desdits Mandians, *lequel nombre ne pourra estre augmenté* par les Doyen, Syndic & Docteurs, *pour quelque cause & occasion que ce soit.* Fait en Parlement le 1. iour d'Aoust 1626. Signé, DV TILLET.

Ensuit la teneur du susdit procez verbal.

L'AN mil six cens vingt-six le premier iour d'Aoust neuf heures du matin, Nous Bernard Desortia & René Pidoux Conseillers du Roy en sa Cour de Parlement, Commissaires de par icelle en cette partie; Nous sommes de l'Ordonnance d'icelle transportez du Palais au College de Sorbonne, assistez de Maistre   Tranchot Substitud de Monsieur le Procureur general du Roy, & de Langlois Commis au Greffe de ladite Cour, en la charge du Conseil, & de quatre des Huissiers d'icelle, où estans nous sont venus au devant quatre des Anciens Docteurs de Sorbonne, qui nous auroient conduits en la Salle où estoit l'Assemblée, & ayans pris place Me   De Filesac, le plus ancien des Docteurs, pour l'absence du Doyen de la Faculté, Nous a dit, que ce matin contre la téneur de l'Arrest du vingt-quatriesme Iuillet dernier, duquel il auroit fait faire lecture en leur assem-blée, *s'y seroient trouuez grand nombre de Docteurs des Religieux Mandians. Et que* les ayans interpellez de declarer s'ils entendoient *obeir audit Arrest, & de-meurer en l'Assemblée deux de chacune des maisons desdits Mandians,* Auroient fait réponse, qu'il faut respecter la Cour, mais qu'ils veulent obeïr au Roy, qui entend qu'ils iouïssent de leurs Privileges comme auparavant; & desiroient sçavoir, si luy Filesac les interrogeoit comme Doyen de la Faculté, ou bien comme partie de Pietre Advocat, ausquels il auroit fait réponse, qu'il parloit comme Doyen de ladite Faculté; A quoy auroient repliqué, que ce n'estoit toute la Faculté qui les interrogeoit, ce qu'ils ont proposé par la bouche de Frere Martin Meurisse Lecteur des Cordeliers. Et d'autant que tels discours alloient contre l'authorité de ladite Cour, & au mépris dudit Arrest, en auoient donné avis à Monsieur le Procureur general pour en faire plainte à la Cour, afin que par sa prudence accoustumée il y fust pourveu. Surquoy avons fait faire lecture à haute voix par ledit Langlois, dudit Arrest du 24 Iuillet, apres laquelle lecture, Nous Conseillers & Commissaires susdits en-quis. ledit Filsac auroit fait réponse qu'il auoit mis en deliberation l'execu-tion de l'Arrest de ladite Cour, laquelle auroit esté interrompuë par lesdits Religieux Mandians, & qu'il nous supplioit que ladite deliberation fust con-tinuée, & qu'il estoit necessaire d'enquerir les Docteurs presens, s'ils avoient quelque chose à dire contre ledit Arrest du 24 Iuillet, Quand à luy, que son avis estoit qu'il y falloit obeïr, ce qui auoit esté confirmé par les nommez Ga-zil, Dauid, Fayet, Baix, Gaulthier, De Heu, Lepage, Hennequin, Garnier,

Paris, Dupuis, Hardivillier, Bernard, Bazot, Dorencey, DeHolandre, Michel dit Montreüil, Bachelier, Landais, Durand, Delestre, Dreux, de Nail, Habert, Duchesne, Frizon & Peignay. Et outre auroient adiousté qu'il faut obeïr avec honneur & humilité. Et quand à Maistre Maucler, auroit pareillement dit, qu'il *entendoit obeyr*, mais qu'il estoit besoin que l'execution dudit Arrest fust surcise iusques à ce qu'on ait presenté Requeste à la Cour pour faire interpreter ledit Arrest, par ce que lesdits *Religieux Mandians auroient dit qu'il n'estoit raisonnable que les superieurs des maisons fussent* EXCLVS *d'avoir* ENTREE *& voix deliberatiue en ladite Sorbonne, & qu'ils fussent adstreints d'y* ENVOYER *des Religieux Docteurs plus jeunes qu'eux*, Ce que les nommez Gerard, Froger, Gouaux, Roche, Parent, Charton, Dubois & Demier ont aussi requis, Et le nommé Legrand a dit que Filesac estoit partie de Pietre, & non avoüé de tout le corps de Sorbonne. Ce fait, Nous Commissaires susdits, apres que ledit DeFilesac auroit dit, qu'il n'y auoit autre affaire pour lors à deliberer, Nous nous sommes retirez, & avons esté conduits par deux Anciens Docteurs iusques hors la porte de Sorbonne: Et estans de retour au Palais, auons fait rapport à ladite Cour de ce que dessus; Surquoy la Cour ayant deliberé seroit intervenu Arrest, par lequel ladite Cour interpretant celuy du 24 Iuillet auroit declaré n'auoir *entendu exclure* les Superieurs des maisons Mandians, *pourveu qu'ils soient du nombre des deux ordonnez* de chacune maison, lequel nombre ne pourra estre augmenté *pour quelque cause & occasion que ce soit*. Fait par nous Conseillers, Commissaires susdits, les an & iour dessusdits. Signé, DE FORTIA & PIDOVX.

AV LECTEVR.

IL y a sujet de s'estonner, comment Monsieur de Saint Amour qui s'est
tousiours courageusement opposé au nouuel esprit qui s'est introduit
dans la Faculté de Theologie de Paris depuis quelques années, n'a
point iusques icy mis au iour deux lettres que defunct Monsieur Filesac
Doyen de la Faculté de Theologie, escriuit l'vne en six cens vingt-six, l'autre en six cens trente-vn, à feu Monsieur le Cardinal de Richelieu, qui
pourroint beaucoup esclaircir les affaires presentes, veu qu'il prit vne copie
collationnée de l'vne d'icelle dés il y a vn an, laquelle m'est tombée
entre les mains, & qu'il sçait qu'il y a de l'autre des copies escrittes que
l'on ne veut pas imprimer, parce qu'elles ne sont point collationnées &
qu'on ne les peut collationner sans auoir l'original, qui est en sa possession
& que l'on n'en peut tirer.

Ie ne sçay si la multitude des autres affaires à quoy il s'occupe l'empes-
che de penser à celle-là, ou si quelque autre consideration le meut à retenir ces pieces qui seroient si necessaires en ce temps; mais quoy qu'il en
soit, ie le prie de trouuer bon la resolution que ie prends de publier l'vne
qui est de 631. laquelle ne me semble plus deuoir estre differée, veu l'estat
present des choses.

Ie ferois imprimer auec elle celle de 626. si elle estoit aussi preste & si au-
thorisée; mais si l'occasion arriue qu'il l'a faille voir, & que ledit de Saint
Amour n'en prenne pas le soin qu'il doit, bien que la coppie que i'en ay
ne soit pas collationnée; ie ne laisseray pas de la faire imprimer aussi, sauf
à se rapporter au serment dud. sr de S. Amour, s'il n'en a pas l'original. Cela
suffira pour esclaircir ceux qui pourroient en douter: car ie sçay bien que
ledit sr de S. Amour ne se deffera pas de cette piece, & ie ne doute point
qu'il ne l'aduoüe s'il en est requis en Iustice.

Cependant, mon cher Lecteur, voyez celle-cy, & quand apres sa lecture, vous considererez que Monsieur Cornet est vn des plus subtils es-
pris qui se puisse voir pour machiner dans son cabinet, & pour persuader de viue voix ceux qu'il entreprend, & qui ne se deffient pas de ses ad-
dresses, vous cesserez de vous estonner comment depuis que l'on a fait
quelque obstacle à ses desseins dans la Faculté, sans auoir paru en aucune occasion dont il ait peu se dispenser, il a neantmoins formé tant
de partis, remué tant de personnes, excité tant de rebellions aux Arrests,
& inspiré vne humeur si peu accommodante à plusieurs Docteurs qui se
seroient trouuez dans des dispositions tout autres, s'ils eussent peu se defendre de celles qu'il leur a fait prendre, & découurir les pieges qu'il leur
auoit preparez.

Copie d'vne lettre Missiue à feu Monsieur le Cardinal de Richelieu,
sur la premiere election qui fut faite de Maistre Nicolas Cornet
Docteur de la Faculté de Theologie de Paris, pour le Syndicat d'i-
celle en son assemblée du premier Octobre 1631. escrite par feu M.
Iean Fillesac Doyen deladite Faculté le cinquiesme Nouembre
de la mesme année.

MONSIEVR,

Selon le commandement qu'il vous a pleu me faire pour
vous esclaircir de l'élection de nostre Syndic, ie vous diray
en premier lieu, que Dieu m'ayant visité par sa misericordieu-
se Iustice en l'affliction de l'vn de mes domestiques, i'aurois
esté contraint d'abandonner Paris, & en mon absence, le
premier iour d'Octobre, selon nostre Statut, on auroit procedé à l'élection d'vn Syndic, le precedent s'estant deposé le
temps de sa charge expiré. En cette assemblée se trouuerent
cinquante Docteurs. Estant à Paris ie voulus sçauoir comme
l'affaire s'estoit passée ; Plusieurs Docteurs nos confreres
m'estans venus voir, rapporterent deux defauts considera-
bles, l'vn est de la personne, l'autre est en la forme de l'é-
lection.

Quand au premier, ils me le representerent comme vn ieune Docteur, il y a enuiron cinq ans, qui ne sçait ny nos Statuts ny nos coustumes, ny nos formes, & de plus il a tousiours
esté esleué & instruit par les Iesuistes, mesme ayant eu volonté de se renger à leur Société, & pour cét effet mis en leur
Nouiciat, où il y auroit esté exercé quelque téps, & n'eust esté
la maladie qui luy suruint, il seroit peut-estre maintenant de
leur Societé, à laquelle neantmoins il demeure attaché d'affection, & chacun sçait le peu de sujet que nous auons de
nous loüer d'iceux Peres, veu tant de libelles diffamatoires
qu'ils ont escrit contre nous par cy-deuant, & nagueres ceux
qu'ils ont publié à l'encontre de nostre Censure prononcée
contre deux liures composez par deux Iesuistes Anglois, &
où il arriueroit quelque semblable escrit partant de ladite
Societé, ledit Syndic ne manqueroit de trauerser cette affaire, & generalement toute autre qui regarderoit icelle Socie-

té, comme il en arriue assez souuent, qui seroit vn perpetuel sujet de trouble & diuision entre nous. Nosdits Confreres remonstrent qu'vn Syndic de nostre Faculté n'est autre qu'vn Censeur, & quelle censure en sçauroit-il faire estant igno-rant de nos loix & coustumes, & d'ailleurs, comment vn plus ancien Docteur que luy receura en bonne part la repriman-de, qu'il luy fera, n'ayant aucune creance ny authorité, estant ieune Docteur. Pour ce qui est du second defaut des cinquante Docteurs qui se trouuerent en l'élection le premier d'Octobre, il y en eut vingt-quatre qui opine-rent qu'il falloit attendre le retour du Doyen, & les au-tres vingt-six esleurent le nouueau Syndic, & en ce nom-bre se trouuerent dix-huict Religieux Mendians pratiquez par Monsieur le Nonce, & parmy iceux il y en auoit deux Docteurs Mendiants interdits par la Faculté. Vous con-sidererez, s'il vous plaist, Monseigneur, que cela ne s'est iamais veu, que le Nonce de sa Saincteté se meslast de nos affaires, & entreprist de nous donner des Syndics, au pre-iudice des droicts du Roy, des libertez de l'Eglise Gallicane, & maxime de la France, que si l'on aggrée ce proceder & ce pouuoir de Monsieur le Nonce soit confirmé, ie crois en con-science me pouuoir descharger du Decanat, auant que voir de mes yeux la ruine euidente de nostre-dite Faculté par la perte de sa liberté. Il eust bien mieux valu retenir l'ancien Syndic & ancien Docteur tres-bien versé en nos affaires, & qui sçauoit bien maintenir nostre discipline. C'est ce que i'ay remonstré à mondit sieur le Nonce, s'estant opiniastré à re-tenir ce nouueau Syndic. Il semble n'estre plus à propos d'enuoyer Monsieur de Nantes, puis que Monsieur l'Abbé de S. Marc vostre Aumosnier estant entré en nostre assem-blée, a declaré que vostre intention estoit que ledit Syndic fust retenu en sa charge & en fist les fonctions. Ce qui semble ne s'accorder pas auec les termes de vostre lettre, qui ne vont qu'à la surceance iusques à ce que vous fussiez plus particu-lierement aduerty de l'estat auquel seroit l'affaire, & don-nant pouuoir audit Syndic d'en faire la fonction, c'est le con-firmer & outrepasser la teneur de vostre susdite lettre. Par-tant il n'y a plus de lieu de remonstrance, mais bien de plain-

te, que ie continuëray en ma retraite, où ie ne laisseray iusques au dernier soulpir de ma vie, de prier Dieu pour voftre
prosperité & santé, comme estant &c.

Collationné à l'original en papier, ce fait rendu
par les Notaires Gardenottes du Roy noftre
Sire au Chaftellet de Paris soubs-signez, ce
iourd'huy premier iour de Decembre mil six cens
quarante-neuf.

De Saint Iean.   **Heruy.**

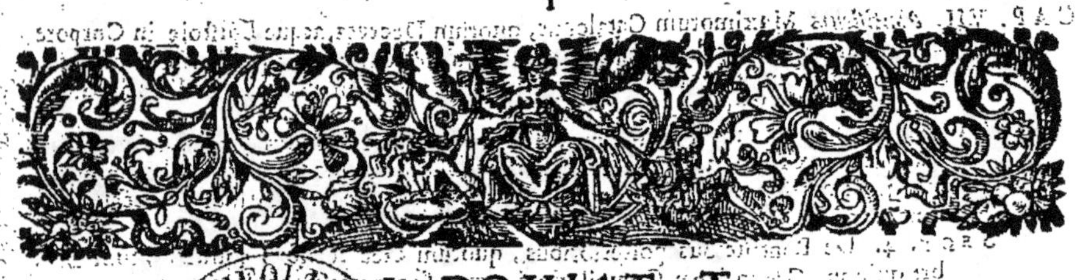

I. DOVIAT. T.

Regij Sacrorum Canonum Professoris,

PRÆNOTIONVM CANONICARVM;

Quibus IVRIS CANONICI Historia, ac reliqua Principia, seu Fvndamenta continentur,

SERIES.

PRÆFATIO. *De Ratione & Ordine huius Tractatus.*

LIBER I. De *Iuris Pontificij Naturâ, Diuisionibus* variis,
ac *Fontibus* generalibus.

CAPVT I. DE Iuris Canonici Etymo, ac Definitione: Déque ipsius subiecta Materia, &
in quo à Iure Ciuili discrepet.

CAP. II. De Iuris Ecclesiastici Origine, ac generali Diuisione in Mosaicum & Christia-
num.

CAP. III. Diuisio alia Iuris Canonici in Græcum & Latinum, seu Orientale, & Occi-
dentale.

CAP. IV. De Partibus siue *Fontibus* generalibus Iuris Canonici, Conciliis nimirum variis,
Decretis Pontificum, Patrum Sententiis in genere.

CAP. V. De *Libris Sacris* ex quibus nonnulli Canones desumpti sunt.

CAP. VI. Nomenclatura *Conciliorum,* ex quorum Canonibus concinnatum est ex parte
Ius Canonicum, cum cuiusque *Tempore & Causis,* aliisque adiunctis.

  SECTIO I. De Conciliis Oecumenicis octo in Oriente celebratis.

  SECT. 2. De Septem Oecumenicis Conciliis in Occidente habitis quorum Canones Iuris nostri libris ferè inserti sunt.

  SECT. 3. De Tribus Conciliis Vniuersalibus Occidentis, vniuerso corpore recepti
Iuris Canonici posterioribus, déque aliis, siue omnino, siue ex parte Reprobatis.

  SECT. 4. De Conciliis Localibus Græcis in Codicem Canonum Ecclesiæ vniuersæ
relatis.

  SECT. 5. De Conciliis Africanis, Gallicis, Hispanicisque insertis Corpori Canonum Isidoriano.

  SECT. 6. De Conciliis totius Occidentis.

  SECT. 7. De Reliquis Conciliis quorum Canones in Iuris Canonici corpore
continentur.

CAP. VII. *Pontificum* Maximorum Catalogus, quorum Decreta, atque Epistolæ in Corpore
Iuris Canonici habentur: *ætas* cuiufque, & *Gesta* præcipua strictim indicata.
SECTIO 1. Numerantur Pontifices quorum Decreta in veterem Codicem Cano-
num Ecclesiæ Romanæ sunt recepta.
SECT. 2. De Summis Pontificibus, quorum Epistolæ, partim dubiæ fidei, partim
indubitatæ ex Isidoriana Collectione translata sunt in Ius Canonicum hodiernum.
SECT. 3. Pontifices Romani, quorum Decreta aliunde in Gratiani Collectionem
sunt translata.
SECT. 4. De Pontificibus posterioribus, quorum Decretalibus constant, tum Li-
bri quinque Gregorianæ Compilationis, tum sequentes Compilationes.
CAP. VIII. De Græcorum Latinorumque *Patrum*, & aliorum Auctorum *Operibus*, ex qui-
bus desumptæ sunt Canonici Iuris Sententiæ : cum singulorum operum
breui *Censura*.
SECTIO 1. Continens Sanctorum Patrum opera qui tribus *Primis* à Christo na-
to seculis floruerunt.
SECT. 2. De Operibus Patrum sæculi iv. quorum fragmenta in Corpus Iuris Ca-
nonici relata sunt.
SECT. 3. De v. Seculi Scriptoribus Ecclesiasticis.
SECT. 4. De Ecclesiasticis Scriptoribus Sæculi vi.
SECT. 5. De Sacris vii. & viii. Seculi Autoribus.
SECT. 6. De Scriptoribus Sæculi ix. x. & xi.
SECT. 7. De Anonymorum operibus, aut Operum Collectionibus quorum frag-
menta insperfa Iuri Canonico sine certi Auctoris nomine : vbi de *Canonibus
Apostolorum, &c.*

LIBER II. *De Origine ac Progressu Iuris Canonici
apud Græcos.*

CAPVT I. *Græcarum Collectionum* aliorumque operum Canonicorum enumeratio in
genere, ab Anno Christi 385. ad 1200. aut circiter; eorumque in suas spe-
cies distributio.
CAP. II. De Veteri ac Prima *Canonum* Græca *Collectione*, eius Tempore ac Forma (quæ
& in sequentibus expenduntur).
CAP. III. De Collectione *Theodoreti*, diuersa ab ea quæ MS. sub hoc titulo in nonnullis
Bibliothecis reperitur.
CAP. IV. De *Tertia* Collectione à Iustiniano Imperatore probata.
CAP. V. De *Joannis Scholastici* Collectione, & in quo à Superioribus differat.
CAP. VI. De Collectione Quinta *Anonymi*, seu *Nomocanone* priori, déque *Simeonis Lo-
gothetæ* (qui & Metaphrastes) Epitome Canonum.
CAP. VII. De Nomocanone *Photii*, eiusque ad priorem appendicibus.
CAP. VIII. De *Arsenii* Monachi Nomocanone, atque *Alexij Aristini* Synopsi.
CAP. IX. De *Matthæi Blastaris* Monachi, Theodoti Abbatis, & Theologi Anonymi
Collectionibus, déque eiusdem Matthæi operibus aliis.
CAP. X. De Ioannis *Zonaræ* Expositione Sacrorum Canonum.
CAP. XI. De Constantini *Harmenopuli* Sacrorum Canonum Epitome.
CAP. XII. De Theodori *Balfamonis* Sacrorum Canonum Expositione.
CAP. XIII. De Decretorum Synodalium, Responsorum Patriarchalium, & Nouellarum
Augustalium Libris apud Græcos.
CAP. XIV. De Canonicis Epistolis *D. Basilij*, aliorumque Patrum, & Patriarcharum,

LIBER III. *Complectens Initia & Progressus Iuris Canonici apud Latinos ante Gratiani Decretum ab Anno Christi 400. ad 1150.*

CAPVT I. De variis Canonum ac Decretorum *Collectionibus Latinis*, earumque Diuisione.

CAP. II. De *Veteri* Priscorum Conciliorum *Collectiove* quâ vsa initio videtur Ecclesia Romana, quæque ex *Riuipullensi* Monasterio ab Illustriss. ac Reueren- diss. D. Petro de Marca Archiep. Tolosano designato est eruta; déque variis Grecarum Synodorum versionibus.

CAP. III. De Translatione & Collectione Canonum *Dionysij Exiguij*, & in quibus dif- ferat à Prima.

CAP. IV. De Fulg. *Ferrandi* Carthaginensis Diaconi, & *Cresconij* Episcopi Breuiationi- bus Canonum.

CAP. V. De *Martini Bracarensis* Episcopi Collectione Canonum, maximè Orientalium; eiusque Ordine, & Ætate (vt reliquarum).

CAP. VI. De vera Collectione *Isidori Hispalensis* ab eodem Illustrissimo Presule Tolosano in Virgellensi Tabulario reperta.

CAP. VII. De Corpore Canonum Hispaniensi sub eiusdem Isidori nomine : Deque *Isidori Peccatoris*, seu Mercatoris, aut potius Riculfi Corpore Canonum : Et de Collectionibus Tarraconensi, & Cesaraugustana.

CAP. VIII. De *Bedæ, Theodori* Cantuariensis Archiepiscopi, & aliorum Canonibus Pœni- tentialibus.

CAP. IX. De *Hadriani* 2. Pontificis Epitome, seu potius Codice Canonum, & Capitu- lis : Item Egberti Eboracensis, Theodulfi Aurelianensis, Herardi Turonensis, Hincmari Remensis, Isaac Lingonensis Antistitum Capitulis.

CAP. X. De *Ansegisi* Abbatis, & Benedicti Leuitę Collectionibus *Capitularium* Caroli Magni, aliorumque Regum Francorum; eorumque Appendicibus seu Addi- tionibus : quid Capitularia, & vnde dicta.

CAP. XI. De *Burchardi* Vormatiensis Episcopi Decreto.

CAP. XII. De *Algeri, Deus-dedit* Cardinalis, *Anselmi* Lucensis Episcopi Operibus.

CAP. XIII. De *Iuonis Carnotensis* Episcopi Decreto, ac Panormia quę nomen eiusdem præfert, cuius verus Auctor indicatur.

CAP. XIV. De *Excerptis* Canonum variis, & Gregorij Presbyteri *Polycarpo*.

LIBER IV. *De Partibus & Forma Iuris Canonici apud nos hodie recepti, déque Ordine singularum Partium.*

CAPVT I. Quot & quæ sint Partes Iuris Canonici Hodierni.

CAP. II. De *Gratiani* Monachi *Decreto*, (1. nimirum Iuris Canonici Parte) : deque eius Ordine, Autoritate, Mendis & Correctionibus.

CAP. III. Quid Decretalium nomine intelligatur; tum de Quinque veteribus earum Compilationibus publicè probatis, & de cuiusque Tempore atque Autore.

CAP. IV. De Quinque Libris *Decretalium* à *Gregorio IX.* Collectarum, (quę Secundam constituunt Iuris Canonici partem:) ac de horum Librorum serie.

CAP. V. De *Sexto* Decretalium, (III. scilicet Parte Iuris Canonici :) quando & quâ ra- tione à Bonifacio VIII. editus fuerit, &c.

CAP. VI. De *Clementinis*, cur sic dictę, vnde & quando Collectæ, editęque sint.

CAP. VII. De *Extrauagantibus*, quæ dicuntur, tum Ioannis XXII. tum Communibus.

CAP. VIII. De *VIto Decretalium* Matthæi Cherubini Laërtij *Bullario*, eiusque Epitome: Itemque de *Antonij Augustini* veteris Iuris Pontificij Epitome.

CAP. IX. De ratione laudandorum siue allegandorum Iuris Canonici locorum : & nonnullis vocibus technicis.
CAP. X. De Iure Galliæ speciali quoad causas Ecclesiasticas : vbi de *Priuilegiis* quæ dicuntur *Ecclesiæ Gallicanæ* ; *Pragmatica Sanctione, Concordato,* &c.

LIBER V. *De Interpretibus Iuris Canonici, atque eius studij adminiculis, Fine, Methodo, Vsu.*

CAPVT I. Diuisio Interpretum in varias Classes; tam quoad opera cuiusque, quàm quoad ætatem.
CAP. II. De *Glossarum* Autoribus.
CAP. III. De Interpretibus Iuris Canonici qui sæculo Christi XII. & XIII. vixerunt ab anno Christi 1180. ad 1300.
CAP. IV. De iis qui sæculo XIV. floruerunt.
CAP. V. De iis qui sæculo XV. scripsere.
CAP. VI. Sæculi XVI. Scriptores.
CAP. VII. De Sæculi currentis autoribus, qui quidem ad notitiam nostram peruenere.
CAP. VIII. De Auctoribus *Historiæ, ac Geographiæ Ecclesiasticæ*, ad Iuris huius notitiam admodum necessariæ.
CAP. IX. De *Conciliorum* variis Editionibus.
CAP. X. De *Epistolis Pontificum*, & *Regestis* separatim editis.
CAP. XI. De Methodo studij; seu docendi, discendique Iuris Canonici: atque exercitationibus, tam Scholasticis, quàm ad forum conducentibus.
CAP. XII. De Fine, & Vsu huius studij.

FINIS.

SALVBERRIMÆ MEDICORVM
Parisiensium Facultati.

Monitum salutare.

INcumbit tibi (Salub. Facult.) vice tuâ, cura illa proipediem gravissima, providendi Ecclesiæ parœciali S. Germani Senioris in Vrbe, Sacerdotem pastorem animarum. Circumspice diligenter & considera quid agas. Habes enim omnium in te conversos oculos : qui factum illud tuum accuratè perpendent : & habes in primis, in quem respicere debeas, futurum eius, sive præclari, sive improbi, Iudicem severissimum Dominum Iesum Christum τὸν ἀρχιποίμῳα *principem pastorum* [a] : cui satisfacere te necesse est, & probare factum : quo tu ei Vicarium gratum atque acceptum in hoc munere subrogabis. Audi igitur quid à te religio hæc & pietas postulet. Non gratiâ te ad id & ambitione cuiusquam duci, fas est. Non imperitum & rudem rei Ecclesiasticæ, sacrorum Canonum, & Verbi Divini Clericum ad hoc *opus ministery* [†] *& ministerium Verbi* [*] proponere ac nominare licet [*]. Non ei dare hoc beneficium, qui pingue iam alterum habeat vnde sustentetur, integrum est tibi [b]: ne improbitatis eius, fias particeps ; qui non illud possit accipere *sine peccato mortali.* Talem autem tantumque virum prodere, te, & providere pastorem huic gregi Christi atque Ecclesiæ viduæ convenit : vt meritis præviis respondeat excellentiæ & dignitati *oneris*, quod ipsis *est humeris Angelicis formidandum* [c] : neque vllâ parte minor aut deterior sit, quàm Paulus Apostolus præscripsit [d] discipulis suis Episcopis Timotheo & Tito : cuius tu (Salub. Facult.) vt Canonem adeas & perlegas diligen-

[a] 1. Petr. 5. 4.

[†] ad Eph. 4. 12.
[*] Act. 6. 4.
[*] Concil. Nicen. II. can. 2.
[b] Ex Decreto Facult. Theol. Parif. An. 1238.
[c] Concil. Trid. sess 6. c. 1. de Reform.
[d] 1. ad Tim. 3. 1. &c. Ad Titum 1. 6. &c.

A

ter, erit tibi confultiffimum & maximè falutare. Poftre-
mo cave ne ità gratiâ & ambitione in hanc pravitatem
abducaris, vt non tu digniffimo & maximè idoneo Viro,
facrum hoc munus & fanctiffimum minifterium mandes.
Cura vt fatisfacias Ecclefiæ, quæ id à te diftrictè exigit;
& Academiæ Parifienfi, cuius tu nomine id actura es.
Ambæ autem fidem pietatem & religionem tuam hîc ex-
pofcunt : atque Academiâ quidem, cuius tu membrum
non ignobile, ne culpam tuam præftare ignominiosè cogatur : Ecclefia verò Chrifti, in quâ tu Deo militas, ne
maximam inde iniuriam patiatur : præfertim cùm non
ante annum centefimum huius te integritatis & officij
admonuerit patronofque beneficiorum omnes; docens
e *alienis eos peccatis communicantes mortaliter peccare qui*
non digniores, & magis vtiles Ecclefiæ præfici diligenter cu-
rauerint.

e Concil.
Trid.feff.
24.cap.1.
de Reform.

Datum Parifiis xxii.Auguft. A.R.S.H. M.DC.LII.

FACTVM,

POVR Iean Chartier Escuyer Conseiller Medecin ordinaire du Roy, Professeur en Medecine au College Royal de France, & Docteur Regent en la Faculté de Medecine de Paris, demandeur & accusateur.

CONTRE M. Guy Patin Docteur Regent & cy-deuant Doyen de ladite Faculté, Germain Hureau & Daniel Arbinet aussi Docteurs Regens en la mesme Faculté, deffendeurs & accusez.

LS agist au procés de parolles indiscrettes, salles & insolentes, proferées par ledit Patin contre l'auctorité de la Cour, publiquement dedans les Escolles de Medecine de Paris en presence de grand nombre de personnes de toutes conditions, & d'vne oppression sans exemple accompagnée d'injures attroces, de violences & de voyes de fait contre le demandeur, le nom duquel il a rayé du Catalogue qui contient les noms de tous les Docteurs Regens en ladite Faculté, ne l'a point compris dans vne These au nombre des disputans, quoy qu'il fut en son rang de disputer selon l'ordre du Tableau; & l'a chassé scandaleusement desdites Escolles, s'estant presenté pour y prendre sa place lors de la dispute de ladite These, le tout de son auctorité priuée, au preiudice & par vn attentat à plusieurs Arrests de deffences rendus contradictoirement entre les parties, particulierement à vn Arrest du 10. Ianuier 1652. portant qu'il en seroit informé par l'vn des Huissiers de la Cour en cas de contrauention.

Au mois de Ianuier 1651. Patin a fait imprimer vn Libelle diffamatoire sous le nom de M. Iean Riolan qui est de sa Secte, par lequel il a voulu faire passer l'Antimoine preparé, vulgairement appelé Vin Emeticque pour vn poison, & les Medecins qui s'en seruent pour des empoisonneurs.

Au mois d'Aoust de la mesme année, le demandeur a fait imprimer la responce, par laquelle il a fait voir que c'est vn bon remede approuué par toute l'Escolle, & compris dans le *Codex medicamentarius* ou antidotaire de la Faculté de Medecine de Paris au nombre des meilleurs purgatifs, & duquel les plus celebres Medecins se seruent tous les iours pour la guerison de leurs malades, auec de tres heureux succés.

Cette responce a esté entreprise par le demandeur sur deux motifs bien raisonnables, l'vn de deffendre sa compagnie calomnieusement attaquée, l'autre de dissiper le doute dangereux que ce Libelle auoit pû jetter dans le public, de la bonté dudit remede.

Le libelle qui a paru soubs le nom de Riolan a esté imprimé auec Priuilege du Roy sans approbation de la Faculté, La Responce qui a paru soubs le nom du demandeur a esté de mesme imprimée auec priuilege du Roy sans approbation.

Patin estoit Doyen de sa Compagnie lors de l'impression qui a esté faite de ces deux Liures, & ne pouuoit pretendre qu'vne mesme Loy pour tous les deux.

Cependant il les a traittés bien differemment, car il est demeuré dans le silence lors de l'impression du libelle de Riolan, & au contraire il a fait vn grand bruit lors de l'impression du Liure du demandeur quoy qu'il y eut beaucoup à blasmer dans le premier qui contient vne diffamation publique contre tous ses Confreres, qu'il a traitté d'empoisonneurs, qui est l'injure la plus attroce que l'on puisse imaginer contre les Medecins, & qu'il n'y eut rien à redire dans le dernier, qui ne contient qu'vn raisonnement sur la bonté dudit remede, qu'il a prouué par l'auctorité de tous les Docteurs, sans aucune inuectiue, & duquel il n'y a persóne qui se puisse offencer.

Le pretexte que Patin a pris d'esclatter contre le liure du demandeur a esté le pretendu deffault d'approbation de la Faculté de Medecine, ce qui estoit sans fondement: Car il n'y a point de Loy generalle ny particuliere qui oblige les Docteurs Regens en la Faculté de Medecine de prendre des approbations de leurs escripts, & leur suffit pour les faire imprimer d'auoir vn priuilege du Roy, comme le demandeur a fait, & mesme estoit peu iudicieux, par ce que le mesme pretendu deffaut se rencontrant au libelle de Riolan, Patin se debuoit plaindre de l'vn & de l'autre, ou se taire à l'esgard de tous les deux.

Aussi est-il vray comme Patin n'a plus s'empescher de descouurir du depuis, que le veritable motif de la difference qu'il a faite en l'impression de ces deux Liures, est vne haine qu'il a conçeuë contre le remede duquel le demandeur a fait veoir l'vtilité par son Liure, à cause du succés, & de la reputation des bons Medecins qui s'en seruent aduantageusement pour le public.

C'est sur ce mauuais motif que Patin a tout osé & tout violé pour reussir dans le dessein qu'il a pris de chasser le demandeur des Escolles, & de censurer son Liure. Voicy sa procedure.

Le Dimanche 27. Aoust 1651. sur le soir il a fait porter des Billets imprimés dans les maisons de quelques Docteurs ses affidez pour s'assembler ausdites Escholles le lendemain deux heures de releuée, affin de deliberer sur l'impression du Liure du demandeur, & a le mesme iour enuoyé au demandeur vn autre Billet escrit & signé de sa main, portant adjournement personnel par luy decerné contre le demandeur de son auctorité priuée sans deliberation, & mesme à l'insçeu de sa Compagnie.

Le demandeur aduerty de l'injure que Patin luy vouloit faire dans vne assemblée faite à la haste, a reclamé l'auctorité de la Cour, & pris Patin à partie en son propre & priué nom par vne Requeste, sur laquelle la Cour à rendu son Ordonnance, signifiée le mesme iour 28 Aoust, portant vn VIENNENT en la grande Chambre, & cependant que toutes choses demeureroient en estat.

Le 16. Septembre ensuiuant il y a eu Arrest contradictoire en la Chambre des Vacations sur les Conclusions de Monsieur le Procureur General, par lequel il a esté ordonné que les parties auroient audiance sur l'appel au lendemain S. Martin, & cependant deffences à Patin de rien entreprendre, & que toutes choses demeureroient en estat.

Patin à mesprisé ces defences, & voyant que le demendeur luy alleguoit pour fin de non receuoir indubitable, que mal à propos il vouloit censurer son Liure, puis qu'il ne parle que de l'vtilitté d'vn remede approuué de la Faculté de Medecine qui l'a mis dans son *Codex Medicamentarius*, imprimé depuis plusieurs années, il a voulu rayer ledit remede dudit *Codex*, & pour cét effet il a conuoqué vne assemblée dedans les Escolles au 29. Decembre de la mesme année, par des billets imprimez qu'il a fait porter chez quelques Medecins deuoués à sa passion, pour nómer quelques vns d'entr'eux qui procederoient à ladite radiation.

Le demandeur s'est de rechef pourueu en la Cour par vne Requeste sur laquelle il a obtenu de nouuelles defences qui ont esté signifiées à Patin le mesme iour 29. Decembre auant l'assemblée & lors qu'il entroit dans les Escholles de Medecine.

Patin a encore mesprisé ces deffenses, & par vn attentat qualifié il n'a pas laissé de nommer cinq ou six Docteurs qui composoient toute ladite assemblée, pour proceder à ladite radiation.

Le demandeur s'en est plaint à la Cour, & a obtenu vn autre Arrest le 4. Ianuier 1652. sur les Conclusions de Monsieur le Procureur General, par lequel la Cour a fait de nouuelles deffenses à Patin de rien attenter ou innouer.

Patin a encore mesprisé ces deffenses, & voyant que les Docteurs qu'il auoit nommez ne vouloient pas passer outre par la crainte dudit Arrest, il a changé de batterie, & comme tout son dessein estoit de chasser le demandeur hors des Escolles, ce que ladite Faculté ne vouloit pas consentir comme injuste, & ne le pouuoit faire suiuant ses Statuts, qu'apres trois differentes Conuocations faites de tous les Docteurs Regens *Speciali articulo ita vt nemo reclamet*, Il s'est imaginé que sa qualité de Doyen luy suffisoit pour l'entreprendre luy seul, & de son auctorité priuée tout de mesme que s'il n'y auoit point eu de deffenses.

Dans cette pensée cerebrine & chimerique il a rayé le nom du demandeur du Cathalogue ou Tableau qui contient les noms de tous les Medecins de Paris, ne la point fait nommer à certain iour de l'année, que l'on appelle tous les Docteurs Regents de la Faculté de Medecine dans lesdites Escolles par noms & par surnoms, & a fait imprimer vne These au commancement de Ianuier de l'année 1652. pour estre disputée le vnze du mesme mois, dans laquelle il n'a point compris le nom du demandeur au nombre des disputans, quoy qu'il fut en son rang de disputer suiuant l'ordre du Tablan, & qu'il y fut obligé soubs peine d'estre priué des droicts de Docteur Regent & a fait mettre en sa place le nom de Me Claude Guerin qui le suit immediatement dans ledit ordre, & ne deuoit disputer que dans la These suiuante.

Le demandeur s'est encore plaint de cet attantat à la Cour dés le 8. Ianuier, trois iours auant que ladite These deubt estre disputée, & a obtenu Arrest contradictoire sur les conclusions de Monsieur le Procureur General le dix du mesme mois, par lequel la Cour a fait de tres-expresses deffenses à Patin, mesme ausdits Hureau President en ladite These, & à Arbinet lors Bachellier, de la proposer & disputer iusques à ce qu'autrement par la Cour en eut esté ordonné, & en cas de contrauention, a esté permis à l'vn des Huissiers de ladite Cour d'en informer, pour l'information faite, rapportée & communiquée estre ordonné ce que de raison.

Cét Arrest fut signifié le mesme iour 10. Ianuier à Patain, lequel auec des parolles qui tesmoignent le mespris qu'il a tousiours fait de l'auctorité de la Cour, dit à l'Huissier Doussin porteur dudit Arrest, que nonobstant les deffenses y contenuës, al ne laisseroit pas le lendemain de se trouuer aux Escholles de Medicine pour y faire disputer ladite These, & que si ledit Huissier Doussin s'y presentoit pour executer ledit Arrest, *il feroit sa Charge, & luy la sienne*; Ce sont les propres termes de sa responce.

Cette menace de Patin a esté suiuie de son effect, car l'Huissier Doussin s'estant transporté aux Escolles de Medecine le lendemain xi. Ianuier sur les sept à huict heures du matin, il treuua ledit Hureau President, lequel entroit en la chaire, & ledit Arbinet Bachelier prest à disputer, ensemble ledit Patin, & deux ou trois Docteurs, ausquels il fist la lecture dudit Arrest, haultement & publiquement en presence d'vn grand nombre de personnes qui estoient lors ausdites Escolles tant pour assister à la dispute de ladite These, que pour voir l'Anatomie d'vn corps mort qui

s'y deuoit faire le mesme iour, laquelle lecture ne seruit ausdits Patin, Hureau &
Arbinet que d'vn subject de risée qu'ils exciterent auec plusieurs parolles indiscrettes & de mespris, & ce fut bien pis quand ledit Patin s'emporta iusques à ce
poinct d'insolence & de temerité de s'addresser à l'Huissier Doussin, & luy dire plein
de fougue & de colere *qu'il seroit disputer ladite These, nonobstant & en despit dudit Arrest,*
duquel il se moquoit & s'en torchoit le cul.

Ce sont des parolles que le demandeur a de la pudeur & de la peine à rapporter,
mais Patin n'ayant pas apprehendé de les proferer en pleines Escolles, il est important de ne les pas déguiser à la Cour, afin que la iustice qu'elle s'en doit faire à elle
mesme & qui reflechit sur le demandeur soit toute seuere & toute exemplaire,
comme l'outrage qui a esté fait à son auctorité est tout insolent & tout public.

Le demandeur ne debuoit pas estre exempt de la violence & de l'emportement de
Patin, apres ce qu'il auoit fait contre vn Arrest de la Cour, pour lequel il ne debuoit
auoir que du respect & de la veneration.

Aussi la Cour est suppliée d'obseruer que Patin l'ayant apperceu qui estoit dans
vn coing des Escolles, en estat de prendre son rang pour la dispute, au cas que Patin
voulut obeyr audit Arrest, il sortist impetueusement de sa place, & proferant des
injures atroces, calomnieuses & scandaleuses contre le demandeur, le chassa desdites
Escolles, ensemble l'Huissier Doussin auec violences & voyes de fait, continuant ses
parolles petulantes contre l'auctorité de la Cour, en disant que *les Decrets de la Fa-*
culté de Medecine estoient bien d'vne nature plus sublime que des Arrests donnez sur Requeste,
Ce sont les propres termes dont il a vsé.

En suitte il fit disputer ladite These, & fut secondé dans cet attentat par lesdits
Hureau & Arbinet, particulierement par ledit Hureau, lequel y presidoit, & pouuoit en qualité de President aux Escolles imposer silence audit Patin, qui comme
Doyen n'estoit que le Procureur & solliciteur des affaires de la Faculté de Medecine, le faire retirer & se retirer luy mesme, ce qui donna de l'estonnement aux
assistans, & obligea les plus honnestes gens de sortir, ne pouuans souffrir que l'on
violast auec tant de licence & de mespris le respect que l'on doibt aux Arrests de
la Cour.

L'Huissier Doussin a informé de cette violence suiuant la permission portée par
ledit Arrest du dix Ianuier, & par l'information qui est composée de plusieurs tesmoins personnes indifferentes, & qui estoient lors ausdites Escolles, tant pour
assister à ladite dispute, qu'à ladite anatomie, il y a preuue toute entiere du faict,
ainsi qu'il a esté cy dessus articulé.

Sur cette information il y a eu decret d'adiournement personnel contre Patin, Hureau & Arbinet, par Arrest du 10. Feburier 1652. sur les conclusions de Monsieur le
Procureur General, signifié le 12. du mesme mois.

Patin n'a point satisfait à ce decret, mais voyant que le demandeur auoit obtenu
ses deffaults, pour en empescher le proffit, il s'est opposé à l'execution dudit Arrest,
les parties ont plaidé sur l'opposition, & par Arrest contradictoire rendu en l'Audiance sur les conclusions de Monsieur le Procureur General le 8. Mars 1652. la
Cour voulant approfondir l'affaire, & auoir vne cognoissance toute entiere de la
qualité de d'injure, & de l'attentat fait à son auctorité, A ordonné qu'elle verroit
les charges, nonobstant l'instante priere que fit faire ledit Patin par son Aduocat,
qu'elle se contentast de voir le procés de l'Huissier Doussin, par lequel il declara
qu'il prenoit droict.

En execution duquel Arrest les parties ayans escrit & produit, & la Cour ayant veu les charges, est interuenu vn autre Arrest contradictoire le 6. Auril 1652. aussi sur les conclusions de Monsieur le Procureur General, par lequel la Cour ayant recogneu la qualité du crime de Patin & de ses complices, a ordonné qu'ils subiroient l'interrogatoire à la premiere assignation qui leur seroit donnée, autrement permis au demandeur de faire iuger ses defaults.

Le vingt du mesme mois cét Arrest a esté signifié à Patin, Hureau & Arbinet, lesquels ayans espuisé toutes leur fuittes, ont en fin esté contraints de subir l'interrogatoire au mois d'Auril & de May de la mesme année 1652.

Patin par son interrogatoire n'a pas osé demeurer d'accord de toute l'insolence par luy commise. Mais sur le troisiesme Article il a reconnu que le demandeur estoit en son rang de disputer ladite These: & sur le sixiesme il a dit que l'Arrest du dix Ianuier, portant deffenses de faire disputer ladite These luy auoit esté signifié le iour precedent: mais qu'il n'auoit pas laissé de la faire disputer sur deux fondemens bien extraordinaires qu'il a alleguès, le premier, qu'il n'auoit pas eu le temps de se pouruoir contre ledit Arrest: L'autre & dernier, *qu'il estoit fondé en des Statuts de la Faculté de Medecine, qui sont des Arrests d'vne nature toute autre & plus sublime que ne peut estre vn Arrest obtenu sur Requeste tel qu'est celuy obtenu par le demandeur:* Ce sont ces mesmes termes que la Cour est suppliée de remarquer, comme iustificatifs du mespris qu'il a tousiours fait, & qu'il fait encore à present des Arrests de la Cour.

Les derniers mouuemens estans suruenus, & le demandeur obligé de seruir son quartier auprès du Roy en qualité de Medecin ordinaire, en suitte desdits interrogatoires l'affaire est demeurée sans procedures iusques au second Ianuier 1653. auquel temps le demandeur a obtenu Arrest sur les Conclusions de Monsieur le Procureur General, par lequel la Cour a ordonné que les tesmoins oüys en l'information faite par l'Huissier Doussin seroient recollez & confrontez à Patin, Hureau & Arbinet par Monsieur le Nain Conseiller en la Cour.

En execution de cét Arrest, le recollement a esté fait ausdits tesmoings, qui ont persisté en leurs depositions.

La confrontation a aussi esté faite audit Arbinet qui n'a fourny aucunes reproches contre lesdits tesmoings qui ont encore perseueré en sa presence.

A l'esgard de Patin & Hureau plus coupables, il ont fuy autant qu'ils ont pû, pressés par les procedures, ils se sont opposez à l'execution dudit Arrest du second Ianuier 1653. les parties ont plaidé sur l'opposition, & par Arrest contradictoire du 19. Feurier dernier, a esté ordonné que ledit Arrest du second Ianuier seroit executé & le procés instruict par recollement & confrontation, Patin tenu de comparoistre aux assignations qui luy seroient données.

En suitte de cét Arrest bien & deuëment signifié, le demandeur a obtenu ses Defaults, Pour en empescher l'effect, Patin a esté obligé de subir la confrontation le 28. du mesme mois de Feburier.

Pour ledit Hureau il est demeuré dans la coutumace, tellement que le demandeur ennuyé de procedures, ayant declaré à son esgard qu'il prenoit droict par son interrogatoire, la Cour a rendu son Arrest le 6. Mars dernier, par lequel les parties ont esté appoinctées à bailler par le demandeur ses Conclusions ciuilles par lesdits Patin, Hureau, & Arbinet leurs deffences par attenuation à escrire & produire & ouyr droit, le tout prealablement cómuniqué au Parquet de Messieurs les Gens du Roy.

Suiuant cét Arrest le demandeur a fourny ces conclusions ciuilles, escript, produit & obtenu ses forclusions contre ledit Patin & ses complices, qui son ancore dedansla coutumace, l'affaire a esté communiquée à Monsieur le Procureur General, qui a donné ses Conclusions, tellement qu'il n'eschet plus à present que de prononcer.

La seule narration du fait veritable & sans exageration suffit pour faire cognoistre à la Cour la qualité du crime de Patin.

Il a voulu chasser le demandeur son Confrere des Escolles de Medecine & le priuer de la qualité de Docteur Regent sur vn principe de haine & d'enuie : Voila qui est vitieux & contre les bonnes mœurs.

Il a commancé par vn adjournement personnel qu'il a donné contre le demandeur, sans qu'il en eut le pouuoir & mesme sans subject : c'est vne oppression.

La Cour luy a fait deffences de rien entreprendre contre le demandeur par son Ordonnance du 28. Aoust 1651. qu'elle a reiterée & confirmée par son Arrest contradictoire du 16. Septembre ensuiuant sur les conclusions de Monsieur le Procureur General, il a fait vne seconde entreprise contre le demandeur : c'est vn attentat.

La Cour a fait de nouuelles deffences par son Ordonnance du 29. Decembre de la mesme année 1651. il n'a pas laissé de passer outre : c'est vn second attentat digne d'animaduersion.

La Cour a reiteré & confirmé ses deffences par vn Arrest du 4. Ianuier 1652. aussi rendu sur les Conclusions de Monsieur le Procureur general, il a supprimé le nom du demandeur du Cathalogue des Docteurs Regens, il luy a deffendu l'entrée des Escolles, & ne l'a point compris dans vne These au nombre des disputans, quoy qu'il fut en son rang de disputer, le tout de son auctorité priuée, sans adueu de la Faculté de Medecine, & contre la prohibition de ses Status, & au preiudice desdits Arrests : C'est vn troisieme attentat, qui ioint auec les precedens compose vn mespris criminel de l'auctorité de la Cour, lequel estant fait pour opprimer le demandeur, quand il seroit seul meritteroit quelque sorte de punition.

Mais les choses ne sont pas demeurees aux simples termes d'vne oppression, d'vn attentat & d'vn mespris.

La Cour par son Arrest du dix Ianuier de la mesme année 1652. a fait de tres expresses deffences à Patin & ses complices de disputer ladite These, & ordonné qu'il en seroit informé par vn de ses Huissiers en cas de contrauention.

Le motif de la Cour a esté de rendre Patin plus obeïssant aux Arrests, & en cas qu'il y contreuint, elle a iugé sa contrauention pour vn crime, puis qu'elle a permis d'en informer.

Tellement que quand Patin & ses complices n'auroient fait autre chose sinon de proposer ladite These, ils seroient criminels suiuant ledit Arrest, & le demandeur auroit en droict d'en faire informer, & la Cour ne luy pourroit desnier vne reparation, auec dommages, interests & despens, ayant pour titre de sa procedure ledit Arrest.

Mais ledit Patin s'estant emporté iusques à ce point de dire publiquement qu'il feroit disputer ladite These en depit dudit Arrest, duquel il se mocquoit & s'en torchoit le cul, l'ayant ensuitte fait disputer & ayant chassé le demandeur & l'Huissie porteur dudit Arrest auec iniures violentes & voyes de fait : c'est la plus haute des insolences qvi se pouuoit commettre contre l'auctorité de la Cour, C'est vn crime sans exemple qui n'est iamais venu dans la pensée des plus abandonnez, & duquel le demandeur ayant fait informer en vertu dudit Arrest confirmé par plusieurs autres contradictoirement rendus auec ledit Patin, & le procés estant instruit aux frais & despens du demandeur de l'auctorité de la Cour, nonobstant tous les empesche-mens & oppositions dudit Patin sur les conclusions de Monsieur le Procureur Ge-neral, il est sans difficulté que Patin ne peut éuiter vne tres seuere condamnation.

Et c'est vn mauuais eschapatoire de dire par ledit Patin, comme il a fait par son interogatoire que le demandeur n'est pas receuable d'agir pour l'interest de la Cour: car quoy que l'injure qui a esté fait à la Cour soit differente de celle qui a esté faite au demandeur, elle ne produit pas pourtant de differends interests, mais la Cour ayant mis le demandeur soubs la protection de ses Arrests, Patin n'a pû rien faire contre lesdits Arrests, qui ne reflechisse contre le demandeur, & n'a pû rien faire contre le demandeur qui ne reflechisse contre lesdits Arrests, & la Cour a pû con-noistre par le recit des choses ainsi qu'elles se sont passées, que l'insolence qui a esté commise contre ledit Arrest du dix Ianuier a esté, par ce qu'il estoit donné au proffit du demandeur, & que la violence qui a esté faite au demandeur a esté par vn mespris & en haine dudit Arrest.

Tellement que la Cour ne se peut faire iustice à elle mesme, qu'elle ne l'a face au demandeur, & ne l'a peut faire au demandeur qu'elle ne se l'a fasse à elle mesme.

Et si mesprisant l'iniure qui luy a esté faite, elle ne veut pas punir les coupables selon le crime qu'ils ont commis pour son propre interest, qu'elle les punisse pour l'interest du demandeur auec tant de seuerité, qu'ils recognoissent qu'il fait dange-reux d'opprimer ceux qui sont sous sa protection; & ce qui doit exciter sa iustice & sa rigueur dans la prononciation de son Arrest, c'est que ledit Patin est vn homme entreprenant & audacieux, qui publie par tout qu'il se moque de la procedure extraordinaire, & du procés, & que quelque Arrest qui puisse interuenir il en fera effectiuement ce qu'il a menacé de faire de l'Arrest du dixiesme Ianuier 1652.

Partant conclud le demandeur à ce que les fins par luy prises dans ses Conclu-sions Ciuilles luy soient faites & adiugées, auec condamnation de tous despens dommages & interests.

Monsieur G. MAINARDEAV, Rapporteur.

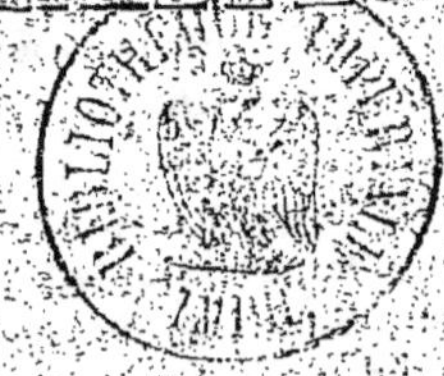